Handbuch Der Anatomie Und Mechanik Der Gelenke Unter Berücksichtigung Der Bewegenden Muskeln

Rudolf Armin Fick

Handbuch
der Anatomie des Menschen

in acht Bänden.

In Verbindung mit

weiland Prof. Dr. A. von Brunn in Rostock, Prof. Dr. J. Disse in Marburg, Prof. Dr. Eberth in Halle, Prof. Dr. Eisler in Halle, Prof. Dr. Fick in Leipzig, Dr. Fritz Frohse in Berlin, Prof. Dr. M. Heidenhain in Tübingen, Prof. Dr. M. Holl in Graz, Prof. Dr. Kallius in Göttingen, Privatdozent Dr. Fr. Kopsch in Berlin, Prof. Dr. F. Merkel in Göttingen, Prof. Dr. Nagel in Berlin, Prof. Dr. G. Schwalbe in Straßburg, Prof. Dr. Siebenmann in Basel, Prof. Dr. F. Graf Spee in Kiel, Privatdozent Dr. H. Stahr in Dresden, Prosektor Dr. Tandler in Wien, Prof. Dr. Zander in Königsberg, Prof. Dr. Ziehen in Berlin

herausgegeben von

Prof. Dr. Karl von Bardeleben
in Jena.

Zweiter Band. Erste Abteilung. Erster Teil.

Bänder, Gelenke und Muskeln.

Bearbeitet von

Prof. Dr. R. Fick in Leipzig, **Prof. Dr. Eisler** in Halle

und

Prof. Dr. K. v. Bardeleben in Jena.

Erste Abteilung:

Anatomie und Mechanik der Gelenke unter Berücksichtigung der bewegenden Muskeln

von

Rudolf Fick,
a.o. Professor u. I. Prosektor d. Anatomie Leipzig.

Erster Teil: **Anatomie der Gelenke.**

Mit 162 größtenteils farbigen Abbildungen im Text.

Jena,
Verlag von Gustav Fischer.
1904.

Handbuch

der

Anatomie und Mechanik der Gelenke

unter Berücksichtigung der bewegenden Muskeln

von

Rudolf Fick,
a.o. Professor
u. I. Prosektor der Anatomie Leipzig.

Erster Teil: Anatomie der Gelenke.

Mit 162 größtenteils farbigen Abbildungen im Text.

Jena,
Verlag von Gustav Fischer.
1904.

Dem Andenken meines Vaters

Adolf Fick

in Dankbarkeit gewidmet.

Inhalt.

---

1) Die hinter den einzelnen Abschnitten stehenden Zahlen bezeichnen die Seitenzahlen.

B. Rumpf 57.

C. Extremitäten 144.

Druckfehlerberichtigung.

In Fig. 70 oben rechts muß es heißen: Pars conoides l. coraco-clav. statt L. trapezoid.

Vorwort.

Als an mich die Anfrage herantrat, ob ich geneigt sei, für von Bardeleben's Handbuch der Anatomie den Abschnitt über die Gelenke zu bearbeiten, wurde mir die Entscheidung nicht leicht. Die Thatsache, daß eine eingehende Darstellung der Anatomie und Mechanik der Gelenke unter Berücksichtigung der bewegenden Kräfte, also ein wirkliches Handbuch der Gelenklehre, in Deutschland noch nicht vorhanden war, mußte dazu ermuntern, diesem offenbaren Bedürfnis, insbesondere der Praktiker, entgegenzukommen. Andererseits machte das Fehlen eines Vorbildes die Aufgabe natürlich von vornherein besonders heikel und mußte wohl als ein Beweis für die Schwierigkeit einer solchen Darstellung in Betracht gezogen werden.

Wenn ich mich trotzdem zur Uebernahme der Aufgabe entschloß, so veranlaßte mich dazu vor allem der Umstand, daß ich mich selbst lebhaft für den Gegenstand interessierte und mich durch eigene Arbeiten auf dem Gebiet bethätigt hatte. Dazu kam noch die Erwägung, daß ich meine Berufung auf die hiesige Stelle dem pietätvollen Wunsche von W. His, die Braune'sche Tradition fortzusetzen, verdanke. So hielt ich es gewissermaßen für meine Pflicht, die schwierige Aufgabe zu übernehmen. Freilich erwies sich der Umfang des Stoffes so groß, daß der ursprünglich für die Gelenke vom Herausgeber in Aussicht genommene Raum ganz bedeutend überschritten werden mußte. Dank dem unbegrenzten Entgegenkommen des Verlegers, Herrn Dr. phil. et med. Gustav Fischer, wird das Werk in 2 Bänden erscheinen, von denen der erste die Anatomie, der zweite die Mechanik der Gelenke behandelt.

In dem vorliegenden anatomischen Teil war mein Ziel die eingehende und möglichst klare Beschreibung der einzelnen Gelenkteile unter besonderer Berücksichtigung der für die Mechanik und für die praktische Medicin wichtigen Verhältnisse. Ich schreckte dabei auch nicht zurück vor einer sehr genauen Beschreibung des Bandverlaufes. Eine solche scheint mir übrigens keineswegs überflüssig oder gar lächerlich, denn diese Beschreibung ist vom naturwissenschaftlichen Standpunkt aus natürlich genau so berechtigt, bezw. sogar viel berechtigter, wie diejenige irgend eines mikroskopischen Objektes, da wir bei der mikroskopischen Beobachtung viel mehr Täuschungen ausgesetzt sind und die Bedeutung der Einzelheiten schwerer und in der Regel nur sehr unsicher festzustellen ist u. s. w. Ueberdies kann jeder Bandzug durch eine neue Operationsmethode u. ä. plötzlich praktisches Interesse gewinnen, wenn er auch bisher noch so „bedeutungslos" erschien.

Bei der Beschreibung der einzelnen Gelenkteile gab ich mir besondere Mühe, die oft recht verschiedenen Angaben der einzelnen Autoren untereinander zu vergleichen und unterzog mich fast überall der Aufgabe, sie durch eigene Nachuntersuchung auf ihre Richtigkeit zu prüfen: womöglich in allen strittigen Fragen suchte ich mir so ein auf eigene Erfahrung gegründetes Urteil zu bilden. Dies Verfahren ist zwar mühevoll und zeitraubend, aber für die Wissenschaft doch unerläßlich, denn nur zu häufig schleppen sich ja Irrtümer jahrzehntelang von Buch zu Buch, nur weil die Nachuntersuchung aus Bequemlichkeit unterblieb.

Die möglichst objektive, vorurteilslose Naturbeobachtung lehrte mich dabei, daß die individuelle Variabilität in den Gelenkeinrichtungen viel größer ist, als es nach den Beschreibungen der Autoren scheint. (Uebrigens wird meiner Ueberzeugung nach, wenn wir erst in der mikroskopischen Anatomie mit den Formen so genau vertraut werden, wie mit denen der Osteologie, auch hier die Variabilität „überraschend“ — oder besser als „selbstverständlich groß“ erscheinen. An einzelnen Objekten, z. B. bei der Eireifung, erkennt man ja schon jetzt deutlich, daß die Natur ihre „Zwecke“ auf verschiedenen Wegen zu erreichen vermag und sich nicht in ein bestimmtes, einer unserer ephemeren Theorien angepaßtes Schema einzwängen läßt.) Aus diesem Grunde spielt in meiner Darstellung das Wort „stets“ eine beträchtlich kleinere Rolle als „oft“ u. s. w. Nicht ganz leicht war es für mich an manchen Stellen, zu entscheiden, welchen Fall ich überhaupt als „Norm“ bezw. das häufigere Vorkommen betrachten sollte, denn oft scheint bei Untersuchung einer ganzen Reihe von Präparaten der eine Fall offensichtlich die Norm zu sein, dann aber trifft man eine andere Reihe, wo das Gegenteil überwiegend häufig ist. Zu dem Ausdruck „meist“ entschloß ich mich daher bei den häufig oder gewöhnlich vorkommenden Dingen immer nur auf Grund der Untersuchung eines größeren Materials und wiederholter Untersuchung. Bei den nur seltener auftretenden Vorkommnissen stützt sich der Ausdruck „meist“ aber natürlich nur auf ein kleineres Material und wird sich in diesem oder jenem Fall durch die Erfahrungen anderer Autoren vielleicht eine Berichtigung gefallen lassen müssen. Die Berücksichtigung der großen Variabilität scheint mir übrigens auch für die Bedürfnisse der Praktiker, die es eben nun einmal nicht mit lauter „Normalmenschen“ zu thun haben, wichtig zu sein. Die eigentlichen „Varietäten“, d. h. die bedeutenderen Abweichungen, habe ich meist unter besonderer Aufschrift zusammengestellt, damit sie im Text besser zu finden sind.

Besonderen Nachdruck legte ich sowohl im anatomischen wie namentlich auch im mechanischen Teil auf die Beobachtungen am lebenden Menschen. Leider ist das in den systematisch-anatomischen Handbüchern bisher noch wenig Brauch.

Ich habe mich sogar nicht gescheut, auch auf pathologische Dinge Rücksicht zu nehmen unter der Ueberschrift „Praktische Bemerkungen“, die ich in der Regel an den Schluß der größeren Abschnitte zusammenstellte. Diese Bemerkungen sind nicht etwa dazu bestimmt, den erfahrenen Praktiker über pathologische und chirurgische Dinge zu belehren. Sie sollen vielmehr in erster Linie den Anatomen und den sonst der Praxis fernstehenden Lesern einige praktische Gesichtspunkte andeuten, gewissermaßen als Illustration zu dem im Text Gesagten. Gerade durch die pathologischen Vorkommnisse werden oft die normalen Einrichtungen und Funktionen der Gelenke erst recht verständlich gemacht. Andererseits hoffe ich, daß diese Bemerkungen doch auch vielleicht den Praktikern nicht lästig fallen, da oft die normalen, namentlich die mechanischen Einrichtungen und ihre Beziehung zu den chirurgischen Fällen von den Praktikern ebensowenig berücksichtigt werden, wie die pathologischen Erscheinungen von den „normalen Anatomen“. So stolz es klingen mag, daß wir die Anatomie um ihrer selbst willen als eigene Wissenschaft, als reine Morphologie treiben und „nicht zur dienenden Magd der praktischen Medizin erniedrigen“ sollen, so falsch scheint mir die einseitige Vertretung dieses Standpunktes. In der privaten Forschung mag jeder von uns je nach seiner Neigung auch etwa rein zoologische Studien treiben. Aber ebenso wie wir als medizinische Lehrer den anatomischen Unterricht trotz aller Wissenschaftlichkeit nicht auf künftige Anatomen, sondern auf praktische Aerzte zuschneiden müssen, ohne ihn dabei zu einem „Fachschulunterricht“ zu degradieren, ebenso muß meiner Meinung nach auch in den anatomischen Handbüchern den praktischen Bedürfnissen Rechnung getragen werden. Ich sehe darin durchaus keine Erniedrigung, sondern betrachte es sogar als eine Ehrenpflicht, die anatomische Wissenschaft auch in den Dienst der leidenden Menschheit zu stellen. Ich glaube das betonen zu sollen, da heutzutage wirklich geradezu eine Entfremdung zwischen der Anatomie und den praktischen Fächern eingetreten ist, die für beide Teile, wenigstens soweit die anatomischen Institute zum Unterricht für künftige Aerzte dienen, nicht erwünscht sein kann.

Außer den praktischen Bemerkungen stellte ich an den Schluß jedes größeren Abschnittes meist einige, mir für das Verständnis der betr. Formen wesentlich erscheinende entwickelungsgeschichtliche und vergleichend-anatomische Bemerkungen. Diese Bemerkungen machen durchaus keinen Anspruch darauf, jeweils ein kurzer Abriß der Onto- und Phylogenie des betr. Gelenkes zu sein. Einen derartigen Ueberblick bei jedem Gelenk zu geben, war schon deshalb ausgeschlossen, weil wir, abgesehen von HULTKRANTZ's wertvoller Monographie über das Ellbogengelenk und PARSON's trefflichen Bemerkungen über die Hauptgelenke der Säugetiere, keine zusammenfassenden Untersuchungen über diesen, im Grunde so wichtigen und interessanten Gegenstand besitzen. (Auch bei GEGENBAUR und selbst bei MILNE-EDWARDS in seinem großen Handbuch der vergleichenden Physiologie sind über die vergleichende Anatomie und Mechanik der Gelenke nur äußerst spärliche, allgemein gehaltene Angaben zu finden). Die erschöpfende onto- und phylogenetische Behandlung der Anatomie und Mechanik auch nur eines Gelenkes wäre übrigens allein fast eine Lebensaufgabe. Aus diesen Gründen können die entwickelungsgeschichtlichen und vergleichend-anatomischen Bemerkungen also thatsächlich (abgesehen vom Ellbogengelenk) nur ganz aphoristische Notizen, im wesentlichen über die Säugetiergelenke, sein.

In der Anordnung des Stoffes strebte ich nach möglichster Uebersichtlichkeit durch Trennung in kleine Abschnitte (Gelenkflächen, Kapsel, Bänder, Höhle u. s. w.), wie sie namentlich in dem vortrefflichen Handbuch von POIRIER-NICOLAS so angenehm auffällt.

Bei jedem wichtigeren Band glaubte ich der Vollständigkeit halber schon im anatomischen Teil eine kurz gehaltene Angabe über seine mechanische „Wirkung“ beifügen zu sollen, während die ausführlichere Besprechung der letzteren natürlich nur im Zusammenhang mit den Bewegungen des betr. Gelenkes erfolgen kann.

Was die Namen betrifft, so bin ich selbstverständlich im allgemeinen den Vorschlägen der Basler Anatomenversammlung (1895) gefolgt, doch habe ich mir mehrfach erlaubt, kleine sprachliche Verbesserungen vorzuschlagen, die sich meist auf HYRTL, unstreitig den besten Kenner der anatomischen Kunstsprache, stützen. Leider war ich genötigt, die Anzahl der Bändernamen der N. A. B. an manchen Stellen zu vermehren, dafür konnte ich an manchen Stellen Verminderungen vorschlagen. Die von mir neu eingeführten oder veränderten Bändernamen enthalten den Ursprung und Ansatz, manchmal noch die Lage (dorsal etc.), öfters überdies auch noch die Hervorhebung eines besonders charakteristischen Merkmals des betr. Bandes (z. B. „pfannenförmig" u. s. w.). Ich bin eben der Ansicht, daß auch in der Nomenklatur eine strenge Konsequenz sich nicht empfiehlt: die Namen sollen klar, „bezeichnend" und praktisch sein, wenn sie auch in ein bestimmtes Schema nicht genau hineinpassen. In die Ueberschrift setzte ich immer den von mir bevorzugten deutschen und lateinischen Namen, bei neu vorgeschlagenen Namen unter Hinzufügung eines m.[ihi]. Unter den Text setzte ich die gebräuchlichsten anderen, von deutschen, englischen und französischen Autoren gebrauchten Namen. Im Text selbst habe ich mich gern auch der zum Teil altehrwürdigen und dabei kurzen deutschen Namen bedient, da ich einen von lateinischen Ausdrücken (namentlich ohne deutsche Endungen) strotzenden „deutschen" Satz geschmacklos finde. Jedoch halte ich auch in diesen Reinigungsbestrebungen der medizinischen Sprache strenge Konsequenz für durchaus verfehlt, da die leichte Verständlichkeit natürlich doch das erste Erfordernis bleibt, also ungewohnte und schleppende Ausdrücke unbedingt zu vermeiden sind. Auch im Interesse der internationalen Verständlichkeit der wissenschaftlichen Schriften liegt entschieden die Anwendung lateinischer Kunstausdrücke, die ja in ihren Endungen jeweils der betr. Sprache angepaßt werden können. So verfahren bekanntlich die anderen alten Kulturvölker, die Engländer, Franzosen, Italiener u. s. w.

Was die Abbildungen betrifft, so war ich in der glücklichen Lage, im vorliegenden anatomischen Abschnitt zum großen Teil Galvanos der anerkannt guten Bilder aus dem W. HIS-SPALTEHOLZ'schen Atlas benützen zu können, was schon von Anfang an von mir in Aussicht genommen war. Die Abbildungen sind alle damals unter meinen Augen entstanden, und Herr Kollege SPALTEHOLZ hatte die Güte, sich bei Herstellung der Bänderzeichnungen öfters mit mir zu besprechen und letztere teilweise gleich meinen Bedürfnissen anzupassen. So ließ er z. B. einzelne Bandzüge, die in den N. A. B. keinen Namen haben, doch gleich in die Figuren einzeichnen, so daß ich jetzt bloß den betr. Namen in die Figuren einzusetzen brauchte u. s. w. An einzelnen Atlasbildern waren mir kleine Aenderungen erwünscht, die sich an den Galvanos ausführen ließen; bei größeren Aenderungen wurden neue Platten hergestellt unter Benützung der mir in liebenswürdigster Weise von Herrn Kollegen SPALTEHOLZ zur Verfügung gestellten Originalzeichnungen. Die meisten anderen Abbildungen hingegen ließ ich nach besonderen, zum Teil neu angefertigten Präparaten, einzelne in Anlehnung an POIRIER's oder TOLDT's Figuren, nach der Natur zeichnen. Für die Ausführung der Aenderungen und die Herstellung der neuen Originalzeichnungen gelang es mir, Herrn H. UNGER, dem wir auch die Mehrzahl der Gelenkbilder in SPALTE-

HOLZ' Atlas verdanken, zu gewinnen. Einige schematische und schematisierte Figuren, sowie die meisten mikroskopischen Abbildungen zeichnete ich selbst, letztere meist nach den Originalen von BRAUN, HAMMAR, NICOLAS und STÖHR.

Ich kann das Vorwort nicht schließen, ohne Herrn Geheimrat HIS an dieser Stelle ausdrücklich zu danken für die Liberalität, mit der er meinem Unternehmen die Mittel des Institutes zur Verfügung stellte; ließ er doch z. B., wesentlich für diese Zwecke, ein Röntgenkabinett im Institut einrichten u. a. m.

Ob die Ziele, die mir bei Abfassung des Buches, die eine fast 10-jährige Arbeit erforderte, vorschwebten, erreicht werden, muß die Zukunft lehren! —

Leipzig, September 1903.

Anatomie der Gelenke.

I.

Allgemeiner Teil.

Altem Herkommen entsprechend werden in der „allgemeinen Gelenklehre" nicht nur die eigentlichen „Gelenke", sondern alle Knochen- und Knorpelverbindungen besprochen. Es wird eben die eigentliche Gelenklehre (Arthrologie) nicht getrennt von der Bänderlehre oder Knochen- bezw. Knorpelverbindungslehre [Juncturae sceleti m.[1]), Syndesmologie[2]) im engeren Sinne].

Den Begriff „Gelenke im weitesten Sinn" auf „alle Verbindungen der Teile eines Organismus", sogar auf die Formänderungen der Protozoenpseudopodien auszudehnen, dürfte nicht dem Sprachgebrauch entsprechen. Selbst das englische „joints" wird niemand auf andere als auf Skelettverbindungen anwenden.

Am natürlichsten teilen wir die Knochenverbindungen ein, wie schon GALEN lehrte, in „Fugen" und „Gelenke".

A. Fugen oder ungegliederte, kontinuierliche Skelettverbindungen, ohne Gelenkspalte. Hier wird die Verbindung durch Gewebe zwischen den Verbindungsflächen der betr. Skelettstücke hergestellt.

(Bei manchen Wirbeltieren, z. B. den Fischen, sind alle oder die meisten Skeletteile zeitlebens nur auf diese Weise miteinander verbunden.)

B. Gelenke oder gegliederte, diskontinuierliche Skelettverbindungen (Kontakt- oder Kontiguitätsverbindungen), mit einer Gelenkspalte. Hier wird die Verbindung durch Gewebe außerhalb der Spalte zwischen den beiden Skelettstücken hergestellt.

Freilich giebt es auch hier in der Natur keine scharfe Grenze, es giebt Uebergangsformen von den Fugen zu den Gelenken, d. h. Fugen, in denen sich wenigstens Andeutungen von Spalten finden. Eine solche Uebergangsform zwischen den Fugen

---

1) Joints (engl.), Syndesmologie (franz.).

2) Von σύνδεσμος = Verbindungsband (bei ARISTOTELES und GALEN). WEITBRECHT's „Syndesmologie" umfaßt auch die Eingeweidebänder.

und den Gelenken, von LUSCHKA als Halbgelenk[1]) bezeichnet, besitzt typischerweise z. B. die Schamfuge (vgl. R. FICK, Anat. Anz., 1901).

Unter den Fugen kann man je nach der histologischen Beschaffenheit des Verbindungsgewebes, d. h. je nachdem die Verbindung durch Knochen, Knorpel oder Bindegewebe bewirkt wird, „Knochenhaften, Knorpelhaften und Bandhaften“ unterscheiden. Bei allen Synarthrosen, mit Ausnahme der „gewöhnlichen“ und der „elastischen“ Bandhaft (s. S. 7 bezw. 10), geht die Beinhaut über die Verbindungsstelle ununterbrochen, und mit der Ausfüllungsmasse fest verbunden, hinweg.

A. Fugen [Synarthroses][2]).

I. Knochenhaft [Synostosis N.].

Physiologische d. h. normale Synostosen treten zur Zeit der Pubertät zwischen den Diaphysen und Epiphysen der Extremitäten und am Schädel, z. B. zwischen den beiden Stirnbeinhälften und zwischen Hinterhaupt und Keilbein auf. Am Kreuzbein bilden sich, wie RETZIUS nachwies, sogar aus vorher vorhandenen, wohlentwickelten Gelenken der Gelenkfortsätze normale, knöcherne Synarthrosen aus.

Pathologische Synostosen kommen namentlich nach Brüchen häufig vor [„knöcherne Ankylosen“].

II. Knorpelhaft [Knorpelfuge, Synchondrosis N.][3]).

Die Knorpelfugen sind namentlich beim Kind zahlreich, wo sich diese Art der Knochenverbindungen überall zwischen den Dia- und Epiphysen findet. Hier ist das verbindende Knochengewebe echter hyaliner Knorpel. In den Synchondrosen der Erwachsenen ist (von der Knorpelhaft zwischen der 1. Rippe und dem Brustbein abgesehen) der Verbindungsknorpel niemals rein hyalin, sondern immer (z. B. an der Schädelbasis) mindestens teilweise (namentlich gegen die Mitte der Verbindung hin) faserig.

Aus diesem Grunde ist eine weitere Unterscheidung dieser Verbindungen in „faserknorplige Fugen = Symphysen“[4]) und „hyalinknorplige = Synchondrosen“, wie sie immer noch manche Autoren belieben, entschieden nicht angebracht. Ueberdies wäre beim Erwachsenen nur eine einzige „Synchondrose“ in diesem Sinne vorhanden, nämlich die Verbindung der 1. Rippe mit dem Brustbein.

Ueber manche dieser Knochenverbindungen laufen besondere Bandstränge, die als „Verstärkungs-“ oder „Hemmungsbänder“ bezeichnet werden (z. B. das vordere und hintere Wirbelsäulenband u. s. w.). Ueber den Bau dieser Bänder siehe bei den „Gelenken“.

1) Hemiarthrosen (LUSCHKA). Articulationes neutrales s. dubiae (Uebersetzer GALEN's). Amphiarthrosis (von ἄμφω beide) (WINSLOW). Diarthro-Amphiarthrose (NICOLAS, POIRIER). Hemiarthrose s. Symphyse (BEAUNIS).

2) Synarthrosis N. (von ἀρθρόω in Glieder teilen). Anarthrosis (ARNOLD), Naht im weiteren Sinne (HENLE). Articulations immobiles (BICHAT). Synarthrosis or continous articul. (engl.).

3) Amphiarthrosis (engl.), Amphiarthrose (franz.).

4) Als Symphyses (von συμφύω zusammenwachsen) bezeichnete GALEN: 1) die Synchondrosis, z. B. die Schamfuge; 2) die Synneurosis, z. B. Zungenbein-Griffelfortsatz, Kniescheibe-Schienbein, Sitz-Kreuzbeinband; 3) die Sysarkosis, z. B. Zähne mit dem Kiefer durch das Zahnfleisch, Zungenbein mit dem Unterkiefer und mit dem Schulterblatt durch die Muskeln.

Entwickelung: In der Regel ist das verbindende Knorpelgewebe ein Rest der ursprünglich einheitlichen knorpligen Anlage der beiden betr. Knochen. Es kommt aber, z. B. an der Schädelbasis, auch vor, daß zwei, ursprünglich getrennte, knorplig angelegte Skeletteile unter Schwund des primitiven, mesenchymalen Zwischengewebes zusammenwachsen. Ursprünglich ist jede Knorpelhaft rein hyalin, erst später tritt unter einer gewissen Lockerung der Verbindung eine Fasserbildung im Innern der Knorpelhaft auf, die unter Umständen zur Höhlenbildung führen kann (s. S. 5 f.). Dann besitzen beide Knochen einen hyalinen Knorpelüberzug, wie ein wahres Gelenk, beide hyalinen Ueberzüge sind hier aber nicht ganz getrennt, sondern durch ein „zerrissen" aussehendes faserknorpliges Zwischengewebe mindestens noch stellenweise verbunden.

III. Bandhaft [Bandfuge, Syndesmosis N.].

Bei der Bandhaft wollen wir 3 Arten unterscheiden:

1. Gewöhnliche Bandhaft [Syndesmosis fibrosa communis m.].

Bei der gewöhnlichen Bandhaft geschieht die Verbindung durch kürzere oder längere leimgebende Bandmassen; z. B. bei der Verbindung des Griffelfortsatzes mit dem Zungenbein oder der unteren Schien-Wadenbeinverbindung, oder bei gewissen „Zwischenknochenverbindungen" der Hand- und Fußwurzel oder den Verbindungen der Unterarm- oder Unterschenkelknochen durch die Zwischenknochenhaut.

Viele pathologische Pseudarthrosen können als eine Art von Bandhaft bezeichnet werden.

2. Naht-Bandhaft [Nahtfuge, Sutura N.][1].

Bei der Naht und bei der ihr in vieler Beziehung ähnlichen „Einfalzung" und „Einzapfung" liegt zwischen beiden Knochen nur eine dünne (nur etwa $1/2$ mm dicke), aber sehr feste Bindegewebsmasse, das sog. Nahtband, früher „Nahtknorpel" [Ligt. suturae][2] genannt. Das Nahtband ist außen mit der Schädelbeinhaut, innen mit der harten Hirnhaut verwachsen (s. Fig. 1 und 2, S. 8). Es besteht im wesentlichen aus parallelen Bündeln, die quer über die Spalte hinweg von einem Knochenrand zum gegenüberliegenden ausgespannt sind, und reichlich eingelagerten Bindegewebszellen.

Diese Bindegewebsmasse ist für die Funktion der Nähte beim jugendlichen Individuum wesentlich, denn sie gestattet den Knochen die Vergrößerung durch Randwachstum. Sowie eine Naht verknöchert, ist ein solches Wachstum völlig ausgeschlossen. Die Ermöglichung dieses Wachstums können wir geradezu als den „Zweck der Nähte" bezeichnen. Der Zweck der Naht ist also eigentlich nicht die Verbindung als vielmehr die Trennung der beteiligten Knochen. Die Nahtfuge spielt daher eine ähnliche Rolle, wie die Epiphysenfuge, nur daß sie sich viel länger, meist bis ins hohe Greisenalter, erhält.

Die Nahtverbindung ist übrigens sehr fest, so daß sie beim Lebenden auch durch schwere Gewaltwirkung nur äußerst selten gelöst wird, und auch dann erfolgt die Trennung meist nur unter gleichzeitigem Bruch

1) Sutura, sutures s. synarthroses (franz.).
2) Fehlt in den N. A. B.

verschiedener Zacken. Meistens bleibt die Naht vollkommen heil erhalten, während der Knochen selbst neben der Naht bricht.

Die Nähte zeigen verschiedene Formen:

a) Harmonie [Harmonia N.][1]. Die Harmonie ist die einfachste Naht, bei ihr sind die Verbindungsflächen der Knochen ganz oder fast ganz gerade abgeschnitten. Die Nahtspalte steht senkrecht zur Knochenoberfläche, die Knochenränder liegen nebeneinander. Durch „Harmonie" sind z. B. die Oberkiefer- und Gaumenbeinplatten beider Seiten miteinander verbunden.

b) Schuppennaht [Sutura squamosa N.][2]. Fig. 1. Bei der Schuppennaht verläuft die Nahtspalte nicht senkrecht, sondern schräg zur Oberfläche. Die beiden Knochenränder liegen nicht neben-, sondern übereinander, sie überdecken sich mit abgeschrägten Flächen, ähnlich wie die Schuppen bei einem Fisch, einem Schuppenpanzer oder wie Dachziegel. Die sich vereinigenden schrägen Flächen sind übrigens meist nicht glatt, sondern „gerieft" oder „gerillt". Durch Schuppennaht ist der Schuppenteil des Schläfenbeines mit dem Scheitelbein verbunden (vgl. Fig. 1).

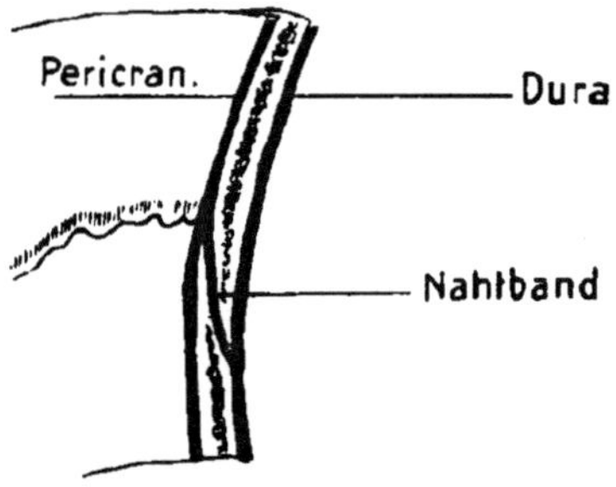

Fig. 1. Schemat. Durchschnitt einer Schuppennaht. (Nahtband rot.)

c) Sägenaht [wahre Naht, Sutura serrata N.][3]. Fig. 2. Die Säge- oder Zackennaht ist die komplizierteste und festeste Knochenverbindung. Bei ihr greift der eine Knochen mit einer unregelmäßig wellig verlaufenden Zahn- oder Zackenreihe in den andern hinein, wie die Zusammensetzstücke bei vielen „Geduldspielen" der Kinder (Zusammensetz-Landkarten, -Bilder u. s. w.).

Die Zacken stehen zum Teil in ihrer Längsrichtung untereinander mit der Hauptausdehnung der Knochen parallel, zum Teil aber treten sie aus dieser Richtung heraus, wie die Zähne bei gewissen Sägen, bei denen die Zähne nicht alle in einer Ebene liegen, also, von einem Ende der Säge betrachtet, alle hintereinanderliegend sich decken, sondern bei denen die Zähne abwechselnd nach der einen oder anderen Seite herausgebogen sind. Wahre Nähte finden sich zwischen den meisten Knochen des Schädeldaches. Die nähere Beschreibung des Nahtverlaufes ist Sache der Schädellehre.

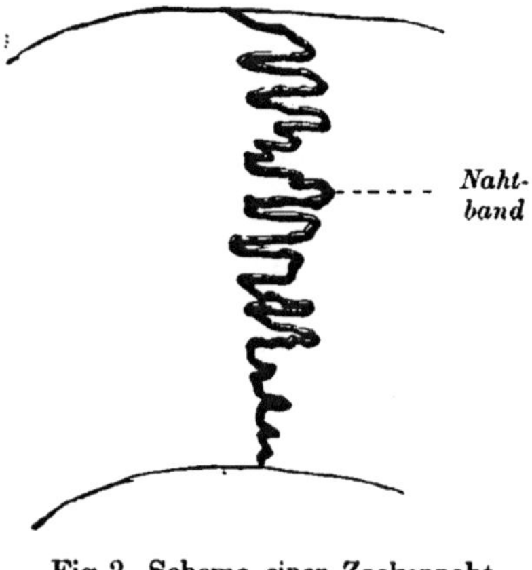

Fig. 2. Schema einer Zackennaht. (Nahtband rot.)

1) (Harmonia von ἄρω, zusammensprossen.) Von manchen Autoren zu den „falschen Nähten", Suturae spuriae s. nothae, gerechnet.

2) Von älteren Autoren (ARNOLD) auch zu den falschen Nähten gerechnet (s. oben).

3) S. dentata und limbosa bei ält. Aut.

Manche englische Autoren haben mit „Saumnaht“ diejenigen Nähte bezeichnet, bei denen die gezackten Ränder nicht nur ineinander eingreifen, sondern sich zum Teil auch überlagern, die also gewissermaßen eine Vereinigung von Säge- und Schuppennaht darstellen. Ein solches Uebergreifen der Ränder kommt z. B. bei der Kranznaht vor [1]).

d) Einzapfung [Gomphosis N.] [2]). Eine sehr merkwürdige Knochenverbindung zeigen die Zähne. Ihre Wurzeln stecken wie knöcherne Zapfen oder kegelförmige Keile in den Zahntrögen der Kiefer, ringsum von Knochenmasse umgeben, was sonst bei keiner einzigen unbeweglichen Knochenverbindung der Fall ist. Auch hier ist die Spalte zwischen dem Zapfen und seinem Trog von Bindegewebe, allerdings nur in allerdünnster Lage erfüllt (vgl. Fig. 3). (Manche Autoren wollen die „Einzapfung“ überhaupt nicht zu den Knochenverbindungen rechnen, weil die Zähne keine wirklichen Knochen sind.)

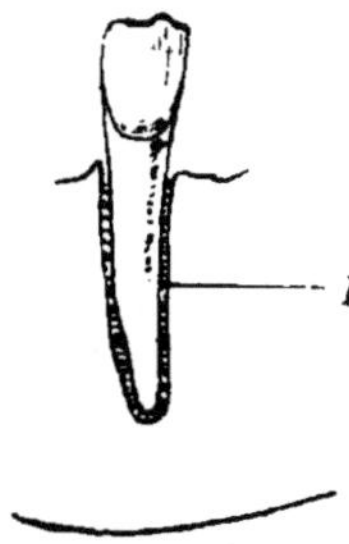

Fig. 3. Schemat. Durchschnitt einer Einzapfung.

e) Einfalzung [Schindylesis] [3]), (Varietät).

Meist wird noch die „Einfalzung“ als eine besondere Kategorie der Knochenverbindungen aufgestellt, obwohl sie im Prinzip eigentlich nicht anders beschaffen ist, wie die Einfalzung einer Nahtzacke in den vom

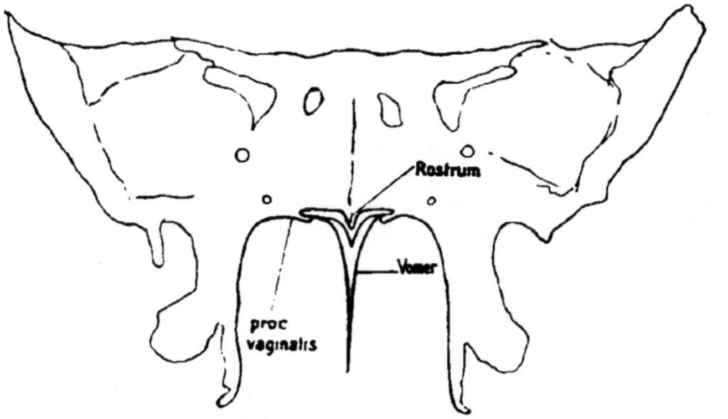

Fig. 4. Schema der „wahren Einfalzung“ (Var.).

anderen Knochen für sie gebildeten Falz oder Schlitz. Ueberdies kommt die Einfalzung nur bei einem einzigen Knochen vor, nämlich beim Pflugscharbein. Nach der Angabe der alten Autoren sollen nämlich typischerweise die Flügel des Pflugscharbeines zwischen die „Scheiden-

1) HILDEBRAND-WEBER nannten diejenigen Nähte „Saumnähte“, deren Zähne selbst gezähnt sind, also Nebenzacken haben; die Nähte mit langen und spitzen Zacken nannten sie Zahnnähte (z. B. die Pfeilnaht). SCHULTZ (Ueber den Bau der normalen Menschenschädel, Petersburg 1852) unterscheidet noch eine „Kopf-“ und eine „Stiftnaht“, wo Höckerchen oder lose Knochenstiftchen in entsprechende Löcher eingreifen, Nahtformen, die ich nur als Varietäten betrachten kann.

2) (Von γόμφος, der Nagel.) GALEN nannte auch einzelne Gelenke der Hand- und Fußwurzel „Gomphosis“.

3) Zuerst in CHR. H. KEIL's Anat. Handbuch, Leipzig 1730, gebraucht; von σχινδύλησις = Spaltung bei GALEN, von σχίζω spalten.

fortsätze" (daher dieser Name) des Keilbeines und der Gaumenbeine einerseits, dem Keilbein körper andererseits eingefalzt sein (s. Fig. 4). In vielen Fällen fand ich die Einfalzung der Vomerflügel nur zwischen den Keilbeinfortsätzen des Gaumenbeines und dem Keilbeinkörper, nicht auch zwischen den „Scheidenfortsätzen" der Pterygoide des Keilbeines und dem Keilbeinkörper. In der Mehrzahl der Fälle ist aber überhaupt gar keine wirkliche Einfalzung vorhanden, sondern die Pflugschar legt sich mit ihren Flügelrändern nicht über die „Scheidenfortsätze", sondern nur neben sie. In diesen Fällen besteht also eine einfache syndesmotische Harmonie (s. Fig. 5). Ich fand sogar Fälle, wo das Verhältnis ein umgekehrtes war, wo der Scheidenfortsatz über (d. h. dorsal) vom Vomerflügel lag. Hier war also der Scheidenfortsatz gewissermaßen „eingefalzt" zwischen Vomerflügel und Keilbeinkörper.

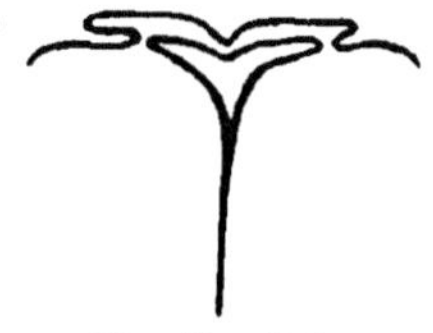

Fig. 5. Schema der unvollständigen Einfalzung.

Nach meinen Erfahrungen, die sich auch auf eine ganze Anzahl von Rasseschädeln erstrecken, kann ich daher die wahre „Einfalzung" nur als eine Varietät der Knochenverbindungen betrachten. Das relativ seltene Vorkommen derselben ist offenbar der Grund dafür, daß eine ganze Anzahl namentlich von französischen Autoren die „Einfalzung des Vomer in das Gaumen- und Keilbein" der alten Autoren mißverstanden und auf eine ganz andere Verbindung des Vomer mit dem Keilbein bezogen haben, nämlich auf die Anlagerung der Vomerfurche an den Schnabel des Keilbeinkörpers (s. Fig. 4 und 5) oder gar auf die Anlagerung der Vertikalplatte des Gaumenbeines an den Oberkiefer u. s. w. Auf diese Verbindungen paßt aber die von den alten Autoren aufgestellte Definition der Einfalzung durchaus nicht.

3. Elastische Bandhaft [Syndesmosis elastica m.][1]).

An der Wirbelsäule spielt eine große Rolle die Vereinigung der übereinander liegenden Wirbelbogen durch Bänder aus elastischem, nicht leimgebendem Bindegewebe.

Entwickelung der Bandhaft. Das Verbindungsgewebe bei der Naht-Bandhaft ist der zu Bindegewebe umgewandelte Rest des embryonalen indifferenten Gewebes, der bei der Bildung der betr. beiden Knochen nicht verbraucht wird. Die Bindegewebsmasse der Naht-Bandhaft wird also beim Abschluß des Wachstums der verbundenen Knochen schmäler. Im Alter, wenn die Nähte auf der Innenseite zu verknöchern anfangen, schwindet nach A. Kölliker das Nahtband an diesen Stellen sogar ganz, noch vor vollendeter Nahtverknöcherung. Anders bei der gewöhnlichen Bandhaft: Hier wird die Bandmasse, z. B. die Zwischenknochenhaut am Unterarm und Unterschenkel im Verlaufe der Entwickelung, im Verlauf des allmählichen Auseinanderrückens der verbundenen Knochen immer breiter.

B. Gelenke [Diarthroses][2]).

Präparation: Je nach dem Zweck, den man bei der Untersuchung verfolgt, je nachdem man die Nerven, Gefäße, Bänder oder Bewegungen des Gelenkes studieren will, ist natürlich der Weg der Herstellung eines

1) Synelastosis (Rauber).
2) Von διαρθρόω zergliedern.

Gelenkpräparates verschieden. Wünscht man nur den Bänderverlauf zu untersuchen, so kommt man oft mit sonst fast unbrauchbarem, an der Oberfläche schon verfaultem Material zum Ziel, weil die Bänder der Fäulnis lange widerstehen. Will man das Präparat aber zum Studium der Bewegungen verwenden, so kann das Material gar nicht frisch genug sein. Für diesen Zweck ist sogar „bestens konserviertes", namentlich mit Formalin behandeltes Material ungünstig. Daß man bei der Herstellung eines guten Gelenkpräparates von vornherein auf die Sehnenansätze und die Schleimbeutel in der Nähe des Gelenkes besonders acht haben muß, ist bei den direkten Beziehungen, in denen diese oft miteinander stehen, selbstverständlich. Die Darstellung der Bänder gelingt, wie Cruveilhier mit Recht hervorgehoben hat, nach der groben Freilegung oft besser durch Abreiben mit einem rauhen Tuch als mit dem Messer. Um die Kapsel- und Bandansatzstellen besser hervortreten zu lassen, ist es vorteilhaft, die Knochen bis zum Kapselbeginn hin von der Beinhaut zu entblößen (s. die meisten Gelenkabbildungen). Zum Aufheben der Gelenkpräparate empfiehlt sich entschieden am meisten der auch sonst verwendete dünne Spiritus. Man kann die Gelenke auch in halbtrockenem Zustand durch Glycerinbehandlung geschmeidig erhalten, doch ist das Hantieren mit solchen Präparaten wegen ihrer unangenehm schmierigen Beschaffenheit nicht erfreulich. Trockenpräparate von Gelenken sind wegen der starken Schrumpfung nur in sehr beschränktem Maße brauchbar. Eine Ausnahme bilden Trockenpräparate von Gelenken, deren Gelenkhöhle mit Wachs ausgefüllt wurde, sei es daß das Wachs im Gelenk gelassen wird, um ein Bild der Kapacität der Gelenkkapsel zu geben, oder daß es nach der Kapseltrocknung wieder entleert wurde. Letztere Präparate eignen sich vortrefflich, um den Umfang und die sonstigen Raumverhältnisse der Kapselhöhle zu zeigen, da man nach Belieben Fenster in die Kapsel schneiden kann, ohne daß sie zusammensinkt.

Die Gelenke sind die beweglichste Art der Knochenverbindungen. Sie zeigen daher auch einen komplizierteren Bau als die unbeweglichen Synarthrosen Bei allen Gelenken können wir folgende 3 Hauptteile unterscheiden:

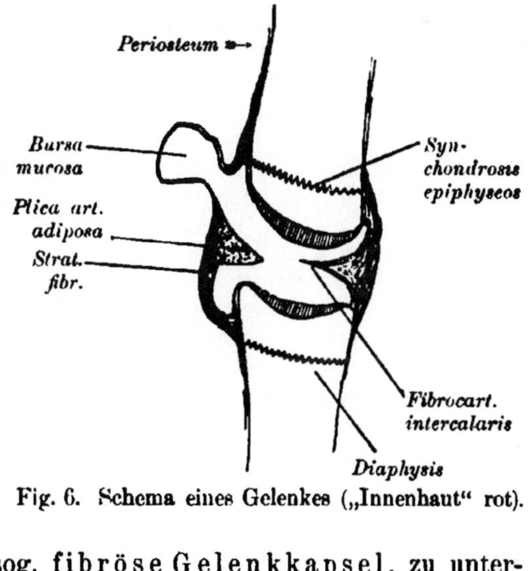

Fig. 6. Schema eines Gelenkes („Innenhaut" rot).

1) freie, knorpelüberzogene Gelenkflächen; 2) eine Gelenkkapsel, die den Gelenkspalt, einem schlaffen, faltigen Schlauch vergleichbar, überspringt. An der letzteren ist eine gefäßreiche Innenlage, die sog. Gelenkinnenhaut [„Synovialhaut" der Autoren] und eine derbe Außenlage, die sog. fibröse Gelenkkapsel, zu unterscheiden; 3) die Gelenkhöhle. Die Wände der Gelenkhöhle sind befeuchtet von der sog. Gelenkschmiere.

Dazu kommen meistens noch sog. Verstärkungsbänder, die

der fibrösen Kapsel auf- oder eingelagert sind, und in manchen Fällen noch besondere Zwischenscheiben in der Gelenkspalte, oder die Gelenkfläche vergrößernde Randlippen oder Gelenklippen.

Einteilung der Gelenke.

Wenn auch im allgemeinen die Einrichtung bei allen Gelenken im wesentlichen die gleiche ist oder wenigstens gewisse gemeinsame Eigenschaften zeigt (s. S. 11), so ist der Bau im einzelnen doch sehr verschieden. Wir können vor allem 2 große Gruppen unterscheiden.

I. Einfaches Gelenk [Articulus simplex][1]).

Unter „einfachen Gelenken" verstehen wir solche, bei denen das Gelenk nur von 2 sich gegenüberstehenden Knochen gebildet wird.

II. Zusammengesetztes Gelenk [Articulus compositus][2]).

Unter „zusammengesetzten Gelenken" begreifen wir diejenigen Gelenke, bei denen die Enden von mehr als 2 Knochen von einer gemeinsamen Gelenkkapsel umschlossen sind. An manchen Stellen vereinigen sich 4 und mehr Knochen oder gar auch noch faserknorplige Teile zur Bildung der Gelenkflächen. Meist besitzen die zusammengesetzten Gelenke (z. B. das Ellbogengelenk) auch nur eine gemeinsame Gelenkhöhle. In anderen Fällen dieser Kategorie, z. B. bei den Gelenken der Rippenköpfchen, ist die Gelenkhöhle durch eine Zwischenscheibe getrennt. (Ein solches Gelenk würde nach der Definition Henle's, der „jede Knochenverbindung mit gesonderter Synovialhaut" als ein Gelenk betrachtet, nicht eine anatomische Einheit, sondern „2 gesonderte Gelenke" darstellen. Ebenso auch das Kiefergelenk u. s. w.)

Unterarten der beiden Hauptgruppen. In jeder dieser 2 großen Gruppen ist es zweckmäßig, auch noch kleinere Gruppen nach gemeinsamen Merkmalen zusammenzufassen, namentlich auch im Hinblick auf die vergleichende Anatomie. Und zwar können in der „Anatomie der Gelenke" natürlich nur Formverhältnisse, nicht etwa im Gebrauch sich zeigende Bewegungsunterschiede, also funktionelle oder physiologische Merkmale zur Gruppierung in Betracht kommen. Von diesem Gesichtspunkte aus drängt sich direkt die Einteilung nach der Form der Gelenkflächen auf. Die Form der Gelenkflächen ist allerdings bei jedem Gelenk eine ganz besondere und entspricht überdies in keinem Falle genau einem geometrisch einfachen Körper. Immerhin lassen sich doch verschiedene Gelenke des Menschen und auch verschiedener Tierarten miteinander und mit bekannten einfachen geometrischen Körpern ungefähr vergleichen und „einander ähnlich" nennen. Von diesem Standpunkt aus, der, wie nochmals betont werden soll, jede Genauigkeit von vornherein ausschließt und ausschließen muß, können wir folgende Gruppen aufstellen.

---

1) Articulatio s. N. (Articulatio setzte Vesal für „Gelenk", eigentlich heißt es „Schößling" = incrementum geniculatum. Der richtige lateinische Ausdruck für Gelenk ist lediglich articulus oder junctura).

2) Articulatio comp. N. (Lesshaft hat diesen Ausdruck mißverstanden [Anat. Anz., 1901], indem er meint, er solle eine besondere „Kompliziertheit" bedeuten, das ist jedoch nicht der Fall.)

1) Kugelgelenk [Articulus globoideus m.][1]) mit kugelschalenähnlichen Gelenkflächen, z. B. das Schultergelenk.

Ich rechne zu den Kugelgelenken auch die Grundgelenke der Finger und Zehen, denn die Abweichungen ihrer Gelenkformen von der reinen Kugelform sind nicht so viel größer als bei anderen sog. Kugelgelenken, daß man eine eigene Gelenkart aus ihnen machen müßte.

Als besondere Art von Kugelgelenken kann man die Gelenke betrachten, bei denen der Gelenkkopf über seinen Aequator hinüber von der Pfanne umschlossen wird, so daß er nicht herausfallen kann, wir wollen sie „geschlossenes Kugelgelenk“ [Enarthrosis globoidea m.] nennen.

Der seit WEBER in der Anatomie dafür gebrauchte Ausdruck „Nußgelenk“ ist wohl aufzugeben, weil in der praktischen Mechanik fast in allen Sprachen das Wort „Nuß“ überhaupt für alle Arten von fest schließenden Gelenken gebraucht wird.

2) Scharniergelenk [Ginglymus N.][2]) mit scharnierähnlicher Einrichtung (vergl. auch S. 15 „Seitenbänder“). Die meisten Scharniergelenke des tierischen Körpers sind offene, bei denen sich nicht ein Stift in einer geschlossenen Hülse oder Röhre bewegt, wie bei einem wirklichen Scharnier der Technik. Sie sind vielmehr meist so gebaut, daß eine etwa cylindrische oder rollenförmige Walze nur teilweise von einer entsprechend gekrümmten Hohlkehle umfaßt wird (z. B. das Ellen-Oberarmgelenk). In manchen Fällen wird ein Teil der Hohlkehle nicht von einem Knochen, sondern von einem Band gebildet (z. B. beim Zahngelenk des Epistropheus und beim oberen Speichen-Ellengelenk).

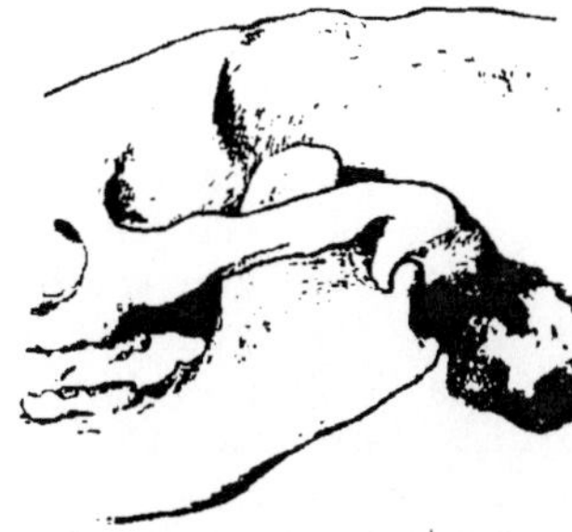

Fig. 7. Geschlossenes Scharniergelenk (Kiefergelenk vom Dachs).

Selten ist die Umfassung des Scharnierstiftes aber wirklich eine so vollkommene, über den Aequator herumgehende, daß beim Macerieren die Gelenkwalze nicht aus dem Hohlkörper herausfallen kann (z. B. im lateralsten Teil des Kiefergelenkes des Dachses, s. Fig. 7, und in Varietäten des Ellbogengelenkes beim Menschen). Ich möchte für diese Art Gelenke den Namen geschlossene Scharniergelenke [Enarthrosis ginglymica m.] vorschlagen.

Die Benennung einer besonderen Gelenkart als „Rollgelenke“ oder „Drehgelenke“ [3]) halte ich vom anatomischen, wie vom physiologischen Standpunkt aus nicht nur für unnötig, sondern auch für verfehlt. Die

1) (Nicht sphaeroideus oder sphaericus, da die Gelenkflächen doch weder „Sphäroid“- noch genaue Kugelgestalt haben. Auch der Ausdruck „Arthrodie“ ist am besten ganz zu vermeiden, da er bei verschiedenen Nationen in ganz verschiedenem Sinn gebraucht wird; GALEN bezeichnete mit ἀρθρωδία Gelenke „mit niedrigem Kopf“, z. B. das Hinterhaupt- und das Kiefergelenk.) — Enarthrosis or ball and socket joint (engl.). Enarthrose (franz.).

2) (Von γίγγλυμος = Thürangel.) Winkelgelenk, Gewerbe-, Rad- oder Kniegelenk, Gewinde. Hinge joint (engl.). Ginglyme angulaire ou charnière, diarthrose alternative (franz.).

3) Art. trochoides s. Rotatio. Pivot joint, diarthrosis rotatoria, lateral gingl. (engl.). Ginglyme latéral, artic. en pivot (franz.).

beiden zu dieser Gelenkart von den Autoren gerechneten Gelenke, das Speichen-Oberarmgelenk und das Zahngelenk des 2. Wirbels, gehören entschieden zu den schon genannten Arten. Das Speichen-Oberarmgelenk hat nämlich entschieden kugelige Gelenkflächen, das Zahngelenk des 2. Wirbels ist aber ein richtiges Scharniergelenk, dem Gelenk einer Thürangel sogar ähnlicher als alle anderen Scharniergelenke des menschlichen Körpers.

3) Eigelenk [Articulus ovalis m.][1]) mit eierschalenähnlichen Gelenkflächen (z. B. das 1. Handgelenk).

4) Sattelgelenk [Articulus sellaris N.][2]) mit sattelförmigen Gelenkflächen (z. B. das Mittelhand-Daumengelenk).

5) Schraubengelenk [Articulus cochlearis N.][3]) mit schraubenförmigen Gelenkflächen.

6) Spiralgelenk [Articulus spiralis N.] mit ungefähr spiralig gekrümmten Gelenkflächen (z. B. das Kniegelenk).

7) Unregelmäßiges Gelenk [Art. irregularis m.][4]), mit unregelmäßig ebenen oder unregelmäßig gekrümmten, d. h. einer Ebene oder aber überhaupt keinem geometrisch einfachen Körper ähnlich sehenden Gelenkflächen (z. B. manche Hand- und Fußwurzelgelenke, das Gelenk zwischen den Seitenteilen des Atlas und Epistropheus u. a. m.).

Eine eigene Gelenkart als „Kegelgelenke“ wie W. Krause aufzustellen, halte ich nicht für nötig, da das einzige von Krause in dieser Abteilung erwähnte Gelenk, das Rippenköpfchengelenk, meiner Meinung nach unter die „unregelmäßigen Gelenke“ gerechnet werden muß.

Eine von den anderen Autoren abweichende Einteilung giebt Macalister. Er unterscheidet homomorphe und heteromorphe Gelenke. Zu den ersteren rechnet er die mit ebenen und die mit sattelförmigen Flächen, zu den letzteren die übrigen, bei denen das eine Gelenkende konvex, das andere konkav ist. Die Einführung dieser Einteilung dürfte daran scheitern, daß es wirklich ebene Gelenkflächen nicht giebt. Bei den sog. „ebenen“ Gelenkflächen sind nämlich doch immer kleine Unregelmäßigkeiten vorhanden, und zwar derart, daß die eine Fläche vielleicht eine kleine Konvexität besitzt, der dann eine Konkavität an der anderen entspricht, so daß sie also doch „heteromorph“ in Macalister's Sinne sind. Und auch beim Sattelgelenk sind die sich anliegenden Flächen, und auf diese kommt doch alles an, entschieden „heteromorph“, die eine das Negativ der anderen.

Bei dieser allgemeinen Betrachtung der Gelenkflächenform muß noch hervorgehoben werden, daß von einer ganz genauen Kongruenz der beiden zu einander gehörigen Gelenkflächen in ihrer ganzen Ausdehnung bei keinem Gelenk die Rede ist. Meist ist z. B. der Gelenkkopf etwas stärker gekrümmt als die dazu gehörige Pfanne u. s. w. Soweit diese Inkongruenz nicht schon durch die

1) (Der Name A. ellipsoidea der N. ist meiner Ansicht nach besser zu vermeiden, weil „Ellipsoid“ ein geometrisch ganz scharf charakterisierter Körper ist, von dem die Gestalt der Eigelenkflächen doch gar sehr abweicht.) Walzengelenk, Knopfgelenk. Condyloid joint (engl.). Condylarthrose (franz.).

2) Seddle joint (engl.). Artic. par emboîtement réciproque (franz.).

3) Cochlearthrosis (Krause).

4) (Der bei den deutschen Anatomen dafür verwendete Ausdruck „Amphiarthrose“ ist besser zu vermeiden, da er bei den anderen Nationen in anderem Sinne gebraucht wird.) Arthrodia (engl.). Arthrodie où diarthrose planiforme (franz.).

Deformierbarkeit des Knorpels (s. S. 18) ausgeglichen wird, füllen in solchen Fällen besondere Zwischenscheiben (s. S. 24) oder Gelenkhautfalten (s. S. 32) die klaffenden Spalten aus.

Schon hier ist anzuführen, daß, abgesehen von den Gelenken mit etwa ebenen Gelenkflächen, stets die einander gegenüberstehenden Gelenkflächen verschiedene Ausdehnung besitzen, und zwar sind natürlich immer die konkaven Gelenkflächen kleiner als die konvexen (vergl. auch Bd. II).

Für jede der von mir gebildeten Gruppen eine besondere, charakteristische Bänderanordnung anzugeben, ist nicht möglich, einzig von den Scharniergelenken kann gesagt werden, daß bei ihnen immer „Seitenbänder" auftreten.

Beschreibung der Gelenkbestandteile.

I. Gelenkfläche [Facies articularis N.].

1. Knorpelüberzug [Cartilago articularis N.].

a) Form. Die Gelenkenden der Knochen tragen, wie angedeutet, einen Knorpelüberzug, der im allgemeinen ziemlich genau die Form des knöchernen Gelenkendes wiederholt, doch gleicht der Knorpel meist Krümmungsunregelmäßigkeiten und grobe Inkongruenzen der Knochenflächen bis zu einem gewissen Grade aus.

b) Ausdehnung. Im allgemeinen sind die Gelenke so weit mit Knorpel überzogen, als sie in den Grenzlagen miteinander in Berührung kommen. Es giebt aber Ausnahmen von dieser Regel, insofern als sich auch da ein Knorpelüberzug zeigt, wo zwar niemals Berührung zwischen den eigentlichen Gelenkflächen stattfindet, wohl aber starker Druck und Reibung zwischen dem Gelenkende und einem Band oder einer Sehne (z. B. auf der Plantarseite der Mittelfußköpfchen etc.).

c) Dicke. Die Brüder Weber und nach ihnen Sappey und die meisten Autoren glauben, die Knorpeldicke sei bis zu einem gewissen Grade direkt proportional dem Druck. Es könnte scheinen, daß dieses „Gesetz des Druckes" durch die altbekannte und von H. Werner (Diss. Berlin 1897) ausdrücklich bestätigte Thatsache vollständig widerlegt werde, daß die Knorpeldicke am Oberarmkopf etwa in der Mitte am größten ist, der Pfanne umgekehrt am Rande. Man könnte nämlich meinen, daß immer gerade „die einander gegenüberliegenden Stellen" der Gelenkflächen in der Knorpeldicke einander entsprechen müßten, weil Druck und Gegendruck sich bekanntlich immer gleich sind. Aber für die Frage nach der Reciprocität der Knorpeldicke ist natürlich nicht gerade die „Grundstellung" maßgebend, sondern bestimmte Stellen der Gelenkflächen könnten sich vielleicht nur bei extremen, aber oft auftretenden Bewegungen unter besonders großem Druck gegenüberstehen und dadurch verdickt haben. Daß der Druck in der That eines der Momente ist, die die Knorpeldicke beeinflussen, darauf scheint z. B. der Umstand zu deuten, daß die Knorpel an den Gelenkflächen der unteren Extremität im allgemeinen dicker sind als die oberen. Die Thatsache aber, daß die Knorpelflächen des Sprunggelenkes dünner sind als die des Hüftgelenkes u. s. w. zeigt, daß der Druck offenbar nicht das einzige und ausschlaggebende Moment für das Knorpelwachstum bezw. die Knorpelerhaltung ist. Offenbar sind vielmehr auch andere Umstände, vor allem wohl die abscherenden und reibenden Kräfte (s. S. 20), von großem Einfluß darauf. Auch Roux erklärte die Abscherung für den specifischen Thätigkeitsreiz der Chondroblasten, obwohl die Druckfestigkeit des Knorpels bei weitem größer ist als seine Scherfestigkeit (s. S. 20).

(Beim Knochen entspricht die experimentell nachweisbare „funktionelle Reaktion", wie die Versuche und Untersuchungen von L. Fick (1857—1859), J. Wolff und W. Roux zeigen, der größten Festigkeit des fertigen Knochens. Diese besteht nämlich im größten Widerstand gegen Druck in axialer Richtung, während der Knochen in radialer Richtung weniger druckfest ist.)

Der erwähnte scheinbare Widerspruch zwischen den physikalischen Eigenschaften des Knorpels und sein Verhalten im Wachstumsexperiment scheint mir von grundsätzlicher Bedeutung und näherer Untersuchung dringend bedürftig.

Bis zu einem gewissen Grade ist die Knorpeldicke nach dem S. 14 unter a) Gesagten umgekehrt proportional der Kongruenz und Krümmungsregelmäßigkeit der knöchernen Gelenkenden, d. h. gut aufeinanderpassende Knochenenden haben im allgemeinen einen dünneren Knorpelüberzug als schlecht passende. Braune und Fischer (Abh. d. k. s. Ges. Wiss. 1891) haben hierauf besonders hingewiesen; es wäre interessant, die Verbreitung dieser Reciprocität eingehender zu untersuchen.

H. Werner hat sich unter Hans Virchow's Leitung der Mühe unterzogen, bei 2 Leichen sorgfältigst die Knorpeldicke aller Gelenkflächen des Körpers festzustellen. Er fand die größte Dicke an der „sagittalen Leiste" der Kniescheibe, sie betrug 6 mm. Die kleinste Dicke größerer Knorpelflächen beträgt etwa 0,2 mm. Im allgemeinen schwankt die Knorpeldicke meist etwa zwischen 0,5—2 mm. Um stete Wiederholungen zu vermeiden, erwähne ich an dieser Stelle ausdrücklich, daß ich meinen Angaben über die Knorpeldicke bei den einzelnen Gelenkflächen stets die Resultate von H. Werner's Untersuchung zu Grunde gelegt habe.

d) Physikalische Eigenschaften. Der Gelenkknorpel ist in der Regel echter hyaliner Knorpel von bläulich-weißlich, milchglasähnlich trüb durchscheinendem Aussehen. Das specifische Gewicht des Rippenknorpels ist 1,112. Der Knorpel ist ziemlich dehnbar und komprimierbar, besitzt eine bedeutende „Elasticitätsbreite" und ist sehr „vollkommen elastisch". Mit anderen Worten, er wird schon durch relativ geringen Zug gedehnt, bezw. durch Druck zusammengepreßt, läßt sich in relativ weiten Grenzen dehnen oder sonst deformieren und kehrt beim Nachlassen der deformierenden Kräfte wieder sehr vollkommen in seine Gleichgewichtsform zurück. Diese Eigenschaften behält der Knorpel sogar nach monatelanger Austrocknung, wenn er wieder angefeuchtet wird. (Durch andauerndes Liegen im Wasser erweicht und zerfällt er natürlich faulig.)

Hultkrantz zeigte, daß die Gelenkknorpel nicht in allen Richtungen die gleiche Festigkeit besitzen, denn beim Einstechen einer drehrunden Ahle entsteht an den meisten Stellen der Knorpeloberfläche kein rundes Loch, sondern eine schmale Längsspalte. Man

Fig. 8a—8i. Knorpelspaltbarkeit.

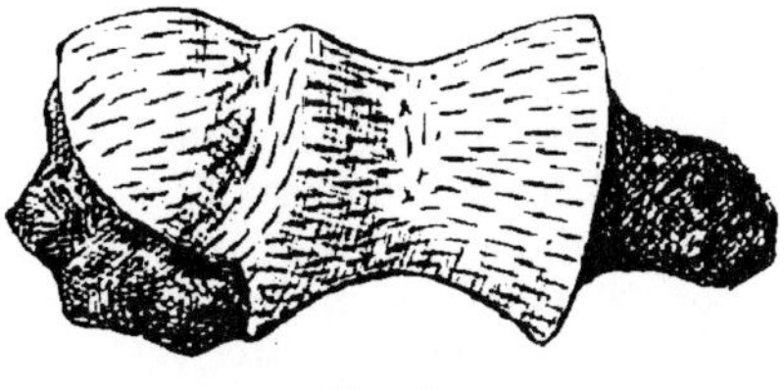

Fig. 8a

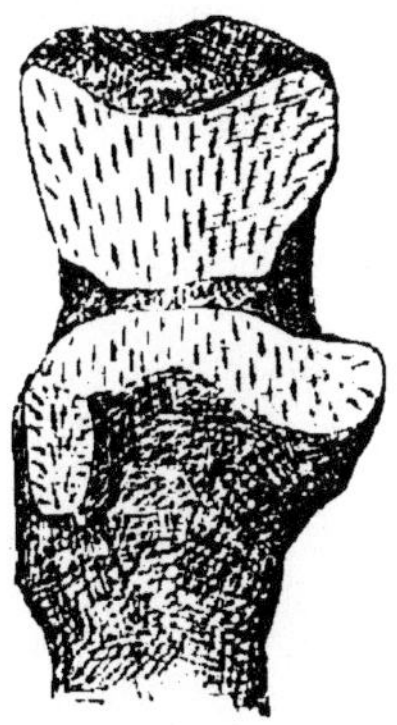

Fig. 8b

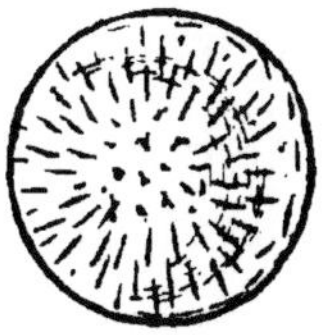

Fig. 8c

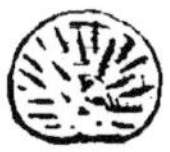

Fig. 8d

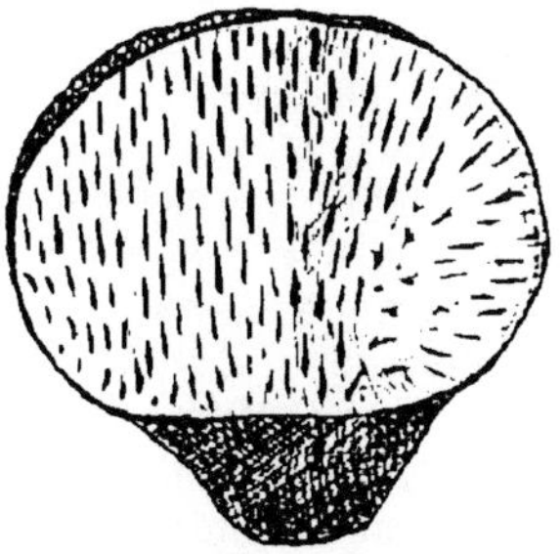

Fig. 8e

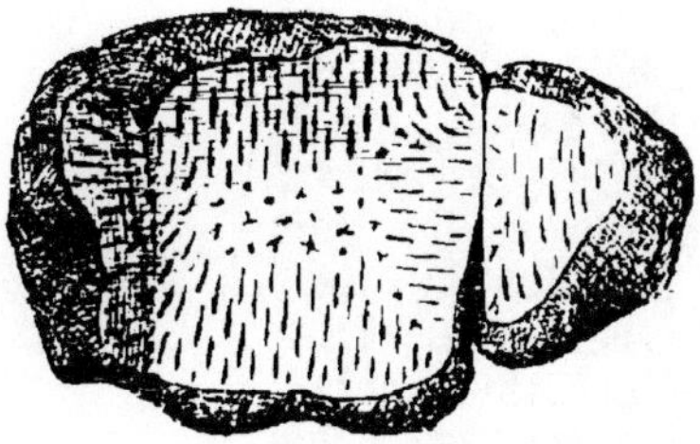

Fig. 8h

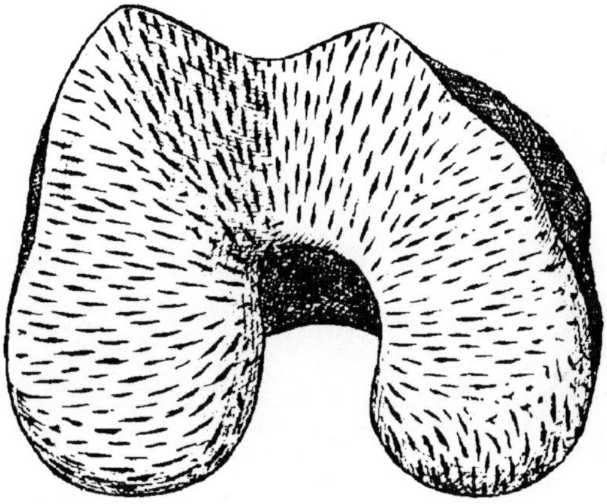

Fig. 8f

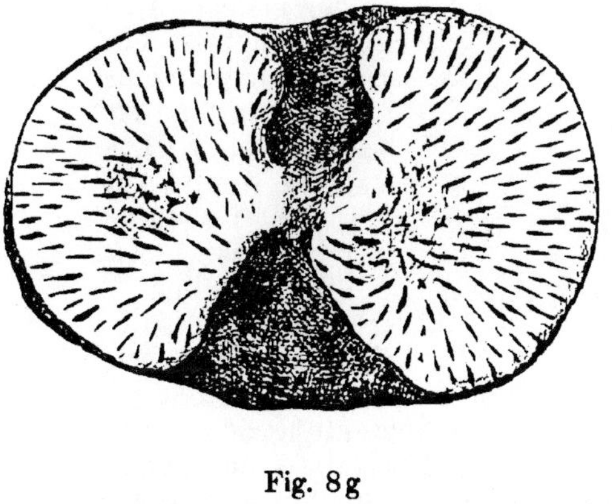

Fig. 8g

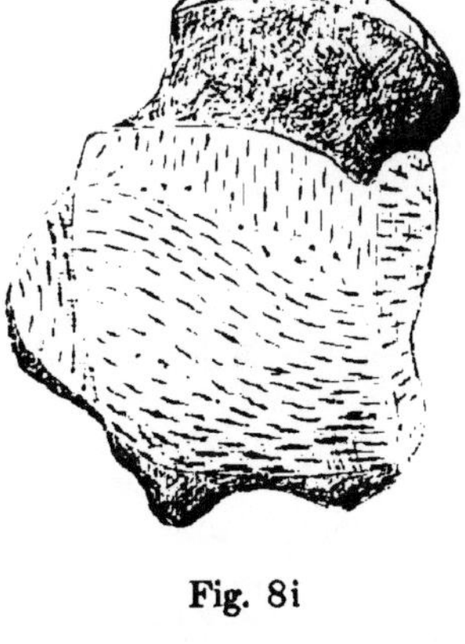

Fig. 8i

sieht daraus, daß die Knorpelelemente in querer Richtung weniger fest zusammenhalten, sondern sich trennen lassen: man darf also nach dem Erfolg eines Einstiches sagen, die *Zugfestigkeit* des Knorpels ist in der (zur Spalte) *queren* Richtung kleiner gewesen, als in der Richtung, in der die Spalte entstanden ist. Nach HULTKRANTZ ist es wahrscheinlich, daß die Zugfestigkeit des Knorpels in derjenigen Richtung am größten ist, in der sie am meisten bei den Bewegungen durch das Aufeinanderschleifen der Gelenkflächen beansprucht wird (vgl. S. 20), also in der Bewegungsrichtung. Aber auch durch den Druck der Flächen aufeinander werden außer den Druck- auch Zugspannungen in den Knorpeloberflächen hervorgerufen und zwar wohl immer *radiär* von dem jeweils meist gedrückten Punkt der Oberfläche, nicht, wie HULTKRANTZ meint, radiär zum Mittelpunkt der Oberfläche. Die Einstichversuche HULTKRANTZ's bei verschiedenen Individuen verschiedenen Alters ergaben an den gleichen Gelenken immer die gleiche Spaltrichtung, die in den Fig. 8a—8i (n. HULTKRANTZ, Anat.Anz., Erg. 1898) wiedergegeben ist. An vielen Stellen scheint die Spaltrichtung den oben ausgesprochenen Erwartungen zu entsprechen, an anderen Stellen ist es aber einstweilen unmöglich, die mechanische Bedeutung der Spaltrichtung festzustellen. Im vorderen Teil der Hüftpfanne fand HULTKRANTZ nicht radiäre Spalten, sondern zuweilen mehr konzentrische.

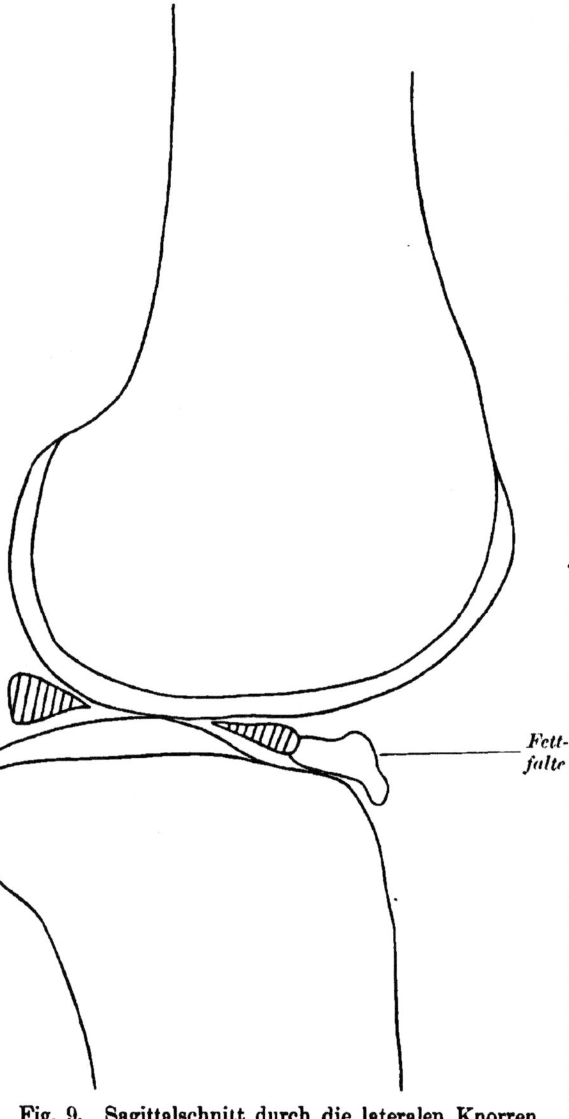

Fig. 9. Sagittalschnitt durch die lateralen Knorren eines rechten Kniegelenkes *ohne* Pressung.

dem Rand parallel verlaufende. Im oberen schmäleren Teil der Schulterpfanne scheinen sogar bogenförmig nach unten konvexe Züge konstant zu sein.

Braune und Fischer (l. S. 16 cit.) haben die Zusammendrückbarkeit der Knorpel am Kniegelenk durch Pressung des Gelenkes mittelst Schrauben untersucht. Die pressende Kraft der Schraube und den Erfolg der Pressung haben sie nicht in Zahlen angegeben, aber sie schätzen den bei Bewegungen im Kniegelenk auf die Flächen wirkenden, natürlichen Druck auf mehrere Centner und glauben, daß er noch größer sei, als der ihrer Preßschraube. Die Messung der Kompressionswirkung an den Knorpeln ließ sich aber noch ausführen, da die Präparate noch im hiesigen Institut aufbewahrt sind. Die Messung an den Präparaten ergiebt Kompressionen von etwa 5 auf 2.5 mm und von 2.5 auf 1 mm. Die Figuren 9 und 10 gewann ich durch direktes Durchpausen der Konturen des Präparates.

Braune und Fischer haben aus diesen Versuchen mit Recht weitgehende Schlüsse (s. Bd. II) auf die Aneinanderpassung von in der Ruhe nicht kongruenten Gelenken beim Gebrauch gezogen.

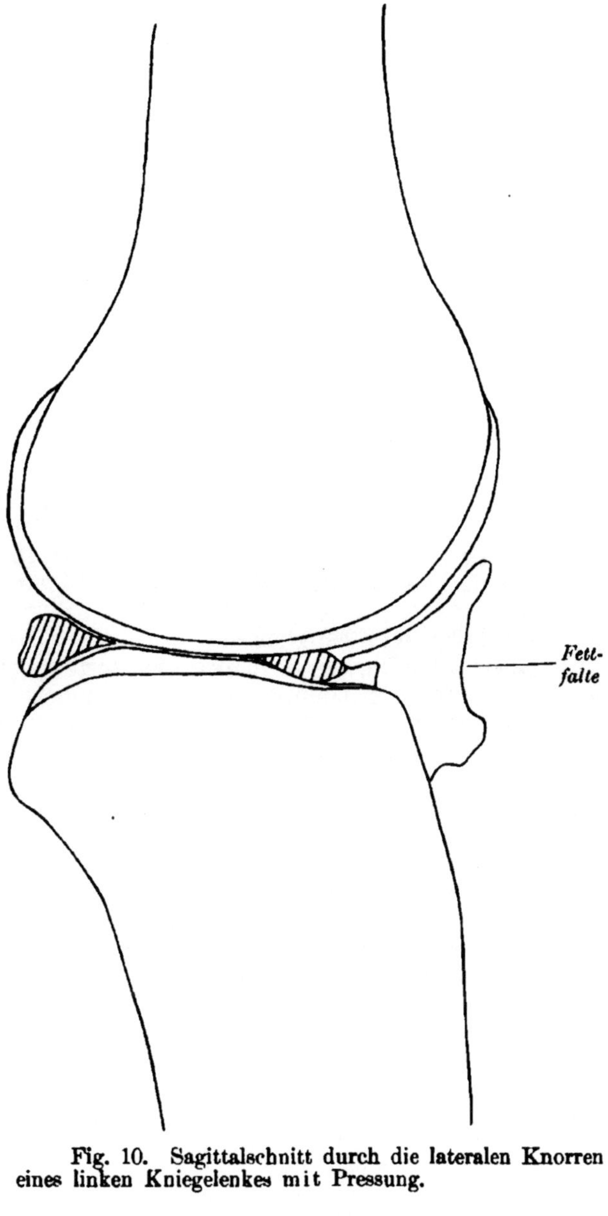

Fig. 10. Sagittalschnitt durch die lateralen Knorren eines linken Kniegelenkes mit Pressung.

Hier und da wird von den Autoren daran gedacht, die „Komprimierbarkeit“ der Knorpel beruhe darauf, daß bei starkem Druck Flüssigkeit aus ihnen ausgepreßt werde, ihr Volumen also veränderlich sei. Das ist aber eine unhaltbare Vorstellung. Die Knorpel sind in ihren elastischen Eigenschaften, z. B. auch ihrer Komprimierbarkeit, durchaus einem Stück Gummi elasticum zu vergleichen. Ihr Volum verändert sich bei den Formänderungen gerade nicht, es bleibt das gleiche, es findet nur eine gegenseitige Verschiebung der Teilchen gegeneinander statt. Wenn ein Stück Knorpel oder ein Stück Kautschuk durch Druck auf seine Mitte hier dünner wird, so quillt es seitlich davon auf, wird dort dicker. Die Teilchen verschieben sich von der Mitte weg nach den Seiten, ähnlich wie in einem schlaffen Beutel, der mit Luft, Wasser, Brei oder Sand etc. gefüllt ist. Solch ein Luft-, Wasser- oder Sandkissen ist auch „außerordentlich zusammendrückbar und deformierbar", wie der Knorpel.

Was die genaueren Werte der verschiedenen Elasticitäts- und Festigkeitsmaße des Knorpels betrifft, so verdanken wir RAUBER (Leipzig 1876) eine sehr gründliche Untersuchung über die physikalische Beschaffenheit des Rippenknorpels, deren Resultate wohl auch für den Gelenkknorpel[1]) ungefähr gelten werden.

Nach RAUBER ist der Elasticitätsmodul des Knorpels für Zug ca. 0,90 kg pro 1 qmm, für Knochen 1826—2560 kg. Den E.-Modul für Druck fand TRIEPEL (Wiesbaden 1901) für kleine Drucke gerade so groß wie RAUBER für Zug, für stärkeren Druck aber größer, d. h. die Zusammendrückung des Knorpels ist bei größerer Belastung kleiner als die Dehnung bei entsprechendem Zug. Die Zugfestigkeit fand RAUBER 0,17 kg pro 1 qmm (Knochen 6,35—12,4). Die Druckfestigkeit aber ist etwa 10mal größer, nämlich im Mittel 1,57 kg pro 1 qmm (Knochen 12,56—16,8). Die Schub- oder Scherfestigkeit beträgt nach RAUBER 0,35 (Knochen 5—12,0), die Torsionsfestigkeit 0,24 kg pro 1 qmm (beim Knochen 7,0—9,3 kg).

Der Vergleich der Festigkeit des Knorpels mit der des Knochens fällt bei allen angeführten Beanspruchungsarten sehr zu Ungunsten des Knorpels aus. Es könnte daher so scheinen, als ob es zweckmäßiger wäre, wenn die Gelenkenden von Knochengewebe, nicht von Knorpel überzogen wären. Dieser Schluß ist aber offenbar ein Fehlschluß. Wir müssen aus dem Vergleich umgekehrt schließen, daß die angeführten Beanspruchungsarten eben nicht diejenigen sind, denen der Knorpelüberzug der Gelenke seine Entstehung verdankt. Der Vergleich führt uns meiner Meinung nach vielmehr per exclusionem zu der Annahme, daß es die Glätte, die Widerstandsfähigkeit gegen Reibung ist, die wir als die Hauptaufgabe, als den Hauptvorzug des Knorpelgewebes anzusehen haben. Dieser Auffassung widerspricht, glaube ich, keine der oben (S. 16, Knorpeldicke) angeführten Thatsachen. Zu dieser Auffassung paßt auch die Erfahrung, daß der Knorpel trotz der steten, meist unter großem Druck angreifenden „reibenden", d. h. ihn auf „Reibungsfestigkeit" beanspruchenden Bewegungen verhältnismäßig nur sehr wenig abgenützt wird (s. f. S.). Im Gegenteil, nur da bleibt die normale Knorpeldecke erhalten, wo sie so „malträtiert" wird — der höchste Triumph der „funktionellen Anpassung". So stellt der Knorpelüberzug eine

1) LESSHAFT giebt fälschlicherweise Elasticitätswerte RAUBER's für „Gelenkknorpel" an, die in Wahrheit die Werte für „Knochenknorpel", d. i. entkalkten Knochen darstellen, wie RAUBER genau auseinandersetzt.

wirkliche Schutzdecke für das Gelenkende dar. Die Geschmeidigkeit und elastische Deformierbarkeit der Knorpel ist überdies auch deshalb von großer Bedeutung für den Organismus, weil sie die Wucht der Stöße, denen die Gliedmaßen und die Wirbelsäule im gewöhnlichen Leben so oft preisgegeben sind, unschädlich machen.

Praktische Bemerkungen. Daraus folgt für die Praxis, daß wir in Gelenken, denen durch Nichtbenutzung Schädigung droht, für ausgiebige, eventuell passive, unter Druck ausgeführte Bewegungen sorgen müssen, um die Knorpelflächen zu erhalten. Wenn der Knorpelüberzug durch Verletzung oder krankhafte Prozesse verloren geht, kommt es zur Usurierung, zur Aufzehrung oder aber zur Abschleifung der freigelegten Knochenflächen, so daß die Flächen stellenweise blank poliert erscheinen. Bei dauerndem Nichtgebrauch des Kniegelenkes fand H. Braun die ganzen Gelenkflächen von einer dicken, an den Rändern gefäßhaltigen Bindegewebsschicht bedeckt; ebenso an „knorpligen Exostosen" und knorpligen Gelenkmäusen.

e) Histolog. Eigenschaften des Knorpelüberzuges. α) Knorpelmitte: Auf den feineren mikroskopischen Bau und die chemische Beschaffenheit des Knorpelgewebes im allgemeinen, dessen Vorkommen ja nicht auf die Gelenke beschränkt ist, kann hier natürlich nicht ausführlich eingegangen werden, das ist Sache der Gewebelehre. Uns hat hier nur das besondere Verhalten des Gelenkknorpels zu beschäftigen.

Ein senkrecht zur Oberfläche eines Gelenkendes geführter Schnitt läßt erkennen, daß die makroskopisch äußerst glatte Oberfläche an den mittleren Partien des Gelenkendes nicht etwa von einer besonderen Haut überzogen ist, sondern aus echtem Hyalinknorpel besteht. Freilich ist die Knorpeloberfläche nach Hammar (Mikroskop. Arch., Bd. 43, 1894), mikroskopisch betrachtet, niemals ganz glatt, sondern man sieht nach Abwischung der Gelenkschmiere eine mehr oder weniger dichte Netzzeichnung, die durch Auffaserung oder Aufsplitterung der oberflächlichen Knorpelschicht (s. Fig. 11) unter Bildung von Häutchen und zusammengedrehten Strängen entsteht. Auch Grübchen finden sich auf der Oberfläche, in denen zum Teil noch Reste von „Knorpelkapseln" mit oder ohne Zellen zu erkennen sind. Diese Erscheinungen sind offenbar unverkennbare, wenn auch nur bei genauer Untersuchung festzustellende Spuren von Abnutzung, die von den Autoren bisher meist

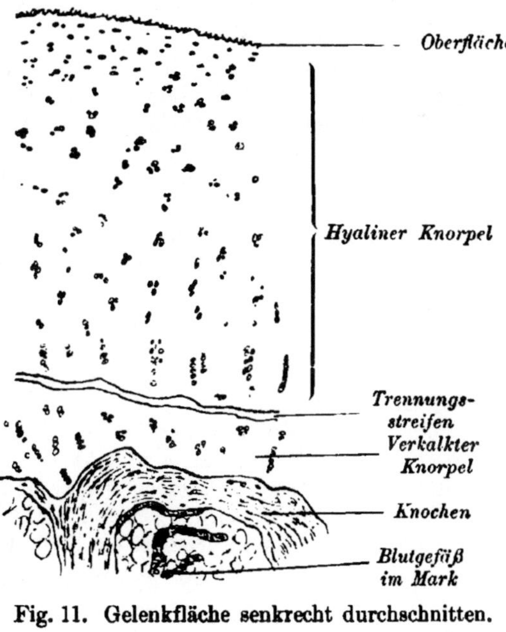

Fig. 11. Gelenkfläche senkrecht durchschnitten.

übersehen wurden. Sonst bieten die Knorpelelemente folgende Anordnung dar (vergl. Fig. 11, nach STÖHR, etwas verändert): In der oberflächlichen Schicht sind die Knorpelzellen ziemlich klein, abgeplattet und parallel der Oberfläche gestellt. In den tieferen Lagen sind die Knorpelhöhlen etwas größer, rundlich und oft in Gruppen gestellt. Ganz unten gegen den Knochen hin sind sie sehr lang und stehen mit ihrer Längsachse senkrecht zur Gelenkfläche. (Nach HAMMAR besitzen die Zellen aller drei Lagen mehr oder weniger zahlreich verzweigte Fortsätze.) Die radiäre Streifung der tiefen Knorpellagen macht sich beim Ablösen des Knorpels vom Knochen auch makroskopisch bemerkbar. Daher glaubte man früher (z. B. auch die Brüder WEBER), der Knorpel sei durch faseriges Gewebe am Knochen befestigt. Da der Knorpelüberzug keine accessorische, sekundär entstandene Hülle des Gelenkendes ist, sondern sich an dieser Stelle von der Embryonalzeit her Knorpelgewebe erhalten hat (s. S. 39 f., Entwickelung), so läßt er sich nur sehr schwer vom Knochen trennen. Die Trennung gelingt eigentlich nur durch Maceration oder Kochen mit nachfolgendem raschen Trocknen.

β) Knorpel-Knochengrenze: Zwischen den Knorpelüberzug und den Knochen ist bei fast allen Gelenkenden ein durch einen Streifen vom übrigen Knorpel getrenntes Band verkalkten Knorpels eingeschaltet.

Die Grenzlinie zwischen Knorpel und Knochen verläuft übrigens meist nicht gerade, sondern unregelmäßig.

Die Zwischenlinie zwischen dem Gelenkknorpel und dem Knochen ist, von Ausnahmen (Kiefergelenk, Schlüsselbeingelenk) abgesehen, nichts anderes als die Verknöcherungsgrenze des embryonal knorplig vorgebildeten Skeletteiles.

Darauf deutet auch die Thatsache hin, daß diese Grenze unter Umständen im Alter weiter hinausrückt. Der Skeletteil behält also die Neigung, vollkommen zu verknöchern. Durch die Einwirkung des Gelenkdruckes und der Reibung u. s. w. wird das Fortschreiten der Verknöcherung aber offenbar unterdrückt und hintangehalten. Bei Nichtgebrauch oder vermindertem Gebrauch der Gelenke (namentlich der unteren Extremität) im höheren Alter macht sich der Verknöcherungstrieb aber, wie angedeutet, wieder geltend, und es kommt, wie schon SAPPEY feststellte und wie ich selbst, namentlich an Leichen alter Pfründner bestätigen konnte, oft zu einer mehr oder weniger vollständigen Verknöcherung des betreffenden Skeletteiles, zu einem vollkommenen Verschwinden des Knorpelüberzuges ohne krankhafte Wucherungen, Höckerbildung u. s. w. Sowie letztere sich zeigen, liegt natürlich eine entzündliche Veränderung vor (Malum coxae senile, oder Arthritis deformans etc.). (Manchmal zeigt übrigens, wie CRUVEILHIER angiebt, auch der Knochen an der Grenze gegen den Knorpel hin eine veränderte Zone. Sie soll gelblich faserig aussehen, keine HAVERS-Kanäle und atypische, rundlich-länglichen Knorpelzellen ähnliche Knochenzellen enthalten.)

γ) Randzone: Gegen den Rand der Gelenkfläche hin nimmt der Knorpelüberzug eine wesentlich andere Beschaffenheit an; wie schon C. REYHER (Journ. Anat. of Physiol., Bd. 8, 1874) zeigte und H. BRAUN und HAMMAR bestätigt haben, ist hier die Knorpeloberfläche von einer zellenreichen, gefäßlosen Bindegewebslage überzogen, deren Grundsubstanz sich nicht mit Hämatoxylin färbt. Nicht nur an der Oberfläche, sondern auch in der Tiefe treten dort an Stelle der gewöhnlichen Knorpelzellen solche mit deutlichen protoplasmatischen Ausläufern. Von der Stelle aus, wo dem Knorpel der von HUNTER als „Circulus articuli vasculosus" bezeichnete Kapillarschlingenkranz aufliegt, nimmt das bedeckende Bindegewebe vollständig den Charakter der „Gelenkinnenhaut" (s. S. 31 ff.) an. Die Abgrenzung bezw. Ausdehnung des Knorpels und des Innenhautgewebes ist offenbar im wesentlichen von mechanischen Verhältnissen abhängig. An den Stellen, wo die Knorpeloberfläche weder Druck noch Reibung erfährt, wie in der Randzone bei Abnahme des Bewegungsumfanges, tritt an Stelle des Knorpelgewebes eine dickere oder dünnere Bindegewebsschicht (s. S. 21 und S. 36 bei Prakt. Bemerk.). Nimmt der Bewegungsumfang zu, so bereitet sich umgekehrt das Knorpelgewebe auf Kosten des Bindegewebes z. B. der Beinhaut am Gelenkflächenrand aus (vergl. auch S. 16). Ja, unter dem Einfluß von Druck und Reibung verwandelt sich auch an Nearthrosenflächen, neugebildeten Schleimbeuteln, oder an Sehnen und Sehnenscheiden Bindegewebe in Knorpelgewebe, wo von einer ererbten Knorpelanlage nicht die Rede sein kann. Der Gelenkknorpel bildet somit einen der schlagendsten Beweise für die Berechtigung, der „funktionellen Anpassung" eine so große Rolle in der kausalen Erklärung der organischen Formen zuzuschreiben, wie es von W. ROUX geschieht (s. auch oben S. 16).

f) Ausnahmen. Einzelne Gelenkflächen haben übrigens keinen hyalinen Knorpelüberzug, sondern einen faserkorpligen (z. B. das Brust-Schlüsselbeingelenk) oder einen aus straffem Bindegewebe (z. B. das distale Speichenende), wie bei den betreffenden Gelenken in der speciellen Gelenklehre ausgeführt ist.

g) Gefäße und Nerven. Alle Gelenkflächenknorpel sind beim Erwachsenen in der Norm vollkommen gefäß- und nervenlos, sind also in ihrer Ernährung auf Diffusionsströme der Gewebsflüssigkeit des Knochens, den sie bedecken, angewiesen. Die Nervenlosigkeit muß äußerst zweckmäßig und wichtig erscheinen, weil die Gelenkflächen beim Gebrauch zum Teil sehr starkem Druck ausgesetzt sind (s. S. 19), den wir aber durch die Nervenlosigkeit niemals als Schmerz empfinden können.

Praktische Bemerkungen. Nur bei ausnahmsweise erhöhtem Druck, wie bei Einklemmung von Fremdkörpern u. s. w. zwischen die Gelenkflächen, kommt der Druck zur Empfindung, offenbar weil er in diesen Fällen durch den Knorpel hindurch bis auf die Knochennerven einwirkt. Daß auch bei Knorpelulcerationen heftige Schmerzen, die sofort vollkommene Ruhigstellung des Gliedes (und dadurch Muskelatrophie) bewirken, auftreten, ist vielleicht dadurch verursacht, daß mit den neugebildeten Gefäßen auch Nerven abnorm weit vorgedrungen sind, oder durch gesteigerte Empfindlichkeit der knöchernen Unterlage?

2. Pfannenlippen [Labrum glenoidale N.][1]).

An verschiedenen konkaven Gelenkflächen ist der Rand rings herum wulstig verdickt, so daß man von einer „Pfannenlippe" oder

1) Limb. cartilagineus, Annulus fibrocartilagin. Circumferencial or cotyloid ligament, marginal fibrocartilage (engl.). Bourrelets marginaux ou fibrocartilages périarticulaires (franz.).

einem „Pfannen-Ringwulst“ reden kann. Am vollkommensten ausgebildet ist der Wulst am Schulter- und am Hüftgelenk. Andeutungen davon finden sich aber auch an den Finger- und Zehen-Phalangen.

Die Gelenklippe geht manchmal unmerklich einerseits in die Pfanne, andererseits in die Kapsel über, in anderen Fällen ist sie gegen die eine oder die andere oder gegen beide durch eine Furche scharf abgesetzt oder hängt gar mit scharfem glatten oder zackigen Rand mehr oder weniger weit in die Gelenkhöhle hinein, so daß man von einer Uebergangsform zwischen Pfannenlippe und „Zwischenscheibe“ (s. unten) sprechen kann.

Die Gelenkinnenhaut bekleidet meist noch den peripheren Rand der Gelenklippe etwa 1—2 mm weit.

Ueber den Bau dieser Wülste bestehen noch Meinungsverschiedenheiten. Sicher ist, daß sie aus faseriger Grundsubstanz und eingestreuten Zellen bestehen, die zum Teil zweifellos Bindegewebszellen sind, zum Teil aber sowohl an der Oberfläche als auch in der Tiefe Knorpelzellen sind. Man ist also jedenfalls berechtigt, die Pfannenlippen als „faserknorplig“ zu bezeichnen. APOLANT giebt an, daß die Grundsubstanz kollagen, nicht chondrogen sei. Der Faserverlauf in den Lippen ist vorwiegend ringförmig, konzentrisch zum Pfannenmittelpunkt, doch finden sich auch Bündel in schräger oder genau radiärer Richtung, endlich auch solche, die senkrecht zur Oberfläche der Lippe stehen. Zwischen den kollagenen Fasern kommen auch vereinzelte Elastinfasern vor.

Im Gegensatz zu den eigentlichen Gelenkknorpeln enthalten die Knorpellippen sowohl Gefäße als Nerven. In ihrem Verlauf finden sich übrigens meist auch Gruppen von Fettzellen.

Wirkung: Die Pfannenlippen sind in verschiedener Hinsicht als zweckmäßige Einrichtungen zu bezeichnen: 1) vergrößern bezw. vertiefen sie die betr. Pfanne etwas und tragen dadurch zur Sicherung der Bewegungen bei; 2) dienen sie aber auch als elastische Schutzringe gegen den Anprall des betr. Gelenkkopfes oder Halses an den knöchernen Pfannenrand, der sonst leicht abbrechen könnte; sie gleichen so den Schutzpolstern oder Schutz-Kautschukpfropfen etc., durch die man das Anschlagen von Thüren oder Fenstern u. s. w. abschwächt; 3) dienen sie als Ventil (s. Hüftgelenk).

3. Zwischenscheiben oder Schaltknorpel [Fibrocartilago intercalaris m.][1]).

Bei einer größeren Anzahl von Gelenken liegen in der Gelenkspalte sichel-, ring- oder plattenförmige Zwischenscheiben oder Schaltscheiben. Bei einigen Gelenken, wo die Pfanne von 2 synchondrotisch miteinander verbundenen Knochen gebildet wird, wie bei den Rippenköpfchengelenken und dem Gelenk zwischen dem 2. Rippenknorpel und dem Brustbein, durchsetzt die Zwischenscheibe als Fortsetzung des Synchondrosenknorpels die Gelenkspalte etwa senkrecht zu den Gelenkflächen. Diese Art der Zwischenscheiben werden Zwischenbänder[2]) im engeren Sinne genannt. Ich möchte

1) Discus articularis N. und Meniscus artic. N. (von μήνη Mond, μηνίσκος kleiner Mond, lunula). Gemeinsamer Ausdruck für beide: Menisci, interarticular cartilage, fibroplate (engl.). Ménisque, fibrocartilage intraarticulaire (franz.).

2) Ligt. interarticulare N., richtiger wäre intraarticulare.

vorschlagen, sie als „synchondrogene Schaltscheiben“ [Disci synchondrogenes] zu bezeichnen. Bei den anderen Zwischenscheiben stehen die Flächen der Scheiben etwa parallel den Gelenkflächen.

Die Schaltscheiben hängen an ihrem peripheren, von der Gelenkmitte abgewandten Rand alle, die einen fester, die anderen lockerer, mit der fibrösen Kapsel zusammen.

Bau: Die Zwischenscheiben zeigen denselben Bau wie die Gelenklippen. Diese wie jene stellen ihrer histologischen Beschaffenheit nach ein Mittelding zwischen Knorpel und Bindegewebe dar. Sie sind daher trefflich geeignet, in gewisser Hinsicht als Zwischenglied zwischen der fibrösen Kapsel und den knorpligen Gelenkenden zu dienen. Auch sie enthalten Gefäße und Nerven, wenigstens in ihren äußeren Teilen, während die inneren Abschnitte oft fast ganz gefäß- und nervenlos sind. Jedenfalls ist ihre Ernährung und ihre Sensibilität keine sehr lebhafte.

Wirkung: Die Schaltscheiben dienen, wie man gewöhnlich sagt, „zur Ausgleichung der Inkongruenz der Gelenkflächen“. Poirier hat mit Recht hervorgehoben, daß dieser Ausdruck nicht das Wesen der Sache trifft, insofern manche Schaltscheiben als phylogenetische Reste rückgebildeter Skeletteile angesehen werden können. Sicher hätte die Natur „besser passende“ Gelenkflächen an den betr. Gelenken entstehen lassen, wenn eben nicht für den betr. Mechanismus gerade die Inkongruenz und die Einschaltung von Zwischenscheiben z. B. als verschiebbare Pfanne im Kiefer- und Kniegelenk, zweckmäßig wäre. Meiner Meinung nach dürfen wir entschieden behaupten, daß für viele Zwecke Gelenke mit „weniger gut passenden“ Gelenkflächen günstiger sind als solche mit „genau passenden“. Hultkrantz hebt als einen Vorteil der Inkongruenz den Umstand hervor, daß die Befeuchtung der Flächen mit der Gelenkflüssigkeit dadurch erleichtert wird.

Ueberdies tragen die Zwischenscheiben dazu bei, Stöße, die eines der beiden Gelenkenden treffen, bei ihrer Uebertragung auf das andere zu mildern. Bei dieser Wirkung kommt ihnen ihr histologischer Bau zu statten, indem sie die Festigkeit des Bindegewebes mit der größeren Elasticität des Knorpels vereinen.

II. Gelenkkapsel [Capsula articularis N.][1]).

1. Fibröse Kapsel [Stratum fibrosum caps. art. N.][2]).

a) Dicke. An allen Gelenken kann man einen fibrösen Kapselschlauch annehmen, der über die Gelenkspalte hinwegzieht. Freilich ist derselbe nicht nur an den verschiedenen Gelenken, sondern auch an den verschiedenen Stellen eines und desselben Gelenkes sehr ungleich dick. An manchen Stellen ist er so dünn, daß die innere, gefäßreiche Gelenk(innen)haut (s. u.) fast oder in Wahrheit ganz frei zu Tage liegt und sich eventuell bruchsackartig vorstülpt; an anderen Stellen ist sie sehr dick, so daß man von „Gelenkbändern, die der Kapsel eingewebt sind“, spricht. Am dünnsten ist die Kapsel an solchen Stellen, wo Muskeln, und namentlich, wo Sehnen

1) Capsular ligament (engl.). Capsule articulaire (franz.).
2) Fibrous part of the caps. ligt. (engl.). Capsule fibreuse (franz.).

unmittelbar über die Kapsel hinweglaufen, während sie an den Stellen, über die keine Muskeln etc. hinziehen, dicker ist.

b) Ansatz. Die fibröse Kapsel setzt sich bei manchen Knochen, namentlich an den Gelenkpfannen, unmittelbar neben der Gelenkfläche fest (z. B. an den Pfannen der Fingergelenke), bei anderen dagegen, namentlich an den Gelenkköpfen, mehrere Centimeter weit vom Rand der Gelenkfläche entfernt (z. B. am Oberschenkelhals). In diesen Fällen liegt eine größere Strecke des Knochens intraartikulär, d. h. im Gelenkraum. (Diese Strecke ist dann von der „Gelenkinnenhaut“ überzogen.) Der Ursprung der Kapsel befindet sich sehr oft in einer die Gelenkfläche umkreisenden Rinne. Eine solche Rinne wurde zuerst von Zaijer (1866) am Hüftbein entdeckt, und von Löhr (1894) wurde ihr allgemeines Vorkommen und ihre Bedeutung sichergestellt. Am deutlichsten ist sie am Oberarmkopf, wo sie „anatomischer Hals“ genannt wird. Man bezeichnet sie meiner Meinung nach im Deutschen am besten als „Kapselrinne“ [1]).

c) Spannung. Die Gelenkkapseln sind je nach der größeren oder geringeren Beweglichkeit der betr. Gelenke schlaffer oder straffer über die Gelenkspalte hinweg ausgespannt. Bei den normalen Bewegungen der Gelenke werden natürlich immer nur einzelne Teile der Kapsel angespannt, während die anderen erschlaffen (s. Bd. II).

d) Bau der fibrösen Kapsel. Die fibrösen Kapseln sind ganz ähnlich gebaut wie die Sehnen. Sie bestehen aus leimgebenden Bindegewebsbündeln, die meist in bestimmter Richtung einander parallel laufen. Die Bündel bilden entweder parallele Stränge oder schließen sich zu mehr oder weniger dichten Platten zusammen. Im allgemeinen kann man wohl sagen, daß die oberflächlichen Kapselbündel in den meisten Gelenken mehr längs, die tiefen mehr ringförmig verlaufen, aber ohne daß es jemals zur Ausbildung von zwei gesonderten Schichten in der ganzen Kapsel kommt.

Zwischen den leimgebenden Elementen sind meist nur relativ wenig elastische Fasern eingestreut.

e) Blutgefäße. An allen Gelenken bilden die benachbarten Arterien besondere Anastomosen-„Gelenknetze“ [Rete articulare N.], von denen aus zahlreiche Aeste in die Lücken zwischen den Bandbündeln der Kapsel in die Tiefe eindringen. Zum kleineren Teil verzweigen sie sich an der Grenze zwischen der fibrösen Kapsel und der Innenhaut, d. h. also im sog. subsynovialen Binde- und Fettgewebe, zum größeren Teil in der Innenhaut selbst (s. dort). (In vielen Gelenken bilden die Gefäße noch besonders reichliche Schlingen am Knorpelrand s. S. 23 oben und S. 36).

f) Nerven. Alle Gelenkkapseln und Bänder enthalten, bei den kleineren Gelenken allerdings sehr feine, schwierig zu präparierende Nervenäste. Sie sind offenbar zum Teil vasomotorisch, zum Teil sensibel. Die Nervenäste kommen, wie Schröder van der Kolk zuerst betonte, im allgemeinen immer von denselben Nervenstämmen, die auch die das Gelenk bewegenden Muskeln und die über dem Gelenk liegende Haut versorgen. Die Gelenkkapsel-Aeste zeigen sehr viele Vater'sche Körperchen. Nach Poirier sind am Ellbogengelenk 96, an den Fingergrundgelenken 16—31, an den Interphalangeal-

1) Sulcus paraglenoidalis N.

gelenken 15–22, am Kniegelenk 19, am Handgelenk 10, am Schultergelenk 8, an der Hüfte 5 gefunden worden (s. auch bei Innenhaut, S. 36).

g) Beziehungen der Gelenkkapseln zu den Muskeln. Die über die Gelenke hinwegziehenden Muskeln sind zum Teil so innig mit der Gelenkkapsel verklebt oder verlötet (s. Fig. 12), daß sie bei ihrer Zusammenziehung die Kapsel mitnehmen und dadurch vor der ihr drohenden Einklemmung bewahren. Sicher ist es, daß von manchen Muskeln in der Nähe des Ansatzes sich besondere Bündel ablösen und in direkte Verbindung mit der Kapsel treten. Sie werden z. B. beim Knie als „Gelenkmuskel" oder als „Kapselspanner" [M. capsular. genu][1]) bezeichnet. Andere Muskeln, wie der „lange Fußsohlenmuskel", entspringen von der Kapsel.

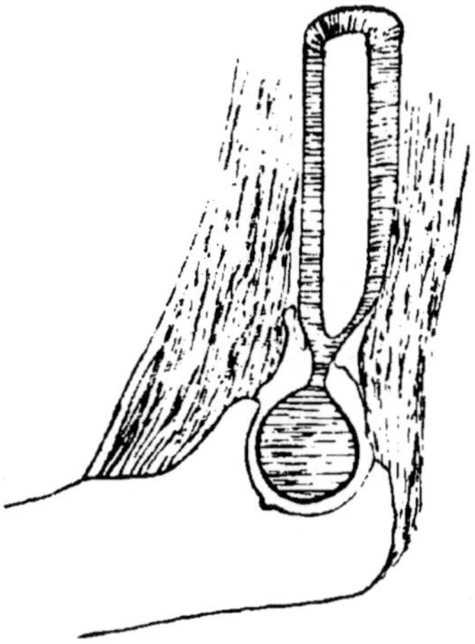

Fig. 12. Schema der Beziehungen der Gelenkkapsel zu den Muskeln.

Ob die sog. „Kapselspanner" jemals die Kapseln wirklich anspannen, erscheint nach HULTKRANTZ's Untersuchung der Ellbogengelenk-Kapselmuskeln sehr fraglich. Wie HULTKRANTZ mit Recht bemerkt, dürfte eine wirkliche Anspannung der Kapsel auch gar nicht vorteilhaft für die Bewegungen sein. Er fand übrigens bei keinem der sog. Kapselspanner einen direkten Uebergang von Sehnenfasern in die Kapselfasern, sondern immer nur indirekte Verbindungen durch lockeres Bindegewebe. Nach seiner Ansicht könnte man daher niemals von Kapselspannern, sondern höchstens von „Kapselrunzlern" reden.

Eine interessante Frage scheint mir die, wie es kommt, daß auch bei den gewöhnlichen „passiven" Bewegungen keine Kapseleinklemmung stattfindet. Ich glaube, daß auch in diesen Fällen die mit der Kapsel verlöteten Muskeln es sind, die der Kapsel aus der Klemme helfen. Bei einer passiven Beugung werden sich nämlich unzweifelhaft die Beuger, ihrem Tonus folgend, verkürzen und die Kapsel dabei mitnehmen.

Praktische Bemerkungen. Aber auch bei Lähmung der betr. Kapselspanner hat DUCHENNE, wenigstens am Knie und an der Schulter, nichts von einer Kapseleinklemmung bemerken können. Ich glaube, vielleicht aus dem Grund, weil das Muskelgewebe trotz der Nervenlähmung doch so viel natürliche Elasticität besitzt, daß es sich bei einer passiven Bewegung noch entsprechend elastisch verkürzen kann, oder weil beim Schultergelenk vielleicht die nicht gelähmten Nachbarmuskeln den Kapselspanner mitsamt der Kapsel mitnehmen werden. Immerhin ist die Frage entschieden noch einer besonderen Untersuchung wert.

Manche Muskeln sind durch ihre Sehnen innig mit der Kapsel verwachsen. Diese Vereinigung von Sehne und Kapsel geht

1) M. articularis genu N.

oft so weit, daß die Sehne zu einem untrennbaren Bestandteil der Kapsel wird und sogar die Gelenkhöhle begrenzen hilft. An solchen Stellen ersetzt die betr. Sehne den fibrösen Teil der Kapsel und schaut, nur von einer dünnen Lage der „Innenhaut" bekleidet, direkt in den Gelenkraum hinein (z. B. am Knie die Strecksehne und die Popliteussehne, am Schultergelenk der obere Teil der Subscapularissehne u. s. w.). An solchen Stellen enthalten die betr. Sehnen oft Knochenstücke, sog. Gelenkbeine [Ossa articularia m.] [1]).

h) Verbindung der Kapseln mit Schleimbeuteln. Aus der direkten Verbindung der Gelenkkapseln mit den Sehnen erklärt sich auch leicht die nahe Beziehung der Gelenkkapseln zu den benachbarten Sehnen- und Muskelschleimbeuteln. Sehr oft ist die Scheidewand zwischen einem solchen Schleimbeutel und der Gelenkkapsel ganz durchscheinend dünn oder gar durch ein kleineres oder größeres Loch durchbohrt (z. B. am Subscapularisbeutel, Quadriceps- und Popliteusschleimbeutel u. a.). In solchen Fällen bilden die betr. Schleimbeutel Nebenhöhlen der eigentlichen Gelenkhöhle (s. Fig. 16). Auch der Bau der Schleimbeutelwand ist dem der Gelenkinnenhaut ganz ähnlich.

2. Bänder [Ligamenta junct. oss. m.] [2]).

Sehr häufig sind die Grenzen der sog. „Bänder" oder dieser „verstärkten Kapselzüge" durchaus nicht scharf, in anderen Fällen hingegen finden wir wirklich deutlich isolierbare Bandstränge (z. B. das laterale Knieband, das L. coraco-humerale, stylo-mandibulare u. a. m.), die fast ganz oder ganz unabhängig von der Kapselwand verlaufen und nur ebenso künstlich zur Kapsel der betr. Gelenke hinzugerechnet, wie die anderen künstlich von der Kapsel getrennt werden können. Sie gehören aber gleichwohl zum Gelenkapparat, weil sie seine Bewegungen beschränken.

Wie bei den Muskeln ist es auch bei den Bändern Sache der Uebereinkunft, wenn man etwa die Befestigung am „weniger beweglichen" oder am proximalen Knochen als „Ursprung", die am beweglicheren, meist wohl distalen, als „Ansatz" bezeichnet.

a) Verstärkungsbänder [Ligta. accessoria N.] [3]). Fast bei allen Gelenken werden festere, mit der Kapsel verbundene Züge als besondere „Verstärkungs-" oder „Hilfsbänder" beschrieben. Sie können auch, wie die ganze fibröse Kapsel, als besondere Verlängerung und Verstärkung der Beinhaut der betr. Knochen betrachtet werden.

Wie die Kapsel, so sind auch die „Bänder" eines Gelenkes durchaus nicht alle bei allen Stellungen straff angespannt, sondern, von Ausnahmen (z. B. den sog. Seitenbändern u. a.) abgesehen, sind sie nur in bestimmten Grenzstellungen gespannt, sonst aber schlaff.

b) Zwischenknochenbänder [Ligta. interossea N.] Bei manchen Knochen ist nur ein Teil der einander gegenüberliegenden Flächen überknorpelt und miteinander gelenkig verbunden, der andere

1) Ossa sesamoidea N. (von *ὀστέα σησαμοειδῆ* bei GALEN, *σήσαμος* = Sesamum orientale LINNÉ mit kleinem Samenkorn). Gleichbeine oder Rollbeine (ält. Aut.).

2) Ligaments (engl., franz.).

3) L. auxiliaria, L. externa (ält. Aut.).

Teil der Flächen hingegen durch kurze Bandmassen verbunden. Solche Bandmassen nennt man Zwischenknochenbänder. Manche von ihnen drängen sich zwar doch gegen die Gelenkspalte vor oder gar in sie hinein (s. spec. Teil).

Poirier unterscheidet noch besondere „falsche Bänder" [1]), zu denen er die mehr oder weniger frei in die Gelenkhöhle hineinragenden Sehnen mancher Muskeln, z. B. des Biceps, M. subscapularis), sowie das „runde Hüftband", weil es phylogenetisch einer Sehne entspräche und endlich die Verstopfungshaut des Beckenbeines rechnet, weil sie nur ein Muskelursprungsblatt darstelle. Ueberdies leugnet er allgemein das Vorkommen wirklicher intraartikulärer Binnenbänder [2]) in den Gelenken. Ich kann hier Poirier nicht beipflichten, denn die Sehnen funktionieren mechanisch wesentlich anders als Bänder, wegen der Kontraktilität ihrer zugehörigen Muskeln. Die Bandstränge aber, die man nur phylogenetisch von Sehnen ableiten kann, stellen beim Menschen histologisch und mechanisch richtige Bänder dar. Ueberdies wären dann sicher eine sehr große Anzahl von Bändern nur „falsche Bänder", die Poirier als echte bezeichnet. Endlich halte ich es für praktisch richtiger, doch solche Bänder, bei denen nur durch etwas gekünstelte, theoretische Betrachtungen die „extraartikuläre" Lage nachzuweisen ist, als Binnenbänder anzusehen. Der Ueberzug von Gelenkinnenhaut kann meiner Meinung nach nicht für die extraartikuläre Lage eines Bandes, das mehr oder weniger frei durch den Gelenkraum hindurchzieht, angeführt werden, denn dann müßte man auch von den Gelenkfalten und -zotten etc. sagen, daß sie extraartikulär liegen.

c) Selbständige Bänder [Ligta. propria (Merkel)]. Außer den mit den Gelenkkapseln in direkter oder indirekter Beziehung stehenden Bändern kommen auch einzelne selbständige Bänder am Skelet vor, die zum Teil in der Schädellehre, zum Teil aber bei den Gelenkbändern besprochen zu werden pflegen. So z. B. das quere Schulterblattband und die Verstopfungshaut des Hüftbeines u. a. m. Diese Bänder sind der beste Beweis dafür, daß das Vorhandensein von Bändern zwischen zwei Knochen durchaus nicht eine Beweglichkeit beider gegeneinander beweist, wie z. B. Cruveilhier behauptet hat.

d) Bau der Bänder. Die fibrösen Bänder sind wie die Sehnen aus parallelen Strängen leimgebender Bindegewebsbündel, zwischen denen zahlreiche Sehnenzellen, aber nur sehr spärliche Elastinfasern liegen, zusammengesetzt. Wie die fibröse Kapsel besitzen die Bänder auch Gefäß- und Nervenausbreitungen.

Einen anderen Bau zeigen die elastischen oder gelben Bänder (s. S. 10), sie bestehen, wenigstens beim Erwachsenen, vorwiegend aus Elastinfasern, beim Kind enthalten sie noch nicht so viele elastische Elemente.

Am Ansatz der Kapseln oder Bänder an den Pfannenlippen mancher Gelenkflächen sind auch Knorpelzellen in ihnen zu finden.

Die Bänder sind im frischen Zustand weiß und glänzend wie Aponeurosen. Ihre Dicke schwankt von wenigen Millimetern bis zu über 1 cm (z. B. das l. Ilio-femorale des Hüftgelenkes).

1) Pseudoligaments (Poirier).
2) L. accessoria interna (aut.).

e) Physikalische Eigenschaften. Die Bänder haben ein specifisches Gewicht von 1,117, sind relativ wasserarm, verlieren beim Trocknen aber doch etwa die Hälfte ihres Gewichtes, werden durchscheinend gelblich, etwa hell-bernsteinfarben, und hart, weniger biegsam.

Fessler ist der einzige, der die Dehnbarkeit, Elasticitätsbreite und Zugfestigkeit der Bänder genauer geprüft hat. Er fand, daß die Bänder in der Mitte fester sind als an ihrem Ansatz, so daß dieser meist zuerst reißt. Die Zugfestigkeit eines fibularen Seitenbandes des Kniegelenkes (von 9 qmm Querschnitt) betrug 58,8 kg, also etwa 6,5 kg pro 1 qmm (Wertheim fand für die Sehne 5,1—6,7, Triepel 5,0). Da die Zugfestigkeit des Knochens (s. oben) etwa 10 kg pro 1 qmm in axialer Richtung, hingegen nur etwa 4 kg in radialer Richtung beträgt, sind die Bänder also fester als der Knochen in radiärer Richtung.

Die Dehnung der Bänder bei Zug ist zum Teil nur eine elastische, bei Aufhören des Zuges wieder zurückgehende. Diese „elastische Dehnung“ beträgt aber nur etwa $^1/_4$—$^1/_2$ der Gesamtausdehnung, der übrige Teil der Dehnung bei Zug geht nicht wieder zurück, ist bleibend. Letzterer Umstand ist praktisch bedeutungsvoll. (Getrocknete Bänder sind etwas „vollkommener elastisch“, d. h. erleiden bei Dehnung weniger dauernde Veränderung). Die Gesamtausdehnung des lateralen Kniebandes bei Zug von 40 kg betrug in Fessler's Versuchen fast 1 mm, bei 20 kg im Mittel 0,6 mm.

Die „elastischen“ oder gelben Bänder haben ein specifisches Gewicht von 1,07, sie sind bei weitem dehnbarer, ihr Elasticitätsmodul ist also kleiner, aber sie sind vollkommener elastisch.

Praktische Bemerkungen. Aus der größeren Zugfestigkeit der Bänder gegenüber der des Knochens in radiärer Richtung erklärt sich das häufige Vorkommen von „Rißbrüchen“ der Knochenrinde bei starker Bänderzerrung, aus der unvollkommenen Elasticität der Bänder die Schädigung der Gelenke durch „Ueberdehnung“, das Vorkommen von „Schlottergelenken“ nach derartigen Verletzungen.

f) Wirkung. Die Bänder sichern das Gelenk gegen die Ausrenkung bei ausgiebigen, mit Wucht ausgeführten Bewegungen. Sie können vielfach als Hemmungsbänder[1]), die den Bewegungsumfang beschränken, bezeichnet werden. Stets wirken sie einer Entfernung der Gelenkenden voneinander entgegen.

g) Beziehungen der Bänder zu den Muskeln. Wie der vorige Abschnitt zeigt, bestehen zwischen vielen Muskeln bezw. Sehnen und der Gelenkkapsel die innigsten Beziehungen. Dasselbe gilt auch von den Bändern. Wir sehen oft Muskeln an Bänder sich „ansetzen“ oder von ihnen „entspringen“ (z. B. den M. biceps femoris vom Ligt. tuberosacrale), ja, wir sind oft im Zweifel, ob wir einen sehnigen Strang als ein Band oder als die Fortsetzung einer Sehne auffassen sollen; das ist namentlich der Fall bei den distalen Verbindungen der Sehnen, so bei der Kniescheibe und beim Erbsenbein und bei den Sehnenausstrahlungen der Muskeln an der Fußsohle. An manchen Stellen wechselt der Sachverhalt individuell: beim einen Individuum finden wir an der betr. Stelle ein selbständiges Band, bei

1) Ligt. inhibentia (Rauber).

anderen eine Sehne oder einen Muskel oder wenigstens eine Verbindung des betr. Bandzuges mit einem Muskel (vgl. Varietäten an der Hand, z. B. M. pisohamatus, an der Fußsohle, Ausbreitung der Intercostalmuskeln bezw. des „schimmernden" Bandes u. s. w.).

Ferner sehen wir, daß bei segmentaler Wiederholung, je nach der größeren oder geringeren Beweglichkeit, Muskel- oder aber Bandgewebe die entsprechenden Knochenteile verbindet. So an der Wirbelsäule, wo wir im Brustteil statt der Zwischendorn- und Zwischenquerfortsatz-Muskeln nur -Bändchen haben. Schon HENLE hat auf diese Thatsache hingewiesen.

Bei diesem Sachverhalt liegt der Gedanke nahe, daß vielleicht alle Gelenkbänder „phylogenetisch" aus Muskeln entstanden seien (vgl. Lgt. spino-sacrale = Abductor caudae; die Chorda obl. cubiti = Radiusinsertion des M. brachialis nach v. BARDELEBEN u. a. m.). K. v. BARDELEBEN[1]) und G. TORNIER[2]) scheinen sich dieser Ansicht zuzuneigen, eine Ansicht, der ich mich jedoch nicht anschließen kann. Um nur ein Beispiel anzuführen, möchte ich die Seitenbänder der Interphalangealgelenke nennen, die sich meiner Meinung nach nicht als Reste von Muskeln erklären lassen werden (vgl. auch Entw., S. 44).

3. Gelenkinnenhaut [Stratum intimum caps. art. m.][3]).

BICHAT nahm an, daß die ganze Innenseite der von der fibrösen Kapsel übersprungenen Gelenkspalte von einem zusammenhängenden Häutchen ausgekleidet sei, wie die serösen Höhlen. Neuere Untersuchungen haben aber ergeben, daß das entschieden nicht der Fall ist. Die sog. „Synovialhaut" ist nur als „Innenschicht" der Gelenkkapsel zu betrachten, die allerdings sich meist weiter auf den Knochen fortsetzt als die fibröse Schicht, indem sie erst auf dem Rand der knorpligen Gelenkfläche Halt macht, während die fibröse Schicht sich meist schon in der Nähe des Knorpelrandes in die Beinhaut verliert. Diese Stelle, wo die „Innenhaut" der Kapsel allein noch den Knochen eine Strecke weit bis zum Knorpel hin überzieht, wird als „Umschlagstelle" der Kapsel oder auch der Gelenkinnenhaut bezeichnet. Die eigentliche „Ursprungsstelle" der letzteren ist aber immer der Knorpelrand.

Uebrigens ist nicht nur gegen den Knorpelrand hin, sondern auch an anderen Stellen oft keine fibröse, sondern nur die Innenschicht der Kapsel vorhanden. Gerade an diesen Stellen, an den „schwachen Stellen" oder den Lücken der fibrösen Kapsel erlangt die „Innenhaut" eine gewisse Selbständigkeit, indem sie besondere Beutelchen oder Aussackungen bildet, die sich in die Lücken zwischen den auseinanderweichenden Bündeln der fibrösen Kapsel vorstülpen (vergl. oben Fig. 6).

Diese Synovialsäckchen können winzig klein sein, wie schon WEBER angab, wenn die Lücken in der fibrösen Kapsel klein sind. GOSSELIN hat solche Säckchen als besondere Gelenkschmier-Absonde-

1) K. BARDELEBEN, Ueber Fascien und Fascienspanner. Sitzber. Jen. Ges. f. Med. u. Nat., 1878; ders., Muskeln und Fascie, Jen. Ztschr., Bd. 15, N. F., Bd. 8, 1881.

2) G. TORNIER, Ueber die Entstehung der Gelenkformen. Arch. f. Entw.-Mech., Bd. 1.

3) Synovialmembran Str. synoviale N. Capsula synovialis (ält. Aut.). Synovial membrane (engl.). Membrane synoviale (franz.).

rungsstellen und die Ausgangsstelle für „Ueberbeine" (Ganglien) bezeichnet[1]). Sie sind aber nicht anders gebaut als die übrigen Teile der „Innenhaut". Es sind offenbar nur durch die mechanischen Verhältnisse (Gelenkdruck) und die ungleichmäßige Dicke der fibrösen Kapsel bedingte Aussackungen der Innenhaut. Andererseits ist hervorzuheben, daß an manchen Stellen umgekehrt eine eigentliche Innenhaut (Synovialmembran) nicht vorhanden ist, sondern die fibrösen Stränge der Kapsel bezw. der sog. Verstärkungsbänder oder Sehnen direkt in den Gelenkraum hinein vorspringen und dann nur von einer makroskopisch kaum isolierbaren glatten „Innenlage", die der innersten Lage der gewöhnlichen Innenhaut entspricht, überzogen sind (s. auch oben S. 28).

Gelenk- oder Innenhautfalten [Plicae articulares (strati intimi) adiposae und vasculosae m.][2]) u. s. w. Außer diesen hohlen, sackförmigen Ausstülpungen sind fast in allen Gelenken auch noch solide, falten- oder lappenförmige Erhebungen der Gelenkhaut vorhanden. (Henle betrachtet sie als reduzierte Bandscheiben.) Sie entstehen durch Ansammlung von Fettmassen und Gefäßen im subintimalen Bindegewebe. Sie spielen eine wichtige Rolle als Ausfüllungsmittel der im Gelenkraum vorhandenen und bei den Bewegungen ihre Form wechselnden Buchten. Infolge ihrer Weichheit können sie sich allen Unebenheiten gut anschmiegen und können auch in Spalträume eindringen, in die sich die dickere, mehr oder weniger steife Kapsel nicht hineinzwängen kann. Ganz wesentlich für diese ihre Funktion ist ihr Gefäßreichtum und ihre darauf beruhende Schwellungfähigkeit. Außerdem stellen diese Fettfalten in manchen Fällen offenbar auch förmliche Polster oder Kissen dar, die den Anprall der Gelenkenden aufeinander bei heftigen Bewegungen, Stößen u. s. w. mildern. Auch außerhalb der Gelenkhöhle sind oft der Gelenkkapsel solche Fettpolster zum gleichen Zweck ein- bezw. aufgelagert (z. B. am Ellbogen und am oberen Sprunggelenk). Am mächtigsten entwickelt sind sie im Kniegelenk. (Poirier nimmt an, daß die ausgefranste Gestalt vieler der Fettfalten eine direkte Folge der sich immer wiederholenden Bewegungen ist.)

Gelenkfäden [Filamenta intraarticularia m.] und Gelenkzotten [Villi intraarticulares m.][3]). In vielen Gelenken, besonders in denen mit schlecht passenden Gelenkflächen und namentlich auch in den Schleimbeuteln am Knie finden sich im Querschnitt rundliche oder platte, dünne, aber feste glatte Stränge oder Fäden, die ich manchmal aus Vertiefungen der Gelenkfläche hervorkommen sah. Zweifellos ist das Vorkommen solcher Fäden oder Stränge in manchen Gelenken auf krankhafte entzündliche Veränderungen zurückzuführen, in anderen hingegen trifft man sie bei sonst vollständig normaler Gelenkbeschaffenheit. Diese Fäden sind zum Teil gleichmäßig dick, zum Teil haben sie an den Enden, zum Teil in ihrem Verlauf rosenkranzförmig knotige Auftreibungen.

1) Cryptes où follicules synovipares; prolongements folliculaires (franz. Aut.). Gosselin, Rech. sur les kystes synov. de la main et du poignet, Mém. Acad. Méd., T. 16, p. 391.

2) Plicae synoviales N., Ligta. mucosa. Process. synovial (aelt.). Franges, masses adipeuses (franz.).

3) Villi synoviales N. Synovial villi (engl.). Villosités synoviales (franz.).

Die Fäden von letzterer Gestalt werden von manchen Autoren zu den Gelenkzotten gerechnet. Sie stehen zum Teil auf der Grenze der makroskopischen Sichtbarkeit, und nur auf solche möchte ich den Ausdruck „Zotten" anwenden. Uebrigens erscheint die Oberfläche der Gelenkhaut auch an Stellen, wo sie bei oberfläch-

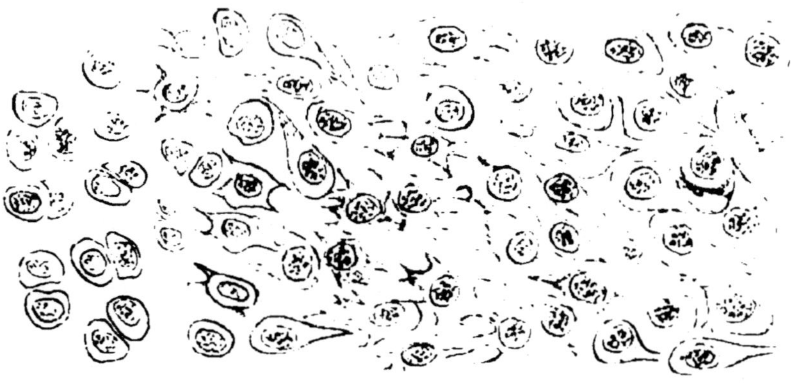

a *b* *c* *d*

Fig. 13. Uebergangszone vom Knorpel zur Intima. *a* Knorpel, *b* Uebergang *c* lockere Zellenlage, *d* dichte Zellenlage.

licher Betrachtung keine Erhebungen, Falten oder Fransen zeigt, bei näherer Betrachtung, namentlich unter Wasser, hier und da nicht ganz glatt, sondern zeigt kleine zottenartige Erhebungen, die man zum Teil gerade noch mit bloßem Auge als feinen Filz, wie die Darmzotten wahrnehmen kann. Im frischen Gelenk sind die größeren unter ihnen durch die Blutfüllung leicht rötlich gefärbt.

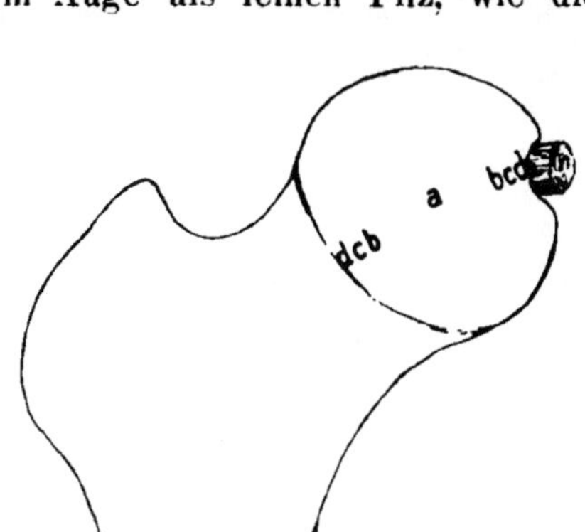

Fig. 14. Schematischer Femurkopf mit Bezeichnung der Uebergangszonen; die Buchstaben entsprechen denen der Fig. 13.

Bau der Gelenkinnenhaut. Ueber den Bau der Innenhaut besitzen wir zwei sehr gründliche, fast gleichzeitig (1894) erschienene neuere Arbeiten, die eine von S. A. Hammar in Upsala, die andere von H. Braun in Leipzig, die, wie mir scheint, berufen sind, die verschiedenen Kontroversen der Autoren darüber endgültig zu schlichten, um so mehr, als beide Autoren unabhängig voneinander zu wesentlich gleichen Resultaten gelangten. Danach sind die Gelenkhöhlen sicher nicht von einem „Endothelhäutchen", das aus sich aneinanderschließenden platten Zellen besteht, überzogen, sondern werden von freien Bindegewebsflächen begrenzt, wie W. His schon im Jahre 1865 und später auch C. Hüter behauptet haben. Die „Innenhaut“ oder „Intima“ der Gelenkkapsel besteht nämlich aus echtem Bindegewebe mit vielen verzweigten, fixen Bindegewebszellen, die an der inneren Oberfläche ziemlich dicht beieinander liegen. Von der Fläche betrachtet, erscheinen die Zellen daher oft „epitheloid“ (s. Fig. 13*d* [nach BRAUN l. c.]) oder „endotheloid“, haben aber sicher in der Mehrzahl verästelte Fortsätze und immer noch breitere oder schmälere Leisten von Intercellulargewebe zwischen sich (s. Fig. 13 u. 15). Durch ihre Fortsätze sind sie mit ihren an der Oberfläche und namentlich auch den in der Tiefe liegenden Nachbarn verbunden oder verflochten. Die Zellen liegen durchaus nicht alle „in einer Ebene“ frei an der Oberfläche, sondern manche liegen auch etwas unter der Oberfläche (s. Fig. 15, nach BRAUN), von Intercellularsubstanz bedeckt. Manchmal kann man mehrere Lagen solcher nahe bei einanderliegender Zellen unterscheiden, manchmal nur eine einzige. Diese Bindegewebszellen liegen nach H. BRAUN in einem Saftkanalsystem, in dem oft auch Wanderzellen zu finden sind. An den Stellen, wo die Zellen direkt an der Oberfläche liegen, ist anzunehmen, daß das Saftkanalsystem mit der Gelenkhöhle in freier Verbindung steht. Trotzdem gelingt aber auch beim lebenden Tier niemals eine Füllung der Lymphbahnen vom Gelenk aus, ohne daß eine Massage oder ähnliche mechanische Eingriffe unternommen werden.

Die tieferen Lagen der Gelenkinnenhaut werden von zellenärmerem, lockerem, fibrillärem Bindegewebe, das spärliche elastische Elemente, Blut- und Lymphgefäße enthält, gebildet. Die Zellen strecken ihre Fortsätze hier mehr in einer zur Oberfläche parallelen Ebene aus (s. Fig. 15).

Noch mehr als am Knorpel zeigen sich auch an der Gelenkinnenhaut Zeichen von Abnutzung in Gestalt von losgelösten Häutchen und

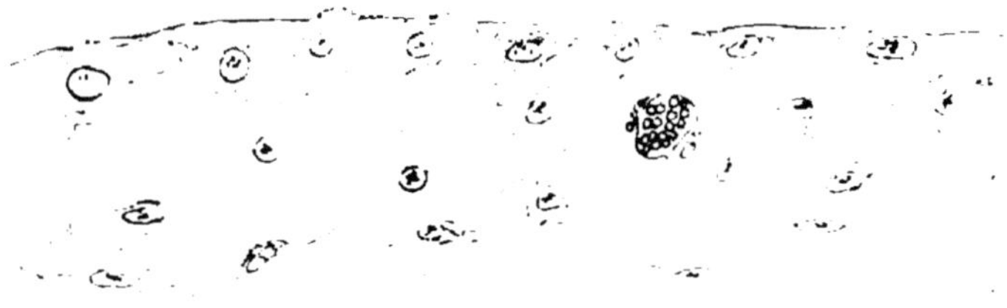

Fig. 15. Gelenkintima, senkrecht durchschnitten.

Absplitterungen, die von der Fläche netzartig aussehen können. Die Maschen des Netzes sollen in der Hauptbewegungsrichtung längs ausgezogen sein. (HAMMAR glaubt auch den Zerfall von dicken elastischen Fasern in der Gelenkhaut und den Schleimbeuteln in Körnerbalken annehmen zu sollen.)

Ueber den Vorgang der Regeneration der abgenutzten Teile liegen noch keine genaueren Beobachtungen vor, doch hat HAMMAR vereinzelte Mitosen der Innenhautzellen beobachtet.

Die straffen „intraarticularen“ Gelenkbänder und die durch das Gelenk laufenden Sehnen sind auch von der Innenhaut überzogen. Diese Ueberzüge wurden von älteren Autoren als „scheidenartige Fortsätze“ [1]) bezeichnet. Die Innenhaut zeigt hier einige Ver-

1) Proc. vaginales.

änderungen. Der Hauptunterschied ist der, daß entsprechend dem makroskopischen Verhalten der Innenhautüberzug hier nicht eine weiche, dickere Lage bildet, sondern nur äußerst dünn ist. Daher wird durch ihn die „straffe, sehnige“ Beschaffenheit der Bänder und der Sehnen nicht verändert, sie werden nur sehr glatt und glänzend. Statt der relativ dicken, gefäßreichen, tiefen Schicht der weichen Innenhaut ist hier nur wenig Bindegewebe mit spärlichen Gefäßen und wenig Zellen zwischen das eigentliche Sehnengewebe und die oberste Lage der Innenhaut eingeschaltet. Die letztere selbst ist nach H. Braun auch etwas anders gebaut als an den weichen Stellen, insofern hier an den Sehnen etc. die oberflächlichen Zellen abgeplattet sind und immer durch Intercellularsubstanz von der Oberfläche getrennt werden. An Stellen, wo die Sehnen oder Bänder oft stärkerem Druck und Reibung ausgesetzt sind (wie z. B. die Strecksehne am Kniegelenk, wo sie auf dem Oberschenkel schleift), treten an Stelle der oberflächlichen Bindegewebszellen eingekapselte, wohl als „Knorpelzellen“ zu bezeichnende Zellen, so daß diese Stellen der Bänder und Sehnen „faserknorplig“ genannt werden können.

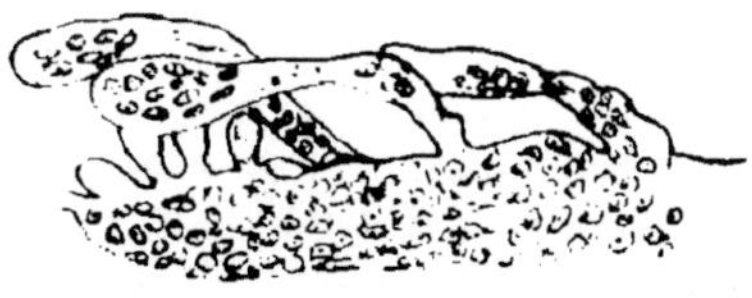

Fig. 16. Gelenkhautfalte (Durchschnitt).

Die sog. „Gelenkhautfalten“ sind zum Teil wirkliche Falten der Innenhaut mit zwischenliegendem, gefäßreichen, eventuell fettinfiltriertem subintimalen Gewebe, zum Teil sind es einfache Bindegewebsplatten. Je nachdem sie zellärmeren oder zellreicheren Gelenkhautstellen benachbart sind, sind auch sie selbst ärmer oder reicher an Zellen, so in Fig. 16 (nach Hammar). Sehr oft ist ihr Rand ausgefranst oder mit Zotten besetzt (Fig. 17, nach Hammar).

Die feinsten Zotten sind ganz zellenlos oder enthalten in ihrem streifigen Bindegewebskörper nur Fortsätze von Zellen der darunter liegenden Innenhaut (s. in Fig. 16 die kleinen Zöttchen links oben). Die größeren Zotten haben aber Zellen, namentlich an den angeschwollenen Stellen, während sie am Stiel auch zellenlos sind (s. Fig. 17). Die Zellen sind verzweigt oder unverzweigt, manchmal auch eingekapselt (also wohl als Knorpelzellen zu bezeichnen) und liegen an der Oberfläche oder in der Tiefe. Oft enthalten die Zotten ziemlich central liegende, längslaufende elastische Fasern. Die kleineren Zotten sind gefäßlos.

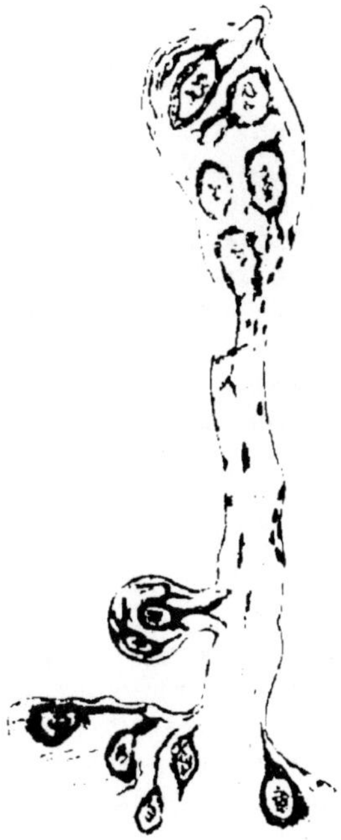

Fig. 17. Größere Gelenkhautzotte.

H. Braun fand auch an funktionell normalen Gelenken erwachsener Menschen und Tiere oft eine Auflockerung der Innenhaut mit starker Zellvermehrung. Die Zellen entarten an der Oberfläche oft fettig oder schleimig, wohl aus dem Grunde, weil sie meist recht weit von den ernährenden Gefäßen entfernt liegen. H. Braun meint, daß die Auf-

3*

lockerung nicht durch Druck und Reibung, sondern umgekehrt durch zu geringe Inanspruchnahme hervorgerufen werde.

Gefäße der Gelenkinnenhaut. Die tiefere Lage der Gelenkinnenhaut enthält ein dichtmaschiges Netz von Kapillaren, die oft recht eng sind. Nur selten dringt eine Kapillarschlinge bis in die oberflächliche Schicht vor. In dem „Ursprungsgebiet der Gelenkinnenhaut" an der „Randzone" des Knorpels bilden die Kapillaren besondere Bogen[1], über die hinaus sie nirgends in den Knorpel selbst vordringen (s. o.).

Nerven der Gelenkinnenhaut. In der Gelenkinnenhaut sind zahlreiche Nerven zu finden und meist auch die von KRAUSE zuerst beschriebenen ei- oder kolbenförmigen kleinen „Gelenknervenkörperchen", deren Bau in der Gewebelehre beschrieben wird.

Praktische Bemerkungen. 1) Aus dem Gefäßreichtum der Gelenkinnenhaut wird es verständlich, daß sie immer zuerst und meist allein von allen Teilen des Gelenkes von Entzündungen ergriffen wird. 2) Trotz der Nervenenden scheint die Gelenkhaut selbst ziemlich unempfindlich gegen Berührung und Druck zu sein. Die Schmerzen bei starken Gelenkergüssen u. s. w. scheinen mehr von den gedehnten Bändern und der fibrösen Kapsel als von der Innenhaut auszugehen. 3) Bei abnorm geringem Gebrauch der Gelenke findet nicht nur eine Auflockerung der Gelenkhaut, sondern auch ein Vordringen derselben auf die nicht benutzten Knorpelflächen statt (s. a. S. 21 Prakt. B.).

III. Gelenkhöhle [Cavum articulare N.][2].

Aufsuchung der Spalte beim Lebenden. In manchen Fällen kann man die Lage der Gelenkspalte ohne weiteres beim Lebenden, namentlich bei mageren Individuen (z. B. am Kniegelenk), erkennen. In vielen Fällen gelingt dies wenigstens beim Auseinanderziehen der Knochen (wie an den Grundgelenken der Finger). Die der Gelenkspalte entsprechende Einsenkung wird als „Gelenklinie" bezeichnet und spielt in der Chirurgie natürlich eine große Rolle. Man findet die Gelenklinie, nicht, wie man denken könnte, an der größten Konvexität des Knickungswinkels zweier in einem Gelenk gegeneinander geknickter Knochen, sondern immer in der in der Fortsetzung des Knochens, der die konkave Gelenkfläche trägt (so auch beim Knie oder bei den Fingergelenken).

Größe der Höhle. Normalerweise ist im gewöhnlichen Leben eine klaffende Gelenkhöhle überhaupt nicht vorhanden, sondern die Gelenkenden liegen durch den Luftdruck und den Muskelzug (s. Bd. II) in innigster Berührung aneinander, und auch die Kapselwände in den Beugefalten u. s. w. liegen, höchstens durch eine fast kapillare Schicht von Gelenkschmiere getrennt, sozusagen unmittelbar aneinander. Sie umgeben die betr. Knochenteile luftdicht, faltig angeschmiegt, wie der Herzbeutel das Herz oder wie ein nasses Hemd den Körper. Durch vollständige Freipräparierung und Eröffnung der Kapsel oder durch Einspritzung in die Kapsel trennen sich aber die Gelenkflächen und die Kapselwände voneinander und lassen einen

1) Circulus articuli vasculosus (HUNTER).
2) Arthrocoel (RAUBER).

je nach dem Bewegungsumfang größeren oder kleineren Gelenk- oder Kapsel-Hohlraum erkennen (vgl. die Figuren der wachsgefüllten Gelenke in der speciellen Gelenklehre).

Die Größe dieses Hohlraumes der Kapsel wechselt, wie man an Gelenkausgüssen am besten feststellen kann, von wenigen cbmm bei den kleinsten Gelenken, bis zu über 300 cbcm beim Kniegelenk (unter Einschluß der damit verbundenen Schleimbeutel). Bei den gewöhnlichen Gelenken ist, von der Einschiebung kleiner Innenhautfältchen etc. an den Rändern abgesehen, die Gelenkhöhle einfach. Die mit vollkommen plattenförmigen Zwischenscheiben versehenen Gelenke (s. S. 24 f.) nennt man hingegen, der „zweikammerigen" Höhle entsprechend, „Doppelgelenke". Den Uebergang zwischen beiden bilden die Gelenke mit durchlöcherten Zwischenplatten (seltene Varietäten des Kiefer- und des Brust-Schlüsselbeingelenkes) oder mit ring- oder sichelförmigen Zwischenscheiben.

Praktische Bemerkungen. Durch stärkere Absonderung der entzündeten Gelenkinnenhaut kann die erweiterte und gedehnte Kapselhöhle der größeren Gelenke sehr namhafte, etwa $^1/_2$ Liter betragende Flüssigkeitsansammlungen enthalten. Die Gelenkinnenhaut ist nicht geeignet zur Aufsaugung von Gelenkergüssen. Sie erfolgt daher viel rascher, wenn die Innenhaut gerissen ist. Der eine Gelenkblutung hervorrufende Kapselriß ist daher für die Heilung bedeutungsvoll, wie R. Volkmann hervorhob. Ohne Kapselriß kann Blut wochen- und monatelang unresorbiert im Gelenk verweilen. Die Resorption kann aber durch Massage beschleunigt werden. K. v. Mosengeil (Langenbeck's Archiv, Bd. 19) wies nach, und H. Braun u. a. konnten es bestätigen, daß mit Hilfe der Massage flüssiger Gelenkinhalt, z. B. auch Farbstofflösungen, rasch aus dem Gelenk in die Nachbarschaft, auch in die abführenden Lymphwege hinausgestrichen werden kann, wobei übrigens kleine Einrisse in der Innenhaut nicht ausgeschlossen sein mögen.

IV. Gelenkschmiere [Humor articularis m.] [1]).

Normalerweise enthalten auch die großen Gelenke nur eine äußerst geringe Menge der sog. Gelenkschmiere. Sie ist eine gelbliche, klare, fadenziehende, schlüpfrige Flüssigkeit, die dem Finger leicht anhaftet, ohne etwa „klebrig" zu sein. Sie hat alkalische Reaktion und leicht salzigen Geschmack und ist, ihrem Eiweißgehalt entsprechend, in der Hitze (weiß) gerinnbar. Die genaueste chemische Untersuchung ist bisher von Frerichs (1846) für Wagner's Handwörterbuch der Physiologie geliefert worden. Er fand wesentliche Unterschiede in der Zusammensetzung der Gelenkschmiere, je nachdem das Tier untätig war oder sich viel bewegt hatte. Er fand:

	Gelenkschmiere eines Stallochsen	Gelenkschmiere eines auf die Weide getriebenen Ochsen
Wasser	97,00 Proz.	95,00 Proz.
Feste Stoffe	3,00 „	5,00 „
Davon waren:		
mucinähnlicher Stoff	0,24 „	0,56 „
Albumin und Extraktivst.	1,57 „	3,51 „
Fett	0,06 „	0,07 „
Salze	1,13 „	0,99 „

1) Synovia N. s. synophia = Gelenkschmiere ist eine von Theophrastus Paracelsus in die Anatomie eingeführte Neubildung, weder lateinischen, noch griechischen

Der mucinähnliche Stoff soll nach HAMMARSTEN ein Nukleoalbumin, nach SALKOWSKY hingegen, der ihn „Synovin" nennt, phosphorfrei sein. HAMMAR stellte fest, daß die meisten Fixierungsflüssigkeiten einen gleichmäßig feinkörnigen Niederschlag in der Gelenkflüssigkeit hervorbringen. Nur Ueberosmiumsäure und MÜLLER'sche Flüssigkeit geben mit ihr eine klare Lösung. Die mikroskopische Untersuchung läßt immer auch zellige, zum größten Teil in Degeneration begriffene Elemente erkennen, die zum überwiegenden Teil wohl aus der Gelenkhaut, zum kleineren Teil wohl aus der Knorpeloberfläche herstammen. Auch Häutchen, Stränge, elastische Fasern, Zottenreste, Leukocyten und Fetttropfen betrachtet HAMMAR als normale Bestandteile der Gelenkschmiere, während er die fast nie in ihr vermißten roten Blutkörperchen als Verunreinigung bei der Gewinnung der Gelenkschmiere betrachtet. Das Sediment der Gelenkflüssigkeit besteht somit hauptsächlich aus Abnutzungsprodukten der Gelenkwände. Da keine Anhäufung der Abnützungsprodukte im Verlaufe des Lebens nachzuweisen ist, so dürfen wir wohl mit HAMMAR annehmen, daß eine mehr oder weniger vollständige Verflüssigung der Reste eintritt, wie das auch FRERICHS auf Grund seiner oben mitgeteilten Untersuchung schon ausgesprochen hat. HAMMAR geht soweit, zu glauben, daß die ganze Gelenkflüssigkeit überhaupt nur aus diesen verflüssigten Abnützungsprodukten besteht. Er weist dabei ausdrücklich auf die Unhaltbarkeit der alten Anschauung hin, wonach die Gelenkschmiere von richtigen Drüsen in den Gelenkfettfalten („HAVERSsche Drüsen")[1]) abgesondert wird. Ob aber wirklich die Zellen und die Blutgefäße der Gelenkwände mit der Absonderung gar nichts zu thun haben, dürfte sehr schwer zu entscheiden sein. Immerhin wäre es sehr wünschenswert, wenn von physiologisch-chemischer Seite die Frage genauer untersucht und dabei auch besonders nach einem eiweißlösenden Ferment oder sonstigen die Zellauflösung bewirkenden Kräften in der Gelenkflüssigkeit geforschtwürde.

Vergleichende anatomische Bemerkung. Bei wirbellosen Tieren, z. B. den Käfern, findet man in den Gelenken kleine Borsten oder Härchen, die das Gleiten erleichtern sollen. Andere Tiere, z. B. Heuschrecken, haben aber eine ähnliche Flüssigkeit in den Gelenken wie die Wirbeltiere (s. REULEAUX l. c.).

Entwickelung der Gelenke.

Alle knorplig vorgebildeten Skeletteile entwickeln sich aus mesodermalem Gewebe durch Umbildung der Mesenchymzellen zu Knorpelgewebe, und zwar gleich gesondert, nicht etwa als einheitlicher Knorpelstab. Diese primären knorpligen Anlagen der einzelnen Skeletteile wachsen dann dadurch in die Länge und Dicke, daß sich rings um die Knorpelanlage herum eine besondere Wachstumszone, die sog. chondrogene Schicht (*Ch* in Fig. 18 [nach SCHULIN]) in dem gewöhnlichen Mesenchymgewebe differenziert. So wachsen sich die

noch arabischen Ursprungs, die ebenso wie der davon abgeleitete Ausdruck „Synovialmembran" aus der anatomischen Nomenklatur ausgemerzt werden sollte. PARACELSUS bezeichnete damit den „Nahrungssaft der Organe", der bei den Gelenken weiß und wasserklar sei. F. REULEAUX (Kinematik, Teil 2, Braunschweig 1900) schlägt den weniger „derben" Ausdruck „Gleitfeuchte" oder den kurzen, süddeutschem Ohr heimisch klingenden Ausdruck „Schlüpfe" vor.

1) Glandulae mucilaginosae (HAVERS), Glandulae Haversianae (ält. Aut.).

knorpligen Anlagen der einzelnen Extremitätenknochen etc. einander entgegen. Zwischen beiden von chondrogenem Gewebe bedeckten Knorpelanlagen erhält sich eine Platte gewöhnlichen Mesenchymgewebes (*M* Fig. 18). So läßt die Zwischenzone zwischen beiden Knorpelanlagen (*Zw* Fig. 18) 3 Schichten erkennen, die beiden „Chondrogenkappen" (*Ch* Fig. 18), wenn der Ausdruck erlaubt ist, und die Mesenchymlage (*M* Fig. 18) zwischen ihnen. Je nachdem nun die beiden benachbarten Skeletstücke später eine synarthrotische oder diarthrotische Verbindung miteinander zeigen, verhält sich das zwischen beiden noch vorhandene mesenchymale Zwischengewebe (*M* Fig. 18) verschieden. Im ersteren Fall, bei den späteren Synarthrosen, bleibt das Zwischengewebe kompakt erhalten, im anderen aber, bei den späteren Diarthrosen, bildet sich an der Stelle unter Verschwinden des intermediären Mesenchymgewebes eine Gelenkspalte (s. Fig. 19 [nach Nicolas]). In Fig. 19, die einen Durchschnitt durch das Interphalangealgelenk der großen Zehe darstellt, ist an der 2. Phalanx noch eine ganz dünne Schicht des Mesenchymgewebes vorhanden. Bei den Gelenken mit Zwischenscheiben entwickeln sich unter Erhaltung einer „zwischengewebigen" Platte sogar gleich 2 Spalten (Fig. 20 a. f. S. [nach Nicolas]).

Phalanx

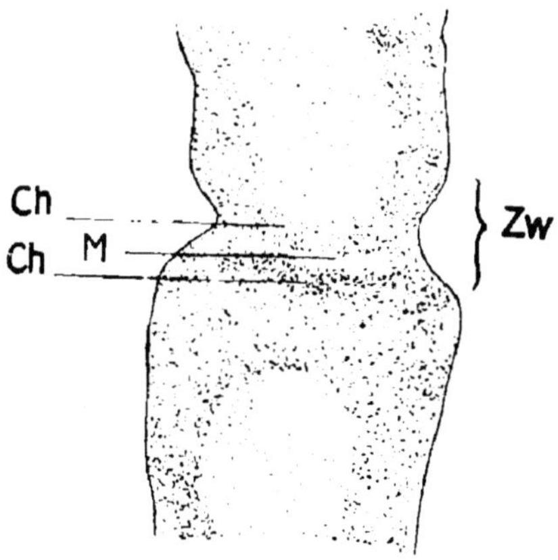

Os Metacarpi

Fig. 18. Anlage eines Metacarpo-Phalangealgelenkes eines 27 mm langen menschlichen Embryo.

2. Phalanx

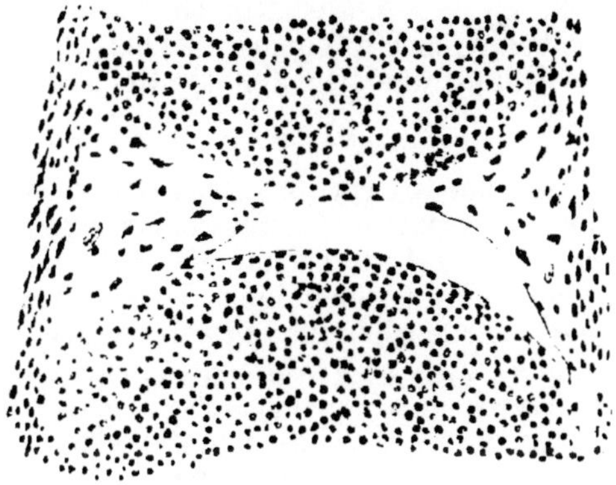

1. Phalanx

Fig. 19. Anlage des Interphalangealgelenkes der Großzehe eines 45 mm langen menschlichen Embryo.

Das Auftreten der Gelenkspalte findet etwa im 3. Fötalmonat statt, so daß beim 10 Wochen alten Embryo meist alle Gelenkspalten gebildet sind. Freilich ist die Feststellung, ob eine Spalte vorhanden ist oder nicht, bezw. ob die vorhandene Spalte natürlich oder ein Kunstprodukt ist, durchaus nicht sehr einfach. Wie Schulin nachwies, entsteht die Spalte in der Regel zuerst an den Seiten und rückt erst allmählich gegen die Gelenkmitte vor. Diese Thatsache spricht entschieden dafür, daß bei der Bildung der Gelenkspalte Bewegungen der Skeletteile gegeneinander als Trennungsursache eine Rolle spielen (s. a. unten S. 41).

Die den Spalt begrenzenden Enden der Skeletteile zeigen relativ früh die für das betr. Gelenk typische Form und bleiben zeitlebens knorplig. Man pflegt zu sagen, der bleibende Knorpelüberzug sei ein Rest des embryonalen Knorpels, und nimmt an, bei der Verknöcherung der Epiphysen wachse der Knochen, wie LANGER es anschaulich ausdrückt, gewissermaßen „in die vorgebildete Knorpelform" hinein. In Wahrheit ist die Sache aber nicht so einfach, der Knorpelüberzug der Gelenkenden des Erwachsenen ist natürlich ebensowenig ein Rest der embryonalen Anlage, wie der knöcherne Teil des Skeletstückes. Die embryonale Gelenkfläche muß ebenso gründliche Veränderungen durchmachen wie der Knochen, denn die embryonalen Gelenkenden sind ja eben auch nur ein **stark verkleinertes** Abbild der des Erwachsenen. Dieser Umbau der Gelenkenden ist entschieden noch genauerer Untersuchung wert, wobei besonders auf allfallsige Resorptionsvorgänge und auf die Art und Weise der appositionellen oder interstitiellen Gelenkflächenvergrößerung zu achten wäre.

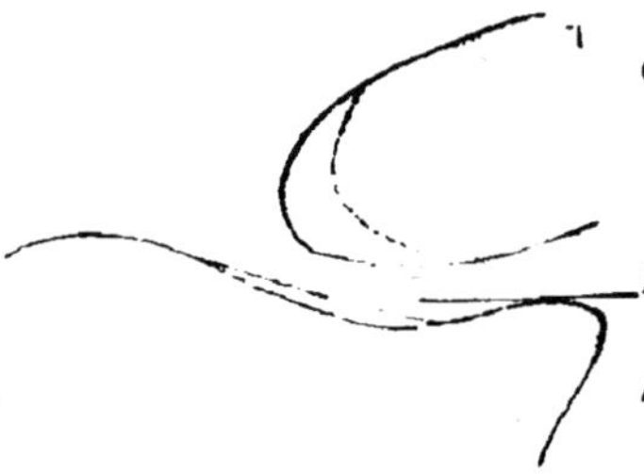

Fig. 20. Anlage des Sterno-Claviculargelenkes eines 45 mm langen menschlichen Embryo.

In einigen Gelenken, z. B. dem Kiefergelenk, ist die Gelenkspalte schon beim Embryo von Knorpel überzogen, obwohl die beteiligten Knochen **nicht** knorplig vorgebildet sind.

Die **Zwischenscheiben** und **Schaltknorpel** bilden sich schon sehr frühzeitig aus dem sog. „Zwischengewebe", das zwischen den betr. beiden sich bildenden Gelenkspalten erhalten bleibt (s. oben).

Eine Hauptfrage ist offenbar die nach der

Entstehung der Gelenkform.

Sie ist zuerst von LUDWIG FICK im Jahre 1845 in seinem Lehrbuch der Anatomie aufgeworfen und später im Verlaufe seiner epochemachenden Untersuchungen über die Ursachen der Knochenformen, noch kurz vor seinem Tode, auch experimentell in Angriff genommen worden (s. MÜLLER's Archiv f. Anat. u. Entw., 1859, und auch A. FICK's Gesammelte Schriften, Würzburg 1903, Bd. 1, S. 456). Durch diese leider nicht zu Ende geführten Untersuchungen kam L. FICK zu der Ansicht, daß die Gelenkformen durch die Muskeln im strengen Sinne des Wortes geschliffen werden und daß derjenige Knochen die konvexe Gelenkfläche erhält, der während der Zeit des Schleifens das stärkste Wachstum hat. W. HENKE, L. FICK's Schüler, schloß sich diesen Anschauungen im Grunde an, ging aber noch weiter, indem er auch die Bestimmung der Konvexität und Konkavität der Gelenkenden der Muskeltätigkeit zuschrieb. Diese Möglichkeit wurde später von BERNAYS bestritten, nach dessen Ansicht die specifische Gelenkform **vor** Auftreten einer Gelenkhöhle und funktionsfähiger Muskeln fertig gebildet sein soll. Was den ersten Teil dieser Behauptung betrifft, so ist er keineswegs einwandfrei bewiesen. Daß schon allein die Feststellung des Vorhandenseins einer natürlichen Gelenkspalte schwierig ist, wurde schon erwähnt. Ebenso vorsichtig muß man aber in der Beurteilung der Gelenkform auf Grund von Schnittpräparaten sein, wegen der häufigen Verbiegungen und der dadurch bedingten Schiefschnitte, worauf auch HULTKRANTZ (Ellbogengelenk, Jena 1897, S. 86) mit Recht aufmerksam gemacht hat. (Uebrigens zeigt z. B. auch Fig. 19 vom $4^1/_2$ cm langen Embryo die beiden Gelenkenden des Interphalangealgelenkes noch konvex.) Zur Entscheidung dieser Frage ist vielmehr unbedingt eine ganz besondere, alle diese Fehlerquellen ausschließende Untersuchung mit plastischen Rekonstruktionen etc. nötig, die bislang noch aussteht. Der zweite Teil von BERNAYS' Behauptung ist aber für die Frage überhaupt belanglos, denn Bewegungen treten bekanntlich in der Muskelanlage lange vor der histologischen Differenzierung der Muskelfasern auf. Ich erinnere nur an die bekannte Thatsache, daß die Herzanlage beim Hühnchen bereits am 2. Bebrütungstag Kontraktionen zeigt. Und jeder, der sich mit Entwickelungsgeschichte beschäftigt hat, weiß, daß man auch an den Extremitäten der Embryonen schon vom 3. Brüttag an (vgl. PREYER, Jen. Ztschr., 1880) Bewegungen sehen kann, lange vor der Differenzierung der Muskeln.

Aus diesem Grunde schien es mir nicht nur vom allgemein wissenschaftlichen Standpunkt aus, sondern auch für die Ontogenese der Gelenke wesentlich, den möglichen Einfluß der Muskeln auf die Gelenkform theoretisch und experimentell zu untersuchen. Im Jahre 1890 stellte ich auf Grund elementar-mathematischer Betrachtungen ein Gesetz für die Beziehungen zwischen Muskelansatz und Gelenkform bei künstlicher Gelenkbildung auf und bestätigte die Richtigkeit des Gesetzes experimentell an Blöcken aus schleifbarem Material.

Das Gesetz sagt aus, daß allemal dasjenige Gelenkende, bei dem die Muskeln nahe am Gelenk ansetzen, zur Pfanne, dasjenige, an dem sie entfernt angreifen, zum Kopf wird. Ich zeigte ferner, daß bei allen Gelenken des menschlichen Körpers die Gelenkform im großen und ganzen diesem Gesetz entspricht. In Fig. 21 stellt F einen auf der Unterlage befestigten Klotz aus schleifbarem Material dar, B einen beweglichen solchen Klotz, der durch die Kraft p bewegt wird. Schon die bloße Betrachtung der Figur zeigt, daß beim Angreifen des Zuges im Punkte u, d. h. unten, nahe am Gelenk der Block B leicht über die Kante b des Blockes F herübergleiten wird, während er bei Zug im Punkte o, d. h. oben, weit vom Gelenk entfernt, leicht umkippen und mit seiner Kante b auf dem Block F nach links rutschen wird. Thatsächlich erhält man im ersten Fall ein Gelenk von der Form I, im zweiten Fall aber von der Form II.

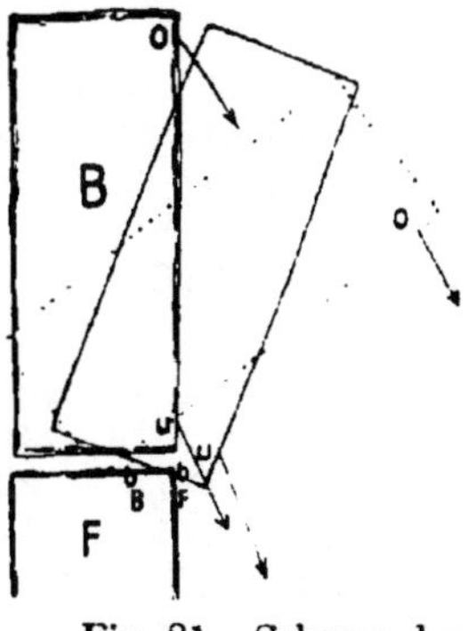

Fig. 21. Schema der Gipsgelenkschliffe (R. FICK in HIS' Archiv, 1890).

Durch diese Untersuchung wurde die Richtigkeit einer von HENKE (Handb. der Gelenke, S. 57, Anm.) aufgestellten Vermutung theoretisch und experimentell bewiesen. GUSTAV TORNIER hat später (Arch. f. Entw.-Mech., Bd. 1, Heft 2, S. 225 ff.) meine geometrischen Betrachtungen noch weitergeführt und für eine ganze Reihe verschiedener Gelenkformen durchzuführen gesucht. W. ROUX erklärte (Biol. Centralbl., 1891, S. 189), daß meine Ableitung als Grundlage „für eine direkte mechanische Erklärung der Gelenkformen in normalen und vielen pathologischen Verhältnissen zu dienen geeignet sei", und hob mit Recht hervor, daß an den Stellen der stärksten Abschleifung auch der Druck am größten ist. ROUX ist nun aber der Ansicht (s. SCHWALBE's Jahresber. d. Anat., 1887, S. 765, und ROUX bei GUSTAV TORNIER, a. a. O., S. 138 f.), daß der embryonale Knorpel in der Periode seines selbständigen Wachstums durch Druck im Wachstum gehemmt, durch Entlastung gefördert wird. Von dieser Annahme ROUX's ausgehend, wäre es möglich, die Entstehung der Gelenkformen nach meiner Ableitung sogar ohne Berücksichtigung der Abschleifung mechanisch zu erklären. Ich war jedoch so vorsichtig, aus meinen Ableitungen und Versuchen überhaupt nicht den Schluß zu ziehen, daß die Gelenkformen ontogenetisch in ähnlicher Weise wie die Gipsgelenke durch Druck und Abschleifung entstehen, sondern folgerte nur, daß „die Form der Gelenkflächen und die Anordnung der Muskelansätze eine zweckmäßige, den mechanischen Gesetzen entsprechende ist, also geeignet zur Vererbung durch die natürliche Zuchtwahl". Ich halte auch heute noch meine Vorsicht für gerechtfertigt, obwohl ich, wie bemerkt (s. oben), die Unabhängigkeit der ontogenetischen Gelenkentwickelung von den Muskelansatzverhältnissen durchaus nicht für bewiesen halte. Jedenfalls darf man dreist behaupten, daß in der Ontogenese die Muskelansätze insofern eine Rolle spielen, als die Entwickelung der typischen Form gehemmt würde, wenn die Muskelansätze nicht den oben angeführten Ableitungen entsprächen.

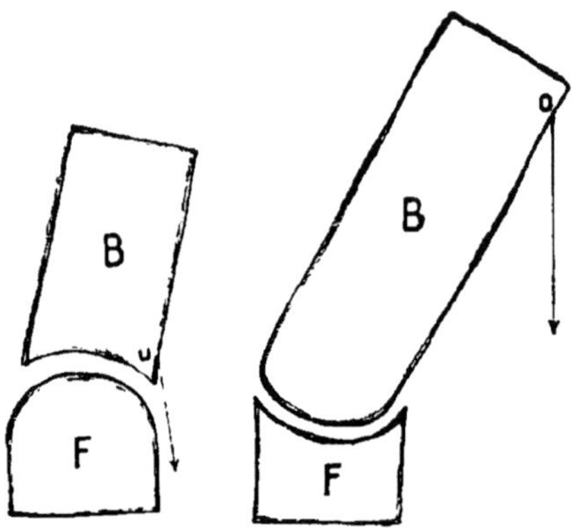

Fig. 22. Maschinell erzeugte Gipsgelenke (v. R. FICK in HIS' Arch., 1890).

Mit vollem Recht weist ROUX an verschiedenen Stellen (z. B. in „Kampf der Teile", Ges. Abh., Bd. 1, S. 353 f.) darauf hin, daß beim Auftreten zufälliger Variationen der Muskelanordnung sicher die Gelenkform sich ändern muß. ROUX führt dabei dasselbe Beispiel, die Entstehung eines Schraubengelenkes aus einem Scharniergelenk bei seitlicher Verlagerung einer der antagonistischen Muskelgruppen an, das schon L. und A. FICK im Jahre 1859 ausführlich besprochen haben. L. und A. FICK gingen sogar so weit, zu sagen, die „Schraubenform" des Ellbogengelenkes sei geradezu ein Beweis für die Entstehung der Gelenkform durch die Muskelbewegung, sie sei eben die direkte Folge der Thatsache, daß die Zugrichtung der Beuger radialwärts von der Zugrichtung des Triceps verlaufe. — Aus den besprochenen Thatsachen folgt, daß der Knochen namentlich in embryonaler Zeit und bei der Gelenkentstehung eine gewisse Plasticität besitzt. Dieser Ausdruck darf aber nicht mißverstanden werden und in Gegensatz zur „funktionellen Anpassung" gestellt werden, wie es z. B. von chirurgischer Seite mit Bezug auf die Fußverunstaltungen bei den Chinesinnen geschehen ist. Eine Plasticität wie Thon ist beim normalen und wohl auch beim rhachitischen Knochen ausgeschlossen, der Knochen besitzt nur eine „trophische Plasticität", wie L. Fick zuerst experimentell bewiesen hat, eine Eigenschaft, die ja fast alle Organe, vor allem z. B. die Leber und auch die Niere, besitzen und die sich daher der Form ihrer Nachbarorgane anmodellieren, wie His (His' Archiv, 1878, S. 64) gezeigt hat. Diese Eigenschaft ist aber im Grunde dasselbe, wie das, was Roux „funktionelle Anpassung" nannte, d. h. die „trophische Plasticität" beruht eben auf der gesetzmäßigen Reaktion des Knochens bezw. Knorpels auf die verschiedenen mechanischen Reize. Und diese Reaktion zeigt sich eben auch bei der normalen Funktion, erzeugt die „funktionelle Anpassung" oder „funktionelle Gestalt" der Knochen u. s. w.

Daß in der Phylogenese die Muskelwirkung eine ausschlaggebende Rolle bei der Gelenkformenausbildung spielt, erkennt z. B. auch Gegenbaur (Lehrb. d. Anat.) ausdrücklich an. G. Tornier hat sich der lohnenden Aufgabe unterzogen, an großem vergleichend-anatomischem Material die Umformung der Gelenke unter dem Einfluß veränderter Muskeln und Bewegungen näher zu verfolgen. Er hat nachgewiesen, daß Gelenke, die bei einigen Tierarten universeller Bewegungen fähig sind, durch einseitige Beanspruchung ihre Form geändert haben und nun bei anderen Arten nur noch einseitige Bewegungen ausführen können. (Ich wies übrigens [Anat. Vers. Straßburg 1894] darauf hin, daß bei solchen Umwandlungen das Primäre wohl eine Veränderung in der Innervation sein müsse.) Bezüglich des Weges der Umformung stellte Tornier fest, daß dabei die Verknöcherung von Band- und Muskelansätzen eine große Rolle spielt. Eine Fülle von interessanten Thatsachen über die funktionelle Anpassung der Skeletgestalt an die Lebensart der betreffenden Tiere finden wir auch in den Schriften M. Fürbringer's.

Aber nicht nur in der Phylogenese und der intrauterinen Ontogenese, sondern auch in der späteren, extrauterinen Entwickelung, sowie im Leben des Erwachsenen und namentlich auch unter pathologischen Verhältnissen ist die Beziehung zwischen den Muskelansätzen und der Gelenkform, wie die Erfahrung zeigt, ausschlaggebend. Es wäre sehr zu wünschen, daß die von den Chirurgen gesammelten Erfahrungen einmal von diesem Gesichtspunkt aus bearbeitet würden. Ich selbst werde es mir angelegen sein lassen, meine im Jahre 1889 an Hunden begonnenen operativen Versuche wieder aufzunehmen. Lesshaft berichtete 1892 über Fälle, wo durch Muskellähmung sich Veränderungen in der Gelenkform zeigten, wo der Oberschenkelkopf z. B. ellipsoidisch wurde. Auffällig sind die Angaben Pfitzner's (Anat. Anz., Bd. 20, S. 182) über das einseitige Erhaltenbleiben von Gelenkfacetten ohne ein entsprechendes damit verbundenes Skeletstück; jedenfalls sind in allen solchen Fällen auch die Weichteile genau auf eventuelle Schleifwirkung u. s. w. hin zu untersuchen, ehe sie als Beweis gegen die herrschende Rolle der funktionellen Anpassung bei der Formgestaltung bezw. Erhaltung verwendet werden können.

Entwickelung der Kapsel und Bänder. Schon sehr früh, oft wenn die Gelenkspalte noch kaum zu sehen ist, ordnen sich die Mesenchymzellen in der Fortsetzung des Perichondrium beider Skeletstücke in der Längsrichtung an, so daß die Spalte ringsum schon von besonderen, zwischen beiden Skeletstücken überspringenden Bindegewebszügen als „Kapsel“ abgeschlossen wird. Auch die „Bänder“ erkennt man schon sehr frühzeitig als besondere, sich aus dem übrigen Mesenchymgewebe heraus differenzierende Stränge. Bei der Entstehung der Bänder spielen, wie HIS (Höhlen und Häute, Basel 1865) zuerst ausgesprochen hat, offenbar mechanische Verhältnisse, vor allem der Zug eine Hauptrolle. Doch glaubt ROUX (Ges. Abh., Bd. 1, S. 363) keineswegs, daß alle Bänder auf dem Wege der funktionellen Selbstdifferenzierung entstanden sind, sondern manchmal sei die Anlage wohl durch embryonale Variation und natürliche Auslese zu erklären. Die specielle Gestalt und namentlich der Faserverlauf ist nach ROUX aber auch bei diesen Bändern auf funktionelle Anpassung zurückzuführen. Freilich scheint es mir nicht zu genügen, nur den „Zug“ bezw. die Spannung bei den aktiven und den normalen passiven Bewegungen als kausales Moment für die Bandbildung anzusprechen, denn z. B. die „Seitenbänder“ der Scharniergelenke werden doch bei normalen Bewegungen gewiß keinen besonders starken Zug auszuhalten haben, da ja gerade in ihrer Richtung keine Muskeln an den Scharnieren angebracht sind. Andererseits sieht man deutlich, wie die Bänder der unteren Extremität, die stärkeren Zug auszuhalten haben, erheblich derber sind als die der oberen. Aus diesen Andeutungen geht hervor, daß auch in der Bänderlehre für die kausale Forschung noch wesentliche Aufgaben zu lösen bleiben.

Die „Gelenkinnenhaut“ bildet sich aus den tieferen Lagen der Kapselanlage. Ihre volle, typische Ausbildung erfährt aber auch sie erst durch funktionelle Anpassung (s. auch oben).

Vergleichend-anatomische Bemerkungen.

In beiden großen Abteilungen des Tierreiches, bei den Wirbellosen und bei den Wirbeltieren, sehen wir die Gelenkbildung prinzipiell fast in gleicher Weise in allen Abstufungen von der unvollkommensten synarthrotischen Gliederung bis zur vollkommenen Diarthrose entwickelt. Bei den Wirbellosen ist das Vorkommen von eigentlichen Gelenken allerdings auf einen einzigen Typus, auf die Gliederfüßler beschränkt.

Ein wesentlicher Unterschied zwischen den Gelenken bei den beiden Abteilungen ist nur darin gegeben, daß das Skelet der Gliederfüßler ein äußeres „Haut“- oder Deckskelet aus Chitin ist, die bewegenden Muskeln also inwendig liegen, vom Skelet bedeckt sind, während das der Wirbeltiere ein inneres, ein Achsenskelet aus Knorpeln und Knochen ist, dem die Muskeln von außen aufgelagert sind. Das Material ist übrigens bei näherer Untersuchung nicht so verschieden, wie es auf den ersten Blick aussieht. Die Hautskeletstücke bestehen nämlich (mindestens zum Teil) aus verkalktem Chitin, verdanken ihre Festigkeit also auch zum Teil Kalksalzen. Und das Chitin steht als kolloidales, N-haltiges Kohlehydrat dem Knorpel der Wirbeltiere gar nicht so sehr fern, unter den Zersetzungsprodukten beider spielt das Glukosamin eine Hauptrolle.

Freilich zeigt die nähere Betrachtung der Gelenkeinrichtungen bei beiden Gruppen doch recht erhebliche Unterschiede. Bei den Gliederfüßlern besteht z. B. das Verbindungsgewebe zwischen beiden Skeletstücken auch aus Chitin, nur in dünnerer Lage, während es bei den Wirbeltieren von dem der Skeletstücke wesentlich verschieden sein kann (Knorpel und Bindegewebe statt Knochen). Auch kommen bei den Arthropoden eigentümliche Gelenkarten, z. B. fernrohrähnliche Ineinanderschiebung der Skeletteile u. s. w. vor, die sich bei Wirbeltieren nicht finden. Ferner sind z. B. die bei Wirbeltieren sehr selten „geschlossenen Gelenke“ (s. S. 13) bei den Arthropoden häufiger. (Vergl. KARL LANGER, Ueber den Gelenkbau bei den Arthrozoen, Denkschr. Wien. Akad. Wiss., 1860. REULEAUX, Kinematik, Braunschweig 1900. DU BOIS-R. Berlin 1903.)

Sehr interessant ist die Vergleichung der analogen Gelenkverbindungen in der „aufsteigenden Wirbeltierreihe“. Man sieht dabei, daß ein und dieselbe analoge Verbindung bei der niederen Tierklasse z. B. noch synarthrotisch, bei einer höheren hingegen bereits diarthrotisch ist. Die genauere Gelenkform ist aber auch bei nahe verwandten Tierarten oft sehr verschieden, jeweils eben der besonderen Gebrauchsweise genau angepaßt (vergl. auch S. 43).

II.

Specieller Teil.

A. Schädel.

Verbindungen der Schädelknochen [Juncturae ossium cranii].

Von den Verbindungen der Schädelknochen kommen für die specielle Gelenklehre nur die des Unterkiefers mit den beiden Schläfenbeinen, das sog. Kiefergelenk in Betracht. Die anderen zum Teil faserknorpligen, zum Teil durch Nähte oder Bandstreifchen hergestellten Verbindungen der Schädelknochen oder einzelner Teile derselben untereinander, sowie die Verbindungen des Schädels mit dem Zungenbein sind in der Schädellehre genauer abzuhandeln[1]). Es sollen deshalb hier nur einige wenige Bemerkungen über diese Verbindungen der Vollständigkeit halber Platz finden.

An der im wesentlichen bindegewebigen, von den meisten Autoren aber als „Faserknorpel“ bezeichneten Masse[2]), die das „zerrissene Loch“ und die Spalte zwischen Keil- und Felsenbein, sowie die zwischen Grundteil des Hinterhauptbeines und dem Felsenbein ausfüllt, unterscheidet HENLE zwei Schichten: eine untere, weiße, blättrige und eine obere, gelbliche, die aus fest verfilzten Bindegewebsbündeln mit Scheidewänden aus elastischem Gewebe besteht.

Außerdem könnte man als „eigene, selbständige Schädelbänder“ (vgl. Allg. Gelenkanat., S. 29) die Bandstränge bezeichnen, die zur Ergänzung von Nerven- und Gefäßlöchern und -kanälen dienen, wie im „Drosselloch“ [For. jugulare][3]) am Proc. intrajugular. und im Hypoglossuskanal, an der Incisura supraorbital., Pterygospinosa, zwischen den 3 hintereinnader liegenden Proc. clinoidei des Türkensattels u. s. w.

Diese Bändchen verknöchern oft mehr oder weniger vollständig und bedingen dadurch kleine Varietäten an den Schädelknochen. Sie sind daher auch bei letzteren, nicht in der Gelenklehre, zu besprechen.

1) Vgl. Graf SPEE in diesem Handbuch, Bd. 1, Lief. 3.

2) L. sphenopetrosum ant., s. petrosphenoid. s. membr. obtur. for. laceri ant., Fibrocartilago basilaris.

Kiefergelenk [Articulus mandibularis].

Umgebung und Freilegung. Das Kiefergelenk liegt vorne direkt unter der Haut und dem Unterhautfettgewebe, fast überall von dichten Venengeflechten[1]) umgeben. Hinten ist zwischen Gelenk und Unterhautfettgewebe noch die Ohrspeicheldrüse eingeschoben. Bei mageren Personen sieht man unmittelbar vor dem Tragus deutlich eine rundliche Vorwölbung, die dem Kieferköpfchen entspricht. Wie MERKEL mit Recht betont, kann man die Bewegung dieser Vorwölbung beim Sprechen und Kauen direkt beobachten. Durch das Gefühl kann man das Kieferköpfchen auch bei solchen Leuten deutlich erkennen, bei denen man es wegen reichlicherer Fettentwickelung nicht direkt sehen kann. Nach hinten vom Kiefergelenk, zwischen ihm und dem Ohr, liegen, in einen keilförmigen Fortsatz der Ohrspeicheldrüse eingebettet, die Schläfengefäße und der N. auricular. ant. des Trigeminus. Von der Vorderwand des äußeren Gehörganges ist das Kiefergelenk demnach nur durch den Drüsenlappen mit dem Gefäßnervenpaket getrennt (vgl. Bd. II). In der Nähe des Gelenkes, nur wenig rück- und abwärts davon, hinter dem Kieferhals teilt sich die Carotis ext. in die Schläfen- und in die innere Kieferarterie. Die letztere zieht, vom zugehörigen Venengeflecht begleitet, gerade hinter dem Kieferhals in die Tiefe. Nach vorn vom Gelenk liegt der laterale Flügelmuskel, der sich außer am Halsgrübchen auch an die vordere Kapselwand und die Zwischenscheibe des Gelenkes ansetzt. Oberhalb des Flügelmuskelansatzes liegen zwischen dem Muskel, der vorderen Kapselwand und der Schädelbasis besonders dicke Maschen des erwähnten Venengeflechtes. Ueber dem Pfannendach, das besonders dünn ist, liegt die mittlere Schädelgrube. Um sich vor falscher Beurteilung der Einrichtungen und namentlich auch der Mechanik des Kiefergelenkes zu schützen, muß man sich hüten, auf das Verhalten von skelettierten Kiefergelenken Schlüsse aufzubauen, da der Unterkiefer beim Macerieren sehr oft stark schrumpft, so daß er gar nicht mehr in die Pfanne paßt u. s. w. WELCKER (Arch. Anthrop. 1900) wies nach, daß diese Schrumpfung eine Differenz von über 2 cm in der Entfernung der beiden Kieferköpfchen gegenüber der an der frischen Leiche hervorbringen kann. WELCKER zeigte auch, daß die Stellung des Gebisses sehr verschieden ist (s. Bd. II, vergl. anat. Bem.).

Zur Freilegung des Kiefergelenkes ist die Wegnahme aller Kaumuskeln, zur vollständigen und bequemen Untersuchung auch die der Mundmuskulatur und Exartikulation des Kopfes von der Wirbelsäule nötig.

Das Kiefergelenk wird von der Gelenkpfanne und dem Gelenkhöcker des Schläfenbeines einerseits, vom Unterkieferköpfchen und der Zwischenscheibe andererseits gebildet. Es ist das einzige wirkliche Gelenk zwischen den Schädelknochen.

Gelenkflächen.

1) Schläfenbein. Vor allem ist der Beschreibung vorauszuschicken, daß die sog. Gelenkpfanne des Schläfenbeines [Fossa mandibularis N.][2]) nicht eigentlich zur Aufnahme des Kieferköpfchens als vielmehr zur Aufnahme der hinteren Teile der Zwischenscheibe dient. Sie ist etwa 2—3 mal größer als die Gelenkfläche des Kieferköpfchens.

---

1) Plex. articularis (LUSCHKA).

2) Cavitas glenoidalis (ält. Aut.), [Cavitas ist ein Barbarismus der Arabisten aus Concavitas!]

Die Pfanne ist eine nicht sehr tiefe, eiförmige Grube, deren Längsachse nicht ganz quer, sondern etwas schräg medial rückwärts gerichtet ist (vgl. SPEE, Schädel, Fig. 89, *39*). Die Längsachsen der Gelenkgruben beider Seiten konvergieren also nach hinten, sie zielen etwa auf die vorderen Enden der Hinterhauptcondylen, schneiden sich in der Gegend des Vorderrandes des großen Hinterhauptloches. Die eigentliche Pfanne liegt ganz im Bereich des Schuppenteils des Schläfenbeines. (MORRIS und nach ihm POIRIER rechnen auch noch den anstoßenden, etwas ausgehöhlten Teil des Paukenbeines dazu und unterscheiden daher einen intraarticularen vor und einen extraarticularen, hinter der Glaserspalte liegenden Pfannenabschnitt)[1].

Man kann eigentlich von 4 Pfannenwänden reden, einer oberen, oder dem „Pfannendach", einer Hinterwand, einer Vorderwand, und einer medialen Wand. Die Hinterwand wird von jenem individuell sehr verschieden stark entwickelten, im allgemeinen flach-warzenförmigen präauricularen Höcker des Jochfortsatzes gebildet, der sich an der etwas eingerollten Paukenschuppe hinuntersenkt (vgl. SPEE, Fig. 23, *6*).

H. MEYER hat mit Recht hervorgehoben, daß dieser Knochenzapfen ein Analogon des bei manchen Säugetieren, z. B. Einhufern, aber auch bei vielen Affen vorhandenen größeren kegelförmigen Gelenkzapfens[2] sei (s. vergl. anat. Bem. S. 56). POIRIER sieht in ihm eine Schutzvorrichtung für den äußeren Gehörgang gegen ein Nachhintendrängen des Kieferkopfes.

Die Vorderwand wird durch den hinteren Abhang des „Gelenkhöckers" [Tuberc. artic. N.], die „Innenwand" von dem mit dem Keilbeinstachel [Spina ang. ossis sphenoid. N.] verbundenen Teil der Schläfenbeinschuppe gebildet. Das Pfannendach wird von einer meist durchsichtig dünnen Stelle der Schläfenbeinschuppe gebildet.

Die Pfanne besitzt nur in ihrem vorderen Teil, dem der Kieferkopf wirklich anliegt, einen Knorpelüberzug, der aber nicht hyalin, sondern faserknorplig ist. Auch dieser Faserknorpel entsteht erst sekundär, da die Schläfenschuppe bekanntlich nicht knorplig vorgebildet ist.

Der „Gelenkhöcker", in der Knochenlehre von alters her als „quere Wurzel des Jochfortsatzes" beschrieben, ist in „sagittaler" Richtung konvex, in der „Querrichtung" leicht konkav. Auf dem Sagittalschnitt erscheint seine Krümmung oft ziemlich regelmäßig kreisförmig. Der Halbmesser dieses Kreises wechselt aber sehr bedeutend von $^1/_2$—$1^1/_2$ cm. Die Konkavität in querer Richtung erkennt man natürlich nicht leicht bei Betrachtung des Schädels von der Seite, sondern nur bei Betrachtung der Schädelbasis von unten, bezw. vorne unten. Nach vorn geht der Gelenkhöcker, sich abflachend, in das Planum infratemp. über, ist aber von diesem fast immer durch eine deutliche Furche abgegrenzt. Die Richtung des Gelenkhöckers ist dieselbe wie die der Pfanne, also schräg medial-rückwärts, beide Gelenkhöcker konvergieren nach hinten. Der Gelenkhöcker besitzt auch keinen hyalinen Knorpelüberzug, doch enthält die ihn bekleidende, etwa $^1/_2$ mm dicke Bindegewebsschicht meist zahlreiche Knorpelzellen in ihren tieferen Lagen, kann also auch als „Faserknorpel" bezeichnet werden.

1) Cavité glénoide préglaserien et retroglaserien (POIRIER).
2) Conus articularis (H. MEYER), Tuberc. artic. poster. (ä. Aut.).

2) Unterkieferköpfchen. In der Regel steht das Gelenkköpfchen des Unterkiefers bei horizontal gehaltenem Unterkieferkörper wesentlich tiefer als der Kieferhakenfortsatz [Proc. coronoideus N.] (vergl. SPEE, Fig. 82 I; s. Var. 1).

Das Gelenkköpfchen hat eine der Gestalt der Pfanne ungefähr entsprechende etwa einer ellipsoidischen Walze vergleichbare Form, trotzdem es, wie bemerkt, gar nicht selbst mit ihr in direkter gelenkiger Verbindung steht. Die „Längsachse" des Kieferköpfchens läuft wie die der Pfanne und des Gelenkhöckers in der Regel etwa horizontal schräg medial-rückwärts. Die verlängerten Längsachsen der Kieferwalzen beider Seiten schneiden sich etwa entsprechend dem Vorderrand oder im vorderen Teil des großen Hinterhauptloches. Sie bilden demnach miteinander einen nach hinten geschlossenen stumpfen Winkel von etwa 150—165° (s. Var. 2).

Die Köpfchenwalze ist, wie angedeutet, von vorn nach hinten und auch von lateral nach medial konvex. Letztere Krümmung ist meist auch am frischen Präparat nur recht ungenau kreisförmig mit einem Halbmesser von etwas über 1 cm. Der Bogenwert dieser „queren" oder „frontalen" Krümmung beträgt ca. 90°, die Länge der Sehne dieses Bogens, d. h. also die Länge der Walze in mediolateraler Richtung etwa 2 cm. Von vorn nach hinten ist die Gelenkfläche kaum $\frac{1}{2}$ cm breit, besitzt aber etwa die gleiche Krümmung wie von medial nach lateral. Die Gelenkfläche schaut übrigens nicht gerade nach oben, sondern nach oben vorn, wenn man so sagen will: durch eine vorwärts gerichtete Abknickung des Kieferhalses. Die Gelenkfläche der Kieferwalze artikuliert eben, wie bereits auf S. 46 gesagt, nicht mit dem Pfannengrund, sondern nur mit der Vorderwand der Pfanne, und auch das nur durch Vermittelung der Zwischenscheibe. Es liegt hier der einzige Fall im menschlichen Körper vor, daß einer konvexen Gelenkfläche eine ungefähr entsprechende knöcherne Pfanne gegenübersteht, von ihr aber nur zum kleinsten Teil benutzt wird. Nur der mit dem Schläfenbein unter Vermittelung der Zwischenscheibe artikulierende vordere Streifen der Kieferwalze hat einen glatten Ueberzug von etwa 0,5 mm Dicke. Aber auch dieser ist nicht echter hyaliner Knorpel, sondern, wie beim Gelenkhöcker, meist derbes Bindegewebe, das in seinen tieferen Lagen Knorpelzellen enthält, obwohl schon beim $3\frac{1}{2}$-monatigen Embryo eine Knorpelkappe am Gelenkfortsatz vorhanden ist. Nach hinten zu fällt der Gelenkkopf gewöhnlich schräg ab. Die Trennung des vorderen Gelenkstreifens vom hinteren Abhang ist am frischen Präparat bei weitem auffallender und schärfer als am macerierten. Diese abgeschrägte hintere Fläche des Köpfchens liegt auch noch innerhalb der Gelenkkapsel, ist aber von knorpelzellenfreiem, straffem Bindegewebe überzogen (s. Var. 4).

Nach vorne-unten ist die Gelenkfläche durch einen scharfen, meist ziemlich geradlinig verlaufenden Rand begrenzt. Meist trifft die scharfe Kante des sichelförmigen Ausschnittes zwischen dem Muskel- und dem Gelenkfortsatz des Kiefers gerade auf die laterale Ecke der Gelenkrolle. In diesem Fall liegt also die ganze Gelenkrolle medialwärts von der „Ebene" des aufsteigenden Kieferastes. Medialwärts von der Leiste ist das „Flügelgrübchen" (Fossa pterygoidea N.) zum Ansatz des lateralen Flügelmuskels (s. Var. 6).

Var. 1. Recht selten steht der Kieferkopf bei horizontal gehaltenem Kieferkörper höher als der Kieferhaken.

Var. 2. Oft findet man Kieferwalzen, die kaum nach hinten konvergieren, sondern einander parallel, fast frontal stehen. Unter etwa 200 von mir untersuchten Unterkiefern fand ich aber niemals eine Konvergenz der Köpfchen nach medial vorn, wie sie POIRIER „nicht sehr selten" beobachtet hat. Uebrigens fand ich recht oft ungleiche Stellung der beiden Kieferwalzen, so daß die Längsachsen beider Walzen sich nicht in der Medianlinie, sondern seitlich von ihr schnitten. Bald fand ich die rechte Kieferwalze stärker von der frontalen Richtung (nach hinten medial) abweichen, so daß sich die Achsen beider Walzen rechts von der Mittellinie schnitten, bald umgekehrt. Auch Abweichung vom horizontalen Verlauf und zwar Konvergenz beider Achsen medial abwärts oder aufwärts beobachtete ich hie und da.

Var. 3. Manchmal fehlt die Abschrägung, das Köpfchen fällt dann vom oberen (hinteren) Rand der eigentlichen Gelenkfläche ganz senkrecht ab und geht ohne Grenze in die Hinterfläche des Halses über.

Var. 4. H. MEYER sieht diejenigen Fälle als typisch an, wo die Köpfchenwalze der bei Einhufern ähnlich ist, nämlich durch einen „sagittalen" Höcker in eine mediale größere und eine laterale kleinere Abdachung getrennt ist. Ich kann diese Teilung aber nicht als die Regel, sondern nur als eine Varietät betrachten.

Var. 5. Auch die Fälle, bei denen der laterale Teil der Walze rein frontal steht, also mit dem lateralen Teil der andersseitigen Kieferwalze eine gemeinsame Achse hat, sind entschieden eine gar nicht besonders häufige Varietät.

Var. 6. Manchmal zielt die scharfe Leiste des Sichelausschnittes nicht auf die laterale Ecke, sondern auf die Mitte der Gelenkwalze, dann erkennt man auch von hinten her, daß die Hälfte der Walze lateral, die andere Hälfte medial von der „Kieferastebene" liegt.

Var. 7. Nicht selten ist der Kopf ganz blattartig von vorn nach hinten verdünnt.

Var. 8. Ziemlich selten ist die Kieferwalze in der Ansicht von vorn oder hinten nicht nach oben konvex (in der Mitte am höchsten), sondern läuft geradlinig horizontal oder geradlinig schräg lateral- oder medialaufwärts (vergl. auch Var. 3). Ich habe auch schon Fälle gesehen, wo der obere Rand der Kieferwalze nach oben konkav gekrümmt war.

3) Zwischenscheibe [Discus articularis artic. mandib. N.][1]. Zwischen das Kieferköpfchen und das Schläfenbein schiebt sich eine große Zwischenscheibe ein. Dieselbe ist eirund, mit etwa frontal gestellter Längsachse, in der Mitte dünn (etwa 1—2 mm), an den Rändern dick (etwa 3—4 mm). Die Oberseite der Scheibe ist vorn, dem Gelenkhöcker entsprechend, in der Längsrichtung konkav, in der queren Richtung etwas konvex. Der hintere Teil, gegen den hinteren Rand hin, ist der Pfanne angepaßt (vergl. Fig. 23), deutlich nach oben konvex. Die Unterseite ist sowohl von vorn nach hinten, als auch in querer Richtung konkav, also hohlkugelig gekrümmt. Sie artikuliert mit dem eigentlichen Gelenkstreif, d. h. dem vorderen Abhang des Kieferköpfchens, bis zur höchsten Firste desselben (s. Fig. 23).

Auch bei geschlossenem Kiefer liegt die Zwischenscheibe nicht horizontal, sondern ganz schräg (s. Fig. 23), wie schon GOSSELIN

1) Meniscus s. Opercul. cartilagineum ARNOLD.

vor 50 Jahren angegeben hat. Der gegen 3 mm dicke hintere Rand füllt die Tiefe der Pfanne aus, die gegen 1—2 mm dünne Mitte steht zwischen der Vorderwand der Pfanne und dem Gelenkstreif der Kieferwalze. Der etwa 2 mm dicke vordere Rand liegt unter dem (vorderen) Gelenkhöcker des Schläfenbeines.

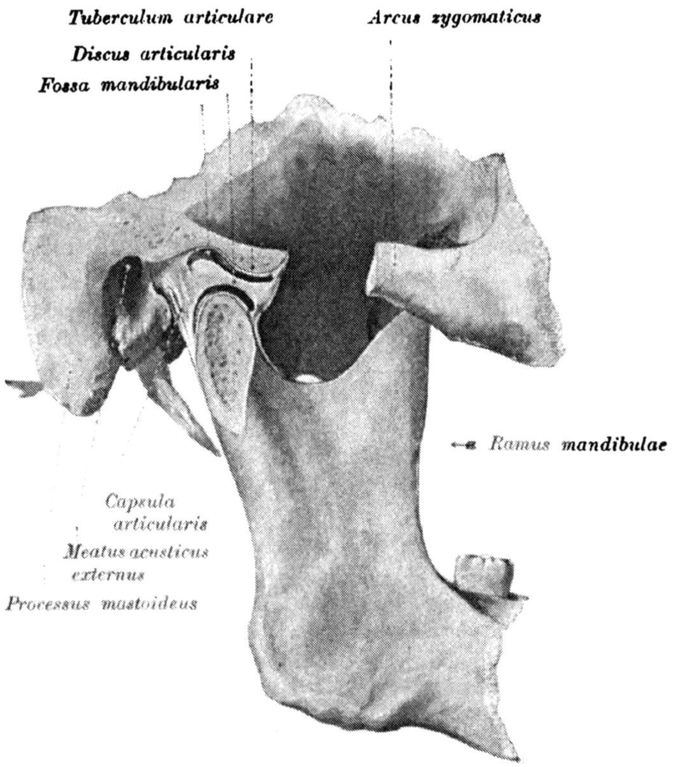

Fig. 23. Rechtes Kiefergelenk von außen. (Jochbogen und Kieferköpfchen teilweise abgesägt, Kiefer etwas heruntergezogen.)

Die Zwischenscheibe besteht aus der Fläche nach verlaufenden, zum Teil konzentrischen, zum Teil sich verflechtenden Bindegewebsbündeln ohne wesentliche Beimengung von Knorpelzellen.

Wirkung. Wie bei allen Zwischenscheiben wird auch dieser als Hauptwirkung „die Ausgleichung der Inkongruenz der Gelenkflächen“ zugeschrieben (vergl. aber Allg. Teil, S. 25). Die Bandscheibe ist jedoch, und das möchte ich als ihre „Hauptfunktion“ betrachten, gewissermaßen eine verschiebliche Pfanne für das Kieferköpfchen (vergl. Bd. II). Ihre hinteren, dicken Teile sind außerdem wohlgeeignet, die dünne Knochenstelle, die das Dach und die Hinterwand der Pfanne bilden, bei plötzlichem Anstoßen des Köpfchens vor dem Zerbrechen zu schützen. (Ueber die „Haltbänder“ der Zwischenscheibe, s. f. S.)

Varietät. Entgegen den Angaben der meisten Autoren ist der Zwischenknorpel offenbar nur in sehr seltenen Fällen durchbohrt. Ich habe es bisher noch nie beobachtet. Die Lücke soll scharfrandig sein.

Kapsel.

Die Kapsel umschließt die eigentlichen Gelenkflächen nicht knapp, sondern ist ein ziemlich schlaffer, etwa trichterförmiger Sack (s. Fig. 24). Sie umschließt auch noch einige, hinter den Gelenkflächen liegende Schläfenbeinteile, nämlich den Pfannengrund bis zur Glaserspalte und den „hinteren Gelenkzapfen" (s. S. 47) und ebensolche des Unterkiefers, nämlich die hintere abgeschrägte Fläche des Kieferköpfchens (s. S. 48), etwa 0,5 cm weit abwärts vom eigentlichen Gelenkflächenrand. Das Paukenbein liegt aber vollständig extrakapsulär, was sich daraus erklärt, daß sich das Paukenbein erst sehr spät, erst in extrauteriner Zeit aus dem extrakapsulär liegenden Paukenring entwickelt. Der „Gelenkhöcker" hingegen liegt intrakapsulär (s. Fig. 23), obwohl auch er sich erst spät (denn beim Neugeborenen ist die Pfanne noch eine ganz flache Delle), aber eben intrakapsulär bildet. Die Kapsel setzt sich übrigens unmittelbar am vorderen Rand des Gelenkhöckers in einer am Skelet fast immer erkennbaren Rinne an. Auch seitlich hält sich der Kapselansatz ziemlich dicht an die entsprechenden Gelenkränder. Innen reicht die Kapsel bis an die Basis des Keilbeinstachels an der Sutura sphenosquamosa, etwa 0,5—0,75 cm vom Foramen spinosum entfernt. Der Faserverlauf ist im allgemeinen nach unten konvergent. In der lateralen Wand finden sich aber auch an der Oberfläche (nicht auffällige), horizontale Fasern, die zwischen dem „vorderen" und „hinteren" Gelenkhöcker des Jochfortsatzes (s. S. 47) überspringen. Die oberflächlichen Fasern sind lang, laufen vom Schläfenbein zum Unterkiefer, die tieferen sind kurz, sie befestigen sich ringsum an der Zwischenscheibe. Dadurch wird die Kapselhöhle in 2 vollkommen getrennte Kammern, eine obere und eine untere, geschieden.

Die vordere Kapselwand ist meist dünn, weil sie direkt vom Ansatz des lateralen Flügelmuskels, der sich mit einigen Bündeln an der Kapsel, bezw. durch ihre Vermittelung am Vorderrand der Zwischenscheibe ansetzt, bedeckt wird. Manchmal fallen aber besondere Bündel in ihr durch ihre Stärke auf, die in der Nähe des ovalen Loches entspringen und zum Vorderrand der Zwischenscheibe ziehen. Sie sind schon von ARNOLD als vorderes Haltband[1]) der letzteren bezeichnet worden (s. außerdem Var. S. 53).

Die Hinterwand der Kapsel ist hingegen sehr dick, die oberflächlichen Fasern laufen von der Glaserspalte zur Hinterseite des Kieferhalses. Die tiefen kommen eben daher, setzen sich aber an der Zwischenscheibe an. Nach SAPPEY sollen diese tiefen Bündel hauptsächlich aus elastischen Fasern bestehen und gewissermaßen einen „hinteren Zügel der Bandscheibe"[2]) darstellen. Sie sollen ein allzuweites Nachvorngleiten der Scheibe verhindern und sie von selbst wieder in die Pfanne zurückziehen, wenn das Kieferköpfchen vom Gelenkhöcker zurückgleitet (s. Bd. II). Ich halte die Aufstellung dieser besonderen Haltbänder der Zwischenscheibe nicht für angebracht, sondern rechne sie zur Kapsel.

Hinter der Hinterwand der Kapsel ist lockeres Gewebe, das bei der Vorwärtsbewegung des Kiefers lang ausgespannt, bei seiner Rückwärtsschiebung ganz eng zusammengedrückt wird.

1) Tenacul. menisci maxill. inf. ARNOLD, Retinac. ant. H. MEYER. Frein méniscal ant. SAPPEY.

2) Frein méniscal post. SAPPEY. Retinac. post. H. MEYER.

Gelenkinnenhaut (Synovialhaut). Von seltenen Ausnahmen, in denen die Bandscheibe durchbrochen ist, abgesehen, zerfällt das Kiefergelenk, wie bemerkt, in 2 vollkommen getrennte Kapsel- bezw. Innenhautkammern, da die Kapsel ringsum mit der Zwischenscheibe verwachsen ist. Die untere Intimahöhle reicht, wie die Kapsel, hinten erheblich weiter am Kieferhals herab, wie vorn. Sagittale und frontale Durchschnitte durch das Gelenk zeigen, daß die obere Gelenkkammer größer ist als die untere (s. Fig. 23). Der Unterschied ist allerdings kleiner als die Größendifferenz zwischen der Gelenkfläche der oberen Gelenkabteilung (Pfanne + Gelenkhöcker) und der der unteren

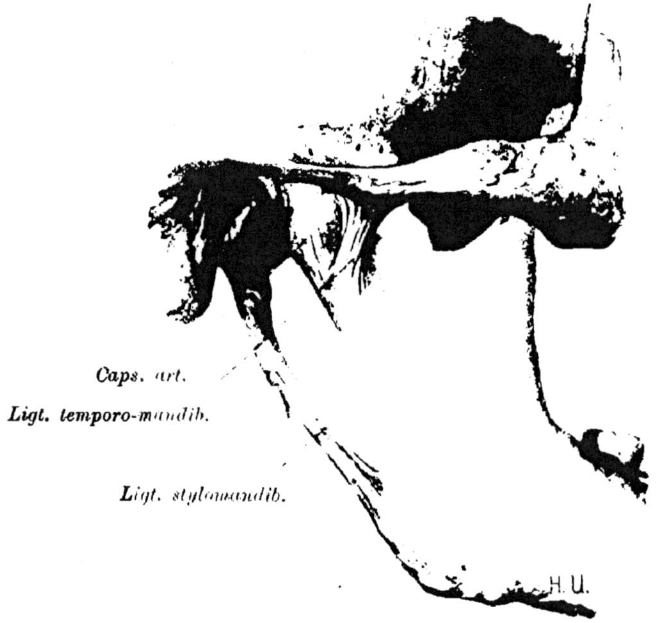

Fig. 24. Kiefergelenk von außen.

Abteilung (Gelenkstreif der Kieferwalze), weil der Kapselansatz nicht genau den Rändern der Gelenkflächen folgt. Die Größendifferenz beider Gelenkabteilungen entspricht vielmehr der Mechanik des Kiefergelenkes (s. Bd. II).

Innenhaut-(sog. „Synovial"-)Falten. Im Kiefergelenk habe ich meist gar keine Intimafalten gefunden; höchstens in der unteren Abteilung, am Kapselansatz auf der Vorderseite des Kieferhalses sind manchmal Andeutungen solcher vorhanden.

Verstärkungsbänder des Kiefergelenkes [Lgta. mandibularia].

1) Laterales Seitenband [L. collat. later.][1]. Auf der lateralen Seite sind der Kapsel starke Züge aufgelagert, die lateral wärts direkt mit einem Fortsatz der oberflächlichen Schläfenfascie verlötet sind. (Hie und da findet sich, wie HYRTL zuerst beschrieb, ein linsen- bis bohnengroßer Schleimbeutel zwischen dem Masseter

1) L. temporo-mandibulare N. L. lat. max. ext. ARNOLD, L. max. lat. KRAUSE, L. access. lat. HENLE, Membrana max. ext. MECKEL. External lateral ligament (engl.). Ligt. latéral externe (franz.).

und dem Band.) Das Seitenband entspringt am Jochfortsatz in der Gegend des Gelenkhöckers, aber nicht nur an dessen Außenseite, sondern auch noch vor und hinter ihm. Der Ansatz des Bandes ist an der Außen- und Hinterseite des Kieferhalses. Da der Ursprung des Bandes erheblich breiter als sein Ansatz ist, d. h. die Züge nach hinten abwärts konvergieren, so besitzt es eine etwa dreieckige oder einem ganz flachen Kegel ähnliche Form mit oberer Basis, unterer abgestumpfter Spitze. Die vordersten Bündel laufen bei geschlossenem Kiefer stark schräg rück- und abwärts, die hintersten fast vertikal abwärts. Nach Poirier sollen die von der Außenseite des Gelenkhöckers entspringenden Bündel dicker sein als die vor und hinter ihm entspringenden. Ich finde meist die vordersten am kräftigsten, s. Fig. 24. (Die dem Band von Poirier zugeschriebene Dicke von 3—4 mm besitzt es nur, wenn man das lockere Gewebe zwischen ihm und der Kapsel mit zum Band rechnet.) Die Bandzüge sind namentlich vorn ganz unabhängig von der Kapsel, so daß man ganz gut von vorn her zwischen dem Band und der Kapsel eine kleine Nische auspräparieren kann.

Wirkung. Die vorderen Bündel des lateralen Seitenbandes spannen sich bei Rückwärtsschieben des Kieferköpfchens an. Sie verhüten im Verein mit der Zwischenscheibe ein brüskes Anstoßen des Köpfchens an die Hinterwand der Pfanne. Die hinteren Bündel spannen sich umgekehrt bei maximaler Vorwärtsbewegung des Köpfchens an, verringern so die durch die sonstige Gelenkeinrichtung (s. Bd. II) gegebene hohe Gefahr einer Ausrenkung desselben nach vorn.

Varietät. Oft finde ich noch besondere Bündel sich dem Band anschließen, die von medial vorn herkommen. Sie entspringen am Schläfenbein vor dem vorderen Gelenkhöcker. Sie ziehen in der Kapselwand rückwärts zum Ansatz des Hauptstranges (des lateralen Seitenbandes). Man könnte sie als „vorderes Schläfenkieferband“ [L. temp.-mandib. ant. Var. m.] bezeichnen.

2) Mediales Seitenband [L. collaterale mediale][1]). Auf der Innenseite ist die Kapsel des Kiefergelenkes im allgemeinen, namentlich oberhalb der Zwischenscheibe, ganz dünn. Am besten kann man sich von dieser Thatsache dadurch überzeugen, daß man ein entsprechendes Präparat gegen das Licht hält. Man sieht in diesem Fall, daß diese Stelle der Kapsel ganz besonders durchscheinend ist. Nur ein ganz schmaler Streif verstärkt die mediale Kapselwand, gerade an der medialen Austrittsstelle der „queren Krümmungsachse“ der Kieferwalze, unmittelbar hinter dem Ansatz des lateralen Flügelmuskels. Er liegt gerade auf der Kante zwischen der Hinterwand und der Innenwand der Kapsel. Freilich kommen die Züge nicht, wie Humphry behauptete, vom Keilbeinstachel selbst, sondern etwas weiter oberhalb und hinter ihm herunter, aus dem vordersten Ende der Glaserspalte. (Manchmal ist das Band übrigens nicht sehr kräftig ausgebildet.)

Wirkung. Das Band hat auf die Vor- und Rückwärtsbewegung des Kiefers eine ähnliche Wirkung wie das laterale Seitenband.

3) Keilbeinstachel-Kieferband [L. spino-lingulare (artic. mandib.) m.][2]). Aus dem Zwischengewebe zwischen beiden

1) Zum Teil L. latér. int. Poirier. Short internal lat. ligt. Humphry.

2) L. sphenomandibulare N., L. lat. Weitbr., L. lat. int. (aut.), L. access. mediale Henle. Internal long lateral ligt. Humphry. L. sphéno-maxill. (franz.).

Flügelmuskeln läßt sich ein Bandstreif herauspräparieren, der von der Außenseite des Keilbeinstachels zur Lingula am Kieferkanaleingang hinunterzieht (s. Fig. 25). Der Ursprung dieser nur mit einiger Willkür als besonderes Band durch das Messer darstellbaren Züge ist nahe beim Ursprung der Kapselinnenwand. Das Band wird dann aber gleich durch die innere Kieferarterie mit ihrem venösen Plexus und dem N. auriculo-temporalis und Fettgewebe von der Kapsel

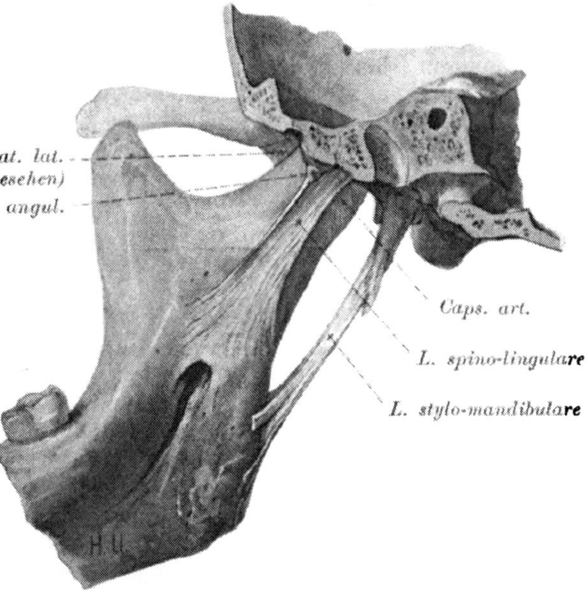

Fig. 25. Kiefergelenk von innen.

und dem inneren Seitenband abgetrennt. Der Ansatz des Bandes an der Innenseite des Unterkiefers an und neben der Lingula überbrückt auch den Anfang des Sulcus mylo-hyalis (s. Fig. 25). Lateral vom Band liegt der untere Alveolarnerv. Zwischen dem Band und dem medialen Seitenband (s. oben), läuft die innere Kieferarterie und die zugehörigen Venen.

Wirkung. Unter normalen Umständen beeinflußt das Band die Bewegungen des Unterkiefers nicht. Eine ganze Anzahl von Autoren lassen daher das Band gar nicht als ein eigentliches Gelenkband des Kiefers gelten. Gegen gewaltsame Entfernung des Unterkiefers aus der Pfanne ist es aber doch ein Schutzband.

4) Griffel-Kieferwinkelband [L. stylo-mandibulare N.)[1] (s. Fig. 24 u. 25). Bei den Kiefergelenkbändern wird zweckmäßigerweise auch ein Bandstrang aufgeführt, der vom Griffelfortsatz des Schläfenbeines bis nahe an seine Spitze herunter spitz entspringt und sich schmal fächerförmig am Kieferwinkel ausbreitet. Das Band ist meist aufwärts etwas konkav geschweift. Es ist mit den Halsfascien, z. B. der Scheidewand zwischen der Parotis und Submandibular-Drüsenkapsel

1) L. stylo-myloideum ARNOLD u. a., Pars stylo-myloidea l. stylo-hyoidei MECKEL. Stylo maxillary ligament (engl.). L. stylo maxillaire (franz.).

verwachsen. Auch Muskelfasern des Griffelzungenmuskels entspringen von seiner Innenseite (s. Fig. 25). Manchmal erscheint das Band überhaupt eigentlich nur als ein Sehnenzipfel dieses Muskels und steht nur durch ihn mit dem Griffelfortsatz in Verbindung. Auch mit der Fascia bucco-pharyngea, bezw. der Fascie des inneren Flügelmuskels steht das Band im Zusammenhang.

Wirkung. Unter gewöhnlichen Umständen beeinflußt das Band die Kieferbewegungen nicht. Immerhin kann es abnorme Vorwärtsschiebung des Unterkiefers vielleicht etwas erschweren.

5) Flügelhaken-Kieferband [L. hamulo-mylohyale (art. mandib.) m.][1]. Die bindegewebige „Naht" oder Scheidewand[2] zwischen dem Bläsermuskel und dem obersten Schlundkopfschnürer wird oft auch zu den Kiefergelenkbändern gezählt. Sie ist einerseits am Haken der inneren Flügelfortsatzlamelle, andererseits am hintersten Ausläufer der Linea mylohyalis des Unterkiefers befestigt.

Wirkung. Dieser Bandstreif ist zwar noch weniger selbständig als die vorher erwähnten uneigentlichen Kieferbänder, aber er ist ein entschiedenes Hemmungsband für die Kieferöffnung. Man kann sich ohne weiteres durch Betastung von der Mundhöhle aus an sich selbst oder anderen davon überzeugen, daß sich dieser unmittelbar medial neben dem Kieferast zu fühlende Bandstrang bei Oeffnung des Mundes anspannt.

Gefäße und Nerven.

Das Kiefergelenk erhält von allen Gefäßen der Nachbarschaft Zweige. Nämlich von den Vasa temporalia media und profunda posteriora, von der A. meningea media, den Vasa tympanica ant.; außerdem auch von den Vasa palat. und pharyng. ascend. bei ihrem Verlauf zur Tube und von den Vasa auricul. post.

Die Lymphgefäße des Kiefergelenkes gehen zu den oberflächlichen und tiefen Gesichtslymphknoten.

Die Nerven des Gelenkes stammen aus dem Masseterzweig und dem R. auric. ant. des III. Trigeminusastes.

Praktische Bemerkungen. Die unmittelbare Nachbarschaft des Kiefergelenkes zur Ohrspeicheldrüse und zum äußeren Gehörgang bringt es mit sich, daß die Erkrankungen des einen dieser Organe auch im anderen Schmerzen u. s. w. hervorrufen und dasselbe eventuell leicht mitergreifen können. So sind die Kaubewegungen bei Mumps (Parotitis), wie bekannt, sehr schmerzhaft, ebenso bei Entzündung des äußeren Gehörganges. Umgekehrt kann durch eine heftige Gewalteinwirkung auf den Unterkiefer die Vorderwand des knöchernen Gehörganges zertrümmert werden u. s. w. Es kommen Fälle vor, in denen nur die eine der beiden Gelenkkammern des Gelenkes erkrankt.

Vergleichend-anatomische Bemerkungen über den Bau des Kiefergelenkes. Das Kiefergelenk wird bei allen Säugetieren vom Unterkiefer und dem Schuppenteil des Schläfenbeines gebildet. Merkwürdigerweise hat bei allen Säugern der Unterkiefer eine konvexe, das Schläfenbein meist eine konkave Gelenkfläche, während bei allen

---

1) L. pterygo-mandibulare aut. L. ptérygo-maxill. (franz.).
2) Raphe fasciae bucco-pharyngeae.

übrigen Wirbeltieren umgekehrt der Unterkiefer eine konkave Gelenkfläche trägt. Vielleicht steht diese höchst merkwürdige Tatsache im Einklang mit den S. 41 f. erwähnten mechanischen Gesetzen. Bei Vögeln, Reptilien und Knochenfischen ist er mit dem Os quadratum verbunden, bei Knorpelfischen mit dem Homologon der medialen Flügellamelle des Keilbeines. Beinahe alle Säuger haben eine Zwischenscheibe im Kiefergelenk, die den anderen Wirbeltieren fehlt. Broom neigt der Ansicht zu, daß die Scheibe dem Os quadratum der niederen Tiere homolog sei (vergl. aber unten).

Geht man die absteigende Säugetierreihe durch, so sieht man, daß bei den Affen die Pfanne für den Kieferkopf flacher ist als beim Menschen. Bei den katarrhinen Affen steht die Kieferwalze schräg, bei den platyrrhinen steht sie rein quer und fehlt der „vordere" Gelenkhöcker des Jochbeines fast ganz, während der „hintere" (s. oben) sehr gut ausgebildet ist. Bei den Fledermäusen fehlt der vordere und hintere Gelenkhöcker, die Pfanne ist sehr flach und es ist ein dickes hinteres Band vorhanden, das nach Parsons offenbar die Vorwärtsbewegung verhindert. Die Bandscheibe ist dick, nach oben flach, nach unten stark konkav. Bei den Raubtieren ist das Gelenk ein reines Scharniergelenk, das Unterkieferköpfchen eine quere Walze, die in einer tiefen Pfanne des Schläfenbeines ruht. Beim Dachs umschließt die Pfanne den Kopf über den größten Umfang der Walze hinaus, so daß der Kopf beim Macerieren in ihr stecken bleibt (s. Fig. 7 S. 13). Der vordere Gelenkhöcker ist sehr verschieden entwickelt: bei den Katzenarten ist er im allgemeinen größer als bei den Hundearten. Die Zwischenscheibe ist bei den Raubtieren ganz dünn. Bei den Wiederkäuern und Huftieren ist die Pfanne ziemlich flach, die Bandscheibe dünn. Bei den Waltieren ist die Pfanne auch flach, das Köpfchen von hinten nach vorn konvex. Bei den Nagern ist die Pfanne für den schmalen, sagittal stehenden Kieferkopf sehr geräumig, daher die Bandscheibe dick. (Die Ratte zeigt den Nagetiertypus des Kiefergelenkes nicht auffällig.) Die zahnlosen Edentaten, wie Manis, haben überhaupt kaum einen richtigen Gelenkkopf am Kiefer. Die bezahnten Edentaten, z. B. Dasypus, haben ein ähnliches Kiefergelenk wie die Nager, doch hat der sagittal gestellte Gelenkkopf eine Rinne, in die eine sagittale Leiste der Pfanne eingreift, die Bandscheibe fehlt. Die Beuteltiere haben sehr verschiedene Kiefergelenke. Die Kängurus haben ähnliche wie die Wiederkäuer. Die Phalangistidae haben eine Zwischenform zwischen dem der Wiederkäuer und der Raubtiere. Der Wombat hat trotz seiner Nagetierähnlichkeit im Gebiß durchaus kein Nagerkiefergelenk, höchstens ein der Ratte ähnliches. Das Kieferköpfchen ist in querer Richtung verlängert und sowohl von vorn nach hinten, als auch von links nach rechts konvex. Die Pfanne ist von hinten nach vorn konvex, von rechts nach links konkav. Die Inkongruenz wird durch eine dicke Bandscheibe ausgeglichen. Dasyurus ursinus hat ein Raubtierkiefergelenk ohne Bandscheibe. Die Schnabeltiere zeigen auch recht verschiedene Kiefergelenke. Echidna hat wie Manis überhaupt kaum einen Kieferkopf. Ornithorhynchus hat 2 vorn nicht vereinigte Unterkieferhälften, deren jede sich hauptsächlich um eine sagittale durch den Hals der betreffenden Unterkieferhälfte drehen kann. Parsons zieht aus dem Fehlen der Bandscheibe bei den Schnabeltieren und Dasyurus den Schluß, daß die Zwischenscheibe eine Neuerwerbung der Säuger ist, nicht etwa dem Os quadratum oder quadratojugale entspricht (vergl. oben). Vergl. Bd. II „Vergleichende Mechanik des Kiefergelenkes".

B. Rumpf.

I. Verbindungen der Wirbel [Juncturae vertebrales].

1. Knorpelhaften der Wirbel [Synchondroses vertebrales].

Alle wahren Wirbel mit Ausnahme der beiden obersten sind im Bereich der Wirbelkörper durch Knorpelhaft untereinander verbunden. Die verbindende knorplige Masse wurde früher (z. B. von den Brüdern Weber) schlechthin „Wirbelknorpel“ genannt, während sie jetzt meist jeweils als „Zwischenwirbelscheibe“ [Fibrocartilago intervertebralis N.][1]) oder „Bandscheibe“ bezeichnet wird. (Häufig werden die Zwischenwirbelscheiben bei den „kurzen Bändern der Wirbelsäule“ aufgeführt.)

Die menschliche Wirbelsäule des Erwachsenen hat 23 Zwischenwirbelscheiben. Die erste verbindet den Epistropheus (Axis) mit dem 3. Halswirbel, die letzte den 5. Lendenwirbel mit dem Kreuzbein.

In der Jugend finden sich auch zwischen den Kreuz- und Steißbeinwirbelkörpern Zwischenwirbelscheiben; man kann sie als „vergängliche Zwischenwirbelscheiben“ [Fibrocartilagines intervertebrales transitoriae m.] bezeichnen, da sie später verknöchern. Freilich erfolgt der Verknöcherungsprozeß, der außen beginnt und nach innen fortschreitet, nur sehr langsam, so daß sich meist noch bis ins höhere Alter hinein Knorpelreste im Inneren erhalten. Luschka fand noch bei einem 80-jährigen Individuum solche Reste.

a) Form- und Größenverhältnisse.

Die Scheiben entsprechen in ihrer Form ganz den Wirbelkörpern, zwischen denen sie sich befinden; da alle Wirbelkörper auf der Ober- und Unterseite leicht konkav ausgehöhlt sind, so gleichen die Bandscheiben also flach-bikonvexen Linsen. Wie bei den Wirbelkörpern nimmt daher auch bei den Bandscheiben der Querschnitt vom Hals zur Lende stetig zu; am Hals- und Lendenteil ist er bohnenförmig, im Brustteil aber herz- oder zungenförmig. Uebrigens werden die Wirbelkörper meist von den Bandscheiben ringsum etwas überragt (s. Fig. 30 und 31).

Die Höhe der Scheiben ist verschieden und überdies nicht einmal bei der einzelnen Scheibe eine gleichmäßige. Die Mitte ist höher (entsprechend der Vertiefung der Wirbelkörper) als die äußeren Teile und auch diese zeigen Höhendifferenzen vorn und hinten.

Die ersten genaueren Messungen der Scheiben und ihrer Höhenverhältnisse zu den Wirbelkörpern stammen von den Brüdern Weber; sie führten die Messungen in möglichst natürlicher Lage der Scheiben aus, nämlich an dem Sagittalschnitt eines vorher eingegipsten Rumpfes. Natürlich haben die von Weber gefundenen Werte nicht allgemeine Geltung, da individuelle Schwankungen vorkommen, und es sind später in der That, namentlich von französischen Autoren, etwas andere Werte gefunden worden (s. unten). In neuester Zeit hat Werner die Höhen wieder gemessen (vergl. S. 16) und hat ähnliche, im allgemeinen etwas kleinere Werte als Weber erhalten.

---

1) Intervertebral substance, intervertebral disc (engl.). Ligament interosseux, disque intervertébral, ménisque vertébral (franz.).

Maße der Wirbelkörper und Bandscheiben[1]).

	No. des Wirbels	Mittlere Höhe[2]) der Körper	Mittlere Höhe der Bandscheiben	Höhendifferenz der Vorder- u. Hinterseite der Körper	Höhendifferenz der Vorder- u. Hinterseite der Bandscheiben	Größe des geraden Durchmessers v. vorn n. hinten der Bandscheiben
Hals	1	0,00		0,0		
			0,00		0,0	0,0
	2	31,50		+ 3,0		
			2,70		+ 0,6	14,7
	3	13,20		+ 0,8		
			3,55		+ 3,1	14,9
	4	13,05		— 0,1		
			2,65		+ 1,3	14,2
	5	13,10		— 0,6		
			3,75		+ 1,5	15,1
	6	12,00		— 1,0		
			4,60		+ 1,2	15,9
	7	13,00		— 0,8		
			3,45		+ 0,1	15,2
		95,85	20,70	+ 1,3	+ 7,8	
Brust	1	16,80		— 1,0		17,0
			3,40		+ 0,8	
	2	18,60		— 0,2		19,8
			3,15		— 1,3	
	3	18,50		— 0,2		21,3
			2,40		— 1,2	
	4	19,20		— 2,0		24,9
			1,90		— 1,8	
	5	19,85		— 1,9		26,4
			2,15		— 0,7	
	6	19,40		— 2,0		27,5
			3,10		— 1,4	
	7	19,50		— 2,4		
			3,15		— 1,3	28,3
	8	20,45		— 1,5		
			4,30		— 1,2	28,5
	9	20,45		+ 0,3		
			3,20		— 1,2	27,8
	10	23,20		— 0,0		
			2,50		— 0,6	28,0
	11	23,20		— 1,4		
			5,65		+ 0,7	28,8
	12	23,80		— 1,0		
		242,95	34,90	— 13,3	— 9,2	
Lende			4,70		+ 2,0	27,9
	1	26,60		— 0,8		
			4,85		+ 2,1	29,1
	2	28,15		— 1,1		
			6,90		+ 2,2	29,1
	3	28,15		+ 0,7		
			6,85		+ 3,3	29,3
	4	26,75		+ 1,7		
			8,65		+ 2,3	29,5
	5	26,30		+ 6,2		
			10,90		+ 9,2	27,7
		135,95	42,85	+ 6,7	+ 21,1	

1) Nach WILHELM und EDUARD WEBER (Gehwerkzeuge, 1839).

2) Die „mittlere Höhe“ wurde so bestimmt, daß die Summe der vorderen, mittleren und hinteren Höhen durch 3 dividiert wurde.

Aus der Tabelle ergiebt sich, daß in der Halswirbelsäule die Bandscheiben vorn beträchtlich höher sind (+ 7,8 mm) als hinten. während die Wirbelkörper mit Ausnahme des 2. und 3. vorn niedriger sind als hinten. Aus diesen Höhendifferenzen der Vorder- und der Hinterseite ist die bekannte nach vorn gerichtete Konvexität der Halswirbelsäule verständlich, und man sieht, daß diese Krümmung fast ganz durch die Keilform der Bandscheiben bedingt ist (die Basis des Keiles nach vorn, die Schneide nach hinten). Nach SAPPEY und POIRIER ist die Höhendifferenz bei den Bandscheiben noch größer, nach ihnen sind sie vorn 5—6 mm, hinten nur 2—3 mm hoch.

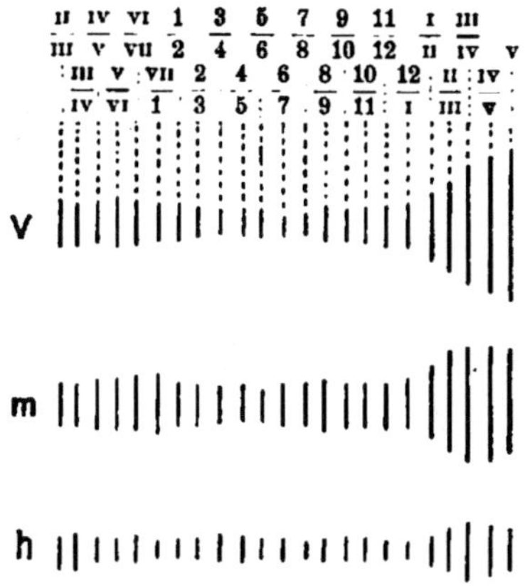

Fig. 26.

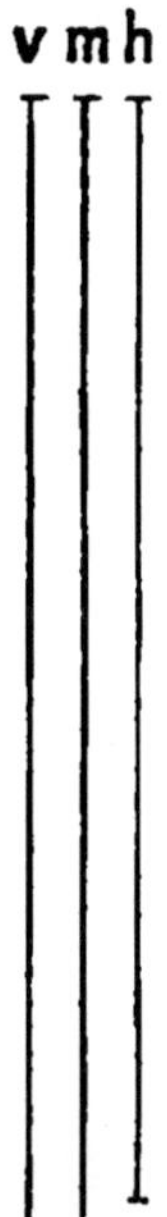

Fig. 27.

Fig. 26. Höhe der Zwischenwirbelscheiben vorn, mitten und hinten, in natürlicher Größe.

Fig. 27. Länge der Summe der Zwischenwirbelscheibenhöhen vorn, mitten und hinten in natürlicher Größe.

In der Brustwirbelsäule hingegen sind, wie die Tabelle zeigt, die Wirbelkörper und die Bandscheiben vorn beträchtlich niedriger als hinten, und zwar die Körper bedeutend mehr als die Knorpelscheiben (— 13,3 : — 9,2), daraus erklärt sich die nach vorn konkave Gestalt der Brustwirbelsäule, und es zeigt sich, daß diese Konkavität überwiegend durch die Keilform der Wirbelkörper bedingt ist (Basis des Keiles hinten, Schneide vorn). Nach anderen Autoren sind die Bandscheiben zwischen den unteren Brustwirbeln umgekehrt keilförmig wie die Körper.

In der Bauchwirbelsäule sind die Bandscheiben alle vorn beträchtlich höher als hinten (+ 21,1 mm), während die oberen Körper sogar umgekehrt keilförmig, d. h. hinten höher sind; nur der letzte Lendenwirbel ist wie die Bandscheiben vorn erheblich höher (um 6,2 mm). Daher resultiert für die ganze Bauchwirbelreihe doch auch für die Vorderseite eine größere Höhe (+ 6,7 mm) als für die Hinterseite. Diese Abmessungen erklären die nach vorn gewendete Konvexität der Bauchwirbelsäule, die demnach hauptsächlich (vgl. 21,1 : 6,8) auf Rechnung der Bandscheiben zu setzen ist.

Wir geben hier 2 graphische Darstellungen der Bandscheibenhöhe nach älteren, von WEBER ausgeführten (aber nicht der Tabelle zu Grunde gelegten) Messungen. Fig. 26 zeigt die Höhen sämtlicher Bandscheiben. oben (neben **v**), in der Mitte (neben **m**) und unten (neben **h**) gemessen, in natürlicher Größe, durch senkrechte Striche ausgedrückt. Fig. 27 zeigt die durch Summation der vorn, in der Mitte und hinten gemessenen Höhen erhaltene Länge der ganzen Bandscheibensäule desselben

Individuums; die vordere Länge beträgt 12,0, die in der Mitte 13,5, die hintere 7,1, die „mittlere" daher: $\frac{32,6}{3} = 10,9$ cm.

Den Einfluß der Bandscheiben auf die Krümmungen der Wirbelsäule kann man auch, wie Morris hervorhob, gut erkennen aus der Betrachtung der von der Wirbelsäule mit Bandscheiben gebildeten Kurve (Fig. 28 *A* u. *B*) mit der Kurve, die man erhält, wenn man die Wirbelkörper ohne die Zwischenscheiben aufeinander setzt. Man sieht daraus, die Konkavität der Brustwirbelsäule wird nur sehr wenig abgeflacht, die Konvexität der Lenden- und Halswirbelsäule hingegen verschwindet fast vollständig.

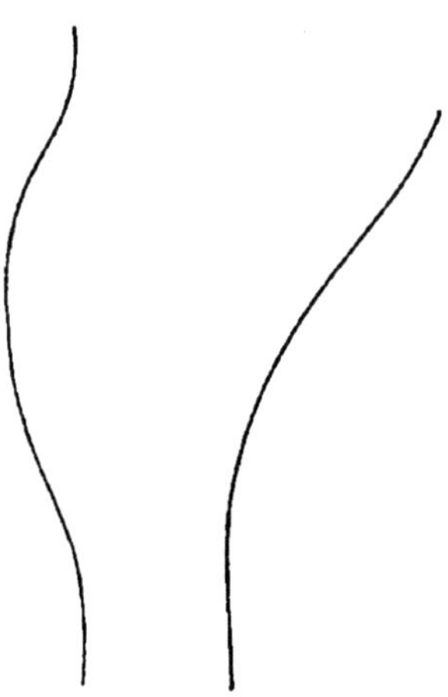
A *B*

Fig. 28.

Fig. 28. *A* Kurve der Wirbelsäule mit Zwischenwirbelscheiben. *B* Kurve der Wirbelsäule ohne Zwischenwirbelscheiben.

Der Kurve B nähert sich die Wirbelsäule im Greisenalter, weil dort die Zwischenwirbelscheiben schrumpfen, und zwar mehr an ihren dickeren Stellen als an den dünneren.

Die Tabelle und namentlich auch die Fig. 26 zeigen, daß die Scheibenhöhe etwas über der Brustmitte (3. bis 6. Brustwirbel) am geringsten ist. Meistens nimmt sie von da nach oben und unten beständig zu, und zwar nach unten sehr erheblich (von etwa 2 auf etwa 11 mm), nach oben hingegen nur wenig (von etwa 2 auf etwas über 3 mm). Manchmal (z. B. in dem Fall der Tabelle) ist die Höhenzunahme nach oben und unten keine stete, sondern sind einzelne Scheiben sogar wieder etwas niedriger als die der „Minimumstelle" näheren. Regelmäßig ist die oberste Scheibe (d. h. die zwischen dem 2. und 3. Halswirbel) wieder niedriger als die vorhergehenden. Nach den meisten Autoren ist diese oberste überhaupt die niedrigste Scheibe, nach Weber ist es die zwischen 4. und 5. Brustwirbel.

Ueber das Verhältnis der Scheiben- zur Wirbelkörperhöhe lauten die Angaben übrigens recht verschieden. Unsere Tabelle ergiebt für die Lendenscheiben etwa $^1/_3$ der Körperhöhe (43:136 = 1:3,2,), damit stimmen die meisten Autoren, so Henle, Sappey, Beaunis u. a. überein, Poirier hingegen sagt, die Scheibenhöhe betrüge über $^1/_2$ der Wirbelkörperhöhe. Für den Brustteil ergiebt unsere Tabelle etwa $^1/_7$ (35:243 = 1:6,9); Beaunis, Henle und Sappey geben $^1/_5$, Testut $^1/_4$, Poirier aber gar $^1/_3$ der Körperhöhe an. Im Halsteil beträgt nach unserer Tabelle die Bandscheibenhöhe etwa $^1/_5$ (21:96 = 1:4,6), nach Henle, Poirier u. a. $^1/_4$, nach Beaunis über $^1/_4$, nach Sappey $^2/_5$, nach Testut $^1/_2$ der Wirbelkörperhöhe.

Auch die Zahlen über die Totalhöhe aller Bandscheiben zusammen lauten natürlich verschieden. Während nach Weber's Tabelle die mittlere Höhe aller Bandscheiben zusammen 9,8 cm (nach Fig. 27 10,9 cm) beträgt, ist sie nach Krause 14 cm. Nach Weber mißt die Höhe aller Halsbandscheiben nur 2,07, nach KRAUSE 3,0 cm; die Höhe der Brustscheiben ist nach WEBER 3,49, nach KRAUSE 6 cm, die der Lendenscheiben nach WEBER 4,28, nach KRAUSE 5 cm.

Das Verhältnis der mittleren Höhe der ganzen aufeinander getürmten Bandscheibensäule zur mittleren Länge aller aufeinander gesetzten Wirbel (ohne Kreuzbein) ist daher nach WEBER etwa 1:5 (98,45 mm: 474,75 mm oder abgerundet 9,8 cm: 47,5 cm = 1:4,9), nach KRAUSE 1:4,2 (14:59).

Das Verhältnis der Höhe aller Bandscheiben in ihrer Mitte, wo sie am dicksten sind, gemessen zur „Wirbelsäulenhöhe" (= senkrechter Abstand des höchsten Atlaspunktes vom Kreuzbein), ist 1:4 nach WEBER; das zur Gesamtkörperlänge 1:14. — Das Verhältnis endlich der vorderen Höhe aller Bandscheiben zusammen zur vorderen Höhe aller Wirbel ist (wie das der mittleren Höhen) nach WEBER = 1:5.

H. WERNER hat auch die Höhen der vergänglichen Zwischenwirbelscheiben (des Kreuz- und Steißbeines) an 2 männlichen 40-jährigen Leichen von 170 bezw. 174 cm Körpergröße gemessen. Er fand folgendes:

	Ordnungszahl der Wirbel	Höhe des Vorderrandes	Höhe der Mitte	Höhe des Hinterrandes
Kreuzwirbel	1—2	knöchern verw.	4,5; 4,0	knöchern verw.
„	2—3	„ „	1,5; 2,0	„ „
„	3—4	„ „	0,5; 1,0	„ „
„	4—5	„ „	0,5; 1,5	„ „
Steißwirbel	5—1	1,5; 1,5	2,0; 2,0	2,0; 2,0
„	1—2	2,0; 1,0	2,0; 2,0	2,5; 2,0
„	2—3		Bandverbindungen	
„	3—4		knöcherne Verwachsung	

Bei diesen „vergänglichen Scheiben" ist in der Jugend das Verhältnis der Scheibenhöhe zur Wirbelkörperhöhe etwa = 1:6.

b) Bau der Bandscheiben.

Die Bandscheiben bestehen aus zwei histologisch und funktionell (s. Bd. II) verschiedenen Teilen: einem äußeren, etwa konzentrisch geschichteten, sehnig glänzenden, dem sog. Faserring [Annulus lamellosus m.][1]), und einem inneren weichen, schlüpfrigen und verschieblichen, auf Durchschnitten polsterartig vorquellenden Gallertkern [Nucleus pulposus N.][2]). Die beiden Teile sind aber, das ist vor allem hervorzuheben, durchaus nicht scharf voneinander getrennt, sie gehen ganz allmählich ineinander über (s. Fig. 29). Auch ist das Größen- und Lageverhältnis beider Teile durchaus nicht konstant. Man kann im allgemeinen sagen, daß die Bandscheibe, je älter das Individuum ist, um so fester wird, d. h. daß in ihr der Lamellenring auf Kosten des weichen Kernes zunimmt und auch der letztere etwas fester ist als beim Kind. Ferner kann man sagen, daß im allgemeinen beim Erwachsenen der Querdurchmesser des Gallertkernes kleiner ist als die Hälfte des Querdurchmessers der ganzen

1) Annulus fibrosus N. The fibro laminar part (engl.). Portion fibreuse (franz.).
2) Nucleus gelatinosus (ält. Aut.). The pulpy or soft part (engl.). Noyau gélatineux (franz.).

Scheibe, nur am Hals ist er oft größer als die Hälfte. Meist liegt die weiche Masse etwas excentrisch und zwar hinter der Mitte, ich habe aber auch schon Bandscheiben getroffen, bei denen der Gallertkern mehr seitlich oder genau in der Mitte, oder gar vor der Mitte lag.

Vom 7. Jahre ab zeigt er meist einen von zerklüfteten Wänden umgebenen Hohlraum im Inneren (s. Fig. 29). Dieser Hohlraum liegt auch meist dem hinteren Rande der Bandscheibe näher, ist ganz unregelmäßig und wechselnd gestaltet; er entsendet bald nach vorn

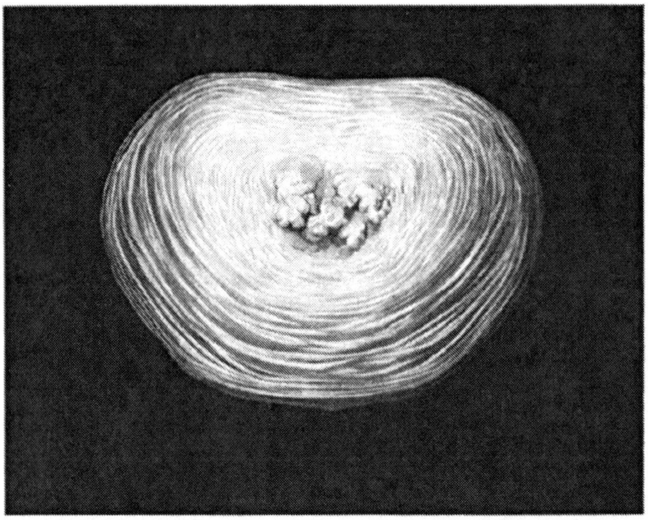

Fig. 29. Zwischenwirbelscheibe (horizontal durchschnitten) mit eröffneten Hohlräumen im Gallertkern.

(Kölliker), bald nach hinten bis zum hinteren Längsband (Henle) einen zungenförmigen Ausläufer. (Poirier besitzt ein Präparat vom Erwachsenen, bei dem der Gallertkern sich in den Wirbelkörper hinein erstreckt.) Der Hohlraum wird von Luschka als „Gelenkhöhle" zwischen den knorpligen Endscheiben der Wirbelkörper betrachtet, obwohl eine wirkliche „Synovialmembran" fehlt. Die „Gelenkkapsel" wird nach Luschka durch den Faserring dargestellt.

Luschka hat auch zwischen den „ineinander geschachtelten" Teilen der Halswirbelkörper, d. h. zwischen den erhöhten Seitenrändern der oberen Wirbelkörperflächen und den entsprechenden Flächen der nächst höheren Wirbel, die von ihnen eine Strecke weit seitlich umfaßt werden, „Halbgelenke" entdeckt (s. Fig. 44); sie sollen von einer wahren „Synovialhaut" ausgekleidet und vorn verstärkt sein durch schräg median aufwärtssteigende Bandzüge, die Luschka den Ligta. costovertebralia radiata vergleicht.

Schon makroskopisch erkennt man auf Horizontalschnitten in den äußeren Lagen der Bandscheiben eine Schichtung aus etwa konzentrischen Streifen von verschiedener Dicke (etwa 0,25—2,8 mm und darüber, s. Fig. 29). Viele Streifen sind in der Mittelebene des Körpers am dicksten, verschmälern sich nach den Seiten bedeutend, aber es kommen auch in den seitlichen Teilen des sog. „Faserringes" dick

Streifenstrecken vor. Manche Streifen lassen sich mehr oder weniger vollständig ringsherum verfolgen, bilden also einen geschlossenen, etwa elliptischen Ring. Die Mehrzahl hingegen, namentlich die inneren Streifen, bilden aber nur Segmente eines solchen Ringes. Namentlich hinten sind fast alle inneren Streifen infolge der excentrischen Lage des Gallertkernes unterbrochen. Die Schichtung ist übrigens, wie angedeutet, keine genau konzentrische, sondern manche Streifen laufen schräg von einem zum anderen hin, so das stellenweise eine netzartige Zeichnung entsteht. Sehr häufig beschreiben die Streifen nicht ungefähr elliptische Kurven, sondern ganz komplizierte Wellenlinien, so daß kartenherzförmige, oder geradezu phantastische „Jugendstil"-Figuren

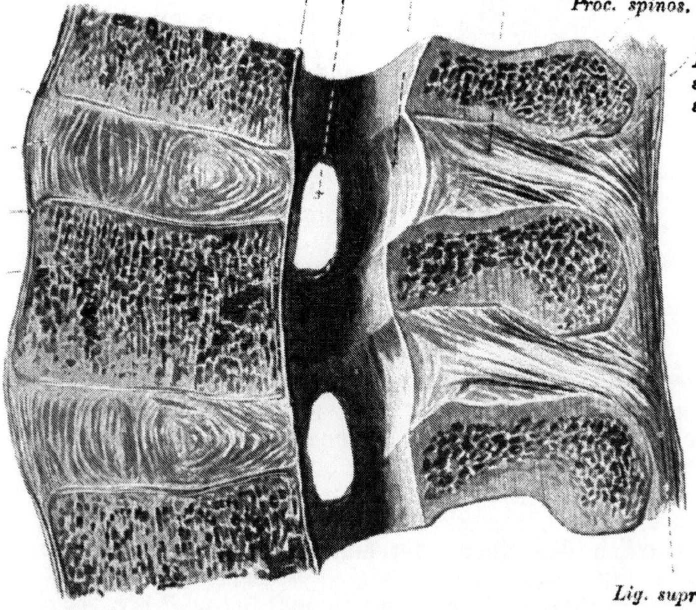

Fig. 30. Medianschnitt eines Abschnittes der Lendenwirbelsäule, rechte Schnitthälfte, von links.

zu stande kommen. Die Kartenherzfigur kann eine ungefähr median liegende vordere oder hintere, fast nahtförmige Einziehung besitzen, die als Hinweis auf eine paarige Entstehung der Scheiben aufgefaßt werden kann.

Auch auf Vertikalschnitten, z. B. auf Sagittalschnitten (s. Fig. 30), sieht man eine deutliche Schichtung ausgeprägt. Die Streifung zeigt hier eine sehr eigentümliche Anordnung, die wohl individuell in ihren Details wechselt, aber fast immer vorn mehr oder weniger vertikal parallel, hinten unregelmäßiger, meist stark rückwärts konvex geknickt erscheint. Am besten sieht man diese Anordnung an Formalin- oder Gefrierpräparaten (z. B. auch auf Taf. II, Fig. 2 in Weber's Gehwerkzeugen). Die Vertikalschnitte zeigen, daß die Streifen meist vom unteren bis zum oberen Wirbel durchlaufen. Manche verlieren sich allerdings unterwegs.

Der Vergleich der beiden Bilder, der Horizontal- und der Vertikalschnitte, weist darauf hin, daß die „Streifen“ Durchschnitte durch Platten oder „L a m e l l e n“ sind, daß die äußeren Lagen der Bandscheiben also aus etwa konzentrisch geschichteten Lamellen aufgebaut sind. Zur klaren Anschauung von der lamellären Schichtung gelangt man aber nur durch die genauere Zergliederung einer alten konservierten Bandscheibe. Eine solche läßt sich thatsächlich in einzelne Platten aufblättern, was bei einer frischen Bandscheibe nicht leicht gelingt. Man erkennt dabei auch, was schon die freipräparierte äußere Oberfläche, der freie Rand der Bandscheiben bei Betrachtung der Vorderseite der Wirbelsäule (s. Fig. 31) zeigt, daß die einzelnen Lamellen aus s c h r ä g verlaufenden Faserbündeln bestehen. Man sieht ferner, daß die Bündel der benachbarten Lamellen immer einander entgegengesetzte Richtung haben. In der oberflächlichsten Lamelle laufen die Bündel vielleicht von r e c h t s unten nach links oben, in der nächsten Lamelle umgekehrt von l i n k s unten nach rechts oben u. s. w. Die Faserbündel laufen meist ziemlich gerade, manchmal aber mehr oder weniger deutlich in Schraubenlinien; die einen also „rechtsgewunden“, d. h. nach rechts unten, die anderen „linksgewunden“, d. h. nach links unten.

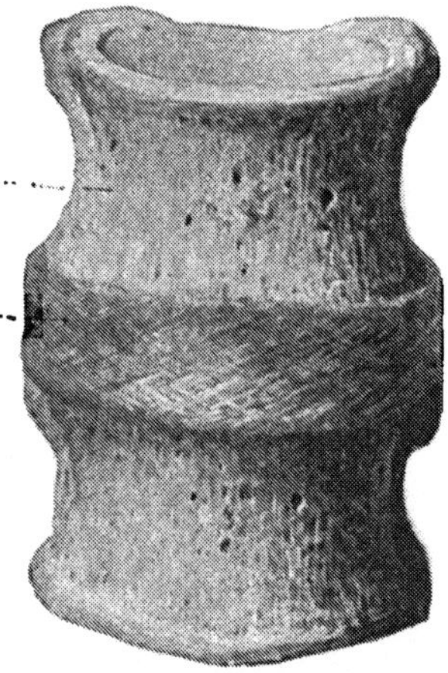

Fig. 31. Zwischenwirbelscheibe mit den benachbarten Wirbelkörpern, von vorn.

Auf dieser verschiedenen Faserrichtung beruht nun offenbar die v e r s c h i e d e n e F ä r b u n g d e r „S t r e i f e n“ auf dem Horizontalabschnitt, wie HENLE zuerst gezeigt hat. Je nach der Stellung zum Licht erscheinen nämlich die einen oder anderen Lamellen auf dem Horizontalschnitt sehnig weißglänzend oder (je nach der Konservierung) grau bezw. rötlich-trüb durchscheinend, o b w o h l b e i d e a u s d e m g l e i c h e n h i s t o l o g i s c h e n M a t e r i a l b e s t e h e n. Frühere Autoren hatten angenommen, die weißen Lamellen seien Bindegewebe, die opaken, gelblichen aber Faserknorpel. Man kann sich jedoch in jedem Falle von der Richtigkeit der HENLE'schen Angabe überzeugen. Wenn man z. B. an einer Bandscheibe eine, sagen wir, durch ihre besondere Dicke auffällige „asbestweiße, glänzende“ Lamelle durch eine Stecknadel bezeichnet und dreht nun die Scheibe in einer Horizontalebene um 180° herum, so erscheint die vorher als weiß bezeichnete Lamelle jetzt blind, opak, trüb. Bei gewisser Stellung zum Licht (Drehung um 90°) verschwinden die Farbenunterschiede an der betreffenden Stelle ganz. Vielen erscheint die Thatsache zuerst unglaublich, so verschieden ist das Aussehen der einander benachbarten Lamellen. Die Erscheinung beruht übrigens nicht auf Polarisation, wie französische Autoren angeben, sondern nur auf ungleicher Reflexion des auffallenden Lichtes an den schief verlaufenden und schief durchschnittenen Lamellenbündeln: bei der einen Stellung reflektieren die einen Lamellen viel Licht in unser Auge und sehen daher glänzend aus, bei der anderen Stellung die anderen. Es ist das ein ganz analoger Vorgang, wie wenn bei Sammet oder gewissen Flanellarten durch Streichen mit der Hand oder einer Bürste die eine Stelle glänzt, die andere nicht, was im Grunde auch dasselbe ist, wie wenn man bei gewisser Stellung einen Spiegel aufglänzen sieht, weil er die Strahlen der Sonne, des hellen Himmels oder eines Lichtes auf uns zu reflektiert, während er bei anderer Stellung dunkel erscheint.

Daß die verschiedene Faserrichtung solche „Farbenunterschiede“ erzeugen kann, sehen wir wohl am klarsten an einfachen Leinen-Damastmustern, z. B. an einem einfach gemusterten weißen Tischtuch. Die Damastfiguren erscheinen bei Betrachtung von der einen Seite weißglänzend, von der anderen Seite blind, grau. Untersucht man den Fall näher, so stellt es sich heraus, daß allemal diejenigen Fäden glänzend erscheinen, d. h. das Licht stark (diffus) reflektieren, die quer zur Richtung des einfallenden Lichtes verlaufen. Die in derselben Richtung wie das einfallende Licht verlaufenden Fasern hingegen sehen matt, grau aus. Man kann sich mit einfachsten Mitteln, z. B. an den Fäden des Musters entsprechend gelegten Rollen aus einem Bogen weißen Papiers, von der Richtigkeit der Erklärung überzeugen. Bei den Bandscheiben ist die Sache freilich nicht so einfach wie bei den Damastmustern, denn bei ihnen liegen die Fasern der einzelnen Schichten ja nicht in der Ebene des Schnittes, sondern stehen schräg zu ihr. Aber die Richtung der Fasern zweier benachbarter Lamellen überkreuzt sich eben auch etwa senkrecht.

Die Verhältnisse auf dem Horizontalschnitt durch eine Bandscheibe entsprechen etwa beistehendem Schema (Fig. 32 A und B). Kommt das Licht von rechts, so reflektieren die schräg nach rechts unten laufenden Fasern (siehe Schema A) Licht in das Auge des links stehenden Beobachters, während die umgekehrt nach links unten verlaufenden Fasern (siehe B) kein Licht dorthin reflektieren.

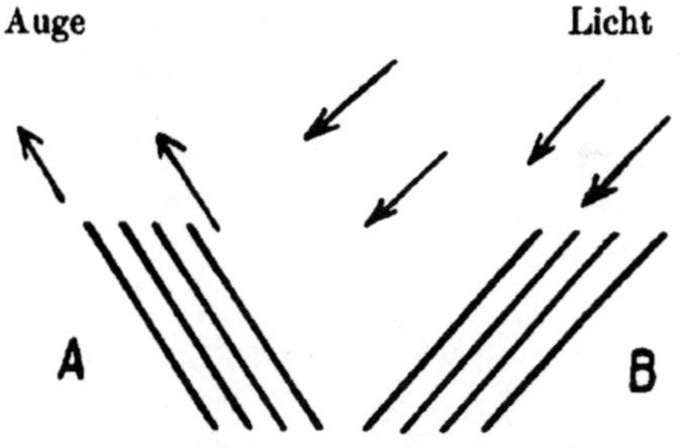

Fig. 32. Schema der Lichtreflexion an den Zwischenwirbelscheiben.

Daß die Erscheimung nicht auf Polarisation beruht, davon überzeugte ich mich ausdrücklich durch die Untersuchung mit Nikolprismen. Selbstverständlich kommt es bei direkter Reflexion des Lichtes an der Scheibenoberfläche, wie sie namentlich bei sehr schräg einfallendem Licht auftritt, auch zur Polarisation von Lichtstrahlen, sie hat aber nichts mit dem Glanzunterschied je 2 benachbarter Lamellen zu thun. Herr Prof. Wiener, Direktor des Physikalischen Institutes zu Leipzig, der mich bei Prüfung der Frage in liebenswürdigster Weise unterstützte und sich von der Richtigkeit meiner Ansicht überzeugte, wies übrigens mit Recht darauf hin, daß bei solchen Helligkeitsschieden auf Querschnitten auch Schattenwirkung im Spiele sein könne. Daß Schattenwirkungen in unserem Fall nicht in Frage kommen, konnte ich jedoch mit Sicherheit nachweisen.

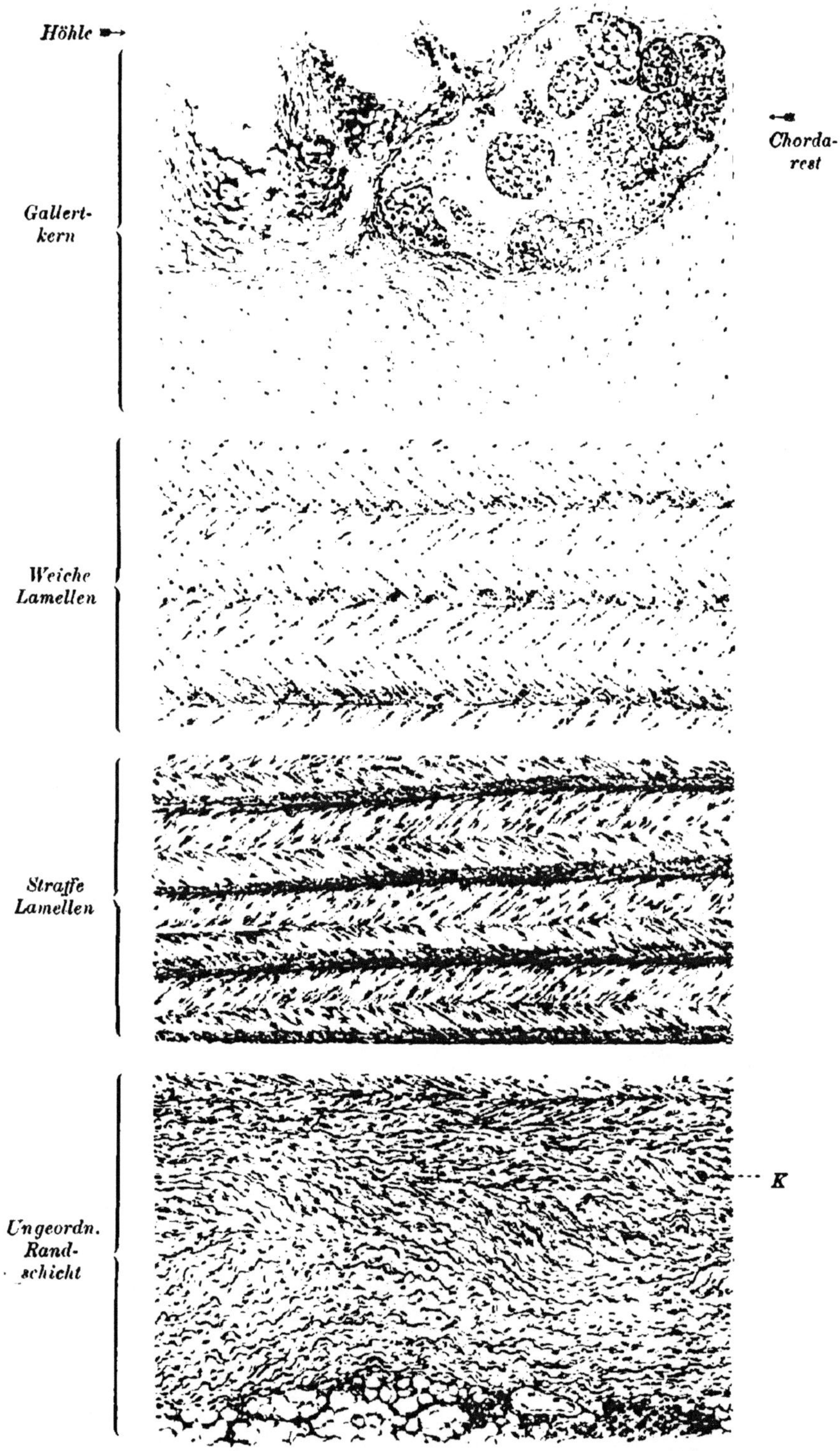

Fig. 33. Schnitt durch eine Zwischenwirbelscheibe (schwache Vergrößerung).

Mikroskopische Untersuchung der Bandscheiben. Die mikroskopische Untersuchung der Bandscheiben wird sehr durch ihre schlechte Schneidbarkeit beeinträchtigt. Bei vorsichtiger Behandlung gelingt es aber doch, leidlich dünne, größere Schnitte zu erhalten, an denen man die allmählich wechselnden histologischen Charaktere der einzelnen Lagen der Scheiben untersuchen kann. Auch bei schwacher Vergrößerung ist es nicht möglich, einen Durchschnitt durch alle Schichten der Scheibe in einer Abbildung gewöhnlicher Größe wiederzugeben. Trotzdem habe ich es versucht, in Fig. 33 die histologische Beschaffenheit der Bandscheiben in einer Abbildung zusammenzufassen, indem ich 4 Stellen aus einer Scheibe abbildete, die mir besonders charakteristisch erscheinen. Der unterste Streif der Fig. 33 stellt die äußerste Lage einer Bandscheibe dar, die beiden folgenden Streifen zeigen die sich vielfach wiederholenden „Lamellen", der oberste Streif giebt den Bau der innersten Gallertkernlage mit dem Chordarest und der zerrissenen Begrenzung der Höhle im Gallertkern wieder.

Im untersten Streif sehen wir die Begrenzung der Bandscheibe durch Fettgewebe, grobe Gefäße und sich an ihr ansetzendes Band- oder Sehnengewebe (vorderes Längsband oder Zwerchfellschenkel u. s. w.) gegeben. Die äußersten Lagen der Bandscheibe bestehen aus derben, ganz außen noch nicht regelmäßig geschichteten Bindegewebszügen. Mit Ausnahme der alleräußersten Lagen enthält auch dieser sog. Faserring schon vereinzelte Knorpelzellen (z. B. bei *K* in Fig. 33), so daß auch er als „Faserknorpel" bezeichnet werden muß. Die überwiegende Mehrzahl der Zellen in den äußeren Lamellen sind allerdings (namentlich auf Horizontalschnitten, wo man sie meist im Profil sieht) noch sehr schmal und langgestreckt, doch lassen einzelne, wie angedeutet, schon eine Knorpelkapsel erkennen; es sind zum Teil eben noch Zwischenformen zwischen gewöhnlichen Bindegewebs- und Knorpelzellen.

Nach diesem Befund ist der Name Faserring (Annulus fibrosus N.) nicht gerechtfertigt und wäre vielleicht durch Lamellenring (Annulus lamellosus) zu ersetzen, in dem nur seine makroskopische Struktur zum Ausdruck kommt, wie in dem Namen Nucleus pulposus auch, und nicht eine falsche Vorstellung über den histologischen Charakter des Ringes erweckt werden kann.

Auch in dem zweiten Streifen, der aus sehr deutlich geschichteten Lamellen mit schräger Faserrichtung besteht, sind die Zellen noch zum großen Teil solche Uebergänge zwischen Knorpel- und Bindegewebszellen. Je weiter man nach innen geht, um so breiter und dicker werden die Zellen (s. Fig. 33); es werden immer typischere Knorpelzellen mit deutlichen „Knorpelkapseln". Die Faserung ist in diesen äußeren Lamellen sehr derb und deutlich ausgesprochen. Man sieht wie die Fasern der Nachbarschichten sich im Schnitt in spitzen (nicht genau rechten!) Winkeln kreuzen. Die Spitzwinkligkeit ist meiner Meinung nach übrigens wohl nur eine Folge der Schrumpfung bei der Härtung der Scheiben, im frischen Zustand findet die Kreuzung wohl unter nahezu rechten Winkeln statt. Die Schnitte zeigen auch, namentlich an den etwas dickeren Stellen, die Verflechtung der beiden Nachbarschichten, weshalb die betreffenden Stellen dunkler erscheinen (s. Fig. 33).

Im dritten Streifen ist eine der weiter innen liegenden Lagen abgebildet. Hier ist die Faserung weicher, die Knorpelzellen sind etwas zahlreicher, namentlich aber größer und liegen öfter in Längsgruppen beisammen. Auch durch diesen Umstand, die Zunahme der Zellenzahl und namentlich der Zellgröße werden diese Schichten der Bandscheibe weicher als die äußeren.

Fast alle Zellen sind gerade so gerichtet wie die Fasern, also lamellenweise abwechselnd schräg nach rechts oder links vorwärts, und zwar in 2 Nachbarlamellen immer entgegengesetzt.

Die Anzahl der Lamellen ist individuell wechselnd; makroskopisch zählte ich öfters etwa 30—40, mikroskopisch aber gegen 70 oder mehr.

Das Bindegewebe der Lamellen zeichnet sich nach KÖLLIKER durch seine große Widerstandskraft gegen Essigsäure und Alkalien, sowie durch den Mangel deutlicher Fibrillen und elastischer Fasern vor anderem Bindegewebe aus; es nähert sich dadurch geradezu der Grundsubstanz des hyalinen Knorpels.

Andere Forscher, HENLE zuerst, beschreiben Scheidewände zwischen den einzelnen Lamellenbündeln, die aber nur auf Vertikalschnitten sichtbar sind; diese Septa sollen aus elastischen Fasernetzen, in denen die Knorpelzellen liegen, bestehen. Ich selbst habe an mit 1-proz. Kalilauge behandelten Präparaten nur ganz wenige, geschlängelte, unzweifelhafte elastische Fasern gefunden, doch wäre eine Sonderuntersuchung der Scheiben mit den neuen Elastinfärbungsmethoden u. s. w. erwünscht.

Der Gallertkern besteht zum Teil aus undeutlich faseriger und körniger, zum Teil schleimig-weicher, oft wie in Zersetzung begriffener Grundsubstanz, in der sich relativ wenig rundliche oder sternförmige Bindegewebszellen und nach manchen Autoren viele elastische Fasern finden, zum anderen Teil aus weichem Faserknorpel mit großen, dickwandigen, vielfach in Gruppen zusammengeschachtelten Zellen und endlich aus Resten der an diesen Stellen verbreiterten fötalen Rückensaite (Chorda dorsalis).

Diese Reste sind bis zum 7. Jahr recht bedeutende; von da an nehmen sie langsam bis zum Greisenalter ab, sind aber auch noch nach dem 60. Jahr deutlich nachweisbar.

Die Chordareste (s. Fig. 33) bestehen aus einer weichen Grundsubstanz und vielen rundlichen Haufen, Klumpen oder netzförmigen Strängen von mehr oder weniger reinem „Zellknorpel" KÖLLIKER's, d. h. den eigentümlichen, bläschenförmigen Chordazellen, die vielfach mehrere Kerne und Vakuolen enthalten; wahrscheinlich ist jeder Klumpen oder Haufen die Brut einer einzigen versprengten primitiven Chordazelle. Auf meinen Schnitten (s. Fig. 33 oberer Streif, rechte Hälfte) ist der Chordarest, d. h. dieses „Bläschengewebe", wie ich es kurz nennen möchte, sehr deutlich zu erkennen. Der Chordarest bildet meiner Ansicht nach ein typisches Beispiel des von SCHAFFER (Anat. Anz., Bd. 23, 1903, S. 464) beschriebenen „vesikulösen Stützgewebes".

Beim Kind liegt der Chordarest in einer scharf begrenzten, birnförmigen Höhle, vom übrigen Gallertkern scharf getrennt, beim Erwachsenen aber greift der Gallertkern mit unregelmäßigen Fortsätzen (s. Fig. 33), die von LUSCHKA mit Synovialzotten verglichen werden, in die Höhle und an manchen Stellen zwischen die Chordareste hinein.

Nach manchen Autoren zeigt die Höhlenwand Andeutungen einer „Synovialmembran", wie sie sich bei Fischen findet. Meine Schnitte zeigen mir als Höhlenbegrenzung nur ein zerrissenes, sich netzig auflösendes Gewebe (s. Fig. 33 oben links) aus lockeren Bindegewebsfasern ohne deutliche Kerne, das mit dem Intimagewebe der Gelenke mikroskopisch kaum verglichen werden kann. Im Chordarest und seiner Umgebung finde ich körnige Partikelchen, die wohl Zerfallsprodukte darstellen, die aber noch einer näheren Untersuchung zu unterziehen sind.

Sehr auffällig ist die Thatsache, daß auch im höchsten Alter die wahren Zwischenwirbelscheiben nie verknöchern, obwohl doch die Kreuz- und Steißbeinbandscheiben (s. unten) und auch die zwischen Axiszahn und Axiskörper schon beim Kind zu verknöchern beginnen. So fand Weber bei einem 92-jährigen Mann und einer beträchtlich mehr als 80 Jahre alten Frau alle wahren Zwischenwirbelscheiben unverknöchert.

Gefäße und Nerven. In den äußeren Schichten der Bandscheiben sind Gefäße und Nerven nachzuweisen (s. Fig. 33; vgl. auch unten), der Gallertkern scheint aber ganz frei davon zu sein.

Praktische Bemerkungen. 1) Die Bandscheiben sind so fest, daß bei „Brüchen der Wirbelsäule" die Wirbelkörper eher bersten als die Bandscheiben. 2) Luschka giebt an, daß auch die seitlichen kleinen „Halbgelenke" der Halswirbelkörper (s. S. 62) zuweilen von Entzündungen befallen werden.

c) Verbindungen der Bandscheiben mit den Wirbelkörpern.

An ihrem Rand stehen die Scheiben in Verbindung mit den langen Bändern an der Vorder- und Rückseite der Wirbelsäule; an ihrer oberen und unteren Fläche gehen sie direkt über in die dünnen, harten, gelblichen Lamellen von halbverkalktem hyalinen Knorpel, die die Endflächen der Wirbelkörper bedecken. Diese hyalinen Knorpelplatten sind „Reste der embryonalen knorpeligen Wirbelanlage" und sind die Stätte des Höhenwachstums der Wirbelkörper in der Jugend. Sie können somit als die Gelenkknorpel der Wirbelkörper, aber auch als End- oder Deckplatten der Bandscheiben angesehen werden.

In den mittleren Partien bestehen diese Endscheiben aus hyalinem Knorpel mit verdickten, zum Teil verkalkten Knorpelkapseln. In den äußeren Partien der Endscheiben sind nur noch vereinzelte hyaline Knorpelscheibchen enthalten, dazwischen aber Bindegewebe mit eingestreuten Knorpelzellen, wie an vielen Sehnenansätzen; dieses sehnige Gewebe setzt sich direkt an die Knochenbälkchen des Wirbelkörpers an, während die hyalinen Scheibchen die Maschenräume der Spongiosa verschließen, sich aber beim Abpräparieren der Bandscheiben vom Wirbel ablösen, so daß dieser danach in seinen äußeren Partien löcherig aussieht und das Mark dort frei zu Tage liegt.

Häufig erheben sich auf der sonst glatten Oberfläche der Endscheiben radiär verlaufende, rauhe Streifen, die in den Wirbelkörper eingelagert waren und dadurch zur innigen Verbindung zwischen Wirbel und Bandscheibe beigetragen haben. (Zwischen den Endscheiben und dem Gallertkern finden sich oft unabhängig oder in Verbindung mit dem centralen Hohlraum im Gallertkern Spalten.)

Wirkung. Die Bandscheiben halten die Wirbelkörper fest zusammen, ohne eine gewisse Beweglichkeit zwischen ihnen auszuschließen, und wirken als elastische Polster. Näheres s. Bd. II.

2. Bandhaften der Wirbel [Syndesmoses vertebrales m.].

a) Kurze oder eigene Bänder [Ligta. vertebralia brevia m.].

α) Bogenbänder, [Ligamenta intercruralia][1]) (Fig. 34 und 35).

Lage und Freilegung. Die Bogenbänder beteiligen sich an der Bildung der Hinterwand des Wirbelkanales, liegen demnach sehr versteckt. Die Vorderfläche der Bänder wird nur durch lockeres, „halbflüssiges" Fettgewebe, das die Venenplexus einhüllt, von der Dura mater getrennt (s. auch Fig. 30). Man kann die Bogenbänder daher am besten sehen, wenn man an einer Wirbelsäule nach Durchsägung aller Bogenwurzeln die ganze Körperreihe entfernt; dann sieht man, wie die Hinterwand des Wirbelkanales abwechselnd aus den graurötlichen, knöchernen Wirbelbogen und den dazwischen gelegenen gelben Bändern besteht[2]). Die Hinterfläche der gelben Bänder hat in den verschiedenen Gegenden dor Wirbelsäule verschiedene Nachbarschaft. Am Hals wird der oberste Teil jedes Ligt. flavum noch vom oberen Wirbelbogen, an dessen Vorderfläche es sich ansetzt (s. unten), bedeckt, die unteren zwei Drittel grenzen an die tiefsten Multifidus- resp. Rotatoresbündel. Von hinten her sind die Bogenbänder wegen der zahlreichen Muskelansätze viel schwerer freizulegen und wegen der Wirbelbogen und Dornfortsätze weniger vollständig zu übersehen.

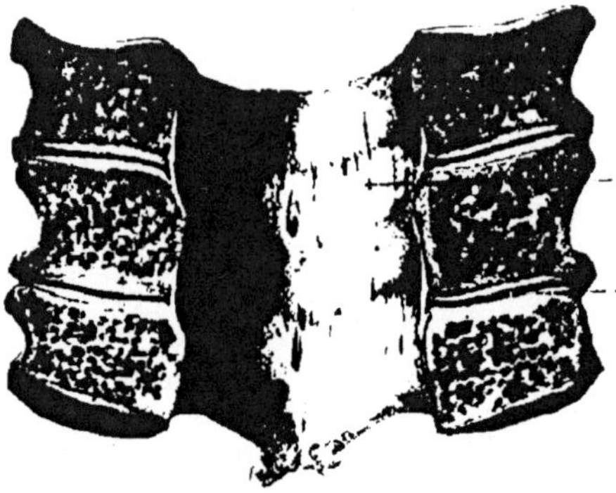

Fig. 34. Bogenbänder am Hals (von vorn gesehen). Halswirbelgelenke frontal durchschnitten.

Die Bogenbänder füllen den Zwischenraum zwischen den übereinander liegenden Wirbelbogen (s. Fig. 34 u. 35) aus. Man zählt deren nur 23, da die Bandmasse zwischen Occiput und Atlas und auch die zwischen Atlas und Axisbogen einen wesentlich anderen Charakter haben. Das oberste wahre Bogenband verbindet demnach den Bogen des 2. Halswirbels mit dem des 3., das letzte den 5. Lendenwirbel mit dem 1. Kreuzwirbel.

Ursprung, Ansatz, Verlauf. Sie ziehen in fast parallelen Zügen von der Vorderfläche jedes höheren Wirbelbogens zum

1) Ligta. flava N., Arcuum subflava (ält. Aut.).| Interlaminar ligts. (engl.). Ligts. jaunes (franz.).

2) Bei alten Spirituspräparaten sind die Farben oft gerade umgekehrt.

oberen Rand und der Hinterfläche des nächst tieferen. Sie verlaufen demnach wie die Bogen selbst in schräger Richtung und würden sich, gehörig verlängert, vom Hals bis zum unteren Brustteil dachziegelförmig decken, von da an verlaufen sie aber vertikal. Die Befestigungsstellen der Bänder am Knochen sind rauh und oft, namentlich an den oberen Bogenrändern, mit förmlichen Stacheln besetzt. Oben heften sie sich, wie bemerkt, an der Vorderfläche der Wirbelbogen an, und zwar an einer quer verlaufenden, etwas rauhen Rinne, der untere Rand des Wirbelbogens bleibt im Hals- und Brustteil frei; nur im Lendenteil wird auch er vom Bandursprung eingenommen. Deshalb sehen diese Bänder am Hals und an der Brust von vorn viel höher aus als von hinten. Die Bogenbänder springen trotz ihres Ansatzes auf der Vorderfläche der Bogen und ihrer beträchtlichen Dicke nicht in den Wirbelkanal vor, weil die unteren Bogenränder der Banddicke entsprechend abgeschrägt sind; die Bogen- und die Bandoberfläche liegen daher im ganzen Wirbelkanal in gleichem Niveau.

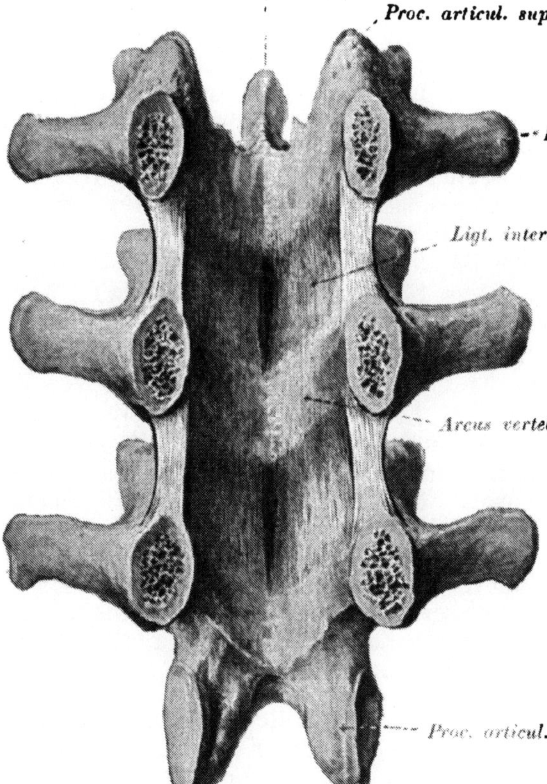

Fig. 35. Bogenbänder der Lendenwirbel.

Die Form der Bänder ist in den verschiedenen Teilen der Wirbelsäule verschieden, doch sind sie im allgemeinen unregelmäßig rechteckig mit einer Vorder- und Hinterfläche, einem oberen und unteren Rand, sowie 2 seitlichen Rändern. Der obere Rand ist überall auf Kosten der Hinterfläche abgeschrägt; am Halsteil ist er ganz flach konkav, fast gerade zu nennen (s. Fig. 34), im Brustteil verläuft er schlangenförmig, in der Mitte nach oben stark konkav, seitlich konvex, im Lendenteil ist der obere Rand nach oben ziemlich gerade oder leicht konvex. Der untere Rand ist überall konvex, im Halsteil am wenigsten, im Brustteil am meisten; hier verläuft er, wie der obere, schlangenförmig. An den Seiten sind die Bänder erheblich niedriger als in der Mitte, so daß man am Hals sogar eigentlich von seitlichen Spitzen, statt von Seitenrändern sprechen muß. In der Brust und Lende entbehren sie seitlich eines scharfen Randes, verlieren sich vielmehr allmählich in dem lockeren Bindegewebe der Foramina intervertebralia.

Die Bogenbänder sind überdies alle dem Verlauf der Wirbelbogen entsprechend über die Fläche gebogen bezw. in der Mittellinie nach hinten geknickt.

In der Mittellinie haben die meisten Bogenbänder einen feinen Spalt, der durch lockeres Gewebe erfüllt wird und Gefäßen zum Durchtritt dient. Am Hals und an der Lende ist diese mediane Spalte am deutlichsten und namentlich dann gut sichtbar, wenn das lockere Bindegewebe und die Blutgefäße, die sie erfüllen, durch leichte Maceration entfernt sind (s. Fig. 34 und 35). Im Brustteil ist wenigstens eine mediane Rinne auf der Vorderfläche. Viele Autoren (namentlich englische und französische) beschreiben auf Grund dieser Spalte oder Rinne die gelben Bänder als paarige Gebilde. Auf der Rückseite derselben zeigt sich umgekehrt, wie vorn, eine vorspringende mediane Leiste, die in das Ligt. interspinale übergeht.

Die Breite der Bänder ist, wie die der Wirbelbogen, im Brustteil am geringsten, etwa 1,3 cm, im Lendenteil etwa 1,3 cm und im Halsteil am größten, etwa 2,0 cm.

Ihre Höhe entspricht dem Abstand der Wirbelbogen, ist daher am Hals (Fig. 34) am geringsten, etwa 1,0 cm, in der Brust etwa 1,5 cm, im Lendenteil (s. Fig. 35) am größten, etwa 2,0 cm. In der Mitte ist ihre Höhe, wie oben bemerkt, stets größer als an den Seiten.

Die Dicke ist im Lendenteil am größten (über 0,3 cm!) s. Fig. 42, im Halsteil am kleinsten. In der Mitte ist sie überall bedeutender als an den Seiten. In der Mitte sind die gelben Bänder ganz kompakt, seitlich aber lockerer gewebt; hier setzen sie sich fort in die Gelenkkapseln (der Gelenkfortsätze) und stellen so immerhin starke vordere Verstärkungsbänder dieser Gelenke dar. Im Lendenteil setzen sich die gelben Bänder ganz deutlich auch in einer rauhen Rinne auf der Innenseite der unteren Gelenkfortsätze fest.

Bau: Sie bestehen fast ganz aus dichtgefügten Netzen im wesentlichen längsverlaufender elastischer Fasern, zwischen denen sich nur Spuren von leimgebenden Bindegewebe und spärliche Kapillaren finden. Sie stellen somit das reinste elastische Gewebe im menschlichen Körper dar. Dem Reichtum an Elastinfasern verdanken sie ihre gelbe Farbe und dieser den Namen gelbe Bänder. Entsprechend der Längsfaserung besitzen sie in der Längsrichtung eine gewisse Brüchigkeit (Fig. 34).

Nerven scheinen den Bogenbändern gänzlich zu fehlen.

Wirkung. Mit der Krümmung der Wirbelsäule hat die Elasticität der gelben Bänder (im Gegensatz zu den Annahmen von LUDWIG HIRSCHFELD[1])) nichts zu tun, denn bei ihrer Durchschneidung verändert sich die typische Schlangenform der Wirbelsäule keineswegs Damit soll nicht gesagt sein, daß die elastische Kraft der gelben Bänder nicht zur Erhaltung bezw. Wiederherstellung der normalen Krümmung beitragen und dadurch „muskelkraft-sparend" wirken könne.

Varietät. Nicht gar selten überspringen die Fasern eines Bandes auf der Vorderseite einen Wirbel und vereinigen sich mit dem nächst unteren Band.

Praktische Bemerkungen. Das Rückenmark ist zwischen den Halswirbelbogen durch die gelben Bänder hindurch, wie SAPPEY mit Recht hervorhebt, Stichverletzungen zugänglich, doch kann die Verletzung vermieden werden durch eine ausgiebige Extensionsbewegung der Halswirbelsäule, weil sich dabei die Wirbelbogen schuppenförmig übereinander schieben. — Im Brustteil sind die gelben Bänder schon bei aufrechter Haltung durch die Bogen und Dornfortsätze geschützt. Im Lendenteil werden sie hinten nur von den Multifidusbündeln bedeckt, sind aber sehr kräftig, so daß sie im Verein mit den mächtigen Muskelmassen dieser Gegend einen ausgiebigen Schutz für den Rückgratskanal darstellen, dessen Verletzung hier an und für sich weniger gefährlich ist, weil das Rückenmark nicht so weit herabreicht.

(Vergängliche gelbe Bänder [L. intercruralia transitoria m.]. Außer den beschriebenen 23 kommen in der Jugend stets, hie und da aber auch bei Erwachsenen noch zwischen den Bogen der Kreuzwirbel gelbe Bänder vor; s. auch Kreuz-Steißbeinverbindungen).

Bänder zwischen den Muskelfortsätzen der Wirbel.

Die Bänder zwischen den Muskelfortsätzen der Wirbel sind, wenigstens zum Teil, nicht sowohl selbständige, feste Skeletbänder, als vielmehr Scheidewände zwischen benachbarten Muskeln und können daher ebensogut zu den Muskelscheidewänden [Septa intermuscularia N.] gerechnet werden. Freilich kann einigen von ihnen eine gewisse Rolle bei den Skeletbewegungen nicht abgesprochen werden. Aus diesem Grunde mögen sie auch hier Erwähnung finden.

β) Zwischenquerfortsatzbänder [Ligta intertransversaria N.][2]). Am Hals ist von eigentlichen Bändern zwischen den Querfortsätzen kaum zu reden, sie werden hier durch wenige, lockere Bindegewebszüge dargestellt, die zwischen den Höckern der vorderen Querfortsatzspangen überspringen; hie und da finden sich auch zwischen den hinteren Spangen solche Bandzüge oder auch schräge, die von einer vorderen Spange zur nächst tieferen hinteren ziehen, oder aber sie fehlen ganz.

Im Brustteil[3]) (Fig. s. b. Rippenbändern) dienen sie dem Multifidus mit zum Ursprung und ziehen als rundliche Stränge zwischen den

---

1) L. HIRSCHFELD, Compt. rend. de la Société de Biologie, 1847, p. 75: Nouvel aperçu sur les courbures de la colonne vertébrale.

2) Intertransversal ligt (engl.). Ligt. allant du sommet d'une apophyse transverse à l'autre (franz.).

3) Ligta. tuberositatum vertebral. (HENLE).

hinteren Querfortsatzhöckern gerade oder etwas schräg auf- und vorwärts; sie decken dabei die Ligta. tuberculi costae N. An den untersten Brustwirbeln liegen sie zwischen den Proc. mamill. und access.; sie sind manchmal fleischig (Beob. auf dem Leipziger Präpariersaal) und entsprechen so den Mm. intertransversarii der Hals- und Lendenwirbelsäule.

Im Lendenteil[1]) sind sie membranartig und nur medianwärts scharf (konkav) begrenzt; sie entsprechen hier den oberen Rippenhalsbändern.

(MACALISTER leugnet das Bestehen von Ligta. intertransversaria gänzlich; am Hals und an der Lende seien es Intercostalbänder, am Rücken intertuberose Bänder[2]); dabei giebt er an, daß sie am Hals auf der Rückseite der Gelenkkapseln hinzögen; s. auch Kreuz-Steißbeinverbindungen).

Wirkung. Die Bänder spannen sich bei übertriebener Seitwärtsneigung der Wirbel nach der entgegengesetzten Seite.

γ) Zwischendornbänder [Ligamenta interspinalia N.][3]). Fast längs der ganzen Wirbelsäule werden die Wirbeldornen durch teils derbe, teils dünne bindegewebige Membranen[4]) verbunden, die zugleich Muskelsepta zwischen den tiefen Rückenmuskeln (Multifidus und Interspinalis) beider Seiten darstellen. Sie dienen zum Teil diesen Muskeln zur Anheftung.

Am Hals sind sie weniger selbständig, weil sie nach hinten in das Nackenband ausstrahlen. Nach SAPPEY spaltet sich die Zwischenmembran an der Dornfortsatzwurzel und setzt sich nach beiden Seiten hin zwischen die Wirbelbogen bis zu den Gelenkkapseln fort[5]). Hier liegt sie hinter den gelben Bändern und ist von ihnen durch einen Synovialsack getrennt, der sich von der Gelenkkapsel jeder Seite bis zur Mittellinie entwickelt und dort mit dem der anderen Seite kommuniziert. (Bei den Rückwärtsbeugungen der Halswirbelsäule sollen diese Schleimbeutel die Reibung vermindern.) Zwischen Occiput und Atlas und zwischen Atlas und Axis kann man, wie MACALISTER mit Recht hervorhebt, kein eigentliches Zwischendornband annehmen.

Zwischen den oberen Rückenwirbeln sind die Bänder klein und dreieckig (mit unterer Spitze), zwischen den sich dachziegelförmig deckenden mittleren Brustwirbeln verschwinden sie natürlich bis auf geringe Reste fast gänzlich, weiter unten, wo die Dornen weniger schräg abwärts geneigt sind, werden sie wieder größer und dreieckig.

Zwischen den Lendendornen sind sie am mächtigsten entwickelt (s. Fig. 30); sie sind hier viereckig mit oberem, unterem, vorderem und hinterem Rand und lassen sich oft in mehrere Blätter spalten, die allerdings nicht selten durch Gefäße und Fett erfüllte Lücken zeigen.

Die Zwischendornbänder schließen sich in Brust und Lende direkt an die hintere mediane Firste der gelben Bogenbänder an, wie auch Fig. 30 zeigt.

---

1) Ligta. costo-transv. ant. lumb. (HENLE).
2) Intertuberous ligts. (MACALISTER).
3) The interspinous ligaments (engl.). Ligaments interépineux (franz.).
4) Membranae interspinales (WEITBRECHT).
5) Ligts. interépineux, partie interlamellaire.

Die Faserrichtung in ihnen ist keine ganz longitudinale, sondern in der im allgeimeinen dünnen Membran finden sich meist verdickte, derbere Streifen, die von vorn nach hinten schräg abwärts verlaufen, das Spatium interspinosum demnach diagonal durchlaufen, denn sie ziehen von der Wurzel und unteren Kante des oberen Dornes schräg abwärts zur oberen Kante und Spitze des unteren Dornes (s. Fig. 30). Im unteren Brust- und im Lendenteil laufen auch häufig derbe Züge gerade von vorn nach hinten in horizontaler Richtung von der Dornfortsatzwurzel des unteren Wirbels zum hinteren Rand des Zwischendornbandes. Oft kommen auch Durchkreuzungen schräger und gerader Züge in dem Bande vor.

Bau: Die Zwischendornbänder bestehen aus leimgebenden Bindegewebsbündeln und feinen elastischen Fasern. SAPPEY beschreibt außerdem noch sehr breite Fasern in ihnen mit elliptischen, langgezogenen, regelmäßigen und dicht gestellten queren Kernen; ich möchte glauben, daß es sich dabei vielleicht um modifizierte Knorpelzellen handeln könnte, was nach LUSCHKA's Angaben nicht auffallen kann, denn dieser fand nicht selten zwischen den Lendendornen eine dem „Annulus fibrosus" ähnliche Faserknorpelmasse und öfters in ihr eine einheitliche oder mehrfächerige „Gelenkhöhle". Nicht selten zeigen auch die übereinanderliegenden Lendendornen selbst, namentlich in höherem Alter, Artikulationsflächen, die von einer Gelenkkapsel umgeben sind.

δ) Spitzenband [Ligt. supraspinale N.][1]). Im Brustteil setzt sich der hintere Rand der Zwischendornbänder auch auf die Dornspitzen selbst bezw. über sie hinweglaufend nach ab- und aufwärts fort. Dadurch entsteht ein rundlicher, schlanker Strang, der als ein besonderes Band, das Spitzenband (s. Fig. 30), aufgefaßt werden kann. Das Band zerfällt in mehrere Lagen, die obersten überspringen 3—4 Wirbel, die mittleren nur 2—3, die tiefsten endlich verbinden nur die 2 benachbarten Dornspitzen. Die tiefsten Lagen entspringen auf einer dünnen Lage von Faserknorpel, welche auch bei älteren Leuten die abgerundeten Kanten und die Dornspitzen bedeckt. Dieser Knorpelstreifen erstreckt sich noch eine Strecke weit in das Ligt. supraspinale nach abwärts hinein und verknöchert häufig, so daß die Dornspitzen griffelartig verlängert erscheinen. Außer den gewöhnlichen leimgebenden Fibrillen und den Knorpelstreifen enthält das Ligt. supraspinale auch viele feine elastische Fasern.

Von LUSCHKA wurde seit 1863 (2. Band) der unmittelbar zwischen den Dornspitzen überspringende Teil der Ligt. supraspinalia als ein besonderes Band „Ligt. apicum process. spinos." sowohl vom „Ligt. interspinale" als auch vom „Ligt. supraspinale" unterschieden, während er früher (1. Band) unter Ligt. apicum dasselbe verstand wie die anderen Autoren, nämlich das Band zwischen und über den Spitzen. HUMPHRY nennt dasselbe interspinous ligt., während er die Membrana interspinalis überhaupt nicht zu den Bändern zählt. Nach SAPPEY soll im Lendenteil das Band ganz fehlen und nur durch die Sehnenursprünge des Latissimus, Longissimus und Multifidus vorgetäuscht werden; s. auch Kreuz-Steißbeinverbindungen.

1) Ligt. apicum process. spinos. (die meisten deutschen Autoren exkl. LUSCHKA), Ligt. longit. post. columm. spin. (BARKOW). Supraspinous ligt. (engl.). Ligts. surépineux (franz.).

Wirkung. Zwischen- und Ueberdornband hemmen die übertriebene Vorwärtsbiegung der Wirbelsäule.

Nackenband [Ligt. nuchae N.][1]). Am Hals (s. Fig. 36) läuft das Spitzenband nicht direkt auf den Spitzen der Dornfortsätze herab, sondern in fast gerader, nur leicht geschweifter, nach hinten konkaver Linie von der Protuberantia occipitalis (oder einem eventuellen Torus occipitalis) zum 6. oder 7. Halsdorn resp. den obersten Brustwirbel-

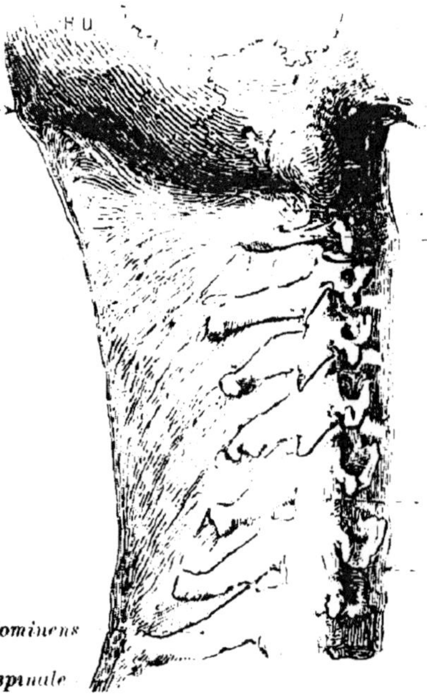

Fig. 36. Ligamentum nuchae und Beginn des L. supraspinale.

dornen, zum „Widerrist" der Tiere hinunter. In dieses Lig. occipitodorsale, wie man es nennen könnte, strahlen vom Dornfortsatz des Occiput, d. i. der Linea nuchae mediana [Crista occipit. ext.] und von allen Halsdornen aus derbe Bandzüge ein. Die Züge verlaufen hauptsächlich schräg und sind der Hauptsache nach als Fortsetzungen der Zwischendornbänder zu betrachten, doch gehen sie nicht nur von der unteren Kante des Dornfortsatzes aus, sondern auch von der oberen Kante und dem Falz zwischen den beiden Dornspitzen; bei den unteren Halswirbeln entspringen sie auch gabelig geteilt von den 2 Dornspitzen selbst. Die Züge vom Tuberculum post. atlantis sind oft, aber durchaus nicht immer schwach entwickelt. Außer diesen, von den Dornspitzen schräg abwärts verlaufenden Bündeln gehen aber auch namentlich von den beiden ersten Wirbeln schräg aufwärts und anders gerichtete Züge aus, so daß das Band oft ganz zier-

1) (Das Wort Nuchā' ist arabisch = Rückenmark; der Nacken heißt nucqrah. Von Constantinus Afer bis Vesal wurde Nucha auch von den Anatomen für Rückenmark, nicht für Nacken gebraucht. Ligt. nuchae (engl.). Ligt. cervical postérieur, ligt. de la nucque (franz).

lich geflochten erscheint. Zwischen diesen derben Bandzügen sind lockere, durchscheinende oder geradezu gefensterte, oft fettdurchwachsene bindegewebige Membranen, so daß ein mehr oder weniger kompaktes, dreiseitiges Band resultiert, mit oberer, an der Linea mediana befestigter Grundlinie und unterer, am Widerrist befestigter Spitze. Das Band in seiner Gesamtheit wird Nackenband genannt. Die hintere Seite, i. e. der freie Rand ist verdickt durch die Ursprünge des Trapezius und der Splenii und kann beim Lebenden als harter Strang in der medianen Nackenfurche dicht unter dem Occiput gefühlt werden, wenn der Kopf stark nach vorn geneigt wird. Das Nackenband ist auch mit ein Grund, weshalb man die Halsdornen mit Ausnahme des Axisdornes beim Lebenden nicht genau durchfühlen und abzählen kann.

Mehrere Autoren (H. v. Meyer, Humphry u. a.) rechnen das Nackenband überhaupt nicht zu den eigentlichen Bändern, sondern zu den Muskelsepten. Für die locker gewebten Membranen zwischen den schrägen Zügen trifft diese Anschauungsweise auch ganz das Richtige, nicht aber für die derben schrägen Züge selbst, denn diese enthalten sehr viele elastische Fasern, denen sie auch ihre gelbliche Farbe verdanken, und unterscheiden sich demnach entschieden von den gewöhnlichen Muskelsepten. Dem mächtigen, fast rein elastischen Nackenband der Vierfüßler, namentlich der schwerköpfigen, Geweihe oder Hörner tragenden oder solcher, die ihren Kopf zum Wühlen brauchen (Walroß, Elefant, Wiederkäuer u. s. w.) gegenüber stellt das menschliche allerdings nur einen ganz kümmerlichen phylogenetischen Rest dar, entsprechend der veränderten Kopfhaltung. Bei den Vierfüßlern mit ihrem mächtigen Kauapparat geht ja das Schwerlot des Kopfes weit vor dem Atlasgelenk, noch dazu senkrecht zur Wirbelsäule, vorbei, während beim Menschen in der Normalstellung Schwerlot und Wirbelsäulenachse fast parallel in einer Vertikalebene sich sehr nahe liegen, so daß bei geringer Extension des Kopfes die Kopfschwere direkte Unterstützung durch die Wirbelsäule findet (vergl. Bd. II). Wenn der 6. Halsdorn ebenso lang ist wie der 7. oder nur wenig hinter ihm an Länge zurücksteht, wie das nicht selten der Fall ist, dann sind die Bandmassen zwischen 6. und 7. Halsdorn natürlich vom übrigen Nackenband ganz abgesondert, das Band endet in diesen Fällen schon am 6. Halsdorn; die Bandmasse zwischen 6. und 7. Dorn ist dann faktisch ganz genau so beschaffen wie die Ligt. interspinalia der Brustwirbel.

Wirkung. Das Nackenband hemmt die Vorwärtsneigung des Kopfes und Halses.

Praktische Bemerkungen. Praktisch kann das Nackenband eine Bedeutung gewinnen, insofern es Abscessen beträchtlichen Widerstand gegen die Ueberschreitung der Medianlinie bieten kann.

b) Lange oder gemeinsame Wirbelbänder [Ligta vertebr. longa m.].

α) Vorderes Längsband. [Ligt. longitudinale ant.][1]). Das Band ist individuell recht verschieden entwickelt, und überdies ist die Auffassung desselben seitens der Autoren nicht die gleiche,

1) Ligt. commune vertebr. ant. (Henle), Fascia longit. ant. (H. v. Meyer). Anterior common ligt. (of spine), anterior common vertebral ligt. (engl.). Ligament vertébrale commun antérieur (franz.).

so daß daher die Beschreibung desselben je nach dem Autor sehr wechselt. Meine Erfahrungen stimmen am meisten mit denen Poirier's überein, der überhaupt die genaueste Beschreibung der einschlägigen Verhältnisse giebt.

Es zieht, am Occiput beginnend, auf Hals, Brust und Lende hinunter bis zum Kreuzbein. Am dicksten ist es im Brustteil (s. Fig. 37), am dünnsten am Hals.

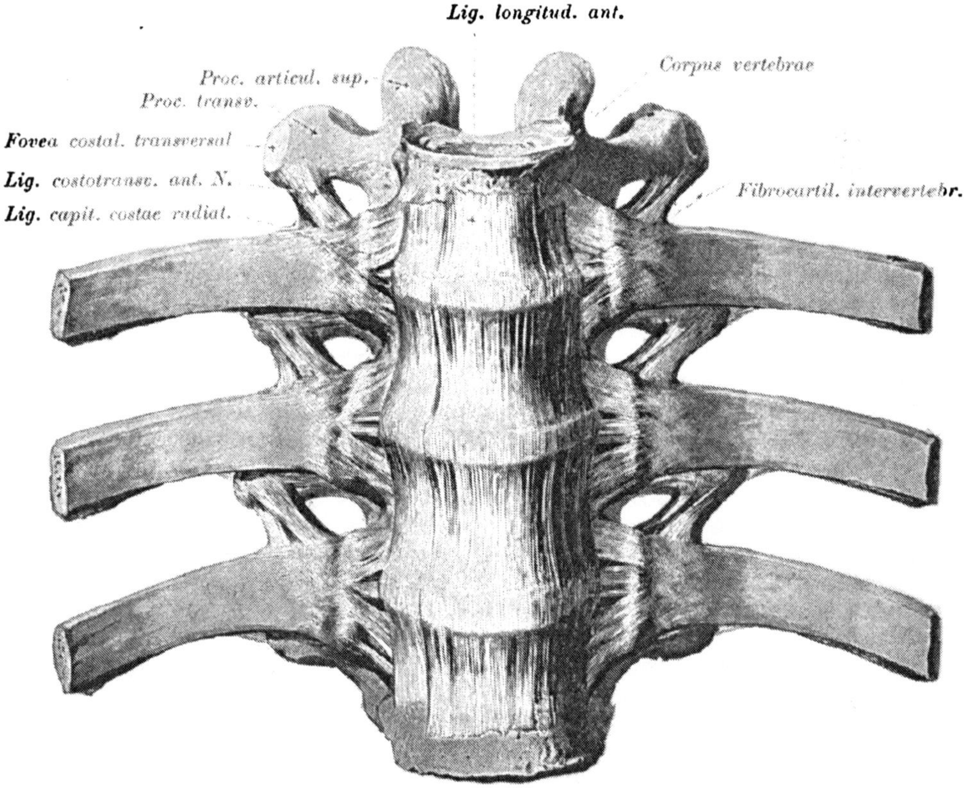

Fig. 37. Wirbelsäule mit Bändern, von vorn.

Es besteht aus längsverlaufenden, straffen, atlasglänzenden, sehnigen, mit wenig elastischen Fasern untermengten, bindegewebigen Zügen, zwischen denen in kleinen Spalten auch Fettgewebe sich findet. Es läuft aber nicht ununterbrochen vom Hinterhauptbein bis zum Kreuzbein, sondern fast an jedem Körper und jeder Bandscheibe enden einige Bündel fächerförmig, während neue Bündel von da ihren Ursprung nehmen. Dabei überspringen die oberflächlichen Bündel etwa 4—5 Wirbel, die tieferen nur 2—3, die tiefsten ziehen gar nur von einem Wirbel zum nächsthöheren. Uebrigens sind alle Bündel unter spitzen Winkeln anastomosierend innig miteinander verwebt.

Die meisten Autoren geben übereinstimmend an, daß das Band nur mit den Bandscheiben und den wulstigen Rändern der Wirbel, nicht aber mit der Wirbelkonkavität verwachsen sei; das ist aber, wie Poirier mit Recht hervorhebt, nicht richtig. Wie Poirier angiebt und ich durchaus bestätigen kann, gelingt es ohne Schwierigkeit, bei frischen oder auch konservierten Wirbelsäulen das ganze Längsband mit Ausnahme der Zwerchfellinsertion ohne Messerhilfe abzureißen; dabei zeigt sich, daß das Bandgewebe an den mittleren Körperteilen der Wirbel so fest mit dem Periost verbunden ist, daß es sich nur mit ihm zusammen abreißen läßt, woraus unzweifelhaft hervorgeht, daß an diesen Stellen das Periost fester am Band als am Knochen haftet; an den Bandscheiben und (wie ich, POIRIER ergänzend, hinzufügen muß) auch an den Randwülsten der Wirbel löst sich aber das Längsband ganz leicht ab, die tieferen Periostpartien resp. Faserringschichten bleiben an den Wirbeln und Scheiben haften, so daß man ein abwechselnd dünnes, durchsichtiges und dickes, undurchsichtiges Band erhält. Die hellen Partien dieses abgerissenen Bandes entsprechen den dünnen, feinfaserigen, über die Wirbelränder und Bandscheibe laufenden Stellen des Bandes, die dunkeln den dicken, festen Bandabschnitten, die die Wirbelkonkavität ausfüllen. (Die dünnen, den Bandscheiben entsprechenden Stellen werden beim Abreißen übrigens stark ausgedehnt.) Es findet demnach nicht, wie die Autoren angeben, eine Ueberbrückung der vorderen Wirbelkonkavität statt, sondern eine Ausfüllung; diese ist übrigens in den unteren Abschnitten der Brust- und der Lendenwirbelsäule durchaus keine vollständige; die Front der Wirbelsäule ist hier keineswegs durch das Band ganz geebnet, sondern trotz des Bandes bleiben im Gebiet der Wirbelkörpermitten doch noch Konkavitäten bestehen (vergl. a. Fig. 30).

Der Halsteil des Bandes zeigt folgende besondere Verhältnisse. Als dicker, ziemlich schmaler, rundlicher oder abgeplatteter Strang [1]) (s. Fig. 44) entspringt es von dem faserknorpeligen Ueberzug des Grundteiles am Occiput und wird bei seinem Herabsteigen vor dem Tuberc. ant. atlantis vorbei öfters durch einen Schleimbeutel von diesem und der sogenannten vorderen Verstopfungshaut getrennt, während es gewöhnlich mit letzterer verwachsen ist. Meist entspringen vom Tubercul. atlantis Verstärkungsbündel, die sich abwärts zum vorderen Längsband begeben und von manchen als besonderes Band [2]) beschrieben werden. Unten wird das Band breiter und flacher, so daß der ganze Halsteil desselben einem lang ausgezogenen Dreieck mit oberer Spitze und unterer Basis zu vergleichen ist. Es nimmt aber trotz der Verbreiterung nur das vorspringende Feld der Wirbelkörper, d. i. den Zwischenraum zwischen den beiderseitigen Mm. longi colli recti ein, deren Ursprungs- und Ausgangsbündel dasselbe verstärken. Nach vorn wird das Band bedeckt vom retropharyngealen Bindegewebe und stellt gewissermaßen die Hinterwand des retropharyngealen Spaltraumes dar.

Im Brustteil ist das Band bedeutend dicker, bis zum 3. Brustwirbel aber auch nur auf den Zwischenraum zwischen den beiden langen Halsmuskeln beschränkt; von da an nach abwärts breitet es sich seitlich aus, und es treten auch noch seitliche Bandzüge auf, die allerdings von manchen Autoren (z. B. HENLE) gar nicht mehr zum Längsband, sondern zum Wirbelperiost gerechnet werden; sie stellen

1) Ligt. occipitale ant. med. (H. v. MEYER), s. Lacertus medius (Wrisbergi, soll wohl heißen Weitbrechti?). Ligt. atlanto-occipitale superfic. (BARKOW), rectum Atlantis (HARTMANN und RAUBER), median occipito-atlant. ligt. (engl. Aut.).

2) Lacertus accessorius (MEYER). Ligt. epistrophico-atlanticum ant. superfic. (BARKOW).

ein lockeres, gröberes Flechtwerk dar mit kürzerem Verlauf als der mittlere, der Hauptstreifen. Häufig sind diese seitlichen Bandzüge durch eine fast fortlaufende Spalte (durch welche Gefäße zu den hier in der Mitte der Körperhöhe gelegenen Haupternährungslöchern der Wirbelvorderseite treten) vom Hauptstreifen getrennt, und immer sind sie selbst noch von kleinen Gefäßspalten durchlöchert. Diese seitlichen Partien des vorderen Längsbandes ziehen vor und zwischen den Fasern der Ligta. capituli-costae radiata vorbei. Der Brustteil des Bandes liegt in der ganzen Länge hinter den Aa. und Vv. intercostales; oben liegt er unmittelbar hinter dem Ductus thoracicus und Oesophagus; vom 4. Wirbel ab hinter der Aorta und der Vena azygos.

Im Lendenteil der Wirbelsäule erreicht der mittlere Streifen eine Breite von 3—4 cm, so daß er etwa die Hälfte der ganzen Vorderseite einnimmt, ist aber dünner als der Brustteil (jedoch immerhin dicker als der Halsteil). Die Seitenstreifen verschwinden im Lendenteil und werden ersetzt durch die Sehenbogen des Psoasursprunges, die über die Lumbalgefäße und Rr. communicantes sympathici hinwegziehen. Am 2.—4. Lendenwirbel wird das Band durch die inneren Ursprungspfeiler des Zwerchfells, die sich nicht vom Band trennen lassen, erheblich verstärkt; an dieser Stelle ist das Band absolut fest mit den Wirbelkörpern verwachsen, so daß man hier das Band nicht, wie sonst, von der Wirbelsäule abreißen, sondern nur abschneiden kann. Direkt vor dem Lendenteil des Bandes liegt der Lymphbrustgang mit den Lymphcisternen und links die Aorta, rechts die untere Hohlvene.

Meist endet das vordere Längsband fächerförmig ausstrahlend im Periost des 2. Kreuzwirbels, tritt dann aber immer als vorderes Kreuz-Steißbeinband (Ligt. sacro-coccyg. ant.) wieder auf, um am Steißbein zu enden (s. unten). Oft ist es übrigens auch in der ganzen Länge des Kreuzbeines auf dessen Vorderseite zu präparieren.

Wirkung. Das vordere Längsband widersetzt sich übertriebener Rückwärtsbiegung der Wirbelsäule.

β) Hinteres Längsband [Ligt. longitudinale post.][1]. Liegt im Wirbelkanal versteckt, wie Fig. 30 zeigt; es wird am besten freigelegt durch Wegnahme der ganzen hinteren Wirbelpartien, indem man die Bogen an ihrer Wurzel durchsägt, zurückklappt und das Rückenmark mit seinen Häuten entfernt.

Es ist kompakter als das vordere Längsband, besteht aber aus feineren Fasern und enthält wie (nach Sappey) alle hinteren Wirbelbänder ziemlich viele elastische Fasern beigemengt, worauf schon seine gelbliche Farbe hinweist.

Wie das vordere Längsband, erstreckt sich auch das hintere vom Hinterhauptbein hinunter bis zum Steißbein; es ist auch im Brustteil dicker als im Hals- oder Lendenteil und besteht ebenfalls in den obersten Schichten, namentlich in den der Mittellinie benachbarten Teilen aus langen, 4—5 Wirbel überspringenden Zügen, in den tiefsten aber aus solchen, die von Bandscheibe zu Bandscheibe ziehen oder gar nur die hintere Konkavität dieses Wirbelkörpers mit den Venenlöchern überbrücken (Fig. 38), also nur vom oberen zum unteren

1) Ligt. commune vertebrale post. (Henle und die meisten deutschen Autoren), Ligt. longitud. med. (Barkow), Fascia longitud. post. (Weitbrecht). Posterior common vertebral ligt. (engl.). Ligament vertébral commun postérieur (franz).

Rand desselben Wirbels ziehen. Während aber das vordere Längsband oben schmal beginnt, ist das hintere Längsband umgekehrt oben am breitesten. Es entspringt dorsalwärts vom Atlaskreuzband mit seinen kürzeren, „tieferen" Zügen als „Deckmembran" (Membrana tectoria, Fig. 46 u. 49), am unteren Ende des „Clivus" (Blumenbachi) des Occiput (s. u.). Seine längeren, oberflächlicheren Bündel lassen sich hier von den tiefen Bündeln gut trennen und noch etwas höher hinauf am Clivus verfolgen. Mit der Dura sind die letzteren ziemlich innig, doch nicht untrennbar verlötet. Weiter abwärts läßt sich das Band aber leicht von der Dura trennen; namentlich im Brustteil ist es mit ihr nur durch ganz lockeres, sehr zu seröser Infiltration geneigtes Bindegewebe verbunden; im Hals- und Lendenteil ziehen derbere Bindegewebszüge von der Dura zu dem Band.

Vom Rand des großen Hinterhauptloches erhält es Verstärkungsbündel, so daß eine Anzahl von Autoren (z. B. die französischen) es von da entspringen lassen.

Am Axis-(„Epistropheus")-Körper sind beide Schichten des hinteren Längsbandes unter sich und mit dem Kreuzband innig verbunden, so daß LUSCHKA das Längsband aus dem Kreuzband hervorgehen läßt. Jedenfalls bezieht das Längsband auch vom Axiskörper einen beträchtlichen Teil seiner Fasern, daher geben manche Autoren (z. B. HARTMANN) an, daß das Längsband vom Axiskörper entspringe.

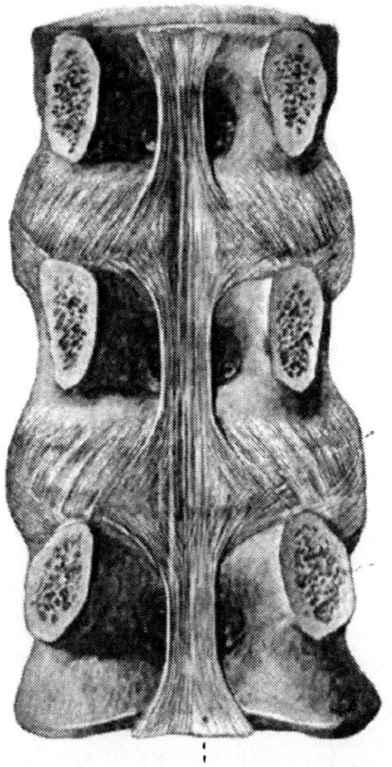

Fig. 38. Wirbelkörper mit Bändern, von hinten.

Nach abwärts verbreitert sich das Band ziemlich gleichmäßig, so daß es am Hals im ganzen „langgestreckt-rechteckig" genannt werden kann (s. Fig. 46). Seitlich geht es in die lockere Bindegewebsmembran über, die sich bis zu den Zwischenwirbellöchern erstreckt.

Das Band überbrückt die mächtigen, in lockeres Fettgewebe eingehüllten, queren Anastomosen (Plex. transvers. CRUV.) zwischen beiden vorderen Längssinus (Sin. vertebr. longitudin. N. [ant.]) und die kurzer Hand in sie einmündenden Wirbelvenen (Vv. basivertebrales). (In Fig. 38 sieht man die Ueberbrückung, zwar nicht der Venen selbst, aber ihrer Austrittslöcher aus dem Wirbel.) Seitlich geht das Band im Gebiete des Wirbelkörpers in eine dünne Membran über, die hinter den Längsvenen herzieht und diese von der Dura trennt; bei starker Füllung der Venen wird übrigens die dünne sie überziehende Membran des hinteren Längsbandes stark vorgebaucht. Mit den Venen verlaufen auch feine Arterien und die Wirbelnerven (Nn. sinuvertebrales).

Prakt. Bem. Letztere macht LUSCHKA verantwortlich für die Schmerzen bei Wirbelentzündungen.

Im Brustteil ist das Band bedeutend schmäler, oft nur $^1/_2$ oder $^1/_3$ so breit wie am Hals und verliert seine geraden Ränder; es wird zackig, indem es, an jeder Bandscheibe sich verbreiternd, nach beiden Seiten einen dreieckigen, flügelförmigen, spitz auslaufenden Fortsatz entsendet, so daß das Band gezähnelt oder sägeförmig gezackt erscheint (s. Fig. 38). Im Gebiet des Wirbelkörpers hingegen ist das Band schmal und zeigt jederseits einen lateralwärts konkaven, mondsichelförmigen Rand, der nach oben und unten, d. h. nach der nächsthöheren und -tieferen Bandscheibe in die erwähnte seitliche Spitze ausläuft. Die tiefste Einbiegung entspricht der Bogenwurzel. In den bogenförmigen Rändern scheinen, was in ähnlicher Weise auch MORRIS beobachtet hat, mehr oder weniger selbständige Züge zu verlaufen, die von der unteren seitlichen Ecke eines Wirbelkörpers, z. B. *A* in Fig. 39 (im Gebiet des Zwischenwirbelloches) über die nächste Bandscheibe [*Z(A B)*] und den nächsten Wirbelkörper (*B*), sowie die zweite Bandscheibe [*Z(B C)*] in einem lateral konkaven Bogen hinweglaufen und sich erst am übernächsten Wirbel (*C*) befestigen und zwar am oberen Rand seiner Bogenwurzel. Die Züge stehen demnach immer in Beziehung zu 3 Wirbeln (*A*, *B*, *C*), von denen der mittlere (*B*) vollständig übersprungen wird und zu 2 Bandscheiben [*Z(A B)*, *Z(B C)*]. Im Gebiet der Bandscheiben bezw. der dreieckigen Verbreiterung des Bandes findet demnach immer eine Durchkreuzung der neu entspringenden, nun nach abwärts ziehenden und der sich ansetzenden, von oben kommenden Bogenbündel statt.

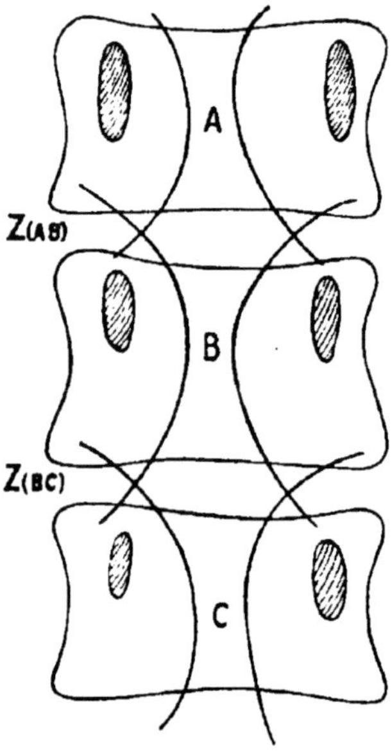

Fig. 39. Schema des hinteren Längsbandes.

(Wegen der innigen Verbindung mit den Bandscheiben hat CARL LUDWIG das vordere und hintere Längsband nur als Verstärkungsbänder der Bandscheiben erklärt.)

Diese im wesentlichen intervertebralen seitlichen Verbreiterungen des hinteren Längsbandes liegen direkt am Knochen und an den Bandscheiben. Daher liegen sie natürlich vor den großen Längsvenen, während die schmalen Mittelstücke des hinteren Längsbandes, die jeweils dem Wirbelkörper entsprechen, hinter den queren Venenanastomosen vorbeiziehen.

Im Lendenteil sind die seitlichen Zacken sehr ausgesprochen und auch hier sind immer die 2 Schichten des Bandes leicht zu unterscheiden.

Im Kreuzbeinkanal ist das hintere Längsband vom 2. Kreuzwirbel ab auf einen schmalen, medianen Streifen reduziert, der aber auch noch den „vergänglichen Bandscheiben“ entsprechend Verbreiterungen zeigt. Mit der Dura steht er durch ziemlich derbes Bindegewebe [1]) in Verbindung. Am Kreuzbeinende verbreitert sich der Bandstreif wieder und tritt auf das Steißbein über (s. Kreuz-Steißbeinverbindungen).

Wirkung. Das hintere Längsband spannt sich bei übertriebener Vorwärtsbeugung der Wirbel. Auch kann es die Vorderfläche des Rückenmarkes gegen den Druck der Venengeflechte schützen, denn, wie Henle angiebt, springen diese, wenn man sie aufbläst, seitlich vom Mittelstück des Bandes als Wülste vor.

3. Gelenke der Wirbel [Diarthroses vertebrales m.].

Gelenkflächen.

Die Gelenkflächen der Gelenkfortsätze aller Wirbel sind etwa oval begrenzt. Ihre Krümmung und Stellung wechselt in den 3 Hauptabschnitten der Wirbelsäule, wie schon in der Knochenlehre beschrieben ist (vergl. Disse, Wirbelsäule, dies. Hdb. S. 52 ff.).

Am Hals stehen die Gelenkflächen etwa um 45—60° gegen den Horizont geneigt (Fig. 36, Nackenband), und zwar so, daß man an ihnen einen oberen vorderen und einen hinteren unteren Rand unterscheiden kann. Bei den oberen Gelenkfortsätzen schaut

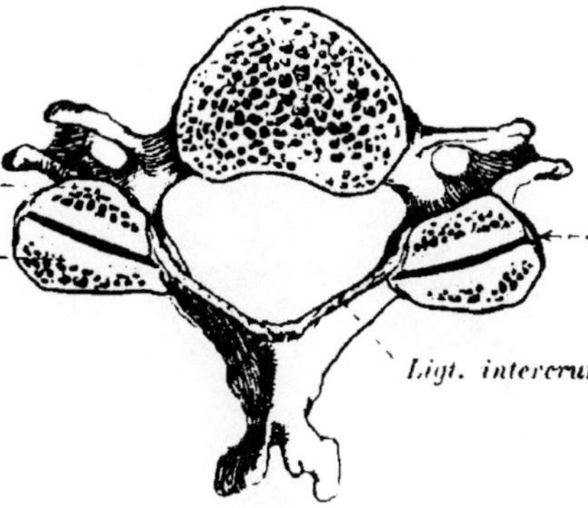

Fig. 40. Durchschnitt durch die Gelenke zwischen dem 3. und 4. Halswirbel, Ansicht von oben.

die Fläche also rück- und aufwärts, bei den unteren umgekehrt vor- und abwärts. Meiner Erfahrung nach sind ihre knöchernen Gelenkflächen meist leicht konkav von rechts nach links ausgehöhlt und die Gelenkspalten beider Seiten konvergieren etwas nach hinten (s. Fig. 40). Sehr häufig sind die Flächen aber vollkommen eben und die Gelenkflächen beider Seiten liegen überdies oft in einer Ebene.

Die Gelenkflächen der Brustwirbel sind zwar auch eben, liegen aber, von Ausnahmen abgesehen, niemals in einer und derselben Ebene, sondern die Gelenkflächen beider Seiten konvergieren stark nach hinten-innen (Fig. 41). Sie liegen etwa auf einem Kreisumfang, dessen Mittelpunkt vor der Vorderfläche der Wirbelkörper liegt. Die Brustgelenkflächen stehen viel steiler wie die Halswirbelgelenkflächen, nämlich fast vertikal (s. Fig. 53 oben u. unten).

1) Ligt. sacro-dure-mérien (Poirier).

Die Gelenkflächen der Lendenwirbel verhalten sich ganz anders (Fig. 42), sie sind etwa cylindrisch gekrümmt, die oberen Gelenkfortsätze konkav, die unteren entsprechend konvex. Sie sind so gestellt, daß die oberen Flächen median- und etwas rückwärts schauen, die unteren also lateral- und etwas vorwärts.

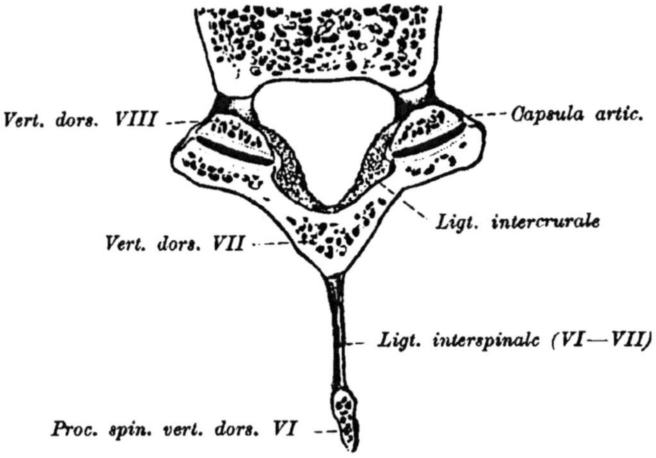

Fig. 41. Durchschnitt durch die Gelenke zwischen dem 7. und 8. Halswirbel, Ansicht von oben.

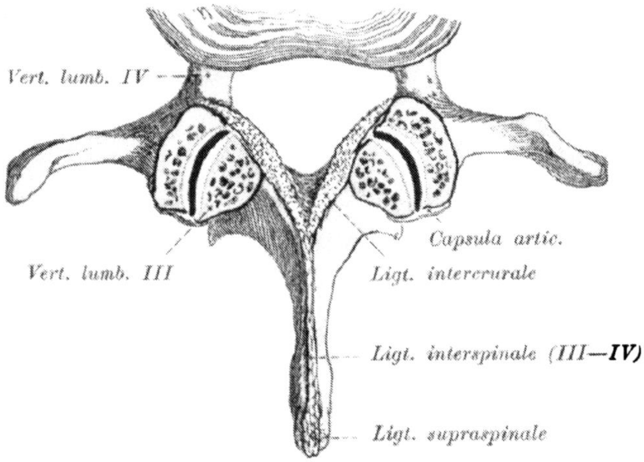

Fig. 42. Durchschnitt durch die Gelenke zwischen dem III. und IV. Lendenwirbel, Ansicht von oben.

Der Knorpelüberzug ist bei allen Wirbelgelenkflächen in der Mitte am dicksten und nimmt nach den Rändern zu allmählich ab (s. Fig. 34 u. 40—42). Wie bei den Zwischenwirbelscheiben sind auch hier die Knorpel in der Lendengegend am dicksten (bis zu $1^3/_4$ mm), während sie in der Halsgegend nur bis zu 1 mm, in der Brustgegend meist nur etwa 0,5—0,8 mm dick sind.

Gelenkkapseln[1]).

Die Gelenkkapseln der Wirbelgelenke (Fig. 36 und 40—42) entspringen wie andere Gelenkkapseln rings an den Rändern der Gelenkenden. Die Innenhaut der Kapsel entwickelt oft platte Falten, die sich bis gegen die Mitte zwischen die Gelenkflächen hineindrängen können; am Hals schieben sich zwischen die gelben Bänder und die Zwischendornbänder Schleimsäckchen. (Am Hals fand LUSCHKA die Kapseln besonders nervenreich und erklärt daraus die heftigen Schmerzen und reflektorischen Muskelkontrakturen, die schon bei geringen Entzündungen der Wirbelgelenke auftreten.)

Die Kapseln sind am weitesten, schlaffesten im Halsteil, etwas enger im Lendenteil, am engsten im Brustteil; immerhin sind sie auch hier nicht gerade sehr straff zu nennen.

Ueberall ist die Hinterwand der Kapseln kräftiger als die vordere.

Die Kapseln werden vorn und medialwärts verstärkt von den Bogenbändern (s. Fig. 40—42), doch sind sie überall von ihnen zu isolieren; hinten und außen lagern sich ihnen fibröse Bandzüge auf, die an den Halsgelenken schwach sind und bald mehr längs, bald mehr rings verlaufen, während sie an den Brust- und namentlich den Lendenwirbeln mächtiger entwickelt sind und deutlicher quere Züge erkennen lassen. MACALISTER führt hier auch noch ein weit ausstrahlendes unteres Verstärkungsband[2]) an.

Nach vorn und innen grenzen die Wirbelgelenkbänder an die Bogenbänder (s. o.) und an die Foramina intervertebralia, nach hinten an die Multifidusbündel. Am Hals und an der Lende kann man einen großen Teil der Kapseln durch Wegräumung der Muskeln oder des Gewebes in den Zwischenwirbellöchern freilegen, im Brustteil werden sie aber nur dann gut sichtbar, wenn man die Bogen durchsägt und die gelben Bänder von den Kapseln abpräpariert.

RETZIUS[3]) hat nachgewiesen, daß beim Menschen und vielen Säugetieren von der Embryonalzeit bis zur Pubertät sich zwischen den 3 oberen Kreuzwirbelgelenkfortsätzen vergängliche richtige Kapselgelenke [Capsulae articulares vertebr. transitoriae m.] finden, die gewöhnlich später knöchern verwachsen, ein im gesunden menschlichen Körper einzig dastehender Vorgang.

4. Gefässe und Nerven der Wirbelbänder und -Gelenke.

Die Wirbelsäule erhält zahlreiche, aber lauter kleine Arterien von vorn, von der Seite und von rückwärts her.

Am Hals entstammen die Zweige der Arteria vertebralis, der A. cervicalis ascendens, der A. cervicalis prof. und dem R. descendens der Art. occipitalis.

Im Brust-, Lenden- und Kreuzbeinteil sind es Zweige der Aa. intercostales, lumbales und Aa. sacrales laterales, die zum Teil direkt aus deren Stämmen, zum Teil aus ihren Rr. spinales, zum Teil endlich aus den Rr. musculares der hinteren Intercostalzweige abgehen.

---

1) Ligta. capsularia process. articul. s. obliquor. (Aut.). Capsular ligts. (engl.). Ligt. capsulaire (franz.).

2) Lower accessory band.

3) G. RETZIUS, Ueber einige normal durch Ankylose verschwindende Kapselgelenke zwischen den Bogen der Sacralwirbel. Mit 1 Tafel. In: G. RETZIUS, Biolog. Untersuch., N. F. Bd. 7, Jena 1895. (Schwedische Veröffentlichung im Jahre 1863.)

Die Arterien für die Wirbelkörper und ihre Bänder gehen nämlich zum großen Teil gleich auf der Vorderseite zwischen der mittleren und der seitlichen Abteilung des vorderen Längsbandes und durch die letztere selbst hindurch in die Knochen, die Bandscheiben und das Längsband; außerdem geben aber die Rr. spinales jeder Seite Aeste ab, die Anastomosenbogen bilden auf der Hinterseite der Wirbelkörper (vor dem hinteren Längsband) und auf der Vorderseite der Bogen; von letzteren Gefäßbogen aus gehen in die Gelenkkapseln der Gelenkfortsätze Zweige hinein; ebensolche Gelenkzweige kommen auf der Rückseite aus den tiefsten Muskelästen der Intercostal- u. s. w. Arterien. Wirkliche arterielle Gelenknetze finden sich aber an der Wirbelsäule nirgends.

Die Venen haben analogen Verlauf, gehören zum System der Vertebralis bezw. Subclavia, der Intercostalis und Lumbalis ascend. bezw. Azygos und Hemiazygos.

Die Nerven der Wirbelgelenke sind ganz unbedeutende Aestchen der Spinal- bezw. Intercostalnerven.

Prakt. Bem. An der Wirbelsäule alter Leute beobachtet man sehr oft teilweise Verknöcherung fast aller Wirbelbänder, so daß die Wirbel an den Bandansatzstellen von knöchernen Exkrescenzen besetzt sind. Bechterew hat diese fortschreitende Ankylosierung der Wirbelsäule als ein besonderes Krankheitsbild beschrieben, und O. Bender (Münch. med. Wochenschr., 1901) konnte seine Angaben bestätigen.

II. Die Wirbelsäule als Ganzes.

Länge der Wirbelsäule.

Bei der Längenmessung der Wirbelsäule ist zu unterscheiden zwischen dem Maß, das man gewinnt, wenn man beim Messen den Krümmungen folgt = eigentliche Länge, und dem Maß, das man erhält, wenn man die kürzeste Entfernung zwischen dem Axiszahn und der Steißbeinspitze mißt, dieser Abstand wird passend als Höhe der Wirbelsäule bezeichnet.

Die Länge (den Biegungen folgend) mißt beim Erwachsenen etwa 72—75 cm, d. i. etwa 45 Proz. der Körperlänge; davon kommen: auf den Halsteil 11—14 cm, auf den Brustteil 27—30 cm, auf den Lendenteil 17—19 cm, auf den Kreuzbeinteil endlich 12—16 cm.

Die Höhe der Wirbelsäule hingegen ist natürlich beträchtlich kleiner, sie beträgt nach Krause beim Mann etwa 69—70 cm, beim Weib 66—69 cm, nach Beaunis im Mittel 67 cm. Die Halshöhe beträgt nach Beaunis 10,8, die Brusthöhe 27, die Höhe des Lendenteiles 16,8, die des Kreuz-Steißbeinteiles nur 12,4 cm. Die Mitte der ganzen Wirbelsäulenhöhe entspricht nach Beaunis dem 11. Brustwirbel.

Die Höhe der Wirbelsäule beträgt nach Krause etwa 40 Proz. = $^2/_5$ der ganzen Körperlänge, doch ist dies Verhältnis, wie bekannt, durchaus nicht konstant, es giebt viele Leute, die einen langen Oberkörper und kurze Beine haben, demnach im Sitzen groß erscheinen, und umgekehrt Leute mit langen Beinen und kurzem Oberkörper (vergl. Homer's Agamemnon und Odysseus). Ich kenne Personen, die im Sitzen gleich groß sind, im Stehen aber fast „um eines Hauptes Länge" verschieden. Nach Hasse's Messungen an über 5000 Soldaten haben größere Leute durchschnittlich längere Beine und kürzeren Rumpf bei größerem Gewicht, kleinere Leute verhältnismäßig kürzere Beine und längeren Rumpf. so betrug die Beinlänge bei 30 Leuten von 180 cm Körperhöhe 94 cm, also 52,2 Proz. der Körpergröße, bei 188 Leuten von 160 cm Körpergröße betrug hingegen die Beinlänge nur 82 cm = 51,25 Proz. der Körpergröße. Ich glaube, wir können die Messungsresultate HASSE's noch anschaulicher so ausdrücken: der Längenunterschied verschiedener Menschen ist meist durch Unterschiede in der Beinlänge, nicht in der Rumpflänge bedingt.

Um eine Uebersicht über die Größenverhältnisse der verschiedenen Abschnitte der Wirbelsäule und über ihr Wachstum zu gewinnen, gebe ich im nachfolgenden 2 Tabellen, von denen bei der ersten die Länge der ganzen Wirbelsäule mit Kreuzbein, bei der zweiten aber nur die der freien Wirbelsäule ohne Kreuzbein berücksichtigt ist; die Verhältnisse der zweiten Tabelle sind eigentlich die interessanteren, da das Kreuzbein in seiner Größe und Wachstum mehr zum Extremitätengürtel, zum Becken und seinem Inhalt in Beziehung steht als zur Wirbelsäule.

Längenverhältnisse der **ganzen** Wirbelsäule[1]).

Alter	Körperlänge cm	Ganz Wirb.-Säulenl. cm	°/₀ der Körperlänge	Halsteil absol.	Halsteil °/₀ der ganzen Wirbels.-Länge	Brustteil absol.	Brustteil °/₀ der ganzen Wirbels.-Länge	Lendenteil absol.	Lendenteil °/₀ der ganzen Wirbels.-Länge	Kreuzbeinteil absol.	Kreuzbeinteil °/₀ der ganzen Wirbels.-Länge
Fötus 3 Mon.	8,5	4,0	40,7	0,8	20	1,8	45	0,9	22	0,5	13
„ 4½ „	18,0	8,0	44,4	1,5	19	3,4	42	1,7	22	1,4	17
„ 6 „	27,0	11,0	40,7	2,2	20	4,5	41	2,7	24	1,6	14
Neugeborener	(50,0)	20,5	41,0	4,3	21	8,0	39	5,2	25	3,0	14
Kind 4 Jahre		32,9		5,5	17	12,8	39	7,6	23	7,0	21
Erwachs. Mann		76,2		12,5	16	31,0	40	19,0	25	13,7	19
„ Frau		74,5		12,0	16	29,0	39	19,0	25	14,5	19

Längenverhältnisse der **freien** Wirbelsäule[2]).

Alter	Körperlänge cm	Länge der freien Wirbelsäule cm	°/₀ der Körperlänge	Halsteil absol.	Halsteil °/₀ der freien Wirbels.-Länge	Brustteil absol.	Brustteil °/₀ der freien Wirbels.-Länge	Lendenteil absol.	Lendenteil °/₀ der freien Wirbels.-Länge
Neugeborener	50,0	19,2	38,4	4,6	24,0	9,45	49,0	5,15	26,0
3 Jahre	86,0	31,7	36,8	6,8	21,4	15,2	47,9	9,7	30,6
5 „	112,0	33,5	30,0	6,9	20,6	16,3	48,6	10,3	30,8
6½ „	116,0	33,0	28,5						
9 „	127,0	41,0 (?)	32,7	8,6	20,9	20,5	50,0	11,9	29,0
11 „	138,0	41,9 (?)	29,7	8,8	21,0	20,8	49,6	12,3	29,3
14 „	152,0	44,0	28,9	9,5	21,6	22,0	50,0	12,5	28,4
15½ „	162,0	45,6	28,1	11,8	24,5	20,5	46,8	13,2	28,7
Erwachsener	165,3	58,8	35,4	12,1	20,6	27,7	46,0	19,0	32,3
„	167,0	57,0	34,1	11,0	19,3	27,0	47,4	19,0	33,3
„	168,0	59,0 (?)	38,1	11,0	19,3	28,0	49,0	18,0	31,7
„	173,0	59,5	34,4	12,0	20,2	29,0	48,7	18,5	31,0
„		60,0		12,0	20,0	28,5	47,5	19,5	32,5
„	175,5	64,0	36,4	11,0	17,2	32,0	50,0	21,0	32,8
„ (KRAUSE)		59,0		11,5		28,5		19,0	
„ (GERLACH)		61,0		15,0		30,0		16,0	

1) Nach MACALISTER.
2) Nach MOSER, Das Wachstum der Wirbel. Inaug.-Dissert., Straßburg 1889.

Aus den Tabellen ergiebt sich, daß beim Fötus und beim ganz kleinen Kind die Wirbelsäule einen größeren Bruchteil der Körperlänge ausmacht als später, daß dann aber zur Pubertätszeit die Wirbel den übrigen Körper beim Wachstum wieder einholen; dabei wächst namentlich die Lendenwirbelsäule noch beträchtlich. Es wird behauptet, daß die Wirbelsäule am spätesten von allen Körperteilen ihre definitive Größe erreichen soll, bei Engländern und Franzosen erst im 28.—30. Jahr; ja GOULD versetzt den Abschluß des Längenwachstums nach Untersuchungen an mehr als 1 Million Menschen für Nordamerikaner und Irländer erst in das 31. Jahr, für die Deutschen aber schon in das 23.

Die Länge und Höhe der Wirbelsäule ist übrigens auch bei demselben Individuum nicht konstant, es ergeben sich bei Messungen am Morgen und am Abend, im Liegen und im Stehen Differenzen, die nach H. v. MEYER 1,5—3,0 cm betragen. Die Differenz ist aus der Kompression der Bandscheiben und Knorpelüberzüge der Gelenkfortsätze durch die Körperschwere beim Stehen und Liegen im Laufe des Tages zu erklären; vielleicht ändert sich dabei auch in aktiver, nicht nur passiver Weise der Turgor des Gallertkernes. Außerdem kommt wesentlich eine Ab- bezw. Zunahme der Krümmungen der Wirbelsäule in Betracht. (Ueber das dabei auftretende Herabgleiten der Gelenkfortsätze aneinander s. unten.) Während der Nacht in der horizontalen Ruhelage findet eine Wiederausdehnung der komprimierten elastischen Gebilde und eine Abflachung der Krümmungen statt.

Dieselben Umstände bewirken natürlich auch eine Abnahme der ganzen Körperlänge im Laufe des Tages, die noch vermehrt wird durch Kompression des Knorpels der Darm-Kreuzbeinverbindung der Hüft-, Knie- und Fußgelenke, sowie durch Abflachung der Fußgewölbe. Die Differenz ist nach FRÖLICH, MALLING und HANSEN etwa 1 cm, nach MERKEL und BUSCH aber bis zu 4 oder 5 cm; HYRTL maß an sich selbst nach 7-stündigem Bettliegen eine Differenz von etwa 2,1 cm. Diese Einflüsse sind es auch, die bewirken, daß Kranke, die längere Zeit bettlägerig waren, scheinbar nicht unerheblich gewachsen sind; dies sozusagen „elastische Wachstum" verliert sich natürlich schnell wieder nach dem Aufstehen. (Damit soll nicht geleugnet werden, daß die Patienten im Bett oft auch dauernd besonders stark wachsen, denn das Wachstum soll ja überhaupt vorwiegend bei Ruhelage oder im Schlaf erfolgen.)

Bei alten Leuten sinkt die Wirbelsäule durch Schwund und Verminderung des Turgors der Bandscheiben und Knorpelüberzüge, sowie Vermehrung der Krümmungen so in sich zusammen, daß die Gelenkfortsätze der Wirbel mit den darunter gelegenen Wirbelbogen und die benachbarten Dornfortsätze miteinander in Berührung kommen. Die Größenabnahme vom 50. bis 90. Lebensjahr kann 7 cm betragen.

III. Verbindungen der Wirbelsäule mit dem Kopf
[Juncturae cranio-vertebrales m.].

Kopfgelenke [Artt. cranio-vertebrales].

Die Verbindung der beiden obersten Wirbel, des Atlas und des Axiswirbels, untereinander und mit dem Occiput[1], ist ganz anders geartet, viel freier beweglich (ohne an Festigkeit einzubüßen) als die anderen Wirbelverbindungen. Diese Verbindungen sind vor allem deshalb so frei, weil es keine Synarthrosen, sondern Diarthrosen, wahre Gelenke sind mit schlaffen Kapseln.

Es sind dabei 2 Hauptgelenke zu unterscheiden: ein freieres Gelenk, in dem die Drehbewegung des Kopfes nach rechts und links wie bei der Geste des Verneinens erfolgt, zwischen Atlas und Axis [1]), was man passend „unteres Kopfgelenk" nennen kann, und ein weniger freies „oberes Kopfgelenk" zwischen Atlas und Occiput, in dem die Nickbewegung, wie bei der Geste der Bejahung, vor sich geht.

Freilegung. Um zu diesen Gelenken zu gelangen, müssen zunächst sämtliche tiefe Halsmuskeln auf der Vorder- und Rückseite sorgfältig abpräpariert und am besten auch der ganze vordere Teil des Kopfes bis zum Grundteil des Occiput entfernt werden.

1. Oberes Kopfgelenk [Artic. atlanto-occipitalis N.] [2]).

Gelenkflächen.

Zum oberen Kopfgelenk gehören beim Menschen 4 Gelenkflächen, von denen sich 2 am Hinterhauptbein, 2 am Atlas befinden. An den unpaaren Gelenkhöcker der niederen Wirbeltiere (s. unten vergl. anat. Bem.) erinnert beim Menschen noch die Form der Gelenkflächen insofern, als die Hinterhauptcondylen und Atlaspfannen beider Seiten längliche, symmetrische Abschnitte ein und desselben geometrischen Körpers darstellen (Fig. 43). Uebrigens kommen in der Form der Gelenkhöcker, namentlich ihrer knöchernen Grundlage (ohne Knorpelüberzug), sehr zahlreiche Varietäten vor (vergl. Var. S. 91 f.).

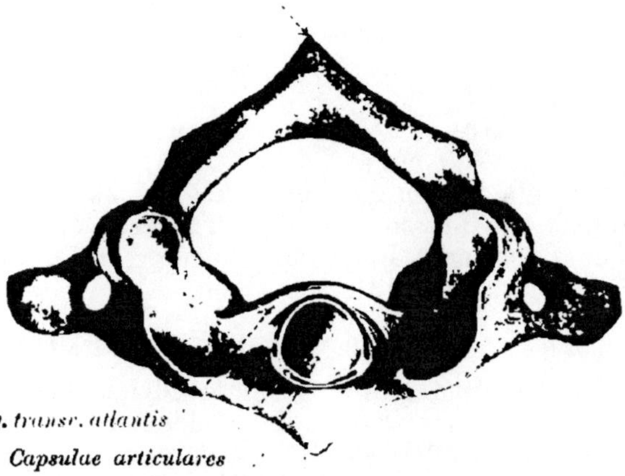

Fig. 43. Atlas und epistropheus mit Bändern, von oben.

Sehr oft sind die Gelenkflächen jederseits noch einmal in einen größeren vorderen und einen kleineren hinteren Abschnitt getrennt (s. Vergl. Bem. No, 3). Am Hinterhauptbein geschieht die Trennung durch eine vorspringende Leiste (oder eine von 2 Leisten umgebene Furche), am Atlas durch eine entsprechende knorpelfreie Furche. Diese Leisten bezw. Furchen laufen beiderseits meist nicht genau quer, sondern die Leisten beider Seiten konvergieren etwas nach vorn. Nach MORRIS sollen die Quer-

1) Ich halte es für wünschenswert, den unpassenden Namen „Epistropheus" mit dem viel anschaulicheren „Axis", der von anderen Nationen gebraucht wird, zu vertauschen.

2) Art. occipito-atlantica (HENLE). Occipito-atlantic joint (engl.). Art. occipito-atloïdienne (franz.).

leisten gerade der Mitte zwischen den Schneidezähnen und dem hinteren Occiputhöcker [Protuberantia occipit. ext.] entsprechen, und eine die beiden Leisten verbindende Linie soll von der Schwerlinie des Kopfes geschnitten werden.

Die Begrenzung der Condylen[1]) ist länglich-oval, oft auf der medialen Seite (wo die Querleiste resp. Furche den Rand erreicht) konkav eingeschnitten, demnach bohnenförmig gestaltet; manchmal ist auch auf der lateralen Seite eine konkave Einbiegung.

Die Gelenkflächen beider Seiten stehen nicht parallel, sondern konvergieren beträchtlich nach vorn. Der Konvergenzgrad wechselt bedeutend: manchmal sind sie fast parallel, andere Male sehr stark konvergent. Die vorderen Enden der Gelenkflächen sind im Mittel etwa 21—25 mm voneinander entfernt, die hinteren aber 30,5—34 mm. Die Verlängerungen der Längsdurchmesser der Gelenkflächen beider Seiten schneiden sich daher nicht weit vor dem großen eiförmigen Loch vor dem Grundteil, oder gar schon innerhalb des Occiputgrundteiles selbst.

Der Querdurchmesser der Gelenkflächen liegt nicht horizontal, sondern mit seinem lateralen Ende etwas höher als mit seinem inneren. Ferner ist die Längsausdehnung der Occiputgelenkflächen von vorn nach hinten etwas größer als die der Atlaspfannen, was direkt auf eine ziemlich freie Beweglichkeit des Occiput im Sinne der Vor- und Rückbeugung schließen läßt.

Oft sind vor und hinter den Gelenkhöckern tiefe Rinnen, in die bei den extremen Ventral- und Dorsalflexionen des Kopfes der vordere bezw. hintere Rand der Atlaspfannen eingreift. Diese Einrichtung bezeichnet STRECKER als vordere und hintere „Einstellungsfurche", die namentlich bei den mit Stoßhörnern versehenen Säugetieren stark ausgeprägt sind.

Der Knorpelüberzug am Atlas ist dünner (0,5 mm) als am Occiput ($^1/_2$—1,0 mm).

Was die Lagebeziehungen der Gelenkflächen zum großen Hinterhauptloch betrifft, so liegen die vorderen Enden der Condylen etwas vor dem vorderen Rand des Loches, die hinteren Enden aber entsprechen etwa der Mitte derselben.

Krümmung der Gelenkflächen.

Die Krümmung der Occiputcondylen kann als ungefähr ellipsoidisch bezeichnet werden,die Gelenkflächen sind daher etwa mit Abschnitten von Eierschalen zu vergleichen, wie man am besten erkennt, wenn man die Gelenkflächen, nach H. v. MEYER's Methode in Gips ergänzt, „fortbildet". Man sieht, sie sind sowohl von rechts nach links, als auch von hinten nach vorn konvex gekrümmt, und zwar ist die letztere Krümmung stärker als die erstere. Man kann daher sagen, die Gelenkflächen stellen Oberflächenabschnitte eines einzigen quergestellten, etwa ei- oder citronenähnlichen Körpers dar, und zwar nicht Abschnitte des mittleren Umfanges des Eies oder der Citrone, sondern 2 symmetrische Abschnitte von weiter gegen die seitlichen Enden (Spitzen) des Eies gelegenen Oberflächenstücken. Die Krümmungsachse für die stärkere (von vorn nach hinten gehende) Krümmung geht ziemlich dicht über dem seitlichen Rand der Occiputcondylen quer durch den Schädel: durch den Drosselhöcker (Tubercul.

1) κόνδυλος = Gelenkkopf, rundlicher Knochenfortsatz überhaupt bei GALEN.

jugulare, früher Proc. anonymus) und durch den unteren Teil des Warzenfortsatzes jeder Seite (nach **Langer** vor dem letzteren vorbei). Die Achse für die schwächere (von rechts nach links gehende) Krümmung ist natürlich weiter entfernt, sie geht etwa durch die Mitte des **Blumenbach**'schen Abhanges (Clivus) in sagittaler Richtung hindurch, aber nicht ganz horizontal von vorn nach hinten, sondern etwas schräg mit dem hinteren Ende nach abwärts geneigt, d. h. demnach, die Mitte der Condylen ist nicht gerade nach unten, sondern etwas nach vorn gerichtet, bezw. die Mitte der Atlaspfannen schaut nicht gerade nach oben, sondern etwas nach oben und hinten.

Bei genauester Analyse [1]) der Krümmung hat **Henke** gefunden, daß der vordere und hintere Abschnitt der Gelenkflächen jeder Seite meist nicht genau die gleiche sagittale Krümmung haben, der hintere Teil sei schwächer gekrümmt, seine Krümmungsachse liegt demnach weiter von der Gelenkfläche entfernt als die des vorderen, etwas stärker gekrümmten Abschnittes; nach **Strecker** ist aber umgekehrt der vordere Teil schwächer gekrümmt.

(**Sappey** hält die Flächen für sphärisch gekrümmt und sagt, daß sie bei unmittelbarer Aneinanderlagerung einen regelmäßig gekrümmten Gelenkkopf wie bei den niederen Wirbeltieren bilden. Diese Angaben entsprechen aber nicht ganz den thatsächlichen Verhältnissen, denn die Gelenkflächen beider Seiten stellen zwar Stücke eines und desselben geometrischen Körpers dar, aber (s. oben) nicht nebeneinander gehörige, stetig ineinander übergehende, sondern auf verschiedenen Seiten des geometrischen Körpers, symmetrische, nicht benachbart gelegene Stücke.)

Varietäten (vergl. auch dies. Handbuch, Abt. Kopfskelet von Graf **Spee**, S. 107—108).

1) Nach **Sappey** kann sich die Entfernung der vorderen Enden der Gelenkflächen voneinander bis auf 10 mm verringern, so daß man an die vorn zusammenstoßenden Gelenkflächen gewisser Nager erinnert wird.

2) C. **Strecker** (Ueber die Condylen des Hinterhauptes, Arch. **His-Braune**, 1887) unterscheidet 3 Haupttypen: den Negertypus, bei dem die Condylen niedrig, breit und flach sind (was nach **Strecker**'s Meinung vielleicht eine Folge des habituellen Lasttragens auf dem Kopf ist), den gewöhnlichen europäischen Mitteltypus und eine lange, schmale, sagittal stark gekrümmte, bei uns seltene Form, die aber bei Asiaten, namentlich Malayen häufiger sei.

3) J. **Gerlach** betont auch die variable Krümmung und bringt damit die verschiedene Schwierigkeit des Exartikulierens in Beziehung.

4) Die Condylen sind oft auf beiden Seiten ungleich hoch, meist rechts flacher. Nach **Strecker**'s Meinung ist das deshalb der Fall, weil wir wegen der rechtshändigen Beschäftigung den Kopf meist rechts vorwärts gebeugt halten. Dadurch werde der rechte Condylus stärker belastet und bleibe im Wachstum zurück.

5) Ausnahmsweise kommt auch noch eine Artikulation zwischen der Zahnspitze und dem vorderen Rand des eiförmigen Loches vor.

6) In seltenen Fällen findet man auch beim Menschen zapfenförmige Nebengelenkkörper (Proc. paracondyloidei), die eventuell mit den Seitenmassen des Atlas artikulieren wie bei gewissen Fischarten (Polypterus).

---

1) **Henke**, Die Bewegung des Kopfes in den Gelenken der Halswirbel. Ztschr. f. rat. Med., 3. Reihe, Bd. 7.

7) Die totalen Ankylosen des einen oder beider Kopfgelenke, d. h. knöcherne Verschmelzung des einen oder beider oberster Halswirbel mit dem Hinterhauptbein, sind wohl unter die pathologischen Erscheinungen an ihnen, nicht unter die Varietäten zu rechnen.

Vergleichend-anatomische Bemerkungen. 1) Bei einigen Fischarten, bei den Amphibien (außer den Batrachiern), Reptilien und Vögeln sind die 2 Gelenkflächen des Hinterhauptbeines zu einem unpaaren, medianen Gelenkkopf (bezw. bei Lepidosteus und Polypterus zu einer Gelenkpfanne) verschmolzen (dadurch wird die Kopfbeweglichkeit bei diesen Tieren erheblich freier, dafür aber die Festigkeit und Stabilität bedeutend geringer).

2) Der Unterschied kann nicht mehr für so einschneidend gehalten werden, wie früher, seit Eugen Fischer (Anat. Anz., 1901) nachgewiesen hat, daß auch bei Säugetierembryonen (z. B. beim Maulwurf) das Gelenk zuerst unpaar ist und erst in späteren Stadien der mediane Gelenkabschnitt obliteriert.

3) Bei der Kröte sind die Gelenkflächen jeder Seite geteilt (vgl. S. 89 f.).

Gelenkkapseln [Capsulae articulares].

Vorn und hinten sind die Kapseln ziemlich schlaff; sie setzen sich nicht überall genau an den Knorpelrand an; am Occiput liegt an der lateralen und medialen Seite noch ein nicht überknorpelter Knochenstreif innerhalb der Kapsel, am Atlas nur an der Außenseite und an der Hinterseite; letzteres wird von Poirier geleugnet. Der Kapselansatz am Atlas findet in einer dem Knorpelrand parallel laufenden Furche, einer echten „Kapselrinne“ (s. S. 26), statt. Auf der medialen Seite ist die Kapsel sehr zart, wird hieraber durch das Vorbeiziehen von nicht unmittelbar zur Kapsel gehörigen, sie aber doch indirekt verstärkenden Bandzügen, wie den Flügelbändern und den seitlichen Teilen der „Deckmembran“ (s. unten) gesichert; sie steht medialwärts direkt mit dem lockeren venenreichen Bindegewebe des Wirbelkanales in Verbindung.

Die „Innenhaut“ bildet namentlich an der medialen Seite des Gelenkes Falten; sie schiebt einen Fortsatz medialwärts gegen den Wirbelkanal, der sich über den oberen Rand des queren Atlasbandes und die Grube hinter dessen Insertionshöcker legt.

Die Gefäße des Gelenkes stammen zum größten Teil aus der Wirbelarterie, zum kleineren aus den Zweigen der Hirnhautäste der aufsteigenden Rachenarterie, jener Aeste, die durch das Drosselloch und den Hypoglossuskanal in den Schädel eindringen.

Verstärkungsbänder der Kapsel.

An der Vorder- und an der Rückseite der Kapsel lassen sich mit dem gleichen Recht und Unrecht wie an vielen anderen Gelenken die Kapsel verstärkende Bandzüge als mehr oder weniger gut isolierbare Stränge, als sog. Verstärkungs- und Hemmungsbänder, herauspräparieren, die allerdings von vielen Autoren, z. B. auch der Nomenklaturkommission, nicht als selbständige Bänder anerkannt werden.

a) Vorderes Verstärkungsband [Ligt. occipit. access. ant.][1]). Auf der Vorderseite der Gelenkkapsel (Fig. 44) finden sich manchmal nur dünne, oft aber besonders kräftig ausgeprägte, derbe, oberflächlich gelegene, parallelfaserige Bandzüge, die von der Wurzel des Atlasquerfortsatzes schräg median aufwärts ziehen.

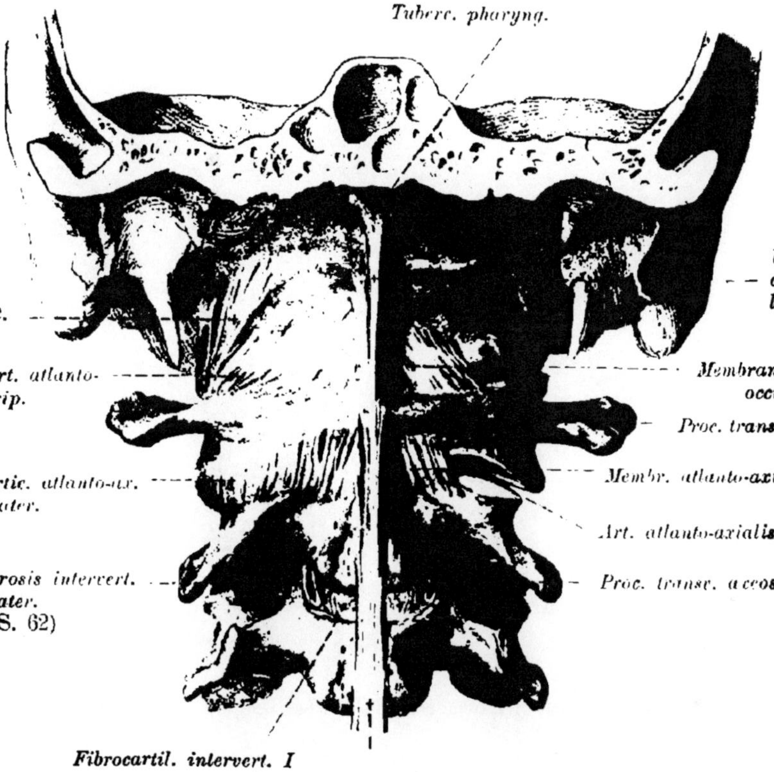

Fig. 44. Gelenke und Bänder des Kopfes und der oberen Halswirbel, von vorn.

Die Züge erinnern nach HENLE an die Strahlenbänder der Rippenköpfchen; ihr lateraler Rand ist scharf markiert und begrenzt von vorn her den Austritt des Zungenfleischnerven aus dem Schädel. Von der Seite wird das vordere Verstärkungsband durch den seitlichen geraden, von vorn her durch den vorderen geraden Kopfmuskel (M. rectus capitis lateralis bezw. rect. capit. ant.) bedeckt. (LUSCHKA beschreibt Verstärkungszüge der Kapsel, die in umgekehrter Richtung schräg nach auswärts vom Atlasbogen zum Rand des großen Loches dicht vor den Condylus ziehen.)

b) Hinteres Verstärkungsband [Ligt. occipitale accessor. post.][2]). An der Außen- und Hinterseite der Gelenk-

1) Ligta. accessoria (MECKEL), L. occipitale ant. accessor. (H. MEYER). Anterior oblique occipito-atlantal ligt. (HUMPHRY).

2) Ligta. lateralia occipitis (H. MEYER), Fasciculi accessorii ligtorum. artic. capit. (ARNOLD). Occipito-atloid lateral ligts. (GRAY), posterior oblique occipito-atlantal ligt. (HUMPHRY), oblique ligament of the atlas (MACALISTER). Ligt. occipito-atloïdien latéral (franz.).

kapsel (Fig. 45) liegen kräftigere Bandmassen, die am Occiput hinter der Gelenkgrube (Fossa condyloidea, wohl besser: F. retrocondylica), sowie am Rand des großen Loches entspringen und zur Wurzel oder manchmal bis fast zur Spitze des Atlasquerfortsatzes ziehen. Ihre Richtung ist daher ähnlich wie die des vorderen Verstärkungsbandes

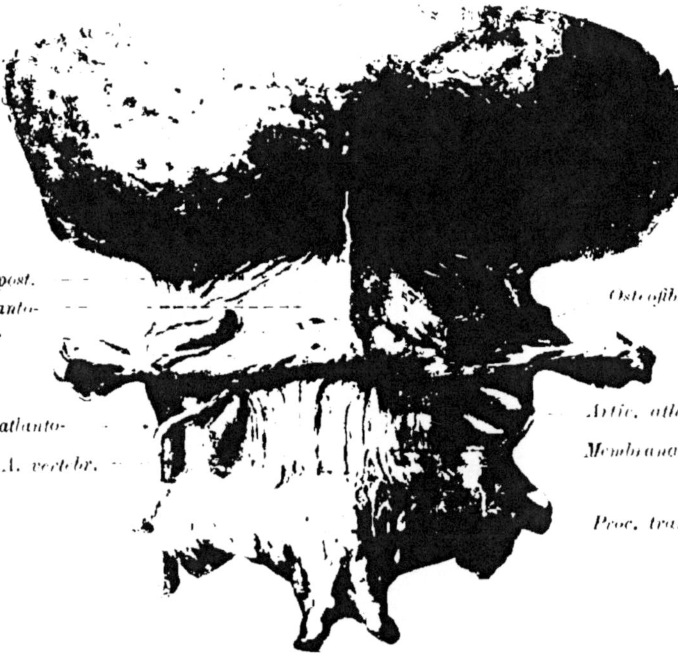

Fig. 45. Bandapparat der obersten Halswirbel und des Kopfes von hinten.

eine schräg medianwärts aufsteigende. Zwischen den lateralen Bündeln des Bandes schlingt sich die Wirbelarterie, aus dem Querfortsatzloch des Atlas herauskommend, in dessen Arterienfurche (Sulcus art. vertebr., früher Sinus atlantis) und bohrt sich dann etwa 1 cm von der Mittellinie entfernt zwischen den inneren Bündeln des Bandes hindurch in den Wirbelkanal. Der Außen- und Unterseite der Arterie angeschmiegt läuft der 1. Halsnerv (s. Fig. 45, linke Seite). Die Bandmassen vervollständigen demnach den knöchernen Halbkanal zu einem wirklichen Kanal (s. Fig. 45, rechte Seite). Die betreffende Bandpartie verknöchert sehr häufig, so daß die Arterienfurche sich zu einem Knochenkanal umbildet.

Von LUSCHKA wird das Band den intertransversalen Bändern der übrigen Wirbel gleichgesetzt, von H. MEYER aber als Seitenband des Scharniergelenkes zwischen Kopf und Atlas aufgefaßt, das allerdings etwas hinter der Drehungsachse verläuft. (LUSCHKA beschreibt außerdem Bandzüge, die aus der Gelenkgrube des Occiput kommen und über die aus dem hinteren Condylusloch austretenden Venen hinweg zum Drosselhöcker [Proc. jugularis] des Occiput gehen; nach CRUVEILHIER bilden diese Züge im Verein mit solchen vom Felsenbein kommenden einen förmlichen fibrösen Kanal für die innere

Drosselvene [V. jugular. int.], die Carotis und die 4 letzten Kopfnerven, der sich nach oben in die verschiedenen knöchernen Kanäle, die den genannten Gebilden zum Durchtritt dienen, fortsetzt.)

Das hintere Verstärkungsband wird von hinten her durch den großen hinteren geraden Kopfmuskel [M. rect. capit. post. maj.] bedeckt, nicht, wie andere angeben, vom oberen schiefen Kopfmuskelchen, da der erstgenannte sich zwischen das Gelenk und letzteren einschiebt.

2. Verstopfungshäute [Membr. obtur. axi-atlanto-occipitales m.].

Mit der Kapsel des oberen Kopfgelenkes steht noch eine Bindegewebsmasse in Verbindung, die zwischen den Atlasbogen und dem Hinterhauptbein überspringt und als „Verstopfungshaut" bezeichnet wird. Sie ist daher hier zu beschreiben. Der Aehnlichkeit wegen mag dann auch gleich die Beschreibung der sog. „unteren Verstopfungshaut" hier Platz finden, obwohl sie nicht mit der Kapsel des oberen, sondern nur mit der des unteren Kopfgelenkes im Zusammenhang steht.

Wir können diese Membranen in vordere und hintere einteilen.

a) Vordere Verstopfungshäute [Membranae obturatoriae (vertebrar. suprem. antt.)].

Die Lücken zwischen dem Hinterhauptbein, dem vorderen Atlasbogen und dem Axiskörper („Epistropheuskörper") werden durch Bandmassen ausgefüllt, die zwar mit dem vorderen Längsband direkt zusammenhängen, aber wegen ihrer vollständig anderen Ansatzweise und Struktur nicht einfach zum Längsband selbst gerechnet werden können.

α) Obere vordere Verstopfungshaut [Membrana atlanto-occipitalis ant. N.][1]. Vom oberen Rand des vorderen Atlasbogens entspringen in einer Breite von fast 4 cm massive, vielfach durcheinander geflochtene, mit zahlreichen elastischen Fasern untermischte Bindegewebsmassen, die sich an dem faserknorpeligen Ueberzug des Occiputgrundteiles unmittelbar bei der queren Ansatzleiste des geraden vorderen Kopfmuskels (M. rect. capit. ant., früher -- min.) ansetzen.

In der Mitte verläuft, der Membran aufgelagert und öfters durch einen Schleimbeutel von ihr getrennt ein derber Strang, der S. 79 als oberster Ursprung des vorderen Längsbandes beschrieben wurde. Seitlich machen sich weniger durchflochtene, mehr parallelfaserige Züge bemerkbar. Noch weiter seitlich geht die Verstopfungshaut in die Atlanto-occipitale Gelenkkapsel über (s. Fig. 44, linke Präparatseite).

Der oberen Verstopfungsmembran liegt der gerade und der lange vordere Kopfmuskel auf (M. rect. capit. ant. und M. long. capitis, früher M. rect. cap. ant. maj.).

β) Untere vordere Verstopfungshaut [Membrana atlanto-axialis m.][2]. Die Knochenspalte zwischen dem unteren

1) Ligt. obturat. atlanto-occipit. ant. (Henle), Membrana annuli anter. atlant. (Meckel, Sömmerring), Ligt. atlanto-occipit. ant. prof. (Barkow), Membr. obturator. (Hyrtl, Hartmann), atlantis (Krause). Lateral occipito-atlant. ligt. (engl.). Ligt. occipito-atloïdien ant. (franz.).

2) Ligt. obturator. atlanto-epistrophic. ant. (Henle). Anterior atlanto-axial ligament (engl. Aut.). Ligament atloïdo-axoïdien antérieur (franz. Aut.).

Rand des vorderen Atlasbogens und dem zwischen den seitlichen (oberen) Gelenkflächen gelegenen Teil des Axiskörpers wird von einer dünnen Bindegewebsmembran eingenommen, die vom obersten schiefen Bündel des langen Halsmuskels (Longus colli, früher Obliquus colli ant. super.) bedeckt wird.

Die untere Verstopfungsmembran ist erheblich schmäler als die obere und auch weniger hoch. Seitlich geht sie direkt in die Gelenkkapseln des unteren Kopfgelenkes über (s. Fig. 44, links). In der Mitte besitzt auch sie einen aufgelagerten derben Bandstreif, der auf S. 79 ebenfalls zum vorderen Längsband gerechnet wurde.

b) Hintere Verstopfungshäute [Membr. obturat. (vertebr. supr.) postt.].

Noch größer als die vorderen sind die hinteren Lücken zwischen dem Hinterhaupt und den beiden obersten Wirbeln. Die Spalte zwischen dem hinteren Umfang des großen eiförmigen Loches und dem hinteren Atlasbogen ist bei mittlerer Kopfstellung etwa 1 cm hoch; bei extremer Vorbeugung kann sie aber 2 cm hoch werden.

Die Lücke zwischen hinterem Atlas- und Axisbogen steht an Geräumigkeit der oberen Lücke nicht viel nach; auch ihre Höhe wechselt je nach der Kopfhaltung.

Beide Spalten werden durch Bandmassen verstopft, die zwar den gelben Bogenbändern der übrigen Wirbelsäule ungefähr entsprechen, aber in der Struktur und den topographischen Beziehungen zu den Nachbarteilen sich so wesentlich von jenen unterscheiden, daß sie nicht einfach zu ihnen gerechnet werden können.

Der Hauptunterschied liegt in der geringeren Dicke und Selbständigkeit, d. h. der weniger scharfen Abgrenzung der Verstopfungsmembranen gegen das umgebende Bindegewebe im Vergleich zu den gelben Bändern und in ihrer histologischen Beschaffenheit, da in den gelben Bändern das elastische, in den Verstopfungshäuten aber das Bindegewebe vorherrscht. Die Schwäche der Verstopfungshäute gegenüber den Bogenbändern wird ausgeglichen durch die besondere Stärke der Dura, die in dieser Gegend durch quere Züge verstärkt wird und unmittelbar mit dem Periost der beiden obersten Wirbel verbunden ist. (Mit den Verstopfungshäuten ist die Dura nur locker verwachsen.)

Ganz verschieden verhalten sich ferner die Bogenbänder und Verstopfungsmembranen gegenüber den Spinalnerven und Gelenkfortsätzen. Während nämlich die Bogenbänder der übrigen Wirbel seitlich auf die Gelenkkapseln der Gelenkfortsätze übergehen (s. Fig. 40 bis 42), begrenzen die lateralen, freien Ränder der hinteren Verstopfungshäute unmittelbar die Austrittsstellen der 2 obersten Halsnerven. Bei den beiden obersten Wirbeln haben sich ja (s. unten) im Gebiet des Körpers und der vorderen Bogenteile des Atlas ganz eigenartige paarige, unmittelbar neben der „Hauptachse" des ganzen Körpers und der Schwerlinie des Kopfes liegende Gelenke entwickelt, während die typischen Bogengelenke sich ganz zurückgebildet haben, so daß hier die modifizierten Zwischenbogenbänder sich weiter seitlich und nach vorn, eben bis zu den Spinalnerven ausbreiten konnten.

α) Obere hintere Verstopfungshaut [Membr. atlanto-occipitalis post.][1]). Vom hinteren Rand des großen eiförmigen Loches zum oberen Rand des hinteren Atlasbogens springt eine schlaffe, im wesentlichen bindegewebige Membran über, die oft in dem Fettgewebe dieser Gegend nur sehr undeutlich abgegrenzt ist. Ja, ich habe oft auch bei vorsichtiger Präparation der Gegend nichts als — Dura mater zwischen Atlas und Hinterhaupt übrig behalten. Andere Male hingegen läßt sich die Haut gut präparieren und sieht merklich gelb aus durch zahlreiche eingelagerte elastische Fasern, die sich freilich niemals zu elastischen Lamellen (wie in der unteren Verstopfungsmembran) verdicken. Seitlich geht die Membran direkt in die Gelenkkapsel und das seitliche Verstärkungsband des Condylusgelenkes über, an dieser Stelle findet sich das Loch zum Eintritt der Wirbelarterie in den Wirbelkanal bezw. die Schädelhöhle, wie bereits bei der Beschreibung des hinteren Verstärkungsbandes (s. S. 94 u. Fig. 45) erwähnt wurde.

(Sappey betrachtet die obere Verstopfungshaut mit den seitlichen Verstärkungsbändern als die gemeinsame Gelenkkapsel des in 2 Facetten geteilten oberen Kopfgelenkes, da auf der Innenseite der Condylengelenke keine wirkliche Gelenkkapselwand vorhanden sei.)

β) Untere hintere Verstopfungshaut [Membrana atlanto-axialis post.][2]). Sie besteht aus einer bindegewebigen Haut, die aber in ihren mittleren Teilen einzelne Streifen reinen elastischen Gewebes enthält. Manchmal findet sich nur ein medianer Streif, oft aber auch 2—3 der Medianlinie benachbarte (s. Fig. 45 S. 94), die häufig an Mächtigkeit kaum hinter dem ersten wahren gelben Bogenband (zwischen 2. und 3. Wirbelbogen) zurückstehen.

(Nach Sappey besteht die untere Verstopfungsmembran aus einem oberflächlichen bindegewebigen Teil, der den Zwischendornbändern der übrigen Wirbelsäule entspricht und aus einer tiefen elastischen, den Bogenbändern entsprechenden Lage.)

Varietät. In einem Fall beobachtete ich fast vollständiges Fehlen des hinteren Atlasbogens. Die obere und untere Verstopfungshaut gingen hier ineinander über, waren übrigens nicht besonders derb; nur die schrägen Züge in der oberen Haut bezw. der Atlanto-Occipital-Gelenkkapsel waren besonders deutlich entwickelt.

Wirkung. Die Verstopfungshäute und die mit ihnen verbundenen Bänder des oberen Kopfgelenkes (s. S. 93) beschränken die Nick- und die Drehbewegung des Kopfes.

Prakt. Bem. Durch die Lücken zwischen Schädel und Atlas, sowie zwischen Atlas und Axiswirbel können unter Umständen Stichverletzungen das Rückenmark treffen. Namentlich an den hinteren Lücken, der einzigen Gegend der Wirbelsäule, der die Dornfortsätze ganz fehlen, sind Rückenmarksverletzungen leichter als anderswo. In der That ist die Lücke auch bei Tieren besonders geeignet, ihnen den Todesstoß („Fang") zu geben, (wie die Metzger, Jäger und Stierkämpfer es zu thun pflegen), weil hier der mittlere Teil des verlängerten Markes mit dem Atemcentrum liegt.

1) Ligt. obturat. atlanto-occipit. post. (Henle), Membr. annuli post. atlant. (Meckel, Sömmerring), L. atlanto-occipit. post. (Barkow). Posterior occipito-atlantal ligament (engl.). Ligament occipito-atloïdien postérieur (franz.).

2) Ligt. atlanto-epistrophicum post. (Henle). Posterior atlanto-axial ligament (engl.). Ligament atloïdo-axoïdien postérieur (franz.).

3. Unteres Kopfgelenk [Articuli atlanto-axiales][1]).

Während das obere Kopfgelenk nur 2 Schleifstellen aufweist, auf jeder Körperseite eine, finden sich beim unteren Kopfgelenk nicht weniger als 4 Gelenke, d. h. Stellen, wo Knochen in schleifendem Kontakt stehen. Die 4 Schleifstellen sind in folgender Weise verteilt: Auf jeder Seite ist die untere Atlasgelenkfläche mit den oberen Axisgelenkflächen, die zum Teil auf dem Körper, zum Teil auf der Bogenwurzel liegen, zu einem Gelenk verbunden. Der Axiszahn ist aber von einem vorn knöchernen, hinten fibrösen Ring umgeben, mit dem er sowohl auf der Vorderseite, als auf der Rückseite in schleifender Berührung steht. Der vordere Teil des Ringes wird vom vorderen Atlasbogen, der hintere vom sog. Querband des Atlas [Ligt. transversum atlantis] gebildet. Der ganze Ring ist (namentlich hinten und an den Seiten) nach unten etwas trichterförmig verengt. Oben ist er elliptisch begrenzt; der von vorn nach hinten gerichtete Durchmesser der Ellipse ist etwa 12—15 mm, der quere Durchmesser mißt etwa 16—21 mm. Unten ist der Ring kreisförmig und erheblich enger, namentlich in querer Richtung, der Durchmesser des Kreises beträgt nämlich nur etwa 12—14 mm.

a) Gelenke des Axiszahnes [Articuli dentis axeos].

α) Vorderes Zahngelenk [Articul. dentis ant.][2]).

Gelenkflächen. Die Gelenkflächen der Vorderseite des Axiszahnes und der Rückseite des vorderen Atlasbogens sind meist beiläufig elliptisch begrenzt, und zwar steht der längere Durchmesser der Ellipse vertikal; hie und da ist die Begrenzung übrigens mehr kreisförmig. Die Krümmung beider Flächen ist konkav, bezw. konvex, etwa cylindrisch, die Krümmungsachse ist identisch mit der Längsachse des Zahnes. Die letztere, bezw. der ganze Zahn, steht übrigens nicht vollkommen senkrecht zur unteren Körperfläche des Axiswirbels, sondern etwas schräg rückwärts geneigt, etwa der Halslordosenkrümmung entsprechend (s. Fig. 47, S. 104). Häufig ist die Krümmung der vorderen Zahnfläche nicht rein cylindrisch, sondern die Gelenkfläche trägt in der Mitte eine vertikale Leiste, welche dieselbe in zwei seitliche, etwas abgeplattete, von der Leiste schräg nach hinten divergierende Abteilungen trennt. Der Knorpelüberzug der Flächen des vorderen Zahngelenkes scheint meist faserknorplig, nicht rein hyalin zu sein.

Das Gelenk besitzt eine zarte Gelenkkapsel, die am Atlas und am Zahn in einer die Gelenkflächen umgebenden Rinne befestigt ist. Die Zahngelenkfläche überragt meist die Atlasgelenkfläche etwas nach unten (in Fig. 47, S. 104) nicht sehr ausgeprägt), so daß der Zahn hier mit der vorderen unteren Verstopfungsmembran in Artikulation käme, wenn nicht die Kapsel sich schleimbeutelartig dazwischenschöbe, die an dieser Stelle mit der Verstopfungshaut verwachsen ist.

Die Gelenkhöhle hat häufig auch nach oben eine Aussackung unterhalb und vor dem hier befindlichen vorderen Spitzenband, die man als oberen Winkel des vorderen Zahngelenkes [Recessus sup.

1) Art. atlanto-epistrophica N.
2) Anter. synov. cavity of the odonto-atlantal articulat. (engl.). Art. atloïdo-odontoïdien (franz.).

artic. dent. ant.] bezeichnen kann. (In einigen Fällen sah ich diesen oberen Recessus sich noch hoch hinauf schieben zwischen Spitzenband und vordere Verstopfungsmembran, so daß über dem vorderen Atlasbogen, zwischen ihm und der Hinterhauptsbasis ein etwa halbbohnengroßer „Schleimbeutel" vorhanden war.) Seitlich reicht die Gelenkhöhle oben bis fast zum Atlanto-Occipitalgelenk, von dem sie jederseits nur durch eine ca. 3 mm breite Brücke lockeren Bindegewebes geschieden ist; unten grenzt sie seitlich an Schleimbeutel, die den Axiszahn umgeben und meist mit dem hinteren Zahngelenk kommunizieren, bezw. die erweiterte Gelenkhöhle dieses Gelenkes darstellen (s. Fig. 43, S. 89).

Die Grenzmembran zwischen dem vorderen Gelenk und diesen seitlichen Schleimbeuteln ist meist, wie H. v. MEYER mit Recht hervorgehoben hat, sehr fest (s. Fig. 43, S. 89) und kann daher als ein besonderes Band[1], als seitliches Band des vorderen Zahngelenkes [L. lat. art. dent. ant. m.] bezeichnet werden.

Von der unteren Kapselwand ragen kurze, zottige, von den Seiten längere, dünnere Innenhautfalten in die Gelenkhöhle hinein.

β) Hinteres Zahngelenk [Artic. dentis post.][2].

Unter dem „hinteren Zahngelenk" ist die Schleifstelle zwischen der Hinterfläche des Axiszahnes und der Vorderseite des Atlasquerbandes zu verstehen.

Gelenkflächen. Die Gelenkfläche auf der Hinterseite des Zahnes ist meist aufrecht oval (manchmal aber mehr kreisförmig oder gar queroval) und von ähnlicher Größe wie die Gelenkfläche auf seiner Vorderseite. Sie liegt am Uebergang des Kopfes in den Hals (s. auch Var. 2). Ihre Krümmung ist etwa cylindrisch, die Krümmungsachse identisch mit der Zahnlängsachse, wie beim vorderen Zahngelenk. Im unteren Teil der Gelenkfläche ist aber fast immer außer der Konvexität von rechts nach links auch noch eine Konkavität von oben nach unten vorhanden, so daß in diesen Fällen die Fläche sattelförmig wird. Meist läßt die hintere Zahngelenkfläche makroskopisch quere Streifen erkennen. Die Gelenkfläche ist mit Faserknorpel in der Dicke von 0,3—1 mm überzogen. Der Ueberzug enthält auch Elastinfasern.

Die Gelenkfläche am Atlasquerband entspricht in ihrer Größe, Form und histologischen Beschaffenheit ungefähr der der hinteren Zahngelenkfläche.

Gelenkkapsel. Die Kapsel des hinteren Zahngelenkes ist sehr zart. Sie entspringt am Zahn meist dicht am Rand der Gelenkfläche. Am Atlasquerband steht sie aber meist in offener Verbindung mit Schleimbeuteln, die den Zahnfortsatz umgeben. Deshalb wird das hintere Zahngelenk von manchen Autoren mit einigem Recht nicht als Gelenk, sondern nur als Schleimbeutel betrachtet. Die Verbindungen der eigentlichen Gelenkspalte mit den Schleimsäcken sind bald nur eng, bald weit; so gelangt man oft selbst mit einem derben Sondenknopf ohne Schwierigkeit vom hinteren Zahngelenk aus jederseits in einen geräumigen Schleimbeutel, der sich um die Seitenflächen des Axiszahnes nach vorn herum bis an die Wand des vorderen Zahngelenkes,

1) Ligta. alaria minora (H. MEYER).

2) Poster. synov. cavity of the odonto-atlantal articulat. (engl.). Articulation syndesmo-odontoïdienne (franz. Aut.).

ja unterhalb desselben oft sogar noch weiter nach vorn bis zur Mittellinie erstreckt. Die Wand des seitlichen Schleimbeutels überzieht die Innenfläche der Querbandinsertion und die darüber und darunter gelegenen Venengeflechte; die seitlichen Schleimbeutel zeigen manchmal fächerigen Bau. Nicht selten stehen diese seitlichen Schleimbeutel nach vorn mit dem vorderen Zahngelenk, fast immer nach unten mit den seitlichen Axis(körper)gelenken in Verbindung, so daß sich in diesen Fällen die ganze physiologische Einheit des unteren Kopfgelenkes von einer einzigen der 4 anatomisch unterscheidbaren Unterabteilungen desselben injizieren läßt und daß sich also auch Entzündungsprozesse oder Ergüsse, ohne eine Scheidewand durchbrechen zu müssen, direkt von einem Gelenk zum anderen verbreiten können.

Auch nach oben vom eigentlichen hinteren Zahngelenk findet sich ein Schleimbeutel (= Spitzenschleimbeutel auf S. 105), in den man meist vom Gelenk aus hineingelangen kann; in diesen Fällen stellt er einen oberen Recessus des Gelenkes dar. Er liegt zwischen der Rück- und Seitenfläche des Zahnkopfes mit den Ansätzen der Flügelbänder und dem oberen („vorderen", s. S. 105) Schenkel des Kreuzbandes (vgl. Var. 3).

Varietäten. 1) Nach Gray kommen auch Verbindungen der Schleimbeutel mit dem oberen Kopfgelenk vor. 2) Häufig schleift der obere Rand des Querbandes nicht nur am Axiszahn, sondern auch am Ursprung der Flügelbänder. 3) Im Winter 1899 fand ich im hinteren Zahngelenk einen dreieckigen Zwischenknorpel. Seine Basis war oben auf dem Zahnkopf, seine Spitze unten am Zahnhals befestigt.

Im Anschluß an das hintere Zahngelenk ist auch das Atlasquerband als ganzes zu besprechen.

Atlasquerband [Ligt. transvers. atlantis][1].

Das Atlasquerband ist ein ganz derber, im wesentlichen parallelfasriger Strang, der an seiner Vorderseite eine faserknorplige Gelenkfläche für den Axiszahn trägt. Das Band teilt den großen, vom Atlas umschlossenen Hohlraum in eine kleine vordere Abteilung für den Axiszahn und eine hintere größere, abgerundet-dreieckige für das Rückenmark und die Venengeflechte ab (s. Fig. 43, S. 89). Es schützt das Rückenmark vor dem Zahn.

Seine Befestigung hat es jederseits an einem warzenförmigen Höcker auf der Innenseite der Atlasseitenmassen, wie man besonders deutlich auch an getrockneten Präparaten des „Atlas mit Querband" demonstrieren kann; die Grube hinter dem Höcker dient zum Gefäßeintritt in den Atlas, nicht zum Bandansatz.

Es ist in einem nach hinten mäßig konvexen Bogen ziemlich knapp um den Zahn herumgelegt, so daß es ihn halsbandförmig einschnürt und nur schwer etwas von ihm abgezogen werden kann.

Das Querband ist mit seinem oberen Rand schräg rückwärts gestellt, so daß es den Zahn trichterförmig, sich nach unten verengernd, umgiebt. Trotzdem kann der Zahn nach Durchschneidung der übrigen (namentlich der Flügel-)Bänder meist ziemlich leicht aus der Schlinge herausschlüpfen. Der obere Rand des Querbandes ist scharf, der untere abgerundet.

1) Transverse ligament (engl.). Ligt. demiannulaire ou transverse (franz.).

In der Mitte ist das Band von vorn nach hinten abgeplattet, 1 cm hoch und 2 mm dick, nach den Seiten ist es niedriger, aber dicker (s. Fig. 43, S. 89). Nach MACALISTER reißt es erst bei einer Belastung von 130 kg.

Nach den Untersuchungen von RATHKE[1]) geht das Querband wie der Axiszahn aus der Embryonalanlage des Atlaskörpers hervor (s. a. S. 109). Das Querband entsendet nach oben und nach unten senkrechte Bandschenkel, weshalb die ganze Bandmasse auch als Kreuzband bezeichnet wird (s. Fig. 47). Die senkrechten Schenkel gehen aber nicht aus der Embryonalanlage des Atlaskörpers hervor und stehen in keiner direkten Beziehung zum hinteren Zahngelenk, deshalb sollen sie erst später (S. 105) eingehender beschrieben werden.

b) Seitliche Atlas-Axisgelenke
[Artt. atlanto-axiales (laterales)][2]).

Gelenkflächen. In der Mittelstellung passen die Atlas- und Axisgelenkflächen merkwürdigerweise nicht aufeinander, wie zuerst BARKOW und dann HENKE näher gezeigt haben, und wie man leicht an frischen, noch überknorpelten Präparaten (nicht aber am Skelet) sehen kann. Auffälligerweise ist die Inkongruenz der Gelenkflächen nicht wie sonst durch Zwischenknorpel ausgeglichen. Die unteren Atlas- und die oberen (seitlichen) Axisgelenkflächen berühren sich in der Mittelstellung nur in der Mitte längs einer querliegenden Firste jederseits, während vorn und hinten die Gelenkspalten klaffen (s. Fig. 44 u. 45, S. 93 f.), wie 2 mit den Firsten aufeinander gestellte Dächer. Die quere Leiste oder Trennungsfirste zwischen der vorderen und hinteren Hälfte der Gelenkfläche liegt überdies nicht horizontal, sondern das mediale Ende steht höher als das laterale; ebenso ist es bei den ganzen Gelenkflächen: die medialen Ränder derselben stehen etwas höher als die lateralen (s. Fig. 44 u. 45). Die Spalte ist (vorn und hinten etwa gleichgroß) ungefähr 2—5 mm hoch.

Der vordere sowohl als der hintere Teil der Axisgelenkfläche ist in sagittaler Richtung deutlich, in frontaler aber nur ganz leicht konvex, dabei im ganzen nach vorn bezw. hinten abschüssig. Daher wurde von H. MEYER behauptet, es seien Abschnitte eines Kegelmantels, von dem auch die Zahngelenkflächen Abschnitte darstellten; die Kegelachse sollte vertikal durch die Mitte des Axiszahnes gehen. Diese Auffassung ist aber nur annäherungsweise richtig, und jedenfalls stellen die unteren Atlasgelenkflächen nicht die dazu passenden Hohlkegelflächen dar.

Die Atlasgelenkflächen sind gerade umgekehrt leicht konkav, dabei aber so gestellt, daß bei der vorderen Abteilung der vordere Rand, bei der hinteren der hintere Rand etwas höher steht als die in der Mitte zwischen beiden befindliche frontale Leiste; dadurch ist POIRIER wohl verführt worden, zu sagen, die Atlasflächen seien in sagittaler Richtung konvex. Die Atlasflächen sind etwas weniger ausgedehnt als die Axisgelenkflächen.

Der Knorpelüberzug ist wie bei den meisten anderen Gelenken an den konvexen Flächen schwächer als an den konkaven, in der Mitte am dicksten, nämlich $^1/_2$—2 mm dick.

Die Gelenkkapsel[3]) setzt sich mit Ausnahme der Innenseite,

1) RATHKE, Entwickelungsgeschichte der Natter, Königsberg 1839, S. 120.
2) Atlanto-axial articulation (engl.). Art. atloïdo-axoïdienne (franz.).
3) Ligts. atloïdo-axoïdiens latéraux (TESTUT).

wo sie knapper am Rand befestigt ist, ziemlich weit vom Knorpelrand entfernt (s. Fig. 45) bis zur Querfortsatzwurzel hin an, so daß fast die ganzen Gelenkhöcker des Atlas und der Axis intrakapsulär liegen. Die Kapsel ist sehr schlaff, aber fest, namentlich an der Vorderseite. Vorzugsweise von ihrer Vorder- und Hinterwand entspringen Innenhautfalten, die aber bei weitem nicht die ganzen Spalten zwischen den Gelenkflächen in der Mittelstellung ausfüllen können. Daß die Gelenkhöhle manchmal mit den Schleimbeuteln des hinteren Zahngelenkes kommuniziert, wurde bereits bei diesen erwähnt.

Besondere isolierte Verstärkungsbänder besitzen diese Kapseln nicht, wohl aber kommen dafür Bänder in Betracht, die vom Occiput herunterkommen und zum Teil mit Ueberspringung des Atlas sich am Axiszahn und Axiskörper festsetzen und Teile der Deckhaut (S. 103).

c) Verstärkungsbänder des unteren Kopfgelenkes. Bänder zwischen Hinterhauptbein und Axiswirbel.

1. Zwischen Occiput und Axiskörper.

Deckhaut [Membrana tectoria N.].

Wenn man durch Wegnahme der Bogen und Dornfortsätze der Halswirbel und des hinteren Teiles des Occiput den Rückgratskanal freigelegt hat und nun den ganzen Durasack mit samt dem Rückenmark herauspräpariert, bemerkt man, daß die Dura oben am Clivus ziemlich fest mit der Unterlage verwachsen ist, während sie sich

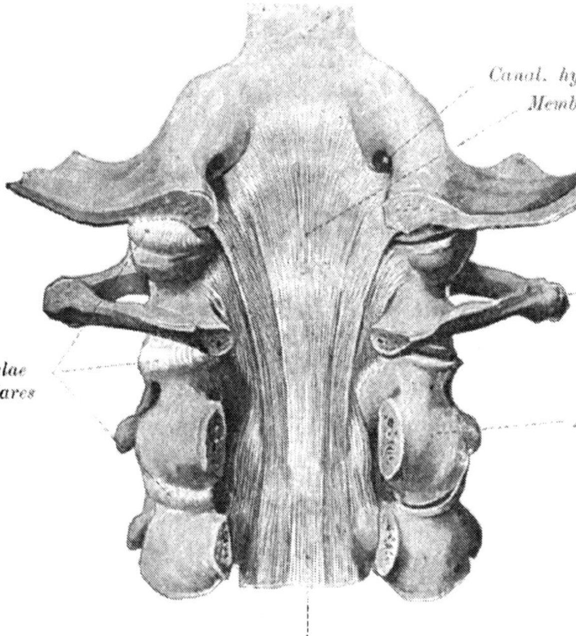

Fig. 46. Deckhaut (durch Wegnahme der Hinterwand des Wirbelkanales, des Rückenmarks, der Dura und der oberflächlichen Längsbandschicht freigelegt).

weiter unten gut von der Hinterwand der Wirbelkörper und dem sie deckenden Bandapparat abnehmen läßt. Unter der Dura wird am großen Hinterhauptloch eine ziemlich breite, nach unten in das hintere Längsband übergehende Membran frei, die den ganzen komplizierten Bandapparat des unteren Kopfgelenkes zudeckt und deshalb die „Deckhaut" genannt wird (Fig. 46). In Wahrheit lassen sich die oberflächlichen Bündel des hinteren Längsbandes, die mehrere Wirbel überspringen, hinter der eigentlichen „Deckhaut"[1]) direkt zum Occiput hinauf verfolgen[2]), während die Deckhaut selbst nur den tieferen, kürzeren, die Nachbarwirbel verbindenden Zügen des hinteren Längsbandes entspricht, die eben hier zu ganz besonderer Ausbildung gekommen sind, wie KRAUSE mit Recht hervorgehoben hat.

Die Deckhaut entspringt, wie angedeutet, mit der oberflächlichen Schicht des hinteren Längsbandes verwachsen, am Clivus, etwa 1 cm über dem vorderen Rand des großen, eiförmigen Loches; seitlich reicht der Ursprung nur bis unmittelbar an den Eingang in den Hypoglossuskanal hinauf.

(Außer dem Bandapparat des Axiszahnes deckt das Band auch die queren Venenplexus zwischen Occiput und Atlas.)

Man kann an dem Band mit HENLE 3 Abteilungen unterscheiden; eine mittlere aus lauter gerade nach abwärts verlaufenden Bündeln, die übrigens mehr als 1 cm breit ist und daher den Axiszahn seitlich überragt, und 2 seitliche, schräg nach oben divergierende Abteilungen, die fester gefügt sind und deshalb nicht mit Unrecht von mehreren Autoren, z. B. H. MEYER, CRUVEILHIER u. a., als besondere Bänder[3]) beschrieben werden; sie verstärken beim oberen Kopfgelenk die mediale Seite, beim unteren Kopfgelenk aber die Hinterwand der Gelenkkapsel, und zwar den medialen Teil desselben. Lateralwärts gehen sie in das dünne Bindegewebe über, das die venösen Längsgeflechte der Wirbelhöhle birgt.

Einige, meist besonders feste Bündel[4]) gehen nur vom Axiskörper schräg auswärts zur Innenfläche der Atlasseitenmassen und wurden daher von ARNOLD als specielle Verstärkungsbänder des unteren seitlichen Kopfgelenkes bezeichnet. Sie stellen in der That mediale Atlas-Axis-Seitenbänder [L. collat. atlanto-axial. med. m.] dar (s. S. 102 u. Fig. 48). (TESTUT zeichnet auch noch äußere Seitenbänder zwischen den Querfortsatzwurzeln des Axis- und des Atlaswirbels.)

Schon im Gebiet des Axiskörpers verwächst das Deckband fester mit der oberflächlichen Schicht des hinteren Längsbandes, und es ist daher ziemlich unbestimmt, welchen Wirbel man als die Insertionsstelle der Deckhaut annehmen will. Die einen Autoren geben den Axiskörper, die anderen den 3. Halswirbel als Ansatzstelle an; beide haben recht, denn man kann von beiden Wirbeln Bandzüge in die

---

1) Ligt. lat. epistrophei (HENLE), Apparat. ligamentos. (WEITBRECHT), Membr. ligamentosa (HYRTL). Occipito-axoid ligament (GREY), cervico-basilar ligament (HUMPHRY), occipito-cervical ligament (MORRIS). Ligamentum latum axiale (MACALISTER). Ligt. occipito-axoïdien moyen couche, feuillet moyen (CRUVEILHIER, TESTUT).

2) Ursprung des hinteren Längsbandes (deutsche Autoren). Ligt. occipito-axoïdien moyen couche, feuillet post. ou faisceau superficiel (CRUV., TESTUT).

3) Ligt. occipitale post. accessorium (MEYER). Ligts. occipito-axoïdiens latéraux (franz.).

4) Ligta. lateralia inferiora (ARNOLD) [im Gegensatz zu den lat. sup. = alaria].

Deckhaut hinein verfolgen. Die Deckhaut wirkt ähnlich wie das hintere Längsband.

Zwischen der Deckmembran und dem Atlasquerband ist ganz lockeres Bindegewebe oder ein wirklicher Schleimbeutel von wechselnder Ausdehnung, den man als „Hinter-Kreuzband-Schleimbeutel"[1]) [Bursa cruciato-tectoria] bezeichnen kann (in Fig. 47 gezeichnet, aber nicht mit Namen versehen).

Nach Abnahme der Deckhaut gelangt man, wie aus der Beschreibung hervorgeht, auf das Atlasquerband. Dieses entsendet, wie S. 101 bemerkt, nach oben und unten je einen senkrechten Bandschenkel, wodurch eine kreuzförmige Bildung entsteht, das sogenannte

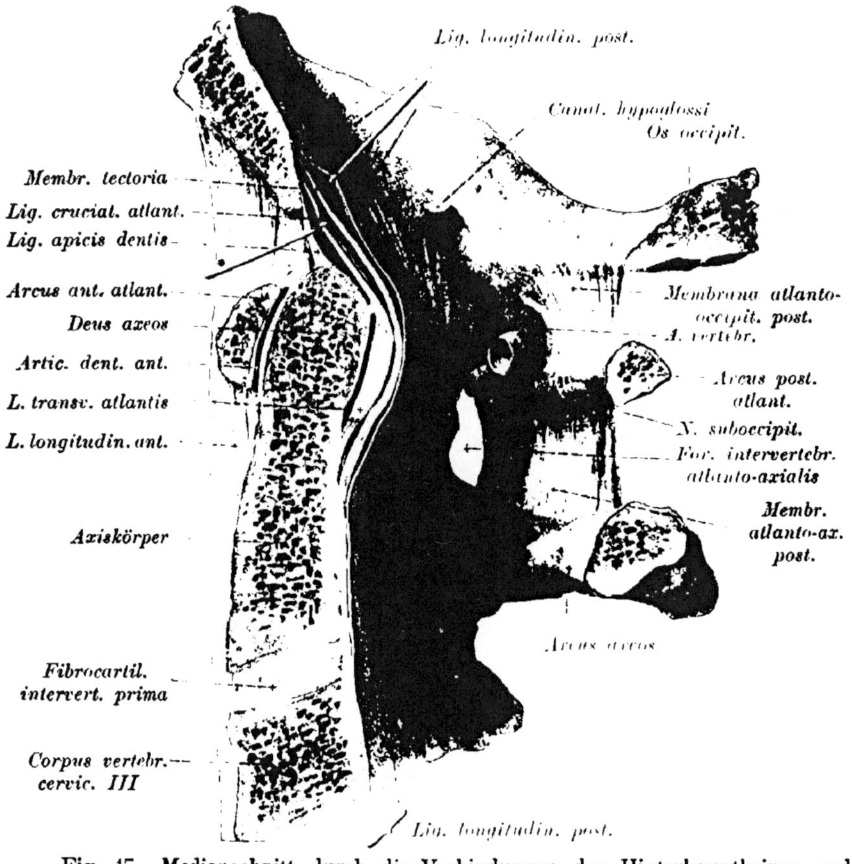

Fig. 47. Medianschnitt durch die Verbindungen des Hinterhauptbeines und der obersten Halswirbel (rechte Schnitthälfte, von links gesehen, schematisiert).

Kreuzband [L. cruciatum atlantis N.].

Die senkrechten Bandschenkel[2]) sind schwächer als der quere und sind bei ihrem Abgang von diesem breiter als an ihren Enden, so daß das ganze Kreuzband eigentlich einen schildförmigen

1) Im Winter 1901 fand ich ihn einmal etwa bohnengroß.

2) Ligt. occipitale post. med. (MEYER). Occipito-axoïdean ligament (engl.), Ligt. occipito-axoïdien moyen couche, feuillet antérieur ou lame profonde (franz.).

Eindruck macht, der dadurch noch erhöht wird, daß es vom Axiszahn nach hinten bucklig vorgetrieben wird (s. Fig. 48).

Der obere senkrechte Schenkel[1]) zieht vom Querband, sich nach oben verschmächtigend, zum vorderen Rand des großen Hinterhauptloches hinauf, auf dessen Innenseite er sich in der Medianlinie festsetzt; dabei verschmilzt er mit dem obersten Teil der Deckmembran.

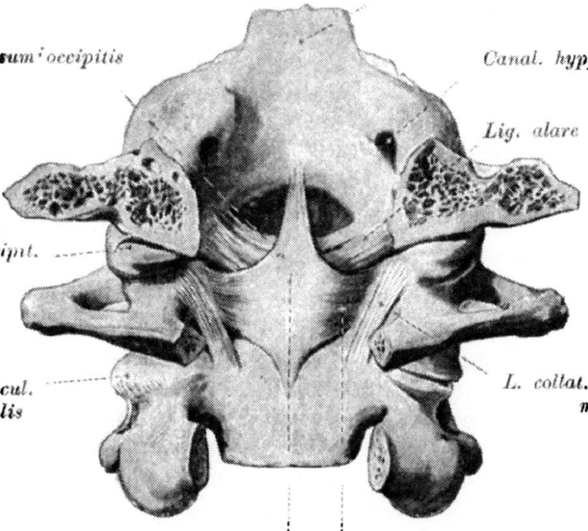

Fig. 48. Bandapparat des Axiszahnes, nach Abnahme der Deckhaut, von hinten.

Schon GRUBER fand ein zweites, weiter vorn gelegenes Bündel[2]), das von der Mitte des Querbandes aus in dem lockeren Gewebe hinter und über der Zahnspitze verschieblich im Bogen nach oben und vorn zieht, um sich am Periost der Zahnspitze selbst hinter dem Ursprung des Spitzenbandes festzusetzen. HENLE hält dieses Bündel für konstanter als das hintere zum Occiput aufsteigende, giebt aber an, daß es sich nur zum Teil an der Zahnspitze befestige, zum anderen Teil aber in die vordere Verstopfungsmembran übergehe; auch POIRIER bestätigt GRUBER's Angabe.

POIRIER deutet durch seine Fig. 597 an, daß in solchen Fällen, wie ich auch bestätigen kann, ein Schleimbeutel zwischen dem GRUBER'schen Schenkel und dem Axiszahn liegt, bezw. daß der obere Recessus des hinteren Zahngelenkes (s. S. 100) zwischen die beiden hinaufreicht. Der Schleimsack wird wohl nicht unpassend als Spitzenschleimbeutel [Bursa apicis dentis] bezeichnet. Auch zwischen beide Bündel des oberen Kreuzbandschenkels selbst kann sich ein Schleimbeutel einschieben.

1) Appendix s. Crus sup. ligt. cruciati (MAUCHART bei HALLER und nach ihm die Mehrzahl der deutschen Aut.). Appendix ligti. cruciati sup. post. (GRUBER). Odonto-basilar ligament (engl.). Ligament occipito-axoïdien ou branche sup. du ligt. croisé (BEAUNIS), ligament occipito-transverse (POIRIER).

2) Appendix sup. ant. ligti. cruciati (GRUBER).

Varietät. Im Winter 1884 beobachtete ich einen Fall, wo der Spitzenschleimbeutel nicht mit dem hinteren Zahngelenk kommunizierte wie bei Poirier, sondern zwischen beiden eine Scheidewand bestand als Dach der Gelenkhöhle des hinteren Zahngelenkes. Ein ähnlicher Fall liegt der Abbildung 410 Toldt's zu Grunde, nur ist in dieser die Verbindung des vorderen Gruber'schen Kreuzbandschenkels mit dem hinteren oder mit dem Atlasquerband nicht zu erkennen (s. auch Var. 2 bei Flügelbd.).

Wirkung. Diese oberen Schenkel des Kreuzbandes verhindern ein Herabziehen des Querbandes.

Der untere Schenkel des Kreuzbandes[1]) endigt ebenfalls, zungenförmig zugespitzt, am Axiskörper; ich finde ihn ziemlich oft schlecht ausgebildet; er wird dann vertreten durch Bindegewebszüge, die, das hintere Zahngelenk unten verstärkend, am unteren Rand des Querbandes vorbei nach hinten zur Deckhaut ziehen. Dieser untere Schenkel des Kreuzbandes verhindert eine Verschiebung des Querbandes nach oben.

2. Bänder zwischen Occiput und Axiszahn.

α) Flügelbänder [Ligt. alaria][2]). Dicht über dem queren Schenkel des Kreuzbandes, zum Teil durch diesen noch verdeckt, erscheinen rechts und links ganz dicke (etwa 8 mm im Durchmesser), im allgemeinen rundliche Bandzüge, die „Flügelbänder". Sie ziehen bald mehr horizontal, bald mehr schräg lateralwärts ansteigend von der Hinterseite der Zahnspitze zu einer Grube am vorderen Teil des

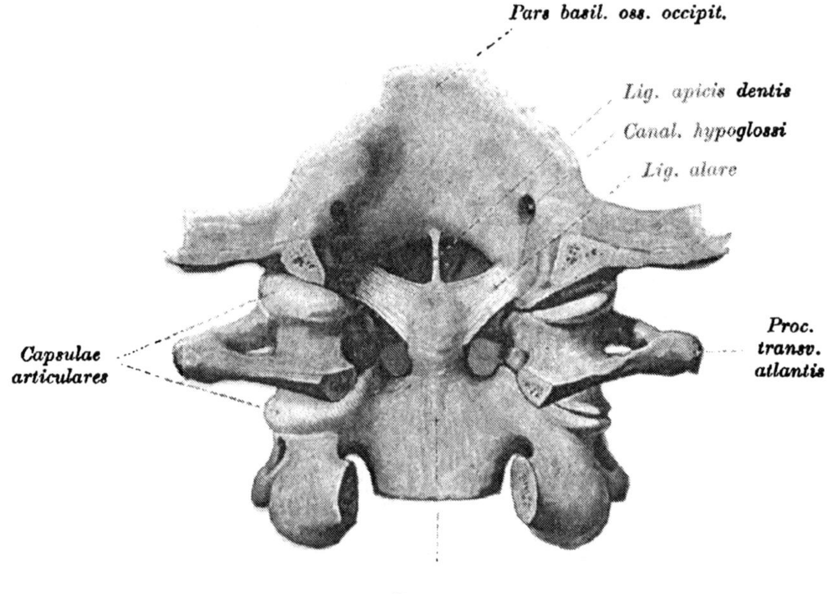

Fig. 49. Bandapparat des Axiszahnes nach Abnahme des Kreuzbandes.

1) Appendix s. Crus infer. ligti. cruciati (deutsche Aut.). Crus infer. of the transverse ligament (engl.). Ligt. transverso-axoïdien (franz.).

2) Ligt. alare dentis (Henle), Ligta. lateralia superiora s. alaria Maucharti (Arnold u. a.). Odontoid or check ligts. (engl.). Ligts. odontoïdiens latéraux (franz.).

medialen Condylusrandes des Occiput. Unten ist das Band in der Richtung von vorn nach hinten etwas komprimiert, so daß man einen oberen und unteren Rand, eine vordere und hintere Fläche an ihm unterscheiden kann, oben ist es aber mehr von unten und oben her abgeflacht, so daß man von einem vorderen und hinteren Rand sprechen kann; der vordere Rand geht indirekt in die vordere Verstopfungsmembran über. Infolge der verschiedenen Richtung der Abflachung des Bandes macht dasselbe einen „verdrehten" Eindruck. (Wirkung s. II. Bd.)

Varietät. 1) Einige Male fand ich eine Verdoppelung des einen oder anderen Flügelbandes, indem hinter dem Hauptband noch ein accessorischer, steiler laufender Bandstrang zum Occiput zog. 2) Einmal fand ich außer einem solchen accessorischen Zug noch ein 3. schräges Bandbündel, das aber nicht mehr am Zahnfortsatz, sondern am Atlaskreuzband seine Anheftung fand.

Vielleicht in der Hälfte der Fälle bleibt zwischen den Flügelbändern beider Seiten nur eine ganz schmale mediane Firste des Axiszahnes frei; in der anderen Hälfte wird, meiner Erfahrung zufolge, aber auch diese noch durch Bandmassen, die meist auch noch zu den Flügelbändern gerechnet werden, gedeckt und vom Kreuzband getrennt. Diese oberflächliche, die Flügelbänder beider Seiten verbindende Schicht geht membranartig hinter oder über dem Zahn vorbei, umfaßt ihn, ohne sich an ihm festzusetzen, und kann daher in Analogie mit dem Atlasquerband „Occiputquerband" [L. transversum occipitis][1]) genannt werden. Das Occiputquerband ist allerdings sowohl in seinem Auftreten, als in seinem Aussehen inkonstant bezw. variabel: bald ist es schmal und von den eigentlichen Flügelbändern getrennt, indem es oberhalb derselben über die Zahnspitze hinweg (s. Fig. 48) bogenförmig von einem Occiputcondylus zum anderen verläuft, bald aber ist es breit, dem Atlasquerband unmittelbar aufliegend und reicht von diesem bis zur Zahnspitze hinauf.

Zwischen dem Occiputquerband und den eigentlichen Flügelbändern, sowie der Zahnspitze ist entweder lockeres, verschiebliches Gewebe oder aber, wie ich öfters gefunden habe, ein echter Schleimbeutel.

Varietäten. 1) Henle rechnet zu diesem Band auch ein ganz kurzes medianes Bündel, das von der Mitte des vorderen Randes des großen eiförmigen Loches zu den hinteren Teilen der Zahnspitze geht, von den anderen Autoren wird es aber zum Spitzenband[2]) gerechnet. 2) Einmal beobachtete ich ein derbes, queres Band zwischen beiden Hinterhauptcondylen, ganz vorn am vorderen Rand des eiförmignn Loches, aber erheblich vor der Stelle des gewöhnlichen Lauth'schen Bandes. 3) Manchmal erstreckt sich der Schleimbeutel zwischen den Lauth'schen und den Flügelbändern noch etwas auf die Zahnrückfläche; in solchen Fällen ist dann eventuell kein vorderer oberer Kreuzbandschenkel (Gruber's) vorhanden, unser Schleimbentel vertritt dann den S. 105 unten beschriebenen Spitzenschleimbeutel.

β) Spitzenband [Ligt. apicis dentis][3]). Unter diesem

1) Ligt. transversale occipit. (Lauth). Ligts. occipito-odontoidens latéraux, faisceau occipito-occipital (Poirier).
2) Ligt. med. dentis post. (Barkow).
3) Ligt. suspensor. ant. Ligt. rect. med. dent. epistr. (Hartmann, Meckel). Central occipito-odontoid ligt. (Morris), the middle odontoid or suspensory ligament (Quain).

Namen sind verschiedene Bandbündel beschrieben, die von der Spitze des Axiszahnes zum vorderen Rand des Hinterhauptloches ziehen.

Es ist hervorzuheben, daß in dem Verhalten dieses Bandapparates zahlreiche Varianten vorkommen, oft kann hier übrigens kaum von eigentlichen Bändern gesprochen werden, sondern nur von einer „bindegewebigen Ausfüllungsmasse zwischen der Zahnspitze und dem Occiput“, wie es SAPPEY thut.

Das typische, häufigste Verhalten ist folgendes:

Unmittelbar hinter der Spitze des Axiszahnes oder mitten auf der Kuppe desselben (wenn der Zahn einen rundlichen Kopf hat), entspringt aus einem Grübchen ein cylindrischer, 2—5 mm breiter, 10—12 mm langer Strang[1]), der sich an der Mitte des vorderen Randes des großen eiförmigen Loches ansetzt, und zwar auf der dem Wirbelkanal zugekehrten Seite des Loches. Das Band ist gelblich oder leicht rötlich und besteht aus festem Bindegewebe mit zahlreichen elastischen Fasern. Dieses Bändchen hat zwar mechanisch keine wesentliche Wirkung, am wenigsten natürlich die ihm früher zugeschriebene, als Aufhängeband für den Zahn zu dienen, es beansprucht vielmehr unser besonderes Interesse wegen seiner entwickelungsgeschichtlichen Bedeutung. H. MÜLLER und KÖLLIKER haben gezeigt, daß die Rückensaite [Chorda dorsalis] durch das Bändchen zum Occiputkörper zieht und zu gewisser Zeit, entsprechend einer Zwischenwirbelscheibe zwischen dem Körper des obersten Hals- und untersten Schädelwirbels eine Anschwellung der Chorda enthält. Daraus erklärt sich auch die Thatsache, daß man nicht selten, wie LUSCHKA zuerst gezeigt hat, beim Erwachsenen einen Cylinder aus hyalinem Knorpel in ihm findet.

Varietäten. 1) Einmal fand LUSCHKA bei einem Neugeborenen dem Intervertebralspalt entsprechend ein wirkliches Gelenk zwischen Zahnspitze und Occiput, ein Fall, der natürlich nichts zu thun hat mit dem nicht ganz seltenen Vorkommnis einer sekundären Schleifstelle zwischen dem auf Kosten des Spitzenbandes übertrieben in die Länge gewachsenen Zahn und dem Occiput. 2) Einmal fand ich die untere Strecke des Spitzenbandes in einer Ausdehnung von etwa 5 mm Höhe und 2 mm Breite verknöchert, so daß der Zahn einen dünnen, schmalen Fortsatz trägt. Andere Male fand ich nur kleine Knochenspitzchen im Spitzenbandansatz am Zahn. Vielleicht stehen LUSCHKA's Knorpel- und das von mir gefundene Knochenstäbchen zu dem von E. FUNKE[2]) näher besprochenen „Zahnfortsatz des Atlas“, d. h. der „cranialen Epiphysenanlage des Atlaskörpers“, in Beziehung.

Daß an dieser Stelle normaliter eine derartige Reduktion der Intervertebralscheibe zu einem dünnen Bändchen stattgefunden hat, ist die Folge der größeren Beweglichkeit, die sich hier ausgebildet hat (vgl. II. Bd.).

Außer diesem Spitzenband finden sich meist aber auch noch weiter vorn, von ihm durch lockeres Bindegewebe getrennt, ab-

1) Ligt. med. dent. epistr. post. (BARKOW). L. suspensor. dent. epistr. post. (LUSCHKA). L. odontoïdien moyen (s. median) ou lgt. suspenseur de la dent, faisceau postér. (engl.).

2) E. FUNKE, Ueber einen Process. odontoideus atlantis hominis. Anat. Anz., Bd. 14, 1898, p. 385—390.

geplattete Bandbündel[1]), die unmittelbar über dem oberen Rand der vorderen Zahngelenkfläche entspringen und auch zur Mitte des vorderen Randes des großen Occiputloches aufsteigen, sich aber auf der vom Wirbelkanal abgewandten Seite des Randes ansetzen. Schon BARKOW hat dies Bändchen beschrieben und darauf aufmerksam gemacht, daß seine Ausbildung individuell variiert, daß es manchmal den Anschluß an das Occiput nicht erreicht, sondern in die vordere Verstopfungsmembran übergeht, während es sich im ersteren Fall in seiner ganzen Länge von ihr trennen läßt. Dieses vordere Spitzenband stößt unmittelbar an den „oberen Recessus der Gelenkkapsel des vorderen Zahngelenkes" (s. S. 98), dessen Wand sogar manchmal das Band noch eine Strecke weit überzieht. Das Bändchen wird am besten von vorn her präpariert, indem man die vordere obere Verstopfungsmembran sorgfältig entfernt. Das hintere Spitzenband hingegen bringt man am besten von hinten zur Darstellung durch Wegnahme der Deckhaut und des Kreuzbandes, von dem es durch lockeres, von Venen durchzogenes Fettgewebe geschieden ist. Das hintere Spitzenband rechnet HENLE zum queren (LAUTH'schen) Occipitalband (s. S. 107).

Oft ist von einem besonderen Spitzenband auch bei aufmerksamer Präparation nichts zu finden, man kann dann sagen, es sei mit der vorderen Verstopfungsmembran oder mit dem oberen Kreuzbandschenkel verschmolzen.

Entwickelung. Nach FRORIEP's[2]) Untersuchungen gehören die Hinterhauptkondylen bei Säugetieren zum Teil dem Körper, zum Teil der Bogenanlage des untersten Hinterhauptwirbels an. Die Seitenmassen des Atlas mit ihren Gelenkflächen entwickeln sich aus den Bogenanlagen des 1. Halswirbels, der vordere Atlasbogen mit seiner Gelenkfläche geht aus der hypo-(= prä-)chordalen, von der Spange getrennten Körperanlage der 1. Halswirbelanlage hervor. Dieses prächordale Wirbelstück persistiert nur hier allein zeitlebens, während es bei allen übrigen Wirbeln sich schon beim Embryo wieder zurückbildet. Zwischen den aus der hypochordalen Spange und den Bogenanlagen hervorgehenden Knochenstücken des Atlas bleiben, wie H. MEYER[3]) hervorgehoben hat, noch lange Zeit Nähte erhalten, die deutlich zeigen, daß zur hypochordalen Spange auch noch die vordersten Teile der seitlichen, oberen Atlasgelenkflächen gehören. Aus der Körperanlage des Atlas geht aber nach FRORIEP nicht nur der Axiszahn hervor, sondern auch die ganzen gesimsartig vorspringenden Teile der oberen Axisflächen mit den beiden seitlichen Gelenkflächen für die Seitenmassen des Atlas. Das ganze Atlanto-Axialgelenk entwickelt sich demnach lediglich innerhalb der einzelnen Teile der 1. Halswirbelanlage.

Nach RATHKE[4]), HASSE[5]) u. a. soll auch das Atlasquerband aus der Körperanlage des 1. Halswirbels hervorgehen (s. a. Vergl. Bem. 2).

1) Ligt. med. dentis epistroph. ant. (BARKOW). Ligament. suspensor. dent. epistr. ant. (LUSCHKA). Ligt. odontoïdien moyen (s. médian) ou l. suspenseur de la dent, faisceau ant. (BEAUNIS, POIRIER).

2) AUG. FRORIEP, Zur Entwickelungsgeschichte der Wirbelsäule, insbesondere des Atlas und Epistropheus und der Occipitalregion, I. Arch. von HIS u. BRAUNE, 1883, S. 177; dito II. a. gl. Orte, 1886, S. 69.

3) H. MEYER, Kleinere Mitteilungen: 1) Die oberen Gelenkflächen des Atlas und der Condylus des Hinterhauptbeines. Arch. von HIS u. BRAUNE, 1877, S. 268.

4) RATHKE, Hr., Entw. der Natter, Königsberg 1839; — Entw. der Schildkröten, Braunschweig 1848.

5) HASSE, C., Anat. Studien, Leipzig 1873.

Den angeführten Untersuchungen zufolge entsteht also das vordere Zahngelenk zwischen der Hypochordaspange und dem Körper des Atlas, das hintere Zahngelenk zwischen den vorderen und hinteren Teilen der Atlaskörperanlage, die beiden seitlichen Atlanto-Axialgelenke endlich bilden sich zwischen Produkten der Bogenanlage des Atlas und Produkten der unteren, stark verbreiterten Teile der Anlage des Atlaskörpers aus. Diese seitliche Verbreiterung der unteren Teile der Atlaskörperanlage ist auch die Ursache der Verdrängung und des bogenförmigen Verlaufes der Wirbelarterie und der obersten Spinalnerven an dieser Stelle, sowie die Ursache des Fehlens typischer Bogengelenke zwischen Atlas- und Axiswirbel, die sich bei den Vögeln, bei denen der Atlaskörper keine solche Verbreiterung zeigt, auch an dieser Stelle wie bei allen anderen Wirbeln verhalten.

IV. Verbindungen der Wirbelsäule mit dem Becken.

Lendenwirbel-Kreuzbeinverbindungen
[Juncturae lumbo sacrales m.].

Die Verbindung des 5. Lendenwirbels mit dem Kreuzbein ist im wesentlichen gerade so beschaffen wie die anderen Wirbelverbindungen. Die Körper des 5. Lenden- und des 1. Kreuzbeinwirbels sind durch eine dicke (s. S. 58 f.) Zwischenwirbelscheibe verbunden, die unteren Gelenkfortsätze des letzten wahren Wirbels mit den oberen des 1. „falschen" Kreuzbeinwirbels durch ein wahres Gelenk. Auch die Bandverbindungen („kurze" und „lange", s. S. 70 ff. u. S. 77 ff.) der übrigen Wirbel sind hier vorhanden, doch kommen noch besondere Bandmassen dazu, die an den übrigen Wirbelverbindungen fehlen. Auch sonst sind einige Unterschiede gegenüber den anderen Wirbelverbindungen zu bemerken.

Die Zwischenwirbelscheibe ist vorn erheblich dicker als hinten, entsprechend der starken Abknickung des Kreuzbeines gegen die Lendenwirbelsäule, durch die der „Vorberg" [Promontorium N.] zu stande kommt. Die Verbindungsfläche des Kreuzbeines für den letzten Lendenwirbel ist beim aufrecht stehenden Menschen nicht nach oben gerichtet, wie es bei den übrigen Wirbeln ungefähr der Fall ist, sondern schaut nach vorn oben. Die Kreuzbeinspitze ist beim Stehenden (s. II. Bd.: „Beckenneigung") so stark nach hinten gedreht, bezw. die Schamfuge so stark gesenkt, daß der untere Kreuzbeinrand mit dem oberen Schamfugenrand auf einer Horizontalebene liegt. Die ganze Kreuzbeinfläche steht also beim stehenden Menschen nicht der „vorderen Beckenwand", sondern der vorderen Bauchwand gegenüber.

Die unteren Gelenkfortsätze beider Seiten stehen beim 5. Lendenwirbel weiter auseinander als bei den anderen Wirbeln und die Gelenkflächen stehen weniger sagittal als an den übrigen Lendenwirbeln, sie sind meist etwas schräger, mehr frontal gerichtet und weniger stark gekrümmt. Die Gelenkkapsel wird durch kräftige platte Bändchen verstärkt, die schräg lateral abwärts auf das Kreuzbein ausstrahlen; man könnte sie „schiefe Lenden-Kreuzbein-Gelenkbänder" [L. lumbo-sacrale articul. obl. m.] nennen (sie werden bei den kurzen hinteren Kreuz-Darmbeinbändern meist mitpräpariert). Die Gelenkkapsel wird wie bei den echten Wirbelgelenken auf der

Vorderseite durch die hier mächtigen, ca. $^1/_3$ cm dicken letzten „Bogenbänder" verstärkt (vgl. auch S. 85 und Fig. 42). Dadurch wird die Eröffnung der Gelenke wesentlich erschwert.

Ein wesentlicher Unterschied besteht im Aussehen der Querfortsätze und ihrer Bandverbindungen. Die Querfortsätze sind bedeutend gedrungener, kürzer und dicker als an den übrigen Lendenwirbeln und meist seitlich „ohrartig" etwas aufwärts gebogen. Dieser größeren Massigkeit der Querfortsätze entspricht der Umstand, daß eine besondere, den übrigen Wirbeln fehlende Bandmasse von ihnen seitlich ausgeht, um sie mit dem Becken zu verbinden.

Darmbein-Lendenwirbelbänder [Ligta. iliolumbalia m.][1]).

Zwischen den Querfortsätzen der beiden letzten Lendenwirbel und dem Darmbein (meist auch der Beckenseite des Kreuzbeines) springt eine Bandmasse über (Fig. 50), in der sich mehrere Blätter und Züge von verschiedener Richtung erkennen lassen und die deshalb passend als eine Mehrzahl von Bändern zu bezeichnen ist.

In den Nischen zwischen den einzelnen Abteilungen der Bandmasse entspringen die Bündel des Darmbeinmuskels [M. iliacus N.] und nach oben steht sie in Verbindung mit der Fascie des viereckigen Lendenmuskels [M. quadratus lumborum N.] und mit dem Lenden-Rippenband (s. unten), durch dieses endlich auch mit dem Ursprung des queren Bauchmuskels. Sie beteiligt sich daher auch an der Bildung der Hinterwand des sog. großen Beckens. Von vorn her ist sie durch den Psoasmuskel [M. psoas N.] ganz bedeckt.

Der ganze Bandapparat sieht individuell recht verschieden aus. Fast immer lassen sich aber mehr oder minder deutlich folgende Bandzüge unterscheiden. Von den Querfortsätzen der beiden untersten Lendenwirbel gehen sowohl quere als schräg absteigende Faserzüge aus, die im allgemeinen um so länger sind, d. h. um so weiter lateralwärts reichen, je höher oben sie liegen.

Die queren, vom 4. Querfortsatz ausstrahlenden Bündel[2]) sind dünner und verlieren sich im Lendenrippenband, die queren Bündel vom 5. Wirbel hingegen sind sehr mächtig. Sie hüllen den ganzen Querfortsatz ein und strahlen zum Teil als derbes, oft sensen- oder sichelförmiges Bündel in die Beinhaut der Darmbeinkante, zum Teil als breite Bandmasse in die Beinhaut des hintersten, obersten Abschnittes der Darmbeinschaufel aus (s. Fig. 50). Sie befestigen sich da hauptsächlich an der rauhen Leiste, die von der Darmbeinkante etwa zur Spitze der Ohrmuschelfläche hinzieht und den „Beckenteil" des Darmbeines von dem nach hinten abgebogenen Kreuzbeinteil trennt (s. TOLDT's Knochen-Figg. 306, 307 und 311), und an dem obersten Teil der Darmbeinrauhigkeit selbst. Oft ist die Bandmasse förmlich verdreht, gegen die Wirbelsäule hin mehr frontal gestellte Flächen aufweisend, gegen den Ansatz am Darmbein hin mehr horizontal liegende. Je nachdem der 5. Lendenwirbel tiefer oder weniger tief zwischen die Darmbeinschaufeln versenkt ist, laufen die Bündel mehr quer oder mehr lateral aufwärts. Zwischen den einzelnen Bündeln ist meist etwas Fett zu finden.

Die schräg absteigenden Bündel des 4. Querfortsatzes setzen

1) Lgt. ilio-lumbale N. sacro-lumbar ligt. (engl.).
2) L. pelvis antic. sup. (MECKEL) s. iliolumb. sup. (BARKOW).

sich an den 5. Querfortsatz an, die schräg absteigenden des 5. Querfortsatzes strahlen in die vorderen und hinteren Teile der Oberwand der Kreuz-Darmbeingelenkkapsel und die benachbarten Teile des Kreuz- und Darmbeines aus. Sie sind meist sehr stark und gerade; auch ihre Befestigung am Kreuzbein ist sehr fest, so daß sie mit Recht einen besonderen Namen: Kreuzbeinteil der Lenden-Darm-Kreuzbeinbandmasse [Ligta. lumbo-ilio-sacralia, pars sacralis m.][1]) verdienen. Sie lassen sich aber durchaus nicht

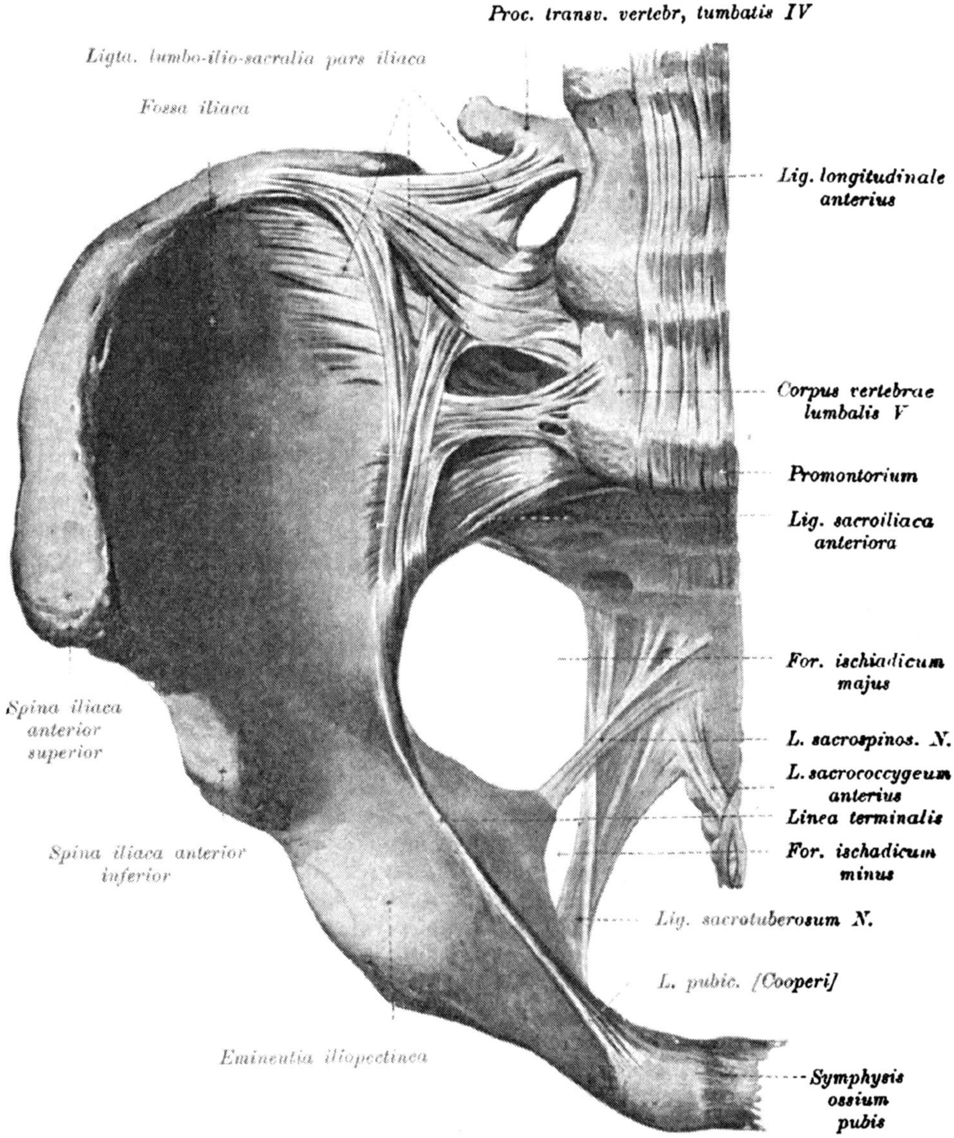

Fig. 50. Bandverbindungen der Wirbelsäule mit dem Becken (von vorn gesehen).

1) L. sacro-vertébral (BICHAT). Sacro-lumbar ligt. (MORRIS). Lumbo-sacral ligt. (GRAY). Lumbo-sacral lateral ligt. (QUAIN).

von den übrigen nicht mit dem Kreuzbein in Verbindung stehenden Bündeln der Bandmasse trennen. Dieser Teil des Lenden-Beckenbandapparates wird meist von 2 stärkeren Gefäßzweigen, die bis zum Kreuz-Darmbeingelenk vordringen, durchbohrt.

Die beiden letztgenannten, schräg absteigenden Bündel des Lenden-Beckenbandes sind den „Zwischen-Querfortsatz"- und den „vorderen Rippenhalsbändern" analog; sie begrenzen, wie diese, von der lateralen Seite her die Oeffnung für den Austritt des vorderen Astes der betreffenden Nerven (hier des 4. und 5. Lendennerven)[1]), entsprechen daher gewissermaßen den lateralen Rändern der vorderen Kreuzbein-

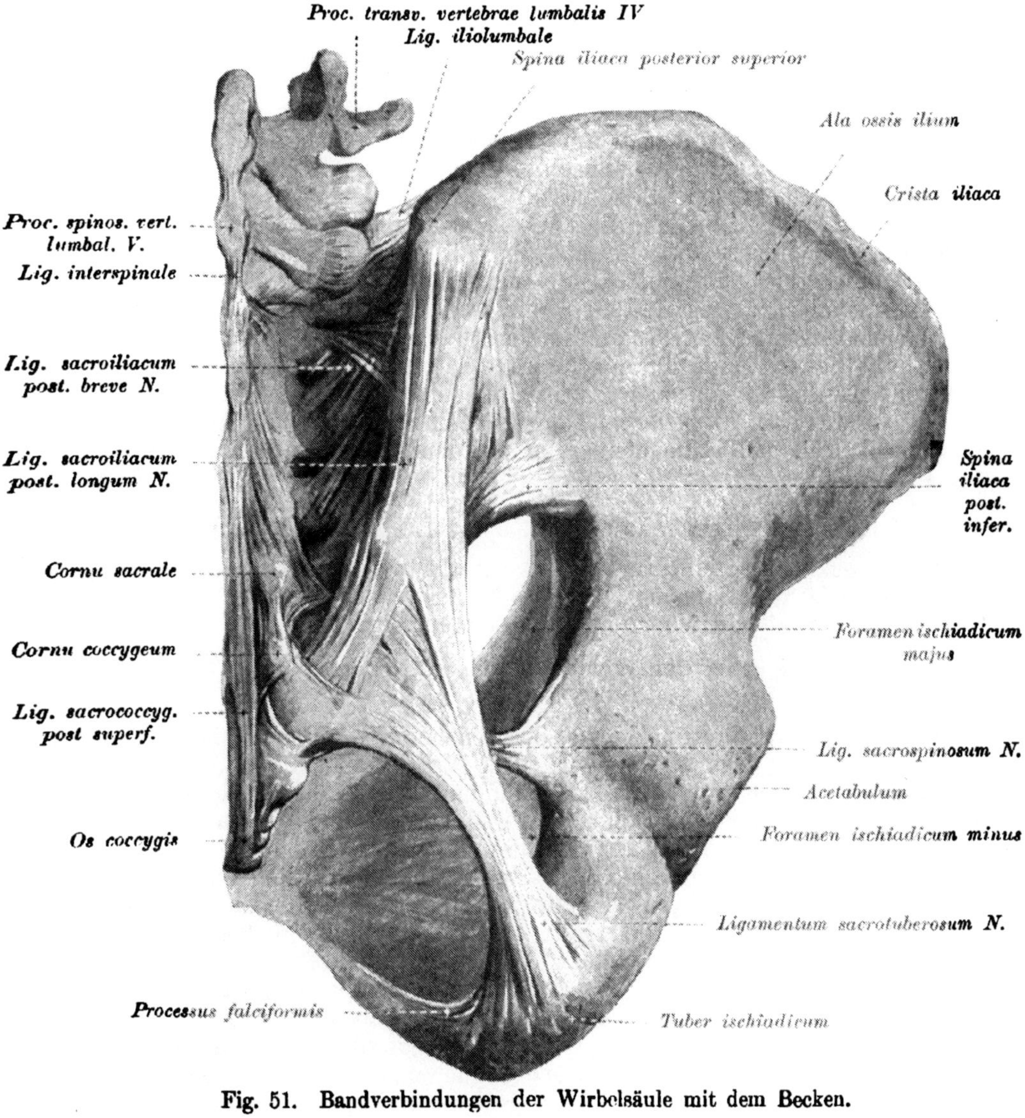

Fig. 51. Bandverbindungen der Wirbelsäule mit dem Becken.

1) Hiatus sacro-lumbaris (D'ALTON).

löcher. Manchmal sind auch noch kräftige quere Bündel da, die von der Seitenfläche des Körpers des 5. Lendenwirbels und der letzten Zwischenwirbelscheibe ausgehen und quer hinüber zum Darmbein laufen, wie Fig. 50 zeigt.

Vertikale, der Seitenfläche der beiden letzten Wirbelkörper anliegende Bündel, die HENLE beim Darmbein-Lendenband erwähnt, haben mit ihm nichts zu thun, sie gehören lediglich zum Psoasmuskel-Ursprung.

Wirkung. Die feste Verbindung des letzten Lendenwirbels mit dem Hüftbein ist sehr wichtig für die Uebertragung der Rumpflast auf das Becken. Der 5. Lendenwirbel mit der ganzen Rumpfschwere ist durch die Lenden-Darmbeinbänder sozusagen an den beiden Beckenbeinen aufgehängt und wird durch sie am Abrutschen von der abschüssigen Kreuzbeinverbindungsfläche gehindert. Dem Abrutschen, d. h. der „Spondyl-Olisthese“ [1]), widerstrebt natürlich auch die letzte Zwischenwirbelscheibe. Auch einer Drehung des Kreuzbeines mitsamt den unteren Lendenwirbeln an den Hüftbeinen vorbei nach vorn abwärts um die quere Achse (s. II. Bd.) widersetzt sich die besprochene Bandmasse.

Gefäße. Die Lendenwirbel-Beckenverbindung ist sehr reichlich mit Gefäßen versorgt, die aus den seitlichen Kreuzbeingefäßen, [Aa. u. Vv. sacrales laterales N.], den Darmbein-Lendengefäßen [AA. u. V. iliolumbalis N.] und den Gefäßen des Wirbelkanales stammen. Die Gelenkäste sind zum Teil besondere Zweige, zum Teil aber auch nur kleine Seitenzweige der Muskeläste dieser Gegend. Sie durchbohren teilweise direkt von vorn nach hinten die langen Wirbelbänder.

Nerven. Die Nerven der Lenden-Beckenverbindung stammen aus dem 4. und 5. Lendennerven und aus dem sympathischen Grenzstrang.

V. Kreuz-Steißbeinverbindung [Junct. sacro-coccyg.].

Die Kreuz-Steißbeinverbindung ist zwar meist prinzipiell gerade so gebaut, wie die übrigen Wirbelverbindungen, zeigt aber doch einige Besonderheiten, die erwähnenswert sind.

1. Verbindung der Wirbelkörper [Synchondrosis sacrococcygea N.].

Die Verbindungsfläche des 5. Kreuzbeinwirbels stellt ein schmales, meist ganz ebenes, queres Oval dar. Die Steißbeinfläche ist ähnlich gestaltet, oft ein wenig größer und leicht ausgehöhlt. Die Zwischenwirbelscheibe zwischen beiden Verbindungsflächen ist etwa $^1/_3$ so hoch wie der 1. Steißwirbel, ist meist gelblich gefärbt und besteht meist nur aus einem verhältnismäßig sehr breiten, deutlich blätterig geschichteten Faserring, der gewöhnlich keinen Gallertkern, sondern eine enge, rundliche Höhle umschließt. Die Höhle liegt meist im vorderen Drittel der Bandscheibe. Nur selten ist statt der Höhle weiches Faserknorpelgewebe, also ein Gallertkern, vorhanden. Bei Männern ist der 1. Steißbeinwirbel sehr oft durch Synostose mit dem Kreuzbein verbunden. Auch bei Frauen findet man die Verbindung hie und da knöchern verwachsen, während sie in anderen Fällen sich zu einem vollkommenen Gelenk mit großer Höhle und Innenhaut umbildet.

1) σπόνδυλος = Wirbel, ὀλισθείνω = gleite.

2. Gelenkfortsatzverbindung [L. sacro-coccyg. artic-fals.].

Eigentliche Gelenkfortsätze fehlen bekanntlich beiden untereinander verbundenen Wirbeln, doch sind die entsprechenden Kreuz- und Steißbeinhörner fast immer mit einem dünnen Knorpelüberzug versehen und untereinander durch Bändchen verbunden, die man als „falsche Kreuz-Steißbein-Gelenkbänder“[1]) bezeichnet.

Die Bändchen bestehen aus Längsbündeln und überbrücken den 5. Kreuzbeinnerven bei seinem Austritt aus der Verlängerung des Kreuzbeinkanales. Sie dienen dem großen Gefäßmuskel mit zum Ursprung und sind meist mit den medialen hinteren Kreuz-Steißbeinbändern verwachsen (s. unten). Häufig tritt eine Verknöcherung der Bändchen ein, so daß also die Kreuz- und Steißbeinhörner miteinander knöchern verschmelzen.

3. Querfortsatzverbindung [L. sacro-coccyg. laterale N.][2]).

Vom „Querfortsatz des 5. Kreuzbeinwirbels“, d. h. dem untersten Ende der Seitenkante des Kreuzbeines zum Querfortsatz des 1. Steißwirbels springt eine etwa 3 mm breite, platte Bandbrücke über, die immer eine ziemlich große Festigkeit besitzt. Ursprünglich ist es ein Knorpelstreif, und nicht selten tritt eine Verknöcherung desselben ein, so daß ein 5. knöchern umrahmtes Kreuzbeinloch entsteht, durch das der vordere Ast des 5. Kreuzbeinnerven hindurchgeht.

4. Mediane Kreuz-Steißbeinbänder [L. sacro-cocc. mediana m.].

a) Hintere Kreuz-Steißbeinbänder
[L. sacro-coccygea posteriora].

α) Deckhaut des Kreuzbeinspaltes [Membr. tectoria hiat. sacral. m.][3]). Die Mündung des Kreuzbeinkanales ist von einer Bandmasse bedeckt, die von den Rändern des Kreuzbeinspaltes [Hiatus canal. sacralis N.], d. h. vom Dorn- und Bogenrest des 4. Kreuzbeinwirbels entspringt und zum Steißbein überspringt, die man deshalb nicht unpassend als „Deckhaut des Kreuzbeinspaltes“ oder des Wirbelkanalendes bezeichnen kann (s. Fig. 51). Die Bandmasse entspricht nicht nur dem Spitzen- oder Ueberdornband (s. S. 74 ff.), sondern auch den gelben Zwischenbogenbändern der übrigen Wirbel (s. S. 70 ff.). Auch von dieser Bandmasse (vgl. oben) entspringen Bündel des großen Gesäßmuskels, die man natürlich erst entfernen muß, wenn man das Band genauer untersuchen will. Die Bandmasse besteht meist aus 2 platten Hauptbündeln, die sich schon in der Lücke zwischen den Kreuzbeinbändern kreuzen. Manchmal ist die Kreuzung allerdings nicht deutlich ausgeprägt. Meist erscheint gegen das untere Ende der Bandbündel eine mediane Lücke zwischen ihnen, die von dem saftreichen Bindegewebe des Wirbelkanalendes erfüllt wird. Sie dient zum Durchtritt für kleine Gefäße, die von

---

1) L. sacro-coccyg. post. N. (KRAUSE), z. Teil — breve (BARKOW), — et ext. (M. J. WEBER). Posterior sacro-coccygeal ligt. (GRAY). supracornuar ligt. (MORRIS), interarticular ligt. (QUAIN). Ligt. sacro-coccygien postéro-latéral (franz. Aut.).

2) Sacro-coccygeal intransversal ligt. (engl.). Ligt. sacro-coccyg. antérolatéral (franz.).

3) Ligt. sacr. coccyg. post. long. strat. superfic. (BARKOW), L. sacro-coccyg. post. superficiale N. Supracornual ligt. (MORRIS) z. Teil, posterior ligament (of sacrococcygeal articulation) [QUAIN] z. Teil. Ligt. sacro-coccygien post. (franz. Aut.).

LUSCHKA für das eigentliche Ende der vorderen Rückenmarksgefäße [1]) gehalten werden. (Durch diese Spalte kann man das „tiefe Kreuz-Steißbeinband“ sichtbar machen.) Diese beiden Endschenkel des Bandes lassen sich bei gut ausgebildetem Steißbein jederseits an die Bogenreste des 2. oder 3. Steißwirbels verfolgen, wo sie mit der Beinhaut verschmelzen.

Seitlich ist das Band bis auf kleine Spalten innig verbunden mit den „falschen Gelenkbändern“ zwischen den Kreuz- und Steißbeinhörnchen und den Gelenkfortsatzandeutungen des 2. Steißwirbels. „unter“ bezw. vor denen (s. S. 115) der 5. Kreuzbein- bezw. der 1. Steißbeinnerv hervorkommen, um sich hier in ihren vorderen und hinteren Ast zu teilen. Durch die kleinen Spalten zwischen den falschen Gelenkbändern und der Deckhaut treten, wie ich bei öfterer Präparation gefunden habe, die Verbindungsäste der hinteren Kreuz- bezw. Steißbeinnervenäste, d. h. die Stämmchen des hinteren Kreuzbeinnervengeflechtes. Der Raum, den die Deckhaut deckt, das letzte Ende des Wirbelkanales, ist, wie bereits angedeutet, von einem ungemein lockeren, saftreichen Bindegewebe erfüllt.

In Höhe des unteren Randes des 1. und am 2. Steißwirbels verbindet sich die Deckhaut durch zum Teil lockere, zum Teil straffe Bindegewebsstränge mit Bandzügen, die, von der Vorderwand des Kreuzbeinkanales kommend, sich auch auf das Steißbein fortsetzen und als „tiefes Kreuz-Steißbeinband“ bezeichnet werden.

β) Tiefes hinteres Kreuz-Steißbeinband [L. sacrococcyg. post. profundum N.]. An der Vorderwand des Kreuzbeinkanales ist das untere Ende des hinteren Längsbandes als eine ganz dünne Bandmasse zu finden. Sie setzt sich bis auf das Steißbein fort und erfährt im Gebiet der Kreuz-Steißbeinverbindung eine kleine Verbreiterung und Verdickung. Deshalb wird sie als besonderes „tiefes, hinteres Kreuz-Steißbeinband“ bezeichnet. Die Bandmasse erhält im ganzen Verlauf des Kreuzbeinkanales von Stelle zu Stelle Zuwachs von der harten Rückenmarkhaut. LUSCHKA hat dies Band daher sogar den eigentlichen „Endfaden der harten Rückenmarkshaut“ genannt. (LUSCHKA giebt an, daß wegen dieses Zusammenhanges bei der Steißbeinausrenkung die harte Rückenmarkshaut gezerrt oder sogar das Rückenmark selbst gereizt werden könne.) Das tiefe, hintere Band verwächst auf der Rückseite des 2. oder 3. Steißwirbels vollständig mit der Beinhaut und mit der Deckhaut (s. diese).

b) Vordere Kreuz- und Steißbeinbänder [Ligt. sacro-coccyg. anter. N.].

Während die meisten Autoren die auf der Vorderseite der Kreuz-Steißbeinverbindung sichtbaren Bandstreifchen für eine Fortsetzung des vorderen Längsbandes der Wirbelsäule betrachten, hält LUSCHKA dieselben für einen selbständigen Bandapparat. Er unterscheidet an ihm 2 besondere Lagen, eine oberflächliche und eine tiefe. Beide entspringen am 5. Kreuzwirbel: die oberflächliche, schmälere Lage kreuzt sich in der Mittellinie vor dem 2. Steißbeinwirbel und endet an der Steißbeinspitze (s. Fig. 50). Die tiefe, breitere besteht aus seitlichen, ungekreuzt, bogenförmig zum 3. Steißwirbel verlaufenden Bündeln

1) A. u. Vv. spinales anter.

und aus mittleren, sich kreuzenden Zügen. Die Bändchen bilden Brücken über die mittlere Kreuzbeinarterie und ihre Zweige, sowie über das Sympathicusende. Meinen Beobachtungen zufolge ist das Verhalten dieses Bandapparates individuell recht verschieden, was sich meiner Meinung nach nicht nur aus der individuell wechselnden Beweglichkeit des Steißbeines erklärt, sondern auch daraus, daß die Bändchen zum Teil offenbar Umwandlungen von Muskelzügen der in phylogenetischer Veränderung befindlichen Schwanzmuskulatur sind.

Gefäße. Die Gefäße der Kreuz-Steißbeinverbindung gehören zum Gebiet der mittleren und seitlichen Kreuzbeingefäße [A. u. Vv. sacral. med. u. lateral], sowie der vorderen Rückenmarksgefäße [A. u. Vv. spinal ant.]. Von vorn wird die Verbindung durch feinste Zweige der mittleren Kreuzbeingefäße versorgt, von den Seiten und von hinten durch Zweige aus den letzten seitlichen Kreuzbeingefäßen, die sich mit den Endästchen der vorderen Rückenmarksgefäße verbinden; sie laufen zum Teil in Begleitung des 5. Kreuzbein- und des Steißbeinnerven und versorgen auch die beiden Sitzbein-Kreuzbeinbänder.

Nerven. Die Nervenversorgung der Verbindung geschieht durch, im Verhältnis zur Kleinheit der Verbindung, zahlreiche Zweige des vorderen und hinteren Astes des letzten Kreuzbein- und 1. Steißbeinnerven.

VI. Verbindungen der Steißbeinwirbel untereinander
[Juncturae intervertebr. coccygeae].

So wechselnd die Zahl der vorhandenen Steißwirbel und die Größe des Steißbeines (s. Var. 1), so wechselnd ist auch die Art und Weise ihrer Verbindungen. Man kann wohl sagen, daß in der Mehrzahl der Fälle die untersten Steißbeinwirbel knöchern miteinander verwachsen, die beiden obersten hingegen meist lockerer miteinander verbunden sind als das Kreuzbein mit dem Steißbein.

Varietäten. 1) Einmal fand ich ein Steißbein von 7 cm Länge. 2) Mehrmals fand ich die Verbindungen auch beim Mann mit großer Beweglichkeit ausgestattet.

Die Verbindung der Steißbeinwirbelkörper findet gewöhnlich durch Zwischenwirbelscheiben statt, die meist noch andeutungsweise einen Faserring und einen Gallertkern mit oder ohne Höhlenbildung erkennen lassen. Zwischen dem 1. und 2. Steißwirbel ist von der Faserscheibe hier und da noch die äußerste Schicht erhalten, während die übrigen Teile der Scheibe der Auflösung anheimgefallen sind und an ihre Stelle eine mit einer echten Innenhaut umgebene Gelenkhöhle getreten ist.

Daß die vorderen Bänder der Kreuz-Steißbeinverbindung meist bis zum letzten Steißbeinwirbel hinunterreichen, während die hinteren meist nicht über den 2. oder 3. Steißbeinwirbel hinunter verfolgt werden können, wurde schon auf S. 116 (oben bezw. unten) erwähnt.

Außer den langen, vom Kreuzbein stammenden Bandzügen kommen auf der Rückseite aber auch noch kleine, kurze „hintere Steißbeinbändchen“ [L. intercoccyg. post. med. und lat. m.] vor, die in der Mitte und seitlich von Wirbel zu Wirbel überspringen. Die seitlichen Züge springen eventuell zwischen den Gelenkfortsatzandeutungen über, und unter bezw. vor ihnen läuft der Steißbeinnerv durch, wie bereits S. 116 erwähnt wurde.

Auch besondere „seitliche Steißbeinbänder“ [L. intercoccyg. lat. m.] die zwischen den Querfortsatzandeutungen der Steißwirbel überspringen, lassen sich oft gut von der Nachbarschaft trennen. Sie schließen mit dem Seitenrand des Steißbeines jederseits eine Lücke ein, durch die der vordere Ast des 1. bezw. 2 Steißbeinnerven hindurchtritt, was bei aufmerksamer Präparation nicht schwer nachzuweisen ist.

Vom letzten Steißwirbel geht ein Bändchen zur Haut, das als subcutanes Schwanzrudiment aufgefaßt wird. Es kann ein Grübchen, das sog. „Schwanzgrübchen“ [1]), hervorrufen, das beim Neugeborenen fast immer, beim Erwachsenen nur manchmal deutlich ist.

VII. Rippengelenke.

Wir haben dreierlei Verbindungen der Rippen zu besprechen:
1) die Verbindungen der Rippen mit den Wirbeln,
2) mit den Rippenknorpeln,
3) die Verbindungen dieser mit dem Brustbein,
4) die Verbindungen zwischen den Rippenknorpeln.

1. Rippen-Wirbelgelenke [Articuli costo-vertebrales].

a) Köpfchengelenk [Articulus capituli].

Gelenkflächen.

Die Rippenköpfchen der 2.—9. oder 10. Rippe zeigen 2 im Winkel zu einander gestellte, durch eine horizontale, von vorn nach hinten laufende Leiste getrennte, ziemlich ebene Gelenkflächen, die sich wie ein Keil zwischen die hinteren, seitlichen Ecken zweier Wirbelkörper hineinschieben. Die obere Gelenkfacette ist überall kleiner als die untere, nimmt bei den unteren Rippen noch an Größe ab und ist nach oben und innen gerichtet; die untere, deren Größe bei den unteren Rippen zunimmt, schaut nach unten und innen.

Der oberen Gelenkfläche des Rippenköpfchens entspricht die Gelenkfläche an der hinteren unteren Ecke des oberen, mit der Rippe artikulierenden Wirbels, der unteren Köpfchenfacette die Gelenkfläche an der hinteren oberen Ecke des unteren, mit der Rippe artikulierenden Wirbels, der die gleiche Ordnungszahl führt wie die Rippe. Die horizontale Leiste des Köpfchens [Crista capituli] entspricht der Zwischenwirbelscheibe. Der am oberen Wirbel gelegene Teil der Pfanne für das Rippenköpfchen ist natürlich auch kleiner als der am unteren Wirbel. Der erstere ist meist kreisförmig begrenzt etwas nach unten gerichtet, der am unteren Wirbel gelegene Teil und der Pfanne ist meist einer horizontal gestellten Mondsichel vergleichbar, er sieht meist abgenutzter aus als der am oberen Wirbel. Die 1. Rippe artikuliert meist nur mit dem 1. Brustwirbel, kann aber auch außer mit diesem noch mit dem 7. Halswirbel gelenkig verbunden sein. Die 10. Rippe ist meist auch noch mit dem 9., oft aber nur mit dem 10. Brustwirbel in Gelenkverbindung; die Köpfchen der 11. und 12. Rippe artikulieren lediglich mit ihrem zugehörigen Wirbel und zwar nicht mit dessen hinterer Körperecke, sondern mit der

1) Foveola coccygea.

Mitte seiner Seitenfläche, bezw. der Bogenwurzel. Die Gelenkflächen des 11. und 12. Rippenköpfchens sind abgeplattet (11. Rippe s. Fig. 52).

Wie bereits bemerkt, besitzen auch die Gelenkflächen der übrigen Rippen keine ausgesprochene Krümmung, sondern sind ziemlich eben. Ihre Kleinheit verhindert es überdies, die Form genauer zu untersuchen. Einige Autoren, wie H. MEYER, betrachten die Flächen als Stücke eines Kegelmantels, dessen Spitze in der Mitte der horizontalen Leiste [Crista capituli] liegt. Jedenfalls ist die Oberfläche des Köpfchens, soweit man überhaupt von einer Krümmung reden kann, leicht konvex, die der Wirbelflächen leicht konkav.

Die Gelenkflächen des Köpfchens und der entsprechenden, auch aus 3 Teilen zusammengesetzten Pfanne sind in einer Dicke von $^1/_2$—1 mm mit Faserknorpel überzogen. An der Pfanne erstreckt sich der Faserknorpel von den Wirbelfacetten auch auf die Zwischenwirbelscheibe. An der Gelenkpfanne ist die tiefste Lage des Knorpels Hyalinknorpel und steht mit den hyalinen Grenzplatten der Wirbelkörper in direkter Verbindung. An den Wirbeln, die nur mit einer Rippe artikulieren, ist der Knorpelüberzug rein hyalin.

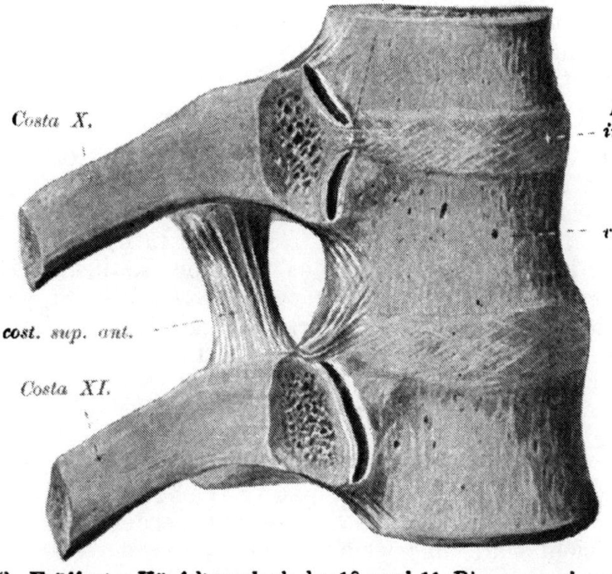

Fig. 52. Eröffnetes Köpfchengelenk der 10. und 11. Rippe, von der rechten Seite. (Die vordere Hälfte der Kapsel und der Rippenköpfchen ist fortgenommen, die Teile sind etwas auseinandergezogen.)

Schaltscheibe [Ligt. capituli costae transversum N.][1]).

Eröffnet man das Gelenk, oder am besten auf Frontal- oder entsprechenden Horizontalschnitten durch das Gelenk sieht man, daß von

1) Cartilago interarticul. (ARNOLD), ligt. capituli-costae interartic. (HENLE), Ligt. transversum (HYRTL), l. intermedium (MEYER). The interarticular ligt. (engl.). Ligt. interarticulaire (BEAUNIS), ligt. teres (CLOQUET), ligt. interosseux [costo-vertébral] (and. franz. Aut.).

der queren Köpfchenleiste sich eine faserknorpelige Platte als synchondrogene Schaltscheibe (s. S. 25) quer durch das Gelenk zur Mitte der Bandscheibe erstreckt, die das Gelenk meist vollständig in 2 getrennte Gelenkspalten mit selbständigen Gelenkhöhlen abteilt. Stets ist aber das Band vorn dicker als hinten, wo es sehr oft nur als ein ganz dünnes Streifchen erscheint oder, was SAPPEY als die Regel betrachtet, ganz fehlt; in solchen Fällen wird die Querscheibe hinten bis zu einem gewissen Grade von kleinen Innenhautzöttchen vertreten.

An den Rippen, die nur mit einem Wirbel artikulieren, wie (meist) die 1., oft die 10., immer die 11. und die 12., fehlt natürlich die Schaltscheibe.

(BARKOW fand mehrmals beim Erwachsenen die Erhaltung des Fötalzustandes, d. h. die vollkommene Synchondrose einiger Rippenköpfchen mit den betreffenden Wirbeln.)

Gelenkkapsel.

Die Gelenkkapsel ist meist dünn und wenig geräumig; sie setzt sich rings ziemlich dicht an die Ränder der Gelenkflächen an, nur auf der Unterseite sind ihre Züge etwas länger. An der ersten und den beiden untersten Rippen ist die Kapsel etwas schlaffer.

Von einer Gelenkintima sind nach SAPPEY nur Spuren vorhanden und auch solche nur in den hinteren Teilen des Gelenkes; hier finden sich (s. auch oben) spärliche, fast mikroskopisch kleine Intimazöttchen.

Verstärkungsbänder.

Hinten wird die Kapsel von Bandzügen verstärkt, die von manchen Autoren (D'ALTON, LUSCHKA und HARTMANN) als besonderes Band, als „hinteres Köpfchenband“ [Ligt. capituli costae posticum] beschrieben werden. In der That sind in der Hinterwand der Kapsel meist platte Bündel vorhanden, die vom seitlichen Körperrand und den Bogenwurzeln des oberen und unteren Wirbels entspringen. Ihre Insertion finden diese Verstärkungszüge in der Kapsel an der Hinterseite des Rippenköpfchens; man kann sie nur deutlich sehen nach vollkommener Abtragung der Hinterwand des Rückgratkanales, wie in Fig. 56, wo die Bandzüge zu sehen, aber nicht mit Namen bezeichnet sind.

Vorn finden sich sehr kräftige, gut von der Kapsel trennbare Bandzüge, die Rippenköpfchen-Strahlenbänder [Ligta. capituli costae radiata N.][1]) genannt werden. Nach Abnahme der Pleura sieht man ohne weiteres von der Vorderseite der Rippenköpfchen (ziemlich dicht neben den Rändern der Gelenkflächen) derbsehnige, glänzende Bandzüge auf die Wirbelsäule fächerförmig ausstrahlen (Fig. 53 u. Fig. 37, S. 78). Vor ihnen liegt der Sympathicus-Grenzstrang, rechterseits die Vena azyos, links die Vena hemiazygos.

Oft ist der Bandfächer nicht gleichmäßig stark entwickelt, sondern zerfällt in 3 Hauptstränge: einen oberen[2]), der schräg (ziemlich steil) aufwärts, vor der oberen Gelenkkammer vorbei, zum oberen Wirbel

1) L. costo-vertebralia rad. (HENLE), L. capituli cost. ant. (a. Aut.), — radiata (KRAUSE). The anterior costo-vertebral ligt. (HUMPHRY), or stellate ligt. (GRAY, MACALISTER), the stellate ligt. (MORRIS), the ant. costo-central or stellate ligt. (QUAIN). Ligt. costo-vertébral antérieur ou rayonné (franz.).

2) Ligt. capituli cost. sup. (BARKOW).

zieht und sich an der unteren Hälfte von dessen Außenfläche befestigt, ferner einen mittleren, etwas tiefer gelegenen queren Strang, der sich mit den äußeren Schichten der Bandscheibe vermischt (s. Fig. 37) und endlich einen unteren[1]), der mehr oder weniger steil abwärts an der unteren Gelenkkammer vorbei zum unteren Wirbelkörper läuft; dieser befestigt sich an der oberen Hälfte der Seitenfläche desselben. An den oberen Rippen sind die oberen, an den unteren die unteren Züge des Strahlenbandes stärker entwickelt.

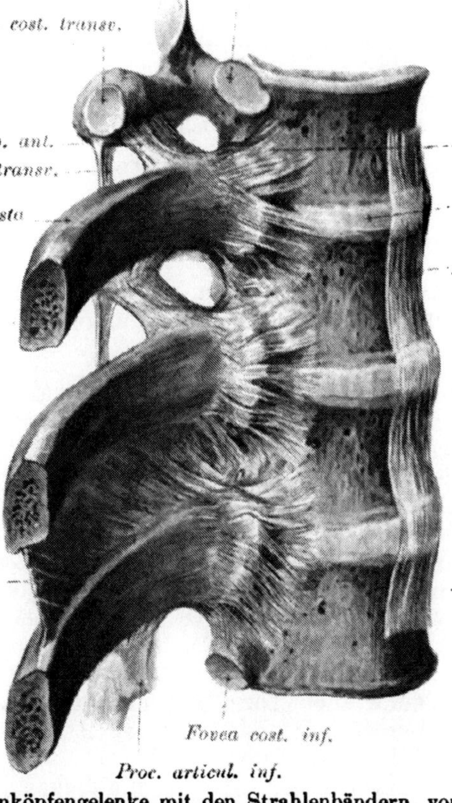

Fig. 53. **Rippenköpfengelenke mit den Strahlenbändern, von der rechten Seite. (Der laterale Teil des vorderen Längsbandes ist abpräpariert.)**

Der mittlere Bandzug ist oft sehr schwach entwickelt oder fehlt ganz. Der mittlere und der untere Streif kreuzen sich mit den seitlichen Zügen des vorderen Längsbandes und zwar ziehen sie hinter letzteren vorbei. Die Strahlenbänder überspringen eine durch lockeres Bindegewebe ausgefüllte Grube zwischen der Vorderfläche des Rippenköpfchens und der Seitenfläche des Wirbelkörpers.

(An der Hals- und Lendenwirbelsäule finden sich analoge Bandzüge, die von der Wurzel der „Querfortsätze" ausstrahlen: an den Lendenwirbeln stellen sie lediglich verstärkte Periostetreifen dar.)

An den oberen und unteren Rand der Strahlenbänder schließen

---

1) Ligt. capituli cost. inf. (Barkow).

sich weniger beständige, tiefer gelegene Bandzüge an, die der Gelenkkapsel von oben und unten als Verstärkung aufgelagert sind; sie beteiligen sich zugleich an der Begrenzung des Zwischenwirbelloches (s. Fig. 37, S. 78); namentlich die oberen Züge stellen sich oft als eine deutliche Verbindung zwischen dem vorderen und dem hinteren Längsband dar. Diese Züge sind auf Kosten des übrigen Strahlenbandes, namentlich an den nur mit einem Wirbel sich verbindenden Rippen besonders gut entwickelt.

Gefäße und Nerven.

Die Gefäße erhält das Gelenk von den Intercostalgefäßen; von diesen gehen vor dem Abgang der hinteren Aeste zum jeweilig oberen und unteren Köpfchengelenk Zweige, die das Strahlenband und die Kapsel durchbohren.

Die Gelenknerven stammen direkt aus dem vorderen Ast der betreffenden unmittelbar benachbarten Rückenmarksnerven.

b) **Rippenhöckergelenk** [Articulus costo-transversar.].

Die oberen 10 Rippen stehen nicht nur mit dem oberen Rand des Wirbels gleicher Ordnungszahl, sondern auch noch mit dem Querfortsatz des betr. Wirbels in gelenkiger Verbindung. Während die erstere Verbindung am Rippenköpfchen stattfindet (s. vorigen Abschnitt), betrifft letztere den Rippenhöcker [Tuberc. costae N.].

Gelenkflächen.

Der Rippenhöcker der oberen 10 (manchmal auch nur der oberen 9) Rippen trägt an seiner medialen Seite eine etwa kreisförmig oder quer-oval begrenzte, leicht konvexe Gelenkfläche. Bei den oberen Rippen ist sie ziemlich direkt nach hinten gerichtet, an den mittleren und unteren aber zugleich auch nach abwärts; bei der 8., 9. und 10. Rippe bildet die Gelenkfläche mit der Vertikalebene einen Winkel von etwa 45°. Bei den untersten Rippen nähert sich die Gelenkfläche immer mehr dem unteren Rand der Rippe.

Analog der betr. Höckergelenkfläche ist die Gelenkfacette an jedem Querfortsatz des Wirbels gleicher Ordnungszahl gestaltet und gestellt; sie ist leicht konkav (s. Fig. 55, S. 128) und ist bei den oberen Wirbeln mehr nach vorn, bei den unteren mehr nach oben gerichtet. An den beiden (oder den 3) letzten Rippen sind keine Rippenhöckergelenke vorhanden.

Die Gelenkflächen tragen einen 0,3—1,3 mm dicken Ueberzug von hyalinem Knorpel an den letzten beiden Rippen von Bindegewebe.

Varietäten. In Ausnahmefällen ist am 11. Wirbel noch ein gut entwickelter Querfortsatz vorhanden, der mit dem Rippenhöcker artikuliert. 2) Oefters fand ich die Gelenkfläche nicht am Höcker, sondern an der Wurzel des Querfortsatzes.

Die Gelenkkapsel setzt sich rings dicht an den Rändern der Gelenkflächen an; sie ist dünn und zeigt auf ihrer Innenseite nur einen dünnen Intimaüberzug.

Die Gefäße des Gelenkes stammen aus der Intercostalarterie, die Gelenknerven aus dem hinteren Ast des betr. Spinalnerven.

Verstärkungsbänder.

Der Kapsel direkt, höchstens durch eine dünne Lage lockeren Bindegewebes von ihr getrennt, liegen nur 2 Bänder an.

1) Das quere Rippenhöckerband [Ligt. tuberculi costae transversum m.][1]) ist ein sehr kräftiges, rechteckiges, parallelfaseriges, gut abgegrenztes Band, das bei der Präparation des langen Rückenmuskels (Longissim. dorsi), mit dem es nur ganz locker verwachsen ist, sozusagen von selbst mitpräpariert wird. Es springt direkt von der Hinterseite des Querfortsatzhöckers zur Hinter- oder Außenseite des Rippenhöckers über[2]) (s. Fig. 54 u. 55) und ist bei einer Länge von etwa 1,5—2,0 cm etwa 1 cm breit. Die oberflächlichen Bündel sind so lang wie das ganze Band, die tieferen hingegen ganz kurz.

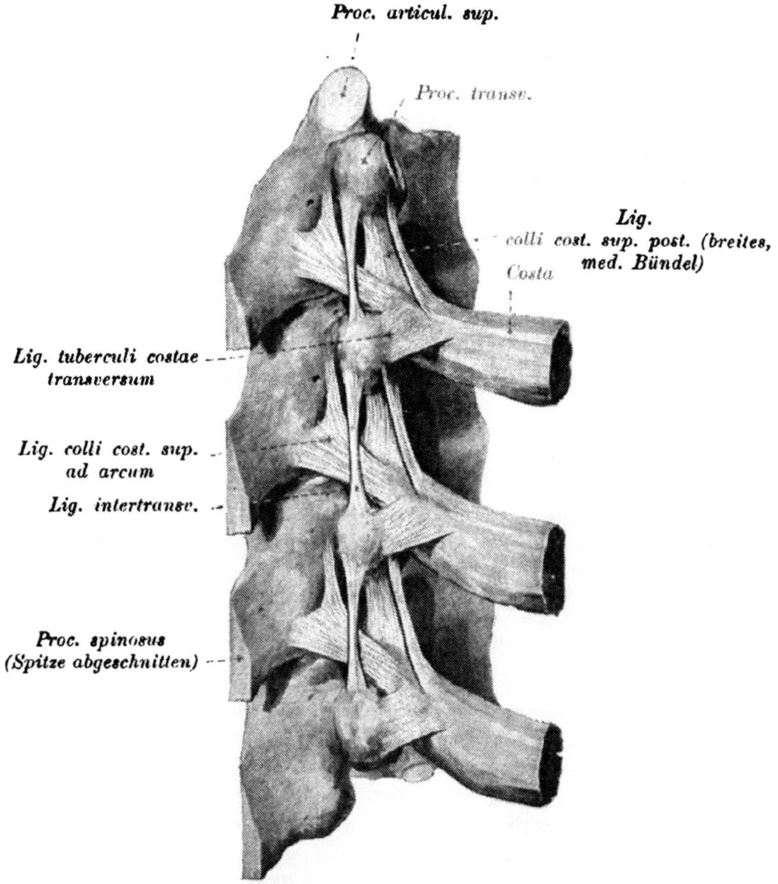

Fig. 54. Rippen und zugehörige Wirbel mit Bändern, von hinten und etwas von der rechten Seite.

1) Ligt. tuberc. cost. N. (LANGER, RAUBER, GEGENBAUR), Ligt. tuberc. costae inf. (HENLE, STIEDA), L. tub. cost. fibros. (LUSCHKA, HARTMANN), L. tub. cost. s. costo-transvers. s. rhomboides (MEYER), L. costo-transvers. (HYRTL), L. costo-transv. post. s. ext. s. tuberc. (KRAUSE sen.), L. costo-transv. breve post. (KRAUSE jun.), L. costo-transvers. fibr. (D'ALTON), L. transversarium ext. (WEITBRECHT). — The poster. costo-transvers. ligt. (engl.). L. transvers. cost. post. (POIRIER, CRUV., TESTUT, SAPPEY), l. costo-transversaire (BEAUNIS), — post. (BICHAT), l. transverse (BOYER).

2) Hier und da springt die Insertionsstelle des Bandes als ein besonderes, lateral vom eigentlichen Rippenhöcker (der die Gelenkfläche trägt) gelegenes Tuberculum am Skelet vor.

An den oberen Rippen läuft das Band, wenn sich die Rippen in einer Mittellage zwischen Ex- und Inspirationsstellung befinden, ziemlich quer (horizontal), an den mittleren aber schräg nach außen aufwärts (Fig. 54). An der 1. Rippe ist das Band sehr wenig entwickelt, hier wird es bedeckt vom äußeren Zwischenrippenmuskel, der sich an dieser Stelle bis zum Wirbelkörper erstreckt. An den beiden untersten Rippen kann das Band fehlen, ist aber manchmal noch ganz gut ausgeprägt.

2) Das untere Rippenhalsband s. S. 129.

Außer diesen beiden direkten Kapselverstärkungsbändern kommen noch mehrere andere Bandzüge in Betracht, die zwar in keiner direkten Beziehung zur Gelenkkapsel stehen, aber für den Gelenkmechanismus auch mit in Frage kommen und deshalb hier besprochen werden müssen, obwohl manche Autoren, wie H. Meyer, einige von ihnen nicht als selbständige Bänder gelten lassen wollen, sondern zu den Muskeln in nähere Beziehung bringen. Diese Bänder setzen sich alle an den Hals der Rippen an und können daher mit dem unter 2) genannten, echten Kapselband, passend als

Rippenhalsbänder

bezeichnet werden.

Man unterscheidet am besten

1) obere Rippenhalsbänder, die an den oberen Rand des Halses gehen, sie kommen von dem über der Rippe liegenden Wirbel, ferner

2) mittlere Rippenhalsbänder, die sich etwa an die Mitte der Hinterseite des Rippenhalses ansetzen, und

3) ein unteres Rippenhalsband; letztere beide Arten kommen vom eigenen, der Rippe zugehörigen Wirbel, der den gleichen Namen, d. h. die gleiche Ordnungszahl wie sie selbst führt.

1. Obere Rippenhalsbänder.

a) Oberes vorderes Rippenhalsband [Ligt. colli costae sup. ant.] [1]).

Mit diesem Namen wollen wir eine von vorn nach hinten abgeplattete Bandmasse bezeichnen, die fast immer mehrere Schichten erkennen läßt, die sich kulissenartig hintereinander schieben, sich also nur teilweise decken, da sie verschiedene Breiten besitzen. Man kann daher sagen, das Band entspringt staffel- oder absatzweise vom Querfortsatz des über der Rippe liegenden Wirbels; die Bandmasse zieht von da schräg medial abwärts zur oberen scharfen Kante des Rippenhalses (s. Fig. 37, S. 78 und Fig. 52, 53). (Ihr Ursprung vom unteren Rand des oberen Querfortsatzes geht meist an der Vorderfläche desselben nach oben kontinuierlich über in das „untere Rippenhalsband“

1) Ligt. costo-transversarium ant. N. (Henle, Stieda, Rauber), L. costo-transvers. (Langer), L. costo-transvers. ant., L. — long. ant. (Krause jun.), L. colli costae sup. ant. (Gegenbaur), L. colli cost. int. (H. Weber), — s. ant. (Hartmann), L. c. c. ant. s. int. (Krause sen.), L. c. c. sup. int. (Arnold, Luschka), L. transversar. int. (Weitbr.). The anterior costo-transverse ligt. (Gray), the superior costo-transv. ligt. ant. portion (Humphry, Morris, Macal., Quain), L. colli costae long. (Sharpey). L. costo-transvers. moyen et lat. (Bichat, Bougery), l. transv. cost. sup. (Cruv., Sappey, Testut), l. cervico-transversaire intercostal faisc. antér. (Poirier), — sup. externe [zum Teil] (Beaunis).

der nächst höheren Rippe oder setzt sich gar bis zum unteren Rand der letzteren fort, wie in Fig. 56.) Nach vorn gegen den Thoraxraum ist das Band besser abgegrenzt als hinten gegen die anderen Bänder und Rückenmuskeln. Die vordere Schicht des Bandes kann im ganzen als etwa rautenförmig bezeichnet werden, doch ist sie häufig unten breiter als oben (also trapezförmig, vgl. Fig. 37, 52, 53). Die Bandhöhe ist fast die des Intercostalraumes, etwas über 1 cm, die Breite 1 bis 1,5 cm.

Aus verschiedenen Gründen, namentlich um Verwechslungen vorzubeugen, ist für das ganze (meist mehrschichtige) Band der Name „vorderes oberes Halsband" (Ligt. colli costae sup. ant. GEGENBAUR's) dem der Nomenklaturkommission („Ligt. costo-transvers. ant.") entschieden vorzuziehen, da letzterer gar nicht andeutet, daß das Band vom oberen Querfortsatz zum Rippen**hals** geht. An der obersten Rippe fehlt das Band. Im letzten Intercostalraum bildet das Band eine sehnige Platte, die den ganzen Intercostalraum ausfüllt und auch noch auf den 12. Wirbelkörper übergeht.

Der mediale, etwas verdickte Rand des oberen, vorderen Halsbandes ist konkav und begrenzt mit der Seitenfläche des Wirbelkörpers bezw. anderen Bandzügen (s. unten) ein eiförmiges Loch (s. Fig. 37, 52 u. 53) (dessen langer Durchmesser vertikal steht), das den vorderen Kreuzbeinlöchern entspricht. Innerhalb des Loches findet die Teilung des Spinalnerven in seinen vorderen und hinteren Ast statt; der vordere Ast oder Intercostalnerv läuft **vor** dem Band vorbei, der Dorsalast aber hinter ihm. (Kleinere Aestchen treten zwischen den verschiedenen Schichten der Bandmasse hindurch.)

Häufig wird übrigens das Loch medialwärts nicht direkt vom Wirbelkörper, sondern, wie eben angedeutet, noch von einem ebenfalls kulissenartig vorspringenden, aber lateralwärts konkav ausgeschnittenen Band begrenzt, man könnte es Ligt. accessor. foram. intervertebral. nennen. Es entspringt von der Unterseite des „oberen" Querfortsatzes dicht am Rippenköpfchengelenk und zieht zur hinteren **unteren** Ecke des zum Querfortsatz gehörigen Wirbelkörpers, d. h. zum nächst **unteren** Rippenköpfchengelenk. Es setzt sich hier nämlich an dem aufgeworfenen oberen Rand der Fovea cost. **inf.** des betr. Wirbels an und strahlt auch in die Kapsel des Köpfchengelenkes ein. Das Band zieht demnach sozusagen von der Unterseite des einen Köpfchengelenkes zum oberen Rand des nächstfolgenden Köpfchengelenkes [1]). Zwischen ihm und dem Wirbelkörper geht noch ein kleiner Nervenast hindurch.

In ähnlicher Weise gehen Bandzüge von der 12. Rippe zum Körper des 1. Lendenwirbels und von dessen Querfortsatz zum Körper des 2. Lendenwirbels, die von HENLE als **accessorische Rippenwirbelbänder** bezeichnet werden; sie decken das Zwischenwirbelloch von vorn her, verdecken den Austritt des „Intercostalnerven". Sie sind deshalb als besonders entwickelte mediale Kulissen der betreffenden lumbalen Intervertebrallöcher, analog den eben beschriebenen der Intercostalräume zu betrachten.

Zwischen der letzten Rippe und den Spitzen der 2 obersten Lendenquerfortsätze findet sich eine individuell verschieden vollständige, manchmal lückenlose Membran ausgespannt, die als be-

1) Weshalb es ARNOLD als L. intercostale post. min. bezeichnet. BOURGERY bezeichnet es in Fig. 1, Taf. 48 als L. costo-transversaire infér. moyen.

sonders stark entwickelte Intercostalmembran zwischen der 12., 13. und 14. Rippe bezw. den Rudimenten derselben betrachtet werden kann. Der Verlauf der Bündel in diesem starken, als Lendenrippenband [Ligt. lumbocostale][1]) bezeichneten Band ist im allgemeinen schräg lateral aufsteigend, von der 2. Querfortsatzspitze strahlen aber meist auch Fasern in radiärer Richtung in die Membran ein. Das Band verwächst mehr oder weniger vollständig mit der vor ihm gelegenen Ursprungsaponeurose des queren Bauchmuskels, die sich, hinter dem viereckigen Lendenmuskel herlaufend, an die Spitzen sämtlicher Lendenquerfortsätze, an den Darmbeinkamm und die letzte Rippe ansetzt und von manchen Autoren als tiefes Blatt der Lumbodorsalfascie bezeichnet wird; Henle rechnet diese Aponeurose mit zum Lendenrippenband, meiner Erfahrung nach ist sie aber oft deutlich von ihm getrennt.

Lateralwärts schließt sich das obere vordere Halsband ohne scharfe Grenze der sehnigen, die gleiche schräge Faserung zeigenden

Zwischenrippenhaut [Ligt. intercostale int. post.]

an (s. Fig. 53, S. 121). Diese Membran füllt den vom inneren Intercostalmuskel frei bleibenden Abschnitt des Intercostalraumes aus. Sie überzieht zuerst den äußeren Intercostalmuskel von innen her. Lateralwärts verliert sie sich dann aber hinter dem inneren Intercostalmuskel in der Fascie zwischen äußerem und innerem Intercostalmuskel.

Die Intercostalgefäße und -nerven laufen, wie bereits angedeutet, auf der Vorderseite des oberen Halsbandes und weiterhin der Zwischenrippenmembran in den Spaltraum zwischen den beiden Intercostalmuskeln hinein. (Manchmal lassen sich auch an der vorderen Brustwand ähnliche Bandzüge auf der pleuralen Seite der inneren Intercostalmuskeln nachweisen, wie in Fig. 58 zu sehen ist.)

b) Oberes hinteres Rippenhalsband [Ligt. colli costae sup. post. Var.]

Dieser Name scheint mir der passendste für nicht ganz konstante Bandzüge[2]), die hinter dem vorigen Band liegen und einen umgekehrt schrägen, lateralwärts absteigenden Verlauf nehmen; sie setzen sich nicht genau am unteren Rand, sondern auch an der Hinterseite des Querfortsatzhöckers des oberen Wirbels an und befestigen sich nicht an der oberen Kante des Rippenhalses, sondern auf der Hinterseite desselben, unmittelbar über dem Rippenhöcker oder an dessen Oberseite selbst. Wie d'Alton in seiner Abbildung (Fig. 67) und Arnold (Taf. II, Fig. 6, Ligt. colli cost. sup. ext., fasc. rectus) richtig angeben, kann das Band in ein mediales und ein laterales Bündel zerfallen (s. Fig. 54, S. 123). Manchmal ist es aber nur ein dünner Streif, der als Abzweigung des L. intertransversarium zur Rippe betrachtet werden kann.

---

1) Arcus tendineus fasciae lumbodorsalis (Krause) [vom 1. Lendenquerfortsatz zur 12. Rippe].

2) L. tuberc. costae sup. (Henle, Hartmann), L. accessor. (Weitbrecht), L. colli cost. sup. post. (Gegenbaur), L. costo-transv. long. ant. access. (Krause jun., Rauber), L. colli cost. sup. ext. fascic accessor. qui nonnunquam adest (Arnold). The superior costo-transverse ligt., post. portion (engl. Aut. exkl. Quain), — external portion als Varietät (Quain). L. costo-transversaire intér. externe (Bourgery), L. cervico-transvers. sup., faisc. post. (Poirier) [in P.'s Fig. 605 aber nur der äußere Teil des so benannten Bandes; — äußerer Teil des L. transverso-costal sup. in Fig. 290 von Testut].

c) Wirbelbogen-Rippenhalsband [L. colli costae (sup.) ad arcum m.][1].

Dieses Band entspringt noch weiter hinten und zwar medialwärts vom vorigen, nämlich am Wirbelbogen, an der Wurzel des Querfortsatzes und des unteren Gelenkfortsatzes (s. Fig. 54, S. 123). An den mittleren Wirbeln ist es immer gabelförmig in 2 Bündel gespalten, die brückenartig ein Gefäß- und Nervenbündel überspannen (aus dem hinteren Ast des Spinalnerven und der Intercostalarterie). Das eine Bündel befestigt sich an der Rückseite der Querfortsatzwurzel, das andere an der Gelenkfortsatzrückseite; das letztere verläuft bei den unteren Rippen fast horizontal, an den oberen fehlt es oft.

Das Band verläuft noch schräger lateralabwärts als das vorige und befestigt sich meist spitz in einem Grübchen medialwärts vom Rippenhöcker[2]) und am Querfortsatz, was BOURGERY in seinem Atlas betont.

Von der tieferen Lage des (oberen) vorderen Rippenhalsbandes und vom vorigen Band wird das hintere durch die Hauptmasse des Dorsalastes des Spinalnerven getrennt, der am lateralen Rand des Bandes nach hinten umbiegt. Auch unter dem unteren Rand des Bandes treten kleine Zweige aus dem genannten Nervenstamm und dem hinteren Ast der Intercostalarterie durch. Das Band kann ausnahmsweise auch schon an der 1. Rippe vorhanden sein, an der 12. fehlt es stets.

Was den Namen betrifft, so ist der von mir vorgeschlagene Name: L. colli costae sup. post. mit Zusatz ad arcum wohl dem der Nomenklaturkommission vorzuziehen.

2. Mittlere Rippenhalsbänder.

a) Rippenhals-Verstopfungshaut [Membrana obturatoria costo-transversaria m.][3].

Dieses Band füllt fast die ganze, zwischen Rippenhals und Querfortsatz gelegene Spalte [For. costo-transversar.] aus, nur gegen das Höcker- und gegen das Köpfchengelenk hin bleiben rundliche, mit lockerem, fettdurchsetztem, rötlichem Bindegewebe erfüllte Lücken frei (Fig. 55). Durch die mediale Lücke nehmen Venen ihren Weg,

---

1) L. costo-transversar. post. N., (HENLE, RAUBER), L. cervicis costae ext. (WEITBRECHT), L. colli cost. ext. (H. WEBER), — s. post. (D'ALTON), L. coll. cost. post. s. ext. (KRAUSE, HARTMANN), L. coll. cost. sup. ext. fasc. obliqu. (ARNOLD, LUSCHKA) [„ext." = „dorsal"]. The posterior superior costo-transv. ligt. (QUAIN). L. lamello-costal de TROLLARD (POIRIER), l. lamello-transversaire (BOURGERY), l. cervico-transvers. sup. interne (BEAUNIS [interne = medial].

2) Nach KRAUSE setzt sich ein von der Querfortsatzwurzel entspringendes Band nahe am Rippenköpfchen an; es ist daher vielleicht mit diesem Namen eine tiefe Schicht des oberen, vorderen Halsbandes gemeint, ähnlich wie bei GEGENBAUR in der Abbildung Fig. 134.

3) L. colli costae N. — sup. (HENLE), L. c. c. transv. (HARTMANN), L. c. c. (LANGER), L. c. c. principale (BARKOW), L. c. c. med. (ARNOLD, D'ALTON, GEGENBAUR), L. costo-transv. inteross. (H. MEYER), L. c. transvers. breve ant. s. intermed. (KRAUSE), L. transversale int. (M. J. WEBER). The middle costo-transverse or interosseous ligt. (GRAY, HUMPHRY, MORRIS), the posterior accessory ligt or post. costo-vertebral or ligamentum colli (MACALISTER), The middle or interosseous costo-transv. ligt. (QUAIN). L. transverso-costal interosseux (CRUVEILHIER), l. cervico-transvers. interosseux ou transverso-costal ant. (POIRIER), l. cervico-transvers. inférieur (BEAUNIS), l. transverso-costal antér. ou interosseux (TESTUT).

die längs der ganzen Brustwirbelsäule Anastomosen zwischen den Venenplexus der Intervertebrallöcher herstellen. Am obersten Wirbel-Rippenring geht durch die Lücke eine Venenverbindung zu der Wirbelvene (Vena vertebralis), die das Querfortsatzloch im 7. Halswirbel durchläuft. Durch diese gefäß- und fetterfüllte Lücke wird das Band vom hinteren Köpfchenband (s. S. 120) geschieden.

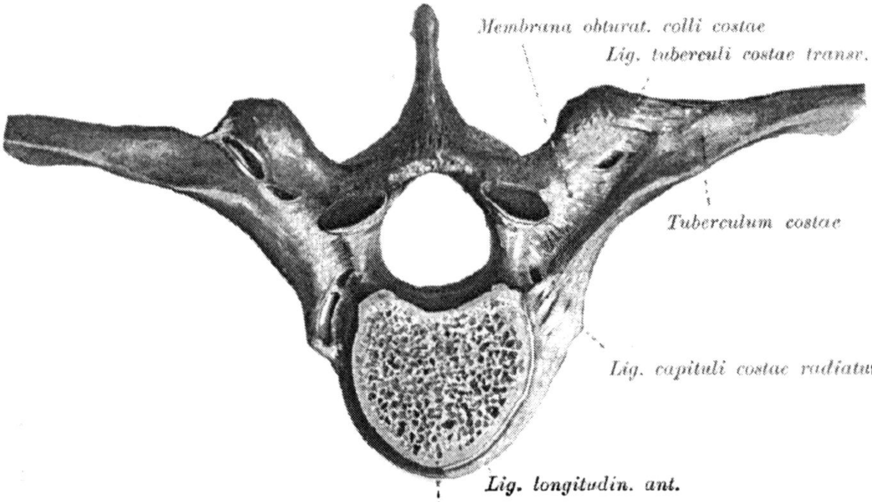

Fig. 55. Rippenpaar mit zugehörigem Wirbel und Bändern, von oben.

Die Fasern des Bandes sind sehr kurz; sie laufen vom oberen, vorderen Teil des Querfortsatzes, nach vorn divergierend, zur Mitte und zum unteren hinteren Teil des zugehörigen Rippenhalses und liegen infolgedessen an den meisten Rippen fast genau horizontal, der Wirbelendfläche parallel.

Am besten zu sehen ist das Band an der 1. Rippe nach Entfernung des 7. Halswirbels oder auf einem Horizontalschnitt durch den Querfortsatz und die zugehörige Rippe sehen. Das Band ist sehr fest, wovon man sich leicht überzeugen kann, wenn man es versucht, die Rippe nach Durchschneidung der übrigen Bänder vom Querfortsatz loszureißen; häufig bricht dabei eher die Rippe entzwei, als daß das Band zerreißt.

(Von manchen [namentlich den französischen] Autoren wird diese Knochenverbindung als ein rudimentäres Gelenk aufgefaßt: sie betrachten die ganze Rippen-Wirbelverbindung als eine langgestreckte Synarthrose, die sich an den beiden Enden (Höcker und Köpfchen) mit Diarthrosen verbindet.)

An der 11. und 12. Rippe, wo die Querfortsätze nur mehr rudimentär sind, ist das Band zwar vorhanden, aber beträchtlich schmäler und schlaffer als bei den anderen Rippen, mit Ausnahme der ersten, bei der es auch schlaff ist und längere Fasern besitzt. Macalister rechnet zu dem in Rede stehenden Band auch das untere Rippenhalsband als eine untere Lage desselben, Krause auch das hintere Köpfchenband.

b) Bandscheiben-Rippenhalsband [Ligt. colli costae post. intervertebr. m.][1]).

Ueber dem vorigen, unterhalb des Ansatzes der oberen Rippenhalsbänder (Fig. 56) liegen Bandzüge von wechselnder Stärke, die von den oberen Teilen der Hinterfläche des Rippenhalses hinter dem

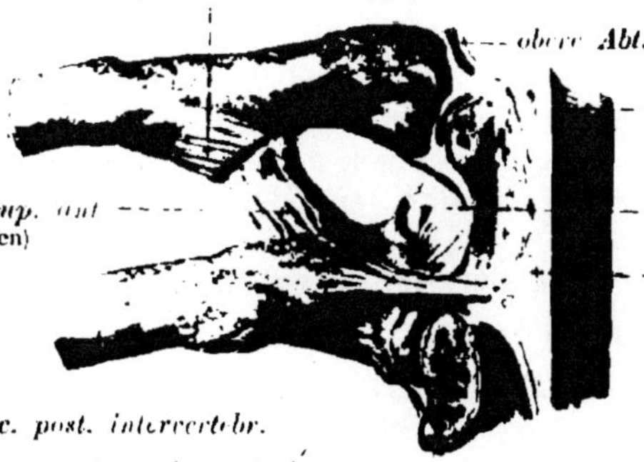

Fig. 56. Bandscheiben-Rippenhalsband (linke Seite von hinten; Hinterwand des Wirbelkanales abgesägt).

Köpfchengelenk und dessen hinterem Verstärkungsband (s. S. 120) vorbei, durch das Zwischenwirbelloch zur Hinterfläche der Bandscheibe bezw. der Beinhaut des Wirbelkanales ziehen.

Sie werden bei ihrem Ansatz an der Bandscheibe im Wirbelkanal von hinten her durch das hintere Längsband verdeckt (s. Fig. 56). Manchmal stehen diese Bänder beider Seiten untereinander in Verbindung und entsprechen daher ihrem Verlaufe nach offenbar dem sog. „Rippen-Verbindungsband“ der Säugetiere. Häufig reichen sie nicht bis zur Mittellinie, sondern setzen sich bereits am lateralen Rand des hinteren Längsbandes an. Am besten ausgebildet sind sie an den unteren Rippen.

3. Unteres Rippenhalsband [Ligt. colli-costae inf. ARNOLD][2]).

Es entspringt von der Vorderfläche des der betr. Rippe zugehörigen Querfortsatzes, dicht über dessen unterem Rand und zieht, mit seinem lateralen Rand die Gelenkkapsel des Höckergelenkes von unten her verstärkend schräg ein- und aufwärts zur unteren Kante des unmittelbar darüber bezw. anliegenden Rippenhalses (dorsalwärts vom Sulcus costae), an dem es sich fächerförmig ausbreitet. In Fig. 53 ist das Band im oberen Intercostalraum zu sehen, aber nicht bezeichnet.

Nach unten geht sein Ursprung auf der Vorderfläche des Querfortsatzes meist kontinuierlich über in den Ansatz des oberen Rippenhalsbandes der nächstfolgenden Rippe. Manchmal ist in der That an den oberflächlichen Bündeln keine Unterbrechung zwischen beiden Bändern nachzuweisen (s. S. 124), wohl aber an den tiefer liegenden.

---

1) L. colli costae post. (LUSCHKA), L. colli costae s. jugale s. post. (KRAUSE), L. conjugale (MACALISTER). L. ménisco-costal (POIRIER).

2) L. colli costae inf. (deutsche Aut.). L. costae colli (engl.). L. transverso-costal inférieur (franz).

An den beiden obersten Rippen ist das Band am stärksten ausgebildet, nach unten, namentlich von der 5. Rippe an, wird es schwächer, an den beiden untersten fehlt es gänzlich.

Wirkung der Rippenwirbelbänder. Die vorderen Bänder hemmen die Bewegung nach hinten, die hinteren die Bewegung vorwärts, die oberen die Bewegung nach unten, die unteren die Bewegung aufwärts, alle hemmen die Torsionsbewegungen.

Prakt. Bem. zu den Rippen-Wirbelverbindungen. Durch diese innige Befestigung der hinteren Rippenpartien an der Wirbelsäule wird es bewirkt, daß Luxationen derselben sozusagen unmöglich gemacht sind und daß bei Gewalteinwirkungen, die bei weniger starker Befestigung zu einer Luxation führen würden, ein Bruch des Rippenhalses eintritt.

2. Verbindungen der Rippen mit den Rippenknorpeln
[Synarthroses costo-chondrales m.].

An ihren vorderen Enden gehen die Rippenknochen unvermittelt in die zugehörigen Knorpel über. Der Uebergang liegt jederseits annähernd auf einer einzigen geraden Linie, die schräg nach außen und abwärts verläuft, um so steiler (weniger schräg), je mehr die Rippen gesenkt sind. Die Uebergangsstelle markiert sich bei der frischen Leiche durch den Farbenunterschied zwischen den graurötlichen Rippenknochen und den gelblichweißen Rippenknorpeln meist sehr deutlich, so daß man bei der Thoraxöffnung mittelst des gewöhnlichen, längs dieser Linie verlaufenden Sektionsschnittes meist keine Mühe bei der Auffindung der Uebergangsstelle hat.

Die vorderen Enden namentlich der 3.–6. Rippe sind fast immer, auch bei nicht rhachitischen Individuen, deutlich verdickt; alle vorderen Rippenenden tragen ovalbegrenzte, „vertikalgestellte", poröse Pfannen, in denen die entsprechenden Rippenknorpel festgewachsen sind. Die Verbindung zwischen beiden ist eine sehr feste dadurch, daß, wie bei den Epiphysenfugen, ein inniges Ineinandergreifen kleinster (nur mikroskopisch deutlich wahrnehmbarer) Berührungsflächen stattfindet. Die Grundsubstanz des Knorpels ist an der Verwachsungsstelle beim Erwachsenen nicht rein hyalin, sondern starrer und durch Kalkkrümel in der Umgebung der zum Teil fettig degenerierten Knorpelzellen getrübt.

Die Festigkeit der Verbindung wird noch dadurch erhöht, daß die Beinhaut der knöchernen Rippen direkt straff in die Knorpelhaut der Rippenknorpel übergeht.

Prakt. Bem. Entsprechend dieser großen Festigkeit der Verbindung kommen Lostrennungen der Rippenknorpel von den Knochen nur sehr selten durch äußere Gewaltwirkungen vor.

Die Länge der Rippenknorpel ist im Ganzen direkt proportional der Rippenlänge, nur ist nicht der 8., sondern der 7. Knorpel der längste. Bei den wahren Rippen nehmen also die Knorpel von oben nach unten an Länge zu, bei den falschen ab.

Die Gestalt der Knorpel ist, außer beim 2., keine gleichmäßig dicke, abgeplattet cylindrische, sondern der 1. Knorpel ist an seinem Ende erheblich verbreitert mit dreieckiger Endfläche, die übrigen Knorpel (außer dem 2.) sind, je weiter unten, desto mehr, an ihrem Costalende breit, an dem sternalen verjüngt, vom 8. ab sogar deutlich zugespitzt.

Die Verlaufsrichtung der Knorpel wechselt natürlich wie die der Rippen je nach der Respirationsphase. Im allgemeinen ist der Verlauf der Knorpel ein umgekehrt schiefer, wie der der Rippen; je schiefer diese nach abwärts verlaufen, um so schiefer aufwärts sind die Knorpel gerichtet. Dabei ist aber besonders hervorzuheben, daß die Knorpel nicht in ihrer ganzen Länge den umgekehrten Verlauf wie die Rippen haben, daß ihr Anfangsteil vielmehr noch in der gleichen Richtung wie die Rippe weiterläuft, erst im Knorpel selbst findet die Knickung statt („Rippenknorpelwinkel"). Das in der Rippenrichtung weiter verlaufende Anfangsstück des Knorpels ist bei den unteren Rippen größer als bei den oberen.

Eine sehr geringe Knickung zeigt sich zwischen dem Verlauf der 1. Rippe und dem ihres Knorpels, denn sie läuft bei der Gleichgewichtslage des Thorax ja selbst nur wenig schräg vorwärts abwärts; ihr Knorpel setzt diese Richtung fast genau fort, doch nähert sich sein Verlauf mehr der Horizontalen, als es der Verlauf der Rippe thut. Der 2. Rippenknorpel verläuft fast genau horizontal und macht mit dem Rippenknochen auch noch einen sehr unbedeutenden, ganz stumpfen Winkel; bei dem 3. und 4. Knorpel ist der Winkel schon beträchtlich schärfer (was bei der perkutorischen Bestimmung der Herzgrenzen zu berücksichtigen ist), beim 5. Knorpel ist der Winkel, den die Verlaufsrichtung des Knorpelanfangsstückes und seines Sternalendes miteinander bilden, in der Gleichgewichtslage des Thorax meist schon ein spitzer, was aber durch die Abrundung des körperlichen „Knorpelwinkels" leicht übersehen wird. Bei den beiden letzten Rippenknorpeln ist der Winkel nicht mehr so deutlich ausgebildet, sie finden daher bei ihrer Kürze keinen Anschluß mehr an die darübergelegenen Knorpel.

Varietäten. In seltenen Fällen fand Luschka Gelenkbildung zwischen dem Knochen und Knorpel der 1. Rippe oder im Knorpel selbst.

Prakt. Bem. Die Winkelgrößen der Rippenknorpelwinkel wechseln natürlich auch in der Gleichgewichtslage des Thorax je nach dem individuellen „Habitus" des letzteren.

3. Rippenknorpel-Brustbeinverbindungen
[Juncturae sternocostales].

Das vordere Ende der 1. Rippenknorpel geht beim Erwachsenen (oft allerdings erst nach dem 25.—30. Jahr) direkt in den Knochen der Brustbein-Handhabe über in analoger Weise, wie die hinteren Enden aller Rippenknorpel in die vorderen Enden der Rippenknochen.

Die übrigen „wahren Rippen" sind aber gelenkig mit dem Brustbein verbunden und zwar sind sie mit Ausnahme der sechsten, immer zwischen 2 primitiven Hauptteilstücken des Brustbeines ihm angefügt, ähnlich wie die Rippenköpfchen zwischen je 2 Wirbeln: die zweite zwischen Handhabe und Körper, die dritte zwischen dem obersten und dem zweiten primitiven Körperstück, fast immer genau in der Mitte des ganzen Brustbeines (exkl. Schwertfortsatz), die vierte zwischen der unpaaren zweiten Platte und dem gleichseitigen Stück der paarigen dritten Primitivplatten, die fünfte zwischen den gleichseitigen Stücken der paarigen dritten und vierten Platten, die (sechste und) siebente endlich befestigen sich zwischen dem vierten Körperteilstück und dem Schwertfortsatz (vgl. a. Var. S. 141).

Die oberen Gelenke stehen weiter auseinander, verteilen sich auf eine größere Strecke des Sternalrandes als die unteren, die gegen die Synchondrose zwischen Körper und Schwertfortsatz hin dicht zusammengedrängt sind (s. Fig. 57), so daß die 6. und 7. Pfanne oft konfluieren.

Sehr oft liegen die Enden der 7. Rippenknorpel (selten auch die der 8. Knorpel), vor der Synchondrose zwischen Schwertfortsatz und Brustbeinkörper.

Varietäten. In einem Falle fand LUSCHKA eine vollständige Einlagerung der 8. Rippenknorpel beider Seiten zwischen Körper und Schwertfortsatz, so daß diese ganz getrennt voneinander waren, aber beide mit dem oberen bezw. unteren Rand des 8. Knorpels in gelenkiger Verbindung standen. — FAWCETT[1]) fand unter 50 genau untersuchten vorderen Brustwänden 4mal den 8. Rippenknorpel in Verbindung mit dem Brustbein, und zwar auf beiden Seiten. v. BARDELEBEN[2]) schätzt die Häufigkeit der Verbindung der 8. Rippe mit dem Brustbein auf 10—15 oder mehr Prozent. In einem Fall fand er sogar eine Anlagerung der 9. Rippe an das Brustbein.

Die Gelenkflächen sind ursprünglich, d. h. solange der Brustbeinkörper noch aus den zwei oberen unpaaren und den zwei (bezw. vier) unteren paarigen Knochenstücken besteht (meist mit Ausnahme der siebenten) winklig geknickt, wie an den Rippenköpfchen-Wirbelgelenken. Die Pfannen zeigen nämlich eine obere und eine untere Gelenkfläche, die einen nach außen offenen Winkel miteinander bilden, so daß eine tiefe Furche zwischen ihnen entsteht. Die Köpfchen der Rippenknorpel zeigen der Pfanne genau entsprechend auch zwei winklig gegeneinander gestellte, gegen eine Leiste konvergierende Gelenkfacetten, die Leiste paßt in die Furche der Pfanne. Später, wenn der Brustbeinkörper ein einziger Knochen geworden ist, runden sich die Gelenkflächen mehr und mehr kugelförmig ab, nur die des 2. Rippenknorpels und seiner Pfanne behalten die ursprüngliche Gestalt bei. Bei allen Sternocostalgelenken springen die oberen und vorderen Ränder der Gelenkflächen etwas vor, gegenüber den hinteren und unteren Rändern. Im allgemeinen nehmen die Gelenkflächen und damit auch die ganzen Gelenke vom 2. bis zum 7. an Größe immer mehr ab.

Die Brustbeinpfannen und Rippenknorpelköpfchen sind von „hyalinem“ Knorpel überzogen, der aber namentlich an den Rippen meist faserig zerfallene Grundsubstanz und kleinste zottenähnliche Erhebungen erkennen läßt. An den Brustbeinpfannen ist der Knorpelüberzug oft recht dick.

Als Gelenkkapsel fungiert das von den Rippenknorpeln in das Brustbeinperiost übergehende Perichondrium. Nur selten kommt eine wirkliche, von der Umgebung isolierbare „Innenhaut“ an diesen Gelenken vor, meist verlieren die Gelenkinnenflächen hier schon in mittlerem Alter ihre glatte Oberfläche.

Die Arterien der Sternocostalgelenke stammen aus den durchbohrenden Zweigen der inneren Brustarterie [Mammaria int.], die Nerven aus den Hautästen der Intercostalnerven.

1) Anat. Anz., Bd. 15, No. 2 u. 3, S. 30.
2) Anat Anz., Bd. 15, No. 2 u. 3, S. 33.

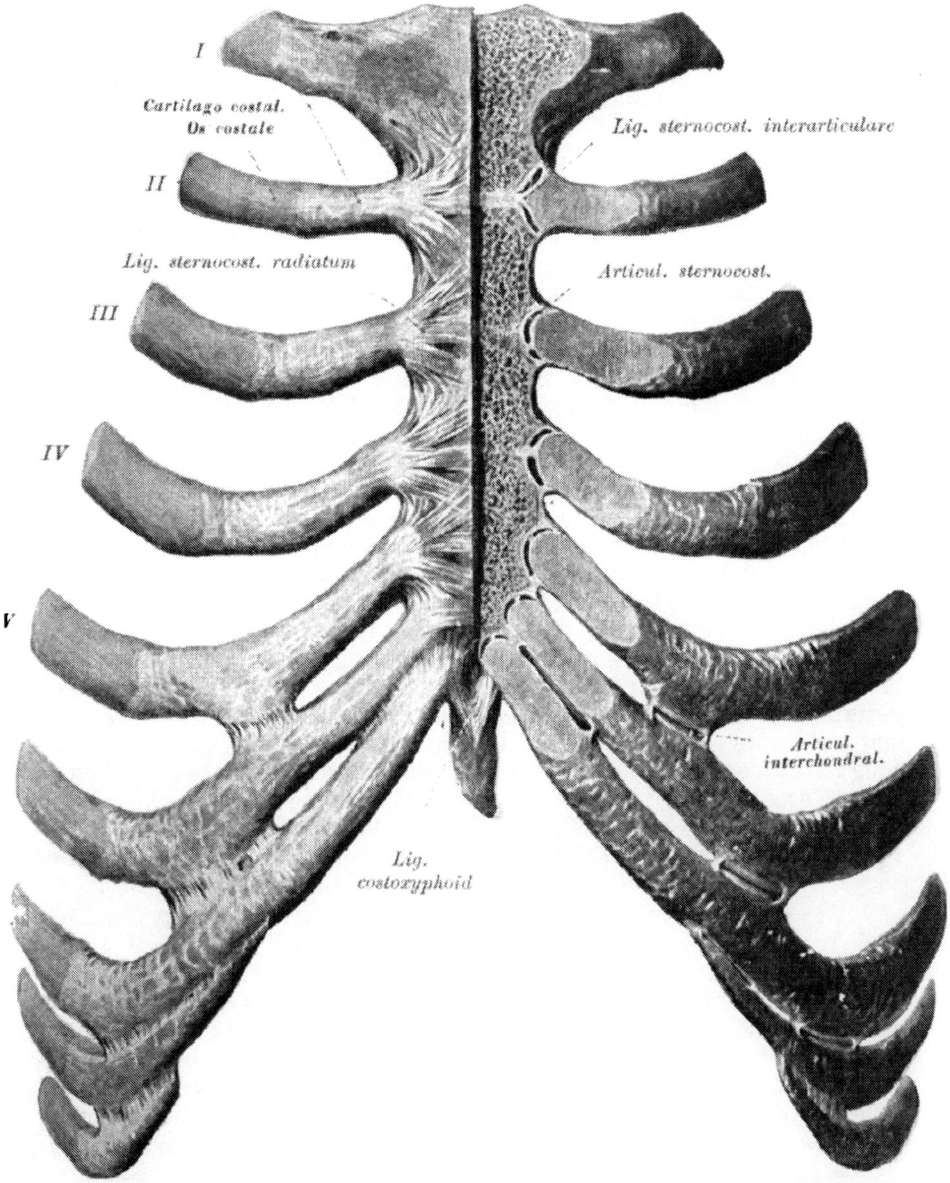

Fig. 57. Brustbein-Rippenverbindungen von vorn. (An der linken Hälfte ist die vorderste Schicht der Knorpelenden und des Brustbeines abgetragen; die Teile sind links etwas auseinandergezogen.)

Schaltscheiben [L. sternocostale interart. N.][1]).

Die Costosternalgelenke sind zum Teil fast konstant, zum Teil nur in Ausnahmsfällen durch Zwischenknorpelplatten in 2, meist ungleich große Kammern, geteilt. Am konstantesten ist die Zwischenscheibe am 2. Rippenknorpelgelenk zu sehen, am besten auf einem

1) **The interarticular ligament** (engl.). Ligt. intraarticulaire dit interosseux (franz.).

Frontalschnitt durch das Gelenk (s. Fig. 57): hier setzt sich die Faserknorpelplatte zwischen Handhabe und Körper (s. S. 139 f.) auf die Leiste des Knorpelköpfchens fort. Am 2. Rippengelenk vermißte TSCHAUSSOW[1]) den Zwischenknorpel nur 3mal in 89 Fällen (= 3,3 Proz.). An den übrigen Rippen kommt er nur ausnahmsweise vor bei Verzögerung der Verknöcherung zwischen den einzelnen Stücken des Brustbeinkörpers. Bei der 3. Rippe fand ihn TSCHAUSSOW in 20 Proz. der Fälle (18mal unter 89), an der 4. Rippe nur in 10,1 Proz. (9mal), an der 7. Rippe gar nur in 4,5 Proz. (4mal), was die Angaben anderer Autoren, die kein so großes Material untersucht haben, berichtigt. Der Zwischenknorpel ist bald niedrig, bald hoch, die Gelenkhöhlen demnach bald geräumig, bald eng. Meist ist die Knorpelplatte übrigens hinten dünner als vorn, ja oft reicht er hinten gar nicht an die Kapselwand, so daß, wie beim hinteren Rippenköpfchengelenk, die obere und die untere Kammer manchmal kommunizieren. In der Mehrzahl der Fälle ist die obere Gelenkkammer kleiner als die untere.

Häufig ist der Zwischenknorpel so dick, daß er den ganzen Raum zwischen dem Rippenknorpel und der Brustbeinpfanne ausfüllt und die betreffenden Verbindungen derjenigen des 1. Rippenknorpels gleichen, aber in solchen Fällen findet sich nie so wie dort ein direkter Uebergang des hyalinen Rippenknorpels in den Brustbeinknochen, sondern zwischen beiden bleibt eine weiche, lamellöse, faserige Knorpellage eingeschaltet, die sich sowohl von dem spröden Rippenknorpel als auch dem hyalinen Knorpelüberzug der sternalen Pfannenfläche unterscheidet und Bewegungen der Rippe gegen das Brustbein gestattet. Nach MORRIS geschieht die Obliteration der Gelenke manchmal von unten her durch kurze Bandmassen (ohne Knorpeleinlagerung). Meiner Erfahrung zufolge ist allerdings eine vollständige Synchondrosenbildung an Stelle der Costosternalgelenke ziemlich selten, sehr häufig aber eine unvollkommene: in sehr vielen Fällen kann man die Verbindungen als „Synchondrosen mit wechselnd ausgebildeten Gelenkspalten in der Zwischenmasse“ bezeichnen.

Varietäten. 1) Vollständige Synchondrosen statt Gelenke fand TSCHAUSSOW an der 2. und 3. Rippe nur bei 3,3 Proz. (3mal unter 89 Leichen), an der 4. Rippe aber erheblich häufiger, nämlich bei 8,9 Proz. (8mal), an der 5. Rippe in 13,5 Proz. (12mal), an der 6. Rippe in 21,3 Proz. (19mal), an der 7. Rippe gar in 26,9 Proz. (24mal) und zwar hauptsächlich in höherem Alter. Eine Verknöcherung eines Rippenknorpels oder eine Synostose mit dem Brustbein fand er niemals, auch nicht bei einem Greis von 90 Jahren. 2) In seltenen Fällen ist auch der 1. Rippenknorpel ganz oder teilweise gelenkig mit dem Brustbein verbunden und zwar nach den Befunden von FIODOROFF[2]) bei Kindern doppelt, bei kleinen Mädchen sogar 3mal so oft als bei Erwachsenen. [FIODOROFF fand nämlich das Gelenk bei Knabenleichen in etwa 8,3 Proz. (4mal bei 47 Leichen), bei Männern aber nur in etwa 5 Proz. (2:47); bei Mädchen in 18,5 Proz. (12:67), bei Frauen aber nur in 8 Proz. (6:74); TSCHAUSSOW fand es in 21,3 Proz. (19:89)].

Entwickelung. Die Entwickelung der Sternocostalgelenke erfolgt so, daß in den ersten Fötalmonaten nur weiße, faserknorplige Streifen an den späteren Gelenkstellen zu finden sind; erst im 5. Monat

1) TSCHAUSSOW, Anat. Anz., Bd. 6, 1895, S. 512.
2) Mediz. Bote, 1884.

beginnt die Ausbildung von Gelenkhöhlen, und zwar nach TSCHAUSSOW zuerst am 3., dann am 2. Rippenknorpel; in den nächsten 3 Monaten geht die Gelenkausbildung weiter. Immerhin tritt die Gelenkbildung hier und namentlich in den Zwischenrippengelenken (s. S. 137) früher auf als zwischen den Rippenköpfchen und den Wirbeln, was vielleicht, wie TSCHAUSSOW mit Recht vermutet, mit den Herzbewegungen und den Darmbewegungen etwas zu thun hat.

Verstärkungsbänder.

Vorne und hinten werden die Gelenke durch kräftige Bänder gesichert.

1. Rippen-Brustbein-Strahlenbänder [Ligt. sterno-costalia radiata N.] [1]).

Aus dem Perichondrium der vorderen Rippenknorpelenden erheben sich auf der Vorderseite deutlich isolierbare Bandstreifen, die auf das Brustbein übergehen.

Am Ansatz des 1. Rippenknorpels verlaufen die Streifen quer oder leicht abwärts konvex. Meist finden sich, wie SAPPEY zuerst angegeben hat, am oberen Rand der Verbindung vorn und hinten dreieckige, lateralwärts zugespitzte Bändchen (s. Fig. 57), die dem Schlüsselbein bei seiner Auflagerung zum Polster dienen, indem sie auf der Oberseite des 1. Rippenknorpels medialwärts vom Rippen-Schlüsselbeinband eine dreieckige Grube zwischen sich fassen, die die untere Ecke des Claviculakopfes aufnimmt. An den folgenden Rippengelenken strahlen die Bandzüge aber fächerförmig auf der Vorderseite der Chondrosternalverbindungen aus und werden nach abwärts immer mächtiger. Die schräg nach oben und unten ausstrahlenden Bündel kreuzen sich mit den analogen Bündeln der darüber und darunter gelegenen Nachbarrippen der gleichen und meist auch der anderen Seite; die querverlaufenden verflechten sich mit queren Zügen, die von der gegenüberliegenden Rippe der anderen Seite ausstrahlen. Die nach oben ziehenden Bündel sind meist länger als die abwärts ziehenden. Vom 6. und 7. Rippenknorpel steigen besonders starke und lange Züge am Sternum auf, die sich mit denen der anderen Seite etwa am 3. Rippenansatz kreuzen. Durch die mannigfache Durchkreuzung und Verwebung namentlich der von den unteren Rippen ausstrahlenden Bündel kommt eine ziemlich dicht verfilzte Membran, die vordere Brustbeinhaut [Membrana sterni ant.], zu stande. An der Bildung der Membran beteiligen sich auch noch zahlreiche Sehnenbündel, die vom Ansatz des Kopfwenders [Sterno-mastoideus] und von dem des Großen Brustmuskels stammen. Zwischen den Maschen der Membran treten zahlreiche Gefäße in den Knochen, sie ist als eine Modifikation der Beinhaut des Stammes zu betrachten.

2. Rippen-Schwertfortsatzbänder [Ligt. costo-xiphoid.] [2]).

Vom 6. und 7. Knorpel (oder vom 7. allein) strahlen auch medial abwärts kräftige Bandzüge aus, die sich an den Seitenrand und die Vorderfläche des Schwertfortsatzes ansetzen; letztere Züge kreuzen sich mit denen der anderen Seite.

1) Sternocostalia (HENLE), — ant. (LUSCHKA). The ant. costo-sternal ligt. (engl.). Ligt. rayonné (chondro-sternal) antér. (franz.).

2) Ligt. proc. ensiformis (D'ALTON u. a.). The chondro-(costo-)xiphoid ligament (engl.). Ligt. costo-xiphoïdien (franz.).

RAUBER giebt mit Recht auch vom Brustbeinkörper zum Schwertfortsatz ziehende Bündel an, die er „Ligt. sterno-xiphoideum“ nennt.

3. Hintere Brustbeinhaut [Membr. sterni post.].

Auf der Hinterseite des Brustbeines sind es hauptsächlich Längszüge, die eine Art von Membran darstellen; sie entspringen nahe dem oberen Rande der Handhabe als dichtes Band, das mit der Halsfascie zusammenhängt. Das Band ist nicht ganz so breit wie das Brustbein und trennt sich meist in der Mitte oder über der Mitte des Brustbeines in 2 seitliche Hauptzüge, die an der Basis oder an der Spitze des Schwertfortsatzes sich wieder vereinigen.

Die beiden Hauptschenkel der Membran werden untereinander in Verbindung gesetzt durch quer oder schräg verlaufende Bandzüge, die sich zwischen die Membran und den Brustbeinknochen einschieben; diese können als hintere Strahlenbänder [Ligta. sterno costalia radiata post.] bezeichnet werden, da sie bis zu den Köpfchen der Rippenknorpel verfolgbar sind; aber sie sind nicht so regelmäßig gestaltet und so kräftig wie die vorderen. Bei ihnen sind meist, namentlich am 2. Rippenpaar, die queren Züge besonders gut entwickelt, die das 2. Rippenknorpelende der einen Seite mit dem gegenüberliegenden der anderen Seite verbinden.

Außer den queren Zügen gehen von jedem Knorpelköpfchen auch hier schräge Bündel ab- und aufwärts, die sich mit den entsprechenden der darunter bezw. darüber liegenden Rippe zum Teil neben dem Brustbeinrand bogenförmig verbinden. Diese Züge stehen in Verbindung mit Bandbündeln, die über die Ober- und Unterseite der Gelenke, die Kapsel verstärkend, hinwegziehen [1]).

Auf der Rückseite des Schwertfortsatzes finden sich kräftige, hauptsächlich quere Bandzüge.

Wirkung: Die vorderen Bänder hemmen die Bewegung nach hinten, die hinteren die nach vorn, beide die Entfernung der Knorpelknöpfchen lateralwärts.

Prakt. Bem. 1) Die Verbindung der Rippenknorpel mit dem Brustbein ist, wie es scheint, nicht so selten, als es den Angaben der Chirurgen nach scheinen könnte, Sitz von Subluxationen, z. B. geben sowohl PANSCH als MERKEL an, daß sich solche bei ihnen selbst zuweilen ereignen. PANSCH beobachtete die Ausrenkung bei tiefem seitlichen Bücken, MERKEL hingegen führt sie bei sich auf Muskelzug zurück 2) Die hintere Brustbeinhaut ist so derb, daß sie bei queren Brustbeinbrüchen nicht wie die vordere ohne weiteres mitzerreißt, sondern sich höchstens vom Knochen ablöst, aber die so gefährliche Dislokation der Bruchenden in den Brustraum meistens verhütet.

4. Zwischenrippenverbindungen
[Junct. costo-costales interchondrales] [2]).

In der Regel stoßen die Knorpel der 6., 7. und 8. Rippe bei ihrem steilen Aufstieg zum Brustbein hinauf aneinander und es kommt an dieser Stelle zur Ausbildung von Gelenken (s. Fig. 57) oder aber von derben, fibrösen Verwachsungen zwischen ihnen. Gewöhnlich ist es nur

1) The superior and inferior chondro-sternal ligts. (MORRIS).
2) Art. interchondralis N.

der jeweils obere Rippenknorpel, der an seinem unteren bezw. medialen Rand, etwas oberhalb seines „Winkels", einen von vorn nach hinten abgeplatteten Fortsatz [„Proc. articul. inf." (RAUBER)], mit leicht konvexer Gelenkfläche trägt, während die untere Rippe an der jenem Fortsatz gegenüberliegenden Stelle keinen Fortsatz [„Proc. artic. sup." (RAUBER)], sondern nur eine flache Delle als Gelenkpfanne erkennen läßt. Da die „Rippenknorpelwinkel" der übereinander gelegenen Rippen keineswegs gerade übereinander, sondern wie die Rippenenden, auf einer schräg lateralwärts absteigenden Linie liegen, so stehen sich die 2 Articulationsstellen eines Rippenknorpels, d. h. die an seinem oberen und die an seinem unteren Rand, nicht gegenüber, sondern die untere Gelenkstelle liegt beträchtlich lateral abwärts von der oberen (s. Fig. 57). Oft findet sich weder am oberen, noch am unteren Rand ein eigentlicher cirkumskripter Gelenkfortsatz, sondern vielmehr an beiden entsprechenden Stellen eine ausgedehntere Verbreiterung, die an der Berührungsstelle mit der Nachbarrippe eine flache Gelenkstelle trägt.

An den Gelenkoberflächen ist die Knorpelsubstanz faserig zerfallen, und es finden sich oft auch kleine, zottenförmige Fortsätze der Knorpelsubstanz. Die geräumigste Gelenkhöhle besitzt meist das Gelenk zwischen dem 7. und 8. Rippenknorpel.

Als Gelenkkapsel muß hier das über die Artikulationsstelle hinwegsetzende Perichondrium betrachtet werden. Selten findet sich beim Erwachsenen noch eine wirkliche „Innenhaut" und Gelenkschmiere, wie es beim Neugeborenen die Regel ist.

Die Gefäße erhalten die Gelenke von durchbohrenden Zweigen des Zwerchfellastes der inneren Brustarterie [A. musculo-phrenica], die Nervenzweige von den Intercostalnerven.

Entwickelung. Schon im 4. Fötalmonat, wo noch von keinem Sternocostalgelenk etwas zu sehen ist, findet sich nach TSCHAUSSOW zwischen dem 6. und 7. Rippenknorpel bereits eine deutliche Gelenkspalte; im 5. Monat tritt eine solche auch zwischen dem 7. und 8., und in der Hälfte der Fälle auch zwischen dem 5. und 6. Knorpel auf.

Varietäten. 1) Nach TSCHAUSSOW's Untersuchungen findet sich in der Hälfte aller Fälle auch zwischen dem 5. und 6. Knorpel ein Gelenk (unabhängig vom Geschlecht). FAWCETT fand eine Verbindung dieser beiden Knorpel an 50 vorderen Brustwänden 36mal rechts, 25mal links, 12mal beiderseits, und zwar fast immer die Verbindung auf der rechten Seite freier beweglich als die linksseitige. Nach BARDELEBEN (58 normale Brustwände) ist die Verbindung rechts in 60 Proz., links in 40 Proz., beiderseits in 38 Proz. vorhanden. An Brustwänden mit 8 Brustbeinrippen (s. S. 132) fand er zwischen 5. und 6. Knorpel nie eine Verbindung. Er hält diese für ein Zeichen fortgeschrittener Reduktion, glaubt, daß auch die 7. Rippe einst das Brustbein nicht mehr erreichen und sich an der Verbindung mit der 6. Rippe genügen lassen werde; dann würde die Verbindung des 5. und 6. Rippenknorpels konstant auftreten. 2) In 25 Proz. der Fälle kommt es nach TSCHAUSSOW auch zur gelenkigen Verbindung zwischen dem 8. und 9. Knorpel. 3) Es können auch zwischen dem 6. und 7. Knorpel statt eines, 2 Gelenke auftreten. 4) Endlich giebt es auch Fälle, wo die Enden der 7. oder auch der 8. Rippenknorpel beider Seiten vor dem Schwertfortsatz in der Mittellinie zusammenstoßen und miteinander artikulieren. (Meist artikulieren dann auch noch die dicht übereinander liegenden Knorpel der 7. und

8. Rippe der gleichen Seite kurz vor ihrer Befestigung am Sternum noch zum zweiten Mal außer ihrer konstanten Artikulation am Knorpelwinkel.) Diese überzähligen Gelenke infolge abnormer Zusammenschiebung der unteren Thoraxpartien finden sich, was HENKE[1]) gegenüber zu betonen ist, ebensowohl bei Männern als bei Frauen. 5) Umgekehrt können einige Zwischenknorpelgelenke fehlen: dasjenige zwischen dem 6. und 7. Knorpel vermißte TSCHAUSSOW nur in 5,6 Proz. der Fälle (5 : 89), das zwischen dem 7. und 8. aber in 11,2 Proz. (10 : 89), ohne daß sich ein besonderer Einfluß des Alters der Individuen feststellen ließ.

Als Verstärkungsbänder der Zwischenrippengelenke können wenigstens teilweise die sog. vorderen Intercostalbänder [L. intercostalia ant.][2]) betrachtet werden, wenngleich sie in allernächster Beziehung zu den Intercostalmuskeln stehen. Ihre Breitenausdehnung steht im umgekehrten Verhältnis zur Ausdehnung der Intercostalmuskeln, insofern sie sich bei den einen Individuen an Stellen finden, die bei anderen Individuen noch von den Muskeln eingenommen werden.

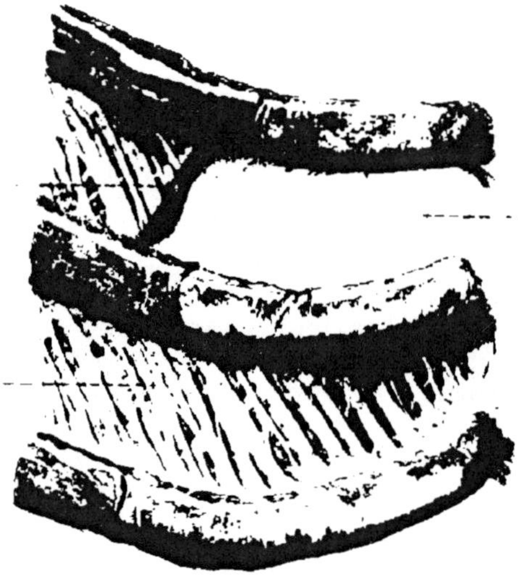

Fig. 58. Stück der rechten vorderen Brustwand (im oberen Intercostalraum der M. intercartilag. entfernt).

a) Aeußere Intercostalbänder [Ligta. intercostalia ext.][3]) finden sich in sämtlichen 9—10 oberen Intercostalräumen, nicht aber im letzten oder den beiden letzten; auch im obersten Zwischenraum kann die Membran fehlen. Sie füllen den von äußeren Intercostalmuskeln freien Raum zwischen deren vorderem Ende und dem Brustbein aus. Am stärksten sind sie im 3.—7. Intercostalraum entwickelt. Im allgemeinen ist ihre Faserrichtung die gleiche, wie die der äußeren Intercostalmuskeln, also lateralwärts ansteigend (s. Fig. 58), doch enthalten sie auch gerade und auch ganz quere Züge. In den

1) HENKE, Zur Topographie des weiblichen Thorax. Arch. f. Anat. u. Entw. von HIS und BRAUNE, 1883, S. 265.

2) Ligaments intercostaux (BEAUNIS), ligaments interchondraux (TESTUT).

3) L. fibrosa intercostalia ant. (ext.) (LUSCHKA), L. intercartilaginea, propria cartilaginum costalium s. coruscantia s. nitentia (and. Aut.).

oberen Intercostalräumen sind die meisten Züge fast gerade, nur wenig schräg gestellt und springen oft deutlich in einzelnen Falten vor, so daß das Band der Fläche nach parallel gefältelt oder „gerippt“ erscheint. Die queren Züge sind an den mittleren Zwischenräumen am kräftigsten entwickelt; sie hängen mit dem Kleinen Brustmuskel und dem Großen Sägemuskel zusammen und überbrücken an den untersten wahren Rippen die Konkavität des Rippenknorpelwinkels. Sehr kräftig sind die äußeren Intercostalbänder entwickelt auf der Vorderfläche und den beiden Rändern der Zwischenrippengelenke und zwischen den vorderen Enden der nicht direkt mit dem Brustbein verbundenen Rippen. Selten überspringen einzelne Partien der äußeren Intercostalmembranen einen Rippenknorpel und überspannen 2 Intercostalräume.

b) Vordere innere Intercostalbänder [Ligta. intercostalia int. (ant.)]. Außer den auf S. 126 beschriebenen inkonstanten Bündeln auf der Innenseite der inneren Intercostalmuskeln sind stets noch derbere Bandstreifen vorhanden, die sich dem queren Brustmuskel (M. transversus thoracis N., früher: triangularis sterni) anschließen. Sie laufen auf der Innenseite der vorderen Brustwand in querer Richtung wie die Bündel des letzteren oder etwas steiler, lateral neben ihm als einzelne etwa fingerbreite Bandstreifen von einer Rippe zur nächsten oder übernächsten. An der (6), 7. und 8., manchmal auch der 9. Rippe überspannen sie analog den queren Bündeln der äußeren Intercostalmembranen den nach oben offenen „Knorpelwinkel“.

Rippenbogen [Arcus costarum].

Durch die Vereinigung der „falschen“ Rippenknorpel jeder Seite untereinander und mit dem 7. Rippenknorpel kommt der sog. Rippenbogen zu stande, der in der topographischen praktischen Anatomie am Lebenden eine sehr große Rolle spielt.

Zwischen dem Rippenbogen jeder Seite und dem Rand des Schwertfortsatzes entsteht jederseits ein Winkel, der als „Schwertfortsatzwinkel“ [Angulus paraxiphoïdeus m.] bezeichnet werden kann. Die Einsenkung der vorderen Leibeswand beim Lebenden, die den Winkeln beider Seiten zusammen entspricht, wird „Herzgrube oder Magengrube“ [Fossa infrasternalis m.] genannt; beim Skelet heißt die Summe beider Winkel Angulus infrasternalis[1]).

Wirkung: Die Intercostalbänder schränken die Erweiterung der Intercostalräume ein.

5. Knorpelhaften der Brustbeinstücke [Synchondroses sternales].

Auch beim Erwachsenen sind die 3 Hauptstücke des Brustblattes, die Handhabe, der Körper und der Schwertfortsatz nicht fest knöchern, sondern nur knorplig, mehr oder minder beweglich miteinander verbunden. Die artikulierenden Endflächen der 3 Stücke tragen einen Ueberzug aus hyalinem Knorpel von individuell wechselnder Dicke und sind durch eine faserknorplige, meist aus vertikalen Lamellen bestehende Scheibe miteinander verbunden. Auf der Vorder- und auf der Rückseite werden die beiden Sternalsynchondrosen durch

1) Angulus praecordialis (LANGER), Ang. epigastricus (and. Aut.).

das über sie hinwegziehende Periost und die dasselbe verstärkenden Bänder gesichert.

An der oberen Sternalverbindung (zwischen Handhabe und Körper) ist die Dicke der ganzen Knorpelmasse, d. h. der beiden hyalinen Endplatten und der dazwischen liegenden Faserknorpelscheibe etwa 6 mm. Meist ist die Dicke vorn größer als hinten, manchmal aber auch umgekehrt. Keinesfalls beruht darauf, wie LUSCHKA betont, die stärkere oder schwächere Ausbildung des Flächenwinkels zwischen Handhabe und Körper, des sog. LOUIS'schen Winkels. Dieser soll vielmehr nach LUSCHKA von der Länge des 1. Rippenpaares abhängen. BRAUNE glaubt [1]), daß er namentlich bei frühzeitig auftretendem Lungenemphysem durch übertriebene Inspirationen zu starker Ausbildung komme und jedenfalls kein Pathognostikon für Schrumpfung der Lungenspitze sei.

Nicht nur die Dicke der ganzen Knorpelmasse, sondern auch das Verhältnis zwischen der Dicke des Faserknorpels und der hyalinen Ueberzüge der Endflächen wechselt individuell.

Der hyaline Ueberzug setzt sich auf die Pfanne für den 2. Rippenknorpel fort, der Faserknorpel aber sogar (vergl. S. 133 f.) bis zum Köpfchen des Rippenknorpels selbst.

Nach erneuten Untersuchungen LUSCHKA's, der früher andere Angaben gemacht hatte, sind die Verbindungen auch beim Neugeborenen schon faserknorplig.

Varietäten. 1) Im Alter zerfallen nicht ganz selten, namentlich in den centralen Partien, die Knorpelmassen durch fettige Degeneration bröckelig, und es kommt dadurch zu wirklicher, mehr oder weniger ausgedehnter Gelenkbildung zwischen Handhabe und Körper. In der Jugend ist die Gelenkbildung an dieser Stelle weit seltener. Das Gelenk zwischen Handhabe und Körper steht manchmal in weit offener Verbindung mit dem 2. Rippenknorpelgelenk, gewöhnlich geht aber trotzdem eine Zwischenknorpelplatte von der Handhabe zur 2. Rippe. 2) Seltener als zur Gelenkbildung kommt es zwischen Handhabe und Körper zur knöchernen Ankylose, die überhaupt ein ziemlich rares Vorkommnis und im Alter durchaus nicht häufiger als in der Jugend ist. Diese Thatsache ist gegenüber den Angaben von DWIGHT [2]) hervorzuheben, der behauptete, daß bereits im 30. Lebensjahre die Verbindung zu verknöchern beginne. TSCHAUSSOW fand vielmehr an 57 Leichen im Alter von 15—90 Jahren nur ein einziges Mal eine Verknöcherung, und zwar bei einer 50-jährigen Frau. Wie beim Kreuzbein finden sich auch hier, selbst wenn es zu einer Synostosierung gekommen ist, im Inneren der Synostose noch Knorpelreste. 3) Manchmal findet sich an der Stelle ein doppelter Zwischenknorpel, einer zur Handhabe, der andere zum Körper gehörig, die beide durch kurze Bindegewebsbündel miteinander verbunden sind.

Prakt. Bem. Durch das Vorkommen von Gelenkbildung an dieser Stelle sind auch Verrenkungen zwischen Handhabe und Körper ermöglicht,

1) BRAUNE bekämpft in seiner Abhandlung (Der Sternalwinkel in anatomischer und klinischer Beziehung, Archiv f. Anat. u. Entw., 1889) diesen Namen, da er in LOUIS' Schriften nichts von dem Winkel erwähnt gefunden habe. Der Name wurde zuerst gebraucht von FR. CONRADI (Ueber die Lage und Größe der Brustorgane, Gießen 1848).

2) DWIGHT, The sternum as an index of sex and age. Journ. of Anat. and Physiol., 1881.

und zwar wird meist der Körper nach vorn luxiert; die 2. Rippe bleibt wegen der faserknorpligen Verbindung meist bei der Handhabe, ist also scheinbar auch nach hinten disloziert.

Die untere Sternalverbindung (zwischen Körper und Schwertfortsatz) ist ähnlich wir die obere, nur ist die Abgrenzung des Faserknorpels gegen die hyalinen Grenzflächen weniger scharf. Der hyaline Ueberzug, der auf die Pfanne für die 7. Rippe übergeht, ist erheblich dünner als bei der oberen Verbindung.

Varietäten. 1) Nach STIEDA (BOGUSAT, Diss. Königsberg 1902) wechselt die Zeit des Auftretens und die Anzahl der Knochenkerne (2—11) des Sternums sehr erheblich. 2) Umgekehrt wie bei der oberen Sternalverbindung ist bei der unteren die Ankylose sehr häufig, namentlich vom 50.—60. Jahre ab, die Gelenkbildung hingegen ungemein selten.

Prakt. Bem. Damit stimmt auch überein, daß noch keine einzige wahre Luxation des Schwertfortsatzes mit Sicherheit beobachtet ist. Freilich können Luxationen durch die sehr häufigen perversen Stellungen und die auch beim Erwachsenen vorhandene große Beweglichkeit desselben leicht vorgetäuscht werden. Gar nicht selten sieht oder fühlt man ja bei Patienten die bis ins höchste Alter knorplige Schwertfortsatzspitze nicht nach abwärts, sondern gerade oder schief nach vorn gerichtet, so daß sie den Palpierenden bei der Betastung der vorderen Brustwand förmlich sticht.

C. Extremitäten.

I. Obere Extremität.

Schultergürtel [Juncturae cinguli extremitatis super.].

a) **Eigene Schulterblattbänder** [Ligamenta propria scapulae m.].

1. Oberes Querband [Ligt. transv. sup. N.] [1]).

Der lateral vom Korakoid befindliche „Einschnitt“ im oberen Schulterblattrand wird durch eine straffe, glänzende Bandmasse überbrückt, die, wie WEITBRECHT, HENLE und DELBET nachwiesen, oft in 2 Abteilungen zerfällt. Das Band verknöchert nicht selten (wodurch ein Loch im Schulterblatt auftritt, wie beim Faultier) und ist überhaupt von verschiedener Gestalt, je nachdem der Scapulaeinschnitt enger oder weiter, tiefer oder seichter ist (Fig. 59 a. f. S.).

Die obere Abteilung des Bandes, falls es doppelt ist, ist in dorsoventraler Richtung abgeplattet und etwa dreieckig zu nennen mit medialer Basis, lateraler Spitze. Die Basis entspringt am medialen Rand (oder der „medialen Ecke“) des „Einschnittes“, bald mehr von der Vorder-, bald mehr von der Rückseite des oberen Scapularandes. Die Spitze des Bandes setzt sich am Korakoid auf der Rückseite seines Knickungswinkels an. Das ganze Band verläuft also lateral, vor- und aufwärts. Der Ansatz desselben versteckt sich unter dem Ursprung des Trapezoid- und Kegelbandes; mit letzterem steht öfters eine mediale Lamelle des Querbandes in direkter Verbindung, so daß

1) Ligt. transv. (scap. propr.) sup. (HENLE), Ligt. propr. post. (WEITBRECHT), Ligt. suprascapulare (SÖMMERRING), Ligt. scap. propr. minus s. obl. s. coracoideum s. costo-coracoideum (MECKEL). The transverse, coracoid or suprascapular ligament (engl.). Ligt. coracoïdien (franz.).

sie sich bei Anspannung des Kegelbandes mit anspannt. Am oberen Rand ist das Band meist etwas dicker als am unteren.

Die untere, von den meisten Autoren übersehene Abteilung des Bandes ist wesentlich schwächer, nicht so fest und dick und liegt weiter vorn als die obere (manchmal schon in der Subscapulargrube). Unter diesem Bändchen läuft ein Zweig der queren Scapularvene zur Subscapulargrube, über ihm, also zwischen den beiden Abteilungen des ganzen Querbandes hindurch, zieht der Suprascapularnerv und der Stamm der queren Scapularvene, während die gleichnamige Arterie normalerweise über das Querband zur Obergrätengrube läuft.

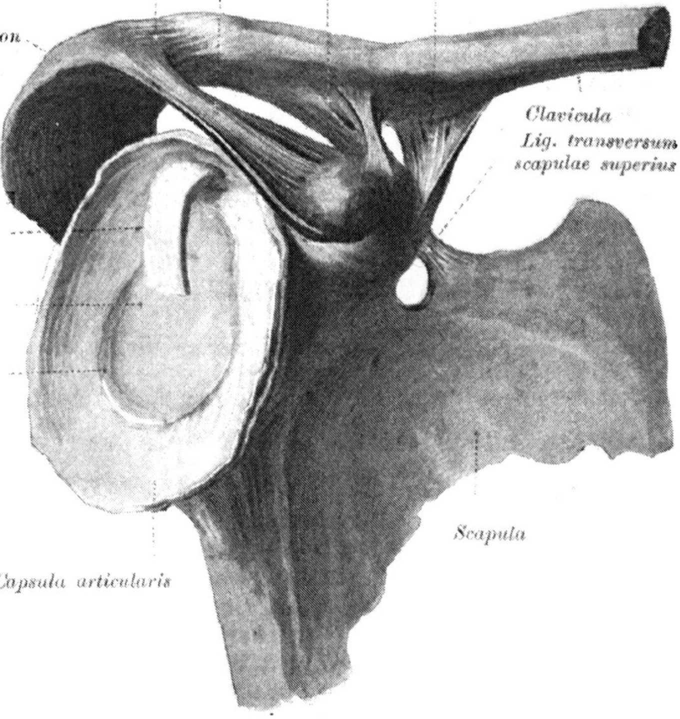

Fig. 59. **Rechtes Schulterblatt und akromiales Ende des Schlüsselbeines mit Bändern (von außen und etwas von vorn gesehen).**

Varietäten. 1) In einem Winter fand ich an 4 zu gleicher Zeit aufliegenden Leichen die Arterie mit dem Nerven unter dem Band hindurchziehen. Sonst ist diese Varietät nicht so häufig. 2) 1899 sah ich vom Querband ein kräftiges Bündel zum Trapezband ziehen.

2. Unteres Querband [Ligt. transvers. scapulae inf. N.][1]).

Nicht immer, aber oft finden sich festere, dorso-ventral abgeplattete Bindegewebszüge in dem lockeren Fett-Bindegewebe unter

1) Ligt. transversum minimum (Arnold). The spino-glenoid ligt. (engl.).

dem Untergrätenmuskel, die sich über die Halsrinne [Incisura colli scapulae] hinwegspannen. Sie laufen meist etwas schräg abwärts vom lateralen Rand der Grätenwurzel zum wulstigen Rand der Scapulapfanne oder zum Ursprung der Schultergelenkkapsel. Zwischen dem Bändchen und dem Knochen ziehen Nerv, Arterie und Vene von der Ober- zur Untergrätengrube [N. suprascapularis, A. und Vena transversa scapulae].

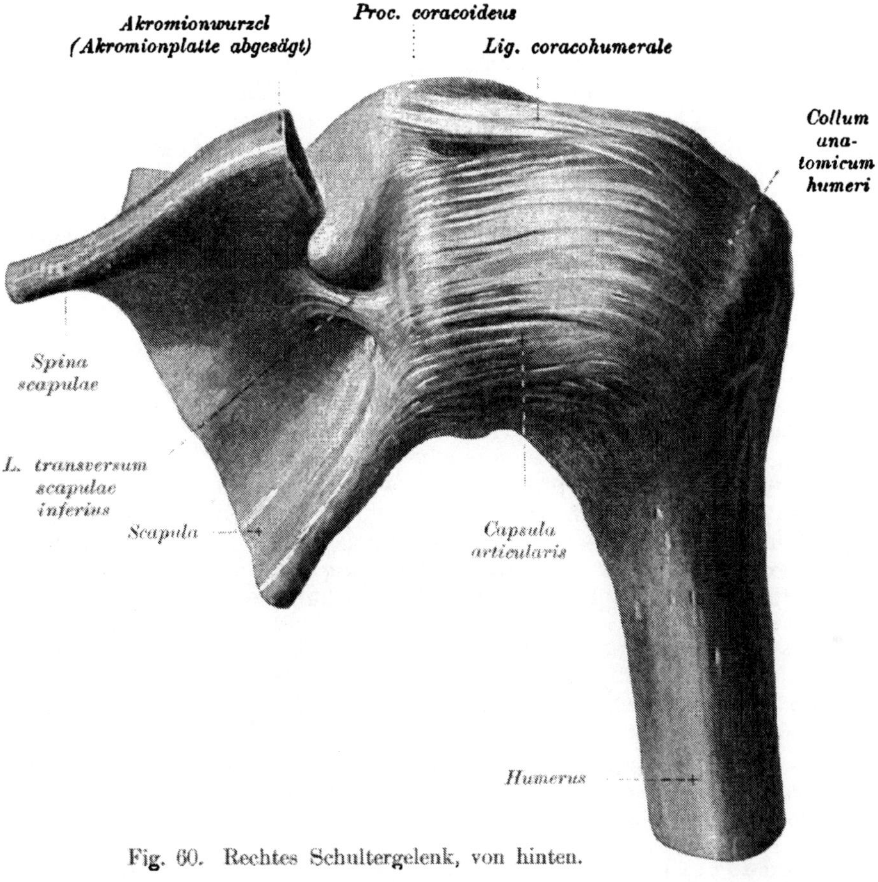

Fig. 60. Rechtes Schultergelenk, von hinten.

3. Schnabel-Schultereckband [Ligt. coraco-acromiale][1]).

Die Lücke zwischen der „Schulterecke" (Akromion) und dem Schnabelfortsatz wird zum Teil durch lockeres Bindegewebe, zum Teil aber durch ein besonderes, dreieckiges Band ausgefüllt (s. Fig. 59). Die etwa 1 cm breite „Spitze" des Dreieckes haftet am Vorderrand und an der Unterseite der „Schulterecke" bis unter das Acromio-Claviculargelenk hin. Die über 3 cm breite Basis des Dreieckes setzt sich am ganzen, der Schulterecke zugewendeten Rand des Schnabelfortsatzes bis gegen dessen Knickungswinkel hin an. Die zu hinterst ent-

1) Ligt. acromio-coracoideum (Henle), Ligt. triangulare (Weitbrecht), Ligt. triquetrum (Meckel), Ligt. triangulare s. Ligt. propr. antic. s. majus s. coraco-acromiale (sonstige Autoren).

springenden Bündel sind besonders stark und kreuzen sich zum Teil mit den anderen (sie bedeckend), indem gerade sie zur vordersten Spitze der Schulterecke ziehen. Die vordersten Bündel ziehen meist einfach quer von der Schnabelspitze zur Schulterecke hinüber. Die Mittelpartien des Bandes sind dünn, was man gut zeigen kann, wenn man sie gegen das Licht hält, bei ihrem Ansatz am Korakoid oft von Lücken durchbrochen, aus denen bei Armbewegungen sich Fettklümpchen hervordrängen. (MACALISTER hat in 14 Proz. der Fälle einen Streifen der Sehne des kleinen Brustmuskels in die Lücke gehen sehen (vgl. Var. des Schultergelenkes).

Das ganze Band läuft schräg nach oben und außen, seine Ober- oder Vorderseite schaut zugleich auch medialwärts, die Unter- oder Rückseite nach hinten und außen (s. Fig. 59); das Band bildet ein Dach oder eine Brücke über den vordersten Teil der Obergrätengrube. In dem etwa $^1/_2$ cm hohen Zwischenraum zwischen diesem Dach und der Schultergelenkkapsel bezw. der Supraspinatus- und Subscapularissehne ist meist ein ansehnlicher Schleimbeutel [Bursa subacromialis s. subdeltoidea] (s. Fig. 62) zu finden, der sich meist noch etwa 2 cm über den vorderen, freien Rand des Bandes unter den Deltamuskel hinunterschiebt.

Der Oberseite des Bandes ist der Deltamuskel aufgelagert, zwischen beiden befindet sich ziemlich straffes Bindegewebe. Nach hinten grenzt das Band an lockeres Fettgewebe und geht in die Obergrätenfascie über, so daß es HENLE als einen durch Querfasern verstärkten und an die Knochenvorsprünge angehefteten Teil der Fascie der hinteren Schulterblattmuskeln betrachtet.

Bei Armbewegungen tritt der Vorderrand des Bandes durch die bedeckenden Weichteile hindurch fühlbar scharf hervor. Sein hinterer Rand entspricht dem Vorderrand des lateralen Schlüsselbeinendes, der vordere Rand liegt gerade über der Schulterkopfmitte.

Varietät. BUGNION beschrieb in allerjüngster Zeit (C. Rend. Ass. Anat. Montpellier 1902) einen an der 2. Rippe befestigten Sehnenstreifen im Großen Sägemuskel, dem er eine tragende Wirkung auf das Schulterblatt zuschreibt. Ich selbst habe Andeutungen eines solchen „Aufhängebandes“ [Ligt. suspens. scap.] auch beobachtet, allerdings fand ich meist nur einen verstärkten Fascienstreifen, nicht eine richtige sehnige Inscription ausgebildet.

Bedeutung der eigenen Schulterblattbänder. Das obere Querband und das zuletzt beschriebene Band zwischen Schnabelfortsatz und Schulterecke sind morphologisch und funktionell durchaus verschieden von den sonstigen wahren Gelenkbändern, denn sie verbinden ja nicht verschiedene Knochen, sondern nur verschiedene Teile desselben Knochens miteinander; darauf deutet auch die Thatsache, daß sie bei den Zahnarmen (z. B. beim Faultier) immer verknöchert vorgefunden werden.

Während wir nun dem oberen und unteren Querband höchstens eine mechanische Bedeutung für den Schutz der Nerven und Gefäße zuerkennen können, stellt das Band zwischen Schulterhaken und Schulterecke gewissermaßen eine Erweiterung, eine Vervollständigung der Pfanne für den Oberarmkopf dar, die „Schultergewölbe“ [Fornix humeralis] genannt wird. Dieses hilft das Gelenk gegen

Insulte von oben schützen und gegen Luxationen nach oben sichern; solche kommen nur vor, wenn zugleich auch Schnabelfortsatz und und Schulterecke abbrechen. (Weiteres s. II. Bd.)

b) Brustbein-Schlüsselbeingelenk [Art. sterno-clavicularis N.].

Lagebeziehungen. Unmittelbar vor dem Gelenk, nur durch lockeres Bindegewebe von dessen Bandapparat getrennt, zieht die Sehne des Brustbeinkopfes des Kopfwenders [M. sterno-mastoideus]. Vor der schwachen Stelle in der Gelenkkapsel an der vorderen unteren Ecke des Gelenkes liegt der große Brustmuskel. Hinter dem Gelenk liegen der schon erwähnte Brust-Zungenbein- und der Brust-Schildmuskel; diese schieben sich zwischen das Gelenk und die innere Brustarterie, sowie den unteren Drosseladersack [Bulbus inf. ven. jugul. int.] ein.

Freilegung. Geboten ist: Abnahme der Muskeln, sagittale Durchsägung der beiden Schlüsselbeine und der 1. Rippe beider Seiten in der Mitte ihres Verlaufes, sowie horizontale Durchsägung des Brustbeingriffes in seiner Mitte. Zum Studium des Zwischenknorpels empfiehlt es sich, auf der Vorder- und Hinterseite des Gelenkes die Kapsel vorsichtig zu entfernen. Ueber die Krümmung der Gelenkflächen und die Knorpeldicke erhält man am besten Aufschluß an Sägeschnitten durch die Mitte des Gelenkes in frontaler und in horizontaler Richtung. WALDEYER hat die Gestalt der Gelenkflächen auch durch Injektion von ROSE's und WOOD's Metall untersucht.

Gelenkflächen.

Vor allem ist hervorzuheben, daß sich in der Form der Gelenkflächen des Brust-Schlüsselbeingelenkes außerordentlich große individuelle Unterschiede zeigen. Man trifft kaum 2 Brustbeine oder 2 Klavikeln, deren Gelenkflächen sich ganz genau gleichen; ja auf beiden Seiten sind meist die Gelenkflächen verschieden gestaltet. Und zwar sind bei Rechtshändigen gewöhnlich, ebenso wie die Krümmungen der ganzen rechten Klavikel, auch die Krümmungen der Gelenkflächen ausgesprochenere.

Zum Teil mag die Verschiedenheit sich aus dem verschiedenartigen Gebrauch der oberen Extremität bei den verschiedenen Berufsarten erklären. So würden sich in der Gestalt der Klavikelköpfe und Sternalpfannen vielleicht bei den gleichen Handwerkern größere Aehnlichkeiten feststellen lassen als bei Leuten verschiedener Berufsarten. Der Hauptgrund für die große Variabilität der Gelenkform liegt aber wohl darin, daß das Schlüsselbein eine so eigentümliche ontogenetische Entwickelung hat. Das Brust-Schlüsselbeingelenk stellt ja eine sekundär entstandene Verbindung zwischen einem Hautknochen und dem Primordialskelet dar und an der Bildung der Sternalpfanne sind in ganz wechselnder Weise Reste der Ossa suprasternalia (Prosternumreste) beteiligt, wie EGGELING in jüngster Zeit nachwies (Anat. Anz., Bd. 23, Erg., Jena 1903).

Gegenüber der Angabe POIRIER's, daß sich die Gelenkflächen der Klavikel und des Sternums normalerweise auch ohne Zwischenscheibe vollständig entsprechen, sehe ich mich durch eigene Beobachtungen genötigt, an dem alten Satz festzuhalten, daß die Gelenkflächen der Handhabe und des Schlüsselbeines nicht aufeinander passen und daß diese Inkongruenz durch den Meniscus einigermaßen ausgeglichen werde. (Freilich lassen sie sich, was bei ihrem dicken Knorpelüberzug (s. u.) selbstverständlich ist, durch Druck einander anpassen.)

Schlüsselbeinkopf: Die Gestalt des Schlüsselbeinkopfes scheint meinen Beobachtungen zufolge noch variabler zu sein, als die der Sternalpfanne (s. u.). (Beiläufig gesagt, würde die Bestätigung dieser Angabe schon ein Beweis für die Inkongruenz der Gelenkflächen sein.) An jedem Präparat sieht man ohne weiteres, daß der Schlüsselbeinkopf die Brustbeinpfanne an Ausdehnung bedeutend übertrifft. Er überragt sie nach oben, nach vorn und besonders auch nach hinten, wo er gegen den Brustraum buckelartig vorspringt. Durch das Vorspringen der beiden Clavikelköpfe über den Brustbeingriff kommt beim Lebenden gerade über dem „Drosselausschnitt“ des Griffes eine tiefe Einsenkung, die „Drosselgrube“, zu stande. Für die Einlenkung am Brustbein kommen daher nur die 2 unteren Drittel des Schlüsselbeinkopfes in Betracht, wie bereits WALDEYER (Diss. Berlin 1861) hervorhob. Man kann sagen: fast nur die „untere Ecke“ des Schlüsselbeines tritt in gelenkige Verbindung mit dem Brustbein, der übrige Schlüsselbeinkopf tritt frei heraus und es kommt so eine V-förmige Lücke zwischen dem Clavikelkopf und dem oberen Brustbeinrand zu stande, die durch einen Keil von Knorpel und Bindegewebe ausgefüllt wird. Im Ganzen hat der Clavikelkopf eine abgerundet dreieckig-prismatische Gestalt, die Spitze ist nach unten und hinten, d. h. also gegen die Brustöffnung hin gerichtet.

Die Krümmung der Gelenkfläche ist in typischen Fällen eine deutlich sattelförmige, was nach WALDEYER's Angabe zuerst von TODD erkannt wurde. In diesen Fällen ist die Gelenkfläche von oben nach unten, oder genauer, von oben medial nach unten lateral, also von „rechts nach links“, d. h. in frontaler Richtung, konvex gekrümmt. Diese Krümmung erkennt man natürlich am besten auf frontalen Sägeschnitten durch den Gelenkkopf (s. Fig. 61). In der darauf senkrechten, sagittalen Richtung, d. h. von vorn nach hinten, ist in diesen Fällen der Kopf deutlich konkav, was am besten auf sagittalen oder horizontalen Schnitten, die von vorn nach hinten durch den Gelenkkopf geführt sind, zu sehen ist. Sehr häufig ist die Sattelform aber nicht sehr ausgesprochen, sondern nur andeutungsweise oder aber gar nicht vorhanden. H. v. MEYER sah z. B. jene Fälle als typisch an, in denen die Gelenkfläche einen kegelförmigen Zapfen darstellt. Die Spitze des Kegels soll nach hinten, unten und medialwärts gerichtet sein. Häufig ist die Fläche sogar, namentlich in der Richtung von vorn nach hinten, eigentlich als eben zu bezeichnen. Sehr oft kommen auch Gruben oder Furchen in der Gelenkfläche selbst vor, in die sich Buckel oder Fortsätze des Zwischenknorpels hineinlegen.

Häufig biegt die Gelenkfläche der Klavikel unten scharf um, oder es findet sich gar ein besonderer walzenförmiger Höcker auf der Unterseite mit einer gegen die Hauptfläche aber nicht deutlich abgesetzten, nach unten konvexen Gelenkfacette, die hauptsächlich für die direkte oder indirekte Artikulation mit dem 1. Rippenknorpel in Betracht kommt. Trotzdem erscheint es mir gekünstelt, auch für gewöhnlich eine besondere untere „costale“ Gelenkfacette am Schlüsselbeinkopf anzunehmen, da keine Abgrenzung gegen die Hauptfläche nachzuweisen ist (und das in der Ruhestellung dem Rippenknorpel direkt oder unter Zwischenschaltung des Meniscus aufliegende Stück des Klavikelkopfes bei Bewegungen doch zum Teil auf die Sternalpfanne bezw. das der Sternalpfanne entsprechende Meniscusstück hinübergleitet).

Die Ränder der Gelenkfläche des Klavikelkopfes sind verschieden gestaltet, bald glatt, bald aufgeworfen, bald scharf, bald abgerundet. Ringsum ist die Gelenkfläche von Rauhigkeiten umgeben, die zum Bandansatz dienen.

Der Knorpelüberzug ist nicht hyalin, sondern besteht aus straffem Faserknorpel, d. h. strafffaserigem, eng verfilztem Bindegewebe mit eingestreuten Knorpelzellen. Er ist oben medial etwa 2,5 mm dick und verdünnt sich gegen den unteren, lateralen Rand, der sich direkt oder indirekt dem 1. Rippenknorpel anlegt, auf 0,5 mm. Besonders mächtig ist der Knorpelüberzug meist hinten unten; er kann dort eine Dicke von mehr als $^1/_2$ cm besitzen.

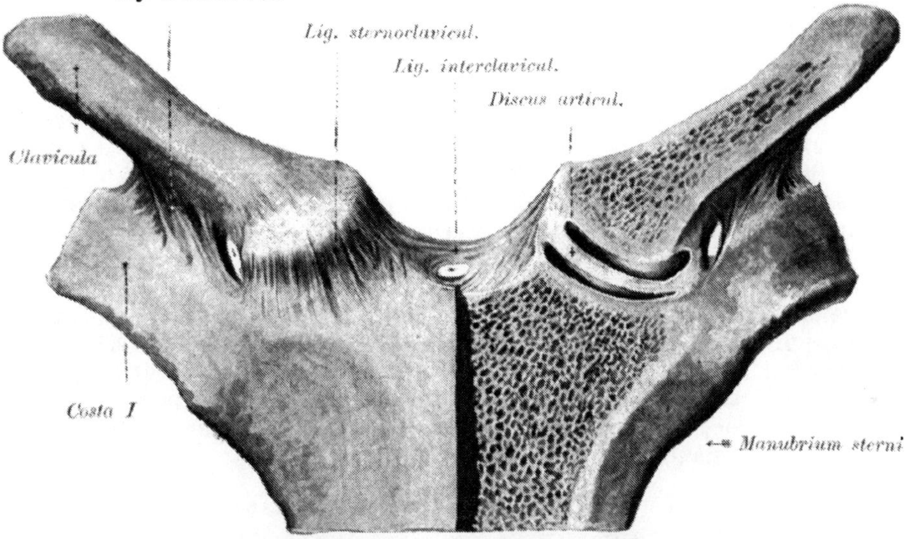

Fig. 61. Schlüsselbein, Brustbein und 1. Rippe, mit Bändern, von vorn.

Brustbeinpfanne. Vor Besprechung der Gestalt der Brustbeinpfanne ist ihre eigentümliche Stellung hervorzuheben. Die Brustbeingelenkfläche ist nämlich, wie Fig. 61 erkennen läßt, nicht genau nach der Seite, sondern etwas rückwärts gerichtet, so daß sie bei Betrachtung von vorn gar nicht, von hinten jedoch vollständig überblickt werden kann. (Dadurch kann bei der respiratorischen Erhebung das Brustbein sozusagen vor dem Schlüsselbein weg nach vorn und oben gleiten und braucht dieses nicht mitzuerheben.)

Die Gestalt der Sternalpfanne scheint individuell nicht ganz so wechselnd zu sein, wie die des Schlüsselbeinkopfes (s. o.).

Die Ausdehnung der Gelenkfläche im ganzen ist erheblich kleiner als die des Klavikelkopfes (s. o.). Trotzdem überragt die Brustbeinpfanne aber doch die Klavikelgelenkfläche lateralwärts und manchmal auch medialwärts.

Die Krümmung der Sternalpfanne entspricht, wie bemerkt, nur annähernd der des Schlüsselbeinkopfes, mit dem sie ja auch nirgends in direkter Berührung steht. Hier ist meinen Beobachtungen zufolge die Sattelform weit häufiger deutlich zu erkennen und regelmäßiger, wie beim Schlüsselbeinkopf. Natürlich ist die Krümmung umgekehrt wie bei letzterem, d. h. die Sternalpfanne ist von oben medial nach unten lateral, also in frontaler Richtung, oder „von rechts nach links" konkav, von vorn nach hinten, d. h. in sagittaler Richtung, aber konvex.

Abweichungen von der typischen Sattelform kommen zwar nicht so häufig wie beim Schlüsselbein, aber doch auch recht oft vor. Namentlich die Konvexität von vorn nach hinten ist oft nicht gut ausgebildet, sondern die Pfanne ist fast eben in dieser Richtung oder gar konkav, so daß sie dann als Abschnitt einer Hohlkugel gelten kann. (Poirier hält das letztere für ein selteneres, nur in 2—3 Proz. auftretendes Vorkommnis.)

Ebenso wie beim Schlüsselbein sind auch die Ränder der Gelenkfläche sehr verschieden gestaltet (s. o.).

Der Knorpelüberzug ist auch hier aus Faserknorpel gebildet, aber gleichmäßiger dick, etwa 1—1,5 mm messend.

An der Pfannenbildung für den Schlüsselbeinkopf beteiligt sich, wie oben schon angedeutet, außer dem Brustbeingriff auch noch ein Stück des 1. Rippenknorpels und die (auf S. 135 besprochene) Bandmasse, die als Verstärkungsband der 1. Knorpel-Brustbeinverbindung bezeichnet werden kann. An den oberen Rand des 1. Rippenknorpels legt sich nämlich auf der Vorderseite ein stärkeres, auf der Rückseite ein schwächeres Bändchen; beide sind kegelförmig oder dreieckig, lateralwärts spitz auslaufend, fest und sehnig glänzend. Sie lassen zwischen sich nur noch eine ganz schmale dreieckige Fläche des 1. Rippenknorpels frei, dadurch wird der fast scharf zu nennende obere Rand des 1. Rippenknorpels zu einer kleinen, flach-konkaven, die Sternalpfanne lateralwärts fortsetzenden Gelenkfläche vervollständigt.

Zwischenknorpel [Discus articularis][1]).

Zwischen beiden Gelenkenden ist eine dieselben vollständig voneinander trennende Zwischenscheibe, die aus Faserknorpel besteht.

Die Scheibe ist oft deutlich konvex-konkav, oft aber auch ohne ausgesprochene, regelmäßige Krümmungen; sie ist meist oben und hinten am dicksten (bis zu 3—5 mm), so daß zwischen den beiden knöchernen Gelenkenden, der Sternalpfanne und dem Clavikelkopf eine Knorpelmasse von 1,3 cm (!) eingeschoben sein kann.

Gewöhnlich verschmälert sich die Scheibe nach unten und vorn zu stetig, ja sie kann unten von Lücken durchbrochen sein oder dort ganz aufhören; in anderen Fällen ist sie in der Mitte am dünnsten, wo ebenfalls Löcher in ihr vorkommen. In wieder anderen Fällen zeigt sie umgekehrt in der Mitte ihrer Außenseite einen Buckel, der in eine entsprechende Vertiefung im Knorpelüberzug des Schlüsselbeinkopfes eingreift. (Häufig sieht man auch an der Scheibe pathologische Usuren auftreten.)

1) Cartilago interarticularis s. meniscoidea (Henle).

Die große individuelle Verschiedenheit erklärt sich ohne weiteres aus der verschiedenen Beschaffenheit der beiden knöchernen Gelenkenden und außerdem auch noch dadurch, daß in beide Gelenkkammern „Innenhautfalten" verschiedenster Form vom Rande aus mehr oder weniger tief hineinragen, die bei den einen Individuen im Gelenkknorpel, bei den anderen im Zwischenknorpel Vertiefungen durch ihre Einlagerung hervorbringen. (Nach H. v. MEYER trägt die dem Schlüsselbein zugekehrte Seite deutlicheren Gelenkflächencharakter als die dem Brustbein zugewandte, die sogar nicht selten mit der Brustbeinpfanne durch Bindegewebe verbunden sei.) In seltenen Fällen fehlt die Scheibe ganz, in anderen Fällen ist sie doppelt.

Bau der Schaltscheibe. Die Bindegewebsbündel der Zwischenplatte laufen nicht alle, wie HENLE angiebt, in Ebenen, die parallel ihren freien Oberflächen verlaufen, sondern sie durchflechten sich zum Teil netzförmig auch schräg, von der einen zur anderen oberflächlichen Schicht der Scheibe ziehend. Die oberflächlichen Schichten enthalten zahlreiche, unregelmäßig angeordnete kleine Knorpelzellen, während die tieferen Schichten ärmer daran sind.

Ihren Ansatz findet die Scheibe (unter Auflockerung ihrer Bündel) unten-hinten am lateralen Rand der Sternalpfanne, vorn aber meist etwas lateral vom Pfannenrand am 1. Rippenknorpel und dem vorderen der beiden festen Bändchen, die der 1. Costosternalverbindung aufgelagert sind. Manchmal kann man ein deutliches Umbiegen eines Teiles der Discusbündel in das Costo-Clavicularband konstatieren, andere Male hingegen liegt ein kleines Stückchen des Schlüsselbeinkopfes direkt dem 1. Rippenknorpel auf ohne Zwischenlagerung von Meniscus (s. o.). Oben ist der Zwischenknorpel mit dem über das Brustbein vorragenden Teil des Klavikelkopfes sehr fest verwachsen; wenige, schwächere Bündel lassen sich aus dem Discus auch an den oberen Rand der Sternalpfanne verfolgen, die SAPPEY allerdings schon zum Zwischenschlüsselband rechnet. An den übrigen Stellen, d. h. vorn und hinten ist der Discus mit der Gelenkkapsel verwachsen. Jedenfalls ist die Befestigung des Discus am Schlüsselbein die ausgiebigste und festeste [s. Prakt. Bem. 1)].

Bedeutung. Nach GEGENBAUR entsprechen die Zwischenscheiben dem „Praeclavium" niederer Tiere; sie sind daher beim Menschen als rudimentäre Organe aufzufassen und das ist ein weiterer Erklärungsgrund für ihre große Variabilität. Trotzdem kann man sagen, daß diese Scheibe bei uns jetzt in erster Linie „dem Zweck dient, die Inkongruenz der clavicularen und sternalen Gelenkflächen auszugleichen" (vgl. aber auch S. 25). Ferner ist natürlich die dicke Knorpelmasse von großem Vorteil für die Verwendbarkeit des Armes zum Stoßen bei Verteidigung oder Angriff, denn die Knorpelschicht wirkt nach Art der elastischen Spiralfedern in den Eisenbahnpuffern, sie bricht die Macht des Stoßes.

Gelenkkapsel.

Die erste genauere Beschreibung der Gelenkkapsel hat WALDEYER (l. cit.) gegeben. Die Kapsel ist schlaff, aber dickwandig, gegen Zerreißen sehr widerstandsfähig und wird fast ringsum, mit Ausnahme der vorderen unteren Ecke, durch besondere Bandzüge verstärkt. An dieser schwachen Stelle sieht man den Intimasack bezw. Fettfalten sich bei Bewegungen im Gelenk vorbauchen, und dies ist auch die Stelle, wo bei pathologischen Ergüssen in das Gelenk sich die stärkste, eventuell hernienartige Vorstülpung findet.

Innenhaut.

Wie aus der bisherigen Beschreibung bereits hervorgeht, finden sich am Sternoclaviculargelenk 2 in der Regel getrennte Kapselräume, eine laterale, obere zwischen dem Discus und dem Klavikelkopf und eine mediale, untere zwischen dem Discus und dem Brustbeingriff. Der laterale obere Intimasack ist geräumiger und schlaffer als der mediale, untere und erstreckt sich weiter lateralwärts als dieser; seine Spalte erstreckt sich nämlich bis zum Costo-Clavicularband, mit dessen Schleimbeutel (vgl. S. 152) er eventuell kommunizieren kann. Dagegen reicht er meist weniger weit medial aufwärts und stets weniger weit nach hinten als der untere Sack, weil sich ja der Discus ganz breit am oberen Drittel des Schlüsselbeinkopfes ansetzt (vgl. Fig. 61), während der mediale, untere Spalt sich zum obersten (medialen) und zum hintersten Rand der Sternalpfanne erstreckt. Daß auch der mediale Spalt wenigstens vorn meist noch die Sternalpfanne überschreitet, geht schon aus der Beschreibung des Discusansatzes hervor, der sich ja hier nicht am Sternum, sondern lateralwärts davon, am Rippenknorpel befindet.

Verstärkungsbänder.

Auf der Vorderseite wird die Kapsel durch mehr oder weniger deutlich abgrenzbare, derbe Züge, die ein „geripptes Band" darstellen, verstärkt; sie werden als

Vorderes Brust-Schlüsselbeinband [Ligt. sterno-claviculare ant.][1]) bezeichnet werden. Diese Bandmasse springt vom sternalen Rand des Schlüsselbeinkopfes zum Rand der Sternalpfanne über; an beiden Befestigungsstellen sind manchmal besondere Höcker zum Ansatz der mittleren Partien des Bandes ausgebildet. Die oberen Partien sind mehrere Millimeter dick und verlaufen mehr quer zwischen den Rauhigkeiten neben den Gelenkflächen beider Knochen und schließen sich zum Teil dem oberen Discusansatz und dem Ursprung des Zwischenschlüsselbandes an. Wie WALDEYER hervorhob, ist das Periost des Schlüsselbeines an der Stelle, wo die Kapsel bezw. das „vordere Band" von ihm entspringen, besonders verdickt, so daß es als selbständige Membran imponiert. Von der Ursprungssehne der Clavicularportion des Kopfwenders [M. cleidomastoideus] und auch vom Ursprungsbündel des Großen Brustmuskels lassen sich einige Faserzüge in das vordere Band oder die Gelenkkapsel verfolgen. Von POIRIER werden die oberen Partien als besonderes „oberes Band" betrachtet, das aber gegen die unteren, mehr schräg, zum Teil fast vertikal abwärts verlaufenden Züge, die er „vorderes Band" nennt, nicht scharf abgegrenzt ist. Gegen die laterale, untere Ecke der Gelenkkapsel verliert sich das Band, so daß es nicht mehr den Rippenknorpel erreicht. Man kann demnach sagen, die Verstärkungszüge auf der Vorderseite der Gelenkkapel divergieren vom Clavikelkopf gegen den Rand der Sternalpfanne.

1) Anterior sterno-clavicular ligt. (engl.). Ligt. supérieur und ligt. antérieur (POIRIER), ligt. antérieur (SAPPEY, TESTUT).

Auch auf der Hinterseite finden sich nach WALDEYER 4—5 mm dicke, derbe, kurze Bandmassen, die zwar nicht so streifig oder gerippt wie die vorderen erscheinen, die an Mächtigkeit aber die vorderen meist sogar übertreffen und die man daher auch als ein eigenes, hinteres Brust-Schlüsselbeinband [Ligt. sterno-claviculare post.] [1]) bezeichnen kann. Der Faserverlauf des hinteren Bandes ist analog dem des vorderen, leicht bogenförmig divergierend von dem stark gegen die obere Brustapertur vorspringenden Rand des Schlüsselbeinkopfes, schräg abwärts-einwärts zum Sternum und zum 1. Rippenknorpel. Das Band steht sowohl mit dem Ursprung des Brust-Zungenbeinmuskels als auch mit dem des Brust-Schildmuskels in direkter Berührung. Die tiefen Züge der Kapselhinterseite stehen nach WALDEYER hauptsächlich mit dem Discus in Zusammenhang.

Wirkung. Beide Bänder hemmen übertriebene Vor- und Rückwärtsbewegungen des Schlüsselbeines.

Als oberes Gelenkverstärkungsband kommt außerdem noch in Betracht das

Zwischenschlüsselbeinband [Ligt. interclaviculare] [2]), das wohl einem Teil des Episternums entspricht und wohl mit aus diesem Grunde so große individuelle Unterschiede zeigt. Bald ist es außerordentlich fest, dreiseitig prismatisch mit oberer scharfer (oder abgerundeter) Schneide und unterer Basis, mit der es den Drosselausschnitt des Brustbeingriffes, ihm beinahe aufsitzend, überspannt, bald ist es nur eine locker gewebte Membran, die zwischen den Sternalenden der beiden Schlüsselbeine überspringt. Das Band besteht aus unter sich parallelen Fasern, die um so länger sind, je weiter oben im Band sie verlaufen.

Die hintere Fläche des Bandes entspricht immer der hinteren Brustbeinfläche, die vordere weicht um so mehr gegen die Vorderfläche des Brustbeines zurück, je schwächer das Band ist.

Die Höhe und Länge des Bandes wechselt sehr, je nach der Höhe und Entfernung der beiden Schlüsselbeinköpfe; es kann nur 1,2 cm oder aber bis zu 4 cm lang sein; am häufigsten ist es 2—3 cm lang. Der obere freie Rand des Bandes ist meist auch bei Anspannung des Bandes, stets bei Erschlaffung desselben konkav nach oben und kann beim Lebenden leicht gefühlt werden. Der untere Rand ist vom Drosselausschnitt meist durch lockeres Bindegewebe, das von Venen ein- oder mehrfach durchbohrt wird, getrennt. Die hintere Fläche des Bandes entspricht dem Brustschildmuskel [M. sternothyricus], während die Vorderfläche direkt unter der Haut liegt. Die Fasern des Interclavicularbandes entspringen zum Teil aus verstärkenden Zügen in der Hinterwand der Gelenkkapsel, die von der oberen Ecke der Sternalpfanne kommen, zum Teil aus der Zwischenscheibe, zum Teil endlich vom Periost der oberen Schlüsselbeinecke. Gewöhnlich erhält das Band in seiner Mitte auch noch Verstärkungszüge von der Hinterseite des Brustbeingriffes (s. Fig. 61), so daß es unter Umständen T-förmig erscheint.

Wirkung. Hemmt die Senkung der Schlüsselbeine.

Eigentlich als unteres Verstärkungsband des Sternoclaviculargelenkes zu bezeichnen ist das

1) In C. TOLDT's Atlas, wie das vordere, als Ligt. sterno-claviculare bezeichnet.
2) Ligt. claviculare superius s. interclaviculare (L. FICK).

Rippen-Schlüsselbeinband [L. costo-claviculare N.][1]). Es besteht aus einer vorderen, meist deutlich dreieckigen und einer hinteren, mehr rhombischen Lage (s. Fig. 61, S. 147) und hat gewöhnlich eine grauweiße Farbe. Die vordere Platte entspringt zugespitzt an der Knorpel-Knochengrenze der 1. Rippe, während ihre Insertion am hinteren Rand der Unterseite der Klavikel sich leicht fächerförmig in der dort befindlichen ovalen Grube (die auch durch eine gegen den oberen Brusteingang vorspringende Rauhigkeit ersetzt sein kann) ausbreitet. Die lateralen Bündel des Bandes verlaufen steiler und sind erheblich kürzer als die stark schräg nach oben ziehenden medialen Bündel (s. Fig. 61). HENLE rechnet zur vorderen Platte auch noch Fasern, die vor der Subclaviussehne von der Rippe zum Schlüsselbein ziehen und mit der Muskelfascie in direkter Verbindung stehen; er sagt geradezu, und zwar mit Recht, das Band hülle die Subclaviussehne ein. Vorn wird es von der Schlüsselbeinzacke des Großen Brustmuskels bedeckt.

Die hintere, mehr rautenförmige Platte läßt oft deutliche Züge erkennen, die in umgekehrter Richtung wie die der vorderen Platte, d. h. also medial aufwärts verlaufen. Lateralwärts erstreckt sich das Band mit seinem Ursprung und seinem freien Rand bis zur Subclaviavene bezw. bis zu der für sie bestimmten glatten Furche auf der 1. Rippe. Die Vene biegt an seinem lateralen Rand, von der Achselhöhle kommend, nach innen um und läuft dann eine Strecke weit gerade hinter dem Band vorbei in die obere Brustapertur hinein.

Das Band ist außerordentlich kräftig und das ist der Hauptgrund, weshalb Anfängern in der Sektionstechnik die Auslösung des Schlüsselbeines bei der typischen Brusteröffnung so schwer fällt; das Band hält eben das Schlüsselbein noch absolut fest, auch wenn die Gelenkkapsel und die Schaltscheibe bereits ringsum durchtrennt ist.

Zwischen den beiden Platten des Bandes befindet sich nach POIRIER's gründlicher Untersuchung stets ein Schleimbeutel (Bursa costo-clavicularis); die Größe und Beschaffenheit desselben wechselt allerdings erheblich. Seine Wände können rauh und flockig sein und der Beutel daher verkannt werden; hie und da ist er sehr groß.

Wirkung. Hemmt die Erhebung, die übertriebene Vor- und Rückwärtsbeugung der Klavikel.

Varietäten. 1) Sehr häufig kommt es an Stelle des Rippen-Klavikelbandes zur Ausbildung einer faserknorpligen Masse, die als ein etwa cylindrisches Polster zwischen Rippe und Schlüsselbein eingeschoben ist. In dieser Faserknorpelmasse bildet sich nun gelegentlich eine Gelenkspalte aus, die sich aber, wie LUSCHKA gegenüber den Angaben CRUVEILHIER's betont, nur sehr selten zu einem wahren, freieren Gelenk entwickelt. 2) LUSCHKA und POIRIER haben auch Fälle beschrieben, wo statt der „Rippenrauhigkeit" an der Unterseite des Schlüsselbeines sich ein überknorpelter, knöcherner Fortsatz befand, der mit einen entsprechend vertieften Knorpelvorsprung der 1. Rippe artikulierte; auch WALDEYER berichtet über ähnliche Fälle. 3) Manchmal schnürt sich der äußerste Teil des Synovialsackes zwischen Discus und Klavikel zu einem selbständigen Schleimbeutel ab, der dann nach vorn und innen vom Rippen-Klavikelband liegt.

1) L. rhomboidale (LAUTH), L. claviculare inferius s. rhomboideum clavic. (L. FICK). The costo-clavicular or rhomboid ligament (engl.). L. costo-claviculair (franz.).

Gefäße und Nerven.

Die Arterien für das Sterno-Claviculargelenk entstammen der inneren Brustarterie, die Nerven den 2 innersten Zweigen der Oberschlüsselbeinnerven [Nn. supraclaviculares] des Halsplexus.

Prakt Bem. 1) Der Zwischenknorpel ist am Schlüsselbein so kräftig befestigt, daß er bei Verrenkungen etc. fast immer an ihm haften bleibt, während seine untere sterno-costale Befestigung eventuell nachnachgiebt, zerreißt. Uebrigens ist der Discus selbst so fest, daß es bei Gewalteinwirkungen manchmal zu Rißfrakturen am Schlüsselbeinkopf durch den Zug des Discus kommt.

2) Die Verstärkungsbänder des Gelenkes sind so kräftig, daß ein Riß derselben und eine Verrenkung des inneren Schlüsselbeinendes gegenüber dem so häufigen Bruch desselben sehr selten vorkommt. 16 Proz. aller Frakturen sind Klavikelbrüche, aber nur 1,5 Proz. aller Verrenkungen sind Schlüsselbeinluxationen. In absoluten Zahlen ist die Differenz noch größer, da Luxationen ja überhaupt viel seltenere Verletzungen sind als Brüche. Dagegen kommen relativ nicht sehr selten unvollständige sog. „pathologische Luxationen" vor, z. B. bei tuberkulösen Prozessen in diesem Gelenk. Die Festigkeit des Bandapparates zeigt sich auch darin, daß man ohne Gefahr vor einer Verenkung die ganze Körperschwere eventuell noch durch aufgelegte Lasten vermehrt, durch Vermittelung des Sternoclaviculargelenkes auf die Arme stützen oder umgekehrt an ihnen aufhängen kann.

3) Da sich unmittelbar hinter dem Brust-Schlüsselbeingelenk der Subclavius-, der Zwerchfell- und der Lungen-Magennerv befinden, so wird es verständlich, daß durch Luxationen in dem Gelenk, sei es durch Kompression oder Zerrung jener Gebilde, die allerschwersten Erscheinungen auftreten können.

c) **Schlüsselbein-Schultereckgelenk** [Artic. acromio-clavicularis].

Eine noch wichtigere Rolle als das Brust-Schlüsselgelenk bei den Bewegungen der oberen Gliedmaßen (s. II. Bd.) spielt das Gelenk zwischen Schlüsselbein und Schulterecke.

Lagebeziehungen. Das Gelenk ist der Untersuchung gut zugänglich, denn es ist nur von den Ausläufern der Trapezmuskelsehne, die zum Deltamuskelursprung ziehen und von der Haut bedeckt, so daß man die Bewegungen in dem Gelenk mit dem Auge und mit dem Gefühl beim Lebenden sehr gut verfolgen kann. Die Unterseite des Gelenkes grenzt vorn an das Coraco-Acromialband, hinten an das Fettgewebe, das den Obergrätenmuskel bedeckt.

Präparation. Zur Freilegung des Gelenkes ist daher nur die Abnahme der Haut, des Delta- und Trapezmuskels nötig. Die Beschaffenheit der Knorpelüberzüge zeigt sich am klarsten auf Horizontal- und auf Frontalschnitten durch das Gelenk.

Gelenkflächen.

Die Gestalt und die Größe der Flächen dieses Gelenkes ist individuell sehr wechselnd.

Die Begrenzung der Gelenkflächen ist meist eine etwa elliptische, ihr Längsdurchmesser steht bei stark zurückgenommener Schulter etwa sagittal von vorn nach hinten, doch ist sein vorderes Ende etwas lateral vom hinteren gelegen. Die Gelenkfläche des

Schlüsselbeines ist daher nach außen und etwas nach hinten gerichtet, die der Schulterecke umgekehrt.

Die Gelenkflächen sind aber fast immer nicht vertikal gestellt, sondern gegen den Horizont geneigt. Ziemlich konstant schaut nämlich die klavikulare Gelenkfläche etwas nach unten, die akromiale nach oben, d. h. das laterale Schlüsselende liegt also auf der Schulterecke auf, ruht auf ihr.

(Die Ueberragung des Akromion durch die Klavikel scheint sehr zweckmäßig zur Verhütung einer Dislokation des durch den Oberarmkopf in Bewegung gesetzten Schulterblattes bei heftigen Armbewegungen, oder auch wenn wir uns gegen irgend einen Gegenstand anstemmen oder unser Körpergewicht auf die Arme aufstützen [s. a. Prakt. Bem. 1].)

Die Größe der Gelenkflächen ist, wie bemerkt, sehr variabel und zwar ist die Größe entschieden zum Teil von der Stärke des Individuums abhängig, denn bei muskelkräftigen Leichen sieht man 2—3mal größere Gelenkflächen als bei schwachen. Der etwa elliptischen Begrenzung entsprechend sind die Gelenkflächen beiläufig einer Bohne vergleichbar und zwar oft einer ganz kleinen, etwa 10 mm langen und 5 mm breiten, oft aber auch einer mindestens doppelt so langen und breiten.

Meist zeigt nur die Gelenkfläche der Schulterecke eine ausgesprochene Krümmung, die dem nach vorn und innen gerichteten konkaven Rand der Schultergräte sich anschmiegt, d. h. die gleiche Konkavität zeigt; das Schlüsselbein zeigt hie und da eine deutliche entsprechende Konvexität. Auch von oben nach unten ist die Schultereckpfanne meist konkav gekrümmt oder eben (s. Fig. 62), aber in der Regel entschieden nicht, wie HUMPHRY angiebt, konvex (s. aber Var. 5).

Varietäten. 1) Nach POIRIER kommt es in 2—3 Proz. der Fälle vor, daß die beiden Knochenvorsprünge an 2 Stellen miteinander artikulieren. 2) Nicht selten fehlt die oben beschriebene Abschrägung der Gelenkflächen, dieselben stehen vielmehr vertikal nebeneinander. 3) Auch die Krümmung ist oft kaum ausgeprägt, sondern die Flächen fast ganz eben. 4) Häufig sind die Flächen nicht vollkommen glatt, sondern höckerig. 5) Sehr auffällig und für das Verständnis des Mechanismus hoch interessant ist die Thatsache, daß gar nicht so sehr selten an der Schulterecke sich statt der konkaven Gelenkfläche eine konvexe findet; einmal fand ich an der Gelenkstelle der Schulterecke einen besonderen, konvexbohnenförmigen, mit seiner Längsachse in die medial konkave Biegung der Schultergräte gestellten Knochenfortsatz, der mit einer passend gestalteten, konkaven Gelenkfläche des Schlüsselbeines artikulierte.

Auch der Gelenkbinnenraum und die Zwischenscheibe zeigen große individuelle Verschiedenheiten: Man kann sagen, zwischen beiden Gelenkenden befindet sich eine dreieckige, oben breitere, unten sich verengernde Spalte, die von einer keilförmigen, oben-hinten dickeren (bis 6 mm dicken), unten-vorn dünneren Faserknorpelmasse (deren Knorpelzellengehalt individuell wechselt), ausgefüllt wird, in der es bei den verschiedenen Individuen zu ganz verschiedenen Spaltbildungen kommt.

1. Art. Manchmal finden wir einen einzigen, vertikal oder schräg die Knorpelmasse durchziehenden Spalt; er beginnt meist oben nahe der knöchernen Akromiongelenkfläche, nähert sich unten aber

der der Klavikelendfläche, so daß der Knorpelüberzug der Klavikel unten nur dünn ist; doch kommt auch der umgekehrte Verlauf der Spalte vor.

2. Art. Häufiger zeigt sich in der Zwischenmasse unten auf der klavikularen Seite noch eine zweite Spalte, die sich nach oben mit der Hauptspalte vereinigt, so daß die Gelenkhöhle λ-förmig wird. Die zwischen den beiden kurzen Schenkeln des λ befindliche Fasermasse ist oft nicht knorplig, sondern rein bindegewebig, kann also auch als Innenhautfalte betrachtet werden, die sich von unten in die Gelenkspalte hineinschiebt.

3. Art. Auch der umgekehrte Fall, das Hineinragen einer bindegewebigen oder faserknorpligen, keilförmigen Falte von oben her, sei es, daß sie a) von der Gelenkkapsel, b) vom akromialen Knorpelüberzug oder c) von dem der Schlüsselbeingelenkfläche ausgeht, ist oft zu finden.

4. Art. Von oben und von unten her ragt ein kleiner Faserknorpel oder Innenhautkeil in die Gelenkspalte, die aber mit ihrer Schneide nicht gegeneinander gerichtet zu sein brauchen, sondern sich „überschneiden" können, so daß der obere sich nach abwärts der Schlüsselbeingelenkfläche, der untere nach aufwärts der Acromiongelenkfläche anlegt oder umgekehrt, wie ich einige Male beobachten konnte.

5. Art. Nach POIRIER soll manchmal ein ringförmiger Zwischenknorpel im Gelenk vorkommen, der rings von der Gelenkkapsel entspringt und einige Millimeter tief in die Gelenkspalte hineinreicht, also einem Kniegelenk-Meniscus gleicht.

6. Art. Seltener, nach KRAUSE nur in 1 Proz. der Fälle, nach GRUBER gar nur 3mal unter 400 Fällen kommt es zur Ausbildung von zwei selbständigen, voneinander unabhängigen Gelenkspalten, die durch eine Zwischenscheibe [Discus articularis] voneinander getrennt sind. (Zufälligerweise zeigt einer unserer Gefrierschnitte diese Abart, weshalb ich ihn in Fig. 62 abbilden ließ.) Dies Verhältnis wurde bereits von VESAL erwähnt und von WINSLOW (1732) und WEITBRECHT (1742) wieder aufgefunden. Die beiden Spalten sind übrigens nicht immer gleich groß und sind oft sekundär durch Innenhautfalten geteilt. Meist ist die Zwischenscheibe in der Mitte dünner, hie und da sogar durchbrochen (Uebergang zur 5. und 4. Art), was GRUBER allerdings nur 3mal unter 400 Fällen, POIRIER 2mal unter 200 Präparaten beobachtet hat.

In der Zwischenscheibe und in dem faserknorpligen Ueberzug der Gelenkflächen verlaufen die Bindegewebszüge an der Oberfläche dieser parallel, in der Tiefe aber auch in darauf senkrechter Richtung. Gegen den Knochen hin ist der Knorpel weniger faserig, mehr hyalin.

Varietäten. 1) In einem Fall sah ich in der Klavikelgelenkfläche ein tiefes Loch, aus dem ein sanduhrförmiger, 1 cm langer Bandpolyp in die Gelenkspalte hineinragte. 2) In seltenen Fällen kann die Zwischenscheibe verknöchern.

Gelenkkapsel[1]) und Verstärkungsbänder.

Bei der Kleinheit und der Variabilität der Gelenkflächen und

1) Ligt. capsulare clavicul. ext. (D'ALTON).

ihrer wenig ausgesprochenen Krümmung kann es uns nicht wundern, einen sehr festen Bandapparat zwischen beiden Knochen zu finden.

Die Kapsel selbst ist schlaff, vorn dicker als hinten; die Innenhaut-Auskleidung derselben läßt namentlich auf der Unterseite des Gelenkes zahlreiche rötliche Zöttchen oder Fältchen erkennen. Auf der Ober- und Unterseite wird die Kapsel durch derbe, sehr feste, straffe Bandzüge verstärkt, die als oberes und unteres Schlüssel-Schultereckband [Ligt. acromio-claviculare sup. und inf.][1]) bezeichnet werden.

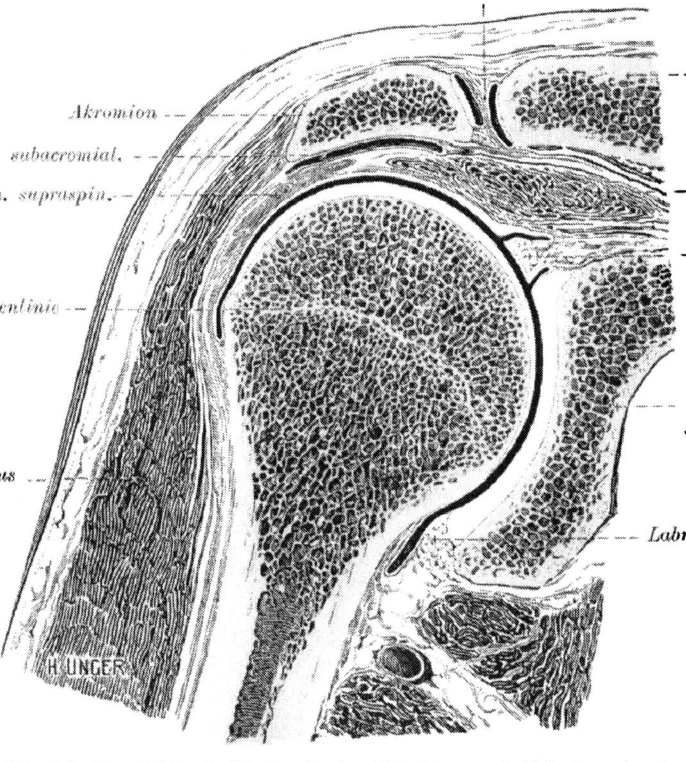

Fig. 62. Frontaldurchnitt durch das Schulter- und Schultereckgelenk.

Das obere Band ist ein sehr kräftiges, 2—4 mm dickes, vierseitiges Band, das an meist gut ausgeprägten Rauhigkeiten der Schulterecke und des Schlüsselbeines in einiger Entfernung vom Gelenkrand befestigt ist. Es besteht aus mehreren Lagen: die oberflächlichen Züge sind länger als die tiefen, die hinteren Bündel stärker und etwa 3mal so lang als die vordersten Bündel. Die Fasern verlaufen hauptsächlich schräg medial-rückwärts vom Akromion zur Klavikel. Dieser Verlauf entspricht ihrer Funktion, bei den Vorwärtsbewegungen der Schulterecke das Schlüsselbein mit nach vorn zu nehmen (während das Mitgehen des Schlüsselbeines bei Rückwärtsbewegungen der

1) Ligt. acromiale claviculae (HILDEBRAND), L. accessor. sup. et inf. (RAUBER). Superior and inferior ligament (engl.). L. acromio-claviculaire supérieur et infér. (franz.).

Schulterecke schon durch die Stellung der Gelenkflächen bewirkt wird, dadurch daß die Schultereckgelenkfläche nach vorn von der Schlüsselbeingelenkfläche liegt). Das Band wird verdeckt und auch zum Teil verstärkt durch Sehnenfasern, die vom Trapez- zum Deltamuskel ziehen; mit den eigentlichen Ursprungsfasern des letzteren hängt das Band aber nicht zusammen. Die vordersten Bündel stehen mit dem Schnabel-Schultereckband [Ligt. coraco-acromiale] in Zusammenhang.

Das untere Band ist weniger stark, es besteht aus querverlaufenden, nicht ganz weißen, sondern mehr grau erscheinenden Bündeln, die nicht zu einer vollständig dichten Platte verschmolzen sind, sondern Lücken zwischen sich lassen, in denen die Gelenkinnenhaut hernienartige Vorstülpungen zeigen kann. (POIRIER fand hier sogar einmal eine größere Schleimsackgeschwulst.)

Wirkung. Beide Bänder beschränken namentlich die Verschiebung der Klavikel nach hinten (s. a. b. ob. Band, S. 156, unten).

Gefäße. Die Gefäße stammen aus dem dichten, dem Gelenk aufgelagerten Schulterecknetz [Rete acromiale], das von allen Arterien der Gegend Zufluß erhält, namentlich von der queren und von der umgebogenen Schulterblattarterie [A. transversa scap. und A. circumflexa scap.], sowie dem Brust-Schulterstamm [Truncus thoracico-acromialis]. Auch auf der Unterseite des Gelenkes ist ein allerdings weniger dichtes Gefäßnetz, das einerseits gespeist wird von einem Ast der queren Schulterblattarterie, der zum Subclaviusmuskel geht und mit mehreren Zweigen das Kegel- und Trapezband durchbohrt, andererseits von einem anderen Ast derselben Arterie, der am Obergrätenmuskel hinläuft. Von diesem unteren Netz wird nur die Unterseite des Gelenkes versorgt.

Nerven. Das Gelenk empfängt einen Nervenzweig, von einem der vorderen Brustnerven [Nn. thoracales antt.], vom queren Schulterblattnerv [N. suprascap.] und vom Achselnerven [N. axill.].

Prakt. Bem. 1) Aus dem Uebergreifen der Klavikelgelenkfläche über die des Akromion folgt ohne weiteres die überwiegende Häufigkeit der Verrenkungen des lateralen Schlüsselbeinendes nach oben. 2) Uebrigens ist bei der Diagnose einer Verrenkung des Schlüsselbeines gegen die Schulterecke nach oben Vorsicht geboten, weil nicht selten, namentlich bei älteren Männern, auch die Oberflächen beider Knochen nicht in gleicher Ebene liegen, sondern so, daß das Schlüsselbein höher liegt oder gar etwas nach oben umgebogen ist und so eine Subluxation desselben nach oben vorgetäuscht wird. In vielen Fällen wird der gleiche Befund auf beiden Seiten allerdings vor einem Irrtum schützen, doch ist das Höherliegen des Schlüsselbeines meist nicht gleichmäßig auf beiden Seiten, sondern auf der rechten Seite stärker ausgebildet. Am auffälligsten fand ich die Schlüsselbeinprominenz bei einem alten Dinkaneger, den ich im Sommer 1895 zu untersuchen Gelegenheit hatte. 3) Die Kürze und Straffheit des Bandapparates macht übrigens Verrenkungen in dem Gelenk zu großen Seltenheiten trotz der ungeheuer zahlreichen Gewalteinwirkungen, denen diese Knochenverbindung ausgesetzt ist.

d) Gelenk der Schultereckepiphyse (Var.).

Eine praktisch nicht unwichtige Anomalie, weil sie zu Fehldiagnosen Veranlassung geben kann, ist die Erhaltung einer beweglichen Verbindung zwischen der Schulterecke [„Os acromiale"] und der Schultergräte, die von HIPPOKRATES als Regel betrachtet wurde (vgl. GRUBER, Arch. f. Anat. u. Phys., 1863 und SYMINGTON Journal Anat. Phys. 1900). Die Verbindung kann eine einfache Epiphysensynchondrose sein oder aber sich auch zu einem mehr oder weniger vollkommenen Gelenk ausbilden, das mit dem normalen Schultereckgelenk kommunizieren kann. Die Spalte verlief in einem von mir beobachteten Fall S-förmig gebogen.

e) Verbindung zwischen Schlüsselbein und Schnabelfortsatz [Syndesmosis coraco-clavicularis].

Die Verbindung des Schnabelfortsatzes mit dem in mittlerer Stellung etwa 1 cm hoch über ihm hinweglaufenden Schlüsselbein ist gewöhnlich nur durch Bänder vermittelt. Die meisten Autoren zählen zu diesen Bändern nur diejenigen Bandzüge, die den Schnabelfortsatz mit dem lateralen Viertel des Schlüsselbeines verbinden, HENLE hingegen führt auch ein vorderes Schnabel-Schlüsselbeinband [Ligt. coraco-claviculare ant.][1]) an. Er versteht darunter einen straffen, sehnig glänzenden Streifen, der von der Spitze des Schnabelfortsatzes schräg medial-aufwärts zur Unterseite des Sternalendes der Klavikel hinzieht. Am Ursprung hängt er mit der Fascie des kleinen Brustmuskels, am Schlüsselbein mit der des Unterschlüsselmuskels zusammen. Dieser Streifen ist meiner Meinung nach in der That besonderer Beachtung wert, denn er ist oft sehr kräftig entwickelt. über 1 mm dick und bei mageren Leuten in der Unterschlüsselbeingrube selbst durch den großen Brustmuskel hindurch ganz deutlich zu fühlen. Er macht meist entschieden einen selbständigen Eindruck. wenngleich er eigentlich nur den unteren Rand einer derben bindegewebigen Haut darstellt, die den Subclaviusmuskel überzieht. Diese Haut setzt sich aber nach hinten und unten auf den Schabelfortsatz fort und auch vorne sagt sie sich von dem Muskel abwärts los und erstreckt sich hier, meist durch ein ansehnliches Fettpolster von ihm geschieden, bis zu einer Linie, die von der Schnabelspitze zum Subclaviusansatz, bezw. zum Klavikelansatz des L. costo-claviculare oder aber zum Anfang des medialen Schlüsselbeindrittels läuft. Der von HENLE abgebildete Bandstreifen ist nur ein laterales Stück der hier besprochenen Haut, bezw. ein schwach ausgebildetes Exemplar des vorderen Coraco-Clavicularbandes. Nach LUSCHKA ist das Band am Schnabelfortsatz in 2 Zipfel gespalten, die den Ansatz des kleinen Brustmuskels umfassen.

Wirkung. Das Band spannt sich an, wenn man den Arm seitwärts zieht.

Praktische Bemerkungen. Ich fand das Band stark verdickt bei einer veralteten Luxatio humeri subcoracoidea.

Die hinteren Bandmassen [L. coraco-claviculare N.] sind viel kürzer, aber viel fester und in keiner Weise als Fortsetzungen irgend welcher Muskelfascien anzusehen. Sie haben einen eigentümlich verwickelten und überdies um den Innenrand des Schnabelfortsatzes herumgebogenen Verlauf. Die Bandmasse springt nämlich nicht gerade auf dem kürzesten Wege zwischen beiden

1) Faisceau aponévrotique coraco-clavicul. antér. (BOURGERY), l. coraco-clavic. interne (POIRIER).

Knochen über, sondern ist in der Normalstellung der beiden Knochen zu einander stark verdreht. Die Bandmasse kann gestreckt und vom Schnabelfortsatz abgewickelt werden, so daß sie sich annähernd geradlinig zwischen beiden Knochen ausspannt. Dies wird erreicht, wenn der Schnabelfortsatz und das Akromion nach Durchschneidung der Gelenkkapsel des Akromialgelenkes so weit gesenkt werden, daß man zwischen sie und das Schlüsselbein etwa 2 Fingerbreiten einlegen kann, und wenn man die Schulterblattspitze etwas adduziert; die Schultergräte steht dann senkrecht auf der Konvexität des Schulterendes der Klavikel. Diese Stellung tritt von selbst ein, wenn man nach Durchschneidung der Schultereckgelenkkapsel das Schlüsselbein festhält, das Schulterblatt aber dem Zug der Schwere des noch am Präparat befindlichen Humerusstumpfes überläßt.

Manchmal lassen sich deutlich, in anderen Fällen weniger deutlich 2 Abteilungen in der Bandmasse unterscheiden, eine laterale vordere und eine mediale hintere, deren erstere meist mehr viereckig, genauer: ungleich vierseitig, trapezähnlich, die letztere dreieckig oder kegelförmig erscheint. Oft sind freilich die beiden Abteilungen gar nicht deutlich voneinander geschieden, und man sieht dann, wie Ludwig Fick (Lehrbuch d. Anat., Leipzig 1845) treffend sagt, von hinten ein dreieckiges, von vorn her ein Trapezoidband.

Die beiden Abteilungen liegen nicht in einer Ebene, sondern schließen einen medial- und etwas vorwärts gerichteten Flächenwinkel zwischen sich ein, der durch das übergelagerte Schlüsselbein in eine Art gedeckter Nische (die übrigens oben weiter, unten enger ist) verwandelt wird (s. Fig. 63 a. f. S.).

Diese Nische wird nach Luschka und Poirier in mindestens $^1/_3$ der Fälle durch einen etwa haselnußgroßen, horizontal oder vertikal gestellten Schleimbeutel [Bursa interligamentaris coraco-clavicularis m.] erfüllt; er kann übrigens fast Walnußgröße annehmen, d. h. eine Länge von 3 cm und eine Höhe von 2 cm erreichen. Hie und da ist er durch eine horizontale oder vertikale Scheidewand in 2 Abteilungen zerlegt. Statt des Schleimbeutels können sich in der Nische auch lockere Bindegewebsmassen oder Ursprungsbündel des Unterschlüsselbeinmuskels finden.

Trapezband [Pars trapezoidea ligti. coraco-clavicular. post.][1].

Die laterale, vordere Abteilung der Bandmasse, das Trapezband[1], ist fast sagittal gestellt, doch ist seine äußere Fläche etwas abwärts, die innere etwas aufwärts gerichtet, ja manchmal liegt das Band, namentlich seine vorderen Teile, sehr schräg, fast der horizontalen Richtung näher als der vertikalen-sagittalen (s. Fig. 63 a. f. S.). Das Band ist 4—6 mm dick und besteht aus zwei Platten, zwischen denen sich nach Poirier's Untersuchungen, die ich bestätigen kann, in $^2/_3$ der Fälle ein Schleimbeutel [Bursa ligti. trapezoidei] findet. Der Beutel kommt schon beim Neugeborenen vor, aber nicht so oft wie beim Erwachsenen; ist meist rechts besser ausgebildet und fehlt rechts weniger oft als links. Seine

1) Ligt. trapezoideum N. The trapezoid ligt. (engl.). Ligt. coraco-claviculaire ant. s. trapézoïde (franz.).

Größe wechselt, doch ist er meist etwa 12—15 mm lang (in der Richtung des Schnabelfortsatzes) und 6 mm hoch (in der Richtung der Trapezbandhöhe). Manchmal sind die beiden Platten des Bandes gleich dick, manchmal aber ist das laterale Blatt so dünn, daß der Schleimbeutel fast direkt zwischen den Schnabelfortsatz und die laterale oder Unterseite des Trapezbandes zu liegen kommt.

(Man findet ihn am sichersten, wenn man einen Querschnitt durch das Band anlegt; oft erkennt man aber, wie ich betonen muß, auch ohne weiteres bei Präparation des Bandes zwischen seinen beiden Platten die Spalte oder Höhle, in die sich ein Pinzettenarm einführen läßt. Schneidet man nun die mediale Platte an ihrem oberen Ansatz los und klappt sie herunter, so sieht man, daß die Spalte sich noch am medialen Rand des Schnabelfortsatzes vorbei nach unten erstreckt, und daß die Wände der Spalte im Gebiet der um den Schnabelfortsatz umgebogenen Partie des Bandes glänzend und streifig sind. Wie mir die mikroskopische Untersuchung ergab, sind die Wände hier von typischem Faserknorpel überzogen, der sehr zahlreiche, zum Teil lange, in Reihen gestellte Knorpelzellen enthält.)

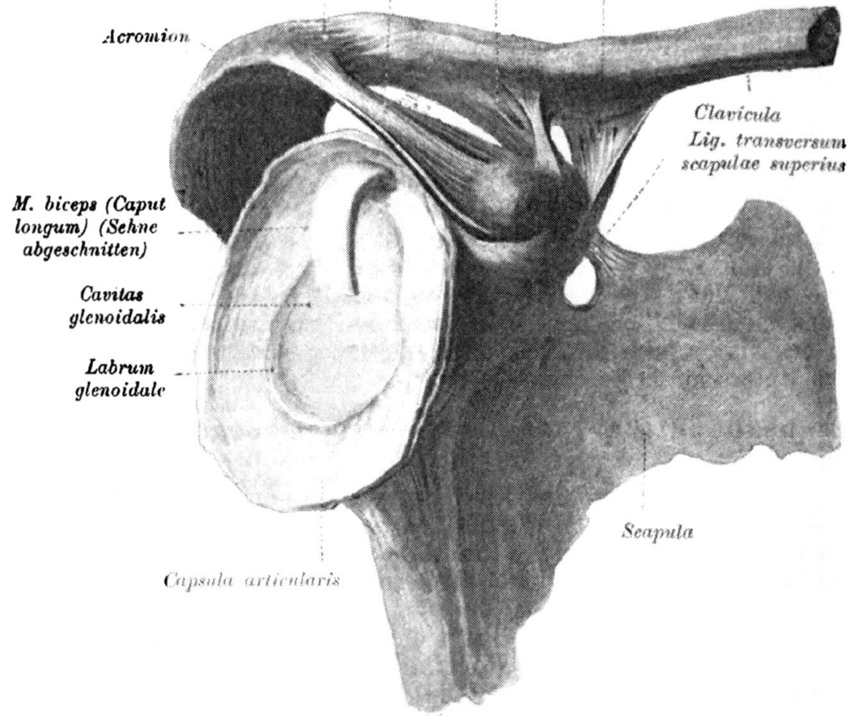

Fig. 63. Rechtes Schulterblatt und akromiales Ende des Schlüsselbeines mit Bändern (von außen und etwas von vorn gesehen).

Das Band entspringt nicht, wie manchmal angegeben wird, nur am medialen (thorakalen) Rand des Schnabelfortsatzes, sondern (mit seiner lateralen Platte) auch von dessen oberer, dem Schlüsselbein zugewandten Fläche, und zwar nimmt es fast die ganze hintere, durch Rauhigkeiten ausgezeichnete Hälfte dieser Fläche in ihrer ganzen Breite ein (denn das konische Band entspringt nur an der hinteren medialen Ecke des thorakalen Randes des Schnabelfortsatzes).

Von seinem Ursprung aus zieht das Band, wie schon aus den obigen Angaben über die Stellung hervorgeht, schräg lateral vor- und aufwärts zur Unterseite des Schlüsselbeines, wo es sich an der bald mehr vertieften, bald mehr erhabenen, schräg lateral-vorwärts verlaufenden Tuberositas coracoidea ansetzt. Dabei sind die am thorakalen Rand des Schnabelfortsatzes entspringenden Bündel förmlich um die Schnabelkante bezw. noch über seine klavikulare Oberfläche hinweg gebogen. (Var. 1.)

An den Ansatz- und Ursprungsrauhigkeiten sind, namentlich an frischen Präparaten, glatte Stellen, die dem Schleimbeutel zwischen den beiden Platten des Bandes entsprechen, gut zu erkennen. Der vordere, den hinteren an Länge übertreffende Rand des Bandes (daher der Name „ungleich-viereckig, trapezförmig") ist frei, der hintere stößt meist direkt an den lateralen Rand des Kegelbandes; die laterale, etwas abwärts schauende Fläche grenzt an das Fettgewebe, das den Obergrätenmuskel hier bedeckt, die mediale, zugleich rück- und aufwärts gewandte Fläche ist der auf S. 159 besprochenen Nische zugewendet und grenzt demgemäß an lockeres Bindegewebe, einen Schleimbeutel oder an den M. Subclavius-Ursprung.

Varietäten. 1) Mehrmals fand ich nicht nur zwischen beiden Platten des Trapezbandes (s. S. 160), sondern auch zwischen dem Trapezband und dem Schnabelfortsatz ein förmliches „Gelenk" ausgebildet. 2) 1899 beobachtete ich einen Fall, wo das Trapezband ein kräftiges Zuzugsbündel vom Querband bekam.

Wirkung des Trapezbandes: Beschränkung der Schulterblattbewegung nach vorn (der Verengerung des Winkels zwischen Klavikel und Schultergräte), Verhinderung des Abgleitens der Akromiongelenkfläche unter der abgeschrägten Schlüsselbeinfläche (S. 154) weg nach innen. Das Trapezband spannt sich auch an, wenn durch eine Gewalteinwirkung auf den Arm die Schulter von außen nach innen gedrängt wird.

Kegelband [Pars conoidea ligti. coraco-clavic.][1].

Die hintere, schwächere Abteilung jener Bandmasse kann oft mit vollem Recht dreieckig, oder da sie doch eine gewisse Dicke besitzt, auch kegelförmig, konisch genannt werden. Das Band entspringt, wie bereits erwähnt, schmal oder spitz an der hinteren, medialen Ecke des Schnabelfortsatzes, an einem besonderen, kleinen Vorsprung. [Wie früher (S. 141) erwähnt, steht es hier oft mit der Anheftung des Querbandes in direkter Verbindung.] Von da zieht es, zuerst um die Ecke des Schnabelfortsatzes herumgebogen, dann annähernd vertikalfrontal gestellt, aufwärts und befestigt sich, fächerförmig ausstrahlend, an einer (manchmal sichelförmigen) Rauhigkeit der Klavikelunterseite, die bei muskelkräftigen Individuen in einen am hinteren Schlüsselbeinrand, und zwar gerade am Scheitel der nach hinten konvexen,

1) Ligt. conoideum N. The conoid ligt. (engl.). Ligt. coraco-clavicul. post. s. semiconoïde, l. conoïde ou rayonné (franz.).

lateralen Klavikelkrümmung vorspringenden Höcker ausläuft. Manchmal zeigt der Rand, wie SAPPEY mit Recht angiebt, eine konvexe Rückseite. Der mediale Rand verläuft bei „Normalhaltung“ des Schulterblattes (s. II. Bd.) meist annähernd vertikal, der laterale aber schräg (nach außen) aufwärts. Oben, wo die Bündel des Bandes fächerförmig auseinanderweichen, enthält dasselbe oft Einlagerungen von lockerem Fettgewebe zwischen den einzelnen Bündeln.

Auch im Kegelband ist häufig, aber nicht so oft wie im Trapezband, ein kleiner Schleimbeutel [Bursa ligti. conoidei] zu finden. Meist ist ein solcher zwischen ihm und dem Schnabelfortsatz, wo es um dessen hintere Ecke herumgebogen ist. Knochen und Band finde ich an dieser Stelle mit Faserknorpel überzogen.

Wirkung des Kegelbandes. Beschränkung der Schulterblattbewegung nach hinten (vgl. S. 161), d. h. der Erweiterung des Winkels zwischen Klavikel und Schultergräte. Das Kegelband spannt sich auch, wenn am Arm ein starker Zug ausgeübt wird oder die Schulter mit Gewalt von vorn nach hinten gedrängt wird.

Varietäten. 1) POIRIER hat nicht selten beobachtet, daß alle 3 Schleimbeutel (der im Kegelband, der im Trapezband und der Beutel zwischen beiden) zu einem einzigen konfluiert waren. 2) Nicht ganz selten (nach POIRIER sogar in 30 Proz. aller Fälle) kommt es zwischen Schnabelfortsatz und Schlüsselbein statt der Bandhaft zur Ausbildung eines Gelenkes. In diesem Fall tritt in der Nische zwischen Kegelband und Trapezband ein flacher oder nach meiner Erfahrung (Winter 1900) ein bis zu 0,5 mm hoher, überknorpelter Höcker auf der Klavikelunterseite auf, dem dann eine überknorpelte Stelle auf der Oberseite des Schnabelfortsatzes entspricht. 3) Seltener artikuliert die Klavikel nicht direkt mit dem Schnabelfortsatz, sondern mit einer knorpligen Einlagerung im Trapezband: letzteren Fall fand ich 1900 bei einer weiblichen Leiche. Hier war überdies auch zwischen dem Trapezband und dem Schnabelfortsatz ein Gelenk (s. Var. 1, S. 161), so daß das Trapezband gewissermaßen einen Zwischenknorpel zwischen 2 Gelenken darstellte. 4) Noch seltener findet sich eine Gelenkbildung zwischen dem Schnabelfortsatz und einer Knorpeleinlagerung in der Ursprungssehne des Subclaviusmuskels. 5) Hie und da kommt es auch vor, daß Kegel- und Trapezband verknöchern; in diesem Fall kann das aus ihnen hervorgegangene Knochenstück mit dem Schlüsselbein oder mit dem Schnabelfortsatz verschmelzen oder aber selbständig bleiben und mit beiden artikulieren.

Prakt. Bem. Das Trapez- und das Kegelband sind so fest, daß sie z. B. bei einem Bruch des Schlüsselbeines, der sich lateral von ihrem Ansatz ereignet, den medialen Teil des Schlüsselbeines in seiner normalen Lage halten; geht der Bruch durch den Bandansatz hindurch, so findet, falls die Bänder sonst intakt sind, überhaupt gar keine Dislokation der Bruchenden statt.

f) Vergl.-anat. Bem. über die Gelenke des Schultergürtels.

Die Schnabeltiere haben kein Brustschlüsselgelenk, da ihr Schlüsselbein fest mit dem „Zwischenschlüsselbein“ verbunden ist, doch besitzen sie ein Acromio-Claviculargelenk. Bei den einen Beuteltieren ist die Brustschlüsselverbindung synarthrotisch, bei anderen diarthrotisch, beim Beuteldachs (Perameles) fehlt überhaupt das Schlüsselbein. Das Acromio-Claviculargelenk ist bei den Beuteltieren entwickelt, aber ohne

Zwischenknorpel. Die Zahnarmen haben zum Teil ein wohl entwickeltes Schlüsselbein mit Sternal- und Akromialgelenk oder aber nur mit sternaler Synchondrose oder beim Dreizehenfaultier z. B. steht der Knorpel nur mit dem Korakoid, nicht mit dem Akromion in Verbindung. Die Nager haben zum Teil ein wohlentwickeltes, zum Teil nur ein an beiden Enden knorpliges Schlüsselbein, das mit dem Brustbein durch einen Faserknorpel mit oder ohne Gelenkhöhle verbunden ist. Ein Akromialgelenk hat Parsons bei keinem Nager beobachtet, es besteht statt dessen immer nur eine Band- oder Knorpelhaft. Bei den Huftieren, Waltieren und Raubtieren, die höchstens Spuren eines Schlüsselbeines besitzen, fehlen natürlich auch die entsprechenden Gelenke. Die Insektenfresser haben fast alle gut entwickelte Klavikeln, zum Teil ein Sternal- und Akromialgelenk. Beim Maulwurf artikuliert das Schlüsselbein durch eine breite Fläche mit dem Großen Oberarmhöcker. Bei den Fledermäusen ist das Sterno-Claviculargelenk nur wenig beweglich, sie haben weder einen Zwischenknorpel hier, noch im Akromialgelenk, noch ein Zwischenschlüsselband, wohl aber ein kräftiges Costo-Clavicularband. Bei den niederen Primaten kann man nur ein gemeinsames Coraco-Clavicularband erkennen und nur Andeutungen eines Zwischenknorpels im Akromialgelenk, während sie zum Teil schon einen ganz ausgeprägten Zwischenknorpel im Sternalgelenk haben, wie die höheren Primaten, deren Klavikel und Klavikelverbindungen ganz den menschlichen gleichen.

Schultergelenk [Artic. scapulo-humeralis].

Gelenkflächen.

a) Oberarmkopf: Nicht das ganze obere Ende des Oberarmbeines, das die Chirurgen als „Schulterkopf" bezeichnen und dessen rundliche Gestalt man beim Lebenden (bei normal entwickelter Muskulatur) ganz deutlich durch die Weichteile hindurch abtasten kann, ist überknorpelt, sondern nur der bei den Anatomen allein als „Kopf des Armbeines" (Caput humeri) bezeichnete Teil. Dieser Teil liegt bei gewöhnlicher Haltung ein-, auf- und rückwärts von den beiden Oberarmbeinhöckern. Der überknorpelte Kopf hat eine fast genau kuglige Krümmung: er stellt etwa $^1/_3$–$^2/_5$ der ganzen betr. Kugel dar.

Die Begrenzung seiner Fläche ist (meist) nicht kreisförmig, sondern etwa elliptisch, und zwar ist die etwa 5—6 cm messende lange Achse der Ellipse, d. h. die Bogensehne, beiläufig von oben nach unten gestellt, die ungefähr 5,0—5,5 cm messende kurze Achse horizontal von vorn nach hinten. Auf einem größten „Frontalschnitt" durch den Oberarmkopf bildet die Gelenkfläche einen Bogen von 114°—174° (im Mittel 139°) der nach meinen Messungen eine Länge von 6,3—7,0 cm besitzt. Auf dem größten Horizontalschnitt beträgt der Bogen hingegen meist nur 127°—140° (im Mittel 134°) und mißt 5,5—6,3 cm.

Daß die Knorpelfläche meist „höher als breit" ist, erkennt man besonders deutlich, wenn man sich die Mitte der Gelenkfläche bei etwa vertikal gehaltenem Schaft gerade gegenüberstellt.

Varietät. In einzelnen Fällen fand ich die Begrenzung kreisförmig; in frontaler und horizontaler Richtung maß der Bogen der Gelenkfläche 7 cm.

Krümmung: Infolge der etwa elliptischen Begrenzung ist man leicht geneigt, zu glauben, die Gelenkfläche besäße in den verschiedenen Richtungen nicht nur eine verschieden große Ausdehnung, sondern auch eine verschieden starke Krümmung; man meint leicht, in der Richtung von oben nach unten sei die Krümmung schwächer als in der darauf senkrechten Richtung. In der That wird das von einigen Autoren gelehrt (SAPPEY, KRAUSE, LANGER u. a.). Mehrfache Messungen an Durchschnitten haben mich aber vom Vorkommen des Gegenteils überzeugt: der „frontale" Bogen der Gelenkfläche stimmte genau mit dem „horizontalen" überein. Beide Bögen waren sozusagen reine Kreisbögen, Teile eines Kreises mit einem Radius von etwa 2,5 cm. In anderen Fällen hingegen war in der That eine Verschiedenheit der frontalen und der horizontalen Krümmung nachzuweisen. Meine Messungen stimmen übrigens gut mit den zahlreichen Messungen von AEBY überein, der den Radius bei Männern 2,65 bis 2,85, im Mittel also 2,7 cm groß fand, bei Frauen 2,1—2,4, im Mittel also 2,2 cm groß. Andere Autoren geben andere Zahlen an: GERLACH 1,6 cm (!), LUSCHKA 2 cm, HENLE 3,2 cm. Nach LANGER ist der Krümmungsradius auf dem Horizontalschnitt gar nur 1,2—2,2 cm groß, und H. v. MEYER giebt an, daß auch der Horizontalbogen selbst ungleich gekrümmt, nämlich in seinen hinteren Teilen stärker gekrümmt sei als in seinen vorderen. In allerjüngster Zeit hat BUGNION (Bull. Soc. Vaud., 1900) genaue Messungen bei Tieren und Menschen ausgeführt, die zeigen, daß auf dem Frontalschnitt die Krümmung von unten nach oben abnimmt. Er teilte die Durchschnitte in 7 cm ein und fand folgenden Krümmungshalbmesser:

für den	1. cm	20 mm		für den	5. cm	25,5 mm	
„ „	2. „	21 „		„ „	6. „	26,5 „	
„ „	3. „	23,5 „		„ „	7. „	28,5 „	
„ „	4. „	24,5 „					

Auf dem Horizontalschnitt ist auch nach BUGNION fast keine Abweichung von der Kreisform zu bemerken, nur die vorderste und hinterste Zone sind etwas stärker gekrümmt, als die übrigen Teile; ihr Radius beträgt nur 22 mm, der der übrigen 24 mm; s. auch Vergl.-anat. Bem.

Trotz dieser dankenswerten genauen Messungen BUGNION's dürfen wir für die praktischen Bedürfnisse doch den Oberarmkopf dem Stück einer Kugel mit etwa 2,5 cm Halbmesser (s. o.) vergleichen. Denn jedesfalls spielen die kleinen Asymmetrien, wenn solche wirklich typisch vorhanden sind, bei den Bewegungen des Schultergelenkes gar keine Rolle, sie werden vollkommen durch die Knorpeldeformierbarkeit ausgeglichen.

Der Krümmungsmittelpunkt (also etwa 2,5 cm von der Oberfläche entfernt) liegt, je nachdem der Gelenkkopf die Hälfte der betr. Kugel darstellt oder nur einen kleineren Teil, in der Ebene, die man durch den anatomischen Hals legen kann, oder aber etwas lateral davon. Meist liegt der Krümmungsmittelpunkt nicht in der Fortsetzung der Mittellinie („Längsachse", „Seelenachse") des Armschaftes, sondern 0,5—11 mm (im Mittel also 4,5 mm) medial davon (vgl. auch unten [Konstruktionsachse]).

„Torsion" des Oberarmkopfes.

Die den „Oberarmkopf" bildende Halbkugel ist, wie schon aus der Bemerkung S. 163 hervorgeht, nicht etwa gerade in der Fortsetzung des Oberarmschaftes, d. h. ihm von oben aufgesetzt, noch sitzt sie etwa gerade an seiner medialen Seite, sondern so, daß die Mitte ihrer Oberfläche, bezw. der auf diese zielende Radius der Oberarmkugel bei vertikal gehaltenem Armschaft (und frontal gestellter Ellbogengelenkquerlinie) nach oben, innen und hinten gerichtet ist; wir wollen die Richtung dieses **Mittelradius**, der von anderen auch als „**Achse des Oberarmkopfes**" bezeichnet wird, kurz als „Richtung des Oberarmkopfes" bezeichnen. In der Richtung des Gelenkkopfes zeigen sich übrigens nicht ganz unbedeutende Verschiedenheiten, die schon seit längerer Zeit die Aufmerksamkeit der Anthropologen und Vergleichenden Anatomen auf sich gezogen haben. Man nennt den Winkel zwischen der Richtung des Oberarmkopfes und der Ellbogenachse den **Verdrehungswinkel** (Torsionswinkel) des Oberarmbeines, denn es ist von GEGENBAUR nachgewiesen, daß der Oberarm während seiner Entwickelung eine Verdrehung seiner einzelnen Abschnitte gegeneinander um die Längsachse zu erfahren scheint.

Die Verdrehung zwischen der Ellbogengelenkachse und der „Kopfachse" d. h. also (s. o.) einer Linie, die man vom Krümmungsmittelpunkt im Innern des Oberarmkopfes zur Mitte (oder „Scheitelpunkt") seiner Knorpeloberfläche zieht, wird gemessen durch den Winkel, den die Projektionen beider Linien auf einer zur Längsachse des Oberarmschaftes senkrechten Ebene miteinander einschließen, und zwar mißt man am einfachsten den spitzen Winkel *abc*, nicht etwa den stumpfen Winkel *cbd*, wie es meist gethan wird, denn die kleineren (spitzen) Winkel lassen sich viel leichter mit dem Auge, ohne einen Winkelmesser schätzen und miteinander vergleichen als die großen stumpfen Winkel. Wir definieren den Begriff des „**Verdrehungswinkels**" (Torsionswinkels) des Oberarmes daher als die **Abweichung der „Richtung des Oberarmkopfes" nach hinten von der Richtung der Ellbogengelenkachse**.

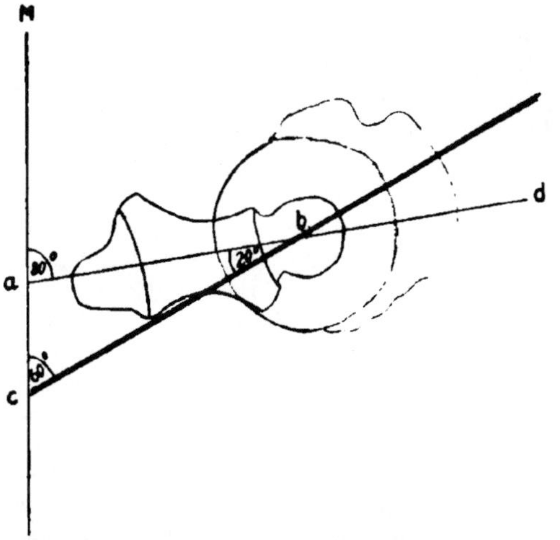

Fig. 64. Verdrehungswinkel des Oberarmkopfes gegen die Ellbogengelenkrolle. *M—M'* parallel der Medianlinie, *c—b* „Richtung des Oberarmkopfes" und der Scapularebene, *a—d* Richtung der Ellbogengelenkachse.

Es hat sich nun durch die Untersuchung verschiedener Forscher ergeben, daß der Winkel bei Säugetieren etwa 90° (MARTINS), bei menschlichen Embryonen vorgerückter Stadien, bezw. Neugeborenen etwa 43°—49° (GEGENBAUR, HULTKRANTZ), bei den Erwachsenen niederer Menschenrassen 50°—40° (BROCA), beim Neanderthaler 35° (KLAATSCH, Anat. Anz., Erg. 1901, S. 153), bei den Weddas 30° (SARASINS), bei Skeleten aus der Steinzeit 29°, bei Lappen 27° (HULTKRANTZ), bei Europäern 20°—14° (BROCA, HULTKRANTZ), nach BUGNION sogar nur 10—0° beträgt.

Meiner Meinung nach liegt die Ursache der Verschiedenheit des

Torsionswinkels nicht im Oberarm selbst, sondern vielmehr in der verschiedenen Körperhaltung und der dadurch bedingten verschiedenen Stellung des Schulterblattes. Auch HULTKRANTZ hat eine ähnliche Meinung in seiner Sonderschrift über das Ellbogengelenk (Jena 1897) geäußert, scheint aber dem Verdrehungswinkel des Armes einen direkten Einfluß auf die freiere oder weniger freie Verwendbarkeit des Armes zuzuschreiben, was wohl nicht haltbar ist. Für die Freiheit der Vorderarmbewegungen ist vielmehr einzig maßgebend die Stellung der Bewegungsachsen des Armes zur Mittellinie des Körpers. Ich glaube nun, daß es ein gewisses „Optimum" für die Stellung der Ellbogengelenkachse (des ruhenden Armes oder des Armes in seiner „Mittelstellung", s. II. Bd.) zur Mittelebene des Körpers giebt. Dieses Optimum ist, glaube ich, die von H. MEYER als Mittelstellung der Ellbogenachse angenommene Lage, bei der sie mit der Mittelebene einen nach vorn offenen Winkel von etwa 80° macht, bei der also der mediale Epicondylus etwas nach rückwärts sieht (s. Fig. 64), die Ellbogenachse mit ihrem inneren Ende ein wenig (etwa 10°) nach hinten von der frontalen Richtung abweicht; bei dieser Achsenstellung liegt die Flexionsebene für den Unterarm, wie mir scheint, äußerst zweckmäßig für die Verteidigung der Körpermitte mit der Hand oder Faust gegen eine Gefahr, gegen die man sich gerade hingewendet hat; die Hand kann die Augen, die Stirn und die Schläfe schützen. Ueberdies, und das scheint mir sehr wesentlich von Belang zu sein, ist es diejenige Stellung der Flexionsebene, in der die Hand am allerbequemsten zum Mund geführt werden kann; d. h. also für die Nahrungsaufnahme ist diese Achsenstellung die adäquate. Wenn nun aber dieser Winkel konstant ist, dann muß der Winkel zwischen Ellbogenachse und Schulterkopfachse individuell, je nach der Gewohnheit, die Schultern zu „halten", wechseln. Es werden sich daher für die einzelnen Berufsarten (Militär, Grubenarbeiter etc.) typische Verschiedenheiten auffinden lassen. H. MEYER nimmt (s. II. Bd.) als typische Schulterhaltung eine solche an, bei der die Schulterblattebene mit der Mittelebene des Körpers einen Winkel von 60° macht (Fig. 64), also mit ihrem medialen Ende um 20° mehr nach hinten von der Frontalen steht als die Ellbogenachse. Nach H. MEYER beträgt demnach der „Verdrehungswinkel", denn das ist nichts anderes als die Differenz zwischen dem von der Ellbogenachse und dem von der Kopfachse mit der Mittelebene gebildeten Winkel, = 20°. Nimmt jemand die Schultern habituell „mehr zurück", so bildet die Schulterblattebene und zugleich mit ihr die Richtung des Schulterkopfes (dessen Mitte ja in der habituellen Ruhelage auf jene Ebene hinzielt, s. II. Bd.) einen weniger spitzen Winkel mit der Mittelebene, d. h. die Richtung des Schulterkopfes steht mehr frontal ($\wedge$ *Mcb* > 60°), dann muß, wenn die Ellbogenachse jene „beste Stellung" gegen die Mittelebene einnehmen soll, der Arm also eine geringere „Torsion" der Kopfachse von der Ellbogenachse nach hinten, d. h. einen kleineren „Torsionswinkel" zeigen ($\wedge$ *abc* < 20°).

Offenbar ist nun die von GEGENBAUR beobachtete „Verdrehung des Armes im Laufe der Entwickelung" wirklich eine Folge der veränderten Schulterblattstellung, denn beim Fötus liegt die Schulterblattebene weit weniger frontal, sie macht nach meinen eigenen Messungen mit der Mittelebene einen Winkel von etwa 25° bis 40°

(was mit den von HULTKRANTZ gefundenen 30° gut übereinstimmt). Der Unterschied in der Schulterblattstellung zwischen dem Fötus und dem Erwachsenen beträgt also 35° bis 20°, was zu der von GEGENBAUR gefundenen Verdrehung um „etwa 35°" gut paßt.

GEGENBAUR scheint nun eine wirkliche Verdrehung der ganzen Schaftteile gegeneinander anzunehmen. mir scheint die auch von HULTKRANTZ angedeutete Erklärung wahrscheinlicher, daß nämlich die scheinbare Drehung nur auf einem allmählichen Nachvornwandern der Kopfgelenkflächen beruht.

HULTKRANTZ fand übrigens den Verdrehungswinkel bei erwachsenen Frauen um über 5° kleiner, nämlich nur 13,5° groß, als bei Männern, wo er 19,2° fand. Ferner fand er ihn links bei beiden Geschlechtern, auch bei den Skeleten aus der Steinzeit, um 3°—7° kleiner als auf der rechten Seite. Bei Lappenskeleten hingegen fand er umgekehrt den Winkel rechts um 3° kleiner (so auch BROCA bei den Schwarzen von Hindostan, den alten Egyptern, bei einem Lappen- und einem Eskimoskelet).

Im Sinne unserer Theorie wäre nach diesen Befunden anzunehmen, daß bei den Frauen und auf der rechten Körperseite (übrigens wohl nur bei Rechtshändern) die Schulterblattebene mehr frontal stünde als bei Männern und auf der linken Seite, was natürlich noch einer eingehenden Untersuchung bedarf.

Mit Recht erwartete HULTKRANTZ bei kyphotischen Skeleten wegen ihrer mehr sagittalen Schulterblattstellung eine Vergrößerung des oben definierten Winkels zu finden, was auch eintraf, doch war der Unterschied in der „Verdrehung" nicht so groß, wie der Unterschied in der Stellung des Schulterblattes: letzteres machte mit der Mittelebene einen Winkel von nur 38° (statt 60°, also 22° weniger), der „Torsionswinkel" hingegen betrug doch nur 26° statt der normalen 17° (Mittel zwischen 14° und 20°) also nur um 9° mehr als der mittlere Torsionswinkel. HULTKRANTZ will dies dadurch erklären, daß die Kyphose wahrscheinlich aufgetreten sei, als die Oberarmdrehung schon teilweise vollzogen war; demgegenüber glaube ich, daß der Verdrehungswinkel sich auch nach Abschluß der eigentlichen „Entwickelungsperiode" noch verändern wird, wenn eine dauernde habituelle Aenderung in der Schulterblattstellung eintritt. Ob und wann, d. h. wie rasch die Veränderung aber erfolgt, das hängt offenbar von der lebhafteren oder geringeren Muskeltätigkeit ab; es kann uns daher nicht wundern, wenn bei kyphotischen, also kranken, meist sehr schwächlichen Individuen jene Veränderung langsam oder überhaupt nur unvollständig erfolgt.

Natürlich ist überhaupt aus den Unterschieden in den Verdrehungswinkeln kein bindender Schluß in irgend welcher Richtung erlaubt, denn die individuellen Unterschiede sind so groß (HULTKRANTZ fand bei Schwedenskeleten Unterschiede von 43°, bei Steinalterskeleten sogar von 53°), daß ein paar Grade weniger oder mehr bei einem Mittel aus nicht einmal 100 Fällen noch gar nichts bedeutet. Auch BRAUNE fand sehr erhebliche Unterschiede, er hat viele Arme daraufhin untersucht, ohne zu einem Resultat über die Ursache der stärkeren oder schwächeren Verdrehung zu kommen. In der Abhandlung über die Ellbogengelenkachse (HIS' Archiv, 1879) teilt er beiläufig die Messungen an 9 Armen mit; sie zeigten einen Verdrehungswinkel von 5,5°—34° (die Zahlen sind: 5,5°, 12°, 16°, 18°, 20°, 21,5°, 21,5°, 29° und 34°, das Mittel daraus ist 19,7).

Schrägstellung des Kopfes nach oben.

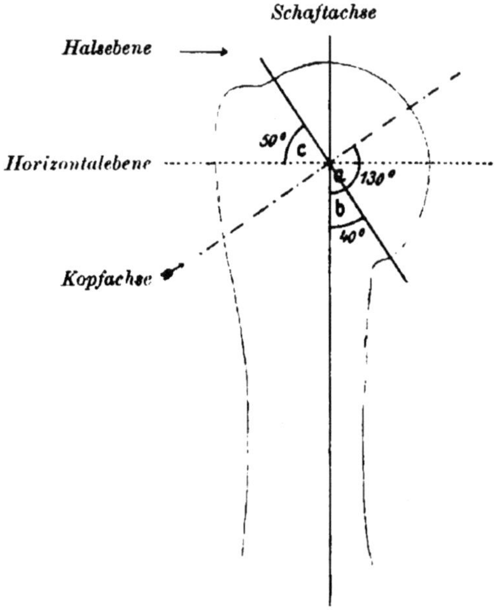

Fig 65. Schema des Schiefstandes des Oberarmkopfes.

Nicht nur die Schrägstellung des Armkopfes nach hinten, sondern auch die nach oben wechselt individuell, wenn auch in engeren Grenzen. Die Linie vom Krümmungsmittelpunkt der Schulterkopfes zur Mitte seiner Oberfläche macht mit dem Oberarmschaft einen nach innen offenen, stumpfen Winkel (*a*) von etwa 130° (nach SAPPEY 155°, bei Frauen soll er nach POIRIER weniger betragen). Daraus folgt, daß eine Ebene, die man durch den anatomischen Hals legt, mit dem Schaft einen Winkel (*b*) von 130°—90° = 40° bildet und daß bei vertikal gehaltenem Schaft der Winkel (*c*) zwischen der Halsebene und der Horizontalebene 90° —40° = 50° beträgt.

Der Knorpelüberzug, der den ganzen Kopf bis zum anatomischen Hals bekleidet, ist in der Mitte (oder etwas nach hinten und unten davon) am dicksten (1,6—2,2 mm) [s. Fig. 66, S. 170], nach den Rändern zu verdünnt er sich und zwar namentlich nach unten und vorne, wo die Dicke am Rand nur knapp 1 mm beträgt, während sie hinten und oben auch am Rande noch etwas über 1 mm mißt. Ueber dem Tuberc. min. ist ein Knorpeldefekt zum Bandansatz, der in nicht sehr seltenen Fällen ziemlich tief (5—7 mm) in die Gelenkfläche hineinragen kann oder gar inmitten der Gelenkfläche ähnlich wie das Mittelgrübchen [Fov. centralis] des Schenkelkopfes liegen kann. Die Ausdehnung des Knorpelüberzuges geht aus der Besprechung der Maße des Kopfes hervor.

Nach MORRIS setzt sich der Gelenkknorpel noch in die Bicepsrinne zwischen den beiden Armhöckern fort.

b) Schulterpfanne: Die Schulterpfanne ist eine flache, oval begrenzte Grube am sog. Körper des Schulterblattes. Der längere Durchmesser des Ovales ist in der Ausgangsstellung (vgl. II. Bd.) annähernd vertikal gestellt, der kürzere horizontal von vorn nach hinten. Die Krümmung der Pfanne entspricht ziemlich der des Schulterkopfes, doch ist kein so großes Stück der (Hohl-)Kugelfläche ausgebildet.

Die Ausdehnung der Pfanne von oben nach unten, d. h. auf dem Frontalschnitt, beträgt etwa 3,5—4 cm, also noch nicht $^2/_3$ der gleichen Ausdehnung des Kopfes; sie beschreibt auf dem Frontalschnitt einen Bogen von 64–100° (im Mittel 82°), d. i. etwa den 4. Teil des zugehörigen Kugelkreises, während der gleiche Schnitt des Kopfes 139°, also etwa $^2/_5$ des Kugelkreises beträgt.

Die größte Breite der Pfanne beträgt etwa 2,5 cm, also nicht viel mehr als $^1/_3$ von der Breite des Kopfes; der Bogen auf dem Horizontalschnitt mißt 41–67° (im Mittel 57°), während der des Armkopfes 134° mißt. Die Oberfläche der Pfanne beträgt demnach ungefähr $^1/_4$–$^1/_3$ der Kopfoberfläche. Das obere Ende der Pfanne ist schmaler als das untere und der vordere Pfannenrand hat etwas über der Mitte eine Einbuchtung („Pfannenkerbe"), so daß die Pfanne als „umgekehrt kommaförmig" bezeichnet werden kann.

Der innere (vordere) Pfannenrand ist etwas stärker aufgeworfen als der äußere (hintere) [s. Prakt. Bem. 1)].

Eine Senkrechte auf die Mitte der Pfanne ist nach außen und vorn, und bei gewöhnlicher Haltung etwa horizontal gerichtet.

Der Knorpelüberzug der Pfanne ist gegen die Ränder hin, namentlich im unteren Teil, dicker (bis 3,5 mm), in der Mitte dünner (1,3 mm), s. Fig. 66. Am dünnsten ist er an einer etwas unter der Mitte gelegenen Stelle, die am Skelet nicht selten leicht erhaben erscheint („Pfannenhöcker"); an dieser Stelle sieht der Knorpelüberzug öfters gelblich aus und ist weicher als an den übrigen Stellen. Der Knorpelüberzug besteht hier, wie POIRIER zuerst gefunden hat, aus Faserknorpel, ein Zeichen, daß der Druck auf diese Stelle nicht, wie manche meinten, besonders stark, sondern schwächer ist, wie an den hyalin überknorpelten Stellen. Am oberen, vorderen und hinteren Rand ist der Knorpel etwa 2,5 mm dick.

c) Gelenklippe [Labrum glenoidale N.][1]. Rings um die Pfanne herum läuft eine faserknorplige, etwa 4–6 mm dicke Lippe, die eine nicht unwesentliche Vergrößerung der Pfanne herbeiführt (Fig. 66). (GEGENBAUR rechnet die Lippe nicht zur Pfanne, sondern zur Kapsel.) Die Lippe ist, wie man am besten beim Durchschneiden sieht, flach dreikantig, prismatisch (Fig. 66). Die eine Fläche ist die ohne weiteres sichtbare, freie, glatte Oberfläche in der Fortsetzung der Haupt-Pfannenfläche, an der der Armkopf bei seinen Bewegungen schleift; sie ist verschieden (in maximo etwa 3 mm) breit. Namentlich unten greift diese Fläche oft ziemlich weit auf die eigentliche Pfanne über.

Die zweite Fläche ragt normalerweise wenigstens in der oberen Hälfte ebenfalls frei in den Gelenkraum hinein: es ist der seitliche, meist etwas wulstige Rand der Lippe, der manchmal allerdings, besonders oft in der unteren Pfannenhälfte, kaum ausgebildet ist. In diesen Fällen bezw. an diesen Stellen geht dann die Lippe seitlich direkt in die Gelenkkapsel über; normalerweise setzt sich aber die Kapsel etwas hinter dem Rand der Lippe an, so daß dieser, wie gesagt, frei wird. Die dritte Fläche ist die Verwachsungsstelle der Lippe mit dem knöchernen und knorpligen Pfannenrand. Gar nicht sehr selten ist jedoch, wenigstens stellenweise, die Lippe mit dem Knorpel der Pfanne gar nicht verwachsen, sondern liegt ihm fast meniscusartig auf, sodaß man den inneren, d. h. der Pfannenmitte zugewandten Rand der Knorpellippe von der Pfanne abheben kann

1) Limb. cartilagineus oder fibros. (a. Aut.). Glenoid ligament (engl.). Bourrelet glénoidien (franz.).

(Var. 1 und 4). In solchen Fällen (s. Fig. 66, oben) besitzt die Lippe dann 3 freie Flächen und ist nur an der hinteren Kante des Prismas mit dem Knochen, bezw. der Kapsel, verwachsen. Fast immer ist wenigstens eine Furche zwischen dem inneren Rande der Lippe und der Pfanne zu sehen.

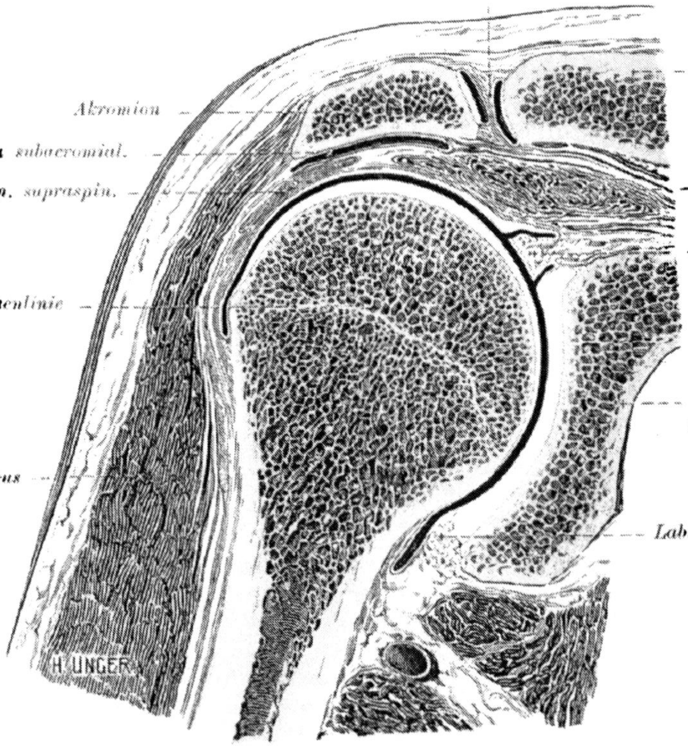

Fig. 66. **Frontaldurchnitt durch das Schulter- und Schultereckgelenk.**

Am oberen Pfannenpol geht die Lippe meist mit 2 mehr oder weniger scharf begrenzten, konvergierenden Schenkeln in die Ursprungssehne des langen Bicepskopfes über. An der Vereinigungsstelle der beiden Schenkel ist eine fast immer ziemlich tiefe Grube, die man durch Zug an der Bicepssehne natürlich deutlicher machen, noch vertiefen kann (vgl. Var. 1).

Die Gelenklippe überbrückt den kleinen Ausschnitt am vorderen Rand der knöchernen Pfanne in ähnlicher Weise wie die Lippe der Hüftpfanne. Bei deutlicher Ausbildung des Ausschnittes findet man in ihm eine Innenhautfalte (Carpentier sah ein besonderes Arterienästchen unter die Brücke hineingehen, wie den Pfannenzweig an der Hüfte [R. acetabuli obturat.]).

Am unteren Pol ist die Lippe meist auf das innigste mit dem Tricepsursprung verwachsen, wodurch das von Poirier so genannte „elastische Armpolster“ („coussent élastique du bras“) zu stande kommt.

Der Faserverlauf in der Lippe ist hauptsächlich konzentrisch mit dem Pfannenrand, was sich auf Flachschnitten durch konzentrische

zentrische Streifung zu erkennen giebt. Diese Fasern lassen sich zum Teil, bald mehr auf der medialen, bald mehr auf der lateralen Seite, bald auf beiden Seiten gleich deutlich nach oben in die Bicepssehne, nach unten in die Tricepssehne verfolgen. Radiär zur Pfannenmitte verlaufende Bündel findet man nur in dünnen Lagen, namentlich an der Oberfläche; am lateralen Rand sieht man auch senkrecht zur Pfannenoberfläche verlaufende Bündel. Knorpelzellen trifft man hauptsächlich in der Nähe der Anheftungsstelle der Lippe am Knochen bezw. Knorpelrand.

Varietäten. 1) Mehrmals sah ich unter dem oberen Pol der Lippe (s. oben) den Eingang in einen mehr oder weniger geräumigen Schleimsack, der sich zwischen den beiden, das Eingangsthor zum Sack bildenden Ursprungsschenkeln der Bicepssehne nach oben erstreckte und dort zwischen der Oberseite der Bicepssehne und der Gelenkkapsel ausdehnte. 2) Manchmal ist die Bicepssehne fast nur an der Gelenklippe, nicht direkt am Knochen befestigt; dann wird die Lippe, wie Poirier mit Recht hervorhob, bei der Thätigkeit des Biceps fest an den Schulterkopf angedrückt. 3) In einem Fall sah ich die Gelenklippe mit 2 Zipfeln von der Oberseite der Kapsel entspringen, die sich unterhalb der Bicepssehne vereinten und sichelförmig in den Gelenkraum hinein vorsprangen. Die Bicepssehne ging daher wie durch ein Thor aus der Gelenkhöhle hinaus zum Tuberc. supraglenoidale hin. 4) Ziemlich häufig fand ich den centralen, der Pfanne aufliegenden Rand der Lippe stark zottig ausgefranst.

Prakt. Bem. 1) Trotzdem der mediale Rand der Pfanne aufgeworfen ist, sind Luxationen nach vorn viel häufiger als nach hinten, was nicht zu verwundern ist, da der Gelenkkopf sowohl durch Muskelzug als auch durch Gewalten, die auf die so exponierte Außenseite der Schulter einwirken, weit häufiger nach innen gedrängt wird als nach außen. 2) Merkwürdigerweise kommt es, wenn auch nur selten, vor, daß der Schulterkopf eine unvollständige Ausrenkung (Subluxation) erfährt, d. h. die Pfanne verläßt, aber auf der Knorpellippe Halt macht, wenn nämlich der Kapselriß nicht groß genug ist, den Kopf ganz durchtreten zu lassen, aber doch einen Teil des Kopfes einklemmend auf dem Pfannenrand festhält.

Gelenkkapsel.

Wenn nach Freilegung der Gelenkkapsel der Arm von der Pfanne abgezogen wird, sieht man, daß die Schulterkapsel einen schlaffen Schlauch darstellt, so geräumig, daß er bequem noch einen zweiten Oberarmkopf aufnehmen könnte. Die Gelenkflächen stehen dann 2—3 cm voneinander ab; der Raum mag mindestens 20 ccm Inhalt besitzen (s. Fig. 67).

Kapselansatz: Die Kapsel entspringt am Schulterblatt ringsherum von der Gelenklippe und zwar, wenigstens an der oberen Pfannenhälfte, nach hinten von dem freien, wulstförmig in den Gelenkraum vorspringenden Lippenrand (vgl. S. 169 unten u. Fig. 66). Bei Kapselanspannung wird durch diese Verwachsung natürlich auch die Lippe mit angespannt, bezw. dem Oberarmkopf inniger angeschmiegt. Am oberen spitzen Pfannenpol kommt die Kapsel jedoch nicht direkt vom Pfannenrand, hier wird sie durch den langen Kopf des Biceps bei seinem Ansatz an die Gelenklippe von dieser zurückgedrängt (s. Fig. 63), so daß sie hier direkt vom Knochen, von der

Wurzel des Schnabelfortsatzes [Proc. coracoid.] oder gar von dessen Unterseite entspringt. Ein ähnliches, oft über 1 cm betragendes Zurückweichen des Kapselansatzes von der Gelenklippe nach hinten an den Knochen findet sich meist auch an dem kleinen Ausschnitt am medialen Pfannenrand. Wie die Gelenklippe, so geht auch die Kapsel unten in den Tricepsursprung über.

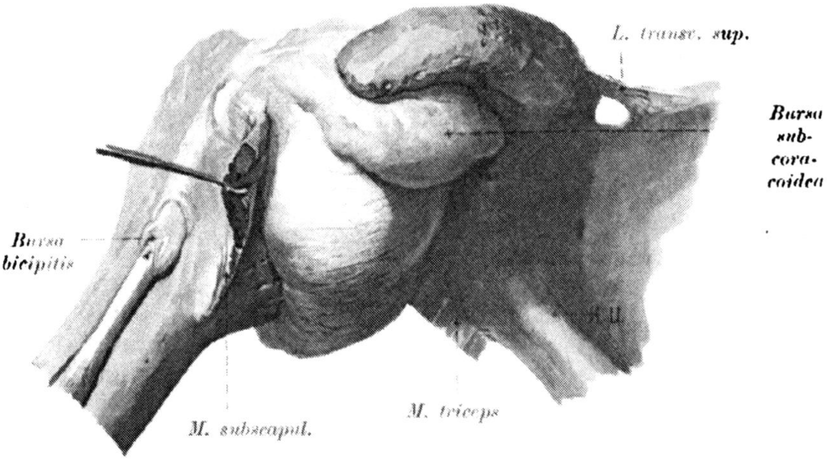

Fig. 67. Schulterkapsel und Subkorakoidbeutel mit Wachs gefüllt (von vorn gesehen).

Am Oberarm setzt sich die Kapsel im allgemeinen am „anatomischen Hals“ an, d. h. oben an der Grenze des überknorpelten Gelenkkopfes in der Furche zwischen dem Knorpelrand und den beiden Armhöckern. Letztere selbst liegen außerhalb der Kapsel. Die Sehnenfurche zwischen beiden Höckern überbrückt die Kapsel und verwandelt sie dadurch in einen Kanal. Hinten und auf der Unterseite bleibt ein etwa 1—2 cm breiter Streif Knochen jenseits des Kopfes vom Kapselansatz oder der „Kapselumschlagstelle“ frei. Diese Knochenstrecke (Fig. 66 u. 68) ist von verdickter, besonders fest am Knochen haftender Beinhaut und von der „Gelenkintima“ (der sog. Synovialhaut) bedeckt, die nach Poirier hier auch einige Knorpelzellen enthält. Die Kapsel setzt sich auf dem Längsschnitt fächerförmig an die verdickte, gut gegen sie abgrenzbare Beinhaut an.

Infolge der Schlaffheit der Kapsel schlägt dieselbe natürlich in jeder Stellung des Gelenkes irgendwo Falten. Bei vertikal herabhängendem Arm ist die größte Kapselfalte selbstverständlich auf der Unterseite zu finden (Fig. 66 u. 69); dieselbe reicht dort bis hinab zum großen Teresmuskel. Auch hier ist, wie bei allen Gelenken, von der Natur Sorge getroffen, daß die Kapselfalten nicht bei den Bewegungen eingeklemmt werden, dadurch, daß die Kapsel mit den umgebenden Muskeln verwachsen ist und durch sie bei den betreffenden Bewegungen von der Gelenkspalte abgezogen wird, z. B. bei der Armsenkung durch den langen Tricepskopf.

Die Dicke der Kapsel ist verschieden: an den Stellen, wo sie mit den bedeckenden Sehnen verwachsen ist, ist die Kapsel verschwindend dünn, so im Gebiet des Supraspinatus und Infraspinatus, oder gar des Subscapularmuskels. Bei letzterem ist es meiner Erfahrung nach die Regel, daß die Kapsel mit dem Schleimbeutel am Sehnenansatz in offener Verbindung ist, sodaß die Sehne die letzte Strecke bis zu ihrem Ansatz frei im Gelenk liegt (s. Fig. 70 u. Text). In ziemlich seltenen Fällen läßt sich die Subscapularissehne von der Kapsel abpräparieren (s. Fig. 67), wie es beim Teresmuskel die Regel ist. Auch gegen die Korakoidwurzel hin, wo die Bursa subcoracoidea sich zwischen den Schnabelfortsatz und den Subscapularmuskel einschiebt, ist die Kapsel dünn bezw. meist durchbrochen, so daß auch dieser Schleimbeutel mit ihr verbunden ist (s. Fig. 67).

An den Zwischenstrecken, zwischen den Sehnen, ist die Kapsel etwa $^1/_3$ mm dick, so namentlich unten in dem Raum zwischen der langen Tricepssehne und dem chirurgischen Hals des Oberarmes, was den Angaben HYRTL's und mancher Chirurgen gegenüber zu betonen ist.

Die Sehnen helfen demnach wesentlich, die Kapselwand zu verstärken, ja man könnte versucht sein, mit SAPPEY zu sagen, daß die Kapsel nur eine Verbindung zwischen den benachbarten, das Gelenk umgebenden Sehnen darstelle.

Der Faserverlauf in der Kapsel ist außen hauptsächlich längs oder schräg, innen aber quer, ringförmig, was man bei vorsichtigem Abziehen der Intima schon makroskopisch erkennen kann. Auch bei den magersten Individuen findet man zahlreiche Fettzellen in den Falten schlagenden Teilen der Kapsel, dagegen ist die Kapsel sehr arm an elastischen Fasern.

Prakt. Bem. Von der Umgebung der Schulterkapsel kommt für die Chirurgie ein Umstand wesentlich in Betracht: An der Unterseite der Kapsel laufen nämlich starke Gefäße [A. u. V. circumfl. hum. post.] (s. Fig. 66) und Nerven (N. axillar. und andere Aeste des Plexus axill.), die bei Ausrenkungen des Schulterkopfes an dieser Stelle zwar nur selten zerrissen, meist aber sehr stark gedehnt, gequetscht oder gedrückt werden, woraus sich das bei Ausrenkungen häufig entstehende Oedem und die Cyanose des Armes, sowie die dabei auftretende Lähmung des Deltamuskels, das Taubsein oder „Ameisenkriechen" an einzelnen Stellen oder am ganzen Arm erklärt. Andererseits mahnt die Nähe der großen Gefäße und Nerven zur Vorsicht bei Repositionsversuchen; namentlich bei alten Leuten mit brüchigen Gefäßen sind schon schwere Aneurysmen oder Blutungen durch gewaltsames Verfahren bei der Einrichtung entstanden, die in einer ganzen Anzahl der (veröffentlichten) Fälle sogar den Tod des Patienten herbeigeführt haben.

Verstärkungsbänder.

Gewissermaßen als „aktive Bänder" können die in die Kapsel eingelassenen Sehnen, von denen die oberen drei Viertel des Schultergelenkes fast vollständig umschlossen sind, aufgefaßt werden. Außer diesen besitzt die Schulterkapsel auch noch reine, passiv wirkende Verstärkungsbänder, deren kräftigstes das

Schnabel-Armband [L. coraco-humerale N.][1].

ist. Es sichert die Kapsel in der Lücke zwischen den Sehnen des

1) L. accessor. (D'ALTON, KRAUSE), L. coracoideo-capsulare (BARKOW), L. superius humeri (H. MEYER), L. coracobrachiale (GEGENBAUR), L. suspensor. hum. (and. Aut.). Coraco-humeral s. accessory ligt. (engl.). Faisceau coracoïdien (CRUVEILHIER), l. accessoire suspens. de la tête (andere franz. Aut.).

M. subscapularis und des Supraspinatus, es entspricht in seiner Lage etwa dem Verlauf der Bicepssehne im Innern des Gelenkes. Man sieht es am besten, wenn man das Akromion, das L. coraco-acromiale, sowie den M. supraspinatus entfernt hat.

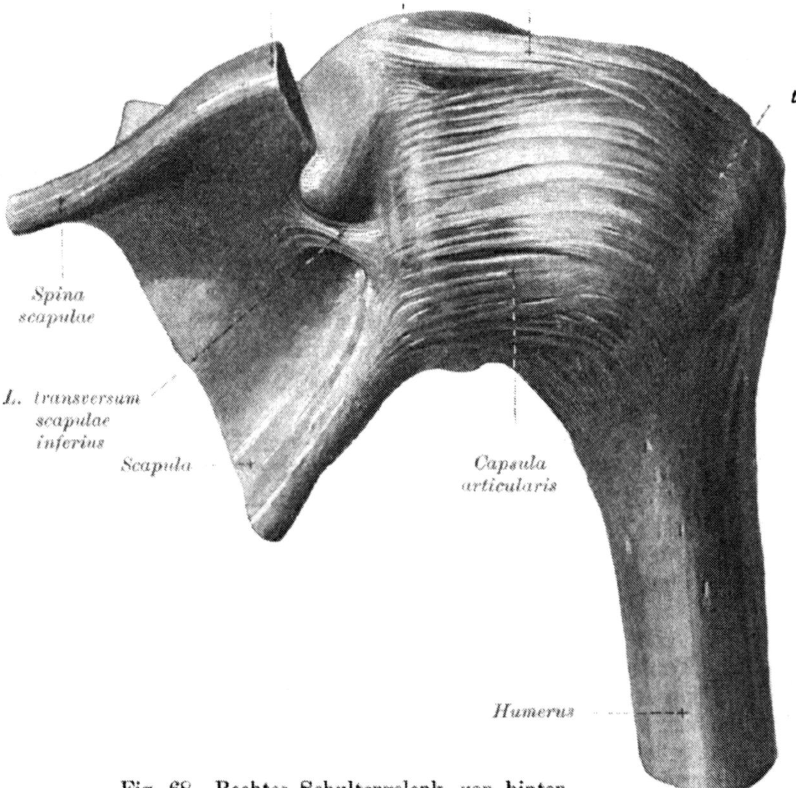

Fig. 68. Rechtes Schultergelenk, von hinten.

Das „Schnabel-Armband“ ist ein kräftiger (s. Prakt. Bem. 4, S. 179), etwa rechteckiger Bandstrang, der meist vom ganzen äußeren Rand und der Basis des Schnabelfortsatzes (s. Fig. 68 u. 70), direkt unter dem L. coraco-acromiale (s. Fig. 70), manchmal auch noch vom medialen Ende dieses Bandes selbst entspringt; Gegenbaur hat übrigens recht, wenn er sagt, daß die Ausdehnung des Ursprunges des Bandes sehr wechselnd sei. Das Band zieht schräg auswärts zur Bandbrücke über die Bicepsfurche bezw. zu den beiden die Furche flankierenden Armhöckern. Die Richtung des Bandes zum Horizont ist natürlich ganz verschieden je nach der Schulterblattstellung. Wenn die Schulterblattspitze nicht etwas erhoben ist, die Pfanne also etwa vertikal steht und der Kopf nicht an der Pfanne herabgeglitten ist, so läuft das Band über den Schulterkopf in einem Bogen hinweg, dessen Sehne horizontal steht, d. h. der Anfang des Bandes läuft also auf-, das Ende abwärts. Das Band ist in seinem ganzen Verlauf etwa 3 cm breit.

Der mediale (scapulare) Teil desselben wird durch lockeres, fetthaltiges Bindegewebe und oft durch eine Verlängerung der Bursa subcoracoidea von der Kapsel getrennt (s. Fig. 68 und 70) der laterale (humerale) Teil ist mit der Kapsel untrennbar verwachsen. An den hinteren, zum Tuberc. majus ziehenden Schenkel des Bandes setzt sich die Sehne des Supraspinatus an.

Auf der Oberseite des Bandes liegt der Subacromial- und der Deltaschleimbeutel [B. subacromialis u. subdeltoidea]. Das eben erwähnte lockere Fettgewebe zwischen dem medialen Teil des Bandes und der Kapsel schiebt sich in den Winkel zwischen dem Schnabelfortsatz, das von ihm entspringende Band und die Kapsel ein; es ist am besten von vorne medial her sichtbar und wird bei seitlicher Armerhebung aus seiner Nische herausgequetscht.

Sappey führt noch besondere, tiefe Züge des Bandes an, die bogenförmig von der Mitte des äußeren Schnabelrandes nach lateral abwärts und etwas rückwärts zum oberen Pfannenpol gehen als Schnabel-Pfannenband[1]) [L. coraco-glenoidale]; es verliert sich nach hinten und vorn in die Gelenklippe, gerade nach unten in die Bicepssehne (Var. 6, S. 183).

Wirkung. Das Schnabel-Oberarmband hemmt namentlich die „Rollungen" des Oberarmes um seine Längsachse (s. II. Bd.).

Die „Brücke über die Bicepsfurche", die auch als „Dach der Bicepsrinne", das die Rinne zu einem „Kanal" umwandelt, bezeichnet wird, besteht aus kräftigen Bündeln, die vom kleinen zum großen Armhöcker überspringen und so die beiden Hauptstränge des Schnabelarmbandes bei ihrer Insertion fest verketten [s. a. u. Schleimbeutel 3)]. Von Brodie wurde diese Brücke als besonderes „queres Schulterband"[2]) beschrieben (s. auch unter Vergl. Bem. 7, S. 186).

Lippen-Oberarmbänder [L. gleno-humeralia].

Die anderen Verstärkungszüge der Kapsel zwischen den Sehnen sind nur von innen her gut zu sehen. Manchmal springen deutlich drei dicke Stränge auf der Kapselinnenwand vor. Man kann sie, wie Schlemm zuerst (1853) angegeben hat, am besten sehen, wenn man die Kapsel auf der Hinterseite öffnet und den Schulterkopf reseziert, und, wie ich finde, namentlich dann, wenn man nun die Kapsel gegen das Licht hält. Sehr oft kann man die Stränge von innen her förmlich „über den Finger springen" lassen, wodurch sich oft auch Zweifler vom Vorhandensein dieser Bänder überzeugen lassen.

Alle 3 Stränge entspringen hauptsächlich, wenn auch nicht ausschließlich, von der Gelenklippe und ziehen zum Armbein, weshalb sie zum Unterschied vom lateralen hinteren Teil des Schnabelarmbandes als Pfannen- oder Lippenarmbänder [Ligta. glenohumeralia] zu bezeichnen sind (s. a. Prakt. Bem. 5, S. 179).

Das oberste von ihnen wird „oberes Pfannenarmband"[3]) genannt.

1) L. coraco-glénoïdien.
2) Transverse humeral ligament.
3) Tiefe Lage des L. coraco-brachiale (Schlemm; Testut). Faisceau gléno-huméral. supér. (Poirier), l. susgléno-sushuméral (Farabœuf). Gleno-humerale ligament (Flood-Humphry) superior gleno-humeral ligt. s. Flood's ligament (Macalister).

SCHLEMM faßte es mit gewissem Recht als eine **tiefe Lage des Schnabelarmbandes** auf (s. Vergl. Bem. 5, S. 186, Bandvar. 1, S. 178), denn es entspringt nicht nur vom oberen Pol der Gelenklippe und Pfanne, sondern auch noch hinter der Bicepssehne von der Wurzel des Schnabelfortsatzes. Es geht zu der S. 169 erwähnten kleineren oder größeren Kerbe am Rand des Gelenkkopfes, gerade über dem kleinen Armhöcker und ist bei seinem Ansatz mit dem vorderen, medialen Teil des oberflächlichen Schnabelarmbandes, der zur Brücke über die Bicepssehne und zum kleinen Armhöcker zieht, untrennbar verwachsen. Es kann also trotz der bei ihrem Ursprung bestehenden Trennung beider Bandzüge doch dem Schnabelarmband zugerechnet werden.

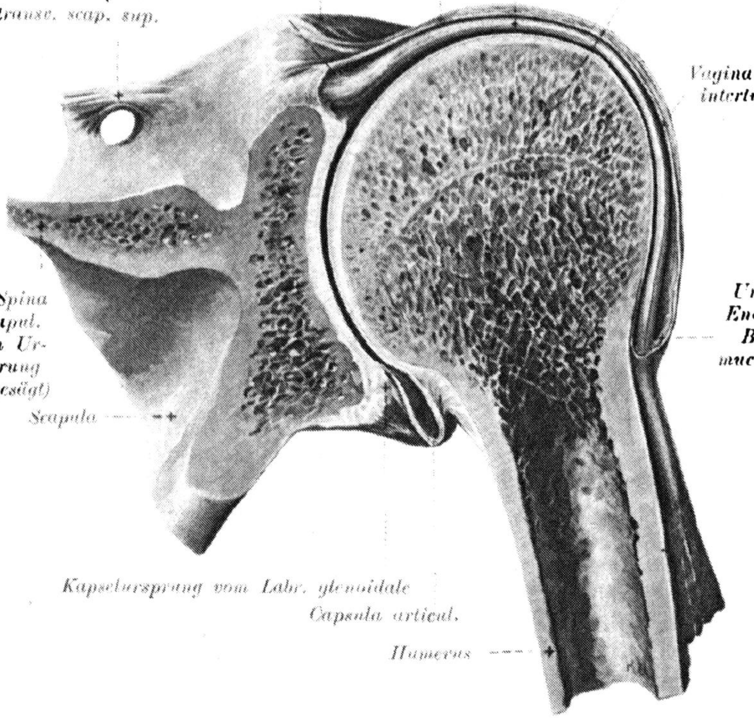

Fig. 69. Rechtes Schultergelenk. Frontalschnitt von hinten. Ursprung und Ende des Innenhautüberzuges der Bicepssehne.

Häufig liegt namentlich der scapulare Teil des oberen Gleno-Humeralbandes fast frei umgreifbar im Gelenk, wie WELCKER gezeigt hat, was bei vielen Tieren, z. B. beim Frosch, beim Meerschwein u. a. m. die Regel ist (s. a. Vergl. Bem. 5). Lateral oder besser „nach hinten“ vom oberen Gleno-Humeralband („dem tiefen Teil des medialen Coraco-humerale-Schenkels“) springt auf der Innenseite der Kapsel auch der mit der Supraspinatussehne verwachsene laterale Schenkel des Schnabelarmbandes, der zum großen Armhöcker zieht, etwas im Innern der Kapsel vor (s. Fig. 70, S. 180). Dadurch entsteht eine Furche im Kapseldach (im Innern der Gelenkhöhle), in der die Bicepssehne liegt und vor „Verschiebungen nach der Seite" bezw. eigentlich nach vorn und hinten behütet wird.

Der zweite Strang, das vordere oder mittlere Pfannenarmband [L. gleno-humerale med.][1], entspringt als schmales, aber kräftiges Bündel unmittelbar beim vorigen, nur etwas weiter abwärts am vorderen Pfannenrand gegen die kleine Pfannenkerbe (S. 169) hin. Der Strang verläuft meist, sich fächerförmig ausbreitend und vom vorigen Band entfernend, in der vorderen Kapselwand (daher FARABOEUF's Bezeichnung pré-huméral) schräg abwärts zum kleinen Armhöcker bezw. dem unteren Teil des Subscapularisansatzes, von dem das Band hier gedeckt wird (s. Fig. 70). Das Band ist selbständiger als das vorige und springt oft mit einer bald mehr, bald weniger ausgesprochen bogenförmigen Kante ins Gelenk vor (s. Fig. 70).

Zwischen diesem Band und dem vorigen ist die Kapsel ganz besonders dünn, es ist die Stelle, der von außen die Subscapularissehne bezw. der subscapulare und der Korakoidschleimbeutel anliegt (s. Fig. 70 und S. 180 f.).

Der dritte Strang, oder das untere Pfannenarmband[2]) [L. gleno-humerale inf.] verstärkt die unteren Partien der vorderen Kapselwand zwischen Subscapularis und Tricepsursprung; es ist übrigens oft ebenso stark, aber stets breiter und weniger scharf begrenzt als die beiden vorigen. Sehr oft ist an seiner Stelle nur eine „diffuse" Verdickung der vorderen-unteren Kapselpartie. Es beginnt eine Strecke weit abwärts vom vorigen, also vom unteren Teil des vorderen Pfannenrandes, und zieht nur wenig schräg hinüber an den chirurgischen Hals, medial und unter dem kleinen Höcker des Armbeines. (Vgl. die Beschreibung des Kapselansatzes, S. 171 f.). Am Ursprung und im Verlauf ist das Band vom vorigen durch eine dünnere Kapselpartie getrennt (in Fig. 70 besonders bezeichnet), am Ansatz sind aber beide verwachsen. Dabei können die Ausläufer des mittleren Pfannenarmbandes über die des unteren hinweggehen, wie ich es meist finde, oder aber umgekehrt, wie POIRIER es abgebildet hat.

Wirkung der Gleno-Humeralbänder. Diese Bänder beschränken namentlich die Auswärtsrollung des Armes.

Bicepssehne.

Bei den Verstärkungsbändern des Schultergelenkes muß auch die „frei" (s. S. 34 f.) durch den Gelenkraum (s. Vergl.-anat. Bem. 4, S. 185 f.) über den Schulterkopf hinwegziehende Bicepssehne (s. Fig. 69) erwähnt werden. Die Sehne ist durch ihre Verbindung mit dem Muskel in vielen Beziehungen einem zwischen 2 Knochenpunkten überspringenden, festen Band überlegen, denn sie befindet sich in fortwährender, sei es durch den einfachen Tonus, durch Muskeldehnung oder aber durch Muskelzusammenziehung bedingter Spannung.

1) L. coraco-brachiale int. (SCHLEMM). Middle gleno-humeral ligt. (engl.). Faisceau gléno-humérale moyen (POIRIER), l. sus-gléno-préhumeral (FARABOEUF).

2) Faisceau gléno-huméral inf. (POIRIER) prégléno-soushuméral (FARABOEUF). L. glenoideo-brachiale inf. s. laterale (SCHLEMM). Gleno-humeral infer. ligt. (MORRIS), inferior ligt. (HUMPHRY).

Soweit die Bicepssehne über den Schulterkopf hinwegläuft, ist sie von oben nach unten plattgedrückt, vom anatomischen Hals an, wo sie in die Furche zwischen beiden Armhöckern eintritt, ist sie aber cylindrisch. Auf oder in der Bicepssehne laufen ein oder zwei Arterienzweige (s. S. 186), von der Rinne an bis zum Bicepsursprung über der Pfanne verfolgbar.

Varietät. Cruveilhier fand 2mal die Bicepssehne in der osteofibrösen Röhre vollständig festgewachsen (s. a. u. Schleimbeutel-Var. 12); die durch das Gelenk ziehende Strecke der Sehne stellte daher ein richtiges Zwischengelenkband und der lange Bicepskopf einen eingelenkigen Muskel dar. Humphry glaubt, namentlich nach den Befunden von J. G. Smith, daß es sich in solchen Fällen um Festheilung nach Zerreißung der Sehne (sei es durch Verletzung oder durch Usur infolge von chronischer Arthritis) handle.

Prakt Bem. 1) Die Bicepssehne reißt bei Ausrenkung des Schulterkopfes, oder bei allzu heftiger Bicepskontraktion (namentlich bei älteren rheumatischen Personen) manchmal ab, und zwar meist etwa 1 cm vom Ursprung entfernt; in solchen Fällen entsteht durch die tonische Kontraktion des Biceps eine bedeutende Schwellung über der Ellenbeuge. 2) Reißt die Sehne bei der Ausrenkung nicht, dann muß sie natürlich dem aus der Pfanne gewichenen Kopf folgen, und es wird so ein weit längeres Stück der Sehne aus der Zwischenhöckerrinne heraus- in die Gelenkspalte hineingezerrt; dadurch wird aber der Muskel selbst stark gedehnt und bewirkt eine Beugung und Supination des Vorderarmes (s. II. Bd.).

Bandvarietäten.

1) Welcker (His-Braune's Ztschr. f. Anat. u. Entw., 1877) und Poirier (1892) haben Fälle beschrieben, in denen ein vollständig dem runden Hüftband analoges Band von der Gelenklippe zu einem fast in der Mitte der Schulterkopfoberfläche liegenden Grübchen hinzog. Im Falle Poirier's entsprang dieses 3 cm lange Band sogar ganz genau wie das Hüftband von der durch die Gelenklippe über die Pfannenkerbe hinweg gebildeten Brücke. Bei der Kerbe war ein größerer knorpelfreier Ausschnitt in der Pfanne, ein vollkommenes Gegenstück zur Hüftpfannenbucht [Recess. acetab.]. Dieses Band entspricht (nach Poirier dem mittleren) nach Welcker dem oberen Pfannenarmband. Welcker fand bei vergleichend-anatomischer und ontogenetischer Verfolgung des Bandes alle Stadien der Einwanderung desselben in das Gelenk in ähnlicher Weise wie bei der Bicepssehne (s. S. 158f.). Sutton glaubt, daß das Band der phylogenetische Rest einer Sehne des Subclaviusmuskels sei (s. a. Vergl.-anat. Bem. 3, S. 185).

2) Das mittlere Pfannenarmband zeigt auch variable Ausbildung. Bald ist es kaum vorhanden, bald hingegen verdoppelt. Sehr oft entspringt es gar nicht vom Knochen, sondern nur aus der Gelenklippe, wie schon Barkow (1841) feststellte. Nach Welcker (His' Archiv, 1878) entspricht es dem Zwischengelenkband der Halbhufer und Nager.

3) 1901 fand ich mit dem Kleinen Brustmuskel zusammenhängend einen dreieckigen Bandstrang vom Schnabelfortsatz zur Schulterkapsel; er entsprang lateralwärts vom gewöhnlichen L. coraco-humerale. Der hintere laterale Strang des dreieckigen Bandes ging an den Pfannenrand, der mediale, vordere schloß sich beim Ansatz dem L. coraco-humerale an (s. Vergl. Bem. 3, S. 185).

Innenhautfalten.

Außer an den Eingängen zu den „Innenhautsäcken“ der Schulterkapsel bezw. den Schleimbeuteln der Umgegend zeigt die Innenhaut der Schulterkapsel wenig Zotten oder Lappen, höchstens noch in der Umgebung des Bicepsursprunges (namentlich auf der Unterseite desselben), an der Furche zwischen Gelenklippe und Pfannenrand und am Kapselansatz in der Rinne des anatomischen Halses.

Medial vom Eingang in den „Bicepskanal“ finde ich aber fast immer einen gerippten, „synovialen“ Bandpfeiler von etwa 0,5 mm Breite am Ansatz des oberen Pfannen-Armbandes (vgl. Prakt. Bem. 6).

Prakt. Bem. über die Kapsel, Bänder und Innenhaut. 1) Für die Chirurgie ist es wesentlich, daß die Kapsel zum Teil an der Wurzel des Schnabelfortsatzes entspringt, dadurch wird die Epiphysentrennung zwischen Schnabelfortsatz und Schulterblatt meist zu einer intracapsulären Verletzung werden. 2) Ebenso kann eine Epiphysenlösung des Oberarmkopfes auf der Medialseite einen intracapsulären Riß erzeugen, weil der Kapselansatz auf der medialen Seite beträchtlich unter die Epiphysengrenze hinabreicht (s. Fig. 71). Auf der lateralen Seite des Gelenkes hingegen reicht der Kapselansatz längst nicht so weit herab. 3) Auch Ablösungen der Oberarmbeinhöcker werden extracapsuläre Verletzungen bleiben. 4) Bei Ausrenkung des Armkopfes reißt das L. coracohumerale fast niemals mit, sondern ist die Hauptursache, weshalb der Arm nicht tiefer herabsinkt. Daß das Band den Kopf „in seiner falschen Stellung fixiere“, wie die Chirurgen sagen, ist mechanisch nicht richtig, denn es fixiert den Kopf selbstverständlich nicht in einer einzigen Stellung, sondern bannt ihn nur innerhalb und auf einer Kugel mit der Länge des Bandes als Radius. Wenn der Kopf sich wirklich in einer bestimmten Stellung fixiert erweist, in die er „von selbst“ zurückkehrt, wenn man ihn daraus entfernt, liegt es an der vereinten Wirkung des Bandes und der Einklemmung des Kopfes zwischen den verlagerten Muskeln und den unverletzten Kapselteilen. 5) Nach Cavayé sollen sie so stark sein, daß durch sie unter Umständen „Rißfrakturen“ des Schulterblatthalses vermittelt werden sollen; Poirier gelang es allerdings nicht, den ganzen Hals, sondern nur kleine Knochenbröckchen durch Zug an den Bändern abzureißen. 6) Im Verlaufe langdauernder Gelenkentzündung [Arthritis chronica] sieht man an den oben bezeichneten Stellen mächtige „Synovial“auswüchse entstehen, die polypenartig in die Gelenkhöhle hineinhängen können.

Innenhaut-Taschen bezw. -Schleimbeutel.

Ich finde sozusagen konstant 5 Schleimbeutel in unmittelbarer Nähe des Schultergelenkes, die teils immer, teils meist, teils nur selten mit der Gelenkhöhle verbunden sind.

1) Der Subscapularisbeutel [Bursa tendinis m. subscapularis m.] Am oberen Rand des Subscapularisansatzes ist in der Regel ein ziemlich enger Schleimbeutel vorhanden, der meist mit dem Schultergelenk in offener Verbindung steht (s. Fig. 70), so daß der obere Rand der Subscapularissehne mit scharfer Kante „frei“, d. h. nur von der Gelenkintima überzogen, in die Gelenkhöhle vorspringt. Man kann in diesem Fall sagen, die Kapsel sei an dieser Stelle von unten her durch die Sehne „eingestülpt“, oder der Boden der Kapselaussackung „reite“ auf dem oberen Rand der Sehne. (Die

Ausdruckweise Testut's, der das Verhältnis mit der Einschiebung eines Knopfes in ein Knopfloch [1]) vergleicht, kann ich hingegen nicht ganz zutreffend finden.) Fast immer finde ich die Rückseite (Dorsalseite) der Sehne weiter (bis gegen 2 cm) hinab von der Intima überzogen, als die Vorder-(Ventral)-Seite. Nicht selten ist die „Umschlagstelle" der Kapselaussackung bezw. des Schleimbeutels auf der Ventralseite der Sehne ganz nahe am oberen Rand, so daß eigentlich nur

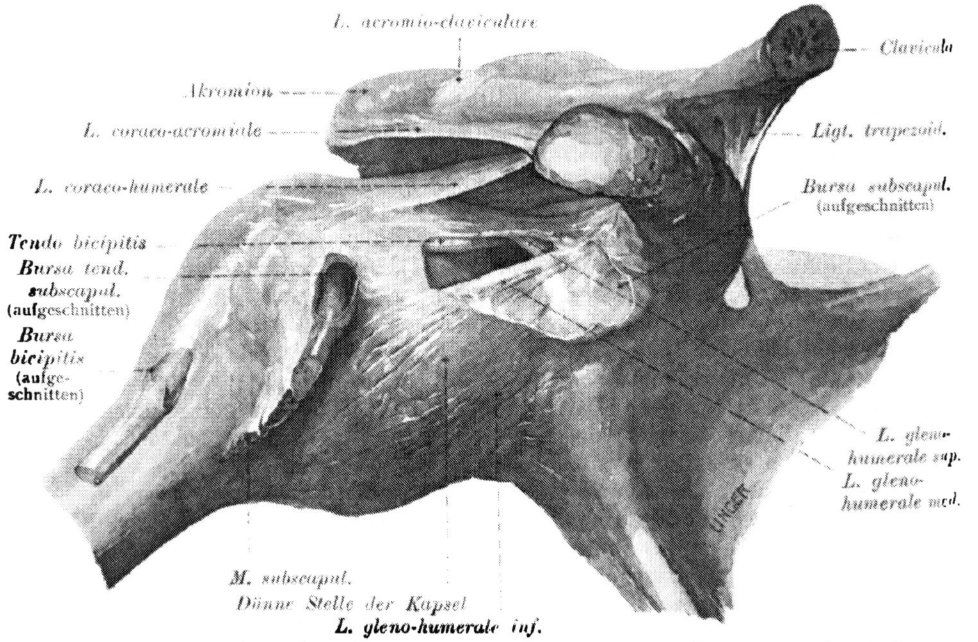

Fig. 70. **Schulterkapsel mit Bändern, von vorn. Mit Eingang in den Subscapular- und Subkorakoidbeutel.**

eine Strecke der „dorsalen", d. h. dem Oberarmkopf zugewandten Seite der Sehne im Gelenk freiliegt. Die „Länge" des Schleimbeutels beträgt etwa 2 cm, d. h. die Sehne wird etwa 2 cm weit aus dem Gelenk hinaus vom Schleimsack begleitet (s. Fig. 70 u. Var. 10). Sehr oft sind auf dem Boden des Beutels, der Subscapularissehne direkt aufsitzend, lappige Intimaausstülpungen zu finden. (Die unteren Teile des Subscapularisansatzes sind hingegen mit der Gelenkkapsel nur locker verbunden oder gar durch einen besonderen, nicht mit dem Gelenk kommunizierenden Schleimbeutel getrennt. Jedesfalls lassen sie sich immer gut von der Kapsel abpräparieren, s. Fig. 67 u. 70.)

2) Subkorakoidbeutel [B. muc. subcoracoidea]. An der Stelle, wo der Subscapularmuskel an der Wurzel des Schnabelfortsatzes vorbeizieht, findet sich ein größerer Schleimsack mit sehr dünner Wand, der in Länge oder Größe etwa einem halben kleinen Finger entspricht. Bei jugendlichen Individuen ist die Tasche kleiner, einfach kegel- oder zipfelförmig und erstreckt sich nicht weit unter

1) Boutonnière du sous scapulaire.

dem Schnabelfortsatz hindurch unter den Muskel hinunter. Bei ihnen ist die Schleimtasche von dem unter 1) beschriebenen Beutel an der Subscapularsehne getrennt.

Beim Erwachsenen ist sie oft nicht regelmäßig gestaltet, sondern zeigt bei Füllung eine höckerige Oberfläche d. h. mehrfache Einschnürungen und Ausbuchtungen (in Fig. 67, S. 172 sind Andeutungen davon zu sehen), die manchmal fast als besondere Zellen bezeichnet werden können. Beim Erwachsenen steht der Beutel auch in der Regel mit dem unter 1) beschriebenen Schleimsack in offener Verbindung. Diesen Fall hatte offenbar die Nomenklaturkommission im Auge, da sie nur eine Bursa m. subscapularis erwähnt. Meist findet man aber auch bei Verschmelzung beider Schleimbeutel noch Reste der ursprünglichen Scheidewand.

Fast immer finde ich den Beutel mit dem Schultergelenk in offener Verbindung (s. Fig. 70 u. 67). (In dem letzterer Figur zu Grunde gelegten Fall war übrigens der unter 1) beschriebene Schleimsack am oberen Subscapularisrand nicht in Verbindung mit dem Gelenk, ist daher in der Figur nicht zu sehen.) Wegen der großen Zartheit seiner Wand kommt es sehr häufig vor, daß der Subkorakoidbeutel bezw. dadurch auch die Schultergelenkhöhle bei der Präparation der Schultergelenkkapsel eröffnet wird.

Die Oeffnung zwischen dem Gelenk und Schleimbeutel ist fast immer sehr weit, kaum durch eine Fingerkuppe zu verschließen und hat eine abgerundet dreieckige oder ovale[1]) Form, s. Fig. 70. Der größte Durchmesser der Oeffnung steht etwa horizontal, der stumpfe Pol des „Ovals" lateral, der spitze medial. Das Loch liegt zwischen 2 Verstärkungszügen der Kapsel, nämlich dem „oberen" und dem „mittleren" Pfannenarmband, s. Fig. 70 und S. 177. Die Oeffnung liegt demnach in Höhe der Pfannenkerbe (s. S. 169, sowie Var. 2–6). An der Oeffnung fand ich oft eine ganze Anzahl lappiger Intimazotten (s. o. S. 178 Innenhautfalten u. Prakt. Bem. 6, S. 179).

3) Bicepstasche[2]) [Vagina mucosa intertubercularis N.]. Die Bicepssehne läuft bis zum Ansatz des Großen Brustmuskels und des Breitesten Rückenmuskels in einer in der Zwischenhöckerrinne liegenden, sehnigen, 2–5 cm langen Röhre, in der sie sich beim Heben und Senken des Armes hin und her bewegt. Die Röhre hat vom Gelenk aus einen vollkommen runden, offenen Eingang, ist aber nach unten nicht offen (sodaß die Gelenkschmiere herauslaufen könnte), sondern geschlossen durch ein zartes „Synovial"-Säckchen, das sich bei Einpressung von Luft oder Flüssigkeit vom Schultergelenk aus etwas vorbeutelt. Besonders gut läßt sich das blinde Ende der „Bicepstasche" zeigen, wenn man den Arm seitwärts hebt, weil sich in dieser Stellung die Bicepssehne weit aus der Röhre herausziehen läßt.

Das Blindsäckchen oder „untere Ende der Bicepstasche" springt rings vom Rand der fibrösen Röhre zur Bicepssehne selbst über und ist einfach die Fortsetzung der innersten Schicht der Röhre (s. Fig. 69, S. 176). Die histologische Beschaffenheit der Röhre ist folgende: Der Knorpelüberzug des Kopfes wird gegen die Rinne hin in seinen oberen Schichten fibrös, während in den tieferen

1) **Foramen ovale** (Weitbrecht).

2) **Tubular sheat of the synovial membrane round the Biceps tendon** (engl.). **Bourse bicipitale** (franz).

Lagen auch noch in der Rinne selbst Knorpelzellen zu finden sind. Weiter abwärts verschwinden die Knorpelzellen und eng verflochtene Bindegewebsbündel treten an ihre Stelle; die Verlaufsrichtung derselben ist im untersten Abschnitt der Rinne hauptsächlich quer. Das Dach der Rinne (s. S. 172 u. 175) bezw. des Kanales ist auch fibrös, und zwar laufen die Bündel vorwiegend längs in den oberflächlichen, quer in den tieferen Schichten (s. aber auch Var. 13, S. 184). Auf der Innenseite ist der ganze Kanal von einer Fortsetzung der Innenhaut des Gelenkes ausgekleidet, die sich am unteren Ende Ende des Kanales, wie bereits erwähnt, als Blindsack auf die Biceps-

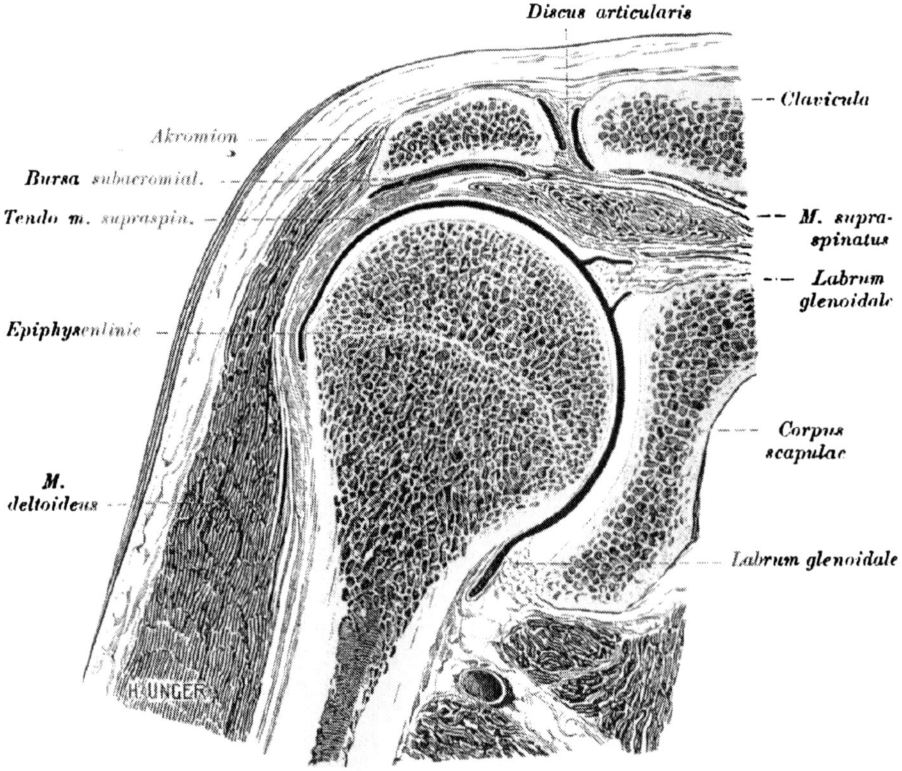

Fig. 71. Frontaldurchschnitt durch das Schulter- und Schultereckgelenk.

sehne umschlägt und sich auf der Bicepssehne selbst zu einem einfachen Endothel oder einer stellenweise strukturlosen Membran verdünnt, die die Sehne auf ihrem ganzen Weg durch den Kanal und durch das Gelenk begleitet. Manche Autoren nennen diesen Ueberzug einen „cylindrischen Synovialsack“, der über die Bicepssehne, sie eng umschließend, übergestülpt sei, und sagen daher, die Sehne liege nicht in der Gelenkhöhle, sondern außerhalb derselben. Praktisch ist diese theoretisch kaum anfechtbare Anschauung freilich nicht, denn das Endothelhäutchen ist so untrennbar mit der Sehne verbunden, daß man es zu ihr selbst rechnen muß und also dreist sagen darf, die Bicepssehne laufe durch den Spaltraum des Schultergelenkes hindurch (Var. 11 und 12).

4) Der Subakromialbeutel [B. subacromialis][1]) liegt zwischen dem L. coraco-acromiale und Deltamuskel einerseits, der Schulterkapsel mit dem L. coraco-humerale und dem Supraspinatusansatz andererseits. Meist reicht er noch fast 2 Finger breit auf die Außenfläche des Großen Armhöckers herab. Er ist oft in mehrere Fächer abgeteilt, ja in nicht gar seltenen Fällen existieren 2 ganz getrennte Schleimbeutel, einer davon entspricht dem unteren, auf dem Großen Armhöcker gelegenen Ende des Beutels („B. subdeltoidea" der N., in unserem Präparat der Fig. 71 nicht getroffen), der andere entspricht dem oberen Teil das Beutels über dem eigentlichen Gelenkkopf; letzterer liegt bei herabhängendem Arm gerade unter der Schulterecke (B. subacromialis im engeren Sinn), s. Var. 13 und Prakt. Bem. 2—4 und Schultergewölbe, S. 187.

5) Der Coracobrachialbeutel [B. m. coracobrachialis N.]. Unter der Spitze des Schnabelfortsatzes und dem dort befindlichen Ursprung des M. coracobrachialis ist ein kleiner Schleimbeutel, der auf der Vorderseite der Subscapularissehne aufliegt. In seltenen Fällen setzt sich dieses Beutelchen mit dem unter 1) beschriebenen Subscapularbeutel und durch diesen indirekt mit der Schulterkapsel in Verbindung.

Schleimbeutel-Varietäten.

1) Unmittelbar lateral neben und unterhalb des letztbeschriebenen Schleimbeutels ist manchmal noch ein solcher zu finden; er liegt zwischen dem Ursprung des kurzen Bicepskopfes und dem Subscapularisansatz. Hie und da steht er mit dem Subakromialbeutel in offener Verbindung.

2) Nicht selten fand ich noch einen besonderen kleinen Schleimbeutel gerade an der Wurzel des Korakoids, der sich nicht oberhalb, sondern unterhalb des mittleren Gleno-Humeralbandes gegen die Kapsel vordrängt. Er kann groß sein und mit der Kapselhöhle in Verbindung treten.

3) Oefters beobachtete ich den auch von Henle gesehenen Fall, daß die Bursa subcoracoidea nicht an der gewöhnlichen Stelle, sondern nur unter der Gelenklippe hindurch mit der Schulterkapsel in Verbindung steht.

4) Nicht ganz regelmäßig sieht man einen kleinen, von Synovialzöttchen umgebenen Synovialsack an der „Pfannenkerbe" (s. S. 169) zwischen ihr und der Gelenklippe.

5) Es findet sich auch öfters eine kleine Aussackung der Gelenkintima in den Ursprung des Schnabelarmbandes hinauf auf der Unterseite des Schnabelfortsatzes bis zur Spitze desselben nach vorn reichend, die mit dem Subkorakoidsack verwechselt werden kann. Diese Aussackung findet sich dann, wenn der Kapselansatz sich oben etwas weiter als gewöhnlich von der Pfanne entfernt.

6) Mehrmals fand ich, daß sich der Subkorakoidbeutel unter den Ursprung des L. coracohumerale hinunterstülpte und durch eine Lücke im Ursprung dieses Bandes, d. h. durch die Lücke zwischen der oberflächlichen und der tiefen, S. 175 als Schnabel-Pfannenband bezeichneten Lage des Bandes, oberhalb desselben in der Subakromialspalte zum Vorschein kam.

7) Sappey und Morris geben an, daß manchmal auch unter dem Infraspinatusmuskel ein mit dem Gelenk eventuell verbundener Schleim-

1) Subacromial bourse (engl.). B. sous-deltoïdenne (franz.).

beutel vorhanden sei. Den Schleimbeutel habe auch ich schon beobachtet, die Verbindung mit dem Gelenk hingegen noch nicht.

8) ist das auf S. 180 erwähnte Säckchen zwischen dem unteren Teil der Subscapularissehne und der Kapsel hier zu nennen.

9) Auch zwischen Triceps- und Teres minor-Ansatz am Schultergelenk fand ich schon einen kleinen Schleimbeutel.

10) Im Winter 1901 fand ich einen 1 cm hohen Streifen der Subscapularissehne in einer Länge von 4 cm frei im Gelenk bezw. Schleimbeutel liegen.

11) Einmal fand ich den Bicepsbeutel auf der Hinterseite der Sehne um 2 cm tiefer herabgehen als auf der Vorderseite.

12) Manchmal besitzt die Bicepssehne auch beim Erwachsenen noch ein besonderes Mesotenonium [Retinaculum tendin. bicipitis]. Dieses mesenteriumartige Gebilde teilt den Kanal dann als eine allerdings nur unvollständige Scheidewand, meist in eine rechte und eine linke Hälfte (vgl. a. S. 178 u. 185 f.).

13) Bei älteren Leuten steht der Subakromialbeutel ausnahmsweise in offener Verbindung mit dem Schultergelenk, wie HUMPHRY meint, infolge von Aufreibung (Friktionsusur) der Sehne des Obergrätenmuskels unter dem Einfluß von chronischer Entzündung des Gelenkes. Ich selbst beobachtete die Verbindung durch die aufgefaserte Sehne des Supraspinatus hindurch bei einem sonst durchaus intakten Schultergelenk. Ein anderes Mal fand ich die Verbindung unter der Gelenklippe hindurchgehen und für einen Finger durchgängig (vgl. auch Prakt. Bem. 2—4).

Prakt. Bem. über die Schleimbeutel. 1) An die Stelle des subcoracoiden Schleimsackes zwischen Subscapularmuskel und Schulterblatt kann unter Umständen der Schulterkopf bei einer Ausrenkung eindringen ohne daß die Kapsel zerreißt, indem er wie ein Knopf durch ein enges Knopfloch durch die ovale oder dreieckige Spalte (s. S. 181) hindurchgedrängt wird. ROSER fand bei Patienten, die zu Lebzeiten an „habitueller Ausrenkung des Armkopfes" litten (vgl. auch II. Bd.) die Oeffnung der Gelenkhöhle zum Schleimbeutel abnorm weit. 2) Gerade der subacromiale Schleimbeutel ist im Anschluß an Verletzungen der Schultergegend (namentlich Kontusionen) oft Sitz chronischer Entzündung, die zur Schrumpfung der das Gelenk umgebenden Weichteile führt und eine erhebliche Beschränkung der Beweglichkeit (Kontraktur) zur Folge hat (périarthrite scapulo-humérale DUPLAY's). 3) Auch tuberkulöse Hygrome dieses Beutels (bis zu Apfelgröße) kommen vor, deren Exstirpation wegen des engen Zugangs unter dem Akromion recht schwierig werden kann. 4) Bei Affektionen dieses Beutels muß man stets an die Möglichkeit einer Verbindung desselben mit dem Schultergelenk denken (s. Var. 13).

Vergl.-anat. Bemerkungen über das Schultergelenk.

1) Ueber die Größe des Verdrehungswinkels (Torsion) des Oberarmkopfes gegenüber der Ellbogenachse liegen eine ganze Anzahl von Messungen vor (s. S. 164 ff.). Erst in allerjüngster Zeit hat auch BUGNION solche mitgeteilt. Er findet den S. 165 definierten Winkel beim

Hund	95°	Pferd	80°	Schimpanse	50°
Tiger	95°	Rind	75°	Gorilla	20°
Damhirsch	90°	Schwein	75°	5-jähr. Kind	20°
Schaf	85°	Cynocephalus	60°	erwachs.	
Katze	80°	Orang	60°	Menschen	0—10°

Ich selbst fand den Torsionswinkel beim Orang etwa 45° groß.

2) Bugnion und Anna Ludkewitsch haben ferner genaue Messungen über die Krümmung des Oberarmkopfes gemacht und festgestellt, daß man 2 extreme Typen aufstellen kann, zwischen denen zahlreiche Uebergänge in der Säugetierreihe vorkommen. Den einen Typus zeigen die reinen Lauftiere, z. B. die Pferde. Bei ihnen hat der Oberarmkopf auf dem durch die Scapulaebene und dem darauf senkrecht gelegten Durchschnitt eine fast regelmäßige spiralige Krümmung und zwar wachsen die Krümmungsradien von unten nach oben von 21 auf 50 mm, von medial nach lateral von 32 auf 65 mm. Den anderen Typus zeigt der Mensch, bei dem der Kopf fast genau kugelig gekrümmt ist, indem der Krümmungsgrad der unteren Kopfhälfte nur etwa 8 mm kleiner ist, als der der oberen Teile und auf dem Horizontalschnitt die Krümmung überhaupt kaum von einem Kreis abweicht (s. S. 164). Die Untersuchung von Ludkewitsch zeigt übrigens so große Formverschiedenheiten bei den einzelnen Säugern, daß eine genaue Untersuchung der Bewegungsgewohnheiten der einzelnen Tiere zur Beurteilung des Einflusses der Bewegung auf die Form, d. h. die funktionelleu Anpassung, sehr interessante Resultate verspricht.

3) Nach Sutton ist das ganze L. coraco-humerale ein phylogenetischer Rest des Kleinen Brustmuskels. Bei vielen Affen setzt sich dieser in der That am großen Armhöcker an, beim Menschen hie und wenigstens an der Schulterkapsel (s. S. 178, Bandvar. 3), wie es beim Schimpansen die Regel ist und wie ich es jüngst auch bei Macacus cynomolgus beobachtete. Nach Parsons hängt das Coraco-Humeralband zwar oft mit dem kleinen Brustmuskel zusammen, ist aber nicht von ihm direkt abzuleiten. Beim Schnabeltier ist auch ein dem Coraco-humerale ähnliches Band vorhanden.

4) Ein weiterer onto- und phylogenetisch interessanter Punkt ist das Verhalten der Bicepssehne zum Schultergelenk. Wie Welcker (His' Archiv, 1878) nachwies, läuft die Bicepssehne beim Embryo noch nicht frei umgreifbar durch den Gelenkraum, sondern liegt noch in der Kapselwand eingeschlossen, erst im 3. Fötalmonat stülpt sie die Gelenkintima mesenterienartig gegen den Gelenkraum vor und schließlich kommt es zur vollständigen Abschnürung der Sehne von der Kapselwand, so daß die Sehne nur von platten Zellen bedeckt, frei umgreifbar durch das Gelenk zieht. Welcker fand, daß sie bei vielen Tierarten auch in den späteren Entwickelungsstadien nicht ganz in das Gelenk einwandert, sondern bei den einen auf diesem, bei den andern auf jenem Stadium der Einwanderung stehen bleibt.

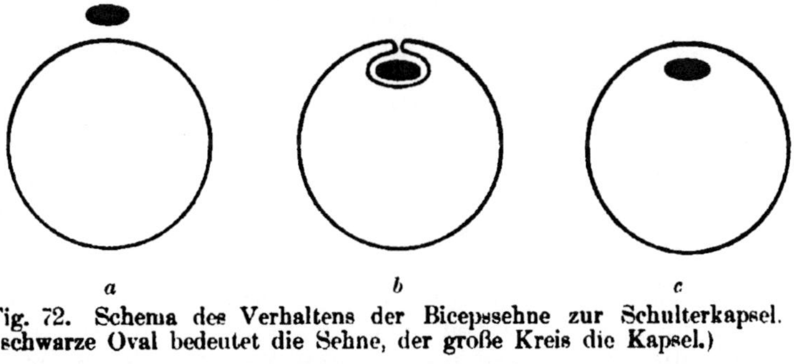

Fig. 72. Schema des Verhaltens der Bicepssehne zur Schulterkapsel. (Das kleine schwarze Oval bedeutet die Sehne, der große Kreis die Kapsel.)

Zeitlebens **außerhalb der Gelenkkapsel** verläuft die Sehne beim Tapir, Pferd, Maulwurf, wohl auch beim Kamel, Nilpferd und beim Schnabeltier, s. Fig. 72 *a*.

Nur wenig springt die Sehne ins Gelenk vor bei den Fledermäusen.

Beim Nasenbär, kleinen Ameisenbär, Aenaeas-Beutelratte, Eichhorn, Biber und beim Nonnenaffenfötus ist die Sehne an einer oder beiden Seiten bereits etwas unterminiert.

Ein wahres Mesotenonium zeigt die Sehne beim Schaf, Faultierfötus, Tigerembryo, Springaffenfötus, s. Fig. 72*b* (s. Var. 12, S. 184).

Ganz frei im Gelenk wird die Sehne bei der erwachsenen Ratte, beim Siebenschläfer, Hamster, Meerschwein, Hermelin, Scharrtier, Wildkatze, Seidenäffchen und erwachsenen Springaffen. (PARSONS, dem WELCKER's Untersuchungen entgangen sind, giebt an, daß die Bicepssehne nur beim Menschen frei im Gelenk verlaufe.) S. Fig. 72*c*.

5) Das obere Gleno-Humeralband des Menschen hält PARSONS für den Rest des Mesotenonium der Bicepssehne, weil er es nur beim Menschen fand. WELCKER (s. unter 4 und S. 178, Bandvar. 1) ist aber anderer Ansicht.

6) Fast bei allen Säugetieren, ja sogar schon beim Schnabeltier, fand PARSONS einen dem mittleren Gleno-Humeralband des Menschen entsprechenden Bandstrang (s. a. S. 178, Bandvar. 2).

7) Beim Gürteltier ist der S. intertubercularis knöchern überbrückt, so daß also die Bicepssehne durch einen Knochenkanal verläuft.

8) Fast bei allen Säugern ist die Kapsel mit dem subkorakoidalen bezw. subscapularen Schleimsack verbunden.

9) Sehr interessante Einrichtungen des Schultergelenkes finden sich bei den Vögeln, bei denen die Kapsel, die zur Sehne des M. supracoracoideus in Beziehung steht, einerseits Verdünnungen und Durchbrechungen zeigt, andererseits partielle Verdickungen mit Verknorpelungen und Verknöcherungen („Fibrocartilago“ bezw. „Os sesamoideum humerocapsulare“), die für den Deltamuskelursprung von Bedeutung sind. Näheres darüber ist in M. FÜRBRINGER's grundlegenden Untersuchungen (Jen. Zschr. f. Naturwiss., 1888, S. 221 ff., sowie ebenda 1902, S. 324) zu finden.

Gefäße des Schultergelenkes.

Das Schultergelenk wird von einem ziemlich dichten Anastomosennetz umgeben, das von den Vasa transversa scapulae, den hinteren und den vorderen Vasa circumflexa des Armes, sowie von den Vasa subscapularia und den Vasa circumflexa des Schulterblattes Zufluß erhält. Sowohl aus diesem Netz, als aus den benachbarten Muskelgefäßen, als endlich auch durch direkte Aeste der genannten Gefäßzweige oder des Stammes der Achselarterie und -Vene erhält das Gelenk seine Blutversorgung.

Die quere Schulterblattarterie [A. transversa scapulae] giebt direkt nach ihrem Uebertritt über das quere Band einen Zweig ab, der das Ligt. coraco-claviculare und das obere Ende der Kapsel versorgt; andere Zweige der Arterie laufen zwischen dem Ober- und Untergrätenmuskel und zwischen letzterem und dem kleinen Teres zur Schulterkapsel. Von der hinteren A. circumflexa humeri wird die laterale und die hintere, von der A. subscapularis die vordere und mediale Kapselwand versorgt, während die vordere A. circumflexa humeri typischerweise einen oder mehrere Zweige längs der Bicepssehne direkt in das Gelenk hinauf entsendet (s. a. S. 177 f.).

Nerven des Schultergelenkes.

Die Nervenzweige stammen aus den benachbarten Muskelnerven, also dem N. supracapsularis, dem Achselnerven und den Subscapularnerven.

Schultergewölbe.

Bei Besprechung des Schultergelenkes darf die auf S. 144 f. bereits erwähnte Einrichtung nicht unberücksichtigt bleiben, die in mechanischer und in praktischer Hinsicht von größter Bedeutung ist, nämlich die Thatsache, daß 2 mächtige, durch eine Bandplatte verbundene Knochenvorsprünge schützend ihre Arme über das Schultergelenk ausbreiten: die Schulterecke [Acromion] und der Schnabelfortsatz [Proc. corac.]. Diese beiden Vorsprünge bilden mit dem sie verbindenden Band [L. coraco-acromiale] eine Art zweiter, weiterer Pfanne, die „Schultergewölbe"[1]) [Fornix humeralis s. axillar.] genannt wird. Diese Pfanne im weiteren Sinn nimmt den ganzen Schulterkopf samt den ihn von oben, hinten und vorn umgebenden Sehnen des kleinen Teres, des Unter- und Obergrätenmuskels und des Subscapularmuskels auf.

Wirkung. Bei der Seitwärtshebung des Armes gleitet der Armkopf ganz unter dieses Dach hinunter, so daß noch der große Armhöcker zum Teil unter ihm verschwindet; dabei tritt der Subacromialsack, der sich ja unter das Schulterdach hinein erstreckt (s. S. 183), gewissermaßen als sekundäre Gelenkspalte in Wirkung, indem er das Gleiten des Schulterkopfes im weiteren Sinn an dem Schultergewölbe hin erleichtert. Besonders innig wird der Schluß zwischen dem Schulterkopf und seiner accessorischen Pfanne, wenn man den Körper auf die Arme stützt, z. B. bei den Stützübungen am Barren.

Prakt. Bem. 1) Das Schultergewölbe bietet wirklich ein schützendes Dach für das wegen der Kleinheit der Pfanne und des vielseitigen Gebrauches der Arme Verrenkungen sehr ausgesetzte Gelenk. Es verhindert z. B. Ausrenkungen des Kopfes aus der Pfanne nach oben, es sei denn, daß durch die verletzende Gewalt auch die Schulterecke selbst abgebrochen wird. 2) Cruveilhier beobachtete (1825/26) einen Fall, wo infolge von Zerstörung der Kapsel und des Supraspinatus der Oberarmkopf selbst direkt dem Schultergewölbe, ja wegen teilweiser Zerstörung desselben auch dem Schlüsselbein anlag. Konrad Henke (Diss., 1874) beschrieb einen ähnlichen Fall, in letzter Zeit auch Bugnion. Letzterer fand, daß sich aus coraco- und acromio-humeralen Bandzügen, die sich mit dem normalen Kapselansatz am anatomischen Hals verbanden, eine Art neuer Kapsel gebildet hatte.

Ellbogengelenk [Articulus cubiti compositus].

Freilegung des Gelenkes. Bei Ablösung der Muskeln ist wegen ihrer Verlötung mit der Kapsel und namentlich hinten auch noch wegen der Dünnheit der Kapsel Vorsicht geboten; es empfiehlt sich, die Vorderwand bei gestrecktem, die Hinterwand bei gebeugtem Vorderarm zu präparieren. Sehr vorteilhaft für das Studium des Ineinandergreifens der Gelenkflächen ist ein Sägeschnitt durch die Mitte der Oberarmrolle und Ellengelenkfläche senkrecht zur Rollenachse. Zum Studium des äußeren

1) Voûte ostéo-fibreuse humérale (franz.).

Seitenbandes und Ringbandes empfiehlt sich ein Sägeschnitt, der zwischen der Oberarmrolle und Oberarm köpfchen, nicht aber durch den Unterarm geht. Klappt man an einem derartigen Präparat das laterale Oberarmstück nach außen um, so sieht man die äußere Kapselwand mit dem Seitenband und dessen Verbindung mit dem Ringband von innen her. Am selben Präparat durchsäge man den Speichenhals und löse den Kapselansatz an ihm, so daß das obere Speichenende aus seinem „osteofibrösen Halsring" herausgenommen und wieder hineingesteckt oder in ihm um seine Achse gedreht werden kann.

Die Verbindung des Oberarmes mit dem Unterarm ist der Typus eines „zusammengesetzten Gelenkes"; es zeigt 3 miteinander zusammenhängende Gelenkspalten:

1) das Oberarm-Ellengelenk [Art. humero-ulnaris].
2) das Oberarm-Speichengelenk [Art. humero-radialis].
3) das „obere Speichen-Ellengelenk" [Art. radio-ulnar. proxim.].

(Von diesen 3 Gelenkspalten kommen bei einer Art von Bewegungen, nämlich beim Beugen und Strecken des Unterarmes gegen den Oberarm („Krummmachen und Grademachen", wie es die Laien nennen), wesentlich nur die beiden ersten in Betracht. Die dritte spielt hingegen eine Hauptrolle bei den Drehbewegungen der Hand, doch finden letztere Bewegungen nicht in ihr allein, sondern noch in zwei anderen Gelenken statt, dem Oberarm-Speichengelenk und in dem unteren Speichen-Ellengelenk [Art. radio-ulnar. distal.], das räumlich weit vom Ellbogengelenk getrennt ist und später eine gesonderte Beschreibung[1]) finden wird.)

Gelenkflächen.

a) Oberarm. Das Ellbogenende [Proc. cubitalis] des Oberarmes trägt radialwärts eine kuglige Gelenkfläche [Capitul. humeri] für das Speichenköpfchen, medialwärts eine rollenförmige [Trochlea] für die Elle.

α) Oberarmrolle [Trochlea]. Schon bei oberflächlicher Betrachtung sieht man, daß die mit der Elle artikulierende Oberarmrolle nicht gerade quer, sondern mit ihrer Längsachse schräg medialabwärts an den (vertikal gehaltenen) Oberarmschaft angesetzt ist (s. II. Bd.).

Die Rolle ist nicht cylindrisch, sondern mit einer tiefen Hohlkehle versehen und zeigt verschiedene Assymmetrien: Vorn ist die Rolle um 2—4 mm schmäler als hinten; vorn reicht der Knorpelüberzug an der ulnaren Seite höher hinauf als an der radialen, auf der Rückseite umgekehrt. Der Knorpelüberzug der Rollenhohlkehle hingegen steht meist vorn und hinten gleich hoch; er umgiebt mehr als $^3/_4$ (etwa 280°—320°) des ganzen Rollenumfanges. Zum vollen „Kreisumfang" fehlt der Rolle hier nur das kleine Stück, das der (meist nur 2—3 mm oder noch weniger dicken) Zwischenwand zwischen

---

1) Manche Autoren schließen auch das obere Speichen-Ellengelenk von der Beschreibung beim Ellbogengelenk ganz aus, entschieden mit Unrecht, wegen der anatomischen und praktischen Untrennbarkeit aller 3 genannten Ellbogengelenkteile (Gelenkspalte, Kapsel, Verrenkungen, Entzündungen, Operationen!). Ueberdies finden sogar auch bei den Beugungen und Streckungen des Vorderarmes nicht ganz unbedeutende Verschiebungen in diesem Gelenk statt (vgl. II. Bd.).

der vorderen und hinteren Obergelenkgrube entspricht. Der Rand des Knorpelüberzuges ist an der Hohlkehle meist etwa $^1/_2$ cm von der Mitte der Obergelenkgruben entfernt. Uebrigens fehlt auch den seitlichen Rollenabschnitten, wie man auf „Sagittalschnitten" sieht, nur eine kurze Bogenstrecke zum vollen Kreisumfang.

Nach DENUCÉ's Messungen ist der Radius für die Rollenhohlkehle im Mittel 9,8 mm (nach LUSCHKA 8 mm), für den lateralen Rollenrand 11,3 mm, für den medialen 14,1 mm, Zahlen, die einen ungefähren Begriff von dem Größenverhältnis zwischen den einzelnen Teilen der Rolle geben.

H. MEYER und nach ihm HULTKRANTZ teilen die Rolle in einen besonderen *Mittelstreifen* und 2 *Rand- oder Ergänzungsstreifen* ein. Aus dem eben Gesagten geht hervor, daß vorn der ulnare, hinten aber der radiale Randstreif der Rolle höher hinaufreicht, oder man kann sagen, vorn ist auf der ulnaren, hinten auf der radialen Seite dem Mittelstück der Rolle noch ein fast $^1/_2$ cm breiter Ergänzungsstreif angesetzt.

Infolge der Hohlkehle wird die Rolle oft auch als sanduhrförmig bezeichnet oder mit einem Doppelkegel verglichen, der aus 2 mit den abgestumpften Spitzen (in der Hohlkehle) zusammenstoßenden Kegeln mit seitwärts gerichteten Grundflächen besteht. Beide Kegel haben die gleiche Achse, die also als *Krümmungsachse der Rolle* bezeichnet werden kann; sie läuft *quer, dicht* **unter** *den beiden Oberarmknorren (Epikondylen)* durch das Oberarmgelenkende hindurch (nicht, wie LANGER angiebt, durch die *Mitte* des lateralen Knorrens). Die beiden seitlichen Rollenteile ulnar und radial von der Hohlkehle sind übrigens nicht gleich große, d. h. gleich hohe und regelmäßig gekrümmte Kegelmäntel, sondern das radialwärts liegende Stück des Doppelkegels ist erheblich kürzer (nach meinen Messungen etwa 8 mm) als das ulnar liegende (das etwa 14 mm mißt), und dieses letztere hat überdies nicht eine gerade d. h. senkrecht zur Kegelachse stehende Basis, sondern ist schräg ulnar-distalwärts abgeschnitten[1]. Auf der Hinterseite ist der Breitenunterschied der beiden Teile nicht so bedeutend, beide Teile sind dort etwa 10 mm breit. Eine genauere Betrachtung der Rolle zeigt ferner, individuell allerdings in verschiedener Deutlichkeit, daß die *Erzeugungslinie* der Kegelmantelfläche (wenn man diese als einen Rotationskörper auffaßt) keine *Gerade* ist, sondern daß dieselbe nach der Kegelachse zu konkav, die erzeugte Kegeloberfläche also, im Profil betrachtet, konvex ist. Wir erhalten demnach als Schema der Ellbogenrolle mit Uebertreibung der charakteristischen Assymmetrien etwa folgende Figur (73), die einem unten schräg abgeschnittenen Kegel eines Kegelspieles nicht ganz unähnlich sieht; die der Rolle radialwärts ansitzende Kugelfläche für die Speiche könnte man dann dem Knopf des „Kegelkönigs" vergleichen. Die Konvexität

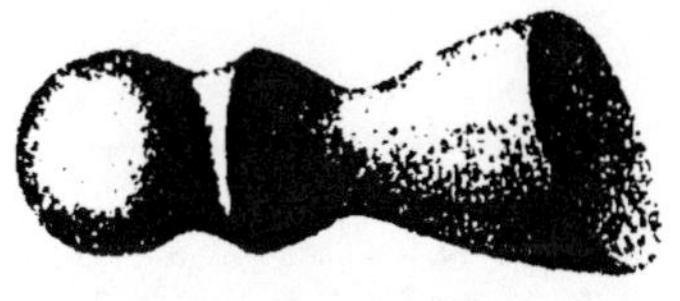

Fig. 73. Schematische Kegelfigur des Ellbogengelenkes.

1) Durch die schräge Richtung des ulnaren Rollenrandes wird man, wie HULTKRANTZ richtig bemerkt, leicht veranlaßt, zu glauben, die ganze Rolle stehe schräger zur Oberarmlängsachse, als es in der That der Fall ist.

des medialen Rollenabschnittes in querer Richtung ist oft so ausgeprägt, daß GERLACH ihn geradezu als einen Kugel- nicht Kegelabschnitt bezeichnet. Zu diesen Abweichungen kommt aber noch ein Umstand, der früher übersehen war und erst durch BRAUNE und KYRKLUND His' Archiv, 1879) aufgedeckt, allerdings nicht vollkommen klar beschrieben wurde, nämlich die Assymmetrie der Vorder- und Hinterseite der Rollenfläche. Die Rolle ist nämlich keine wirkliche Umdrehungsfläche, d. h. der Kegelmantel, dem die Vorderfläche der Rolle ähnelt, ist nicht identisch mit dem der Rollenhinterfläche entsprechenden Kegelmantel. Hinten ist meist die Erzeugungslinie gerader als vorn. Es gelingt deshalb auch nicht, wie BRAUNE nachwies, durch Verschiebung und „Weiterformung" (s. II. Bd.) einen Abguß der Oberarmrolle zu einem Umdrehungskörper mit in sich zurücklaufender Oberfläche weiterzubilden. Mit der faktisch bestehenden Assymmetrie der Vorder- und Hinterseite der Rolle verträgt sich allerdings nicht das von BRAUNE am Schlusse seiner Abhandlung aufgestellte Schema für die Oberarmrolle, demzufolge es sich bei ihr um ein Stück eines elliptischen Doppelkegels handelt, der an seinen beiden Grundflächen und an der Hohlkehle, wo die beiden Teilkegel zusammenstoßen, durch kreisförmige Ebenen abgeschnitten ist. Ein elliptischer Kegel ist vielmehr symmetrisch gebaut, ohne ein Rotationskörper zu sein.

Ueber die Gestalt der Hohlkehle ist viel gestritten worden. Die meisten Autoren nahmen nach LANGER'S und MEISSNER'S Vorgang an, daß dieselbe keinen Abschnitt einer Kreislinie, sondern einer Schraubenlinie darstellt. Bei Verfolgung der Hohlkehle von vorn nach hinten und konstruktiver Fortsetzung derselben durch die dünne Scheidewand zwischen der vorderen und hinteren Obergelenkgrube [Fossa coronoidea und F. olecrani N.] hindurch, soll man nämlich keine in sich zurücklaufende Kreislinie erhalten. Die fortgesetzte vordere Hohlkehle soll vielmehr um einige (1—4) mm radialwärts von der hinteren vorbeigehen, am rechten Arm also eine rechts-, am linken eine linksgewundene Schraubenlinie darstellen.

Nach den Versuchsergebnissen BRAUNE-KYRKLUND'S und O. FISCHER'S scheint die LANGER'sche Angabe aber irrtümlich zu sein, bezw. nicht auf alle Fälle zu passen. Die Hohlkehle der Rolle ist nach BRAUNE weder ein Stück eines richtigen Kreises, noch einer regelrechten Schraubenlinie, sondern eine auf der Rollenunterseite in der Mitte geknickte Kurve. Wie Fig. 74 zeigt, stoßen hier die hintere Hohlkehle (oder, was dasselbe ist, die Spurlinie eines in den hintersten Teil der Führungsleiste der Elle eingeschlagenen Stiftes) und die vordere Hohlkehle (oder Spurlinie eines in den Hakenfortsatz [Proc. coronoideus] eingeschlagenen Stiftes) in einem radialwärts offenen, stumpfen (etwa

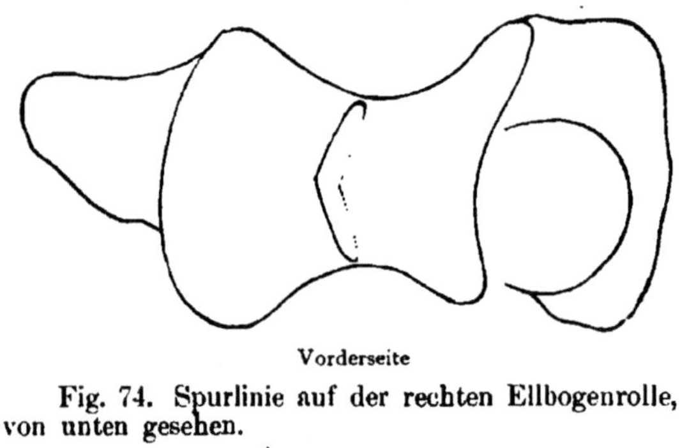

Fig. 74. Spurlinie auf der rechten Ellbogenrolle, von unten gesehen.

120°—130° betragenden) Winkel zusammen. Vervollständigt man die Hohlkehle (oder die Spurlinie) durch die dünne Scheidewand über der Rolle hindurch, so sieht man, wie Fig. 74 (nach BRAUNE) zeigt, daß die Spurlinie auch auf der Oberseite (punktierte Kurven der Fig. 74) in der Mitte geknickt ist, und zwar ganz in der gleichen Weise, wie auf der Unterseite, d. h. auch in einem radialwärts offenen Winkel. Die MEISSNER-LANGERschen Angaben sind also sicher nicht für alle Fälle richtig, die Spurlinien laufen (wenigstens) nicht (immer) wie bei einer Schraube aneinander vorbei, sondern sie schneiden sich[1]).

Bei dieser Gelegenheit möchte ich auch erwähnen, daß in der Regel auch der mediale, freie Rollenrand nicht kreisförmig begrenzt ist, sondern eine Art Schraubenlinie beschreibt. Man erkennt das am besten, wenn man den Oberarmschaft über der Rolle absägt. Man sieht dann sehr deutlich, daß der mediale Rollenrand mit seinem vorderen Teil radialwärts vom hinteren Teil abweicht, d. h. daß der vordere und hintere Teil, als Kreis fortgesetzt, nicht in sich zurück, sondern an einander vorbeilaufen, wie die Gewindegänge einer Schraube.

Speichenwärts ist die Rolle durch einen, nach POIRIER mit Faserknorpel überzogenen, abgeschrägten, wenig auffallenden Rand und eine überknorpelte, individuell sehr verschieden tiefe Rinne[2]) vom Oberarmköpfchen abgesetzt. Sehr häufig ist der Knorpel des abgeschrägten Rollenrandes schwammig aufgelockert, zerfasert oder fehlt an einigen Stellen; der Grund hierfür liegt wohl in dem eigentümlichen Mechanismus dieses Gelenkteiles (vgl. II. Bd.). Auf der Hinterseite springt der radiale Rollenrand hingegen scharf vor; er läuft hier nicht gerade, sondern zeigt eine das hintere Ende des Oberarmköpfchens teilweise umkreisende Biegung (auch in Fig. 74 andeutungsweise zu sehen). An dieser Stelle wird eben die Rolle auf einmal um fast $^1/_2$ cm breiter, es ist ihr von hier aus ein „radialer Ergänzungsstreif" (s. s. S. 188 f.) angesetzt.

Varietät. Manchmal habe ich gefunden, daß die Führungsleiste zwischen Rolle und Köpfchen auf der Hinterseite in scharfem Bogen radial abschwenkte.

Sehr häufig ist in der Fortsetzung des radialen Randstreifens der Rolle auch noch an der radialen Wand der hinteren Obergelenkgrube [Fossa olecrani] eine accessorische Gelenkfläche, meist nur von glattem Bindegewebe, hie und da aber auch von Knorpel überzogen; diese Fläche dient bei extremer Streckung der hinteren radialen Randzone der Ellengelenkfläche (s. diese) zur Anlagerung. Auch an der ulnaren Seite der Grube oder in der Mitte derselben ist oft eine glatte Knochenstelle zu sehen, gegen die der Olekranonschnabel bei äußerster Streckung anstößt. Daß das erstere bei männlichen, das letztere bei weiblichen Armen häufiger ist, wie HULTKRANTZ fand, kann ich nicht bestätigen. Nicht sehr selten sieht man in der Olekranongrube einen förmlichen Abdruck des ganzen oberen Ellbogenrandes in Gestalt einer etwa S-förmigen bezw. umgekehrt Ƨ-förmigen, querver-

1) Letzteres muß besonders betont werden gegenüber der Angabe von BRAUNE, daß die Linien „in sich zurücklaufen", denn dadurch wird leicht die irrige Vorstellung erweckt, daß es sich um ein geradliniges Ineinanderlaufen derselben, also doch um eine Kreislinie handle; zu warnen ist auch vor der Anschauung, als ob ein „schiefer Kreis" eine Schraubenlinie sei, wie man aus BRAUNE's Auseinandersetzung (a. a. O. S. 333) glauben könnte.

2) Sulcus capitulo-trochlearis (RAUBER).

laufenden, manchmal leicht vertieften. glatten Knochenstelle. Auch am Boden der vorderen Obergelenkgrube (Fossa coronoidea) ist meist eine, eventuell mit Faserknorpel überzogene, glatte Stelle, wo der Hakenfortsatz [Proc. coronoid.] bei stärkster Beugung anstößt.

Varietät. Einmal fand ich auch an der radialen Begrenzungsleiste der vorderen Grube eine glatte Stelle und der Hakenfortsatz selbst hatte an seiner radialen Seite eine kleine Nute, die bei starker Beugung das glatte Stückchen Grenzleiste direkt umfaßte, auf ihm gewissermaßen ritt.

Eine Durchbrechung des Bodens der Obergelenkgrube [„Perforatio olecrani"] ist bei manchen Tieren typisch; ob sie beim Menschen abhängig ist vom lebhafteren Gebrauch des Vorderarmes, vom Alter (RÖMER fand die Scheidewand bei Kindern dicker), Geschlecht und Rasse, ist noch nicht entschieden. HULTKRANTZ fand die Durchbrechung an 155 recenten männlichen Schwedenarmen in 4,7 Proz., bei 54 weiblichen in 14,8 Proz., bei 52 Steinalterskeletarmen in 15,4 Proz.

Die Dicke des Knorpelüberzuges der Rolle beträgt im Mittel etwa 1,5 mm. Sie nimmt vom medialen zum lateralen Rollenrand von etwa 1,2 mm bis auf 2 mm zu. Der laterale Rand der knöchernen Rolle liegt etwas medialwärts vom knorpligen Rollenrand, der die größte Knorpeldicke zeigt. Am dünnsten ist der Knorpel an der Hinterseite, unter der Obergelenkgrube [Fossa olecrani]. Meist findet man auch am medialen, scharfen Rollenrand, bezw. der medialen Endfläche einen Knorpelstreif, obwohl der Streif niemals mit einem anderen Knochen, sondern nur mit dem Bandapparat in Berührung kommt (vgl. S. 15).

HULTKRANTZ hat auch den Faserverlauf im Knorpelüberzug des Ellbogengelenkes durch Einstiche mit einer Nadelspitze und Beobachtung der dabei auftretenden Spaltrichtung untersucht. Er fand, daß die Spalten an der Rolle überwiegend der Rollenachse parallel liegen, nur in der Hohlkehle laufen sie senkrecht dazu und hinten-unten in leicht S-förmig gekrümmten Kurven (s. Fig. 8a, S. 17).

β) Oberarmköpfchen [Capitulum humeri]. Das Oberarmköpfchen ist etwa kugelförmig gekrümmt, doch ist nur ein im Verhältnis zur Oberarmrolle kleiner Teil der betr. „Kugel", nämlich nur ein Stück ihrer „Vorder- und Unterseite"[1]) zur Gelenkfläche ausgebildet. Sie reicht nicht weiter nach hinten als der vordere Teil der Ellengelenkfläche (s. diese).

Von hinten sieht man daher nur noch den hinteren Rand der Köpfchengelenkfläche, die fast genau unter dem lateralen Oberarmknorren (Epicondylus) Halt macht, während die Rolle viel weiter nach hinten hinaufreicht und so von hinten für die einzige distale Oberarmgelenkfläche gehalten werden kann.

Der Mittelpunkt der „Köpfchenkugel", die nach DENUCÉ einen Radius von etwa 10,5—11 mm hat, liegt auf der Rollenachse.

Die Krümmung des Köpfchens ist, wie bereits angedeutet, keine regelmäßig-kuglige, sondern die Krümmung der Fläche von rechts nach links (oder besser speichen-ellenwärts) ist weniger stark als in der darauf senkrechten Richtung von oben nach unten (oder

1) wenn man sich die vordere Obergelenkgrube (Fossa coronoidea) gerade gegenüberstellt.

proximal-distalwärts), wie man am besten an Schnitten sehen kann, die in beliebiger Richtung durch die Rollenachse, z. B. horizontal oder vertikal gelegt sind, im Gegensatz zu solchen, die senkrecht auf die Rollenachse „sagittal" durch das Köpfchen hindurch gelegt sind: auf den Schnitten parallel der Rollenachse hat die Köpfchenkrümmung einen größeren Radius als auf den senkrecht zu ihr geführten Schnitten. Auf letzteren Schnitten zeigt sich übrigens oft sehr deutlich, daß die Begrenzungslinie des Schnittes gar kein reiner Kreis ist, sondern eine Kurve, deren Radius von oben nach unten immer größer wird (s. Fig. 75), also einer Spirale ähnlich ist

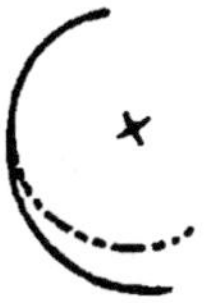

Fig. 75. Schematischer „Sagittal-" (d. h. senkrecht zur Rollenachse geführter) Durchschnitt durch den vorderen Teil des Capitulum humeri. (Ausgezogene Kurve = wirklicher Rand, punktierte Kurve = Fortsetzung der kreisförmigen Randkurve des oberen Abschnittes der Köpfchenfläche, × = Krümmungsmittelpunkt des letzteren.)

(s. Kniegelenkflächen). Der hinterste (im Schema nicht gezeichnete) Teil der Gelenkfläche besitzt wieder einen engeren Krümmungsradius[1]). Außerdem verschmälert sich das Köpfchen nach hinten beträchtlich.

H. Meyer giebt an, daß das Köpfchen, genau genommen, auch eine Schraubenfläche mit der gleichen Gangrichtung wie die Rolle sei; wo aber hier eine schraubenförmige Führungsleiste oder Nute nachzuweisen ist, ist mir unklar. Ueberdies wäre an dieser Stelle eine Schraubenfläche durchaus ungeeignet wegen der Drehbewegungen bei den Umwendbewegungen (Pro- und Supinationen) der Hand. In der That sieht man, wie Zahn gezeigt hat, nur bei solchen Tieren eine Schraubenfläche am Oberarmköpfchen deutlich ausgeprägt, bei denen die Drehbewegung weniger entwickelt ist, am deutlichsten beim Pferd, wo Speiche und Elle miteinander verwachsen sind.

Der Knorpelüberzug des Köpfchens ist in der Mitte am dicksten (1—2 mm, nach Poirier bis 5 mm!), an den Rändern, namentlich am oberen, dünner; auch der laterale Rand desselben, der nur mit dem äußeren Seitenband, nicht mit der Speiche in Berührung kommt, ist von einer dünnen Knorpelschicht bedeckt. Die Spaltrichtung des Knorpels ist überwiegend quer, der Rollenachse parallel (s. Fig. 8a, S. 17), doch ist sie weniger konstant als bei der Rolle.

In der Grube vorne über dem Oberarmköpfchen [Fossa radialis] ist keine glatte Anstoßstelle zu bemerken.

Varietäten. 1) In einem Fall fand ich das Oberarmköpfchen, statt kugelförmig, fast einer cylindrischen Rolle vergleichbar, das Speichenköpfchen paßte nicht darauf, denn es war fast eben. Die Knorpelüberzüge waren übrigens nicht normal, so daß die Formveränderung wohl als eine krankhafte aufzufassen ist (wohl als Folge von Arthritis deformans). 2) Sonst findet man arthritische Auswüchse etc. hauptsächlich am medialen Rollenrand und an den Obergelenkgruben.

1) Meyer meinte, die Krümmung sei in den hintersten Teilen (denen das Speichenköpfchen in äußerster Streckung anliegt) wieder stärker gekrümmt, weil in dieser Stellung die Speiche durch die Bandspannung stärker an das Oberarmköpfchen angedrückt werde; ich würde eher das Gegenteil annehmen und glauben, daß durch den Druck eine Abflachung bewirkt werden müßte.

b) Unterarm. 1) Elle [Ulna].

α) Ellenzange[1]) oder Große Ellenpfanne [Concavitas humeralis ulnae m.]. Die Gelenkfläche der Elle entspricht ungefähr der Oberarmrolle, die sie zangenförmig umfaßt, doch werden wir im II. Bd. sehen, daß in keiner Stellung des Ellbogengelenkes die ganze Ellenzange der Oberarmrolle in Berührung anliegt. Die Zange stellt auf dem „sagittalen“ Durchschnitt durch ihre Mitte beiläufig einen Halbkreis von 1 cm Radius dar (s. Fig. 76), fällt also sofort von der Rolle ab, wenn die Gelenkbänder durchschnitten sind (s. Var. 1).

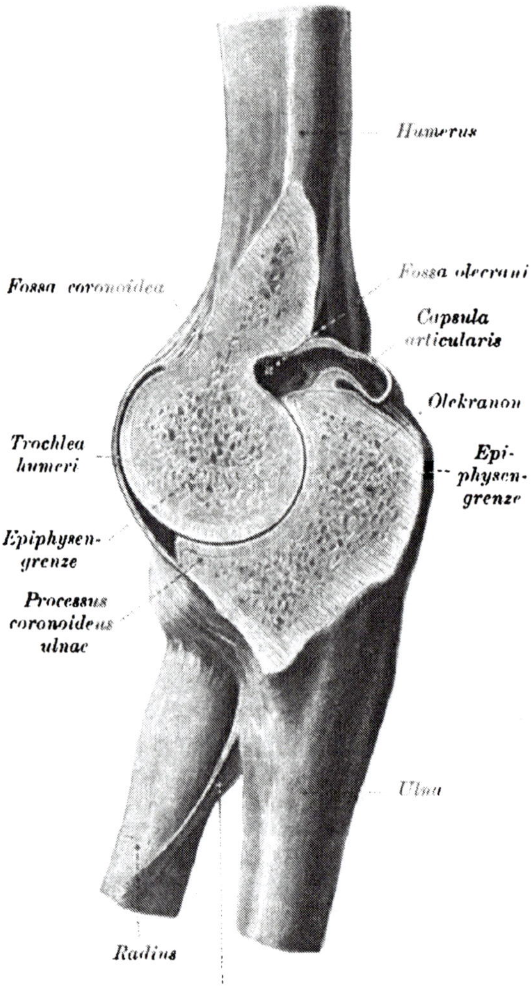

Fig. 76. Senkrecht zur Rollenachse durchschnittenes rechtes Ellenbogengelenk von der Ellenseite. (Der Schnitt geht nicht durch die Rollen mitte, wo sich die Gelenkhöhle am weitesten nach oben (etwa bis in die Höhe der Inschrift „Fossa coronoidea“) erstreckt und wo die Fossa coronoid. viel tiefer ist wie hier.)

Die Ellenzange besteht aus zwei, normalerweise durch eine quere, nach beiden Seiten dreieckig verbreiterte, in der Mitte schmale, knorpellose Furche getrennten Hälften. Die Furche ist am frischen Präparat auffallender als am Skelet (s. Var. 2).

Varietät. 1) Nur in Ausnahmsfällen tritt das Herabfallen nicht von selbst ein — die Ellenzange bleibt nach Durchschneidung der Bänder an der Rolle hängen — wenn sie nämlich etwas mehr als die Hälfte des Rollenumfanges umschließt. Die Fälle sind selten, obwohl nur eine ganz geringe Verlängerung des Olekranon- oder des Hakenschnabels über die gewöhnliche Länge derselben einzutreten braucht, um es dahin zu bringen. 2) Selten läuft der Knorpeldefekt nicht von einer Seite zur anderen durch, sondern ist in der Mitte durch einen Knorpelstreif, der die hintere Gelenkhälfte mit der vorderen in Verbindung setzt, unterbrochen.

1) Ich halte diesen Ausdruck für so bezeichnend, daß ich nicht anstehe, ihn zum Gebrauch zu empfehlen.

Ebenfalls ziemlich selten sind die Fälle, wo nur auf der „ulnaren“ Seite des Gelenkes eine knorpellose Furche vorhanden ist, noch seltener (von mir noch nie beobachtet) der umgekehrte Fall, daß die Furche nur auf der radialen Seite vorhanden ist. Die Einkerbung des Randes selbst fehlt aber nie ganz.

Die hintere Zangenhälfte gehört dem Olekranon an und steht bei vertikal herabhängendem Arm ziemlich vertikal, sie liegt bei dieser Haltung nicht nur hinter, sondern auch über der vorderen, dem Hakenfortsatz angehörigen, in der Normalhaltung ziemlich horizontal liegenden Zangenhälfte (s. Fig. 12, S. 27 und Fig. 76).

Durch diese Teilung ist man versucht, das Olekranon mit älteren Autoren als eine „festgewachsene Ellen-Kniescheibe“ zu bezeichnen.

Die Olekranongelenkfläche ist höher und breiter als die des Hakenfortsatzes. Beide Hälften zeigen in der Mitte eine „sagittale“, erhabene Leiste, die in die Hohlkehle der Oberarmrolle paßt und als „Führungsleiste“ bezeichnet werden kann. Seitlich davon liegen etwa ovale oder abgerundet-rechteckige Flächen, die in ihrer Form den seitlich von der Rollenkehle liegenden Kegelflächen (s. Fig. 73) ungefähr entsprechen; sie sind daher nicht nur in proximal-distaler Richtung konkav, sondern auch in querer Richtung leicht ausgehöhlt. Das letztere trifft allerdings für den lateralen Teil der Olekranongelenkfläche nicht zu, denn der ist in querer Richtung leicht konvex, also im ganzen sattelförmig gekrümmt.

Sehr oft ist der dem Rollenrandstreif (s. S. 189 u. 191) entsprechende radiale Randstreif der Olekranongelenkfläche geradezu in scharfem Winkel nach hinten abgeknickt und sondert sich dadurch deutlich von der Hauptfläche ab. Wegen des Verhaltens bei den Bewegungen ist es zweckmäßig, auch ohne daß scharfe Abgrenzungen sich markieren, doch 2 Rand- oder Ergänzungsstreifen und einen breiten Mittelstreifen an beiden Hälften der Zange (der vorderen und der hinteren) zu unterscheiden. Der mediale oder „ulnare“ Teil der Zange ist übrigens breiter als der radiale.

Entsprechend der Rollenhohlkehle ist auch die Führungskante der Zange kein reiner Kreisabschnitt, sondern eine in der Mitte (bei der Querrinne) „geknickte“ Kurve, wie BRAUNE meint (s. S. 190 f.).

BRAUNE's Meinung läßt sich wohl am klarsten und geometrisch korrekt in folgender Weise ausdrücken: Die Olekranonführungskante liegt in einer Ebene und die des Hakenfortsatzes in einer andern. Beide Ebenen stoßen an der knorpelfreien Querrinne in einem Winkel zusammen. Dieser Winkel ist ein stumpfer und radialwärts offen. Weder die hintere, noch die vordere Führungsleiste steht senkrecht zur queren Rollenachse, sondern beide stehen schräg zu ihr. Die Oberarmrolle wird eben nicht gerade senkrecht zur Achse von der Ellenzange umgriffen, sondern die beiden Zangenarme stehen so, daß sie verlängert sich kreuzschnabelähnlich überschneiden würden. Diese Abweichung der Führungskanten von der zur Achse „normalen“ Richtung ist auch der Grund, weshalb so viele Autoren die Kanten für Teile eines Schraubengewindes gehalten haben.

Entsprechend der Asymmetrie der Oberarmrolle auf der Vorder- und Hinterseite ist auch die Ellenzange hinten und vorn verschieden gestaltet (übrigens individuell in verschiedenem Grade), so daß der hintere Zangenteil nicht auf der Rollenvorderseite genau schleifend weitergleiten kann, wenn man den vorderen Zangenteil abgesägt hat. H. Meyer giebt freilich das Gegenteil ausdrücklich an, da er den Mittelstreif der Ellenzange für das Stück eines reinen Rotationskörpers hält, aber eine genaue Prüfung zeigt die Unrichtigkeit seiner Behauptung. Der hintere Zangenteil paßt auch nicht einmal, wenn er umgekehrt wird (so daß die Spitze des Olekranon nach oben vorne gewendet wird, als ob es der Hakenfortsatz wäre), auf den vorderen Rollenteil.

Die Knorpeldicke an der Ellenzange ist etwas kleiner als die der Rolle. Am dicksten auf größere Strecken (gegen 2 mm oder darüber) ist die Knorpelschicht an der Führungsleiste und zwar am oberen und unteren Ende der Leiste, während die Dicke „nach der Mitte zu", gegen die knorpelfreie Rinne hin, abnimmt (vgl. a. Fig. 76). Am dünnsten ist der Knorpel an den oberen Partien der Olekranon-Gelenkfläche. Oft ist am Hinterrand des Olekranonschnabels und an der Vorderseite der Hakenfortsatzspitze ein Knorpelüberzug, obwohl diese Stellen niemals mit Knochen in Berührung kommen, sondern nur mit dem Bandapparat. Auch an den Rändern der Ellenzange greift der Knorpel oft etwas über. Auf Frontalschnitten zeigt es sich, daß die Knorpeldicke auch an der Grenze der Zange gegen den sog. Speichenausschnitt [Incis. radial. ulnae N.] etwa 2 mm oder darüber betragen kann. Bei älteren Individuen ist der Knorpel aber häufig gerade an dieser Stelle defekt; in allen Fällen ist er hier, wie Sappey nachgewiesen hat, sehr locker und nicht rein hyalin, sondern faserig.

Die Knorpelspaltrichtung folgt an der Ellenzange, wie an allen sattelförmigen Flächen, im allgemeinen der Konkavität, die Spalten laufen also im wesentlichen sagittal (s. Fig. 8b, S. 17).

β) Speichenausschnitt[1]) oder Speichenpfanne der Elle [Concavitas articular. radialis ulnae m.]. Die Gelenkfläche der Elle für das Speichenköpfchen, auch „kleine Ellenpfanne" genannt, ist „die regelmäßigste des ganzen Ellbogengelenkes". Ihre Begrenzung ist etwa mondsichelförmig, und zwar ist die Konkavität der Mondsichel bei herabhängendem Arm nach oben gerichtet. Hinten ist die Fläche übrigens meist etwas breiter („höher") als vorn. Die Fläche ist radialwärts konkav und ihre Krümmung entspricht etwa (s. unten) der des Speichenköpfchens. Sie wird gewöhnlich als eine konkave Cylinderfläche von 60°—90° ($^1/_6$—$^1/_4$ Kreisumfang) Bogenwert und einem Radius von 12—15 mm beschrieben, doch zeigt die genauere Messung, daß die distalen („unteren") Teile meist einen etwas kleineren Krümmungsradius besitzen, als die oberen, so daß man die Fläche eigentlich als eine konkave Kegelfläche bezeichnen muß. Die Krümmungsachse oder Rotationsachse des Kegels fällt mit der Umwendungs-(Pro-Supinations-)Achse des Unterarmes und der Hand (s. II. Bd) zusammen. Wenn H. Meyer sagt, daß die Fläche nur dem vorderen, vom Hakenfortsatz gebildeten Teil der Ellenzange zugehört, daß die Speiche also auch nur dem vorderen Teil der Elle angeschlossen ist und nur dessen Bewegungen am Oberarm mitzumachen hat, so ist das nur zum Teil richtig, denn wenn man die Elle von der radialen Seite her betrachtet, so sieht man deutlich, daß das hinterste Stück der radialen Ellenpfanne sich doch eigentlich auch an ein verbreitertes Ansatzstück des Olekranonteiles anlehnt, das nicht mehr dem Hakenfortsatz angehört. Immerhin erklärt sich aus der

1) Incisura radialis ulnae N.

hauptsächlich nur dem Hakenfortsatz anliegenden Stellung des Speichenköpfchens die geringe Ausdehnung des Oberarmköpfchens nach hinten, seine vollendete Ausbildung vorn. In diesem Verhalten liegt zugleich ein Hinweis auf den Bau des Vierfüßer-Ellenbogengelenkes, bei denen die Elle ganz nach hinten gedrängt ist und auch sonst eine weit geringere Rolle spielt (s. Vergl. Bem.).

Der Knorpelüberzug ist in der Mitte am dicksten, nach vorn und hinten erheblich dünner, weshalb die Gelenkfläche am frischen Präparat weniger gebogen, flacher erscheint, wie am macerierten, worauf HULTKRANTZ zuerst aufmerksam gemacht hat.

Die Spaltrichtung ist in der Mitte der Fläche vertikal, vorn und hinten schräg oder aber gerade dorso-ventral (s. Fig. 8b, S. 17).

2) Speiche [Radius].

α) Speichen-Tellerfläche [Fovea capit. radii]. Das Speichenköpfchen hat proximal eine kreisförmig begrenzte, tellerförmige Grube, die ein Stück einer Hohlkugel von etwa demselben Krümmungsradius wie das Oberarmköpfchen darstellt. Der Bogenwert, d. h. die Breitenausdehnung der Kugelschale ist in jeder Richtung etwa 70°—80°, also nur halb so groß wie der des Oberarmköpfchens.

Der „Tellerrand" fällt auf der lateralen Seite ziemlich schroff nach distalwärts ab. Auf der ulnaren Seite ist er hingegen flach abgeschrägt (s. Fig. 77 b), wie schon die Brüder WEBER abbildeten (s. u.). Dieser abgeschrägte, distalwärts abschüssige Tellerrand ist etwa mondsichelförmig begrenzt (s. Fig. 77a) und wird wohl am besten als „Schrägkante"[1]) oder als „schräge Mondsichel" [Lunula obliqua capit. radii m.] bezeichnet.

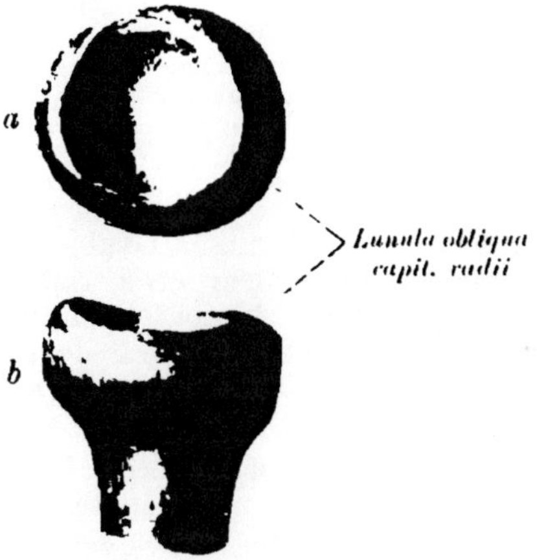

Fig. 77. Schrägkante des Speichentellers [Lunula obliqua capit. radii m.]. a von oben, b von vorne gesehen. (Knorpelknochengrenze genau nach dem Präparat gezeichnet.)

Die breiteste Stelle (1–2 mm breit) der sichelförmigen „Schrägkante" entspricht in der „Mittelstellung der Speiche" (s. II. Bd.) der Mitte der Kleinen Ellenpfanne. Durch die Anfügung der Schrägkante an die tellerförmige Grube wird die obere Endfläche des Speichenköpfchens oval, und die Grube liegt excentrisch in diesem Oval (s. Fig. 77a). Der längere Durchmesser des Ovales hat in der Regel eine bestimmte Lage zur Querachse des unteren Speichenendes, er ist bei genau quer (von rechts nach links) gehaltener unterer „Speichenquerachse" (Verbindungslinie zwischen Process. styl. rad. und der Mitte der Incis. ulnar. radii) meist schräg nach hinten-außen gerichtet.

Die Untersuchung einer großen Anzahl von Speichen lehrte mich aber, daß doch recht häufig Abweichungen von dieser Regel vor-

1) „Biseau" radial (POIRIER).

kommen. Meinen Beobachtungen zufolge ist nämlich der Speichenteller in $^1/_3$ aller Fälle nicht durch die Anfügung der Mondsichel, sondern durch die Auftreibung des Köpfchens an einer andern Stelle oval. Bei solchen Speichen zielt die Längsachse des Ovales sehr oft nach medial-hinten oder steht genau volar-dorsal. Allerdings lassen diese Speichen oft wenigstens Andeutungen arthritischer Veränderungen erkennen (s. unten), sind also wohl nicht alle absolut normal.

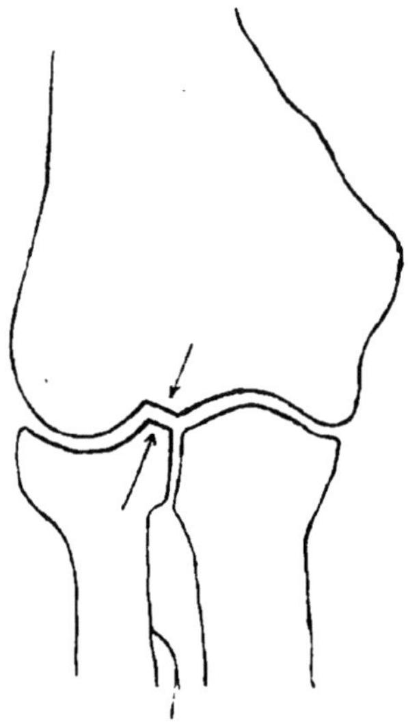

Fig. 78. Schema der Speichengelenkflächen. Lagebeziehung der Schrägkante der Fig. 77 zur Oberarmgelenkfläche (schematisch).

In allen Stellungen des Ellbogengelenkes liegt immer ein Stück der Schrägkante mehr oder weniger gut anschließend in der Führungsnute zwischen dem Oberarmköpfchen und der Oberarmrolle (Fig. 78, nach WEBER und POIRIER), während die anderen Teile des Tellerrandes dem Oberarmköpfchen allerdings schlecht passend anliegen.

Am Randstreif ist der Knorpel fast 2 mm dick, im eigentlichen Teller etwa 1 mm, nur in der Mitte des Tellers etwas dicker. Die Spaltrichtung ist vorwiegend radiär (s. Fig. 8 c).

β) Speichen-Ringfläche [Circumferentia articul. capit. r.]. Unterhalb der tellerförmigen Grube und der Schrägkante ist das Speichenköpfchen von einem etwa reifenförmigen Knorpelstreifen umgeben, der innen zur Artikulation mit der anliegenden Kleinen Ellenpfanne, außen zur Artikulation mit dem „Ringband" (s. unten) bestimmt ist.

Der Umfang des Speichenköpfchens ist auch hier nicht drehrund, sondern eiförmig. Der lange Durchmesser steht in der Mittelstellung etwa der Rollenachse des Oberarmes parallel. Der Knorpelreif ist an dem der Elle zugewandten Teil, also dem eigentlichen „Gelenkteil" des Umfanges höher als an den äußeren Teilen. Die Höhe des „Gelenkstreifens" ist übrigens keine gleichmäßige, sondern ist am größten in der Mitte desselben, wo sie 4—6 mm beträgt; nach vorn und hinten wird der Streif niedriger.

(Bei der Untersuchung einer größeren Anzahl von Speichen ergab sich mir, deß die breiteste Stelle der Ringfläche etwa in 70 Proz. der Fälle gerade über der Mitte der Tuberositas radii liegt. In etwa 30 Proz. liegt sie hingegen über dem hinteren Rand der Tuberosität.)

Der Gelenkteil nimmt etwa $^1/_3$ oder die Hälfte (120°—180°) des ganzen Köpfchenumfanges ein. Die Krümmung dieses seitlichen Gelenkstreifens entspricht natürlich mehr oder minder genau der Krümmung der Kleinen Ellenpfanne [Incis. radial. uln. N.], ist also konvex-cylindrisch mit einem Radius von etwa 12 mm oder konisch (Kegelbasis oben, Spitze unten).

Uebrigens fand ich fast in allen Fällen MEYER's Angabe bestätigt, daß der Umfang des Speichenköpfchens wenigstens in der Mitte des „Gelenkteiles" etwas schärfer gekrümmt ist, als seine Ellenpfanne, so daß er dieser nur bei Anpressung genau anliegt. Die ovale Gestalt des „Horizontaldurchschnittes" des Speichenköpfchens rührt eben nicht nur von einer Ausbauchung an der dem „Gelenkteil" gegenüberliegenden Seite des Umfanges her, wie MEYER meint, sondern auch der Gelenkteil selber ist auf dem Horizontaldurchschnitt nicht durch einen genauen Kreisabschnitt, sondern durch einen Abschnitt eines Ovales begrenzt.

Manchmal ist der Knorpelreif in der Richtung von oben nach unten nicht eben, sondern leicht konkav (in der Profilansicht), in anderen Fällen umgekehrt eher etwas konvex. Wenn manche Autoren angeben, daß der Knorpelreif manchmal nicht nur mit der Elle, sondern auch mit dem Rand der Oberarmrolle artikuliere, so liegt da eine Verwechslung mit der auf S. 197 besprochenen Schrägkante vor, der beim Lebenden konstant mit dem Rollenrand artikuliert; beim ausgetrockneten Präparat liegt er ihm freilich oft nicht mehr an.

Der hyaline Knorpelüberzug ist in der Mitte am dicksten, nach vorn und hinten dünner, bis er sich ganz verliert. Oft ist jedoch ein dünnerer oder dickerer, 2—3 mm breiter Knorpelüberzug auch am lateralen Rand des Speichenumfanges, der nicht mit der Elle, sondern nur mit dem Bandapparat in Berührung kommt, vorhanden (s. Fig. 77 b).

Die Spaltrichtung ist im vorderen Teil des Gelenkstreifens meist horizontal, im hinteren vertikal, oder aber überall vertikal.

Prakt. Bem. Arthritische Wucherungen finden sich am Speichenausschnitt der Elle, am Hakenfortsatz und an den Rändern der Ellenzange; sie sind vorn häufiger auf der medialen, hinten auf der lateralen Seite. An der Speiche sind sie am häufigsten am Speichenköpfchen, und zwar als Verbreiterungen der Gelenkfläche am unteren Rand des seitlichen Gelenkstreifens. Fast bei jedem älteren Skelet findet man wenigstens Andeutungen solcher Wucherungen.

Kapsel.

Die 3 im Ellbogengelenk zusammenstoßenden Knochenenden des Oberarmes und Unterarmes sind von einer gemeinsamen schlauchähnlichen, buchtenreichen Gelenkkapsel umhüllt, die dem Mechanismus des Gelenkes entsprechend (s. II. Bd.) vorn und hinten langfaserig, an den beiden Seiten aber kurzfaserig erscheint. Man kann daher, ohne die Festigkeit des Gelenkes wesentlich zu schädigen, die Vorder- und Hinterwand der Kapsel entfernen, wenn nur die Seitenteile derselben nicht verletzt werden. Die langfaserigen und in der Mittelstellung schlaffen Stellen sind im allgemeinen auch zugleich dünn, übrigens individuell in sehr verschiedenem Grade, die straffen hingegen durch besondere Bandzüge verstärkt. Die dünnste Stelle der Kapsel ist hinten an der Obergelenkgrube [Fossa olecrani] zu beiden Seiten von der Mitte, Stellen, die eigentlich nur aus „Innenhaut" bestehen, daher schleimbeutelartig aussehen und beim Präparieren leicht eingeschnitten werden. Auch die Kapselpartie am Speichenhals ist sehr dünn, wenn auch nicht in dem Grade wie die eben besprochenen Kapselteile. Der Kapselansatz umrahmt die vordere und die hintere Obergelenkgrube in einem vorne bis etwa 2 cm über die Oberarmknorren hinaufreichenden Bogen, so daß auch diese Stellen, nicht nur die knorpelbedeckten Gelenkteile innerhalb der Kapsel liegen.

Die Grube über dem Oberarmköpfchen wird in steilem, schmalem, die über der Rolle in sanfterem, breitem Bogen (oder „abgerundet A-förmig“) vom Kapselansatz umzogen; an der Leiste zwischen den beiden vorderen Gruben senkt sich der Kapselansatz unter Bildung einer fast immer sehr deutlichen, sichelförmigen Längsfalte im Innern etwas herab. Die Entfernung des Kapselansatzes vom Knorpelrand des Köpfchens und der Rolle beträgt etwa 2 cm. Seitwärts von der Köpfchengrube steigt der Kapselansatz, den Oberarmknorren freilassend (Figg. 81 u. 83), bis dicht an den äußeren und hinteren Knorpelrand des Köpfchens hinab (s. Fig. 80); die Kapsel befestigt sich hier in einer ziemlich tiefen Knochenrinne und umkreist scharf den hinteren Köpfchenknorpelrand. Dann senkt sie sich tief in den Zwickel an der Knickungsstelle der Führungskante (s. S. 191) hinein, läßt sodann den lateralen Rollenrand frei im Gelenk, d. h. sie setzt sich etwa 2 mm nach außen vom Rollenrand an. Wo die Rolle aufhört, tritt sie hingegen wieder etwas medialwärts, so daß ihre Ansatzlinie den Rollenrand selbst fortsetzt. Die hintere Obergelenkgrube

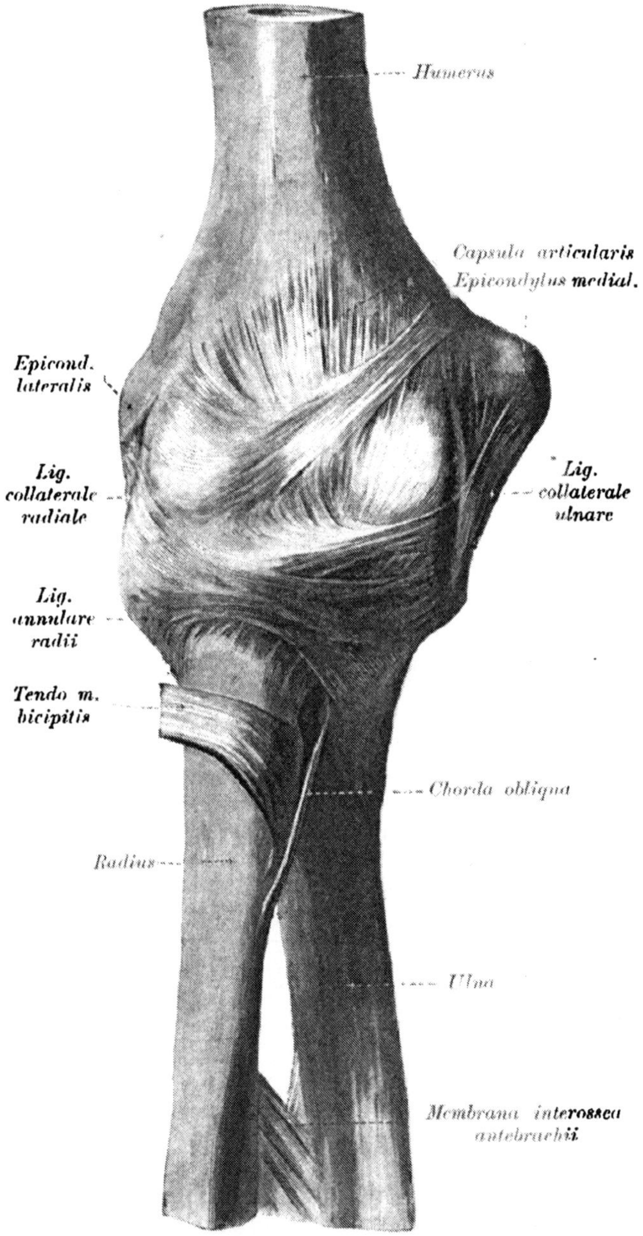

Fig. 79. Rechtes Ellbogengelenk, von vorn.

durchquert sie etwas über deren Mitte, d. h. der Kapselansatz läuft am oberen Rand des eigentlichen B o d e n s der Grube her, etwa gerade der

Basis der Oberarmknorren (Epikondylen) entsprechend. In der Regel springt hier die fibröse Schicht der Kapsel mit scharf sichelförmigem Rand ganz frei von einem Knorren zum anderen über. Oberhalb der Sichel gegen die Grenze der Grube ist nur ein dünner Intimasack (s. Fig. 80).

Den inneren Knorren ebenfalls freilassend, zieht sich der Kapselansatz an der medialen freien Rollenfläche, etwa $^1/_2$ cm (6—8 mm) vom Knorpelrand entfernt, um die Wurzel des Knorrens herum hin (Figg. 80 u. 82), und auch nach Aufhören der Rolle auf der Vorderseite hält er sich zunächst noch medial von der Fortsetzung ihres Randes und umsäumt endlich die vordere Obergelenkgrube fast $^1/_2$ cm von ihrem oberen Rand entfernt.

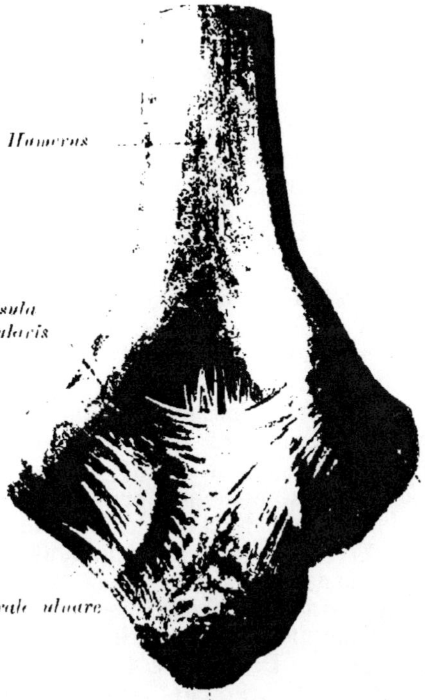

Fig. 80. Rechtes Ellbogengelenk von hinten. (Der Unterarm ist gegen den Oberarm rechtwinklig gebeugt.)

An der Elle befestigt sich die Kapsel im allgemeinen in einer Rinne dicht neben dem Knorpelrand. An der Haken- und an der Olekranonspitze (s. Fig. 76) und an den Einbuchtungen der Seitenränder (an den Enden der Querrinne, S. 194) tritt sie meist etwas weiter (oft bis zu 5 mm) zurück. Auch auf der radialen Seite des Hakenfortsatzes und unter der Kleinen Ellenpfanne ist sie etwa 2—3 mm vom Rand entfernt, am vorderen und hinteren Rand der Kleinen Pfanne hingegen ganz knapp angesetzt.

An der Speiche setzt sich die Kapsel mit sehr locker gewebten, langen, leicht hin und her verschieblichen Bündeln am Hals, etwa $1^1/_2$ cm unter der tellerförmigen Grube an.

(Diese Kapselanheftung wird beim Präparieren leicht übersehen und mit den bedeckenden Weichteilen entfernt, dann sieht es so aus, als ob das Speichenköpfchen ganz frei im Knopfloch des Ringbandes (s. unten) steckte und die Gelenkschmiere in die Umgebung aussickern könnte. Davon ist jedoch selbstverständlich in Wirklichkeit gar keine Rede, wie Wachsinjektionen in das unversehrte Gelenk am besten beweisen (Fig. 81).

Gelenkhöhle und Innenhaut.

Die nicht überknorpelten, innerhalb der Gelenkhöhle liegenden Knochenpartien, die hintere und die vorderen Obergelenkgruben, der Speichenhals u. s. w. sind natürlich alle von glänzender, glatter „Innenhaut" überzogen. In den Gruben, namentlich den vorderen, und auch auf der Firste zwischen letzteren beiden sind der „Innenhaut" längs- oder schrägverlaufende, bis zu 1 mm breite, platte, glänzend sehnige Bündel eingewebt und oft auch Fettmassen, weshalb die Gruben am macerierten Skelet tiefer erscheinen als am frischen Präparat, wie schon HENLE hervorhob.

Entsprechend der komplizierten Gestalt der Gelenkflächen und Gelenkspalten ist die Gelenkkapsel auf ihrer Innenseite durchaus nicht überall glatt, sondern zeigt an vielen Stellen Unebenheiten, größere oder kleinere, breite oder schmale fettgefüllte Falten oder Lappen, die dazu dienen, die Winkel der Gelenkspalten ausfüllen zu helfen. Die massigsten Fettfalten dienen zur Ausfüllung der hinteren[1]) und vorderen Obergelenkgrube in der Beuge- bezw. Streckstellung. Daß sie auch in den entgegengesetzten Stellungen nicht ganz aus den Gruben verdrängt werden und als Polster zwischen den Boden der Grube und den Schnabel des Olekranons oder des Hakenfortsatzes sich einschieben, um ein brüskes Anschlagen derselben an den Oberarm zu verhindern, wie manche Autoren angeben, ist meines Erachtens nicht richtig.

Eine ganz konstante, im Querschnitt dreieckige, 2—3 mm breite Fettfalte entspricht der Lücke zwischen Oberarmköpfchen und Speichenköpfchen[2]). Sie sitzt der Kapselinnenwand im ganzen Gebiet der Oberarm-Speichenspalte an, stellt also fast $^3/_4$ eines Ringes dar. Es ist gewissermaßen eine verschiebliche Gelenklippe (Labrum glenoidale) für den Speichenteller oder ein ringförmiger Meniscus (ähnlich denen des Kniegelenkes). Der innere Rand der Falte ist fast immer ausgefranst. Am besten erkennt man die Ringfalte und die anderen Synovialwülste an Formalinpräparaten, wo sie auch nach Eröffnung des Gelenkes sich nicht der Kapselwand glatt anlegen, sondern sich von ihr abheben.

Im unteren-radialen Teil der Hinterwand der Kapsel ist eine ähnliche, aber niedrigere, längsverlaufende Fettfalte, die sich in die Furche zwischen Oberarmköpfchen und Rolle hineinlegt; sie stößt rechtwinklig mit der vorigen Ringfalte zusammen und endigt hier mit einem zungenförmigen Fortsatz, der sich in die radiale Erweiterung der Querrinne zwischen Olekranon- und Hakenteil der Ellenzange hineinlegt. Auch am medialen Rollen- bezw. Ellenrand ist eine Fettfalte, die in die mediale Einkerbung des Ellenrandes (bezw. die mediale Erweiterung der Querrinne in der Ellenzange) einen zungenförmigen Lappen hineinschiebt, der meist etwas kleiner ist als der laterale, aber auch größer sein kann.

Mit der Ringfalte im Zusammenhang steht ein meist ansehnliches Fettläppchen, das den vorderen Winkel zwischen Elle und Speiche ausfüllt und in ein Fältchen an der Hakenspitze ausläuft. Auch an der Olekranonspitze ist oft ein kleines, sichelförmiges Fältchen in der Kapsel.

(Hinten und vorne, sowie unten zwischen Speiche und Elle liegen der Kapselaußenseite unmittelbar Fettmassen auf, also an den-

---

1) Ligt. mucosum cubiti (D'ALTON).

2) Meniscus lip (MACALISTER).

selben Stellen, an denen auch auf der Kapselinnenseite Fettfalten ins Gelenk hinein vorspringen.)

Am geräumigsten ist die Kapselhöhle, wie auch Fig. 12, S. 27 und Fig. 81 zeigt, vorn und hinten in der Mitte, die Hohlräume werden auch als „vorderer und hinterer Kapselsack“[1]) bezeichnet.

Kleinere Aussackungen zeigen sich (z. B. bei der Injektion mit Wachs sehr deutlich) rings um den Speichenhals herum [Recessus annularis rad. m.][2]), ganz kleine Säckchen endlich an den beiden Einkerbungen des Seitenrandes der Ellenzange (Fig. 81).

Bei älteren Individuen fand Poirier nicht selten die Innenhautsäcke der Obergelenkgruben durch feine Stränge gegen die übrige Gelenkhöhle abgetrennt.

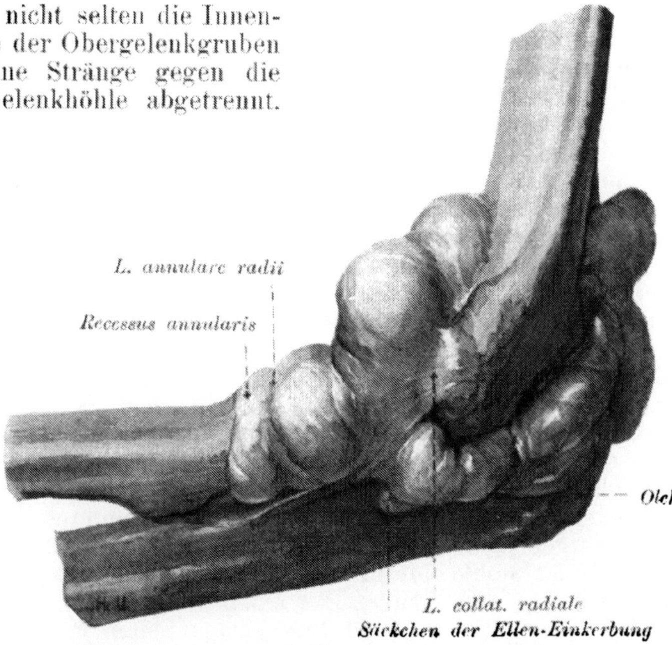

Fig. 81. Linkes Ellbogengelenk, mit Wachs gefüllt (von der radialen Seite gesehen).

Verstärkungsbänder.

Die Verstärkungsbänder des Ellbogengelenkes sind mit wenigen Ausnahmen so innig mit der Kapsel verwachsen, daß sie nicht ohne Verletzung derselben von ihr abpräpariert werden können.

In der Vorderwand verlaufen in der Mitte mehr gerade (durch Fettgewebe in einzelne Bündel gespaltene), seitlich mehr schräge Fasermassen vom oberen Rand der Obergelenkgruben zum Unterarm. Die geraden Bündel bilden eigentlich niemals selbständigere Züge, wurden aber doch von Barkow, H. Meyer u. a. mit einem besonderen Namen[3]) belegt, während andere Autoren alle vorderen Züge, die geraden und die schrägen oder queren als „vorderes Band“[4]) bezeichnen. Die schrägen Bündel kommen zum Teil von der

1) Cul de sac suscoronoïdien, cul de sac suscondylien, cul de sac susolecranien (Beaunis), cul de sac soustricipital (Testut).
2) Rec. sacciform. artic. cubiti N. Cul de sac annulaire (Beaunis).
3) L. rect. cubiti ant. (Barkow, d'Alton, Rauber); L. accessor. cubit. (Meyer).
4) Anterior ligament (engl.). Ligt. oder faisceau antérieur (franz.).

lateralen, zum Teil von der medialen Seite aus der Gegend der Oberarmknorren (Epikondylen), meist von den benachbarten Muskelsehnen her [M. brachial., brachioradial., extens. carpi rad. long. et brev.] in die Kapsel eingestrahlt, wie die Mehrzahl der Autoren angiebt. Gewöhnlich ist ein schräger Zug besonders kräftig und selbständiger als die übrigen ausgebildet, der etwas oberhalb des inneren Knorrens entspringt[1]), schräg oberhalb der Hakenspitze hinweg zur lateralen Kapselwand beim Speichenköpfchen (bezw. dem Ringband desselben)[2]) hinunterläuft (s. Fig. 79). Dieser Zug ist nicht zu verwechseln mit einem ähnlichen, aber meist weniger starken, schrägen Bündel, das (mit dem inneren Seitenband) vom inneren Knorren selbst oder etwas abwärts davon herkommt und, quer über den medialen Rollenrand und die Hakenspitze hin verlaufend, sich in der Kapsel vor dem Speichenköpfchen verliert[3]); es ist nach HULTKRANTZ dem Knorren-Speichenband[4]) mancher Tiere homolog (s. Vergl. Bem.). Das Bündel wird vom Hakenfortsatz meist durch lockeres Gewebe getrennt; es steht auch mit dem Ursprung des M. ext. carpi rad. brev. im Zusammenhang. (Auch dieser Zug ist in Fig. 79 zu erkennen.)

In der Hinterwand sind oben in der Mitte tiefliegende, vereinzelte, längsverlaufende Verstärkungszüge[5]) der sonst hier sehr dünnen Kapsel eingewebt (s. Fig. 80), die von manchen Autoren als ein besonderes Band bezeichnet werden. Sie entspringen aus der Tiefe an der oberen Wand der Fossa olecrani und setzen sich zum Teil auf der Vorderseite (d. h. ventralen Seite) der gleich zu beschreibenden queren Züge, zum Teil, unter diesen fortlaufend, am Olecranon selbst an. Diese hinteren Längszüge sind oft nicht ganz leicht aus den hier lagernden Fettmassen herauszupräparieren. Seitlich davon ist die Kapsel, wie bereits S. 199 bemerkt, besonders dünn, so daß sie bei Streckung durch die seitlich ausweichenden „synovialen" Fettlappen der hinteren Kapselwand hier stark vorgebuchtet wird; ebenso geschieht es natürlich bei Injektion der Gelenkhöhle mit Flüssigkeit; an solchen Präparaten zeigt sich in der Mitte, den Längszügen entsprechend, eine tiefe Längsfurche oder Einschnürung in der auf beiden Seiten mächtig hervortretenden Injektionsgeschwulst (s. Fig. 81).

Die unteren Teile der Ellbogengrube sind von derben Faserzügen überbrückt, die zum Teil quer zwischen den beiden Oberarmknorrenwurzeln überspringen[6]), zum Teil von letzteren beiden schräg abwärts zur Hinterfläche des Olekranons[7]) laufen. Die Fasermasse kann daher Y-förmig oder besser dreieckig (▽) genannt werden (Fig. 80).

Ulnares Seitenband [L. collaterale ulnare N.][8]).

Die ganze mediale Kapselwand ist von einer derben Bandmasse verstärkt, die im allgemeinen vom ulnaren Oberarmknorren zusammen-

1) Ligt. cubiti ant. (HARTMANN); L. articul. cub. ant. s. access. (KRAUSE).
2) Ligta accessoria Weitbrechti (HARTMANN).
3) Faisceau ant. oblique (POIRIER).
4) L. epitrochleo-radiale.
5) L. cubit. rect. post. (BARKOW), Teil des L. cubit. post. (MECKEL). Faisceaux verticaux du ligt. poster. (POIRIER).
6) Faisceaux huméro-humeraux du ligt. post. (POIRIER).
7) Faisceaux huméro-olécrâniens du l. p. (POIRIER).
8) L. brachio-cubitale (WEBER, D'ALTON), l. access.mediale (GEGENBAUR); L. laterale inf. (HARTMANN u. a.). Internal portion of the capsul. ligt. (MORRIS), internal lateral ligt. (QUAIN). L. latéral int. (franz.).

gedrängt entspringt und sich fächerförmig am medialen Rand der Ellenzange, mit Ausnahme des vordersten und hintersten Teiles derselben befestigt (s. Prakt. Bem. 9 u. 10).

Eine aufmerksame Präparation ergiebt fast immer eine Zusammensetzung des „Bandfächers" aus folgenden Teilen:

Vor allem finden wir eine dünnere, wirkliche, fächerförmige Fasermasse, die von der Unter- und Hinterseite des Oberarmknorrens entspringt und sich am medialen Ellenzangenrand ansetzt[1]) (s. Prakt. Bem. 10). Dieser Teil bildet die laterale Wand des osteofibrösen Kanales für den Ellennerven (s. Prakt. Bem. 3).

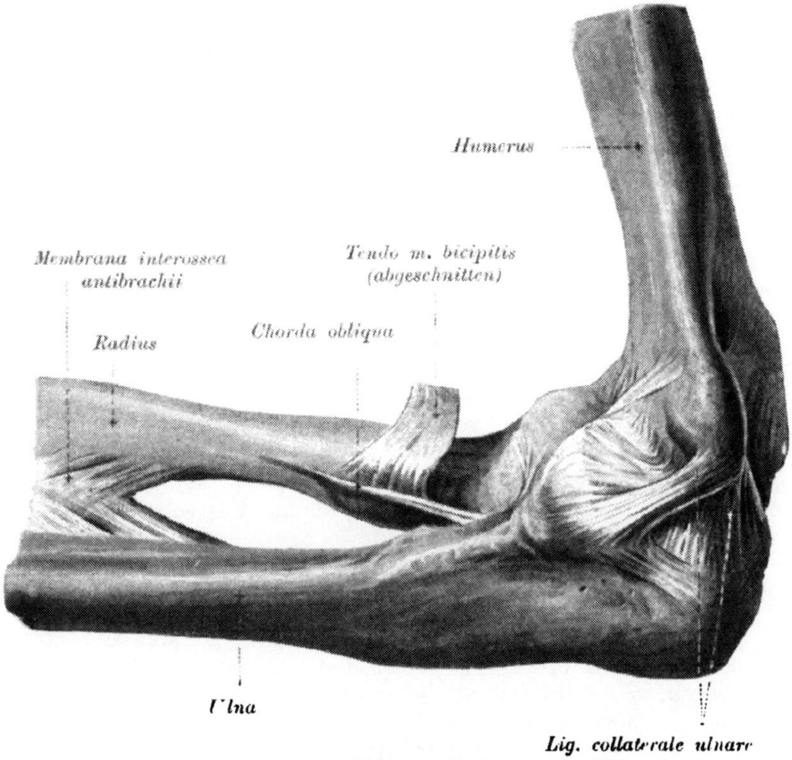

Fig. 82. Rechtes Ellbogengelenk von der Ulnarseite.

Diesem hinteren Teil des Bandes aufgelagert sehen wir fast immer einen besonders dicken, mehr parallelfaserigen vorderen oder Hauptstrang[2]), der „fast punktförmig" am Austritt der Rollenachse aus der Knorrenwurzel entspringt und dabei den mehr linienförmig von vorn nach hinten ausgebreiteten Ursprung des Fächers an dieser Stelle von der medialen Seite her deckt. Dieses starke Bündel setzt an der Basis des Hakenfortsatzes an (s. Fig. 82), und zwar an einem besonderen Höcker des medialen Ellenrandes, der durch seinen Zug entstanden ist (vgl. übrigens S. 44). Meist laufen einzelne oberflächliche Stränge des Bandes noch etwas weiter abwärts an die innere

1) L. epitrochleo-anconaeum der Tiere (HULTKRANTZ), s. Vergl. Bem. L. rhomboid. (CUENOT). Faisceau postér. du l. int. [BARDINET] (POIRIER), ligt. postéro-interne (SAPPEY).

2) Faisceau moyen du ligt. int. (POIRIER), l. interne antérieur ou superficiel (SAPPEY).

Ellenkante. Der Bandzug steht mit der Ursprungssehne des oberflächlichen Fingerbeugers in Verbindung.

Die vor diesem derben Strang liegenden schwächeren Kapselverstärkungszüge, die auch von der Wurzel des Knorrens zum medialen Rand des Hakenfortsatzes gehen, werden von manchen als „vorderste Partie des inneren Seitenbandes“[1]) bezeichnet.

Endlich sind fast immer auch noch besondere, glänzende Bündel vorhanden, die quer über die tiefste Stelle der Konkavität des Ellenzangenrandes hinweg gespannt sind[2]), „COOPER's Streifen“ genannt. Sie ziehen unmittelbar über das mediale Ende der knorpellosen Querrinne der Ellenzange hinweg, dieses in ein 2—4 mm breites Loch verwandelnd (vgl. auch S. 203 oben). An dieser Stelle treten Zweige der hinteren Gelenkarterie (A. recurr. uln. post.) in das Gelenk ein. Das Band deckt von außen den Fächer, versteckt sich andererseits aber bei seinem distalen (vorderen) Ansatz unter dem derben vorderen Teil des Seitenbandes (s. Fig. 82).

Vom medialen Tricepsrand geht eine dünne, aber feste Haut aus, die sich mit diesem COOPER'schen Streifen verbindet.

Am untersten bezw. vordersten Ansatz des inneren Seitenbandes oder auch vom COOPER'schen Streifen entspringen die obersten Bündel des Ellenkopfes des oberflächlichen Fingerbeugers. Selten entspringen auch einige Fasern des Pronator teres am inneren Seitenband.

Wirkung. Das ulnare Seitenband verhütet Bewegungen der Elle nach der Radialseite.

Varietät. RAUBER unterscheidet ein Ligt. humero-coronoideum und ein L. olecrano-humerale, doch finde ich diese Scheidung in der Regel nicht gerechtfertigt, sondern nur in einzelnen Fällen, in denen wirklich ein vorderes und ein hinteres, durch eine dünne Kapselpartie deutlich getrenntes „Seitenband“ vorhanden ist.

Radiales Seitenband [L. collaterale radiale][3]).

Auf der radialen Seite des Ellbogengelenkes ist vom Oberarmellengelenk nur der hintere Teil zu sehen, der vordere wird ja durch die Speiche verdeckt (s. S. 196 unten). Aber auch dieser freiliegende Teil ist nicht mit einem besonderen lateralen Seitenband versehen, sondern seine Kapsel ist von gewöhnlicher Dicke; sie entspringt aus der Furche neben dem lateralen und hinteren Knorpelrand des Köpfchens und dem lateralen Rollenrand; sie hat etwa viereckige Gestalt und ziemlich parallele Bündel[4]) und wird bei Injektion der Gelenkhöhle deutlich vorgebaucht (s. Fig. 81).

Ein wirkliches Verstärkungsband besitzt an der lateralen Seite nur das Oberarmspeichengelenk.

---

1) Faisceau antér. du ligt. int. (POIRIER), von SAPPEY zum lgt. int. antér. gerechnet.

2) Ligt. Cooperi (Aut.) Oblique ligament of COOPER (MACALISTER).

3) L. laterale ext. (HARTMANN), L. accessor. lat. (GEGENBAUR), L. brachio-radiale (WEBER), L. latéral. extér. (CRUVEILHIER), external portion of the caps. ligt (MORRIS), ext. lat. ligt (QUAIN).

4) Nur wenige Autoren geben diesem Kapselteil einen besonderen Namen. POIRIER nennt ihn faisceau post. du l. latér., ebenso TESTUT. MACALISTER nennt Bündel, die zwischen der Köpfchenrückseite und dem äußeren Rollenrand entspringen und zum hinteren Rand der kleinen Ellenpfanne [Incis. rad. uln.] gehen, „Ligament cruciale“ (s. a. Vergl. Bem.).

Das radiale Seitenband dieses Teiles des Ellbogengelenkes ist sehr fest, wenn auch äußerlich meist nicht so leicht darstellbar wie das ulnare (S. 204 ff.), weil es noch inniger mit den umgebenden Muskeln (M. supinator, ext. carpi uln., ext. dig. comm. und ext. dig. min.) verwachsen ist. An Stärke übertrifft es noch das innere (s. Prakt. Bem. 9). Seine Fasern entspringen dicht zusammengedrängt auf der Vorder- und Unterseite des äußeren Oberarmknorrens.

(Daß die Fasern des Bandes „aus der Grube hinter dem Capitulum humeri kommen“, wie GEGENBAUR behauptet, ist nicht richtig.)

Das Band befestigt sich nicht an der Speiche, denn dadurch würde ja die Drehungsmöglichkeit derselben (die Umwendbewegungen der Hand) verhindert. Der alte Name „L. brachio-radiale“ ist deshalb unpassend.

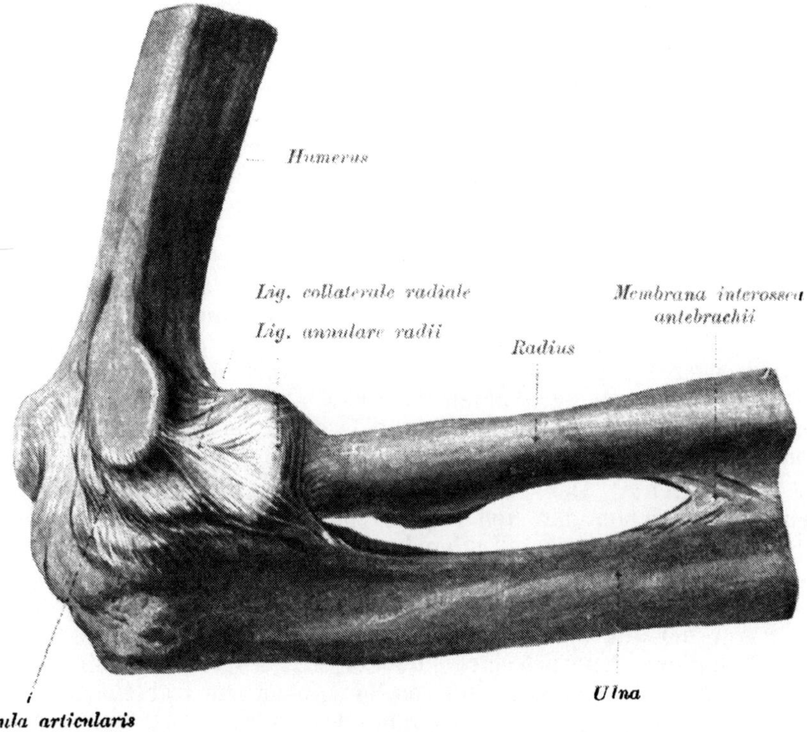

Fig. 83. Rechtes Ellbogengelenk von der Radialseite.

Das Band teilt sich vielmehr in zwei Schenkel, von denen der eine vorne[1]), der andere hinten[2]) um das Speichenköpfchen herumläuft und sich vorn, bezw. hinten an dem immer mehr oder weniger vorspringenden Rand der Kleinen Ellenpfanne [Incis. rad. ulnae] festsetzt. Meist geht ein derbes Bündel vom hinteren Rand der Kleinen Ellenpfanne an den oberen Teil der Supinatorkante [Crista supinatoria ulnae], wo es mit dem Supinatormuskel in innigster Verbindung steht. Dieses Bündel ähnelt durch diese seine Ansatzweise sehr dem starken

1) Faisceau antér. du ligt latér. (POIRIER).
2) Hauptbündel des faisceau moyen du ligt. lat. (POIRIER).

„vorderen oder Hauptbündel" des medialen Seitenbandes, dem es in der That auch funktionell entspricht[1]).

Zwischen dem vorderen und hinteren Bündel des äußeren Seitenbandes sind Faserzüge, die sich in das (noch genauer zu besprechende) Ringband der Speiche verlieren, wie MOREL zuerst erkannt hat.

Von dem hinteren Bandschenkel sollen sich einige Bündel bis zur Einkerbung des lateralen Ellenzangenrandes verfolgen lassen und so dem COOPER'schen Band auf der medialen Seite entsprechen. Unter den Bündeln, die die Einkerbung überbrücken, geht ein Zweig der A. recurrens interossea in das Gelenk hinein.

Wirkung. Das radiale Seitenband verhindert Bewegungen der Speiche nach der ulnaren Seite (näheres s. II. Bd.).

Untrennbar mit dem Seitenband verbunden ist das sog.

Ringband der Speiche [L. annulare radii][2]).

Es giebt in der That Bandbündel, die das Speichenköpfchen, 4/5 eines Ringes darstellend, reifartig umgreifen, durch die es wie durch ein Knopfloch hindurchgeschoben erscheint. Diese Fasern laufen vom vorderen Rand der Kleinen Ellenpfanne um den Speichenkopf herum zum hinteren Rand derselben. Sie sind namentlich auf der Innenseite, d. h. auf der der Gelenkhöhle zugewandten Seite zu erkennen. Auf der Vorder- und Hinterseite setzen sich die mit dem Ringband in Verbindung stehenden Bündel des Seitenbandes manchmal zum Teil auch an den Speichenhals an, an der lateralen Seite aber niemals; hier ist die Kapselanheftung an den Hals immer eine ganz lockere. Meist ist es übrigens auch vorn und hinten ebenso, so daß das Ringband nach unten zu scharf abgeschnitten aufhört, bezw. plötzlich in die dünne am Hals befestigte, bei Injektion sich ausbauchende Kapselpartie (s. S. 201 u. S. 203) übergeht.

Wirkung. Das Ringband stellt einen sich nach unten verengenden Trichter dar, von etwa 1 cm (10—12 mm) Höhe. So wird der Speichenkopf vom Ringband und der Kleinen Ellenpfanne aufs innigste umschlossen, ähnlich wie der Thürangelzapfen von der hülsenförmig ihn umgebenden Angel (s. Prakt. Bem. 11).

Auf der Innenseite ist das Band öfters von einer ganz dünnen, durchsichtigen Knorpelschicht überzogen. Außer den seine Hauptmasse darstellenden, vom äußeren Seitenband einstrahlenden Bündeln erhält das Ringband auch noch vom Olekranon (s. oben beim lateralen Seitenband) und vom Hakenfortsatz, unter- und oberhalb des vorderen Randes der Kleinen Ellenpfanne und endlich auch noch aus der Kapselvorderseite, von den dort befindlichen schrägen Zügen (s. S. 204) Verstärkungsbündel[3]). Die Vorderseite des Ringbandes ist meist erheblich schwächer als die Rückseite (s. Prakt. Bem. 12).

Durchschneidet man das Ringband und zieht die Speiche möglichst weit von der Elle ab, so spannt sich der zwischen dem unteren

1) L. latéral externe faisceau moyen (TESTUT), Abzweigung des l. lat. ext. (POIRIER).

2) L. annulare s. orbiculare radii (HILDEBRAND-WEBER, D'ALTON). Faisceaux intermédiaires (annulaires) du ligt. lat. (POIRIER). Orbicular ligt. (engl.).

3) L. accessoria (WEITBRECHT); L. annulare access. (HILDEBRAND-WEBER).

Rand der Kleinen Ellenpfanne und dem Speichenhals liegende Kapselteil an; er ist dünn und verdient deshalb entschieden nicht den Namen eines besonderen Bandes [1]).

Daß an dieser Stelle sich noch eine besondere „Synovial"-ausstülpung finde, wie von einzelnen Autoren angegeben wird, ist nicht richtig.

Gefäße des Ellbogengelenkes.

Die Gefäße des Ellbogengelenkes stammen aus einem dichten Anastomosennetz [Rete articulare cubiti], dessen Gefäße eine Lichtung bis zu 1,5 mm Durchmesser besitzen. Es wird gespeist von der Art. recurrens ulnar. ant. und collateralis uln. inf., der Art. recurrens uln. post. und A. collat. uln. sup., sowie der A. recurrens radial. und recurrens interossea mit der A. collat. radial. und collat. media aus der tiefen Armarterie. Auf der Vorderseite geht nach H. MEYER noch ein besonderer Ast [A. artic. cubiti media] aus der Ellen- oder der Armarterie in das Gelenk am unteren Rand des Ringbandes. Das ganze Netz ist auf der Vorderseite bedeutend schwächer entwickelt als auf der Rückseite, wo es in zwei Lagen ausgebreitet ist, in einer oberflächlichen über der Tricepssehne und einer tiefen zwischen der Sehne und der Gelenkkapsel. Die genauere Beschreibung der Maschenanordnung u. s. w. ist Sache der Gefäßlehre.

Gelenknerven.

Auf der Vorderseite wird die Kapsel vom Speichennerven, Medianus und Perforans [N. musculato-cutaneus], auf der Rückseite vom Speichennerven (durch den Anconaeusast, der mit der A. collat. med. verläuft) und vom Ellennerven versehen.

Das Ellbogengelenk wird also, wie alle übrigen Gelenke, von denselben Nerven versorgt, die auch die betr. Muskeln und die über ihnen befindlichen Hautstrecken versehen. Der Ellennerv giebt der Kapsel einen Zweig an der Stelle, wo er im Kanal unter dem inneren Oberarmknorren am inneren Seitenband unmittelbar anliegt (s. S. 205 u. Prakt. Bem. 3, S. 212) mit der ihn begleitenden A. collat. uln. post.

Benachbarte Schleimbeutel.

Unmittelbar auf der Kapsel liegt eigentlich nur ein einziger Schleimbeutel, nämlich der zwischen der Kapselvorderseite, wo sie den Speichenkopf deckt und dem Ursprung des gemeinsamen Fingerstreckers und des kurzen Handstreckers [M. ext. carpi rad. brevis]. Außer diesem steht höchstens noch der innerhalb der Tricepssehne [Bursa intratendinea olecrani N.] über dem Olekranon liegende Schleimbeutel in näherer Beziehung zum Gelenk und seinen Krankheiten, während die beiden kleinen Säcke radial- [B. bicipitoradialis N.] und ulnarwärts [B. cubitalis interossea N.] vom Bicepsansatz weiter vom Gelenk entfernt sind.

Varietäten. 1) Außer den genannten fand ich aber auch noch einen Schleimbeutel zwischen dem Ringband der Speiche und dem Ursprung des langen radialen Handstreckers. 2) Ein ganz kleines Beutelchen fand ich zwischen der Spitze des Koronoidfortsatzes und dem Kapzelansatz.

---

1) Ligt. carré radio-cubital (DENUCÉ), s. a. Vergl. Bem. Lig. quadrat. (MACALISTER).

Entwickelungsgeschichtliche Bemerkungen.

Der Hauptsache nach entwickelt sich die Form des Ellbogengelenkes schon im 2. Embryonalmonat. Der Unterarm steht während der Hauptentwickelungszeit meist etwa in einem rechten Winkel gegen den Oberarm gebeugt. Zuerst divergieren die beiden Unterarmknorpel distalwärts stark, erst gegen Ende des 3. Monats werden sie parallel. Zuerst liegt die Speiche mehr vor der Elle (s. Fig. 84a nach Hultkrantz). Der Verdrehungswinkel der Oberarmkopfachse nach hinten von der Ellbogengelenkachse beträgt etwa 45°, ist demnach viel größer als beim Erwachsenen (s. S. 164 ff.). Die Rolle ist anfänglich nur schwach gekehlt, die Obergelenkgruben fehlen noch, aber die Führungsleiste zwischen Rolle und Oberarmköpfchen tritt schon im 2. Monat auf. Der Bogen der Ellenzange beträgt beim Embryo von 1,4--2,0 cm Kopf-Rumpflänge kaum mehr als einen rechten Winkel, beim 3 cm langen Embryo schon fast 180°. Die Elle scheint durch den stark wachsenden Speichenkopf (also der Theorie von Ludwig Fick [s. S. 40 ff.] entsprechend) etwas abgeplattet oder konkav eingedrückt zu werden, wodurch der „Speichenausschnitt" der Elle entsteht. Von der 8. Woche an beginnt die Scheidewand zwischen der vorderen und hinteren Obergelenkgrube im Wachstum zurückzubleiben, so daß sie in der Mitte der Embryonalzeit nur $^2/_3$, beim Neugeborenen nur wenig mehr als die Hälfte des Rollendurchmessers dick ist. Die Einkerbung am medialen Rand der Ellenzange (s. S. 194) ist schon beim Embryo von 5,2 cm zu bemerken.

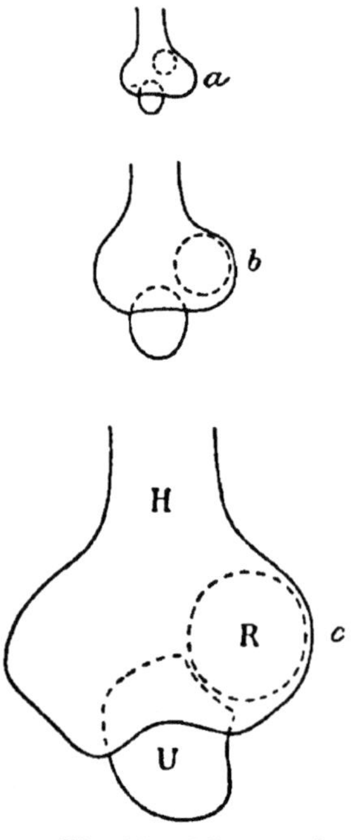

Fig. 84. Schematische Darstellung der Knochenstellung während der Entwickelung des Ellbogengelenkes.

Die ringförmige Innenhautfalte zwischen dem Speichen- und Oberarmköpfchen (s. S. 202) reicht beim Neugeborenen zwischenknorpelartig bis zur Mitte zwischen dem Speichentellerrand und der Tellermitte. Bei größeren Embryonen sind Teile der Rolle (oben-hinten) noch von gefäßreichem Bindegewebe bedeckt, die später noch einen allerdings nur dünnen Knorpelüberzug erhalten. Die quere Rinne in der Ellenzange hingegen, die auch schon beim älteren Embryo gefäßreiches Bindegewebe enthält, überknorpelt sich, wie oben (s. S. 194, Var. 2) angegeben, auch später nur selten und auch dann meist nur unvollkommen.

Während der postembryonalen Entwickelung findet wohl durch den Reiz des Anschlagens des Olekranons und Hakenfortsatzes eine Knochenresorption in den Gelenkgruben statt, denn die Scheidewand ist beim Erwachsenen nicht nur relativ, sondern absolut dünner als beim Neugeborenen, wo sie bis zu 4,4 mm dick sein kann (s. oben). Das Olekranon selbst ist aber beim Neugeborenen schon relativ stark entwickelt, so daß es früher in der Grube anstößt als beim Erwachsenen. Hultkrantz fand daher oft, daß der Unterarm bei größeren Embryonen oder beim Neugeborenen auch nach Wegnahme der Muskeln doch nur bis zu einem Winkel von 150°—160° gegen den Oberarm gestreckt werden konnte.

Durch geringere Entwickelung der medialen Randstreifen ist sowohl die Rolle als die vordere Ellen-Zangenfläche schmaler als beim Erwachsenen. Das Speichenköpfchen ist beim Embryo noch weniger deutlich vom Schaft abgesetzt, es fehlt also noch ein eigentlicher Speichenhals.

Prakt. Bem. 1) Die Untersuchung des Ellbogengelenkes beim Lebenden wird auf der Vorderseite durch dick aufgelagerte Weichteile, namentlich die Ansätze des Biceps und Brachialis erschwert. Die Gelenkspalte entspricht keineswegs der tiefen Furche, die bei Beugung des Vorderarmes entsteht, sondern die „Beugefalte" liegt etwa 1,5 cm höher, sie entspricht etwa der Verbindungslinie beider Oberarmknorren. In der Haut der Ellenbeuge sieht man auch bei gestrecktem Vorderarm einige Querrunzeln oder Falten angedeutet; von diesen entspricht nicht, wie in chirurgischen und anatomischen Lehrbüchern zu lesen ist, die oberste, sondern im Gegenteil die unterste etwa der Mitte der Gelenkspalte, wie man leicht bei sich selbst und bei der Leiche feststellen kann. Bei Streckung des Vorderarmes wird die Vorderseite der Humerusrolle vom Hakenfortsatz entblößt; dabei legt sich der M. brachialis direkt auf die Rolle und wird durch sie vorgebaucht. Trotzdem kann man in dieser Stellung, wenn auch nur undeutlich, die Rolle als feste Unterlage unter dem straff darübergespannten Muskel durchfühlen.

Auf der Rückseite kann man sich leichter zurechtfinden: Man fühlt hier deutlich den „Ellbogen" (Olekranon) und kann dessen Ränder abtasten. Bei gestrecktem Arm steht normalerweise der obere, freie Rand desselben in gleicher Höhe wie die beiden Oberarmknorren (Epikondylen); alle drei liegen bei gestreckt herabhängendem Arm in einer geraden, horizontalen Linie. Bei gebeugtem Vorderarm steht der „Ellbogen" hingegen vor den Knorren, die Verbindungslinie zwischen beiden Knorren und der Ellbogenspitze bilden ein Dreieck mit unterer Spitze. Die Mitte des Ellbogens steht normalerweise nicht genau in der Mitte zwischen beiden Oberarmknorren, sondern dem medialen Knorren um etwa 1 cm näher; der mediale Knorren steht bei senkrecht herabhängendem Arm übrigens eine Spur tiefer als der laterale. Bei gebeugtem Vorderarm kann man auch die in dieser Lage freigewordene Hinterseite der Oberarmrolle mit dem Gefühl erkennen. Allerdings nur sehr undeutlich, denn in die vom Olekranon entblößte Rolle legt sich die Tricepssehne hinein. — Es sind dies Thatsachen, die für die Erkennung von Verrenkungen bedeutungsvoll sind.

Auf der Rückseite kann man auch die Begrenzung der Obergelenkgrube, die Spalte zwischen dem Speichenkopfrand und dem Oberarmköpfchen, sowie die Ränder dieser beiden selbst, namentlich bei gestrecktem Vorderarm deutlich fühlen. Die Spalte zwischen dem Speichentellerrand und dem Oberarmköpfchen liegt etwa 2 cm unter dem lateralen Oberarmknorren, und Henke hat recht, daß man diesen Zugang zur Gelenkspalte[1]) fast deutlicher, als bei irgend einem anderen Gelenk, fühlen könne. Bei vollen Kinder- und Frauenarmen ist die Stelle unter dem äußeren Knorren nicht durch eine größere Vertiefung, wie bei Männern, sondern nur durch ein zierliches kleines Grübchen markiert.

1) In einem Bilde von Hamman „Vesal an der Leiche" ist das Hineingreifen mit dem Finger in die Spalte sehr deutlich dargestellt.

2) Der *Verlauf der ganzen Ellbogengelenkspalte* ist bei senkrecht herabhängendem Arm nicht horizontal, sondern auf der radialen Seite liegt die Spalte fast 1 cm höher als auf der ulnaren. Auf der radialen Seite liegt sie senkrecht unter dem Oberarmknorren (wie bereits bemerkt, etwa 2 cm unter ihm), der mediale Knorren hingegen liegt nicht genau über dem ulnaren Ende der Gelenkspalte, sondern um 2 cm seitwärts von ihr und überdies etwa 3 cm über ihrer tiefsten Stelle.

3) Die *chirurgische Eröffnung* der Gelenkspalte im allgemeinen, z. B. zum Zweck der Gelenkdränierung, wird bei weitem leichter von der radialen Seite her (unter Durchschneidung des äußeren Seitenbandes) vorgenommen. Allerdings ist das Gelenk zwischen dem Triceps und dem Caput humerale des ulnaren Handbeugers [Flex. carpi uln.], der vom Oberarmknorren entspringt, an einer kleinen Stelle *ohne Muskelbedeckung*, wenn nicht ein, freilich ziemlich häufiger, M. epitrochleoanconaeus vorhanden ist. Aber der dort liegende N. ulnaris gebietet dort doch Vorsicht, auch bei Resektionen des Gelenkes.

4) Die *mediale, meist größere*, und die *laterale, meist kleinere Seitentasche* des hinteren Gelenkbeutels (s. Fig. 81, S. 203) liegen zu beiden Seiten der Tricepssehne, zwischen ihr und dem betr. Oberarmknorren; daher ist bei entzündlichen oder blutigen Ergüssen ins Ellbogengelenk an diesen Stellen oft deutliche Schwellung und Fluktuation nachzuweisen. Dies ist auch der Ort, von wo aus am leichtesten die Dränierung des *ulnaren* Teiles des Gelenkes eingeleitet werden kann, die auf der Vorderseite wegen der dort liegenden großen Gefäße und Nerven, sowie des M. brachialis Schwierigkeiten macht.

5) Die Kapsel des Gelenkes *zwischen Speiche und Oberarm* ist auch *von vorn* her relativ leicht zugänglich, indem man nach Freilegung der Muskeln nur den M. brachio-radialis beiseite zu schieben hat, während die Kapsel zwischen Elle und Rolle vorn erst freiliegt, wenn der Brachialis weggenommen oder verschoben wird, was, wie schon unter 4) bemerkt, nicht so leicht ist.

6) Von chirurgischer Seite wird angenommen, daß gewisse schmerzhafte Bewegungsstörungen bei Kindern auf *Einklemmung der Kapsel* im Oberarm-Speichengelenk beruhen. Vom anatomischen Standpunkt aus ist das wenig wahrscheinlich, weil gerade hier die Kapsel weniger schlaff und der Einklemmung ausgesetzt ist als auf der Ellenseite. Vor der *Einklemmung* bei den Bewegungen wird in der Regel übrigens die Kapsel vorne und hinten bewahrt durch die unmittelbare, zum Teil außerordentlich *innige Verlötung* des Brachialis bezw. Triceps mit der Kapselwand, wenn auch, wie Kulaevsky und Hultkrantz mit Recht den entgegenstehenden Angaben der Autoren gegenüber betonen, niemals Fasern dieser Muskeln sich direkt in die Kapselfasern fortsetzen oder von ihnen entspringen (s. S. 27). Alle Fasern dieser Muskeln ziehen nur durch ihre bindegewebige Hülle, fest mit der Kapselwand verlötet, an ihr vorbei zur Elle. Auf der Vorderseite ist der oberste Teil der mittleren Kapselpartie und der unterste derselben unmittelbar über dem Hakenfortsatz sogar nur *locker* mit dem Muskel verbunden; in der mittleren Partie hingegen vor dem Oberarmköpfchen und vor dem medialen Rollenrand sehr innig. Der lange Extensor carpi radialis liegt auch der Kapsel ziemlich locker auf, der kurze hingegen ist ziemlich fest mit ihr verklebt, doch ohne von ihr zu entspringen. Auch der Supinatormuskel ist mit der lateralen Kapsel-

wand bezw. dem radialen Seitenband und dem Ringband[1]) sehr fest verwachsen. HULTKRANTZ hat einen Fall beobachtet, wo das Ringband sehr schwach und schlaff war und leicht über den Speichenkopf hinaufrutschte, und wo der Supinator durch seinen Ursprung am unteren Ringbandrand bei Lebzeiten das letztere offenbar hätte wieder über den Kopf herunterziehen können. Oberhalb des M. ext. carpi ulnar.-Ursprunges ist die Kapsel vom M. anconeaus bedeckt, dessen oberer, dünnerer Teil sehr fest mit der hier (am lateralen hinteren Rollenrand) sehr dünnen Kapsel verwachsen ist. Der Triceps ist vom oberen und unteren Teil des hinteren Kapselbeutels durch lockeres Fett- oder Bindegewebe getrennt, an der Mitte desselben hingegen haftet er fest. Eine besondere Kapselansatzportion des Triceps (ein „M. subanconaeus") existiert aber, wie bemerkt, nicht.

7) Praktisch bedeutungsvoll ist auch der Verlauf der Epiphysenfugen in der Nähe des Ellbogengelenkes. Bei Lösung der ganzen unteren Oberarmepiphyse reißt die Kapsel wohl sicher in der Fossa olecrani. Ebenso wird die Kapsel eröffnet bei Abreißung der Olecranonepiphyse (vgl. Fig. 76, S. 194). Höchstens die Epiphyse des Speichenköpfchens könnte abreißen, ohne einen Kapselriß zu erzeugen.

8) Die im und unter dem Tricepsansatz vorkommenden Schleimbeutel kommunizieren, wie es scheint, niemals mit dem Gelenk.

9) Die Seitenbänder sind so stark, daß durch ihren Zug bei Verrenkungen eventuell Knochenteile, z. B. der ulnare oder radiale Oberarmknorren, ganz oder teilweise abgerissen werden können, ohne daß die Bänder dabei selbst zerreißen.

10) Andererseits kann durch die Stärke der Seitenbänder die Verschiebung der Bruchenden bei Gelenkbrüchen verhindert werden. So hält z. B. der fächerförmige Teil des ulnaren Seitenbandes nach BARDINET bei Querbruch des Olekranon die beiden Bruchstücke zusammen.

11) Umgekehrt verliert z. B. die Speiche ihren Halt, so daß eine Ausrenkung derselben eintreten kann, wenn ein Bruch des oberen Ellenendes die Ringbandbefestigung an der Kleinen Ellenpfanne von der Hauptmasse der Elle abgesprengt hat.

12) Der Umstand, daß die Vorderseite des Ringbandes meist erheblich schwächer ist als die Rückseite, erklärt, weshalb sie bei Ausrenkungen des Speichenkopfes häufiger zerreißt als die Rückseite.

Speichen-Ellenbandhaften [Syndesmoses radio-ulnares].

1. Zwischenknochenhaut [Membrana interossea][2]).

Elle und Speiche werden fast in ihrer ganzen Ausdehnung durch eine an den meisten Stellen aus platten, sehnig glänzenden Bindegewebszügen bestehende Haut verbunden. Nur im obersten und untersten Winkel wird der Zwischenknochenraum nicht ganz von der Haut ausgefüllt. Die Haut ist unten und oben ziemlich dünn und schmal, in der Mitte hingegen sehr derb und breiter.

Die obere Grenze der Haut ist schwer anzugeben; die meisten Autoren sagen, sie sei mehrere Centimeter unterhalb des Biceps-

1) Daher von GRUBER M. tensor ligti. annularis genannt.

2) Ligament. s. Membr. interossea antebrach. (deutsche Aut.). (Der falsche Ausdruck antibrachium stammt von HEISTER.) Interosseous ligament or membrane (engl.). Ligament interosseux ou membrane interosseuse (franz.).

ansatzes, aber SAPPEY hat mit Recht hervorgehoben, daß sich bis zur Bicepssehne hinauf (also bis zur Schrägsaite, s. S. 216 f.) eine meist allerdings nur dünne, bindegewebige Haut zwischen Speiche und Elle ausspannt, die man auch noch zur Zwischenknochenhaut rechnen muß, die allerdings bei unvorsichtiger Präparation der Haut meist mitweggenommen wird. Durch diesen obersten dünnen Teil gehen (bei Pronation teilweise vom Supinatormuskel gedeckt) die dorsalen Zwischenknochengefäße (nicht aber die Nerven, wie merkwürdigerweise HENLE (1856) fälschlich angiebt). Die Lücke zu ihrem Durchtritt wird von manchen Autoren besonders benannt [1]). Der oberste Teil des Zwischenknochenraumes ist natürlich frei, denn bei gewissen Stellungen der Speiche (Pronation) zieht ja die Bicepssehne und der Supinatoransatz durch diese Spalte.

Auch der unterste Teil der Zwischenknochenhaut ist dünn, er erscheint eigentlich nur mehr als eine dünne Bindegewebsplatte, die die Rückseite des Viereckigen Pronatormuskels überzieht. Der untere Rand der Haut ist kräftiger und begrenzt mit der Elle eine ganz enge, fetterfüllte Spalte (Fig. 85), die durch den Viereckigen Pronator von vorne her gedeckt wird.

Die Zwischenknochenhaut besteht übrigens nicht aus einem wirren Faserfilz, sondern läßt immer eine bestimmte Faserrichtung erkennen. Die Bündel laufen nämlich im allgemeinen schräg abwärts von der Speiche zur Elle (s. Fig. 85) und zwar oben meist weniger schräg als unten. Von dieser Faserrichtung finden sich aber an bestimmten Stellen Abweichungen. So enthält der oberste meist, wie bemerkt, dünne Teil der Haut doch oft derbere Bündel, die dann umgekehrt wie die Hauptfasermassen, d. h. schräg radialabwärts verlaufen (s. Fig. 85).

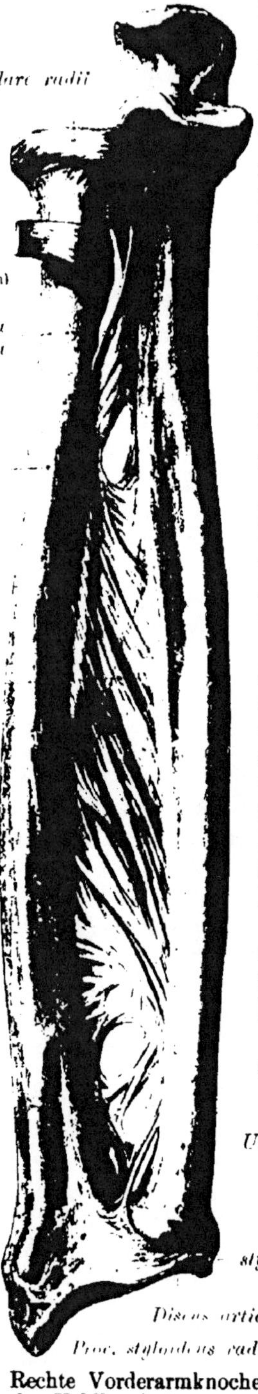

Fig. 85. Rechte Vorderarmknochen mit Bändern, von der Hohlhandseite.

1) Hiatus interosseus.

Auch auf der Hinterseite, etwas über der Mitte (unterhalb des unteren Supinatorrandes), sind stets speichenabwärts gerichtete Bündel, die etwas oberflächlicher liegen (in Fig. 85 durchschimmernd angedeutet). Diese hinten aufgelagerten Bündel stellen oft ein von der Zwischenknochenhaut getrenntes, etwa $^1/_2$ cm breites Band dar, das mit dem Ursprung des langen Daumenabziehers in Verbindung steht und nach HULTKRANTZ schon beim Embryo gefunden wird. Durch diese Bündel erscheint die Zwischenknochenhaut an dieser Stelle besonders dick. (MACALISTER fand ebenso gerichtete Bündel auch zwischen beiden Daumenstreckern von deren Scheiden entspringen.)

Varietät. Einmal fand ich einen derben solchen Bandstreif in der Mitte radialabwärts den Gefäßen volarwärts aufgelagert.

Endlich sind auch die untersten Teile der Zwischenknochenhaut hinter dem Viereckigen Pronator speichenabwärts gerichtet, was sich am deutlichsten an dem straffen Faserbündel, das den unteren Rand der Haut bildet, zeigt (s. Fig. 85). Dieses Bündel läuft bei herabhängendem Arm fast vertikal nach abwärts. MORRIS führt es als besonderes Band („unteres schräges Band") auf; es entspringt etwa 3 cm über dem Ellenköpfchen und zieht zur „sackförmigen Tasche" des unteren Speichen-Ellengelenkes oder zur Leiste über und hinter der kleinen Pfanne am unteren Speichenende.

In der Nähe des unteren Endes ist die Zwischenknochenhaut fast immer durch eine quere Spalte (in der die vorderen Zwischenknochengefäße und der Nerv verlaufen) in 2 Platten getrennt. Der Eingang zur Spalte von oben und vorne her zeigt einen aufwärts konkaven Rand des vorderen Blattes, der Ausgang auf der Rückseite einen nach abwärts konkaven Rand des hinteren Blattes. Oft laufen auch schon etwas weiter oben einzelne Bandbündel vorn über die Zwischenknochenarterie hinüber.

Ursprung und Ansatz der Zwischenknochenhaut sind die sich gegenüberstehenden Zwischenknochenkanten der Elle und Speiche, zum Teil aber auch noch (namentlich in der Mitte) die Vorderfläche der beiden Knochen. Am unteren Ende der Speiche befestigen sich die Bandbündel auch an der Leiste, die vom hinteren Rande des „Ellenausschnittes" [Incis. ulnar. radii] sich nach aufwärts zieht und die der Scheidewand zwischen dem Sehnenfach für den gemeinsamen Fingerstrecker und dem besonderen 5. Fingerstrecker zum Ursprung dient.

Die Bedeutung bezw. Aufgabe der Zwischenknochenhaut kann wohl am besten aus der Faserrichtung erschlossen werden. Die ausgesprochen schräge Faserung spricht entschieden dafür, daß sie einer Längsverschiebung der beiden Unterarmknochen gegeneinander vorbeugt. Eine solche wird thatsächlich im täglichen Leben sehr vielfach, namentlich durch äußere Kräfte, angestrebt, wenn die Hand einen Druck erfährt oder ausübt, wenn wir uns z. B. mit der Hand auf einen Tisch etc. stützen u. s. w., wie im II. Band näher ausgeführt wird. Die Zwischenknochenhaut dient dadurch nach den Auseinandersetzungen des II. Bandes zur Uebertragung der Zug- und Druckkräfte, die wesentlich den einen der beiden Unterarmknochen treffen, auf den andern. Dies ist in der That wohl ihr Hauptzweck und sie ist, wie POIRIER gezeigt hat, dazu durchaus geeignet. (Namentlich in der Mitte ist sie sehr derb und so fest an den beiden Knochen angewachsen, daß es einem auch mit Aufbietung aller Kraft nicht gelingt, die beiden Knochen durch Zug in ihrer Längsrichtung von der Haut abzureißen. Spannt man z. B. die Speiche senkrecht in einen Schraubstock, so kann man mit einem Hammer in der Längsrichtung mit aller Kraft auf die Elle schlagen, ohne daß sie von der Haut abreißt, höchstens bricht dabei die Speiche entzwei.)

Außer dieser Hauptfunktion dient die Zwischenknochenhaut auch noch als Muskelursprungsfeld, nämlich für den Tiefen Fingerbeuger, Langen Daumenbeuger, sowie den „Zeigermuskel" [M. indicator], den Langen und Kurzen Daumenstrecker und den Langen Daumenabzieher.

Unter besonderen Umständen kann die Haut auch die beiden Vorderarmknochen in querer Richtung zusammenzuhalten haben, wie schon WEITBRECHT betont. Erfährt der Vorderarm nämlich eine Pressung von vorn und hinten zugleich, so könnten die vorn und hinten in die Rinne zwischen beiden Knochen eingelagerten Weichteilmassen, keilartig wirkend, Elle und Speiche seitlich auseinandertreiben, wenn das nicht durch die eintretende Querspannung der Zwischenknochenhaut verhindert würde. Allerdings muß ich dieser Angabe gegenüber hervorheben, daß der schräge Faserverlauf für diese Wirkungsweise nicht geeignet ist.

Nach GEGENBAUR deutet die Membran auf eine ursprüngliche unmittelbarere Nebeneinanderlagerung beider Knochen, wie sie bei niederen Wirbeltieren thatsächlich vorkommt. Sie ist nach ihm eine bei dem allmählichen Auseinanderweichen beider Knochen „membranös umgestaltete Fasermasse".

Ueber die Beziehungen der Zwischenknochenhaut zu den Drehbewegungen der Speiche vgl. II. Bd.

2. Schrägsaite [Chorda obliqua][1]).

Fast immer läuft ein 4—10 mm breiter, bald platter, bald mehr rundlicher, meist aber fester, sehniger Streif vom untern lateralen Teil der Ellenrauhigkeit [Tuberositas ulnae] schräg abwärts zur Speiche $^1/_2$—2 cm unterhalb des Bicepsansatzes (Fig. 76, 79, 85). Der Ursprung verhält sich wechselnd: bald entspringt die Saite lateral vom Brachialisansatz von einer zur Zwischenknochenkante ziehenden rauhen Leiste oder einem hier liegenden besonderen Höckerchen[2]), bald schiebt sie sich oberhalb der Hauptsehne des Brachialis zwischen sie und den fleischigen Ansatz desselben hinein. Ein paarmal konnte HULTKRANTZ die Saite sogar zwischen Brachialis und Pronator teres hindurch bis zum inneren Oberarmknorren hinauf verfolgen.

Der Ansatz der Saite ist bald am oberen Ende der Zwischenknochenkante, bald auf der Vorderseite der Speiche oder aber auch an der schrägen Leiste, die vom Speichenhöcker zum lateralen Speichenrand zieht (d. h. an der vorderen Supinatoransatzlinie). Die

1) Chorda cubiti transversalis (WEITBRECHT, 1842), L. teres cubiti (D'ALTON), Chorda transversa sive Membrana obliqua s. Ligam. cubiti s. antibrachii teres (BARKOW), L. cubito-radiale teres (HARTMANN). Oblique or round ligament (engl.). L. interosseux supér. s. chorde ligamenteuse de WEITBRECHT (CRUVEILHIER), l. rond ou l. de WEITBRECHT (POIRIER).

2) Tubercule sous-coronoïdien (POIRIER).

obersten dünnen, häutigen Teile des Bandes setzen sich auf der Hinterseite des Bicepshöckers an.

(Der Verlauf der Schrägsaite ist also umgekehrt wie die Hauptfaserrichtung der Zwischenknochenhaut. Nach abwärts steht sie, wie bei vorsichtiger Präparation fast immer festzustellen ist, in Verbindung mit jenem dünnen obersten Teil der Zwischenknochenhaut [vgl. S. 214, Fig. 85].)

Wirkung. Beschränkung übertriebener Supination.

Morris hält es für sehr wesentlich, daß sich das Band an die schwache Stelle der Speiche, wo die beiden Krümmungen derselben (die obere medial konkave und die untere lateral konvexe) aneinander stoßen, ansetzt. Morris spricht das Band geradezu als Stütze und Halt für diese schwache Speichenstelle an, was aber wohl kaum den Thatsachen entsprechen dürfte.

Varietäten. 1) Das Band kann fehlen. Meist beruht freilich das angebliche „Fehlen" nur auf unvorsichtiger Präparation, da die Saite leicht, namentlich mit der Biceps- oder Brachialsehne, mit denen sie zusammenhängt, fortgenommen wird, ohne daß der Präparant es merkt. Wenn sie wirklich fehlt, wird sie meist durch Sehnenstränge ersetzt, die von der Ellenrauhigkeit in den Langen Daumenbeuger oder den Tiefen Fingerbeuger übergehen. Fawcett sagt, die Saite stelle überhaupt nur ein sehnig umgewandeltes, selbständig gewordenes Bündel des Langen Daumenbeugers dar. Macalister hält sie für eine Differenzierung der Supinatorfascie. 2) Umgekehrt kommt es nicht gar selten vor, daß sich das Band verdoppelt in einen Streifen, der sich oberhalb, und einen, der sich unterhalb der Bicepsansatzes befestigt. Ich fand gerade den oberen Strang hie und da besonders stark. Aus diesem Verhalten schließt Poirier, daß das Band nur eine Zusammenschiebung des Bindegewebes in der Nachbarschaft der Bicepssehne sei, nur ein Grenzpfeiler der Spalte, in der sich die Bicepssehne hin und her schiebe.

Vergl.-anat. Bem. über das Ellbogengelenk und die Bandhaften.

Ueber das Ellbogengelenk der Vögel berichten genauer die grundlegenden Untersuchungen M. Fürbringer's (Jen. Zeitschr., 1888, S. 215—218). Von der vergleichenden Anatomie des Ellbogengelenkes aller Wirbeltierklassen mit Ausnahme der Fische hat Hultkrantz a. a. O. eine sehr dankenswerte Darstellung gegeben. Soweit sich diese und die Parson's (Journ. Anat. Physiol., 1900) nicht auf den Mechanismus beziehen und deshalb im II. Band zur Besprechung kommen, will ich ihre wesentlichsten Ergebnisse hier anführen.

Die ursprüngliche Lage der Unterarmknochen ist nach Hultkrantz die bei den Amphibien, wo, von der Beugeseite gesehen, die Speiche vor der Elle liegt. So auch bei den Schnabeltieren und den Huftieren, wo der Vorderarm hauptsächlich Stützfunktion hat. Bei höher stehenden Tieren, z. B. den Nagern, sehen wir die Speiche in Pronationsstellung vor der Elle liegen, bei anderen, den Halbaffen z. B., ist bereits eine Verschiebung des oberen Speichenendes an die laterale Seite der Elle eingetreten (vgl. Entwickelung u. Fig. 84, S. 210).

Bei den niederen Säugetieren setzt sich die Kapsel noch direkt am Rand des Speichenköpfchens an, erst bei den höheren erstreckt sich die Gelenkspalte weiter nach abwärts, doch bleibt noch lange (bis zu den Halbaffen) als Erinnerung an den früheren Kapselansatz ein „Synovial"-Bändchen, das sich an den hinteren lateralen Rand des Speichenköpfchens ansetzt[1]), erhalten.

Fibröse, knorplige und knöcherne Sesambildungen kommen in der Tricepssehne, namentlich bei kurzem Olekranon vor (also bei Amphibien, Reptilien, Vögeln und Fledermäusen, aber auch beim Hasen). In der Supinatorsehne finden sich solche bei stark vorspringender Speiche oder starker Kreuzung und Verfilzung der vom lateralen Knorren herkommenden Bänder mit den Ringfasern und der Supinatorsehne; so bei mehreren Raubtieren, Insektenfressern, beim Schuppentier u. a.

Die typischen Gelenkbänder der Säugetiere sind auf der medialen Seite 3 vom medialen Epicondylus entspringende Bandzüge: ein hinteres Band[2]) zum Olekranonteil der Ellenzange, ein mittleres[3]), zum vorderen (d. h. dem „Hakenfortsatz"-)Teil derselben, und ein drittes[4]), zum medialen Rand des Speichenkopfes ziehendes. Auf der lateralen Seite sind meist nur 2, ein vorderes, vom lateralen Oberarmknorren gerade herunter zur radialen Speichenseite ziehendes[5]), und ein dahinter liegendes[6]), das zum hinteren Ende des Speichenausschnittes der Elle zieht. Nur selten ist auch noch ein Band[7]) zum lateralen Rand des Olekranon entwickelt. Sobald die Speiche nicht mehr vor, sondern lateral neben der Elle liegt, kommt noch ein Band[8]) dazu, das vom lateralen Knorren schräg nach unten zum Hakenfortsatz läuft.

Am oberen Speichen-Ellengelenk sind meist ein laterales und mediales Seitenband und ein Zwischenband[9]). Das Ringband tritt nach HULTKRANTZ phylogenetisch erst spät auf; es kommt durch die Verschmelzung der 3 lateralen Bänder zu stande. Nach HULTKRANTZ fehlen bei den Raubtieren und bei vielen Nagern noch Querfasern zwischen den vorderen und hinteren Seitenbandschenkeln; erst bei den Halbaffen, Affen und Menschen werde die Lücke durch wirkliche, immerhin auch hier nur spärliche Ringfasern ausgefüllt. PARSONS hingegen beschreibt schon bei Beuteltieren (Perameles) ein deutliches Ringband; er sagt, daß es alle Tiere besäßen, deren Pronationsbewegung mehr als 90° betrage.

Die Zwischenknochenhaut ist sehr wechselnd gebildet. Die schräge Saite existiert eigentlich nur beim Menschen; sie scheint nach HULTKRANTZ eine Folge der großen Spielweite der Supinationsbewegungen und der Hauptbefestigung des Biceps an der Speiche zu sein; dieselbe erscheint nämlich dazu geeignet, die Speiche vor einem Abgezogenwerden (einer Ausrenkung) durch den Biceps in der Beugestellung zu bewahren.

---

1) Ligt. teres radii.

2) L. epitrochleo-anconaeum (von den Beuteltieren bis zu den Halbaffen gut entwickelt; bei den höheren Affen und beim Mensch meist schwächer und vom übrigen medialen Seitenband schlecht abgegrenzt).

3) L. epitrochleo-coronoideum.

4) L. epitrochleo-radiale (bei manchen Affen sehr gut ausgebildet, beim Menschen rudimentär).

5) L. epicondylo-radiale.

6) L. epicondylo-ulnare.

7) L. epicondylo-anconaeum.

8) L. epicondylo-coronoideum.

9) L. radio-ulnare laterale, mediale und intermedium (= l. carré DENUCÉ).

Der Schleimbeutel am Bicepsansatz ist bei Tieren sehr häufig, sogar bei solchen, bei denen sich die Speiche gar nicht längsrollen kann; beim Bär und beim Dreizack-Schuppentier (Manis tricuspis) steht er in Verbindung mit dem Speichen-Ellengelenk.

Unteres Speichen-Ellengelenk [Artic. radio-ulnar. distal. N.].

Freilegung. Wegnahme aller Sehnen auf der Rückseite und des Viereckigen Pronator auf der Vorderseite, Darstellung der Handgelenkbänder, sodann Eröffnung des Handgelenkes auf der Rückseite, Präparation der Kapsel des unteren Ellen-Speichengelenkes von oben her. Für den Einblick in das Gelenk eignet sich am besten ein Präparat, an dem Elle und Speiche etwa handbreit über dem Handgelenk durchsägt und von der Zwischenknochenhaut befreit sind, so daß man die Elle von der Speiche weit abziehen und so nach Durchschneidung der Kapsel die Gelenkspalte aufklappen kann.

Gelenkflächen.

Die Einrichtung des unteren Speichen-Ellengelenkes ist ganz analog der des oberen (s. S. 196 ff.), nur haben Speiche und Elle die Rollen getauscht: während oben die Gelenkpfanne von der Elle gebildet wird, wird sie es hier von der Speiche, die das Ellenköpfchen umschließt.

Prakt. Bem. Beim Lebenden kann man deutlich die kugelige Hervorragung des Ellenköpfchens und auf der Rückseite auch den dorsalen Rand der für das Köpfchen bestimmten Speichenpfanne fühlen.

1) Elle.

Das Ellenköpfchen zeigt an der Speichenseite eine etwa 1 cm hohe, radialwärts konvexe Knorpelfläche [Circumferentia articul.], die in scharfer Abknickung auf die untere oder distale Endfläche des Ellenköpfchens übergeht. Die letztere ist etwa halbkreisförmig, am Knochenpräparat bekanntlich meist nicht eben, sondern zeigt Höcker und Grübchen, von denen an der knorpelbedeckten Fläche allerdings nicht viel mehr zu sehen ist; nur an der Wurzel des Griffelfortsatzes ist immer eine tiefere Grube zum Bandansatz (vgl. unten).

„Unterfläche" und Seitenfläche stehen nicht genau rechtwinklig, sondern stumpfwinklig zu einander, und zwar so, daß die Unterfläche bei vertikal gehaltenem Ellenschaft schräg medial abwärts geneigt ist, was auch in Fig. 85 zu erkennen ist. Die Kante zwischen beiden Flächen ist oft, besonders bei Frauen, abgerundet.

Im „Frontalschnitt", d. h. einem parallel der Längsachse durch die Elle und Speiche gelegten Schnitt ist die Seitenfläche bald gerade (und zwar schräg nach distal-medialwärts gestellt), bald lateral konvex; im ersteren Fall erscheint die Seitenfläche am unversehrten Köpfchen konvex cylindrisch, im letzteren aber mehr kugelig gekrümmt. Der Cylinder oder die Kugelfläche, der die Gelenkfläche ähnlich sieht, hat einen Krümmungshalbmesser von etwa 1,6—1,75 cm; der „Krümmungsmittelpunkt" liegt unmittelbar lateral vom Ursprung des Griffelfortsatzes. Der Bogenwert der cylindermantelähnlichen Seitenfläche [Circumferentia articularis] ist etwa 180°, d. h. ein Halbkreis. Die Fläche ist vorn und hinten niedrig, in der Mitte etwa 1 cm hoch, kann also im ganzen sichelförmig genannt werden.

Der Ueberzug der Gelenkflächen ist etwa 1,5 mm dick, in der Tiefe hyalinknorpelig, an der Oberfläche bindegewebig, doch finden sich namentlich an der Endoberfläche auch oberflächlich in dem hier mächtigen Bindegewebspolster große Knorpelzellenreihen, so daß hier die oberflächliche Lage als Faserknorpel bezeichnet werden kann. Manchmal ist der Ueberzug der Endfläche faltig und bis zu einem gewissen Grade verschieblich.

2) Speiche.

Zur Aufnahme des Ellenköpfchens ist der sog. „Ellenausschnitt" des unteren Speichenendes bestimmt [Incisura ulnaris radii], der ganz ähnlich beschaffen ist, wie der S. 196 beschriebene „Speichenausschnitt" der Elle. Die Fläche steht bei vertikal herabhängendem Arm nicht ganz vertikal, sondern ist etwas aufwärts-einwärts schräg gestellt. Sie stellt eine 1,5—2,0 cm breite und 5—10 mm hohe. etwa hohlcylindrische Pfanne dar, die meist etwas weniger scharf gekrümmt ist, als das Ellenköpfchen. Der Krümmungshalbmesser beträgt 2,6—3,5 cm, der Bogenwert nur 45—70°, also etwa nur $^1/_4$ des Umfanges der seitlichen Gelenkfläche des Ellenköpfchens. (Nach SAPPEY soll diese kleine Pfanne einen beträchtlich größeren Bogenwert, nämlich 120°, besitzen, stellte also $^1/_3$ der ganzen Cylinderfläche dar, eine Angabe, die meiner Erfahrung nach sicher nicht der Norm entspricht.)

Der Knorpelüberzug der Pfanne ist etwa 2 mm dick.

3) Dreieckige Bandscheibe [Discus articularis N.][1]).

Die Speiche besitzt an ihrer unteren Endfläche einen „unverknöchert gebliebenen, faserknorpligen bezw. bindegewebigen Fortsatz", der sich unter die Ellenendfläche hinunterschiebt und an der Basis des Griffelfortsatzes der Elle sich befestigt. Der Fortsatz vervollständigt sowohl die Gelenkfläche der Speiche für die Elle als auch die für die Handwurzel und füllt die im RÖNTGEN-Bild (s. II. Bd.) so auffällige Lücke aus, die dadurch entsteht, daß die Elle weniger weit gegen die Handwurzel hinabreicht als die Speiche. Der Fortsatz ist etwa gleichseitig dreieckig; er entspringt breit an der Speiche und spitzt sich bei seinem Ansatz am Ellengriffel zu, weshalb der alte Name „Dreieckknorpel" durchaus gerechtfertigt erscheint.

Die neue anatomische Nomenklatur betrachtet den Knorpel nur als eine den übrigen Bandscheiben analoge, zwischen das untere Speichen-Ellengelenk und das Handgelenk eingeschobene Scheibe und nennt ihn deshalb wenig bezeichnend „Gelenkdiskus" des unteren Speichen-Ellengelenkes. Diese Benennung spricht der Scheibe ihre morphologische und mechanische Sonderstellung eigentlich geradezu ab, es wäre wohl richtiger gewesen, den nichts präjudizierenden Namen „Dreieckknorpel" beizubehalten. H. MEYER geht freilich noch weiter; er sagt, die Platte sei eigentlich als die Verschmelzung zweier wahrer Menisken zu betrachten, der eine (= volarer Rand der Platte) entspringe von der volaren Ecke des Pfannenausschnittes der Speiche, der andere (= dorsaler Rand der Platte) entspringe von der dorsalen Pfannenecke, beide Stränge kon-

1) Fibrocartilago triangul. s. triquetra (deutsche Aut.), — intermedia (L. FICK, D'ALTON). The triangular fibrocartilage (engl.). Fibrocartilage ou ligt. triangulaire (franz.).

vergierten und vereinigten sich am Griffelfortsatz (= Lig. subcruentum, vgl. unten).

Die Dreieckplatte ist auf der Ober- und Unterseite (proximal und distal) leicht ausgehöhlt, in der Mitte am dünnsten (1,3 mm oder weniger), gegen die Ränder hin dicker. Am dicksten (bis zu 5 mm) ist sie gegen ihre mediale Anheftungsstelle hin. Hier breitet sie sich in der Ansicht von der Volar- oder Dorsalseite her (Fig. 85) meist fächerförmig aus, die einen, oberen (proximalen) Bündel[1]) setzen sich in einem Grübchen auf der Ellenendfläche an der Wurzel des Griffelfortsatzes an, die anderen, unteren[2]) befestigen sich an der Speichenseite des Griffelfortsatzes selbst. (Letzterer ist nicht selten an dieser Stelle von einer dünnen Knorpelschicht überzogen.) Zwischen den Bandbündeln dringen von vorne her Gefäße in das Gelenk hinein, weshalb die Anheftungsstelle der Platte früher als „etwas blutiges Band" [L. subcruentum] bezeichnet wurde. Bald sind die proximalen, bald die distalen Bündel des Bandes kräftiger entwickelt. Die proximalen können zu einem schmalen, platten Bandstreifchen werden oder sogar vollständig fehlen. Stets ist aber die Befestigung der Dreieckplatte an der Elle eine sehr innige; die Platte ist das Haupt- bezw. einzige feste Band zwischen dem unteren Speichen- und Ellenende, das die beiden enge zusammenhält.

Die Dreieckplatte besteht aus dicht verfilzten Bindegewebsbündeln, die gegen den Knorpelüberzug der Elle und Speiche hin allmählich in Faserknorpel übergehen. Aber auch die Mitte der Platte enthält viele Knorpelzellen, während der dorsale und volare Rand fast rein faserig sind. Die Faserbündel strahlen zum Teil vom Griffelfortsatz divergierend zur Speichenpfanne hin aus (vgl. oben H. MEYER's Angabe S. 220 unten).

Sehr häufig findet man einen feinen Schlitz in der Mitte der Anheftungsstelle des Dreieckknorpels an der Speiche, so daß dort die Höhle des Handgelenkes und die des unteren Speichen-Ellengelenkes in offener Verbindung stehen; manchmal ist in dem Spältchen allerdings noch eine dünne, häutige Scheidewand zwischen beiden vorhanden. Seltener, eigentlich nur bei alten Leuten, ist die Dreieckplatte in der Mitte von einem eiförmigen Loch durchbrochen, Fälle, die der Anschauung H. MEYER's (vgl. oben) zu Grunde liegen.

Entwickelungsgeschichtl. Bem. Im 4. Fötalmonat liegt der dem Os intermedium antebrachii entsprechende Knorpelkern in der Diskusanlage (vgl. THILENIUS, Das Os antibrachii des Menschen, Morphol. Arb. V. 1, 1895).

Prakt. Bem. 1) In den häufigen Fällen wo die Anheftung des Dreieckknorpels an der Speiche eine Lücke hat, steht das untere Speichen-Ellengelenk also mit dem 1. Handgelenk in offener Verbindung (SCHÜLLER, Die chirurg. Anat. in ihrer Bedeutung für die chir. Diagnose, etc. Berlin, 1885). Daß SCHÜLLER nach seinen Injektionsversuchen meint, diese für die Chirurgie bedeutungsvolle Verbindung bestehe nur „ausnahmsweise", beruht wie ich glaube darauf, daß die Spaltränder sich meinen Beobachtungen zufolge öfters bei Injektionen ventilartig aneinander legen. Dieser

1) Faisceau ligamenteux supér. du fibrocartil. triang. (franz.).
2) Faisceau ligamenteux infér. du fibrocartil. triang. (franz.).

Umstand würde aber ein direktes Fortschreiten einer Entzündung wohl nicht verhindern können, wohl aber eventuell die sofortige Verbreitung eines Ergusses. 2) Nach P. L. FRIEDRICH (Handbuch der Chir., 1902) kommen Verletzungen der Bandscheibe bei radialer Verschiebung des unteren Speichenendes im Anschluß an Speichenbrüche gelegentlich vor.

Der Winkel zwischen dem pfannenförmigen Ausschnitt der Speiche und dem Dreieckknorpel ist abgerundet (s. auch S. 219), daher sieht das Lager für das Ellenköpfchen oft fast kugelschalenförmig aus. Die Dreieckplatte steht bei herabhängendem Arm übrigens nicht ganz horizontal, sondern mit ihrer Spitze nach unten-innen geneigt, entsprechend der Anlagerung an die schrägstehende (s. S. 219) Ellenendfläche und die schräge Dreieckbeinfläche.

Gelenkkapsel[1]).

Die Kapsel des unteren Ellen-Speichengelenkes setzt sich von den Rändern der Dreieckplatte aus direkt in die des Handgelenkes fort. Der Kapselansatz befindet sich fast überall dicht an den Knorpelrändern bezw. am Rand der Dreieckplatte. Nur im Zwischenknochenraum liegt noch eine etwa 1 cm hohe Strecke der beiden Knochen oberhalb der Knorpelränder von „Synovialhaut“ überzogen innerhalb der Gelenkhöhle, d. h. die Kapsel bildet hier eine „sackförmige Tasche“ [Recess. sacciformis], so daß man die Gelenkenden 1 cm weit auseinander ziehen kann. Untersucht man diese Stelle genauer, so erkennt man, daß der Sack sich eigentlich nur in das Bindegewebe hinauf erstreckt und daß die Seitenwände des Sackes ganz locker verschieblich mit Elle (und Speiche) verlötet sind; erst unmittelbar an den Knorpelrändern ist die Kapsel wirklich fest angewachsen (vgl. Fig. 88).

Die Kapsel ist schlaff, aber recht fest. Am dicksten ist sie an ihrer Speichenanheftung, namentlich auf der Rückseite; sie enthält dort schräge und quere derbe Züge, die vom Rand des Pfannenausschnittes der Speiche entspringen. Diese Züge dienen den Sehnenscheiden des Extens. dig. min. und des Ulnaren Handstreckers [M. extens. carpi uln.] zur direkten Unterlage. Auf der Rückseite des Ellenköpfchens verschiebt sich bei den Speichendrehungen das „dorsale Handwurzelband“ samt den Sehnenscheiden hin und her, wodurch das Gewebe zwischen diesen und der Gelenkkapsel sehr gelockert und hie und da zu einem Schleimbeutel umgewandelt ist. (An der Rückwand der Spalte zwischen Speiche und Elle hingegen ist das „Handwurzelband“ samt den Sehnenfächern der Kapsel fest angewachsen.)

Auf der Vorderseite ist die Kapsel dünner, da sie dort vom Viereckigen Pronatormuskel bedeckt wird, mit dem sie innig verklebt ist, weshalb sie ihm bei seiner Zusammenziehung folgen muß. Manche Autoren beschreiben aber auch auf der Vorderseite schräg ellenwärts absteigende Verstärkungszüge. CRUVEILHIER sagt, die Gelenkpfanne der Speiche bilde im Verein mit dem vorderen und hinteren Band[2]) $^3/_4$ eines osteofibrösen Ringes für das Ellenköpfchen, der an den vollständigen Ring für das Speichenköpfchen erinnere.

1) Membrana capsul. extrem. inf. cubiti (HILDEBRAND-WEBER), Membr. capsul. sacciformis antibr. (LUDW. FICK, D'ALTON, HARTMANN).

2) Ligt. antibrachii ext. und int. (L. FICK). Anterior and posterior radio-ulnar ligament (GRAY). Ligt. ant. et post. de l'articul. rad. uln. inf. (franz.).

Gelenkhöhle.

An der Gelenkintima sind bald wenig, bald viel Intimafortsätze. Sie erscheinen als feine Zöttchen an den Knorpelrändern, als Fransen oder Läppchen an der Wurzel des Griffelfortsatzes, am häufigsten aber als mehr oder weniger mächtige, scharfrandige, sichelförmige Falten, sowohl auf der Rück- als auf der Vorderseite der Kapsel entsprechend der Spalte zwischen dem stärker gekrümmten Ellenköpfchen und der schwächer gekrümmten Speichenpfanne. Die Kapselhöhle ist namentlich der sackförmigen Tasche wegen ziemlich geräumig (s. Fig. 88 bei den Handgelenken) und enthält im frischen Zustand eine deutlich nachweisbare Menge von Gelenkschmiere.

Gefäße und Nerven.

Die Gefäß- und Nervenzweige des Gelenkes stammen aus den vorderen und hinteren Zwischenknochenarterien und -nerven, also in letzter Hinsicht aus der Ellenarterie bezw. dem Mittel- und Speichennerv, die auch die betr. Muskeln versorgen. Die vordere Zwischenknochenarterie läuft auf der Vorderseite des Gelenkes, dasselbe versehend, hinunter. Die hintere schickt 2 oder 3 Aeste den Strecksehnen entlang abwärts, die auch in das Gelenk kleine Zweige abgeben. Natürlich gehen auch aus den „Handgelenknetzen", die sowohl aus der Ellen- als auch aus der Speichenarterie gespeist werden, kleine Aestchen in das untere Speichen-Ellengelenk hinein.

Varietät. Henle sah einmal die Schleimscheide des ulnaren Handstreckers (M. extens. carpi uln.) an der Speichenseite des Griffelfortsatzes mit dem Gelenk in offener Verbindung stehen.

Prakt. Bem. Auf den ersten Blick könnte es scheinen, als ob die Epiphysentrennung am unteren Ellenende notwendig einen Kapselriß im unteren Speichen-Ellengelenk setzen müßte. Die nähere Betrachtung lehrt aber, daß die Kapsel sich sehr leicht vom Ellenköpfchen ablösen läßt und überdies abwärts (distal) von der Epiphysenfuge am Ellenköpfchen entspringt (vgl. Fig. 88).

Handgelenke [Artic. manus N.].

Umgebung und Freilegung. Die Handwurzelgegend ist beim Lebenden nicht scharf gegen den Unterarm abgesetzt, da sich die Speiche gegen die Hand herab ganz allmählich verbreitert, so daß ihre Breite die Dicke überwiegt und sie mit ihrer flachen Beuge- und Streckseite fast unmerklich in die entsprechenden Flächen der ebenfalls ziemlich platten Handwurzel und Hand übergeht. Da sich das untere Speichenende bei den Umwendbewegungen der Hand (Pronation und Supination) immer gemeinsam mit der Hand um das untere Ellenende dreht, so bleiben auch bei diesen Drehungen die beiden Flächen der Speiche und Hand und ihre beiden Ränder wesentlich in der gleichen Stellung zu einander. Das Handgelenk ist fast auf allen Seiten von Sehnen umgeben, die vom Vorderarm zur Hand und den Fingern herabziehen. Auf der Rückseite liegen diese Sehnen (die Hand- und Fingerstrecker) in ihren einzelnen Fächern der Gelenkkapsel oder den Verstärkungsbändern unmittelbar an, die Sehnenfächer sind mit letzteren sogar direkt verwachsen. Auf der Vorderseite hingegen ist das ganze Sehnenbündel (der Fingerbeuger), das in der tiefen Handwurzelrinne eingebettet liegt, mit der Kapsel und ihren Verstärkungszügen nur locker verbunden.

Für die Untersuchung beim Lebenden ist das Gelenk nur am Handrücken und an den beiden Seiten zugänglich, während auf der Vorderseite das mächtige zusammengedrängte Bündel der Beugesehnen die Untersuchung unmöglich macht. Die besten Wegweiser zur Orientierung über die Lage der obersten Gelenkspalte geben die beiden Griffelfortsätze, die man selbst bei stärkerer Schwellung des Handgelenkes noch abtasten kann. Die Mitte der Gelenkspalte zwischen Speiche und Handwurzel liegt etwa 1 cm über (proximalwärts) der Verbindungslinie beider Griffelspitzen. Zu beachten ist, daß der Speichengriffelfortsatz etwa 1 cm tiefer (distalwärts) hinabreicht als der der Elle (vgl. Fig. 85 und 88). Unterhalb dieser beiden Punkte ist auch die geeignetste Stelle zur Punktion oder für Injektionen ins 1. Handgelenk, wie P. L. Friedrich (Handb. der prakt. Chirurgie, 1902) angiebt. Eine Stelle ist noch besonders anzuführen, an der das Gelenk des Sehnenschutzes entbehrt, das ist die Lücke zwischen der Sehne des Langen Daumenstreckers [1]) einerseits und der des Langen Daumenabziehers [2]) und des Kurzen Daumenstreckers [3]) andererseits, d. i. die sog. „Tabaksgrube“, auf deren Grund der Dorsalast der Speichenarterie unmittelbar über das Handgelenk hinwegzieht.

Zur Freilegung der Gelenkkapsel und ihrer Verstärkungszüge ist es auf der Volarseite erforderlich, nach Wegnahme der Sehnen eine der Gelenkkapsel bezw. den Verstärkungsbändern aller Handgelenke sehr innig anhaftende Bindegewebslage [4]) wegzunehmen, die Fortsetzung der Fascie des Viereckigen Pronators [M. pronator quadratus]. Diese Fascie setzt sich nämlich bis auf die von den Mittelhandknochen entspringenden Muskeln fort. Erst nach förmlicher Abschabung dieser Fascie kommen die Bandzüge glänzend zum Vorschein.

Die „Bewegungen der Hand“ geschehen, wie die des Kopfes, nicht in einem einzigen, sondern in mehreren Gelenken, all diese Gelenke können wir daher als „Handgelenke im weiteren Sinne“ bezeichnen. Dazu gehören: I. das „Handgelenk“ im engeren Sinne, am besten „proximales oder erstes Handgelenk“ genannt, II. die Verbindungen der proximalen oder 1. Reihe der Handwurzelknochen untereinander, III. das Gelenk zwischen der proximalen („1.“) Handwurzelreihe und der distalen („2.“), am besten „distales oder zweites Handgelenk“ genannt, IV. die Verbindungen der Knochen der distalen Reihe untereinander, V. das Gelenk zwischen der distalen Reihe und den Mittelhandknochen, VI. die Gelenke zwischen den letzteren untereinander. (Die Gelenke zwischen den Mittelhandknochen und den Fingern werden hingegen zweckmäßiger zu den „Fingergelenken“ gerechnet.)

I. Erstes Handgelenk [Artic. radiocarpea N.].

Das proximale, erste oder eigentliche Handgelenk wird auch „Speichen-Handwurzelgelenk“ genannt, weil in der That von den beiden Unterarmknochen nur die Speiche in direkte Verbindung mit der Handwurzel tritt, während die Elle nicht ganz bis zur Handwurzel herabreicht. Statt des Ellenköpfchens tritt die faser-

1) Tendo m. extensoris pollicis longi.
2) Tendo m. abductoris pollicis longi.
3) Tendo m. extensoris pollicis brevis.
4) Lacerti adscititii (Weitbrecht), Lig. superficialia (M. J. Weber).

knorplige Dreieckplatte [Discus articularis N.] (s. S. 220 ff.) mit der Handwurzel in gelenkige Verbindung. Man kann diese Platte, wie oben bemerkt, geradezu als eine Fortsetzung der Speichengelenkfläche, als einen „unverknöchert gebliebenen Fortsatz der Speiche“, der sich zwischen Ellenköpfchen und die Handwurzel einschiebt, betrachten (s. S. 220), die Speiche bildet etwa $^3/_4$, die Dreieckplatte $^1/_4$ der ganzen Gelenkpfanne.

Gelenkflächen des Unterarmes.

Die Gelenkfläche bildet eine seichte, eischalenförmige Pfanne, deren „große Achse“ senkrecht zur Unterarmlängsachse und annähernd quer (ellen-speichenwärts) gestellt ist. Da die Gelenkfläche auf der äußeren Seite (am Speichengriffel) sich weiter herabzieht als an der inneren (ulnaren) Seite, so steht der Querdurchmesser der Gelenkpfanne allerdings nicht ganz genau quer, sondern ist etwas schräg speichen- und abwärts (radio-distalwärts) gerichtet, oder, wie man sich ausdrücken kann: die Gelenkpfanne schaut nicht genau distalwärts, sondern auch etwas ellenwärts. Eine Senkrechte auf die Mitte der Gelenkpfanne (oder genauer auf die Mitte des langen und des kurzen Durchmessers der Eifläche) weicht aber von der Verlängerung der Unterarmlängsachse distalwärts nicht nur nach der Ellenseite, sondern auch volarwärts ab, d. h. die Pfanne ist auch in dieser Richtung nicht genau senkrecht zur Unterarmlängsachse an den Unterarm angesetzt, sondern schaut außer distal-ulnarwärts auch etwas volarwärts, was auch so ausgedrückt werden kann, daß man sagt, der dorsale Rand der Pfanne stehe etwas weiter vor oder reiche etwas weiter herab als der volare.

Die „große Achse“ der eiförmigen Pfanne ist etwa 4—5 cm, „die kurze“ 1,5–2,0 cm lang; ebenso beträgt der Krümmungshalbmesser für die radio-ulnare Krümmung ungefähr 4 cm, der Bogenwert in dieser Richtung etwa 70°. Der Krümmungshalbmesser für die dorso-volare Krümmung etwa 2 cm, nämlich an der Speichenpfanne 21 mm, an der Dreieckplatte 18 mm; der zugehörige Bogenwert in der Mitte der Fläche etwa 65°.

Die Speichenfläche zeigt, wie in der Knochenlehre beschrieben wird, 2 Facetten, eine radiale, dreieckige, in der Mittelstellung für das Kahnbein bestimmte (mit radialer Spitze) und eine abgerundet viereckige ulnare, dem Mondbein entsprechende; d. h. letzteres liegt in der Mittelstellung meist nur etwa mit seinen radialen $^2/_3$ der Speiche an. Beide Facetten werden durch eine schwache „sagittale“ Knorpelfirste, die oft faserigen Zerfall zeigt, getrennt. Die Firste verbreitert sich meist gegen den dorsalen und volaren Rand hin etwas, so daß die beiden Gelenkfacetten, wo sie aneinander grenzen, eine leichte sanduhrförmige Einschnürung zeigen. HENKE gab an, daß die Trennungsleiste volarwärts nach der Radialseite abweiche, H. MEYER, daß sie eine Schraubenlinie sei; letzterer sah darin eine Bestätigung für seine Lehre von der Schraubennatur des 1. Handgelenkes (s. II. Bd.); ich fand die Schrägheit manchmal allerdings sehr deutlich ausgesprochen, oft aber auch gänzlich fehlen; sie kann also offenbar nicht wesentlich für den Gelenkmechanismus sein. (Die Knorpelfirste ist übrigens einer seitlichen Verschiebung des Handwurzelkopfes an der Speichenpfanne nicht hinderlich, s. R. FICK, Handbewegungen,

Abhandl. k. sächs. Ges. d. Wiss., 1901, und R. FICK, Anat. Anz., Erg. 1901, S. 184).

Nach WERNER beträgt die Knorpeldicke am radialen Rand 0,85, in der Mitte 1,15, am ulnaren Rand 1,10, am volaren Rand 1,00, in der Mitte 0,80, am Dorsalrand 0,70 mm, nach anderen Autoren aber bis zu 5 mm, was ich allerdings nicht bestätigen kann.

Die Gelenkfläche der Dreieckplatte ist dreieckig mit ulnarer Spitze; sie steht in der Normalstellung (s. Bd. II) nur dem ulnaren $^1/_3$ des Mondbeines, nicht, wie meist als feste Regel angegeben wird, auch dem Dreieckbein gegenüber (s. S. 227 u. Fig. 86). Die nähere Beschaffenheit der Dreieckplatte ist im vorhergehenden Abschnitt (s. S. 220 ff.) besprochen.

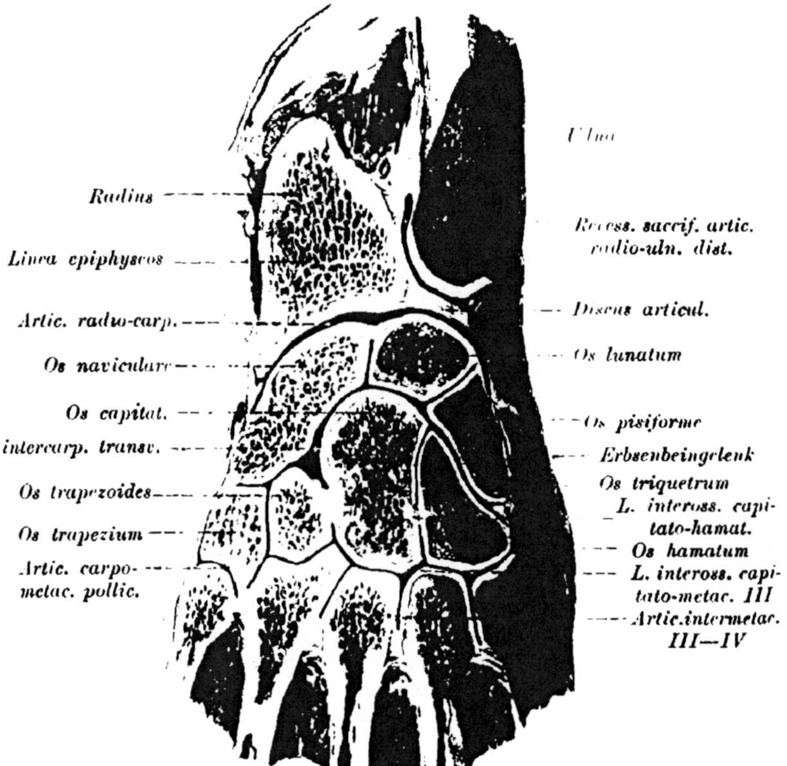

Fig. 86. Gelenkspalten der Handgelenke, durch Abraspeln der Oberfläche (entlang der dorsalen Konvexität der Handwurzel) freigelegt, von oben gesehen.

Proximale Gelenkflächen der Handwurzel [Caput articulare ordinis proximalis carpi m.].

Der eischalenförmigen Unterarmpfanne steht ein ziemlich genau entsprechender, nur in allen Richtungen erheblich größerer, eiförmiger Gelenkkopf gegenüber, der von der proximalen Fläche der proximalen oder „ersten" Handwurzelreihe mit Ausnahme des Erbsenbeines gebildet wird.

Zwischen den entsprechenden Rändern des Kahn-, Mond- und Dreieckbeines springen leicht rötlich gefärbte, schlaffe „Zwischenknochenbänder" [L. interossea ordin. proxim. carpi m.][1]), die einen Faserknorpelüberzug tragen, über, so daß der eiförmige Gelenkkopf einen fortlaufenden Knorpelüberzug besitzt (s. Fig. 86). Das Kahn-Mondbein-Zwischenknochenband [L. navilunat. interosseum m.] springt fast immer als deutlicher Wulst in den Gelenkraum vor; es ist in seiner Mitte etwa 2 mm breit, am dorsalen und volaren Ende schmäler. Das Mond-Dreieckbein-Zwischenknochenband [L. lunato-triquetrum inteross. m.] liegt hingegen meist so genau „in einer Flucht" mit den benachbarten Knorpelflächen, daß man es oft auf den ersten Blick gar nicht findet; es ist überhaupt und namentlich in seiner Mitte sehr dünn (s. Fig. 86), ja sogar nicht ganz selten durchbrochen (s. S. 234), was beim Kahn-Mondbein-Zwischenknochenband bei weitem seltener ist. Wenn man diese Bänder bezw. Faserknorpel vollständig freipräpariert, so sieht man, daß sie distalwärts etwas keilförmig zugeschärft sind. Die faserige Grundsubstanz der Bänder setzt sich unmittelbar in die hyaline Grundsubstanz des Knorpelüberzuges der Nachbarknochen fort. Sehr häufig gehen von ihren Rändern, namentlich beim Kahn-Mondbein-Zwischenknochenband Intimafältchen aus, die dann den gleichmäßig glatten Knorpelüberzug des Handwurzelkopfes doch unterbrechen (daher der Name „Schleimbänder" älterer Autoren).

Die Knorpeldicke beträgt am Kahnbein etwa 0,8 mm, am Mondbein 1,1 mm, am Dreieckbein hingegen nur 0,2 (am ulnaren Rand) bis 0,8 mm (am radialen Rand der Gelenkfläche). Manchmal trägt letztere Gelenkfläche überhaupt keinen hyalinen Knorpelüberzug, sondern ist nur mit straffem Bindegewebe überkleidet. Die Gelenkfläche ist übrigens meist nur sehr klein und kommt sehr häufig gar nicht in Berührung mit der Dreieckplatte, geschweige denn mit der Speichenfläche, sondern nur mit der dicken, ziemlich steifen, ulnaren Kapselwand, d. i. mit der Gelenkseite des ulnaren Seitenbandes (s. Fig. 86). Der Handgelenkkopf besteht demnach der Regel nach im wesentlichen eigentlich nur aus Kahn- und Mondbein. Hie und da fand ich sogar gar keine richtige proximale Gelenkfläche am Dreieckbein (wie auch beim Orang, s. R. Fick, Vergl.-anat. Studien an einem erwachs. Orang, und R. Fick, Vergl.-anat. Studien an einem zweiten erwachs. Orang und einem Schimpansen [His' Archiv, 1895]). In anderen Fällen hingegen sah ich eine auffällig große Gelenkfläche, die der Dreieckplatte entsprach.

Die Gelenkfläche des „Handwurzelkopfes" ist entsprechend der Pfannenstellung (s. o.) nach ihrer Rückenfläche weiter ausgedehnt, als nach der Volarseite hin, d. h. die Mitte der Gelenkfläche schaut nicht rein proximalwärts, sondern auch etwas dorsalwärts.

Krümmung der Gelenkfläche. Das Kahn- und Dreieckbein sind radio-ulnarwärts schärfer gekrümmt als die entsprechenden Pfannenteile, so daß an diesen Stellen der Kapselraum Aussackungen zeigt, die auf dem X-Skiagramm sehr deutlich zu sehen sind. Die ulnare Aussackung erstreckt sich auf der Volarseite bis zum Erbsen-

1) L. intercarpea interossea N. L. interna mucosa (L. Fick), L. intercarpalia (Gegenbaur). Intermedial ligaments (engl.). Ligts. interosseux (franz.).

bein und steht oft (s. S. 234) mit dem Erbsengelenk in offener Verbindung. Der Krümmungshalbmesser für die radio-ulnare Krümmung des Handwurzelkopfes ist nämlich nur etwa 3 cm groß (gegen 4 cm der Pfanne); der Bogenwert in der Richtung der großen Achse (ellenspeichenwärts) etwa 110°. In dorso-volarer Richtung beträgt der Bogenwert am Kahnbein etwa 130°, am Mondbein 115°, am Dreieckbein (bei guter Ausbildung der Fläche) bis zu 108°. Die Krümmung des Kopfes in dieser (dorso-volarer) Richtung ist nicht kreisförmig, sondern ungleich; sie ist am Kahnbein und Mondbein flacher (Krümmungshalbmesser 12 mm) als am Dreieckbein (Krümmungshalbmesser nur 10 mm).

Kapsel des 1. Handgelenkes.

Die Gelenkkapsel ist ein ziemlich geräumiger Sack, der überall dicht an den Rändern der Gelenkflächen der Speiche, der Dreieckplatte und des Handwurzelkopfes entspringt. Die engste Stelle der Kapsel entspricht der Verbindung der Speiche mit dem Mondbein, also der Gelenkmitte, was (wie HENLE mit Recht hervorhebt) eigentlich auf eine Anlage des Gelenkes zur Rotation hindeutet (s. Bd. II). Auf der Volarseite ist die Kapsel dichter und fester als auf der Rückseite. Auf allen Seiten sind ihr Verstärkungszüge aufgelagert, die meist nicht nur das 1., sondern auch das 2. Handgelenk überspringen.

Bei den „Handbändern" liegt die Versuchung nahe, sich nicht auf eine genauere Beschreibung der einzelnen Züge einzulassen, sondern sich, wie viele Autoren, damit zu begnügen, dieselben nach dem Eindruck, den man bei oberflächlicher Präparation von ihnen gewinnt, mit wenigen Worten als „schräge", „rautenförmige", „sternförmige" oder „quere Bandmassen" zu bezeichnen und eine Zerlegung derselben in eine größere Anzahl von Einzelbändern für nutzlose Künstelei zu erklären. Demgegenüber ist auf das entschiedenste auszusprechen, daß eine derartige Behandlung selbstverständlich durchaus unwissenschaftlich ist, denn erst die genauere Untersuchung der tiefliegenden kurzen Bandzüge führt uns zu richtigem Verständnis der einzelnen Knochenverbindungen; sie erklärt uns erst die typische, komplizierte Beweglichkeit der ganzen Hand und ihrer einzelnen Elemente, nur sie lehrt uns den Verlauf der Entzündungs- und Eiterungsprozesse, sowie die Verrenkungen in der Handwurzelgegend verstehen und ist deshalb auch vom praktisch-medizinischen Standpunkt aus nicht zu entbehren, wennschon sie, was unbedingt zugegeben werden muß, recht unbequem und schwierig ist. Gerade in der Neuzeit, wo die Röntgenstrahlen uns eine genauere Kenntnis der karpalen Verrenkungen u. s. w. ermöglichen, gewinnt dies schwierige Kapitel an Bedeutung: vgl. a. S. 1.

Volare Verstärkungsbänder des 1. Handgelenkes.

Die Volarseite der Handgelenkkapsel ist durch besonders starke, mehr oder weniger deutlich in 2 Hauptzüge gesonderte Verstärkungsbänder geschützt.

1) Volares Speichen-Handwurzelband [L. radiocarpeum volare N.][1]. Dieses Band entspringt an der Wurzel des Speichengriffelfortsatzes aus einem dreieckigen Grübchen und in

1) L. accessor.-carpi vol. obliquum (WEITBRECHT), L. obliqu. carpi radiale (MEYER). Anterior ligament [z. Teil] (engl.). L. antéro-externe (franz.).

einem deutlich vertieften Graben etwa an der radialen Hälfte des volaren Speichenrandes. Es zieht schräg distal-ellenwärts (s. Fig. 87).

a) Schiefer Teil zur 1. Reihe [Pars obl. radio-luno-triquetr. m.][1]. Die „oberen" oder proximalen Bündel, die weiter ellenwärts entspringen, laufen mehr quer (ähnlich den Periostbündeln des untersten Speichenabschnittes) und setzen sich zum Teil (= „tiefe Lage") am Mondbein, zum Teil über das Mondbein hinwegziehend (= „oberflächliche Lage") am Dreieckbein an.

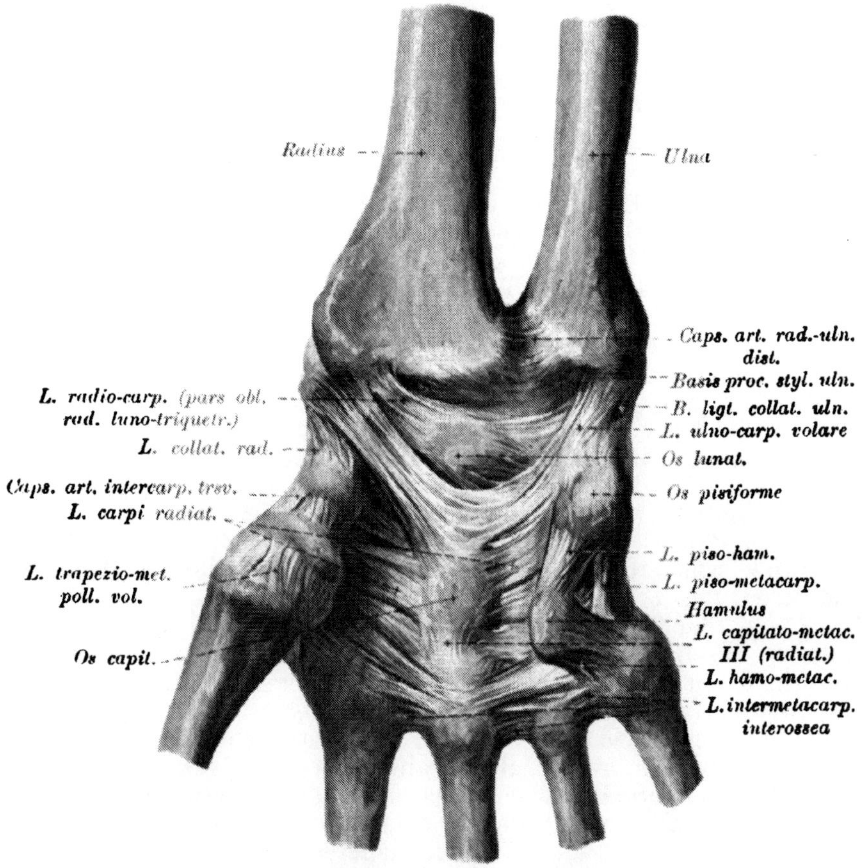

Fig. 87. Hohlhandbänder der rechten Hand.

b) Schiefer Teil zum Kopfbein [Pars obl. radio-(navi-) capitat. m.][2]. Die „unteren" (distalen) Bündel, die weiter speichenwärts gegen den Speichengriffel hin entspringen, laufen zum größten Teil schräger abwärts über das „2. Handgelenk" hinweg bis zur Volarfläche des Kopfbeines. Gegen die Handmitte hin zeigen sie meist proximalwärts einen ganz scharfen, konkaven Rand (s. Fig. 87). Meist finde ich aber auch einige Bündel des Bandes zum Kahnbeinhöcker abschwenken.

1) L. radio-carpeum vol. pars radio-lunata + pars radio-triquetra (H. Virchow).
2) L. radio-carpeum vol. pars radio-capitata (H. Virchow).

Zwischen den beiden Zügen a) und b) ist, wie POIRIER mit Recht hervorhebt, immer eine Intimaaussackung des Handgelenkes, weil sich bei der Beugung des Handgelenkes der distale, etwas oberflächlicher liegende Bandzug b) über den proximalen, etwas tiefer liegenden a) hinwegschiebt (in Fig. 87 ist die Spalte zu sehen). Ein kleines Intima-Beutelchen schiebt sich auch regelmäßig zwischen den volaren Speichenrand und den proximalen Bandzug ein (s. Fig. 87).

c) Gerader Teil zur 1. Reihe [Pars recta radio-navi-luno-triquetr. m.]. Oft sind auch noch kräftige, manchmal freilich nur schwächliche Verstärkungszüge in der Kapsel vorhanden, die von der ulnaren Hälfte des volaren Speichenrandes und vom volaren Rand des Dreieckknorpels entspringen. Diese ziehen weniger ulnarwärts als vielmehr fast gerade distalwärts hinunter zum Kahn-, Mond- und Dreieckbein; das ist das „gerade Speichen-Handwurzelband“[1]) mancher Autoren (in Fig. 87 nicht wiedergegeben).

2) Volares Ellen-Handwurzelband [L. ulno-carpeum volare m.][2]). Das Band (in den N. nicht aufgeführt) ist zwar nicht so regelmäßig und auffällig, aber oft gerade so fest wie das Speichen-Handband, muß also doch als besonderer Verstärkungszug der Kapsel bezeichnet werden. Seine Bündel gehen vom Rand der Dreieckplatte und der Grube an der Wurzel des Ellengriffels, die diesen vom Köpfchen trennt, aus. Das Band breitet sich distalwärts fächerförmig aus. Die proximalen Bündel ziehen fast quer zur Speiche hinüber, die übrigen zum Mondbein, wo sie sich „unter“ (d. h. dorsalwärts von) den oberen Bündeln des schiefen Speichen-Handbandes verstecken. Die distalen Bündel laufen etwas schräger abwärts zum Dreieckbein und zum Teil zum Kopfbein (s. Fig. 87). Die ulnaren Züge des Bandes sind glänzender, die radialen matter. Auch H. VIRCHOW schildert ein dreieckiges Band von der Elle zum Dreieck- und Mondbein.

Beide Bänder (1. und 2.) zusammen werden von manchen Autoren (z. B. von HENLE) als „bogenförmiges Band“[3]) bezeichnet; in der That können die beiden gegen die Mittellinie der Handwurzel (genauer: den Kopf des Kopfbeines) konvergierenden Bandzüge nicht ganz mit Unrecht „bogenförmig“ genannt werden. Die Richtung der beiden Bogenhälften ist, wie aus unserer Beschreibung hervorgeht, thatsächlich oft ziemlich symmetrisch: die dem Rand benachbarten Teile der beiden Bogenhälften laufen steiler distalwärts, die der Handmittellinie näheren bei beiden mehr quer. Die proximalsten Bündeln beider Bogenhälften können miteinander verschmelzen. Die Unabhängigkeit der übrigen Teile beider Bänder voneinander erkennt man am besten bei Betrachtung von der Gelenkhöhle (also ihrer Rückseite) aus.

Dorsales Verstärkungsband des 1. Handgelenkes.

Auf der Rückseite giebt es nur ein einziges und zwar von der Speiche ausgehendes Verstärkungsband:

---

1) L. accessor. carpi vol. rectum (ARNOLD).

2) L. access. c. vol. rect. (WEITBRECHT). L. obliquum carpi ulnare (H. MEYER). Anterior ligament [z. Teil] (engl.). L. antéro-interne (franz.).

3) L. carpi vol. prof. arcuat., L. ulno-radio-lunat. vol., radio-carp. transvers. vol., radio-capitat., radio-capitato-triquetr. u. radio-lunat. superfic. et prof. (GÜNTHER).

Dorsales Speichen-Handwurzelband [L. radio-carpeum dorsale N.][1]). Die Verstärkungszüge auf der Rückseite werden durch eine weiche, fettreiche Bindegewebsschicht[2]), in die das dorsale Blutgefäßnetz des Handgelenkes eingebettet ist, von dem oberflächlichen, der Unterarmfascie angehörenden Rückenband [L. carpi dorsale N.][3]), das die bekannten 6 Fächer für die Strecksehnen enthält, getrennt. Diese Schicht muß erst gründlich abpräpa-

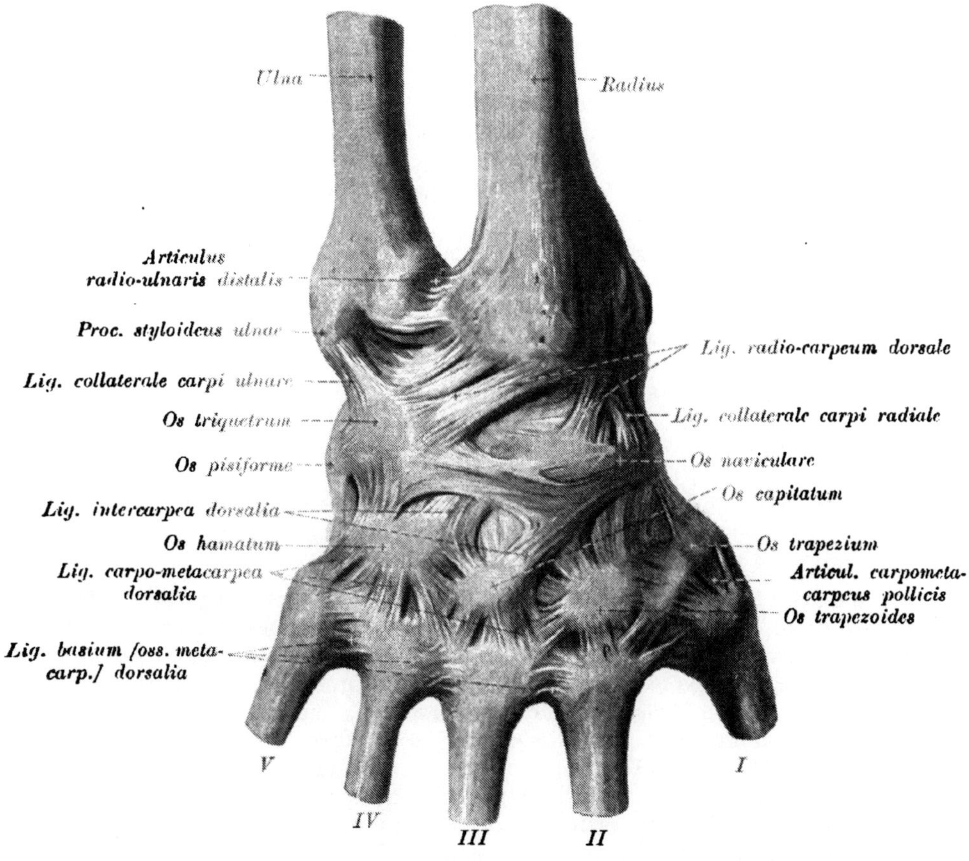

Fig. 88. Gelenkbänder der rechten Hand, von der Handrückenseite.

riert werden, ehe die eigentlichen dorsalen Gelenkbänder glänzend zu Tage treten.

Derbere, selbständigere Verstärkungszüge gehen, wie bemerkt, nur von der Speiche aus (s. Fig. 88), und zwar meist nicht einmal von ihrem ganzen Rand, sondern nur etwa von ihrem mittleren Drittel. Sie ziehen schräg distal-ulnarwärts zur Rückseite des Dreieck-

1) L. carpi dorsale prof. (Henle), Planities ligamentosa lata rhomboidalis (Weitbrecht), L. rhomboideum (Aut.), L. fibrosum artic. cubito-carp. (Meckel), L. antibrachio-lunato-hamat. dors. (Günther). Posterior ligt. (engl.). Ligt. postérieur (franz.).

2) Membr. carpi commun. dorsal. (Weber-Hildebr.), L. carpi dors. comm. superfic. (Arnold), Membr. radio-naviculari-metacarpea dorsal. (Günther).

3) Posterior ligt. (engl.).

beines, während die eigentlichen zarten Kapselfasern sich am Kahn- und Mondbein ansetzen. (Die Angabe von SAPPEY, daß die oberflächlichsten Bündel des Bandes sich am Kopfbein ansetzen, kann ich nicht bestätigen.) Häufig ist das Band in 2 distal-ulnarwärts konvergierende Hauptbündel geteilt. Stets ist das Band distalwärts vom „Rückenband" mit den Sehnenscheiden der Handstrecker innig verwachsen (s. S. 223).

Manchmal ist der Ursprung des Bandes radialwärts verbreitert, d. h. es gehen auch derbere Züge vom radialen Teil des Speichenrandes bis dicht an den Griffelfortsatz aus, die schräg ellenabwärts zum Kahnbein oder, bogenförmig abschwenkend, zum Dreieckbein hinziehen. H. VIRCHOW hat jüngst SPALTEHOLZ gegenüber das Vorhandensein solcher Züge in Abrede gestellt; ich muß zugeben, daß sie meist nicht besonders straff sind, hie und da sind einzelne feste Züge aber sicher vorhanden; ich habe daher kein Bedenken getragen, die von H. VIRCHOW angefochtene Abbildung beizubehalten, s. Fig. 88.

Wirkung der Bänder des 1. Handgelenkes. Wie namentlich die französischen Autoren mit Recht betonen, sind es im wesentlichen die von der Speiche zum Dreieckbein schief speichenellenwärts verlaufenden Verstärkungsbänder, die die Hand bei Supination oder Pronation des Unterarmes mitnehmen, die auch die ulnaren Teile der Hand mit der Speiche in direkte Verbindung setzen und zugleich einen neuen Beweis für die Unwesentlichkeit der Elle beim Handgelenk darstellen. Bei der Supination der Hand spannt sich das volare[1]), bei der Pronation das dorsale Band[2]) an, so daß die Hand der sich drehenden Speiche folgt, d. h. daß die Hand passiv mitgezogen wird. Die Bandzüge spannen sich aber auch bei den Seiten- und Flächenbewegungen der Hand (vgl. II. Bd.).

Das von SAPPEY besonders benannte ulnare Verstärkungsband[3]) des Handrückens verdient nicht den Namen eines typischen, besonderen Bandes, es sind wie SAPPEY selbst angiebt, nur schwache, gerade oder radial absteigende Kapselzüge von der Dreieckplatte zum Dreieckbein. Um sich vom Verlauf dieser Kapselzüge eine genaue Vorstellung machen zu können, ist es gut, das untere Speichen-Ellengelenk zu eröffnen und das Ellenköpfchen vom Ellengriffel abzusägen; dann ist die ganze Dreieckplatte mit den von ihr ausgehenden Bandzügen gut zu übersehen. Ein Längsschnitt (parallel der Unterarmlängsachse) durch dieses Präparat zeigt dann auch die Dickenverhältnisse der Dreieckplatte und der Handkapsel an dieser Stelle.

Varietät. Von der Innenseite, d. h. der Kapselhöhle des 1. Handgelenkes her habe ich übrigens oft in der Rückwand auch kräftige Züge von der Elle (nicht vom Diskus) zum Mondbein (nicht zum Dreieckbein) gehen sehen.

Seitenbänder des 1. Handgelenkes.

1) Radiales Hand-Seitenband [L. collaterale carpi radiale N.][4]). Am Speichengriffel entspringt, nach oben halbkegelförmig zugespitzt, ein kurzes, festes Band; es ist auch von der Vola und vom Dorsum aus zu sehen. Seine Basis setzt sich am

1) Daher: Ligament supinateur (POIRIER).
2) Daher: Ligament pronateur (POIRIER).
3) Faisceau postéro-interne (SAPPEY).
4) L. radiale artic. carpi (Aut.). External lateral (radio-carpal) ligament (engl.). L. latéral ext. (franz.).

Kahnbein an und zwar reichen die oberflächlichsten Fasern bis zum Kahnbeinhöcker (s. Fig. 87). Nach POIRIER soll sich das Band unmittelbar am Knorpelrand der zur Verbindung mit der Speiche bestimmten Gelenkfläche festsetzen. Meinen Beobachtungen zufolge ist das an letzterer Stelle befestigte Band nur die dünne eigentliche Kapsel wand, nicht das Seitenband. Die zum Kahnbeinhöcker ziehenden Bündel des Seitenbandes verschmelzen mit der Sehnenscheide des Langen Daumenabziehers in der Nähe von dessen Ansatz. Weiter proximalwärts wird das Band durch die Speichenarterie von den Sehnen getrennt. Die Außenseite des Bandes ist leicht gewölbt, die der Gelenkspalte zugewandte leicht ausgehöhlt. Von den benachbarten Kapselpartien und Verstärkungsbändern ist das Band übrigens nur künstlich ganz zu trennen, weshalb manche Autoren auch noch die benachbarten schräg ellen-distalwärts laufenden Züge des dorsalen Speichenhandbandes dazu rechnen. Die Trennung des radialen Seitenbandes von den Bandzügen der Nachbarschaft gelingt nach meiner Erfahrung am besten mit der Spitze der geschlossenen Pinzette, aber auch so oft kaum. (H. VIRCHOW leugnet das regelmäßige Vorkommen des radialen Seitenbandes, er betont das Vorhandensein von Zügen des zwischen beiden Eminentiae carpi überspringenden queren Handwurzelbandes [L. carpi transv. N.], die statt vom Kahnbeinhöcker vom Speichengriffel entspringen [1]) und dem radialen Seitenband volarwärts aufliegen.)

Wirkung. Das radiale Seitenband und das letzterwähnte Radiusbündel des Querbandes werden bei Ulnarabduktion der Hand gespannt, bei Radialabduktion erschlafft.

2) Ulnares Hand-Seitenband [L. collaterale carpi ulnare N.] [2]). Auch vom Ellengriffelfortsatz geht ein Seitenband aus, das sich am Dreieckbein und zum Teil auch am Erbsenbein festsetzt. Es wird sofort sichtbar, sowie man die Sehnenscheide des ulnaren Handstreckers [M. extens. carpi ulnar.] gespalten hat, denn es bildet gewissermaßen den Boden dieser Scheide, d. h. es ist teilweise von der „Synovial“haut dieser Sehnenscheide überzogen. Das Band sieht aus wie eine direkte Fortsetzung des Ellengriffels nach distalwärts; es ist länger und (wie ich entgegen manchen Angaben betone) meist erheblich schwächer als das radiale Seitenband; letzteres finde ich meist aus steiferen, glänzenden Zügen, das ulnare hingegen aus einer dickeren aber schlafferen Bandmasse bestehend. Unter Umständen kann das ulnare Band eine Art Röhre, die eine Ausbuchtung des 1. Handgelenkes enthält, darstellen, die den untersten Teil des Griffelfortsatzes und dessen Spitze umhüllt, doch ist das, wie POIRIER mit Recht angiebt, nur in etwa $^1/_5$ der Fälle so, während meist, oder wie ich es eigentlich finde, fast immer das Band auch von der Griffelspitze entspringt, und die Röhre nur dadurch vorgetäuscht wird, daß ein Synovialsäckchen des Handgelenkes sich an der Vorderseite des Griffelfortsatzes hinaufzieht (s. Fig. 87, Bursa ligti coll. uln.). Das Band ist mit den übrigen Verstärkungsbändern der Kapsel und auf der Rückseite, wiegesagt, mit der Sehnenscheide des Ulnaren Hand-

1) Portio radialis l. carpi transversi (H. VIRCHOW).

2) „Funiculus ligamentosus“ (Aut.). L. radiatum (H. v. MEYER). L. carpi ulnare (ARNOLD). L. cubitale artic. carpi (D'ALTON). Internal lateral ligt. (ulnocarpal) (engl.). L. latéral interne (franz.).

streckers verlötet, und wie beim radialen, so gelingt mir auch hier die Trennung am besten bei der Untersuchung mit der geschlossenen Pinzettenspitze. Manche Autoren rechnen auch noch schräg radial-distalwärts laufende Bündel des volaren Ellen-Handbandes zum Seitenband.

Varietät: 1) Manchmal ist übrigens schlechterdings kein wirklicher fester Bandstrang an der Stelle zu finden, sondern nur eine blätterige oder faserige und, wie ich sagen möchte, „synovialzottige", von schleimbeutelartigen Höhlen durchsetzte Bindegewebsmasse, was HENLE und im Anschluß an ihn in jüngster Zeit auch H. VIRCHOW als Regel hinstellten. 2) In anderen Fällen fand ich das Band ganz derb und teilweise in Faserknorpel verwandelt, offenbar eine Vorstufe des auf S. 235, Var. 1 angeführten Falles.

Wirkung: Das Ulnare Seitenband spannt sich bei Radialabduktion der Hand.

Gelenkhöhle des 1. Handgelenkes.

Das 1. Handgelenk steht sehr oft (nach POIRIER 27mal unter 67 Fällen) in Verbindung mit dem unteren Speichen-Ellengelenk. Die Verbindung ist in diesen Fällen meist durch eine scharfrandige, wie mit einem Messer geritzte Spalte am Ursprung (der „Basis") der Dreieckplatte an der Speiche gegeben (vgl. auch S. 221, Prakt. Bem.).
Ebenfalls sehr häufig steht das 1. Handgelenk in Verbindung mit dem Erbsenbein-(Dreieckbein-)gelenk, doch ist die Verbindung nach meinen Zählungen bei unseren Leichen nicht ganz so häufig, wie sie POIRIER (30 : 70) fand, sondern nur in etwa $^1/_3$ der Fälle vorhanden (s. unten bei Erbsenbeingelenk).

Varietäten. 1) 9mal unter 67 Fällen fand POIRIER das 1. Handgelenk mit beiden Nachbargelenken, sowohl dem distalen Speichen-Ellengelenk als auch dem Erbsen-Dreieckbeingelenk in offener Verbindung, während es meist nur mit einem von beiden in Verbindung stand.

2) Auch gegen das 2. Handgelenk (zwischen der 1. und 2. Handwurzelreihe) bezw. in erster Linie gegen die Gelenkspalten zwischen den Knochen der 1. Reihe untereinander ist das 1. Handgelenk nicht selten offen (s. unten). Meist ist die Spalte im Zwischenknochenband zwischen Mond- und Kahnbein (s. S. 227 u. 238 oben). Seltener ist die Lücke zwischen Mond- und Dreieckbein. In diesen Fällen sind meist statt des betreffenden Zwischenknochenbandes scharfrandige „Synovial"falten vorhanden, die sich vom Kahn- oder Mondbein her klappenförmig über die betreffende Spalte hinweg zum Mond- oder Dreieckbein hinüberlegen (s. unten). Statt dessen kommen auch „Synovial"falten vor, die vom Speichenrand ausgehen und sich in die abnormen Spalten der 1. Reihe hineinlegen.

3) Nur selten fehlt jede Verbindung des Handgelenkes mit irgend welchen Nachbargelenken.

Daß die Verstärkungsbänder der Gelenkkapsel von der Gelenkhöhle aus oft besser zu sehen sind, wie von außen, wurde bereits erwähnt.

Innenhautsäcke und -Falten des 1. Handgelenkes.

Regelmäßig schiebt die Gelenkhöhle eine Aussackung, wie erwähnt, an der Volarseite des Ellengriffels empor, die dessen distale Hälfte umgiebt (s. Fig. 87); dieselbe scheint bei der Pronation eine gewisse Rolle zu spielen. Auch das (S. 230 oben) bereits erwähnte Säckchen auf der Vorderseite des Gelenkes zwischen dem Speichenrand und den proximalen Bündeln des radio-carpalen Verstärkungsbandes ist fast immer vorhanden. Nicht ganz regelmäßig, namentlich in ihrer Form und Ausdehnung sehr wechselnd, sind kleine Aussackungen zwischen den Lücken der eigentlichen Kapsel distalwärts vom dorsalen Speichen-Handband auf dessen Radialseite (vgl. Prakt. Bem. 3).

Individuell sehr verschieden ist die Zahl und Größe der im 1. Handgelenk vorhandenen Intima-Fettfalten. Hier und da sind nur ganz schmale, sichelförmige Fettfältchen zwischen Kahn- und Mond-, sowie zwischen Mond- und Dreieckbein vorhanden, die von den betreffenden Zwischenknochenbändern (s. S. 227) ausgehen. Eine solche Falte erstreckt sich oft auf der Volarseite der Kapsel bis zur Speiche und setzt sich hier an der Knorpelfirste zwischen der Kahn- und Mondbeinfacette der Speichenpfanne fest. In anderen Fällen sind nicht nur an diesen Stellen stärkere Falten, sondern springen auch von der Vorder- und Rückwand, sowie auch dem ulnaren Winkel der Gelenkkapsel (s. Fig. 86), namentlich am volaren Speichenrand stärkere, wulstige, oft lappig-blätterige Fettfalten in den Gelenkraum hinein vor.

Gefäße der Handgelenke.

Alle „Handgelenke" im weiteren Sinne (s. S. 224) werden von beiden Hauptarterien des Vorderarmes der Speichen- und der Ellenarterie gespeist, und zwar zum Teil durch direkte, die Seitenbänder durchbohrende Aeste, zum Teil von einem ziemlich weitmaschigen dorsalen und volaren „Gelenknetz" aus. Das dorsale Netz [Rete carpi dorsale N.] erhält seinen Hauptzufluß in der Mitte aus dem Haupt-Endast der volaren Zwischenknochenarterie, während die dorsale Zwischenknochenarterie meist nur mit allerfeinsten Aestchen das Netz erreicht. Von den Seiten treten aus den Rückenästen der Ellen- und Speichenarterie stärkere Aeste[1]) in das Netz ein. Das volare Netz liegt auch direkt dem Bandapparat auf, unter den Sehnen; es ist noch weniger dicht und wird von den volaren Gelenkästen[2]) der beiden Hauptarterien, einem kleinen Ast der Zwischenknochenarterie und einem kleinen rückläufigen Ast des tiefen Hohlhandbogens gespeist. Größere Aestchen gehen zwischen den beiden Abteilungen des schrägen volaren Speichen-Handwurzelbandes (s. S. 229) und zwischen diesem und dem geraden Speichen-Handband in das Gelenk hinein.

Nerven der Handgelenke.

Die Nerven für alle „Handgelenke" bis zu den Mittelhandknochen stammen auf der Volarseite vom Zwischenknochenast des Mittel- und vom tiefen Ast des Ellennerven; auf der Rückseite kommen sie aus dem dorsalen Zwischenknochenast des Speichennerven und vom Rückenast des Ellennerven, also jeweils von dem die entsprechenden Muskeln und die über dem Gelenk liegenden Hautstrecken versorgenden Nerven.

Varietäten. 1) Es kommen Fälle vor, wo, wie bei vielen Säugern (s. Vergl.-anat. Bem.), die Elle bezw. ihr Griffelfortsatz mit dem Dreieck- und Erbsenbein gelenkig verbunden ist. 2) Bei Negern kommt eine Verschmelzung von Mond- und Dreieckbein vor (Sömmering u. Elliot Smith Anat. Anz., 23. Bd., 1903, S. 494).

---

1) Ram. carp. dors. art. uln. N. und Ram. carp. dors. art. rad. N.
2) Ram. carp. vol. art. uln. N. und Ram. carp. vol. art. rad. N.

Prakt. Bem. 1) Ueber die Verbindungen des 1. Handgelenkes mit den Nachbargelenken siehe S. 234.

2) Ergüsse ins 1. Handgelenk machen sich der dünneren Dorsalbänder wegen natürlich auf der Dorsalseite eher deutlicher bemerkbar, als auf der viel versteckteren Volarseite des Gelenkes. Nach P. L. FRIEDRICH ist häufig aber doch die Fluktuation vom Dorsum zur Vola durchgehend zu fühlen.

3) Die oben erwähnten dorsalen „Synovialsäckchen" werden, wie POIRIER zeigte, sehr häufig bei Ueberanstrengungen des Gelenkes (Klavier-, Violinspielen, Fechten etc.) der Sitz stärkerer Ansammlungen von Gelenkschmiere (sog. Ueberbeine).

4) Am 1. Handgelenk kommen trotz seines unendlich mannigfaltigen und oft angestrengten Gebrauches relativ selten Verrenkungen vor. Zum Teil beruht diese Thatsache gewiß darauf, daß die auf das Handgelenk einwirkenden Gewalten meist nur an einem kurzen Hebelarm, nämlich an der Hand, angreifen. Aber auch der Gelenkapparat der Hand selbst besitzt thatsächlich eine bedeutende Festigkeit. Diese Festigkeit verdankt er nicht etwa der Tiefe seiner Gelenkpfanne, dem Schutz von Höckern, die das Gelenk umgeben oder besonders kräftigen Kapselbändern, sondern vielmehr vor allem den zahlreichen über dasselbe hinwegziehenden Sehnen, deren Sehnenscheiden mit den Kapselbändern verwachsen sind. Ein weiterer günstiger Umstand ist in der Nähe der vielen kleinen Handwurzel- und Mittelhandgelenke gegeben, durch deren Knorpelelasticität und Verstärkungsbänder die Gewalt schon zum Teil aufgezehrt wird, und die große Beweglichkeit der Hand in den Speichen-Ellengelenken (s. II. Bd.). So ist es denn geradezu die Regel, daß bei stärkeren Gewalteinwirkungen auf die Hand nicht diese ausgerenkt wird durch Zerreißung ihrer Bänder, sondern daß die Speiche oder gar die Speiche und Elle zerbricht, wodurch allerdings eine derartig veränderte Handstellung eintritt, daß man in diesen Fällen früher meist eine Handausrenkung annahm. Erst DUPUYTREN klärte bekanntlich diesen Irrtum auf. Beim typischen „COLLES'schen Speichenbruch", wie er sich beim Fallen auf die ausgestreckte, dorsalreflektierte (s. II. Bd.) Hand so oft ereignet, ist es der Zug des volaren schrägen Speichen-Handwurzelbandes, der das untere Speichenende dicht über dem Bandansatz abreißt. Nur sehr selten und bei ganz starker Gewalteinwirkung, z. B. beim Herabfallen aus bedeutender Höhe, kommt es zu einer Kapselzerreißung mit Ausrenkung des Handgelenkes. Meist (in $^2/_3$ der bisher bekannten, kaum $1^1/_2$ Hundert betragenden Fälle) findet die Ausrenkung der Handwurzel nach der Rückseite statt. Das anatomische Unterscheidungsmerkmal der Ausrenkung von einem Unterarmbruch ist das Erhaltensein der normalen Stellung beider Griffelfortsätze zu den übrigen Teilen der Unterarmknochen, wie auch P. L. FRIEDRICH hervorhebt.

5) Die Eröffnung des Gelenkes ist selbstverständlich leichter vom Handrücken her, vor allem weil die Gelenkkapsel hier viel näher der Haut liegt, während auf der Hohlhandseite zwischen der Haut und der Gelenkkapsel das ganze dicke Bündel der Beugesehnen liegt, das nicht leicht zur Seite geschoben werden kann, weil die Sehnen in den „Handwurzelkanal" eintreten. Endlich sind auch die Verstärkungszüge auf der Rückseite (s. S. 231) schwächer als auf der Vorderseite. Anatomisch durchaus sehr einleuchtend ist die Angabe P. L. FRIEDRICH's, daß bei Eiterungen des Handgelenkes die Verhältnisse ungünstig liegen für Punktionen und Spülungen gegenüber freier Eröffnung des Gelenkes. In der That ist das Gelenk durch die Zusammensetzung des karpalen Ge-

lenkkopfes und die vielfachen kleinen Intimafalten etc. schwer oder gar nicht von einer Stichöffnung aus gründlich zu säubern (vgl. a. S. 224).

6) HENKE hat bei einer Leiche einen Fall beobachtet, wo eine abnorme Verbindung zwischen erstem und zweitem Handgelenk entstanden war, durch einen Bruch des Kahnbeines. Die Bruchflächen waren fast eben und abgeschliffen. Ich selbst besitze einen gleichen, zufällig aufgefundenen Fall in sorgfältig maceriertem und montiertem Zustand und hatte Gelegenheit, einen in meinem Beisein künstlich erzeugten Kahnbeinbruch anatomisch zu untersuchen (vgl. LILIENFELD, Arch. klin. Chir., Bd. 69, Heft 4). Uebrigens lassen sich ähnliche Fälle jetzt mit Hilfe der X-Strahlen auch beim Lebenden mehr oder weniger leicht nachweisen, und gerade die Kahnbeinfraktur ist jetzt als die häufigste Karpalfraktur erkannt. RICH. WOLFF (Ztschr. f. klin. Chir., 69. Bd., 1903) hat das Verdienst, gezeigt zu haben, daß wohl die meisten von GRUBER und PFITZNER als Os naviculare bipartitum beschriebenen Fälle Frakturen waren.

7) Beim Radio-Carpalgelenk besteht keine Gefahr eines Kapselrisses bei Epiphysentrennungen (vgl. Fig. 86).

II. Eigene Verbindungen der proximalen Karpalreihe [Juncturae propriae ordinis proximal. carpi m.].

a) Verbindungen zwischen Kahn-Mond-Dreieckbein (den Knochen des „Handgelenkkopfes").

α) Zwischenknochenbänder. Daß das Kahn-, Mond- und Dreieckbein durch Zwischenknochenbänder zusammengehalten werden und so einen mit einem fortlaufenden Knorpelüberzug versehenen Gelenkkopf bilden, der in die Speichen- bezw. Unterarmpfanne hineinpaßt, wurde bereits auf S. 226 f. besprochen. Die Zwischenknochenbänder nehmen aber nicht die ganzen, einander zugewandten Flächen der Knochen ein, sondern nur den proximalen Rand dieser Flächen. Der übrige Teil der Flächen wird von knorpelüberzogenen Gelenkflächen eingenommen (s. β und Fig. 86).

Wirkung. Die Bänder halten die 3 Knochen in querer Richtung aneinander, lassen aber geringe Flächenverschiebungen der Knochen aneinander zu.

β) Gelenke. Wir haben zwischen den einander zugewandten Seitenflächen der drei Knochen zwei Gelenkspalten zu unterscheiden: eine Kahn-Mondbeinspalte und eine Mond-Dreieckbeinspalte. Die Gelenkspalten erstrecken sich ungefähr in dorso-volarer Richtung („sagittal"). Die Gestalt und Ausdehnung der Gelenkspalten ist im wesentlichen durch die Ansatzverhältnisse der die Knochen der Reihe verbindenden Bandmassen bedingt.

Die Gelenkflächen des Kahn-Mondbeingelenkes tragen einen Knorpelüberzug von 0,5—0,9 mm Dicke; die Flächen sind ziemlich schmale, sichelförmige Ebenen. Die Spalte ist annähernd längsgestellt, d. h. der Unterarmlängsachse parallel.

Die Gelenkflächen zwischen Mond- und Dreieckbein sind einem ebenen Vollmond vergleichbar, dem ein kleines Segment fehlt, oder sie gleichen (wenn sie in die Länge gestreckt sind) einer ziemlich breiten Ellipse, von der der distale Pol abgeschnitten ist. Die Flächen tragen einen Knorpelüberzug, der eine ziemlich gleichmäßige

Dicke von 0,5—0,9 mm hat. Die Gelenkspalte ist schräggestellt, mit ihrem distalen Ende speichenwärts (s. Fig. 86).

Gegen das Handgelenk sind die beiden Gelenkspalten normalerweise vollkommen abgeschlossen durch die (auf S. 227 geschilderten) Zwischenknochenbänder, die zwischen den dem Handgelenk zugekehrten Rändern der Gelenkspalten überspringen. Manchmal sind die Zwischenknochenbänder aber (wie auf S. 227 u. 234 erwähnt) durchbrochen, so daß die Gelenkspalten mit dem eigentlichen Handgelenk in Verbindung stehen. Häufiger ist eine solche Spaltenbildung zwischen Mond- und Dreieckbein, seltener zwischen Mond- und Kahnbein. Man findet die Spalten nur beim Erwachsenen, hat sie also wohl als später durch den Gebrauch erworbene zu betrachten.

Auf der Volar- und auf der Rückseite sind die Gelenkspalten durch einfache Gelenkkapseln geschlossen, nach distalwärts gegen das große quere Handwurzelgelenk oder kurz gesagt das „2. Handgelenk" (zwischen der 1. und 2. Reihe) sind sie aber offen. Die beiden Gelenkspalten zwischen Kahn-, Mond- und Dreieckbein können daher als „proximale Fortsetzungen der 2. Handgelenkhöhle" betrachtet werden. Selbständige „Synovial"falten kommen in diesen Gelenkspalten nicht vor, oft schicken aber die großen queren Fettfalten an der Dorsal- und Volarseite des 2. Handgelenkes (s. unten) kurze Seitensprossen in die Spalten zwischen Kahn- und Mondbein und zwischen dieses und das Dreieckbein.

Gelenkkapselbänder der proximalen Reihe [L. articul. ordinis proximalis carpi m.].

1) Kurze Bänder [L. artic. ord. proxim. carpi brevia m.]. Sowohl auf der Hohlhand- als auf der Rückseite springen, von den größeren Handgelenkbändern fast ganz gedeckt, in der Tiefe, dicht auf den Gelenkkapseln, quere, namentlich auf der Dorsalseite derbe, straffe, weißglänzende Bandzüge zwischen den Nachbarknochen der 1. Reihe über, die sich scharf gegen die schlaffen Zwischenknochenbänder (oder „Schleimbänder") absetzen. Im Gegensatz zu Sappey und neuerdings H. Virchow (Berliner Physiol. Ges., 1902) finde ich die Bandzüge zwischen Kahn- und Mondbein etwas fester als die zwischen Mond- und Dreieckbein (s. II. Bd.).

Das dorsale Kahn-Mondbeinbändchen [L. dorsale navi-lunatum] überbrückt nur den distalen Teil der Spalte und setzt sich an den gegenüberliegenden Kanten an.

Das volare Kahn-Mondbeinbändchen [L. volare navi-lunatum] greift bei seinem Ansatz am Kahnbein auf die volare, am Mondbein auf dessen radiale Fläche über.

Beide Mond-Dreieckbändchen, das dorsale und das volare [L. dorsale- und L. volare luno-triquetr.] überziehen, wie H. Virchow mit Recht betont, nur den distalen Teil der Mond-Dreieckspalte und verlaufen nicht senkrecht zu ihr, sondern senkrecht zur Handlängsachse. Das volare Bändchen zwischen Mond- und Dreieckbein finde ich besonders versteckt und schwächer als das dorsale.

Wirkung. Die Bändchen verhüten eine Entfernung der Nachbarknochen voneinander ohne ein Gleiten derselben aneinander zu verhindern. Die Bändchen zwischen Mond- und Dreieckbein gestatten infolge ihres schiefen Verlaufes zur Spalte die Verschiebung des Dreieckbeines proximalwärts nur so weit, bis dessen proximale Gelenkfläche „in einer Flucht" mit der des Mondbeines steht (vgl. II. Bd.).

2) Lange Bänder [L. artic. ord. proxim. carpi longa m.]. Außer den unter 1) genannten, die Nachbarknochen verbindenden Bändern springen auch zwischen den beiden Randknochen (Kahn- und Dreieckbein), das Mondbein freilassend, besondere Bandzüge über.

Das dorsale Kahn-Dreieckband [L. dorsale navi-triquetr. m.][1]) springt von der „rauhen Diagonale" auf der sog. Rückseite des Kahnbeines zur Rückseite des Dreieckbeines über und ist meist sehr fest. Auch von der Innenseite des Gelenkes her ist es deutlich zu erkennen; es ist hier oft mit Faserknorpel überzogen Von manchen Autoren, z. B. von Henle, wird es im Zusammenhang mit dem Speichen-Handwurzelband des ersten Handgelenkes beschrieben, mit dem es in einem ulnarwärts geschlossenen Winkel zusammenstößt (s. Fig. 88).

Das volare Kahn-Dreieckband [L. volare navi-triquetr. m.] ist in Ursprung, Verlauf und Funktion das genaue Gegenstück zum dorsalen gleichnamigen Band (s. u. bei 2. Handgelenk).

Wirkung. Die letzteren beiden Bänder halten natürlich (auf der Volar- und Dorsalseite) die erste Reihe in querer Richtung zusammen, verhindern ein seitliches Ausweichen, ein stärkeres Klaffen der Gelenkspalten, während sie kleine Gleitbewegungen der Knochen längs ihrer Gelenkflächen nicht hindern. Das volare Band trägt überdies zur Herstellung des „Handgewölbes" bei.

b) Erbsenbeinverbindungen [Juncturae ossis pisiformis m.].

α) Erbsenbeingelenk [Art. ossis pisiformis N.]. Das Gelenk zwischen dem Dreieck- und dem Erbsenbein liegt auf der Volarseite des Dreieckbeines, die Spalte erstreckt sich von rechts nach links (spechen-ellenwärts), steht demnach ungefähr senkrecht auf den anderen Gelenkspalten der beiden Handwurzelreihen und kann daher niemals auf ein und demselben ebenen Schnitt getroffen werden, der die anderen Gelenke eröffnet. Fig. 86 stellt jedoch (s. Fig.-Erkl.) keinen ebenen Schnitt dar, sondern ein Präparat, wo rings, der Wölbung der Handwurzel entsprechend, die Gelenkspalten durch Abraspeln der bedeckenden Teile freigelegt sind; auf diese Weise wurde am Präparat die Erbsenbeingelenkspalte von der Ellenseite her eröffnet. (Wenn man am Präparat selbst genau von der Dorsalseite her auf das Kopfbein sieht, so verschwindet das Erbsenbein unter dem Dreieckbein). Beim Lebenden ist das Erbsenbein leicht am proximalen Ende des Kleinfingerballens zu fühlen, es läßt sich leicht passiv seitlich hin und her schieben. Man bemerkt übrigens dabei, wie bei den Bewegungen des Erbsenbeines sich immer auch die Sehne des ulnaren Handbeugers, der an ihm befestigt ist, hin- und herschiebt.

Die Gelenkflächen des Erbsengelenkes sind meist eiförmig mit der Längsachse ungefähr distal-proximal, doch ist oft das proxi-

---

1) Planum fibros. dors. transv. (Barkow), Fibrae accessor. (Hildebrandt-Weber), L. arcuat. superfic. und L. arcuat. prof. s. naviculari-triquetr. (Günther), Scapho-pyramidale (Poirier).

male Ende der Eiachse etwas radialwärts gedreht, während die Längsachse des Erbsenbeinknochens umgekehrt mit dem proximalen Ende ellenwärts gedreht sein kann, meist allerdings mit der Gelenkfläche gleich gerichtet ist. Die Gelenkfläche am Dreieckbein ist meist leicht (s. Var.) konvex und gerade so groß wie die leicht konkave Fläche des Erbsenbeines. (In manchen Fällen ist die Dreieckbeinfläche etwas größer, in anderen etwas kleiner als die des Erbsenbeines). Die Flächen stellen elliptisch begrenzte Abschnitte einer Kugel mit sehr großem Halbmesser dar. Beide Gelenkflächen tragen einen hyalinen Knorpelüberzug, der nach WERNER am Erbsenbein eine Dicke von 0,3—0,6 mm, am Dreieckbein von 0,6—0,75 mm hat.

Varietät. In einigen Fällen fand ich die Wölbung der Gelenkflächen sehr ausgesprochen.

Etwa in einem Drittel der Fälle, auch bei jugendlichen Individuen, steht das Erbsengelenk proximalwärts in offener Verbindung mit der 1. Handgelenkhöhle durch eine kleine runde Oeffnung, die man am besten bei Eröffnung des 1. Handgelenkes von der Rückseite her, auffindet. Ist die Verbindung weit, dann hängt die proximale Gelenkfläche des Dreieckbeines direkt mit der volaren (für das Erbsenbein) zusammen, so daß man auch noch am Skelet meist feststellen kann, ob die beiden Gelenke bei Lebzeiten in offener Verbindung waren oder nicht. Freilich sind dabei Täuschungen nicht ausgeschlossen, denn manchmal ist die Trennung durch eine dünne Synovialscheidenwand gegeben, deren Ansatzspur am macerierten Knochen nicht mehr zu sehen ist. In anderen Fällen ist umgekehrt trotz isolierter Knorpelflächen des Dreieckbeines doch eine enge Verbindungsöffnung der beiden Gelenkspalten vorhanden, die nach der Maceration aber keine Spuren hinterläßt.

Das Gelenk hat seiner größeren Beweglichkeit (s. II. Bd.) entsprechend eine schlaffere Gelenkkapsel als die anderen Gelenke der 1. Reihe, wie man sehr hübsch durch Aufblähen der Kapsel zeigen kann. Die Kapsel setzt sich fast überall dicht an den Rändern der Gelenkfläche an, nur am distalen Ende des Gelenkes zieht sich der Kapselansatz etwas von den Knorpelrändern zurück und kann sich meinen Beobachtungen zufolge am Erbsenbein bis fast $^1/_2$ cm vom Knorpelrand entfernen. Am Kapselansatz zeigt das Erbsenbein meist eine rinnenförmige Vertiefung („Kapselrinne“ s. S. 26).

An der dorsal-ulnaren[1]) und an der volar-radialen[2]) Seite der Gelenkkapsel werden quer über die Gelenkspalte hinweglaufende, der Kapsel direkt auf- bezw. angelagerte Verstärkungsbänder beschrieben, die aber so schwach sind, daß sie kaum den Namen besonderer Bänder verdienen. Als „dorso-ulnares Seitenband“ können höchstens ganz oberflächlich verlaufende Züge betrachtet werden, die vom „gemeinsamen Rückenband“, das die 6 Sehnenfächer bildet, abstammen.

β) Erbsenbein-Bandhaften [Syndesmoses ossis pisif. m.]. Vier wirkliche Bänder kommen beim Erbsenbeingelenk noch in Betracht, die zwar nicht in direkter Verbindung mit der Gelenkkapsel stehen, aber auf die Bewegungen des Erbsenbeines einen bestimmenden Einfluß ausüben. Es sind:

1) Ligament dorsal.
2) Ligament palmaire (franz.).

1) das ulnare Seitenband des Handgelenkes (S. 233 f.), das zum Teil sich ans Erbsenbein ansetzt und von der gleichlaufenden kräftigen Sehne des ulnaren Handbeugers [M. flex. carpi uln.] in seiner Wirkung unterstützt wird;

2) das kräftige Erbsen-Mittelhandband [L. piso-metacarpeum N.][1], das vom distalen Rand des Erbsenbeines als rundlicher Strang ziemlich gerade distalwärts zum Höcker des 5. Mittelhandknochens zieht (s. Fig. 87). Einige Bündel [Pars reflexa] des Bandes schwenken übrigens vom Hauptstrang bogenförmig speichenwärts ab und befestigen sich an der Basis des 4., manchmal auch noch des 3. Mittelhandknochens. Diese Bündel verstecken sich dorsalwärts hinter dem Haken-Mittelhandband. Noch kräftiger ist

3) das Erbsen-Hakenband [L. piso-hamatum N.][2]; es entspringt ellenwärts vom vorigen und läuft schräg distal-radialwärts gegen die Handmitte hin zum Haken des Hakenbeines (s. Fig. 87). Manchmal gliedert sich die Bandmasse in 2 Stränge, deren einer an die Wurzel, deren anderer an die Spitze des Hakens zieht. Das Band ist so fest, daß man, wie ich mich mehrfach überzeugt habe, auch nach Durchschneidung aller übrigen Bänder das Erbsenbein mit aller Gewalt nicht vom Hakenbein abreißen kann. Das Band steht mit dem „eigentlichen queren Handwurzelband" [L. carpi transv.] (s. S. 253) in inniger Verbindung (vgl. Var. 1).

4) Fast immer ist auch ein deutliches Erbsen-Kopfbeinband [L. piso-capitatum radiatum m.] vorhanden, das einen Strahl des „Sternbandes" der N. darstellt.

Wirkung. Diese Bändchen helfen bei der Ulnarabduktion der Hand den Zug des ulnaren Handbeugers auf die Mittelhand zu übertragen.

Varietäten. 1) Statt des Bandes findet sich manchmal ein kleiner Muskel [M. piso-hamatus]. 2) Einmal fand ich ein ähnliches Muskelchen, das aber nicht zum Hakenbein, sondern zum vorderen Rand des queren Handwurzelbandes am Beginn der Hohlhand-Aponeurose zog [„M. piso-aponeurot. m."]. Der Hauptast der Art. uln. ging volarwärts von diesem Muskel, nur ein kleiner Ast darunter (dorsal vom Muskel) her. Der Muskel hatte offenbar das Erbsenbein bewegt. 3) In einem Fall fand ich einen kleinen Schleimbeutel zwischen dem Erbsengelenk und dem Dreieck-Hakenbeingelenk.

Am Präparat und im lebenden Körper bildet die proximale Karpalreihe einen körperlichen, volar konkaven Bogen, dessen radiales und ulnares Ende in Gestalt des Kahnbeinhöckers und Erbsenbeines in die Hohlhand vorspringen (s. unten).

III. Eigene Verbindungen der distalen Karpalreihe [Junct. propriae ordinis dist. carpi m.].

a) Gelenke [Art. ordinis dist. carpi m.].

Die Gelenke zwischen den einzelnen Knochen der distalen Handwurzelreihe sind alle, was ihre Verbindung mit den großen Nachbar-

1) Pisi-metacarpal ligt. (engl.). L. pisi-métacarpien (franz.).

2) L. volare ossis pisif. et hamat. (BARKOW). Pisi-uncinate ligt. (engl.). L. pisi-unciformien (franz.).

gelenkspalten (2. Handgelenk und Handwurzel-Mittelhandgelenk) betrifft, ziemlich gleich beschaffen, keines von ihnen nimmt eine derartige Sonderstellung ein, wie das Erbsengelenk der 1. Reihe.

α) Gelenkflächen. Die Flächen des Gelenkes zwischen Trapez- und Trapezoidbein[1]) sind individuell recht verschieden gestaltet, bald mehr bohnenförmig, bald mehr dreieckig oder einfach oval. Der längste Durchmesser der Flächen ist nicht rein dorsovolarwärts, sondern etwas schräg gestellt, das dorsale Ende der Längsachse ist etwas distalwärts geneigt. Die Fläche ist meist sattelförmig gekrümmt, und zwar so, daß beim Trapezoidbein („kleinen Vieleckbein") die Fläche in ihrer Längsrichtung leicht konvex, in der Querrichtung leicht konkav gekrümmt ist. Am Trapezbein („großen Vieleckbein") sind die Wölbungen natürlich umgekehrt. Der dorsale Teil der Gelenkfläche bildet den für das Trapezbein so charakteristischen, ulnarwärts-konkaven Einschnitt seiner Oberfläche bei Betrachtung von der Rückseite. Die Knorpeldicke ist nach WERNER am Trapezbein 0,50—0,55 mm, am Trapezoidbein 0,55—0,60.

Die Flächen des Gelenkes zwischen Trapezoidbein und Kopfbein sind ebenfalls ziemlich vielen individuellen Schwankungen unterworfen. Meist besteht die Fläche aus zwei durch eine tiefe Bandgrube oder eine Rauhigkeit voneinander getrennten Abteilungen, einer größeren volaren, etwa rechteckigen (TOLDT's Atlas, Knochenband, Fig. 290) und einer manchmal winklig gegen diese geknickten, ganz kleinen dorsalen, die meinen Erfahrungen zufolge ziemlich häufig fehlt. Beide Abteilungen sind am Trapezoidbein dorso-volarwärts leicht ausgehöhlt, und der abgerundete Winkel, den beide miteinander einschließen, ist ellenwärts offen, so daß dadurch die Gelenkfläche als Ganzes deutlicher gekrümmt erscheint (am Trapezoid also ellenwärts konkav, am Kopfbein speichenwärts konvex). Die Knorpeldicke ist am Trapezoidbein nach WERNER 0,5—0,7 mm, am Kopfbein nur 0,4—0,5 mm.

Varietät. Ich beobachtete schon Fälle, wo das Trapezoidbein einen fast schnabelförmigen Fortsatz über die Kopfbeinecke hinüberschob.

Die einander zugekehrten Gelenkflächen des Kopf- und Hakenbeines lassen fast immer eine „hackmesser"ähnliche Gestalt erkennen. Der Stiel des Messers ist distal, die Klinge proximal gerichtet, die Schneide ist volarwärts gewendet. Das ganze „Hackmesser" ist manchmal ganz eben, meist aber etwas über die Fläche verbogen, und zwar am Kopfbein leicht ellenwärts ausgehöhlt, am Hakenbein (speichenwärts) konvex (s. betr. Spalte Fig. 89, S. 248). Die Knorpeldicke am Kopfbein ist nach WERNER 0,45—0,60 mm, am Hakenbein 0,4—0,7 mm.

Aus dieser Beschreibung geht hervor, daß die ulnaren Flächen der distalen Karpalknochen sämtlich konkav, die radialen konvex sind.

Die Gelenkspalten liegen sämtlich im wesentlichen in dorsovolaren Ebenen und sind im wesentlichen der Längsrichtung des Unterarmes parallel (proximo-distal, meist „sagittal" genannt) gerichtet.

1) Ich glaube, diese Ausdrücke der Kürze, der Zusammensetzungsfähigkeit und bequemeren internationalen Verständigung halber den Ausdrücken der N. (Os multangulum majus und minus) vorziehen zu sollen.

doch weichen sie meist, umgekehrt wie die der 1. Reihe, mit ihrem distalen Ende ellenwärts ab.

An den blinden Enden der Gelenkspalten zeigt die Innenhaut meist kleine Fettfältchen.

Proximalwärts gehen die Gelenkspalten im allgemeinen direkt in die große quere Gelenkspalte zwischen beiden Handwurzelreihen („2. Handgelenk"), distalwärts in das Handwurzel-Mittelhandgelenk über, dorsal- und volarwärts sind sie aber jede durch eine besondere Gelenkkapsel abgeschlossen.

Nicht gar selten kommt es übrigens doch zu einer Trennung zwischen den Gelenken der 2. Reihe und den Handwurzel-Mittelhandgelenken durch eine „synoviale" Verschlußhaut. Am häufigsten findet sich eine solche (von Barkow sogar als Regel betrachtet) zwischen Kopf- und Hakenbein oder auch zwischen Kopf- und Trapezoidbein, während man das Gelenk zwischen Trapez- und Trapezoidbein fast nie gegen die Mittelhand abgeschlossen findet (s. auch S. 246). Das Verschwinden der Abschlußmembranen, die in früher Embryonalzeit selbstverständlich vorhanden waren (s. S. 39), geschieht gewöhnlich schon gegen Ende des 7. oder Anfang des 8. Fetalmonats. Gewiß werden die Scheidenwände aber oft auch erst im extrauterinen Leben durch ausgiebigere Bewegungen gesprengt.

Die Gelenkspalte zwischen Kopf- und Hakenbein trifft proximalwärts verlängert in der Mittelstellung der Hand etwa auf die Spalte zwischen Mond- und Dreieckbein (s. Fig. 89).

Auf dem X-Skiagramm (s. II. Bd.) bilden, namentlich bei Radialabduktion, beide Spalten zusammen einen ziemlich regelmäßig gekrümmten, ellenwärts konkaven Bogen, der den 4. „Fingerstrahl" (im vergl.-anat. Sinn) vom 3. Strahl trennt; man könnte die Spalte daher vielleicht nicht unpassend als „Zwischenstrahlspalte (3—4)" bezeichnen. Nicht so ungezwungen läßt sich die Spalte zwischen Kopf- und Trapezoidbein in die zwischen Mond- und Kahnbein verfolgen und als eine besondere Strahlspalte zwischen 3. und 2. Strahl auffassen. Jedenfalls ist man berechtigt, zu sagen, daß das Kahnbein durch Vermittlung des Trapez- und Trapezoidbeines im wesentlichen den Daumen und Zeigefinger (1. + 2. Strahl), das Mondbein durch Vermittelung des Kopfbeines den Mittelfinger (3. Strahl), das Dreieckbein mittelst des Hakenbeines den Ring- und Kleinfinger (4. + 5. Strahl) trägt. Ueber das Verhalten der einzelnen Strahlen bei Belastung oder beim Drücken mit einem einzigen Finger s. II. Bd.

β) Gelenkkapselbänder [L. artic. ord. dist. carpi m.]. Die Bänder der 2. Reihe sind zahlreicher als die der 1., was wohl zum Teil darin seinen Grund hat, daß die Knochen der 2. Reihe größer sind als die der 1. Reihe.

1) Volare Bänder. In der Hohlhand sind den Kapseln der 2. Reihe quere Verstärkungsbänder aufgelagert, die von der Namenkommission zum Sternband [L. radiatum N.][1] (s. Fig. 87, S. 229) gerechnet werden. Sie sind nicht ganz leicht von der fibrösen Auskleidung des großen Sehnenkanales der Hohlhand zu trennen, die sich von der Pronatorfascie zur Handwurzel hinab erstreckt. Selbstverständlich

1) L. obl. u. jugale (Arnold). L. vol. oss. navic., multang. et capitat. und L. vol. oss. triqu. hamat. et capit. (Barkow).

muß zur Freilegung dieser Bänder vor allem der Sehnenkanal selbst eröffnet, d. h. das ihn volarwärts brückenförmig schließende „eigentliche, quere Handwurzelband“ [L. carpi transversum N.] abgetragen werden. Mit diesem Band, und zwar dessen tiefer, den Sehnen zugekehrten Schicht hängt der hier in Rede stehende Bandapparat, wenn auch nur indirekt, zusammen. Das „oberflächliche Handwurzelband“ [L. carpi volare N.] hingegen hat mit ihnen gar nichts zu thun, es ist eine reine Fascienverstärkung.

Ziemlich rein quer verlaufend, verbinden Bandzüge jeweils die beiden Nachbarknochen der 2. Reihe; wir können daher ein (schwaches) Trapez-Trapezoidband[1]), ein Trapezoid-Kopfband[2]) und ein (starkes) Kopf-Hakenband[3]) unterscheiden.

Außer dem Zug zum Trapezoidbein findet sich am Trapezbein (distalwärts vom Trapezoidzug) ein besonderer längerer Bandzug, der vom Trapezbein direkt zum Kopfbein[4]) mit Ueberspringung des Trapezoidbeines zieht; von Fr. Arnold wird er als „kurzes, oberflächliches Jochband“ bezeichnet; er gehört zu dem Bandstern, den die Namenkommission als „Sternband“ bezeichnet hat, ist aber von dem Nachbarstrahl, der vom Kopfbein zum Kahnbein geht (s. S. 252), durch eine Spalte getrennt; sie konvergieren beide fast auf denselben Kopfbeinpunkt. Endlich lassen sich am Trapezbein fast immer lange quere Bandzüge von der Basis des Trapezbeinhöckers oder vom Grunde des Sehnenkanales für den M. flex. c. rad. direkt zur Basis des Hakenbeinhakens hinüber verfolgen; sie werden daher sehr passend von Arnold als „tiefes oder langes Jochband“[5]) bezeichnet; wir wollen sie „tiefes volares Trapez-Hakenbeinband“ [L. vol. trapezo-hamat. prof. m.] nennen; die Züge liegen unmittelbar proximalwärts von den Basen der Mittelhandknochen.)

Das Kopf-Hakenbeinband läßt sich noch in den fibrösen Ueberzug der ausgehöhlten Hakenfläche und von da in das „quere Handwurzelband“ verfolgen. In ähnlicher Weise setzen sich Bündel des Trapez-Trapezoidbandes am radialen Handwurzelvorsprung aufsteigend in den radialen Ursprung des Querbandes fort. Auf dem Wege dahin bilden sie eine derbfaserige Röhre um die Sehne des radialen Handbeugers [M. flex. carpi rad.] herum.

2) Dorsale Bänder. Auch auf dem Handrücken springen zwischen den einzelnen Nachbarknochen der 2. Reihe vorwiegend quer verlaufende, relativ kräftige Bandzüge über[6]) (s. Fig. 88); man kann demnach wie an der Hohlhand ein Trapez-Trapezoidband[7]), ein Trapezoid-Kopfband[8]) und ein Kopf-Hakenbeinband[9]) unterscheiden. Die Bändchen sind oft, namentlich das Trapezoid-Kopfbeinband, durch eine quere Spalte in je zwei Bündel gespalten, die meist speichenwärts divergieren oder aber parallel verlaufen.

---

1) L. volare trapezo-trapezoid. (radiat.) m. (vgl. S. 252).
2) L. volare trapezoideo-capitat. (radiat.) m.
3) L. volare capitato-hamat. (radiat.) m.
4) L. volare trapezo-capitat. (radiat.) m., L. jugale superficiale s. breve (Arnold).
5) L. jugale carpi prof. s. long. (Arnold).
6) L. transversalia carpi dorsal. brev. (Henle).
7) L. dors. trapezo-trapezoid. m. (Dies Bändchen fand ich öfters sehr kräftig.)
8) L. dors. trapezo-capit. m.
9) L. dors. capitato-hamatum m.

b) Zwischenknochenbänder [L. interossea ordinis distalis carpi m.][1]).

Ueberall in den Winkeln, wo die Knochen der 2. Reihe dicht nebeneinander liegen, ohne gelenkig miteinander verbunden zu sein, springen zwischen ihnen dicke, feste Zwischenknochenbänder über, die der 2. Reihe den wesentlichsten Halt geben. Gewöhnlich werden dieselben ausdrücklich so beschrieben und abgebildet, als ob sie mitten durch die Gelenkspalten liefen, was sich durch die Bilder erklärt, die man auf Durchschnitten durch die so unregelmäßig geformten Gelenkspalten erhält. In Wahrheit sind die oben ausführlich beschriebenen Gelenkspalten zum größten Teil ganz frei von irgendwelchen Bandbrücken, die Zwischenknochenbänder springen vielmehr außerhalb der Gelenkspalten über, sie füllen, wie bemerkt, die namentlich auf der Volarseite der Handwurzelknochen kompliziert gestalteten, schwer zugänglichen Buchten und Winkel zwischen den Karpalknochen aus. Sie machen daher auch einen ganz anderen Eindruck als die Zwischenknochenbänder der 1. Reihe, die auf zwei Seiten in Gelenkräume hineinragen, ihr Gewebe ist „trockener" und straffer als das der letzteren. An einigen Stellen liegen sie freilich den Gelenkspalten so nahe, sind sie so innig mit der betreffenden fibrösen Gelenkkapsel verwachsen, daß man diese nicht von ihnen abpräparieren kann. In diesen Fällen werden sie also an einer bestimmten Stelle direkt von der „Synovial"membran überzogen, beteiligen sich, wenn man so sagen will, direkt am Aufbau der Wand des betreffenden Gelenkes, d. h. sie ragen mit einem ihrer Ränder gegen eine oder die andere Spalte vor, aber von einem brückenförmigen Ueberspringen derselben innerhalb der Gelenkspalte ist keine Rede (s. Prakt. Bem. S. 247).

1) Trapez-Trapezoid-Zwischenknochenband [L. inteross. trapezo-trapezoideum m.]. Ein solches Zwischenknochenband finden wir in dem engen Winkel zwischen den distal-volaren Flächen des Trapez- und Trapezoidbeines, den es ganz erfüllt. Am Trapezbein befestigt es sich an dem rauhen Feld, das dorsal-ulnarwärts vom distalen Ende der Sehnenrinne für den radialen Handbeuger liegt und volarwärts von der kleinen Gelenkfläche für die Ecke des 2. Mittelhandknochens; proximalwärts wird das rauhe Feld durch die von mir (s. S. 242) als bohnenförmig, oval oder dreieckig bezeichnete Gelenkfläche für das Trapezoidbein begrenzt, radialwärts von der Sattelfläche für den Daumenmittelhandknochen. Am Trapezoidbein setzt sich das Band an jenem für das Trapezoidbein und seine Flächenerkennung besonders charakteristischen rauhen Zwickel fest, der sich von der Volarseite des Beines spitz hinaufzieht zwischen der „Bohnenfläche" (für das Trapezbein) und der radialen Facette der Gelenkfirste, auf der der 2. Mittelhandknochen reitet. Das Band reicht niemals bis zum dorsalen Ende der Gelenkspalte zwischen Trapez- und Trapezoidbein hinauf, sondern meist nur etwa bis zur Mitte ihres distalen Randes, also eventuell bis zum Einschnitt der „Bohnenfläche". Je nachdem man also einen Schnitt durch die Handwurzel mehr dorsal oder mehr volar führt, wird distal von der Trapez-Trapezoidspalte ein Zwischenknochenband erscheinen oder nicht. Proximalwärts hilft das Band den volaren Teil der Gelenkspalte verschließen und ist an dieser

1) L. intercarpea interossea N.

Stelle daher direkt von durchsichtiger „Synovial“haut überzogen (Var. 1). Die volaren und distalen Teile des Bandes liegen natürlich ganz extrakapsulär. Dorsalwärts von der Spitze des Bandes gelangt man von der Trapezo-Trapezoidgelenkspalte in das Gelenk zwischen der Ecke des 2. Mittelhandknochens und der Trapezbeinecke und in den dorsalen Teil des Gelenkes zwischen dem 2. Mittelhandknochen und dem Trapezoidbein (Var. 2).

Varietäten. 1) In einem Fall fand ich die „Synovial“haut etwas blätterig zerfallen und ein Cystchen enthaltend. 2) In einem Fall fand ich die letztere Verbindung durch eine „Synovial“haut verschlossen, es bestand keine Verbindung zwischen dem Trapezo-Trapezoidgelenk und dem Trapezoid-2. Mittelhandknochengelenk; übrigens fehlte in diesem Fall das Gelenk zwischen Trapezbein- und 2. Mittelhandknochenecke; letztere beiden Knochen artikulierten gar nicht miteinander.

2) Trapezoid-Kopfbein-Zwischenknochenband [L. interosseum trapezoideo-capit. m.]. Zwischen dem Trapezoid- und dem Kopfbein hat das Zwischenknochenband eine ganz verschiedene Lage, je nachdem die beiden Knochen sich nur mit einer einzigen, fortlaufenden Gelenkfläche berühren oder mit zwei winklig gegeneinander geknickten Flächen, einer „dorsalen“ und einer „volaren“ Abteilung, die durch eine Bandgrube getrennt werden (s. S. 242). Im letzteren, gewöhnlicheren Fall springt das Zwischenknochenband eben mitten zwischen diesen beiden kleinen Gelenken über, so daß man auf einem Querschnitt, sowohl durch das dorsale Gelenkchen als durch das volare natürlich in der Gelenkspalte nichts von dem Band sehen kann, vielmehr nur eine glatte Gelenkspalte zwischen Trapezoidbein und Kopfbein sieht (Fig. 89). Soll das Band getroffen werden, muß der Schnitt mitten zwischen der volaren und dorsalen Gelenkspalte hindurchgehen; in diesem Fall erscheint aber überhaupt keine Gelenkspalte zwischen beiden Knochen auf dem Querschnitt, denn die beiden Spalten sind durch die Bandmasse vollkommen getrennt. Ist aber nur eine einzige Gelenkspalte zwischen beiden Knochen, die im wesentlichen dem volaren Teil der doppelten entspricht, ausgebildet, dann finden wir das Zwischenknochenband fast ganz dorsal, oberhalb der Gelenkspalte zwischen Trapezoid- und Kopfbein überspringen. Daher erscheint in diesen Fällen auf einem tiefen, der Vola nahen Flächenschnitt durch die Handwurzel die Spalte, auf einem oberflächlichen, dem Dorsum nahen Schnitt aber das Band. Auf fast allen Schnitten sieht man aber hinter, d. h. proximal von der Trapezoid-Kopfbeingelenkspalte eine Bandmasse zwischen beiden Knochen überspringen (s. Fig. 89), weil das Zwischenknochenband proximal von der oder den Gelenkspalten dicker, d. h. „höher“, also ⊢-förmig ist und dort die Kapselhinterwand der oberen und der unteren Gelenkspalte verstärkt. An seinem volaren und distalen Rande ragt das Band in analoger Weise, wie das zwischen Trapez- und Trapezoidbein gegen die Gelenkspalte vor und ist dort oft von „Synovial“blättchen bedeckt.

Volarwärts vom Zwischenknochenband kommuniziert der volare Teil der Trapezoid-Kopfbeinspalte in distaler Richtung mit dem Handwurzelmittelhandgelenk, in proximaler Richtung meist mit dem 2. Handgelenk, d. h. dem Gelenk zwischen 1. und 2. Reihe. Freilich ist dieser Zugang sowohl nach der Kahnbein-Trapezoidspalte als nach der Kahn-Kopfbeinspalte oft durch ausgefranste Intimafältchen sehr eingeengt oder ganz verschlossen. Sind 2 Trapezoid-Kopfbeingelenkabteilungen vorhanden (s. oben), so hat die dorsale Abteilung meinen Erfahrungen zufolge nie eine Verbindung proximalwärts zum Handgelenk, sondern nur distalwärts zum Handwurzel-Mittelhandgelenk. HENLE ist das Trapezoid-Kopfbein-Zwischenknochenband merkwürdigerweise entgangen, er betont sogar das Fehlen eines solchen ausdrücklich. ARNOLD hat es im Atlas abgebildet, ohne es zu benennen.

Varietät. Hie und da setzt sich das Band bis zum Kahnbein fort, wodurch eine mehr oder weniger vollständige Scheidewand im 2. Handgelenk entsteht (s. unten S. 256, Var. 1 und 2).

3) Kopf-Hakenbein-Zwischenknochenband [L. inteross. capitato-hamat. m.]. Zwischen Kopf- und Hakenbein liegt das Zwischenknochenband hinwiederum volar, es ist das kräftigste von allen. Es setzt sich unterhalb des „Hackmesser"-Stieles (s. S. 242) an; es bewirkt eben, daß die Gelenkspalte im distalen Teil des Gelenkes nicht soweit volarwärts zwischen beide Knochen hinunterreicht als proximal; es veranlaßt also den „Stiel" des Hackmessers, d. h. die Verschmälerung der Gelenkfläche im distalen Teil. Daher erscheint das Band in seiner ganzen Länge nur auf Schnitten, die ziemlich tief volarwärts geführt sind. Nur der hinterste Teil des Bandes reicht sehr oft ziemlich hoch dorsalwärts hinauf, so daß er auch auf oberflächlichen Schnitten zum Vorschein kommen kann, wie in Fig. 89, während der vordere Teil des Bandes auf solchen Präparaten in der Tiefe verborgen bleibt.

Prakt. Bem. Aus dieser Beschreibung der Zwischenknochenbänder geht hervor, daß von einer Beeinflussung der Ausbreitung pathologischer Prozesse in den verschiedenen Gelenkspalten der Handwurzel durch diese Bänder nicht die Rede sein kann. Die Bänder bilden nicht etwa einen Abschluß der einen Gelenkspalte gegen eine benachbarte, wie es nicht selten behauptet wird.

Wirkung der Bänder der 2. Reihe. Durch die Gelenkkapselbänder und die Zwischenknochenbänder wird die distale Reihe in sich so festgestellt, daß nur sehr geringe Verschiebungen der Nachbarknochen aneinander ausführbar sind (s. II. Bd.).

Ebenso wie die 1. Reihe bildet auch die 2. Karpalreihe einen volarwärts konkaven Bogen, der mit einem radialen und einem ulnaren Höcker (Trapezhöcker bezw. Hakenbeinhaken) in die Hohlhand vorspringt.

IV. Zweites Handgelenk [Art. intercarpalis transv. m.][1].

Das Gelenk zwischen der proximalen und distalen Reihe der Handwurzelknochen hat sehr unregelmäßig gestaltete Gelenkflächen, weshalb es fast von jedem Autor zu einer anderen Gelenkart gerechnet und in anderer Weise beschrieben wird. Am rationellsten ist es wohl als „zusammengesetztes Kugel-Doppelgelenk" zu bezeichnen, dessen mittlerer und ulnarer Teil dem 1. Handgelenk ähnelt, insoferne er

1) Art intercarpea N., Art. binor. ord. oss. c. (ält. Aut.). Art. carpi secunda s. inferior (KRAUSE). Mediocarpal joint (MORRIS), Transvers. carp. artic. (QUAIN). Art. mediocarpienne (franz.).

auch am proximalen Teil konkav, am distalen konvex gekrümmt ist. Vonseiten der proximalen Reihe beteiligen sich nur das Kahn-, Mond- und Dreieckbein, nicht aber das Erbsenbein an der Bildung des Gelenkes, vonseiten der distalen Reihe hingegen alle 4 Knochen: das Trapez-, Trapezoid-, das Kopf- und das Hakenbein.

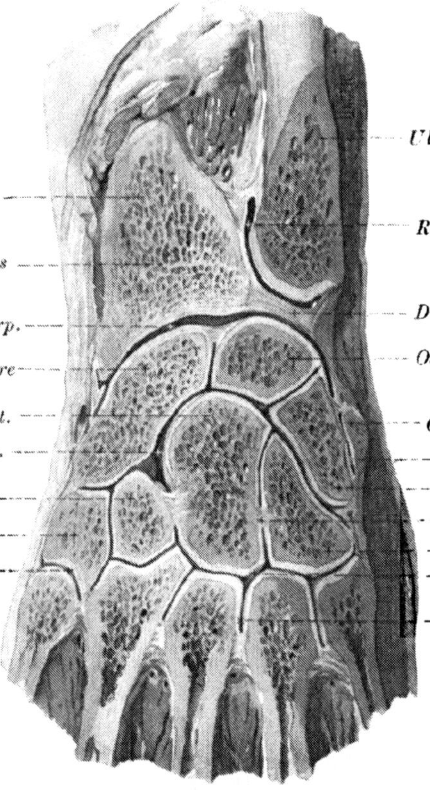

Fig. 89. Gelenkspalten der Handgelenke, durch Abraspeln der Oberfläche (entlang der dorsalen Konvexität der Handwurzel) freigelegt, von oben gesehen.

Gelenkflächen des „Zweiten Handgelenkes".

1) Proximale Reihe. Die proximale, in sich bewegliche Reihe der Handwurzelknochen wendet der Gelenkspalte im radialen Teil (etwa $^1/_3$ der ganzen Spalte) eine schwach konvexe, im ulnaren Teil (fast $^2/_3$ der Spalte) eine in der Mitte tief ausgehöhlte und endlich am äußersten ulnaren Ende der Spalte wieder eine konvexe Gelenkfläche zu (s. Fig. 89). (Henle sagt deshalb, im wesentlichen sei die 1. Reihe nach vorn konvex, gehöre einer Kugeloberfläche von 3,5 cm Halbmesser an, in der Mitte der Kugeloberfläche sei aber eine Aushöhlung angebracht. Henke nennt die 1. Reihe eine „Klammer", die den ulnaren Teil der 2. Reihe umgreift, ein Vergleich, der allerdings nur für den ulnaren, pfannenartigen Teil der 1. Reihe zutrifft.)

Die radiale Konvexität („der radiale Gelenkkopf") der 1. Reihe wird nur vom Kahnbein gebildet, die „ulnare Pfanne" hingegen vom Kahn-, Mond- und Dreieckbein. Die Knorpeldicke beträgt an den konvexen Stellen des Kahnbeines nach WERNER 0,4—1,2 mm, am Mondbein 0,7—0,9 mm, am Dreieckbein 0,4—0,7 mm. Die den „radialen Gelenkkopf" bildende Kahnbeinfläche ist nur sehr schwach gewölbt, fast eben zu nennen. Sie läßt immer mehr oder weniger deutlich eine überknorpelte Leiste erkennen, die eine Teilung der ganzen dreieckigen Fläche in 2 Facetten, eine größere radiale für das Trapezbein und eine kleinere ulnare für das Trapezoidbein hervorbringt. GÜNTHER's (Das Handgelenk, etc., Hamburg 1850) Messungen ergaben für die radiale Facette einen Bogenwert von 61°, für die ulnare von nur 44°, den Krümmungshalbmesser fand er bei ersterer 10 mm, bei letzterer 19 mm groß. Die Kahnbeingelenkfläche liegt nicht, wie es nach den geläufigen Beschreibungen und Abbildungen scheinen könnte, auf der Rückseite des Knochens, sondern ist eigentlich genau distalwärts gerichtet, denn die „rauhe Diagonale", die man gewöhnlich als auf der Rückseite des Kahnbeins liegend beschreibt, liegt eigentlich am radialen Rand, läuft bei horizontaler Handhaltung fast vertikal in leichtem Bogen vom Handrücken zum Kahnbeinhöcker. Der vom Kahnbein gebildete, „radiale Gelenkkopf" geht nicht allmählich in die „ulnare Pfanne über, sondern hört ellenwärts mit scharfem Rand auf (s. a. Fig. 89).

Von den 3 an der Pfannenbildung der 1. Reihe beteiligten Knochen liefert das Kahnbein meist den größten Abschnitt, das Mondbein den am regelmäßigsten gekrümmten, das Dreieckbein nur eine flache Delle. Die Pfanne kann nur sehr ungenau einer Kugelschale verglichen werden, am besten noch der Kahnbeinanteil, während am Mondbein die Krümmung oft fast cylindrisch erscheint, da die Krümmung in radio-ulnarer Richtung nur ganz wenig angedeutet ist (vgl. Fig. 89). Die Krümmung der Pfanne ist etwas flacher als an dem zugehörigen Kopfbeinkopf, und ihr Bogenwert ist etwas kleiner als der des Kopfes. Der Pfannenteil des Dreieckbeines ist wohl auch beiläufig kugelschalenähnlich zu nennen, besitzt aber einen ganz anderen, bedeutend größeren Krümmungshalbmesser, er stellt, wie bemerkt, nur eine ganz seichte Grube dar, die ellenwärts ohne scharfe Grenze in eine konvexe, cylindrische Rollenfläche übergeht. Die Cylinderfläche steht schräg mit ihrem ulnaren Ende distal-volarwärts geneigt. Ihr Bogenwert ist nach GÜNTHER 40°, der Krümmungshalbmesser 25 mm. Manchmal ist die Fläche namentlich speichenwärts bei ihrem Uebergang in die seichte Delle leicht sattelförmig gekrümmt. Die flache Grube des Dreieckbeines (zur Aufnahme des Hakenbeinkopfes) setzt sich fast immer auch noch auf das Mondbein als eine schmale Facette fort. Dieser schmale, leicht konkave Flächenstreif ist von der stark ausgehöhlten Hauptfläche des Mondbeines durch eine überknorpelte Kante deutlich abgesetzt. Die Knorpeldicke der Kahnbeinpfanne beträgt nach WERNER 0,5—0,9 mm, die der Mondbeinpfanne 0,7—0,9 mm gegen das Kopfbein, 0,8—09 mm gegen das Hakenbein, die des Dreieckbeines im Gebiet der „flachen Grube" 0,5—0,7 mm, im Gebiet der ulnaren „Rollenfläche" 0,4—0,5 mm.

Varietät. Die Gelenkfläche des Mondbeines für das Hakenbein kann gerade so groß sein, wie die für das Kopfbein (meist ist sie aber kleiner, s. o.); sie kann auch ganz fehlen (s. Fig. 89), es kommen alle Uebergänge zwischen beiden Grenzfällen vor.

2) Distale Reihe. Die Gelenkflächen der 2., ebenfalls in sich beweglichen Reihe, sind natürlich umgekehrt gekrümmt: wir haben hier eine radiale Konkavität und eine mittlere Konvexität zu unterscheiden.

Die radiale Konkavität wird vom Trapez- und Trapezoidbein gebildet. Die betr. Fläche des Trapezbeines ist schwach konkav und ähnlich den Flächen des Mondbein-Dreieckbeingelenkes etwa einem Vollmond vergleichbar, dem ein kleines Segment an der Ellenseite fehlt. GÜNTHER fand den Bogenwert der Fläche 66° und ihren Krümmungshalbmesser 24 mm. Die Fläche des Trapezoidbeines ist auch schwach konkav und unregelmäßig abgerundet rechteckig, oft aber auch trapezoidisch ulnar-dorsalwärts spitz ausgezogen. Der radio-ulnare Bogenwert der Fläche beträgt nach GÜNTHER 28°, der Krümmungshalbmesser 31 mm.

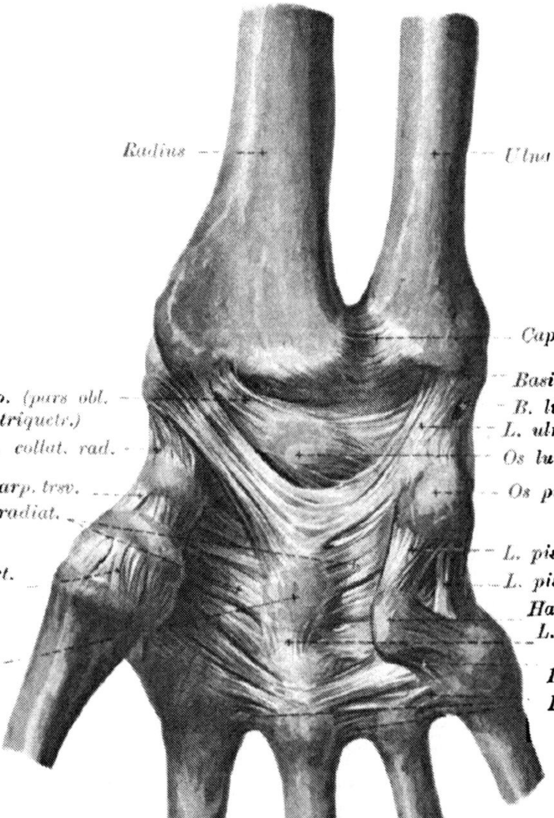

Fig. 90. Hohlhandbänder der rechten Hand.

Die mittlere Konvexität, d. h. der Gelenkkopf der 2. Reihe wird vom Kopf- und vom Hakenbein gebildet. Er schiebt sich tief volarwärts unter die von der 1. Reihe gebildete Pfanne hinunter, so daß er bei der Ansicht von der Rückseite her fast ganz von seiner aus Kahn- und Mondbein gebildeten Pfanne verdeckt wird (vgl. Prakt. Bem. 2, S. 256). Die Kopfbeinfläche ist unregelmäßig kugelig gekrümmt und stellt etwa eine Halbkugel dar. Die Ausdehnung der Fläche von rechts nach links (radio-ulnarwärts) beträgt nach GÜNTHER etwa 138°, in dorso-volarer Richtung aber 162°, der Krümmungshalbmesser in dorso-volarer Richtung nur 7 mm, in radio-ulnarer hingegen etwa 10 mm. Der Spalte zwischen Kahn- und Mondbein entspricht an der „Halbkugel" eine meist deutlich sichtbare überknorpelte Leiste, die die gleichmäßige Wölbung unterbricht und die „Halbkugel" in einen radialen Teil für die Verbindung mit der Kahnbeinpfanne und einen ulnaren für die mit der Mondbeinpfanne scheidet. Die radiale Kugelfläche setzt sich an der Radialseite des Knochens ein gutes Stück weit distalwärts fort, die ulnare Fläche ist dagegen am Uebergang der proximalen in die ulnare Seitenfläche scharf abgeschnitten, es sieht aus, als ob hier „dem Kopf ein Stück fehle". Das fehlende Stück wird vom radialen Teil der Hakenbein-„Sattelfläche" ergänzt. Die Hakenbein-Konvexität, die der schmalen Mondbeinfacette und der Grube des Dreieckbeines entspricht, ist übrigens viel schwächer proximalwärts-konvex gekrümmt als der Kopfbeinkopf. Gegen den ulnaren Handrand hin geht die Konvexität des Hakenbeinsattels dann in die Konkavität desselben über. Ihr Bogenwert beträgt nach GÜNTHER 35°, der Krümmungshalbmesser 23 mm.

(HENLE sagt, die 2. Reihe bilde im wesentlichen eine Pfanne, aus deren Mitte aber ein cylindrischer Zapfen proximalwärts vorrage, der in die Vertiefung, die sich in der Mitte der im wesentlichen konvex gewölbten 1. Reihe befindet (s. S. 248), hineinpaßt. HENKE vergleicht die 2. Reihe mit einem Zapfen, der von der 1. klammerartig umfaßt wird. Der Zapfen fällt auf der radialen Seite steil ab, geht plötzlich in die aus Trapez- und Trapezoidbein gebildete Pfanne über (s. Fig. 89). Auf der ulnaren Seite hingegen ist der Zapfen im Gebiet der Hakenbeingelenkfläche allmählich abgeschrägt.

Gelenkkapsel des 2. Handgelenkes.

Entsprechend der bereits (S. 238 bezw. 246) erwähnten Thatsache, daß das 2. Handgelenk, d. h. das Gelenk zwischen der 1. und 2. Handwurzelreihe mit den Spalten zwischen den einzelnen Knochen dieser Reihen selbst in offener Verbindung steht, folgt der Kapselansatz, sich dicht an den Rand der Gelenkflächen haltend, auch diesen Gelenkspalten. Von diesen Stellen abgesehen, springt die Gelenkkapsel von der 1. Reihe, das 2. Handgelenk überbrückend, direkt zur 2. Reihe über. Sie ist auf der Rückseite schlaffer, auf der Vorderseite straffer. Auf der Rückseite kommt die Kapsel des 2. Handgelenkes der Kapsel des 1. am nächsten auf der Speichenseite, beide stoßen hier bei ihrem Ansatz an der „rauhen Diagonale" des Kahnbeines fast zusammen.

SAPPEY hebt fälschlicherweise umgekehrt die große Nähe beider Gelenkhöhlen auf der Ellenseite besonders hervor.

(Bei der Volarbeugung schlägt die Kapsel auf der Vorderseite Falten, bei der Dorsalbeugung der beiden Reihen gegeneinander auf der Rückseite.)

Verstärkungsbänder des 2. Handgelenkes.

a) Volare Bänder [Lgta. volar. articuli intercarpalis transversi m.]. Auf der Volarseite sind, der Kapsel direkt eingewebt, zwischen der 1. und 2. Karpalreihe, 2 starke Bandzüge vorhanden, die vom Kahnbein und vom Dreieckbein nach dem Hals des Kopfbeines hin konvergieren, und dünnere, den letzteren parallele Bandzüge, die vom Dreieckbein zum Hakenbein ziehen. Das Mondbein hingegen entsendet keine derberen Bandzüge zur 2. Reihe, wie auch HANS VIRCHOW richtig erkannte. Diese 3 Bänder werden fast ganz von den beiden schrägen Bändern, die vom Unterarm zum Kopfbein ziehen [der Pars obl. radio-capitat. des L. radio-carp. vol. N. (s. S. 229)] und den distalen Bündeln des L. ulno-carp. vol. (s. S. 230) verdeckt. Sie wurden von der Nomenklaturkommission zum Sternband [L. c. radiatum] zusammengefaßt, deshalb füge ich meinen Einzelnamen „radiatum" bei (wie auf S. 244). Wir haben demnach zu unterscheiden ein Volares Kahn-Kopfbeinband [L. navi-capitat. vol. radiatum m.][1], ein Volares Dreieck-Kopfbeinband [L. triquetro-capitat. vol. radiat. m.][2]) und ein Volares Dreieck-Hakenbeinband [L. triquetro-hamat. vol. rad. m.][3]).

Auch zwischen Kahn- und Trapezbein springen ziemlich derbe Züge über, die H. VIRCHOW noch in oberflächliche und tiefe scheidet. Sie verdienen den Namen Kahn-Trapezbeinband [L. navitrapez. vol. m.]; sie sind auch in Fig. 90 zu erkennen, jedoch nicht bezeichnet. Die am weitesten ulnarwärts und am verstecktesten liegenden Bündel dieses Bandes laufen, wie bereits SAPPEY erkannte, zur Trapezbeinrinne und bilden den tiefsten Teil der Scheide für die Sehne des radialen Handbeugers. Die Züge vom Kahnbein zum Trapezoidbein[4]) sind nur schwach.

Natürlich kommen als Verstärkungsbänder des 2. Handgelenkes auch noch die oben schon erwähnten, zum Kopfbein laufenden Züge des Speichen- und Ellen-Handwurzelbandes selbst in Betracht. Sie erhalten Verstärkungsbündel vom Kahnbein und auch, allerdings nur sehr spärliche und unbedeutende, vom Mondbein; die meisten scheinbar vom Mondbein zum Kopfbein laufenden Züge lassen sich meinen Beobachtungen zufolge bei genauerer Präparation doch noch zur Speiche hinauf verfolgen, so daß man nicht berechtigt ist, mit BARKOW von einem besonderen volaren Mond-Kopfbeinband zu sprechen.

Außerdem muß hier auch des „queren volaren Kahn-Dreieckbeinbandes noch einmal Erwähnung gethan werden (s. S. 239), dessen Befestigungen volarwärts von den beiden schrägen Bändern verdeckt werden. Dieses Querband gehört zwar eigentlich den Verbindungen der 1. Reihe in sich an, überbrückt aber doch auch Teile der Gelenkspalte zwischen beiden Reihen.

Man sieht alle diese Bänder oft eigentlich am allerbesten bei Eröffnung des 2. Handgelenkes von der Rückseite her, also von ihrer von der „Synovial"haut überzogenen Seite.)

Endlich kommen auch noch einige Bänder als Verstärkungsbänder des 2. Handgelenkes in Betracht, die mit der Kapsel dieser Gelenke

1) L. obliqu. carpi vol. min. (ARNOLD). Transv. bin. ord. oss. c. radiale (H. MEYER). L. antéro-lateral, L. scapho-grand'os (POIRIER).

2) L. c. vol. obl. maj. (ARNOLD). L. triquetro-capitat. (H. VIRCHOW.). L. transv. bin. ord. oss. c. ulnare (H. MEYER). L. antéro-médial, L. pyramido-grand'os (POIRIER).

3) L. hamo-triquetr. volare (H. VIRCHOW).

4) L. navi-trapezoideum (H. VIRCHOW).

gar nichts zu thun haben. Vor allem ist da zu nennen das volare quere Handwurzelband [L. carpi transversum N.][1]), das zwischen beiden Eminentiae carpi überspringt, denn sein radialer Ursprung verbindet ja auch den Kahnbein- mit dem Trapezbeinhöcker. Die genauere Besprechung dieses Bandes gehört in die Muskellehre, da es zu den Muskeln und der Aponeurose der Hohlhand in innigsten Beziehungen steht. Ferner wirken, wenn auch nur indirekt, die Erbsenbänder (das Erbsen-Haken-, das Erbsen-Mittelhand- und das Erbsen-Kopfbeinband, s. S. 244) ebenfalls auf das 2. Handgelenk ein.

Wirkung: Alle volaren Bänder spannen sich bei der Dorsalbeugung des 2. Handgelenkes. Die vom Kahn- und Trapezbein kommenden hemmen die Radialabduktion, die vom Dreieckbein kommenden die Ulnarabduktion.

b) Dorsale Bänder [Lgta. dorsal. articuli intercarpalis transversi m.]. Auf der Rückseite sind die Verstärkungsbänder namentlich auf der Speichenseite schwächer, aber fast immer lassen sich doch mehr oder weniger deutliche Bandzüge, die sich vom Dreieckbein schräg über den Kopfbeinhals hinweg zum Trapezoid- und Trapezbein erstrecken, isoliert präparieren, die man als „dorsales (schiefes) Dreieck-Trapezband“ [L. dorsale triquetro-trapezoideo-trapez. obl. m.][2]) bezeichnen kann. Manchmal ist dieser Bandzug allerdings von andersgerichteten Zügen unterbrochen (s. Fig. 91); ja, ich habe oft die Kapsel gerade zwischen Kopf- und Trapezbein besonders schwach gefunden. Die Bandzüge gehen meist bogenförmig vom Dreieckbein über das Kopfbein zum Kahnbein zurück. Jedenfalls sind die Stränge zum Trapezbein schwächer als die zum Trapezoidbein.

Ebenso wie auf der Volarseite, kommt für die Verstärkung der Gelenkkapsel auch hier ein Querband der 1. Reihe, das (S. 239 genannte) dorsale „Kahn-Dreieckbeinband“ in Betracht, das geradezu die aus mehreren Knochen zusammengesetzte Pfanne (zur Aufnahme des „Gelenkzapfens der 2. Reihe“) vergrößern und am seitlichen Auseinanderweichen verhindern hilft. Das Band hält den aus Kopf- und Hakenbein gebildeten Gelenkkopf oder „Zapfen“ nieder, sichert ihn in seiner Pfanne. Häufig verlaufen diese Bandzüge übrigens nicht genau quer herüber vom Kahn- zum Dreieckbein, sondern mehr bogenförmig, wie sie Sappey beschreibt, nämlich in der Weise, daß sie vom Dreieck- und vom Kahnbein ausgehend gegen das Haken- und Kopfbein konvergieren bezw. bogenförmig zusammenfließen[3]) (siehe auch Fig. 88). Von diesem „Quer-“ oder „Bogenband“ oder seinen Ursprungsknochen (Kahn- und Dreieckbein) gehen derbere, kurze Längsbündel[4]) unmittelbar auf der Kapsel aus, die gerade oder schräg zu den einzelnen Knochen der 2. Reihe hinüberziehen und sich oft in die Bändchen von der 2. Reihe zu den Mittelhandknochen fortsetzen. Gewöhnlich sind es 3 Bündel: eines zum Trapezoidbein [L. navi-trapezoid. longit. dorsale m.], das gegen den

1) L. carpi volare proprium (Henle).
2) L. pyramido-trapezo-trapezoidien (Poirier). L. postérieur (Sappey). L. carpi dorsale commune superfic. (Arnold) zum Teil, transverse ligament (Humphry).
3) Plan. fibros. dorsale transvers. (Barkow). L. carpi dors. com. prof. (Arnold).
4) L. intercarpea dorsalia N. Appendices longitudinal. plani fibros. dorsal. transv. (Barkow). L. carpo-metacarp. dors. (Günther) zum Teil.

3. Mittelhandknochen ausläuft [1]), eines in ulnar-distaler Richtung zum Kopfbein (das sich ebenfalls bis zum 3. Mittelhandknochen fortsetzt) [L. navi-capit. longit. dorsale m.] und eines, ziemlich gerade distalwärts laufend, zum Hakenbein [L. triquetro-hamat. longit. dors. m.] [2]).

H. VIRCHOW protestiert gegen die Einreihung dieser Bänder in die Kategorie der interkarpalen Bänder, weil sie nicht bis zu den Knochen der proximalen Karpalreihe hingingen. Ganz mit Unrecht, denn sie gehen eben von dem Querband der 1. Reihe aus, sind also durch diesen ihren Ursprung einerseits mit der proximalen Reihe und andererseits durch ihren Ansatz mit der distalen Reihe in Verbindung, überspringen also das 2. Handgelenk.

Wirkung. Die dorsalen Bänder werden gespannt bei Volarflexion, aber auch bei Seitenbewegungen (s. II. Bd.).

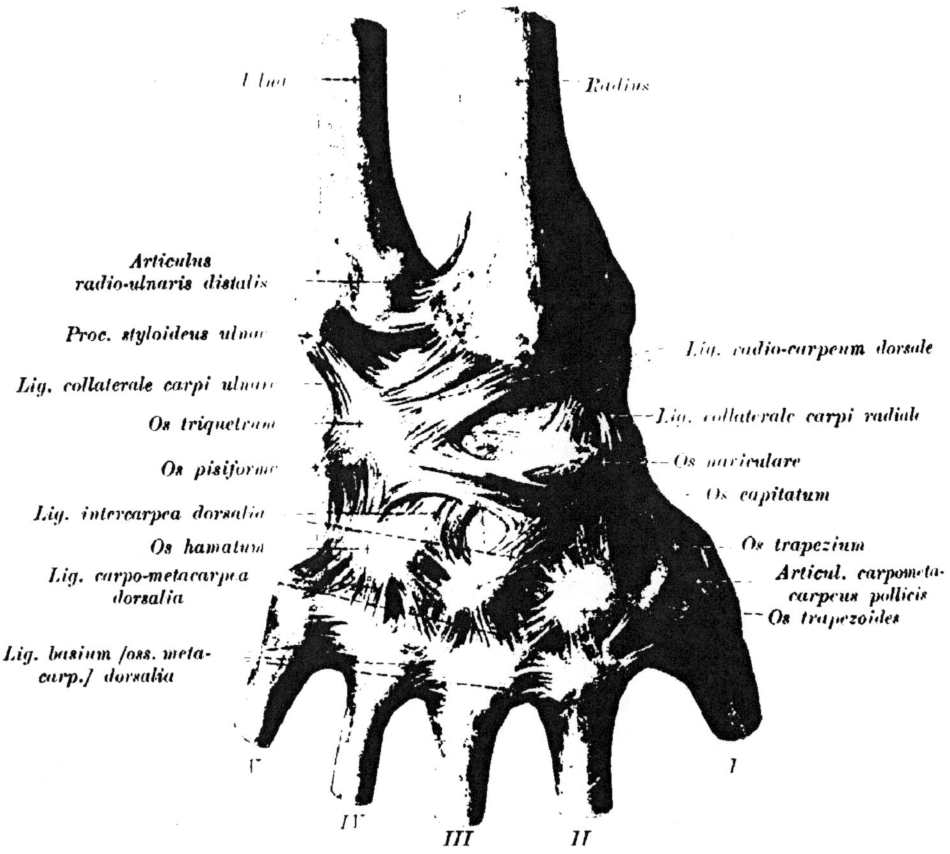

Fig. 91. Gelenkbänder der rechten Hand, von der Handrückenseite.

---

1) Dieser Bandzug ist, wie H. VIRCHOW zuerst angegeben hat, ein Hemmungsband für die Ulnarabduktion.

2) Auch H. VIRCHOW hat letzteren Bandzug erwähnt und besonders nachgiebig gefunden.

Zwischen diesen Längsbündeln ist die Kapsel so dünn, daß immer die „synovialen" Fettfalten durchschimmern und die Kapsel bei Dorsalbeugungen an diesen Stellen Falten schlägt.

HYRTL geht, offenbar wegen dieser schwachen Stellen, so weit, zu behaupten, das 2. Handgelenk besitze überhaupt keine fibröse, sondern nur eine durch schmale Bändchen verstärkte Synovialkapsel.

c) Seitenbänder [Lgta. collateralia articuli intercarpalis transversi m.]. Man kann an dem Gelenk auch besondere Seitenbänder unterscheiden:

1) Ein hauptsächlich volar liegendes „radiales Seitenband" des 2. Handgelenkes [Lig. navi-trapezium collaterale (radiale artic. intercarp. transv.) m.][1]. Es entspringt schmal am Kahnbeinhöcker und breitet sich fächerförmig an der radialen Randseite des Trapezbeines aus; es steht in direkter Verbindung mit dem radialen Seitenband des ersten Handgelenkes, von dem es die Fortsetzung bildet (s. Fig. 87).

Wirkung. Verhindert die gegenseitige Entfernung von Kahn- und Trapezbein bei der Ulnarabduktion.

2) Ein fast ganz auf der Rückseite liegendes ulnares Seitenband des 2. Handgelenkes [L. triquetro-hamat. collat. (ulnare artic. intercarp. transv.) m.] zwischen den ulnaren Randteilen der Rückfläche des Dreieck- und des Hakenbeines. (Nach SAPPEY und POIRIER geht es an den Haken dorsal vom Erbsenhakenband). Dieses Band strahlt meist noch weiter bis auf den Mittelhandknochen des kleinen Fingers aus (s. HENLE, Text u. Abbild. 82). Uebrigens funktionieren eigentlich auch die Erbsen-Mittelhandbänder sozusagen als „Seitenbänder"; ganz genau seitlich ist gar kein Verstärkungsband.

Wirkung. Das Band beschränkt die Radialabduktion.

Gelenkhöhle und Innenhaut des 2. Handgelenkes.

Der Gelenkspalte entspricht äußerlich ungefähr die Verbindungslinie zwischen Ellen- und Speichengriffel (s. Prakt. Bem. 1).

Die Innenhaut zeigt viele Fettfalten, vor allem der Hauptspalte entsprechend, meist sowohl auf der Rück- als namentlich auf der Vorderseite eine große Querfalte[2]. Von dieser aus erstrecken sich gewöhnlich Abzweigungen namentlich proximal-, in der Regel aber auch distalwärts, die den Spalten zwischen den einzelnen Knochen der beiden Reihen entsprechen. Man sieht daher meist 2 proximale, den beiden Zwischenspalten der 1. Reihe entsprechend und 3 distale an den 3 Zwischenspalten der 2. Reihe. Manchmal fand ich aber auch z. B. auf der Rückseite nur 2 isolierte, den proximalen Spalten entsprechende dreieckige Intimazipfel, ohne eine der Hauptspalte entsprechende Querfalte. Auf der Rückseite des Gelenkes treten bei Injektionen der Gelenkhöhle meist mehrere kleine Intimabeutelchen auf, die sich zwischen den hier spärlichen, derberen Kapselzügen neben dem schrägen Dreieck-Trapezbeinband hervordrängen (s. Prakt. Bem. 5—8).

1) L. navi-trapezium laterale H. VIRCHOW (auch von ihm als Seitenband erkannt). L. latéral externe (franz.).

2) L. mucosum dorsale et volare (BARKOW).

Varietäten. 1) In ganz seltenen Fällen kommt eine Trennung des 2. Handgelenkes in einen radialen und einen ulnaren Abschnitt vor, indem sich eine „Synovial"falte zwischen das Trapezoid-, Kopf- und Kahnbein einschiebt, bezw. aus der embryonalen Zeit her erhalten bleibt, so daß die Trapez- und Trapezoid-Kahnbeingelenke vom ulnaren Teil der Spalte des 2. Handgelenkes abgetrennt werden. 2) Von manchen Autoren wird sogar ein derbes Zwischenknochenband zwischen Kahn- und Kopfbein angegeben, ich habe ein solches noch nie gesehen. 3) Hier und da, (z. B. im Winter 1898/99) beobachtete ich eine offene Verbindung des 2. Handgelenkes mit dem ersten durch Vermittelung der beiden Zwischengelenke der 1. Reihe. 4) In ganz seltenen Fällen kann das Gelenk von allen übrigen Gelenkspalten durch Synovialhäute getrennt sein. 5) In einem Fall fand ich das Trapezbein knöchern mit einem „Os radiale ext." (Var.) verbunden, das nicht mit dem Kahnbein, sondern einer Verbreiterung des Kopfbeines artikulierte. Am selben Präparat trug das Trapezbein keine Sattel-, sondern eine ebene Fläche. Der Fall erinnert an eine von R. Wolff (Ztschr. f. Chir. 1903) beim Lebenden gemachte Beobachtung.

Prakt. Bem. 1) Aeußerlich giebt uns die „Grenze zwischen Hand und Unterarm", die sich auf der Volarseite durch Veränderung im Aussehen und der Befestigung der Haut zeigt, einen Anhaltspunkt für die Lage der Mitte der Gelenkspalte. Von diesem Gesichtspunkte aus kann man also die 2. Handwurzelreihe im wesentlichen zur Hand, die 1. aber noch zum Unterarm rechnen, wie es Henke thut.

2) Verrenkungen des Gelenkes sind sehr große Seltenheiten. Es sind kaum $^1/_2$ Dutzend Fälle von vollständiger Verrenkungen beider Reihen gegeneinander bekannt. Der Grund für die Seltenheit liegt zum Teil in der eigentümlichen Anordnung der beiden Knochenreihen gegeneinander: so wird eine Ausrenkung der 2. Reihe nach dem Handrücken hin nicht leicht eintreten können, wegen der tiefen Einlenkung des Kopfbeinkopfes auf der Volarseite des Kahn- und Mondbeines, während die dorsale Einlenkung des Trapez- und Trapezoidbeines auf der „Dorsalseite" des Kahnbeines eine Ausrenkung dieser Knochen nach der volaren Seite hin erschweren. Einer solchen Verschiebung ist auch die Gelenkform zwischen Haken- und Dreieckbein ungünstig. Uebrigens ist der Grund für die Seltenheit der Ausrenkung im 2. Handgelenk meiner Meinung nach nicht nur in der innigen Verklammerung zu suchen, sondern auch in der Kürze des Hebelarmes, den die beiden Reihen der einwirkenden Gewalt darbieten.

3) Etwas häufiger kommen Ausrenkungen einzelner Handwurzelknochen vor. (Tillmanns sammelte früher 15 Fälle aus der Litteratur. Jetzt sind durch die Röntgenstrahlen sehr zahlreiche Fälle bekannt geworden.) Am häufigsten ist es das Kopfbein, gewissermaßen der Schlußstein des Handwurzelgewölbes, das zwischen den Nachbarknochen (meist nach der Rückseite) herausgedrängt wird. Vom anatomischen Standpunkte aus ist das leicht begreiflich, da es der größte Handwurzelknochen ist, der der Gewalt die größte Angriffsfläche darbietet und da zwischen ihm und seinem Nachbarn die größten, weitesten Gelenkspalten sind und es überdies auf der Rückseite von nicht besonders derben Bandmassen bedeckt ist. Ueberhaupt ist die Befestigung der Randknochen proximal- und distalwärts eine sicherere, als die der mittleren; ferner besitzen die Ränder als Ganzes einen höheren Grad passiver Verschieblichkeit

volar- und dorsalwärts, so daß bei einem Stoß, der die Vorder- oder Rückseite eines Randknochens trifft, derselbe seine proximalen und distalen Nachbarn bei seinem Ausweichen einfach mitnehmen kann, was bei den mittleren Knochen, z. B. beim Kopfbein, nicht der Fall ist. Die Wiedereinrenkung eines Handwurzelknochens, namentlich des Kopfbeines, kann recht schwierig sein, wie ich glaube aus dem Grund, weil sich der Bandapparat nach Entfernung eines Knochens etwas elastisch zusammenzieht und die Lücke verengert. Es wird sich daher unter allen Umständen empfehlen, in solchen Fällen die Handwurzel bei Wiedereinrichtung des Knochens möglichst auseinanderzuziehen, um die Lücke zu erweitern. Sicher wird sich übrigens die Litteratur und Kenntnis der Handwurzelverrenkungen durch die Untersuchung mit X-Strahlen rasch noch erheblich erweitern.

4) Eiterungsprozesse im 2. Handgelenk sind wegen der Vielbuchtigkeit der Gelenkhöhle natürlich äußerst hartnäckig und schwierig zu behandeln, weil die Entfernung alles Kranken erschwert ist. Es kommt dabei leicht zu Sekretretentionen und zu Rezidiven, wie P. L. Friedrich betont.

5) Bei Ergüssen ins Gelenk buchtet sich die Kapsel neben den Strecksehnen deutlich vor und läßt Fluktuation nachweisen; offenbar betrifft die Ausbuchtung hauptsächlich die obenerwähnten Intimaausbuchtungen auf der Dorsalseite.

6) Diese Beutelchen sollen der Sitz von „Ueberbeinen" werden können.

7) Die Beutelchen sollen nach Aussage der Chirurgen hier und da mit den Strecker-Sehnenscheiden in offener Verbindung stehen können.

8) Jedenfalls brechen Eiterungen in den Sehnenscheiden an diesen Stellen leicht in das Gelenk durch und umgekehrt.

V. Gemeinsames Handwurzel-Mittelhandgelenk [Art. carpo-metacarpea N.].

Umgebung und Aufsuchung beim Lebenden. Auf der Rückseite werden die Handwurzel-Mittelhandgelenke von den Strecksehnen, auf der Volarseite von den in der großen Handwurzelrinne verlaufenden Beugesehnen bedeckt. Aeußerlich kann man die Lage der Gelenklinie ungefähr bestimmen, wenn man vom Handrücken her sich zwei, bei mageren Händen leicht palpable Prominenzen aufsucht: 1. den ulnaren Höcker an der Basis des 5. Mittelhandknochens, den man bei Radialabduktion der Hand am besten finden kann. An ihn setzt sich die Sehne des ulnaren Handstreckers an, die sich bei Ulnarabduktion und Dorsalbeugung der Hand anspannt, die man aber nicht mit der Strecksehne des 5. Fingers verwechseln darf; 2. sucht man sich die flache Vorwölbung des radialen Höckers des 2. Mittelhandknochens auf, die Ansatzstelle des radialen Handstreckers. Gewöhnlich sieht man nämlich ohne Betastung den Radialhöcker des 2. Mittelhandknochens die Hand verwölben, wenn man bei gestreckten Fingern den Langen Daumenstrecker anspannt; zwischen der Sehne des letzteren und dem Höcker sinkt eine Grube ein, die sich noch distalwärts vor dem Höcker hinzieht. Eine sehr deutliche Grube sinkt auch zwischen dem Ulnarhöcker des 5. Mittelhandknochens und dem Dreieckbein ein, es ist die bekannte Einbiegung des ulnaren Handrandes proximalwärts vom Kleinfingerballen. Auch die distalen Zacken der Gelenklinie entfernen sich nicht über 8 mm von dieser Richtungslinie, und nur an einer Stelle, nämlich dem Gelenk des Griffelfortsatzes des 3. Mittelhandknochens, wird sie proximalwärts von der Gelenklinie überschritten.

Verlauf der Gelenkspalte. Die Gelenkspalte läuft nicht in einer geraden, sondern einer gebrochenen, unregelmäßigen, zickzackförmigen Linie, im großen und ganzen quer, d. h. speichen-ellenwärts: dabei beschreibt die Mittellinie der Spalte, wie die des 1. und 2. Handgelenkes, einen volarwärts konkaven Bogen.

Die Spalte ist, wie ein Blick auf das gefaßte Handskelett oder auf Fig. 89 zeigt, aus verschiedenen V-förmigen Figuren zusammengesetzt: das 1. V ist distalwärts offen, entspricht der Einschiebung der radialen Zacke des 2. Mittelhandknochens zwischen Trapez- und Trapezoidbein, das 2. ungleichschenkelige V ist ebenso distalwärts offen, entspricht mit dem einen, dem kurzen Schenkel, der Verbindung der ulnaren Zacke des 2. Mittelhandknochens mit dem Trapezoidbein, mit dem anderen, dem langen Schenkel, der Spalte zwischen Kopfbein und 3. Mittelhandknochen: das 3. ebenfalls ungleichschenkelige V entspricht der Verbindung des 4. Mittelhandknochens mit dem Hakenbein einerseits und dem Kopfbein andererseits. Wenn man letztere Spalte nicht berücksichtigt, erhält man noch ein großes distalwärts geschlossenes V, gebildet durch die Spalten zwischen 5. und 4. Mittelhandknochen und dem Hakenbein.

Bei weniger genauer Betrachtung kann die Gelenklinie von der Rückseite her als aus 2 proximalwärts konkaven Bogen zusammengesetzt angesehen werden, die beide am Griffelfortsatz des 3. Mittelhandknochens entspringen; der radiale Bogen ist kurz, gehört nur dem 2. Mittelhandknochen an, der ulnare Bogen ist lang, setzt sich aus den Gelenken des 3., 4. und 5. Mittelhandknochen zusammen.

Gelenkflächen der Carpo-Metacarpalgelenke.

Die Gelenkflächen sind sehr unregelmäßig gestaltet, doch kann man sie eigentlich alle als modifizierte Sattelflächen bezeichnen.

Der Mittelhandknochen des Zeigefingers setzt sich mit seinem ihn kennzeichnenden, nutenförmigen Einschnitt auf die entsprechend winkelig geknickte, einem Dachgiebel vergleichbare Fläche des Trapezoidbeines auf (s. Fig. 89). Beide Flächen sind leicht sattelförmig gekrümmt; das Trapezoidbein speichen-ellenwärts konvex, dorsovolarwärts konkav, der Mittelhandknochen natürlich umgekehrt. Die Knorpeldicke ist nach Werner am Trapezoidbein 0,5—0,7 mm, am 2. Mittelhandknochen 0,6—0,7 mm (vgl. Var. 2, S. 260). Außerdem lehnt sich der 2. Mittelhandknochen aber mit der Seitenfläche seines radialen, zwischen Trapezoid- und Trapezbein eingeschobenen Vorsprunges an den ulnaren Vorsprung des Trapezbeines (s. Fig. 89; vgl. Var. 1, S. 260). Beide Flächen sind meist eben und elliptisch oder dreieckig begrenzt: die Knorpeldicke am Trapezbein beträgt 0,4—0,8 mm, am 2. Mittelhandknochen aber nur 0,4—0,5 mm. Endlich berührt der 2. Mittelhandknochen mit der Kante seines ulnaren, zwischen Trapezoidbein und 3. Mittelhandknochen scharf winklig hineingeschobenen Vorsprunges auch noch die abgeschrägte radiale Kante der distalen Kopfbeinfläche; die Knorpeldicke des 2. Mittelhandknochens ist hier 0,7—0,8 mm, das Kopfbein 0,6—1,1 mm (vgl. Var. 3 u. 4, S. 260). So ist der 2. Mittelhandknochen tiefer als die übrigen in die Handwurzel eingesenkt, ähnlich wie der 2. Mittelfußknochen in die Fußwurzel.

Varietäten. Die Verbindungen mit dem Trapezbein und dem Kopfbein fehlen nicht selten. Die letztere fehlt namentlich dann, wenn die erstere besonders gut ausgebildet ist und umgekehrt.

Der Mittelhandknochen des Mittelfingers verbindet sich mit der distalen Kopfbeinfläche durch eine ganz unregelmäßige Sattelfläche, wobei für den Griffelfortsatz des 3. Mittelhandknochens meist eine besondere kleine Fläche am Kopfbein zu erkennen ist, die gegen die Hauptfläche nach der Dorsalseite abgeknickt erscheint. Der Griffelfortsatz bedeckt demnach meist ein kleines Stück des Kopfbeines von der Dorsalseite aus. Die Knorpeldicke am Kopfbein ist 0,5—0,8 mm, am 3. Mittelhandknochen 0,5—0,7 mm.

Varietäten. 1) In manchen Fällen schiebt sich der 3. Mittelhandknochen proximalwärts bis zum Trapezoidbein vor, aber dann meist nur mit einer kleinen Ecke seines Griffelfortsatzes, unbeschadet der Gelenkverbindung des 2. Mittelhandknochens mit dem Kopfbein (die dann allerdings nur volarwärts stattfindet. 2) In selteneren Fällen ist die Verbindung zwischen dem Griffelfortsatz und dem Trapezoidbein größer. 3) Nach Pfitzner ist der Griffelfortsatz in 3 Proz. der Fälle ein selbstständiger Knochen, doch dürften nach R. Wolff (l. cit.) eine größere Anzahl dieser Fälle Brüche des Fortsatzes sein.

Der 4. Mittelhandknochen verbindet sich typischerweise durch eine ziemlich ebene oder leicht konvexe, etwa rechteckige Hauptfläche mit einer ebenen oder leicht konkaven des Hakenbeines und außerdem durch eine kleine viereckige Fläche mit der ulnaren, dorsalen Ecke der distalen Kopfbeinfläche. Die Knorpeldicke am Hakenbein ist 0,4—0,8 mm, am 4. Mittelhandknochen 0,8—0,9 mm, am Kopfbein 0,2—0,6 mm, am 4. Mittelhandknochen 0,5—0,9 mm.

Varietäten. Die letztere Verbindung kann gerade so groß werden wie die mit dem Hakenbein oder aber auch ganz fehlen. Dazwischen kommen alle Uebergänge vor.

Der Mittelhandknochen des Kleinfingers und die entsprechende ulnare Abteilung der distalen Hakenbeinfläche sind ziemlich deutlich sattelförmig, die Hakenbeinfläche quer herüber (speichen-ellenwärts) konvex, dorso-volarwärts aber konkav. Der Mittelhandknochen ist natürlich umgekehrt gekrümmt (vgl. die entgegengesetzte Krümmung des Daumengelenkes, s. unten). Die Gelenkfläche am Hakenbein schaut nicht genau distalwärts, sondern ist gegen die für den 4. Mittelhandknochen ulnarwärts abgeknickt (siehe Fig. 89). Daher bildet die Längsachse des 5. Mittelhandknochens mit der Mittellinie der Hand meist einen (distalwärts offenen) stumpferen Winkel als die des 4. oder 2. Mittelhandknochens; niemals aber erreicht der Kleinfinger eine so divergente Stellung wie der Daumen. Die Korpeldicke beträgt am Hakenbein 0,5—0,8 mm, am 5. Mittelhandknochen 0,3—0,8. Bemerkenswert ist auch die Thatsache, daß der ulnare Höcker an der Basis des 5. Mittelhandknochens beträchtlich über den ulnaren Rand des Hakenbeines vorspringt, was auch an richtig zusammengesetzten Handskeletten oder an X-Skiagrammen sehr auffällig ist (s. auch S. 257 unten).

Gelenkkapsel und Gelenkhöhle.

Die 4 ulnaren Mittelhandknochen sind mit der 2. Handwurzelreihe in der Regel durch eine gemeinsame Gelenkkapsel verbunden, während das betreffende Gelenk am Daumen immer von ihnen gesondert ist.

Die Kapsel des gemeinsamen Handwurzel-Mittelhandgelenkes [1] setzt sich überall dicht an den Rändern der Gelenkflächen an, geht aber proximalwärts an den entsprechenden Stellen in die Kapsel zwischen den einzelnen Knochen der 2. Reihe und distalwärts in die Kapsel der Gelenke zwischen den Mittelhandknochen über.

An den Gelenken des 2. und 3. Mittelhandknochens ist die Gelenkhöhle eng, die Kapsel bezw. ihre Verstärkungsbänder straff, an denen des 4. und 5. ist die Höhle weiter und sind die Bänder schlaffer. Die Kapsel wird von sehr zahlreichen Verstärkungsbändern bedeckt. Zwischen diesen ist aber die Kapsel so dünn, daß sie dort fast nur aus der Innenhaut zu bestehen scheint; jedenfalls ist die „Faserschicht“ der Kapsel an diesen Stellen mehr theoretisch als praktisch nachweisbar.

Innenhaut.

Zwischen dem 5. Mittelhandknochen und dem Hakenbein springt fast immer auf der Volarseite der Kapsel eine sichelförmige Fettfalte in die Gelenkspalte vor.

An der Stelle der Kapsel, die der Spalte zwischen 3. und 4. Mittelhandknochen entspricht, zeigt die Kapsel oft (oder nach manchen Autoren, z. B. Barkow, sogar meist) auf der Innenseite eine längs-(„sagittal“)gestellte durchsichtige Innenhautfalte. Diese Falte schiebt sich zwischen das kleine Gelenk, das die radiale Ecke des 4. Mittelhandknochens mit der ulnaren Ecke des Kopfbeines verbindet (s. S. 259) und das Hakenbein-Mittelhandgelenk hinein (in Fig. 89 bezeichnet). Proximalwärts (und volarwärts) kann diese Haut mit dem Zwischenknochenband zwischen Haken- und Kopfbein (s. S. 247) volar-(distalwärts) mit dem Zwischenknochenband zwischen den beiden Mittelhandknochen (s. unten) in Verbindung stehen. Sie scheidet das „gemeinsame Handwurzel-Mittelhandgelenk“ in 2 getrennte Abteilungen, eine radiale und eine ulnare. Das kleine Gelenk zwischen der (dorsoradialen) Ecke des 4. Mittelhandknochens mit der (dorso-ulnaren) Kopfbeinecke bleibt also mit der radialen Hauptgelenkspalte in Verbindung, was für die Chirurgie nicht ganz bedeutungslos ist. (Vgl. auch S. 265.)

Varietäten. 1) In sehr seltenen Fällen ist das Gelenk zwischen dem Zeigefingermittelhandknochen und der ulnaren Ecke des Trapezbeines von einer ringsum abgeschlossenen engen Kapsel umgeben. 2) Ebenso das Gelenk zwischen dem 2. Mittelhandknochen und dem Trapezoidbein. 3) Hier und da trennt eine Synovialfalte das Gelenk zwischen der ulnaren Kante des 2. Mittelhandknochens und der Radialkante des Kopfbeines vom ulnaren Teil des gemeinsamen Gelenkes ab. 4) In ganz seltenen Fällen ist das letzterwähnte kleine Gelenk der Radialkante des Kopfbeines mit der Kante des 2. Metakarp sogar allseitig geschlossen.

---

1) L. capsulae ordin. binor. carpi et metacarpi commune (Barkow).

Verstärkungsbänder der Carpo-Metacarpalgelenke.

Die Gelenkkapsel wird sowohl auf der Volar- als auf der Rückseite durch kräftige Bandzüge verstärkt.

Auf der Volarseite können wir sehr starke, fast querverlaufende und schwächere, mehr längsgerichtete (proximo-distale) Bandzüge unterscheiden, die in dem Raum zwischen Trapez- und Hakenbein bezw. den Basen des 2.—5. Mittelhandknochens verlaufen [L. carpo-metacarpea volar. N.]. Die queren Züge sind von den Bändern zwischen den Basen der Mittelhandknochen (s. unten) nicht gut zu trennen und wurden deshalb früher mit diesen zusammen als „querer Teil des volaren Handwurzelbandes“ [1]) zusammengefaßt. Die mehr längsverlaufenden Bündel werden zum Sternband [L. carpi radiatum N.] gerechnet. Man kann in der ganzen Bandmasse folgende Hauptzüge unterscheiden:

1) Ein starker Bandzug läuft von der Volarseite des Trapezbeines, und zwar von dem Höcker, der volarwärts von der ulnaren Sattelecke liegt (nicht von der leistenförmigen „Tuberositas“ des Trapezbeines), an dem die Trapezo-Trapezoidbeinzüge, die volarwärts zum Sehnenkanal laufen [s. S. 244] befestigt sind, in schräger, fast querer Richtung zur Basis des 2. und hauptsächlich des 3. Mittelhandknochens als „gespaltenes, volares Trapez-Mittelhandband“ [L. trapezio-metacarpeum volare bifurcatum m.] [2]). Seine Bündel gehen aber auch (wie die des Trapezo-Trapezoidbeinbandes, s. S. 244,) in die Auskleidung der fibrösen Röhre für die Sehne des radialen Handbeugers über. Es wird von der Volarseite her durch diese Sehne bedeckt. Die distalsten Teile dieser Bandmasse sind besonders kräftig, und sie sind es, die das „Daumengelenk“ auf der Volarseite von den übrigen Handwurzel-Mittelhandgelenken trennen. Sie werden auch als „Zwischenknochenband“ zwischen Trapezbein und 2. Mittelhandknochen bezeichnet (in Fig. 89 abgebildet, aber nicht bezeichnet). Manche Autoren (z. B. Barkow) rechnen außer den tiefen, dorsal von der Sehne liegenden, auch noch oberflächliche, volarwärts von ihr liegende Stränge zum volaren Trapez-Mittelhandband.

2) Ein anderer Zug läuft ebenfalls fast quer vom Trapezoidbein an den 3. Mittelhandknochen.

3) Mehr längsverlaufende, kurze Bandzüge, die das „Sternband“ bilden helfen, laufen vom Kopfbeinhals divergierend zur Basis des 2., 3. (in Fig. 92 bezeichnet) und 4. (nicht aber auch des 5., wie Henle behauptet) Mittelhandknochens.

4) Gehen von der Wurzel des Hakenbeinhakens kurze Bändchen schräg radial-distalwärts zur Basis des (3. und) 4. Mittelhandknochens (in Fig. 92 deutlich zu erkennen, aber nicht bezeichnet). (In seltenen Fällen kann ein Ausläufer des Bandes sogar den 2. Mittelhandknochen erreichen.)

An den 3. Mittelhandknochen gehen demnach nicht weniger als 4 Bänder, d. h. von allen 4 Knochen der 2. Reihe eines. Außerdem kommt auch noch die Sehne des radialen Handbeugers [Flexor. carpi radialis N.] in Betracht, die durch die Rinne im Trapezbein zur Basis des 2. Mittelhandknochens läuft und meist auch

1) L. carpi transvers. vol. (Henle).
2) L. furcillatum s. bifurcatum subl. et prof. (Arnold).

noch deutlich mit einem zweiten Bündel bis zum 3. Mittelhandknochen ausstrahlt.

5) Auf der Ellenseite wird die Kapsel noch verstärkt durch das Erbsen-Mittelhandband [L. piso-metacarpeum N.][1]), das vom Erbsenbein als kompakter Strang entspringt, eine Strecke weit distalwärts läuft, dann aber sich teilt, um zum 5., zum 4. und zum 3. Mittelhandknochen auszustrahlen. Das stärkste Bündel läuft geradeaus an den ulnaren Randhöcker des 5. Mittelhandknochens[2]) (s. Fig. 92).

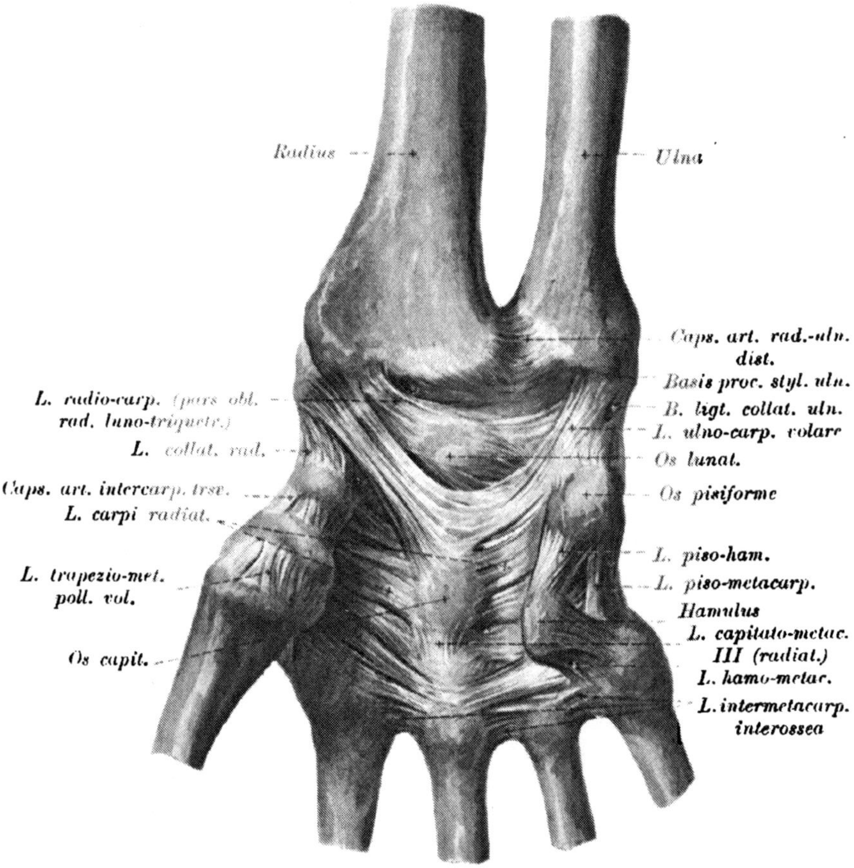

Fig. 92. Hohlhandbänder der rechten Hand.

Die Bündel zum 4. und 3. Mittelhandknochen sind schwächer; sie laufen, in einer Rinne der Wurzel des Hakenbeinhakens angeschmiegt[3]), unter dem Haken-Mittelhandband (s. unten) durch und zum Teil den vom Trapez- und Trapezoidbein kommenden queren Bandzügen (vgl. oben) entgegen; oft vereinigen sich beide miteinander. Man kann diese Züge als Ausläufer der Sehne des ulnaren Hand-

1) L. volare rectum ossis pisoformis (Weber-Hildebr.).

2) Portio recta l. pisometacarp. (Krause).

3) Lacert. reflexus (Weitbrecht). L. circumflex (Arnold). Portio reflexa l. pisometac. (Krause).

beugers betrachten, wie es von TOLDT (Atlas Fig. 442) geschieht. Die Züge entspringen demnach jenseits, d. h. ellenwärts vom Ursprung des queren Handwurzelbandes.

6) Von der Ellenseite des Hakenbeinhakens läuft auch noch ein besonderer, meist sogar derber, platter Bandstrang als „Haken-Mittelhandband“ [L. hamo-metac. V m.][1]) ulnar-distalwärts zur Basis des 5. Mittelhandknochens (s. Fig. 92). Er kreuzt schräg über die tiefliegende Ausstrahlung des Erbsen-Mittelhandbandes hinweg. Wenn die Erbsen-Mittelhandbänder besonders stark entwickelt sind, kann dieses Band fehlen. Oefters ist das Band in 3 deutlich gesonderte Zipfel gespalten, deren einer fast quer ulnarwärts vom Haken zur Basis des 5. Mittelhandknochens hinüberläuft („Hauptschenkel“, „gewöhnliches Haken-Mittelhandband“), während ein zweiter Zipfel schräg ulnar-distalwärts zum Schaft des 5. Mittelhandknochens zieht und ein dritter Strang geradeaus distalwärts zum Schaft des 4. Mittelhandknochens läuft; für solche Fälle paßt der von ARNOLD dafür gebrauchte Name: dreizipfliges Haken-Mittelhandband[2]).

7) Auf der Grenze zwischen volaren und dorsalen Bändern stehen derbe Bandzüge von der ulnaren Seitenfläche des Hakenbeines zum „Höcker“ des 5. Mittelhandknochens; sie sind sowohl von der Rückseite als von der Vorderseite zu sehen. Man kann sie als „ulnares Seitenband“ des Handwurzel-Mittelhandgelenkes [L. hamato-metacarpeum collaterale m.][3]) bezeichnen.

Dorsale Handwurzel-Mittelhandbänder [L. carpo-metacarpea dorsalia N.][4]).

Auf der Rückseite wird die Gelenkkapsel von ganz kurzen, aber festen, dicht an den Rändern der Gelenkflächen befestigten Bändchen verstärkt. Jedenfalls sind die dorsalen Bänder des Gelenkes ebenso fest, wenn nicht fester, wie die volaren, was beachtenswert ist, weil im übrigen alle Handrückenbänder erheblich schwächer sind als die in der Handfläche. Meist sind soviel gesonderte Bandbündel vorhanden wie Gelenkspalten.

Der 2. Mittelhandknochen erhält demnach sowohl vom Trapezbein (ein „radiales“) als vom Trapezoidbein (ein „mittleres“), das durch die Sehne des Langen radialen Handstreckers [M. extens. carpi rad. long.] bedeckt wird, als endlich vom Kopfbein (ein „ulnares“) besonderes Bandbündel. Das „mittlere“ läuft meist gerade, die beiden anderen schräg. Das vom Trapezbein kommende Band ist kräftig und konvergiert volarwärts mit der Sehne des radialen Handbeugers nach fast der gleichen Ansatzstelle hin; es ist im wesentlichen an der vollkommenen Trennung des Mittelhandgelenkes des Daumens vom 2. Metakarp schuld. Das vom Kopfbein kann übrigens fehlen, wenn das mittlere, vom Trapezoid stärker entwickelt, event. verdoppelt ist (s. Fig. 93).

Der 3. Mittelhandknochen erhält, entsprechend der Thatsache, daß er sich nur mit dem Kopfbein verbindet, meist nur von

1) L. hamo-metacarp. (HENLE). L. volar. oss. hamat. et metac. V. (WEBER-H.).
2) L. laciniatum (ARNOLD).
3) L. unci-metacarpien (POIRIER).
4) L. basium oss. metac. dors.

diesem, allerdings gewöhnlich 2 gesonderte, distal divergierende Bandzüge, freilich bekommt er manchmal doch auch noch solche vom Haken- und vom Trapezoidbein, die schräg zu ihm verlaufen (s. Fig. 93).

Der 4. Mittelhandknochen bekommt in der Regel vom Kopf- und vom Hakenbein je ein Bändchen, die distalwärts konvergieren, von denen freilich das erstere hier und da fehlt (s. Fig. 93). Diese Bändchen sind oft etwas länger und schlaffer als die übrigen.

Der 5. Mittelhandknochen erhält hingegen meist nur ein Bändchen vom Hakenbein, manchmal aber auch noch einen Bandzug vom Dreieckbein.

Die Bändchen erstrecken sich mit ihrem Ansatz bis zu der rauhen Querleiste, die den Schaft des Mittelhandknochens von seiner Basis abgrenzt. Am Zeige-, Mittel- und Kleinfinger verbinden sich die Bändchen mit den Sehnen der beiden radialen bezw. des ulnaren Handstreckers, die natürlich auch wesentlich zur Festigung der betreffenden Gelenke beitragen.

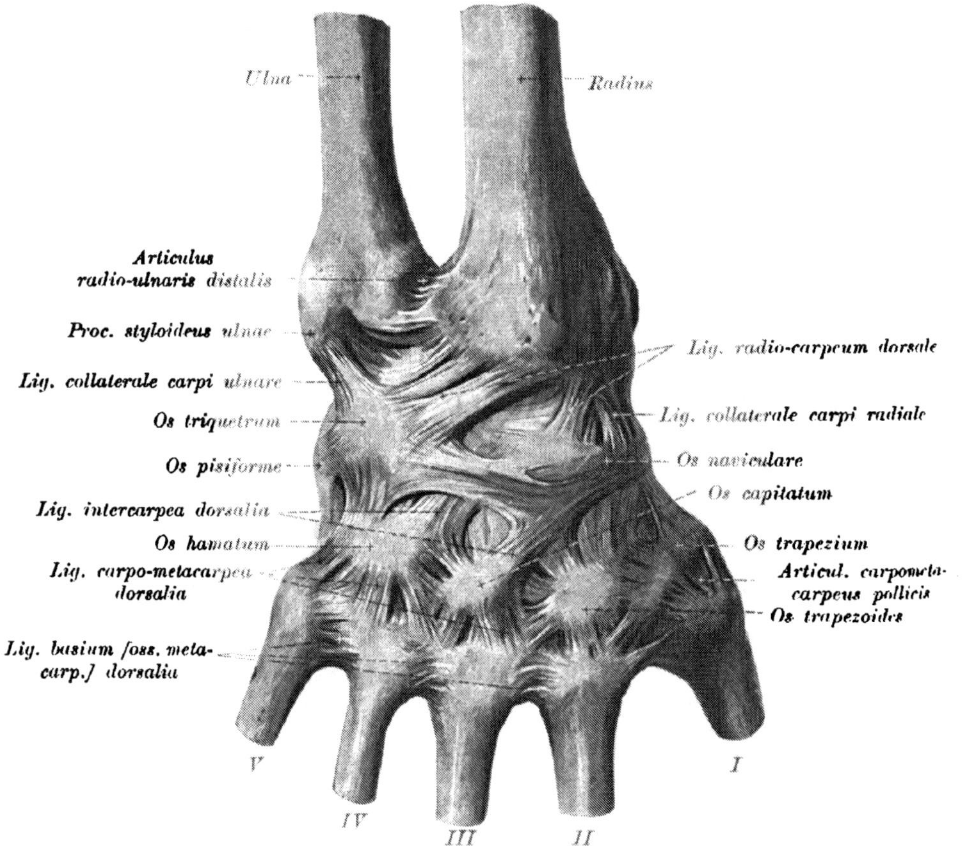

Fig. 93. Gelenkbänder der rechten Hand, von der Handrückenseite.

Zwischenknochenband [L. carpo-metacarp. inteross. N.].

Ein Bandstrang liegt hier in der Gelenkspalte selbst, er springt von der Spalte zwischen Kopf- und Hakenbein über zur Spalte zwischen 3. und 4. Mittelhandknochen. Meist wird er als Fortsetzung des Zwischenknochenbandes zwischen Kopf- und Hakenbein (S. 247) betrachtet, was durchaus nicht der Fall ist, wie POIRIER, auf WEITBRECHT's (1741) und eigene Erfahrungen gestützt, mit Recht hervorgehoben hat, denn beide Bänder sind nicht nur ganz unabhängig voneinander, sondern stehen sogar senkrecht aufeinander. Das Band zwischen Kopf- und Hakenbein springt quer (ellen-speichenwärts) zwischen beiden über, das Zwischenknochenband des Handwurzel-Mittelhandgelenkes hingegen läuft längs (proximo-distalwärts); es entspringt distal vor dem queren Kopf-Hakenbeinband, volarwärts vom „Hackmesserstiel" (s. S. 242), an der einander zugewandten Kopf- und Hakenbeinfläche. Die beiden Schenkel vereinigen sich zu einem derben Bandbündel, das zur Ulnarseite der Basis des 3. Mittelhandknochens läuft; hier setzt es sich in der Rinne zwischen den beiden kleinen Gelenkfassetten fest, die zur Verbindung zwischen den einander zugewandten Seitenflächen der Basis des 3. und 4. Mittelhandknochens dienen [1]). Meist läuft unmittelbar neben diesem Bandstrang ein von ihm trennbarer Faserzug, der sich nicht am 3., sondern am 4. Mittelhandknochen in der Grube zwischen den beiden Fassetten ansetzt [2]). Diese Bündel entspringen mit dem Hakenbeinschenkel des vorigen zusammen (nicht auch vom Kopfbein). Das erste Band ist meinen eigenen Erfahrungen zufolge meist ein sehr starker, ganz isolierbarer Strang (in Fig. 89 in der Tiefe der Spalte sichtbar), das letztere hingegen oft nur ein ganz dünnes Fädchen.

Außer diesen beiden existiert oft noch ein mehr oder weniger langes „Synovial"fältchen, das mit ihnen verbunden ist und auch von der Kopf-Hakenbeinspalte zum 4. Mittelhandknochen zieht, sich dort aber an einer anderen Stelle wie das Interosseum befestigt, nämlich an der Kante zwischen der großen Basis-Gelenkfläche für das Hakenbein und der kleinen für die Kopfbeinecke (s. S. 259). Auf diese Weise kann eine dünne, meiner Erfahrung nach fast immer nur unvollständige Scheidewand in dem großen Handwurzel-Mittelhandgelenk zustande kommen (s. S. 260).

W i r k u n g d e r C a r p o - M e t a c a r p a l b ä n d e r. Durch die zahlreichen und straffen Bänder werden die Bewegungen der 4 ulnaren Mittelhandknochen nach jeder Richtung hin eingeschränkt.

V a r i e t ä t e n. 1) Selten ist der Griffelfortsatz des 3. Mittelhandknochens ein selbständiges Knöchelchen (Os styloideum carpi PFITZNER) er kann mit dem 3. Mittelhandknochen durch „Koaleszenz" (s. PFITZNER, Anat. Anz., 20. Bd., Erg., S. 882) oder durch ein echtes Gelenk verbunden sein. Auch partielle und totale Synostose mit dem 3. Metakarp, Kopfbein oder Trapezoidbein, kommt vor (vgl. aber S. 259, Var. 3). 2) Aehnliche Verhältnisse zeigt der Haken des Hakenbeines. Er kann isoliert auftreten in den Weichteilen oder syndesmotisch, oder durch „Koaleszenz" oder gelenkig mit dem Haken oder dem 5. Metakarp verbunden sein.

P r a k t. B e m. 1) Ausrenkungen in diesem Gelenk sind ungemein selten, doch sind bereits Fälle beobachtet, in denen alle 4 ulnaren Mittelhandknochen nach der Vorder- oder Rückseite ausgerenkt waren.

---

1) Ligament. rectum perpendiculare (WEITBRECHT). L. inteross. ossis capit., hamati et metacarpi III sive lateris ulnaris metac. dig. III (BARKOW).

2) L. inteross. oss. hamati et metacarpi IV (BARKOW).

Die Ausrenkung nach der Volarseite erfolgte durch einen Fall auf den Handrücken der stark gebeugten Hand. Auch Ausrenkungen einzelner Mittelhandknochen sind beobachtet worden; so berichtet HENLE über Ausrenkungen des Kleinfinger-Mittelhandknochens nach der Rückseite durch übermäßige Streckung beim Fallen auf die Mittelhandköpfchen und von einer solchen nach der Volarseite durch übermäßige Beugung.

2) Bei isolierter Exartikulation des 4. und 5. Mittelhandknochens kann es sich nach den auf S. 260 bezw. S. 265 angeführten Thatsachen ereignen, daß keine Nachbargelenkspalte dabei miteröffnet wird, weil das Gelenk ganz getrennt von den übrigen sein kann.

Handwurzel-Mittelhandgelenk des Daumens [Art. carpo-metacarpea pollicis N.].

Lagebeziehungen. Das Gelenk wird auf der Volarseite vom Kleinen Daumenabzieher und vom Gegensteller [M. opponens], auf der Rückseite vom Langen Daumenabzieher und vom Kurzen Daumenstrecker, außerdem vom Ursprung des 1. dorsalen Zwischenknochenmuskels und der Speichenarterie bedeckt. Bei tiefem Eindrücken kann man in der Tabaksgrube (vgl. S. 224) deutlich den konvexen Rand der 1. Mittelhandbasis und an deren Speichenseite den kleinen Höcker fühlen, an dem sich der Lange Abzieher ansetzt. Die Gelenkspalte liegt etwa 2 mm proximalwärts von dem Höcker.

Das Gelenk zwischen Trapezbein und Mittelhandknochen des Daumens ist immer von allen anderen Gelenken der Handwurzel vollkommen getrennt und wegen seiner ausgiebigen und im täglichen Leben viel gebrauchten Bewegungen von besonderer Wichtigkeit.

Gelenkflächen.

Sowohl das Trapezbein als der Mittelhandknochen des Daumens zeigen typische Sattelflächen, die bestausgebildeten am ganzen Körper. Es sind diejenigen, die überhaupt zur Aufstellung des besonderen Gelenktypus der „Sattelgelenke“ geführt haben. Die scharfe Ausprägung der Sattelfläche scheint eine menschliche Eigentümlichkeit zu sein, bei den Anthropoiden fand ich sie nicht so scharf geschnitten. (Ueber die verschiedenen Ableitungsarten der Sattelform s. II. Bd.) Es ist von vornherein klar, daß, wie überall im Körper, so auch hier, die Gelenkflächen nicht ganz genau gewisse Abschnitte von geometrisch einfach definierbaren Körpern darstellen und überdies auch individuelle Abweichungen zeigen.

Die Krümmung ist am Trapezbein „dorso-volarwärts“ konvex, „speichen-ellenwärts“ konkav. Auf einem Flächenschnitt quer durch die Handwurzel („Frontalschnitt“ der Aut.), der die Hand in eine volare und eine dorsale Scheibe zerlegt (s. Fig. 89), erscheint am Trapezbein daher eine konkave Gelenkpfanne. Auf einem darauf senkrechten, dorso-volar durch das Gelenk geführten („Sagittal“-)Schnitt hingegen umgekehrt ein konvexer Gelenkkopf. Letztere, d. h. die konvexe Krümmung des Trapezbeines ist, wie schon die bloße Betrachtung ergiebt, meist weit schärfer, d. h. sie hat einen kleineren Krümmungshalbmesser als die konkave Krümmung. R. DU BOIS-REYMOND (Arch. Physiol. 1896) fand dementsprechend die Krümmungsradien (an 13 Präparaten) im Mittel

8 mm für die Konvexität, 18 mm für die Konkavität (GÜNTHER fand allerdings beide 16 mm groß). Die „Krümmungsachse" für die dorsovolare Konvexität (s. oben) des Trapezbeines geht nach A. FICK[1]. der zuerst die Form und den Mechanismus der Sattelgelenke analysierte, quer (ellenspeichenwärts) durch das Trapezbein hindurch. Ihre Entfernung von der Gelenkspalte beträgt nach den obigen Angaben etwa 8 mm. Die „Krümmungsachse" für die radio-ulnare Konkavität steht auf der vorigen senkrecht, sie geht in dorso-volarer Richtung durch die Basis des Mittelhandknochens. Ihre Entfernung von der Gelenkspalte beträgt dem Obigen zufolge ungefähr 18 mm.

Die Krümmung des Mittelhandknochens ist umgekehrt in dorso-volarer Richtung konkav, in querer Richtung konvex. Hier sind meist die beiden Krümmungen gleich stark. R. DU BOIS-R. fand den Halbmesser beider Krümmungen im Mittel 12,5 mm, GÜNTHER fand ihn allerdings verschieden groß, für die Konvexität 12 mm, für die Konkavität aber 16 mm.

Varietät. Im Winter 1901 fand ich an einer weiblichen Hand die Flächen durchaus nicht sattelförmig gekrümmt, sondern fast ganz eben. Nur gegen den radialen Rand hin war das Trapezbein ein klein wenig konkav, der Metakarp etwas konvex, sonst waren beide Gelenkflächen einfach eben (s. Var. 5, S. 256).

Die Begrenzung der Gelenkfläche ist an beiden Knochen meist unregelmäßig elliptisch zu nennen. Manchmal trifft man allerdings auch ausgesprochen bohnenförmig, abgerundet dreieckig, stumpfwinklig dreieckig (der stumpfe Winkel volarwärts gerichtet), viereckig oder fünfeckig begrenzte Sattelflächen, namentlich am Trapezbein. während die Sattelfläche des Mittelhandknochens meist mehr kreisförmig begrenzt ist, wie auch RÉNÉ DU BOIS-REYMOND fand. Letzterer hat an 6 Präparaten die Hauptdurchmesser der beiden Sattelflächen bestimmt. Er fand den Sattel-Querdurchmesser am Trapezbein im Mittel 16, den dorso-volaren nur 11 mm, am Mittelhandknochen den ersteren 16 mm, den letzteren 14 mm. Wie die Einzelmessungen R. DU BOIS-REYMOND's ergeben haben, ist keineswegs immer die dorso-volare Ausdehnung der Mittelhandknochenpfanne größer als die des Trapezbeinkopfes, sondern es kann auch das Umgekehrte eintreten. Meinen Messungen zufolge ist das sogar öfter der Fall. als es nach der kleinen Messungsreihe R. D. B.-R.'s scheinen könnte. Meine Messungen stehen in besserem Einklang mit denen GÜNTHER's; dieser hatte angegeben, daß die dorso-volare Krümmung des Trapezbeines einem Kreisabschnitt von 46°, die des Mittelhandknochens einem solchen von nur 39° (mit dem gleichen Halbmesser) entspräche. Die einander entsprechenden queren (radio-ulnaren) Gelenkabschnitte sind nach R. D. B.-R. (s. oben) beim Trapezbein und Mittelhandknochen im Durchschnitt gleich groß, nach den Untersuchungen GÜNTHER's aber sehr ungleich, und zwar die Fläche des Mittelhandknochens erheblich größer als die des Trapezbeines. Die radio-ulnare Konvexität des Mittelhandknochens stellt nach GÜNTHER einen Kreisabschnitt von 117° (mit 12 mm Halbmesser) dar, die darauf passende Konkavität des Trapezbeines nur einen solchen von 54° (mit 16 mm

1) A. FICK, Die Gelenke mit sattelförmigen Flächen. Ztschr. f. Rat. Med., 1854. Abgedr. in A. FICK's Gesammelten Schriften, I. Bd., S. 430. Stahel, Würzburg 1903.

Halbmesser). Berechnet man die Länge dieser Bogen, so erhält man beiläufig 25 mm für den Mittelhandknochen, nur 15 mm für das Trapezbein; ich selbst fand die radio-ulnare Mittelhandkonvexität 12 mm lang, die entsprechende Konkavität des Trapezbeines nur 17 mm lang.

Die Knorpeldicke am Trapezbein ist in dorso-volarer und in der queren Richtung 0,6—0,9 mm, am Daumen-Mittelhandknochen 0,6 bis 0,8 mm. Es muß besonders hervorgehoben werden, daß infolge der volarwärts konkaven Krümmung der Handwurzel und der schrägen Angliederung des Daumens an dieselbe die Krümmungsachsen der Gelenkflächen in Wirklichkeit nicht genau quer (d. h. speichen-ellenwärts) bezw. dorso-volarwärts verlaufen, denn die Abweichung der Daumenlängsachse von der Handlängsachse beträgt 45—55° (Winkel nach vorn offen). Die Schrägstellung des Daumens bildet bekanntlich eines der Hauptmerkmale der Hand gegenüber dem Fuß. Die im Mittelhandknochen liegende sog. „dorso-volare" Krümmungsachse (s. vorige Seite) läuft schräg von radial, dorsal, proximal nach ulnar, volar etwas distalwärts. Dementsprechend steht auch die „quere" Achse durch das Trapezbein schräg, und zwar läuft sie von radial-volar-proximal nach ulnarwärts, dorsal und distalwärts etwa 45° gegen die Tangente an den Handrücken („Horizontale") geneigt.

Gelenkkapsel.

Die Gelenkkapsel ist im allgemeinen ziemlich dicht an den Knorpelrändern befestigt. Nur an der Ellenseite des Mittelhandknochens entfernt sie sich etwas weiter, bis etwa 4 mm weit vom Rand. Der großen Beweglichkeit entsprechend, ist sie aber sehr weit und schlaff. Sie besteht an den nicht von Sehnen unmittelbar bedeckten Stellen, also auf der Ellen- und Volarseite, aus kräftigen Bandbündeln, während sie unter den Strecksehnen und Abziehmuskelsehnen nur sehr schwach ist. Jedenfalls ist sie aber auf der Dorsalseite stärker als auf der volaren; auf der dorsalen finde ich sie meist undurchsichtig, auf der volaren aber durchsichtig. Auch der sehnige Ursprung des ersten dorsalen Zwischenknochenmuskels ist mit der Kapsel, sie verstärkend, innig verwachsen.

Verstärkungsbänder des Daumengelenkes.

An einer Stelle wird die Kapsel noch durch ein besonderes, schmales Band[1]) verstärkt. Es springt, wie schon Henle angab, von einem dorso-radialen Höcker des Trapezbeines zu dem mittleren („medianen") dorsalen Vorsprung der Basis des Mittelhandknochens. Man kann dasselbe als „dorsales Trapez-Daumenband" [L. trapezio-metacarpeum pollicis dors. m.] bezeichnen (in Fig. 93 gezeichnet); gerade dieses Band ist die Ursache der größeren Dicke der Kapsel auf der Dorsalseite (s. oben).

Wirkung. Das Band beschränkt die Opposition (näheres s. II. Bd.).

Die Sehne des langen Daumenabziehers liegt (die Kapsel verstärkend) radialwärts von dem Band und ist von ihm durch einen kleinen Schleimbeutel geschieden. Der Schleimbeutel steht manchmal mit dem Gelenk in Verbindung.

---

1) L. postéro externe (Poirier).

Auch auf der Volarseite springt ein besonderes Band [L. trapezio-metacarp. poll. vol. m.] vom Trapezbein zum Mittelhandknochen des Daumens über. Es zieht von der Speichenseite des Trapezhöckers zur „mittleren“ Spitze der Basis des Mittelhandknochens. also ulnarwärts und volarwärts vom Ansatz des langen Daumenabziehers (s. Fig. 92).

Wirkung. Das Band beschränkt die Abduktion (näheres s. II. Bd.).

Gelenkfettfalten.

Auf der Innenseite der Kapsel finden sich bei ihrem Ansatz am Trapezbnin oft nur einzelne kleine, manchmal aber auch eine große, fast ringförmige, etwa 2 mm breite fortlaufende Synovialfalte, entsprechend der durch die Inkongruenz der Gelenkflächen etwas klaffenden Gelenkspalte.

Prakt. Bem. Verrenkungen des Mittelhandknochens nach der Vorder- oder Rückseite oder der Radialseite kommen in diesem Gelenk recht selten vor und sind meist leicht wieder einzurichten; oft ist es hingegen schwer, den Mittelhandknochen vor dem Wiederaustritt aus der Normalstellung zu bewahren.

VI. Zwischen-Mittelhandgelenke [Art. intermetacarpeae N.].

Die 4 ulnaren Mittelhandknochen stoßen seitlich mit ihren Basen aneinander und sind miteinander gelenkig verbunden, nur der Daumen-Mittelhandknochen steht vereinzelt, stößt nicht mit seinem Nachbarn zusammen.

Gelenkflächen.

Die Gelenkflächen des Gelenkes zwischen dem zweiten und dritten Mittelhandknochen sind meist länglich, oft biskuitförmig; die des Zeigefingers meist dorso-volarwärts konvex, die des Mittelfingers konkav.

Varietät. Die Gelenkfläche kann in 2 Facetten zerfallen sein.

Die einander zugewandten Gelenkflächen des dritten und vierten Mittelhandknochens sind meiner Erfahrung nach meist jederseits vollständig geteilt: jeder der beiden Mittelhandknochen zeigt an der dem anderen zugewandten Seite 2 in dorso-volarer Richtung übereinander liegende, elliptische oder kreisförmige Facetten. In der Minderzahl der Fälle ist nur die eine der beiden kleinen Flächen überknorpelt, die andere rauh, und zwar bald die dorsale, bald die volare.

Die Berührungsflächen zwischen dem vierten und fünften Mittelhandknochen sind klein und etwa elliptisch oder bohnenförmig zu nennen, am 4. meist dorso-volarwärts konkav, am 5. konvex.

Die Knorpeldicke am 2. Mittelhandknochen ist 0,5—0,8 mm, am 3. gegen den 2. hin 0,4—0,7 mm, gegen den 4. hin 0,3—0,5 mm, am 4. Mittelhandknochen gegen den 3. hin 0,4—0,7 mm, gegen den 5. hin 0,3—0,7 mm; am 5. Mittelhandknochen beträgt sie 0,3—0,6 mm. Der Knorpelüberzug aller dieser Gelenkflächen geht fast immer ohne Unterbrechung in den der proximalen Gelenkflächen der Mittelhandknochenbasen über.

Gelenkkapsel und Gelenkhöhle.

Die Gelenkspalten stehen proximalwärts mit den Handwurzel-Mittelhandgelenken fast immer in offener Verbindung (s. Fig. 89), volar-, dorsal- und distalwärts sind sie von einer dünnwandigen Gelenkkapsel abgeschlossen. (Nach SAPPEY soll das Gelenk zwischen 4. und 5. Mittelhandknochen nicht mit jenem in Verbindung stehen, eine Behauptung, der ich auf Grund besonders angestellter Beobachtungen nicht beipflichten kann.)

Beachtenswert in chirurgischer Beziehung ist der Umstand, daß nur das dorsale der beiden kleinen Gelenke sich proximalwärts in die Gelenkspalte zwischen Kopf und Hakenbein fortsetzen kann, weil die letztere gar nicht soweit volarwärts hinunterreicht. Dem volaren kleinen Gelenk (proximalwärts) gegenüber liegt keine Gelenkspalte zwischen Kopf- und Hakenbein, sondern das Zwischenknochenband (s. S. 247).

Varietäten. 1) Manchmal ist eines der beiden kleinen Gelenke zwischen dem 3. und 4. Mittelhandknochen, und zwar häufiger das zwischen den volaren Facetten, gegen die Nachbargelenkspalten abgeschlossen. Schon mehrmals fand ich letzteres vollkommen isoliert.

2) Ist nur eine einzige Gelenkfläche zwischen 3. und 4. Mittelhandknochen vorhanden (s. vorige Seite), so kann auch dies Gelenk gegen das gemeinsame Handwurzel-Mittelhandgelenk abgekapselt sein.

3) Hier und da stehen die Gelenkspalten zwischen den Mittelhandknochen mit sämtlichen anderen Spalten aller Handwurzelgelenke einschließlich des ersten (oder Speichen-)Handgelenkes und des distalen Speichen-Ellengelenkes in offener Verbindung, mit Ausnahme des Daumengelenkes (s. S. 266).

Prakt. Bem. In Fällen wie Var. 3 leistet die Natur der rapiden Verbreitung von Entzündungs- und Eiterungsprozessen in ungünstigster Weise Vorschub. Vielleicht liegt gerade der bekannten Gutartigkeit und langsamen Verbreitung der tuberkulösen Erkrankungsprozesse an der Handwurzel von Kindern die Thatsache zu Grunde, daß in der Jugend meist viel mehr isolierte Gelenkkapseln vorhanden sind, als beim Er-Erwachsenen. Manchmal findet man freilich auch bei Kindern nur wenig Scheidewände.

Verstärkungsbänder der Intermetacarpalgelenke.

Distalwärts werden die Kapseln der Zwischengelenke zwischen den Basen der Mittelhandknochen durch kräftige Bandmassen verstärkt, die als Mittelhandknochen-Zwischenknochenbänder [L. intermetacarpea interossea m.][1]) zu bezeichnen sind (s. Fig. 92). Dieselben springen jeweils distalwärts von der Gelenkspalte zwischen den Basen der benachbarten Mittelhandknochen quer bezw. schräg herüber; sie befestigen sich dort in ansehnlichen, von Rauhigkeiten umgebenen Grübchen. Das stärkste ist das zwischen Zeige- und Mittelfinger, das schwächste das zwischen Ring- und Kleinfinger. Auch zwischen den beiden nicht miteinander artikulierenden Fingern, dem Daumen und Zeigefinger, sind solche Bandmassen vorhanden (s. Fig. 92); sie können allerdings fehlen, was manche Autoren (z. B. KRAUSE) als Regel betrachten.

1) L. metacarpiens interosseux (franz.).

Auf der Volarseite werden die Kapseln auch durch quere Bandmassen, die zwischen den benachbarten Mittelhandknochenbasen überspringen, gefestigt. Es sind übrigens auch quere Bandzüge vorhanden, die nicht nur die Nachbarknochen verbinden, sondern auch solche, die einen Knochen überspringen; solche längere Züge finden sich zwischen dem 5. und 3. Mittelhandknochen ausgespannt; sie überspringen den 4. Zum Teil sind diese „volaren Basenbänder“ [L. basium (oss. metac.) volaria N.] verbunden mit den Bandmassen, die die Kapsel des Carpo-Metacarpalgelenkes verstärken (s. S. 261 ff.) und von ihnen volarwärts bedeckt (s. Fig. 92). So dienen z. B. auch die Bandzüge wirklich zur Verstärkung des Gelenkes zwischen dem 2. und 3. Mittelhandknochen, die vom Trapezbein zur Basis dieser beiden Mittelhandknochen hinüberziehen.

Auf der Rückseite finden sich ganz analoge „dorsale Basenbänder“ [L. basium dors. N.][1]), die zwischen den Basen der benachbarten Mittelhandknochen überspringen; von den Verstärkungsbändern der Handwurzel-Mittelhandgelenke sind sie meist gut getrennt. Die zwischen 5. und 4., sowie namentlich zwischen 4. und 3. Mittelhandknochen sind stärker entwickelt als die anderen, die sogar (namentlich das zwischen 2. und 3.) hier und da fehlen: sie reichen mit ihrem Ansatz auch weiter distalwärts hinab. Auch zwischen Daumen und Zeigefinger ist ein solches Band (s. Fig. 93), das in seiner Ausbildung allerdings sehr wechselt. Manchmal ist es in 2 Stränge geteilt. Distalwärts von diesen Bändchen begiebt sich der Volarast der Speichenarterie in den ersten Zwischenknochenraum. Das Band zwischen Zeige- und Mittelfinger läuft bei guter Ausbildung des Griffelfortsatzes weniger quer wie die anderen, es zieht vom Griffelfortsatz des Mittelfingers schräg distalwärts zum Zeigefinger.

Wirkung der Intermetacarpalbänder. Durch den festen Bandapparat werden nicht nur die Bewegungen zwischen den Mittelhandknochen, sondern auch zwischen ihnen und der Handwurzel beschränkt.

Bänder der Mittelhandköpfchen [L. transversa capitul. metacarp. N.][2]).

Zwischen den benachbarten Köpfchen der 4 ulnaren Mittelhandknochen springen 3 quere Bänder über, die mit den Sehnenscheiden der Beugesehnen der Finger und dem Bandapparat der Mittelhand-Fingergelenke, nicht mit den Knochen selbst verwachsen sind, aber als Hemmungsbänder für die Handwurzel-Mittelhandgelenke und die Zwischen-Mittelhandgelenke wirken und deshalb schon hier Besprechung finden müssen. Sie sind mit der Fascie der Zwischenknochenmuskeln, die dorsalwärts von den Köpfchenbändern zu den Fingern ziehen (s. Fig. 94, S. 272), verwachsen. Die Lumbricalmuskeln, Gefäße und Nerven der Finger laufen auf ihrer Volarseite (s. Fig. 94), wie bereits HILDEBRAND und WEBER genau beschrieben. Zwischen Daumen- und Zeigefinger ist kein solches Band. Ihre Breite wird verschieden angegeben, sie ist bis zu einem gewissen Grad der Willkür des Präparanten überlassen, weil sie meist

1) L. intermetacarp. dors. (HENLE). L. intermetacarpiens (franz.).

2) L. ossium metacarpi propria (L. FICK). Transverse ligament (engl.). Ligt. transverse intermétacarpien (franz.).

weder proximal- noch distalwärts scharf begrenzt ist, doch kann man sagen, daß sie ungefähr $^1/_2$—1 cm beträgt. Die Bänder verbinden sich mit der dorsalen Zwischenknochenfascie und der Hohlhandaponeurose.

Wirkung. Sie verhindern ein zu weites Auseinanderspringen der Mittelhandknochen, wie es leicht eintreten könnte, wenn die Hand stark belastet wird, z. B. wenn wir uns auf die Hand mit gespreizten Fingern stützen.

Auf der Dorsalseite sind ähnliche, aber dünnere Zwischen-Köpfchenbänder, die in der Nähe des dorsalen Randes die Kapseln der benachbarten Mittelhand-Fingergelenke bezw. deren „queren Rückenbändern" (siehe diese) miteinander verbinden (s. S. 279).

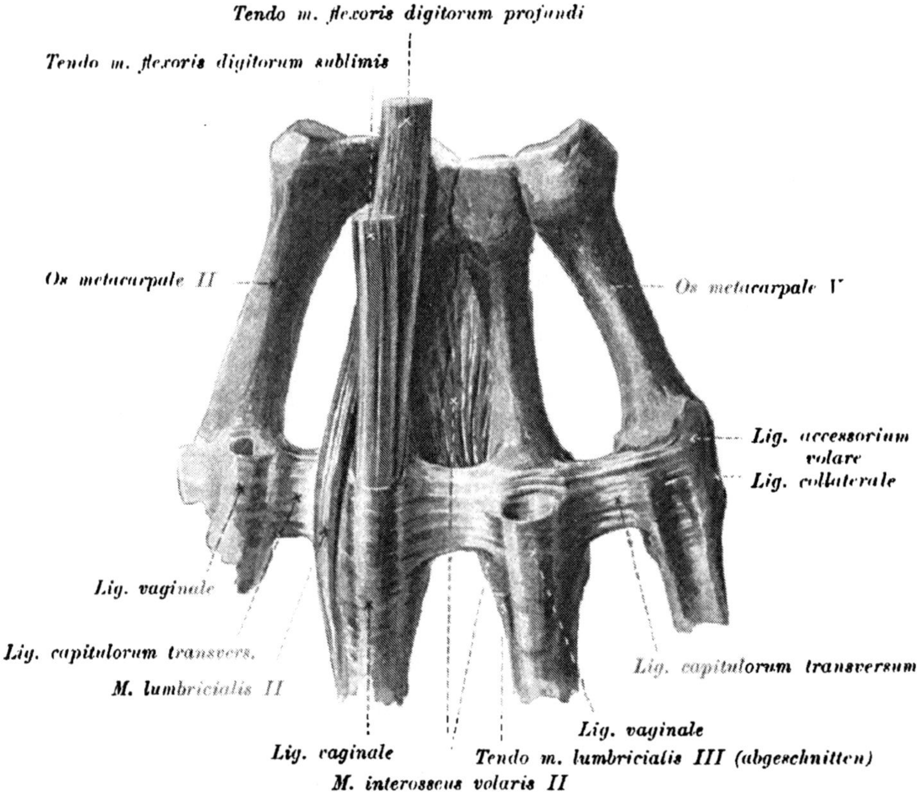

Fig. 94. Mittelhand-Köpfchenbänder und Umgebung, von der Volarseite.

Hand als Ganzes.

Die Handwurzelknochen werden durch die verschiedenen Bandzüge, namentlich diejenigen, die nicht die Nachbarknochen einer Reihe verbinden, sondern von den Randknochen einer Seite zu denen der anderen Seite überspringen, wie das Kahn-Dreieckband (s. S. 239) und das quere Handwurzelband (s. S. 253), oder die wenigstens einen oder den anderen Knochen überspringen, wie das Trapez-Mittelhandband, zu einer Art Gewölbe mit volarer Höhlung zusammengefaßt, in dem das Kopfbein den Schlußstein bildet. Mit dem

„Querband“ bilden die Knochen einen richtigen Kanal für die Beugesehnen. (Die Handwurzel ist daher ganz geeignet, die Körperlast zu tragen, wie wir es von ihr z. B. bei gewissen Turnübungen (im „Hand-“ oder „Hochstand“ etc.) verlangen. Die kräftige, volare, quere Bandverklammerung des Gewölbes, die bei weitem fester ist als die Bandsicherung auf der Rückseite, deutet eigentlich schon auf die Verwendbarkeit der Hand, auch als Stütze zu dienen, hin.) Die Wölbung der Hand ist beim Menschen thatsächlich stärker ausgebildet als bei den Säugetieren, doch geht SAPPEY entschieden zu weit, wenn er die Handwölbung für eine allein menschliche Eigenschaft erklärt, denn auch bei den Affen finden wir eine solche, wenn auch nicht so tiefe, deutlich ausgeprägt.

Daß die ganze Hand auch in der Längsrichtung ein Gewölbe bildet, beruht im wesentlichen auf der Gestalt der Mittelhandknochen, die Handwurzel hat damit nichts zu thun.

Vergl.-anat. Bemerkungen über das Handgelenk.

PARSONS' vergleichende Untersuchungen zeigen, daß das Säugerhandgelenk im allgemeinen ein reines Scharniergelenk ist, das durch eine Scheidewand in eine ulnare und radiale Hälfte getrennt ist und bei dem Speiche und Elle in gleichem Maße sich mit der Handwurzel verbinden. Die Elle hat meist eine Pfanne, in der ein aus dem Dreieck- und dem Erbsenbein gebildeter Kopf spielt. Die Zwischenscheibe der höheren Säuger entsteht offenbar einerseits aus dem unteren Ende der Zwischenknochenhaut, andererseits einer Verdichtung der Handgelenkkapsel. Ursprünglich ist auf der Volarseite der Kapsel ein X-förmiges Band vorhanden, das aus einem oberflächlichen ulno-navicularen und einem tiefen radio-carpalen Bandzug besteht. Mit dem Auftreten leichter Supinationsbewegungen kommt es zur Ausbildung des unteren Ellen-Speichengelenkes und der dreieckigen Zwischenscheibe und zum Schwund des dorsalen Teiles der Scheidewand zwischen der radialen und ulnaren Gelenkhälfte (so bei den Raubtieren). Die freieren Supinationsbewegungen führen zu einer Vergrößerung des distalen Ellen-Speichengelenkes und zum vollständigen Verschwinden der vertikalen Scheidewand zwischen der radialen und ulnaren Gelenkhälfte. Mit der Ausbildung der Abduktionsbewegung verkleinert sich das untere Ellenende zum Griffelfortsatz, das Erbsenbein nimmt nicht mehr teil am Handgelenk und der volare ulno-carpale Verstärkungszug der Kapsel wird schwächer. Die wichtigsten Einzelheiten sind folgende:

Bei den Schnabeltieren ist die Elle weit mehr am Handgelenk beteiligt als die Speiche; die Scheidewand im Gelenk ist an der Elle befestigt. Bei ihnen ist durch die Form der Gelenkflächen jede Seitenbewegung oder Rollbewegung ausgeschlossen. Bei den meisten Beutlern ist die Scheidewand vollständig, nur bei Dasyurus nicht. Die Elle greift zapfenförmig in eine vom Dreieck- und Erbsenbein gebildete Pfanne ein. Bei den meisten Zahnarmen ist das Gelenk nicht geteilt, wohl aber bei Manis; bei Dasypus ist das Ulno-Scaphoidband besonders stark. Bei den Nagern ist das Gelenk im allgemeinen nicht geteilt; das untere Ellenende greift zapfenförmig in die Dreieck-Erbsenbeinpfanne, der radiale Teil des Gelenkes hat unregelmäßig konkav-konvexe Flächen. Bei den Huftieren ist meist die Speiche allein mit der Handwurzel verbunden. Bei Cariacus fand PARSONS eine synoviale Scheidewand von der Mitte der distalen Gelenkfläche der Speiche zum ulnaren Rand des Mondbeines ziehen, so daß der vom Dreieckbein gebildete Gelenkteil vom übrigen abgesondert war. Bei Hyrax (Klippschiefer) ist das Handgelenk ähnlich wie bei den Nagern. (Bei der Schirrantilope fand PARSONS eine eigentümliche Verdickung des radialen Seitenbandes.) Bei den Raubtieren ist meist die Scheidewand wenigstens teilweise gut ausgebildet, ebenso das Ulna-Carpalband und der dreieckige Zwischenknorpel. Bei der Hyäne fand PARSONS im letzteren 2 verschiedene Schichten: in der distalen liefen die Fasern dorso-volar, in der proximalen aber wie bei der Zwischenknochenhaut radio-ulnar. Bei den Insektenfressern sind Elle und Speiche unten fest miteinander verbunden, also fehlt der Dreieckknorpel. Bei den Fledermäusen ist das distale Ellenende und auch das Dreieckbein rückgebildet, das Erbsenbein ganz verschwunden, das distale Speichenende ist sehr genau angepaßt an die Form des miteinander verschmolzenen Kahn-Mondbeines. Bei Lemur und ähnlich bei Ateles ist das distale Ellenende noch verbreitert und mit Dreieck- und Erbsenbein verbunden und eine vollständige Scheidewand zwischen der ulnaren und radialen Gelenkhälfte vorhanden. Bei den höherstehenden Affenarten ähnelt das Gelenk immer mehr dem des Menschen. Interessant ist, daß beim menschlichen Embryo, wie LEBOUCQ gefunden hat, noch die Scheidewand zu finden ist. Andeutungen derselben in Gestalt einer niedrigen Intimafalte habe ich übrigens auch noch mehrfach beim Erwachsenen gefunden. Erwähnenswert ist der Umstand, daß die Affen, namentlich die Anthropoiden, im wesentlichen dieselben Carpo-Metacarpogelenke des Daumens haben wie die Menschen (vgl. R. FICK, Vergl.-anat. Studien etc., HIS' Archiv, 1895).

Fingergelenke.

I. Grundgelenke der Finger (Mittelhand-Fingergelenke) [Art. metacarpo-phalangeae N.].

Nachbarschaft: Auf der Rückseite werden die Grundgelenke der Finger von den Strecksehnen bedeckt, die meist durch Schleimbeutel vom Bandapparat getrennt werden. Seitlich liegen ebenfalls durch Schleimbeutel getrennt die Sehnen der Zwischenknochen- und Spulmuskeln; volarwärts vom Gelenk liegen die Beugemuskelsehnen in ihrer röhrenförmigen Scheide [L. vaginalia N.] eingeschlossen, direkt mit der Volarseite der Kapsel bezw. dem dortigen Verstärkungsband (s. S. 277 f.) verwachsen.

Gelenkflächen der Finger-Grundgelenke.

1) Mittelhandknochen. Die Köpfchen des 2.—5. Mittelhandknochens tragen konvexe Gelenkflächen, die etwa kugelförmig gekrümmt sind. Die Gelenkköpfe sind jedoch keine regelmäßigen Kugelhauben, sondern sind an beiden Seiten flach abgeschnitten, so daß die Begrenzungslinie der Knorpelfläche am 5. und 4. Mittelhandknochen trapezförmig oder am 2. und 3. gar fast dreieckig mit dorsoulnarer Spitze ist. Immer ist die Gelenkfläche auf der Rückseite schmäler als auf der Vorderseite, und immer ist die Gelenkfläche in dorso-volarer Richtung größer als in radio-ulnarer. Auf der Volarseite zieht sich die Knorpelfläche an beiden Seiten proximalwärts in je eine Spitze oder ein „Horn“ aus, deren jedes von der mittleren Haupt-

fläche durch eine ungefähr „längsverlaufende“, überknorpelte Furche abgeteilt sein kann.

Man kann geradezu sagen: auf der Volarseite läßt das Mittelhandköpfchen mehr oder weniger deutlich eine Trennung in 2 seitliche Kondylen erkennen, die im kleinen an die Rückseite des Kniegelenkkopfes erinnern. (Daß diese seitlichen Kondylen nur in dorso-volarer bezw. der Längsrichtung gebogen seien, nicht auch in querer (radio-ulnarer), wie Henke behauptet hat, kann ich entschieden nicht zugeben.) Die beiden Seitenkondylen springen volarwärts etwas vor, so daß zwischen ihnen eine knorpelfreie, breite, seichte Vertiefung entsteht, die dem Verlauf der Beugesehnen entspricht. Auch wenn man von diesen seitlichen Zacken der Gelenkfläche absieht, bemerkt man doch, daß die Knorpelfläche an der Volarseite etwas weiter proximalwärts reicht als an der Rückseite. (Nach meinen Messungen beträgt der Unterschied etwa 2 mm.)

Varietät. Manchmal ist der volare Teil der Gelenkfläche gegen den genau distal gerichteten durch eine mehr oder minder deutlich überknorpelte Querleiste abgeteilt, die eine kleine Unregelmäßigkeit im Bewegungsmodus bedingen kann.

Prakt. Bem. Ist diese Leiste (s. Var.) besonders stark ausgeprägt, so kann sie, wie Poirier gezeigt hat, das eigentümliche Phänomen des „schnellenden Fingers“ bewirken.

Der Krümmungshalbmesser beträgt nach meinen Messungen bei allen 4 ulnaren Mittelhandknochen etwa 7—9 mm, sowohl in dorso-volarer als auch in radio-ulnarer Richtung. Nur die auf der Volarseite liegenden Teile der Gelenkfläche sind etwas weniger scharf gekrümmt, besitzen einen etwas größeren Krümmungsradius. In dorsovolarer Richtung beträgt der Bogenwert der Gelenkfläche nach meinen Messungen, die mit denen der Lydie v. Besser (Diss. Lausanne, 1899) übereinstimmen, etwa 180° wie bei einer Halbkugel; davon kommen etwa 120° auf den „volaren Teil“, d. h. den Teil des Köpfchens, der volarwärts von der Austrittsstelle der Längsachse des Mittelhandknochens liegt, 60° auf den „dorsalen Teil“. Die seitlichen Teile des „Gelenkkopfes“ sind meist deutlich flacher bezw. gar nicht gekrümmt, oft beinahe eben und meist nur faserknorplig überzogen.

Die Knorpeldicke beträgt nach Werner am Zeigefinger 0,5—0,8, am Mittelfinger 0,7—1,4 (Henle 1,5 mm), am Ringfinger 0,5—0,9, am Kleinfinger 0,5—0,9 mm. Die Dicke ist am größten nicht in der Mitte, sondern an der Grenze von volarem und mittlerem Drittel der Gelenkfläche, während sie im dorsalen Drittel erheblich geringer ist.

2) Finger-Grundglied. An den Grundgliedern der Finger sind Pfannen ausgebildet, die eine flachere Höhlung zeigen als es dem Mittelhandköpfchen entspricht. Der Krümmungshalbmesser beträgt nach meinen Messungen fast 26 mm, also mehr als das 3-fache des zugehörigen Gelenkkopfes. Der Bogenwert der Fläche beträgt nach meinen Bestimmungen etwa 20°. Natürlich kann man aus diesem Bogenwert nicht etwa den Schluß ziehen, daß der Bewegungsumfang 180 — 20 = 160° betragen müsse, weil das Köpfchen und die Pfanne nicht die gleiche Krümmung haben (s. II. Bd.). Lydie v. Besser hat freilich letzteres angenommen und giebt den Bogenwert der Pfanne auf 60° an, d. h. zu $^1/_3$ von dem des Köpfchens; nach Sappey beträgt er $^2/_5$ von dem des Kopfes. Auch die Breitenverhältnisse sind

ganz andere wie an den Köpfchen, insofern, als die Pfannen gerade in dorso-volarer Richtung am wenigsten ausgedehnt sind, in radioulnarer am meisten. In letzterer Richtung ist die Pfanne ungefähr ebenso breit wie die Köpfchengelenkfläche; sie besitzt demnach ungefähr eiförmige Gestalt mit radio-ulnar (also senkrecht auf die Längsachse der Köpfchen-Gelenkfläche) gerichteter langer Eiachse.

Die Knorpeldicke beträgt am Zeigefinger 0,5—0,8, am Mittelfinger 0,7—0,9, am Ringfinger 0,5—0,7, am Kleinfinger 0,5—0,9 mm.

Kapsel der Finger-Grundgelenke.

Die Kapsel des Grundgelenkes ist im allgemeinen schlaff, namentlich auf der Rückseite. Sie setzt sich auf der Rückseite ganz knapp am Knorpelrand an, auf der Volarseite hingegen, namentlich am Mittelhandknochen, etwas entfernter. Die eigentliche „Umschlagsfalte der Kapsel“ findet sich hier nämlich schon an der Stelle, wo die volare Firste des Mittelhandknochenschaftes aufhört bezw. sich in 2 nach den seitlichen Ausläufern der Gelenkfläche laufende Leisten teilt. Das dreieckige Feld zwischen diesen beiden Leisten ist daher schon mit Gelenkintima überzogen. Auch an den Seiten weicht der Kapselansatz am Mittelhandknochen ziemlich weit vom Knorpelrand zurück.

Gelenkhöhle und Intimafalten.

Die Gelenkhöhle ist sehr geräumig, wie man von der Rückseite her am Präparat, ohne die Kapsel zu eröffnen, erkennen kann. Bei Durchleuchtung mit X-Strahlen erkennt man es auch am Lebenden, namentlich wenn man einen Zug am Finger ausübt.

Immerhin bedarf es, wie A. Fick nachwies (s. II. Bd.), 700 g, um die sich berührenden Gelenkflächen voneinander zu lösen, auch R. du Bois-R. beobachtete ähnliches. Beim Ziehen an einem Finger kommt es unter Umständen zu einem knackenden oder krachenden Geräusch, dessen Entstehung mir noch nicht ganz aufgeklärt zu sein scheint. Meiner Meinung nach sind die Strecksehnen dabei im Spiel, denn bei der Lösung des Gelenkkontaktes am Präparat erfolgt das Knacken nicht, sondern ein anderes mehr schlürfendes, saugendes Geräusch. Bei der Leiche gelingt es überhaupt nicht mehr, das „Knacken der Finger“ hervorzubringen.

Dieser Versuch liefert zugleich die schönste Bestätigung für die wichtige Lehre von der Bedeutung des Luftdruckes auf den Zusammenhalt der Gelenke (s. II. Bd.).

In letzter Zeit beobachtete ich einen Fall, wo es beim Versuch, „den Finger knacken zu lassen“, zu einer akuten Schwellung auf der Dorsalseite des Gelenkes kam.

An der Pfanne läuft rings am Knorpelansatz hin eine ringförmige Fettfalte, die dazu dient, den durch die Inkongruenz der Gelenkflächen zwischen Kopf und Pfanne freiwerdenden Raum auszufüllen. Die Falte legt sich oft noch über den Pfannenrand hinüber. An der Rückseite ist meiner Erfahrung zufolge der Saum schmäler; hier kann man ca. 1 mm tief zwischen Kapsel und Knorpelrand eindringen, d. h. die Falte entspringt hier nicht genau neben dem Knorpelrand.

Auch an der Stelle der Kapsel zwischen 2 Sesambeinen (s. unten) oder entsprechenden Knorpelstückchen springt dem Zungenbändchen ähnlich eine kleine Synovialfalte vor.

1) Verstärkungsbänder des Grundgelenkes der Finger.

Die mächtigste Verstärkung erhält die Kapsel auf der Volarseite in Gestalt einer länglich viereckigen, auf der Volarseite etwas ausgehöhlten (s. S. 272, Fig. 94, 5. Finger) faserknorpligen Platte, die zugleich den Beugesehnen als steife Unterlage und Gleitfläche dient; dieselbe wird wohl am besten als „volare Faserknorpelplatte“ [Lamina fibrocartilaginea volaris m.][1]) bezeichnet. Die Breite der Platte beträgt 1 cm, die Länge 1,5 cm. Die Platte kann natürlich, so läßt sich von vornherein sagen, nur mit einem der beiden Gelenkenden in fester Verbindung stehen, sonst wären ja in dem Gelenk Bewegungen sozusagen ganz unmöglich gemacht. Thatsächlich ist die Platte an einem Ende fest angewachsen, und zwar am distalen, wo sie ziemlich dicht am Pfannenrand befestigt ist, doch so, daß noch eine Rinne zwischen ihrem Ansatz und dem Knorpelrand bleibt, die von der Ringfalte (s. vor. S.) ausgefüllt ist. Das genauere Verhalten der Befestigung ist so beschaffen, daß sich der distalste quere Bandzug, die Mitte des Pfannenrandes überbrückend, mit je einem festen Strang auf beiden Seiten am Pfannenrand anheftet, während gegen die Mitte des Pfannenrandes nur lockere Kapselzüge die Platte mit der Pfanne verbinden. Mit der Pinzette kann man diese Anheftung daher leicht zerreißen. Die Faserrichtung in der Platte ist vorwiegend quer, was sich schon äußerlich durch eine meist deutliche, quere Rippung derselben kundgiebt.

Wegen der festen Verbindung der Platte mit der Pfanne wird sie von manchen Autoren (zuerst wohl von Henle und nach ihm von Sappey u. a.) als eine direkte faserknorplige Fortsetzung des Pfannenrandes, als eine Art von Gelenklippe betrachtet, die die flache Pfanne sehr wesentlich vertieft und vergrößert. (Humphry und wohl im Anschluß an ihn Morris vergleichen die Platte in funktioneller Beziehung sogar mit dem Olekranon oder der Kniescheibe.) Sie besitzt übrigens in der That denselben Bau wie die Gelenklippen, d. h. ist meist reich an Knorpelzellen, stets reich an Gefäßen und Nervenenden.

Die Verbindung der Platte mit dem Mittelhandköpfchen ist nur durch ganz lockere, bei den Bewegungen leicht verschiebliche Kapselzüge bewirkt. Auf der Innenseite, d. h. der dem Gelenkbinnenraum zugewandten Seite sieht man bald deutlicher, bald weniger deutlich sich kreuzende Züge, die von der einen Seite des Mittelhandköpfchens ausgehen und schräg zur anderen Seite der Fingerpfanne zum Ansatz des Seitenbandes hinüberziehen.

Die Volarseite der Platte bildet in ihrem Mittelstück zugleich die Dorsalseite der faserknorpligen Röhre [L. vaginale N.] für die Beugesehnen (s. Fig. 94, S. 272). An ihrem proximalen Ende setzt sie sich seitlich direkt in die Zwischenköpfenbänder (s. S. 271 f.) fort, so daß also die „Platten“ aller 4 ulnaren Finger untereinander zusammenhängen (s. Fig. 94, S. 272).

Wirkung. Die Platte hemmt die Dorsalbeugung, wirkt wesentlich als Sehnengleitrolle.

---

1) L. access. vol. N. L. transvers. vol. s. trochleare (ält. Aut.). Anterior ligament (engl.). Fibrocartilage (Poirier), Ligament. antérieur (Bichat), L. glénoidien (and. franz. Aut.).

2) Seitenbänder des Grundgelenkes der Finger [L. collaterale N.][1]).

Am Mittelhandköpfchen der Finger befinden sich seitlich tiefe Gruben und proximo-dorsalwärts von ihnen meist ziemlich scharf vorspringende Höcker, als seitlich vorspringende Ecken der Rückenfläche des distalen Endes des Mittelhandknochenschaftes. Sowohl in der Grube als von dem Höcker entspringt (am Zeige- und Mittelfinger oft noch auf die Rückfläche des Mittelhandknochens übergreifend) jederseits eine starke, mattglänzende Bandmasse[2]), die schräg distal-volarwärts zu dem Höcker am seitlichen Pfannenrand zieht (s. Fig. 95. Die Bänder beider Seiten konvergieren daher stumpfwinklig; von einem bogenförmigen Zusammenfließen einzelner ihrer Bandbündel auf der Volarseite des Gelenkes ist bei diesen Strängen in der Regel für gewöhnlich nichts zu sehen. Gewöhnlich ist das radiale Seitenband kräftiger als das ulnare; das letztere entspringt oft nur von dem Höcker am Köpfchen, nicht auch aus der Grube.

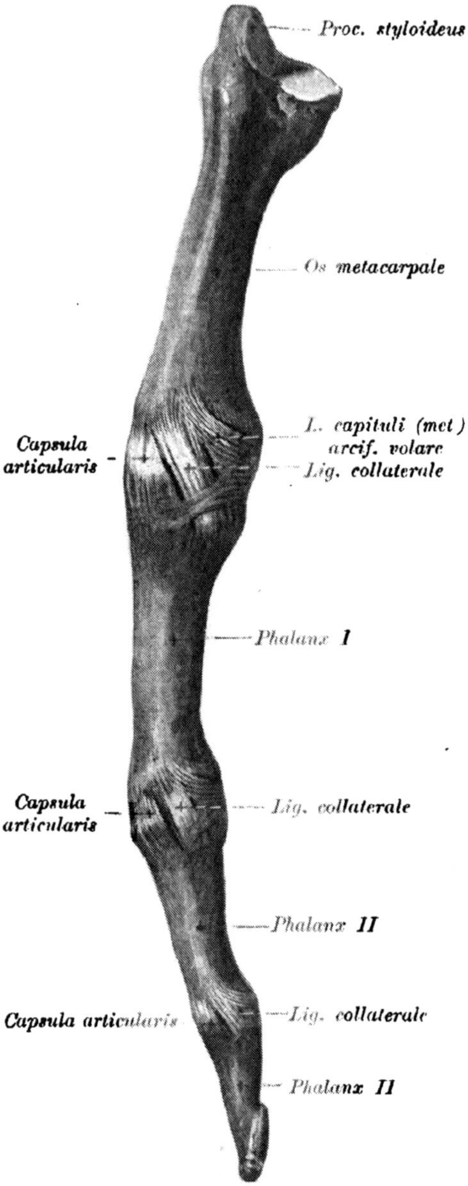

Fig. 95. Fingergelenke des rechten 3. Fingers von der Radialseite.

Wirkung. Die Bänder hindern die Seitenbewegung der gebeugten Finger (s. II. Bd.).

Meist sind etwas proximalwärts vom Seitenband noch besondere, von ihm meist durch eine Spalte getrennte, nicht glänzende Bündel vorhanden (s. Fig. 95). Sie entspringen fast an denselben Stellen wie das eigentliche Seitenband, verbinden sich schlingenförmig mit den entsprechenden Bündeln der anderen Seite, indem sie die Volarseite des Mittelhandköpfchens in fächerförmiger Aus-

1) Lateral ligament (engl.). L. latéraux (franz.).
2) Faisceau phalangien du ligt. lat. (franz.).

breitung umziehen. Dabei treten sie mit den Seitenrändern der Faserknorpelplatte in Verbindung. Man kann sie wohl passend als Köpfchen-Bogenbänder [L. capituli (metacarp.) arciforme vol. m.][1]) bezeichnen. Seitlich erhält die Kapsel manchmal auch noch sehr derbe, schräg dorsal-distalwärts zum seitlichen Pfannenrand ziehende sehnige Züge, die den distalen Teil des Seitenbandes mehr oder weniger verdecken und in die Tiefe drängen können (s. Fig. 95). Sie gehören wohl eigentlich nicht zum Bandapparat, sondern zu den Zwischenknochenmuskeln, deren Hauptsehnen sich freilich direkt in die Rücken-Aponeurose fortsetzen.

3) Dorsales Zwischenköpfchenband [Ligt. capitul. transv. dors. m.].

Auf der Rückseite schiebt sich zwischen die Kapsel und die Strecksehnen. von der Kapsel trennbar noch eine Bindegewebsplatte ein, die eine Fortsetzung der Fascie der dorsalen Zwischenknochenmuskeln bezw. der „tiefen Fascie des Handrückens" darstellt. Manchmal ist die Platte gerade dorsal von der Gelenkspalte durch einen Schleimbeutel von den Strecksehnen getrennt. Diese Zwischenknochen-Fascienplatte erstreckt sich längsfaserig mit den Strecksehnen verbunden bis zum Pfannenrand des Grundgliedes. Zwischen den benachbarten Mittelhandköpfchen springt sie brückenartig über und stellt so ein zartes „dorsales Zwischenköpfchenband"[2]) dar (s. a. S. 272).

Wirkung. Das Bändchen unterstützt die Wirkung des volaren Zwischen-Köpfchenbandes.

An dieser Stelle entsendet die Fascienplatte auch volarwärts eine dünne Bandplatte, die sich mit dem volaren Zwischenköpfchenband verbindet, und von letzterem gehen Scheidewände aus, die dasselbe mit der Hohlhandaponeurose [Aponeurosis palmaris N.] in Verbindung setzen, wie Henle vor Jahren und neuerdings Legneu und Juvara beschrieben haben. Diese Scheidewand bildet dann durch Umbiegung radial- und ulnarwärts Fächer einerseits für die Beugesehnen (volarwärts von den Skelettstrahlen bezw. Gelenken), andererseits für den Spulmuskel, die Gefäße und Nerven in den Zwischenräumen (volarwärts von den Köpfchenbändern).

Die von Dursy (Beitr. z. Anat. der Muskeln u. Bänder d. Hand, Ztschr. f. rationelle Med., N. F. III, S. 77) als „Rückenband"[3]) beschriebenen Züge sind wohl mit den Gelenkbändern verbunden, gehören aber als Haltbänder zu den Strecksehnen. Als solche wurden sie bereits von Weitbrecht erkannt. Sie drücken die Strecksehne dicht an das Gelenk an, machen die Bewegung der Sehne mit und werden dabei kappenartig über das Mittelhandköpfchen hin- und hergezogen.

Sesambeine.

An allen Fingern kommen gelegentlich in die Volarseite der Kapsel bezw. in die Faserknorpelplatte eingewebte „Sesambeine" (oder „Gleichbeine" ält. Aut.) vor. Pfitzner fand höchstens 7 solche, wenigstens 1. Beim Macerieren gehen diese kleinen Knöchelchen sehr

1) Faisceau glénoidien du ligt. lat. (franz.).
2) Ligt. capitul. dorsale (Henle).
3) Ligt. dorsale (Dursy). Vincula extensorum (Weitbrecht).

leicht verloren und ihre Häufigkeit wurde daher früher erheblich unterschätzt.

Nach PFITZNER sind sie ursprünglich alle paarig. Das ulnare Sesambein am Kleinfingergelenk fand er in 76,5 Proz. (das radiale in 3,1 Proz.); das radiale am Zeigefinger in 45,9 Proz. Am Mittelfinger fand er das radiale in 2,1 Proz., am Ringfinger nur in 0,3 Proz. der Fälle. Niemals fand er ein ulnares am II. und III. und ein radiales am IV. Finger.

Varietät. 1mal fand PFITZNER ein Sesambein auf der Dorsalseite des Gelenkes.

Jetzt kann man ihre Gegenwart mit Hilfe der X-Strahlen auch beim Lebenden leicht feststellen, was übrigens auch durch sorgfältige Betastung meist gelingt.

Die Gelenk- oder Sesambeine schauen meist nur mit einer ganz kleinen Knorpelfläche in die Gelenkhöhle hinein. Mittelst dieser Fläche schleifen sie auf einem der seitlichen Ausläufer der Gelenkflächenvolarseite oder oft auch mit ihrem einen Rand in der Rinne zwischen dem Ausläufer und der Hauptfläche.

Ziemlich oft sind statt der Beinchen nur kleine hyaline „Sesamknorpelchen“ an den betreffenden Stellen, die der Auffindung natürlich noch viel leichter entgehen können und deren Vorkommen deshalb gewiß bedeutend häufiger ist, als für gewöhnlich angenommen wird. Ueber die Entwickelung der Sesambeine s. THILENIUS (Morphol. Arb., V. Bd.), über den Namen s. STIEDA (Anat. Verh.. Halle 1902).

Meist sind zwischen den Mittelhandköpfchen Schleimbeutel [Bursae intermetacarpo-phalangeae N.] zu finden. sehr oft sogar je zwei, nämlich zwischen jeder Zwischenknochenmuskelsehne und der betr. Gelenkkapsel.

Mittelhand-Fingergelenk des Daumens.

Im allgemeinen entspricht das Mittelhand-Fingergelenk des Daumens ganz denen der übrigen Finger, doch zeigt es einige Besonderheiten. Die Gelenkfläche des Daumen-Mittelhandknochens ist breiter als bei den anderen Fingern, namentlich an der Rückseite der Gelenkfläche. Dadurch wird die Begrenzung der Knorpelfläche fast quadratisch; immerhin ist sie meist an der Rückseite doch auch etwas schmäler als an der Vorderseite, nicht umgekehrt, wie von manchen Chirurgen angegeben wird. Sie kann daher trapezförmig genannt werden.

Varietät. Manchmal ist sie aber entschieden breiter als hoch, d. h. radio-ulnarwärts ausgedehnter als dorso-volarwärts, also gerade umgekehrt wie bei den übrigen Mittelhandköpfchen.

Die „Endhöcker“ an der Rückseite des Schaftes liegen der Gelenkfläche näher (so daß bei Uebertreibung der Streckung die Pfanne an ihnen anstoßen kann). Der Schluß des Gelenkes ist auf der Rückseite des Daumengelenkes jedesfalls ein festerer als bei den anderen Fingern. Die seitlichen „Kondylen“ (oder „Ausläufer“) der Gelenkfläche auf der Volarseite sind größer und breiter als bei den anderen Fingern und zeigen jeder meist eine besondere Abplattung oder Rinne.

die zum Gleiten für das Sesambein dient. Dieselbe[1]) ist volar- und seitwärts von der Gleitfläche für das 1. Daumenglied[2]) manchmal durch eine (namentlich von der Seite her deutlich erkennbare) Leiste geschieden, so daß man nach POIRIER eine Sesambein- und eine Finger-Gleitfläche unterscheiden kann.

Die Pfanne des Daumen-Grundgliedes gleicht manchmal fast den Pfannen der zweiten Fingerglieder, indem der volare Pfannenrand einen mittleren Vorsprung zeigen kann, der dem Zwischenraum zwischen den beiden Sesambeinen entspricht.

Das radiale Sesambein ist größer und dünner, ca. 7—8 mm breit und kann wegen seiner dorsalen Aushöhlung „kahnförmig" genannt werden, das ulnare ist kleiner, nur etwa 4—5 mm breit, erbsenförmig und besitzt eine ebenere Gleitfläche. Beide Sesambeine vergrößern den senkrechten Abstand der Sehnen von der Gelenkachse, d. i. den sog. „idealen Hebelarm" für den kurzen Daumenbeuger und den Daumenanzieher wesentlich.

Varietäten. 1) Das ulnare Sesambein ist öfters schlecht entwickelt. 2) In einem Fall fand PFITZNER das radiale Sesambein fehlen. 3) 3mal fand PFITZNER das radiale Sesambein sagittal geteilt (Brüche?).

Der Bandapparat ist ganz ähnlich wie an den anderen Fingern, nur gehen die „bogenförmigen Züge" der seitlichen Bandmasse direkt an das betreffende Sesambein und sind daher als Mittelhandköpfchen-Sesambeinband[3]) zu bezeichnen, wie schon WEITBRECHT es that. Beide Sesambeine sind außerdem untereinander durch kräftige quere Bandzüge [L. intersesamoid. m.] verbunden. Man fühlt, dieser Bandbrücke entsprechend, beim Lebenden sehr deutlich eine Rinne zwischen den beiden ganz leicht abzutastenden Sesambeinen. Trotz der Köpfchen-Sesambeinbänder sind die Sesambeine doch durch die beiden „Sesambein-Grundgliedbänder" [L. sesamoideo-phalangeum m.] mit dem Grundglied fester verbunden wie mit dem Mittelhandköpfchen (s. Prakt. Bem. 4).

Gefäße der Finger-Grundgelenke.

Die Gefäße stammen aus den oberflächlichen Fingerarterien, sowie den dorsalen und volaren Zwischenknochenarterien, sind also auf der Rückseite Abzweigungen des Handrückennetzes, dessen Stammgefäße auf S. 235 aufgezählt sind, auf der Volarseite aber Abzweigungen aus dem oberflächlichen und tiefen Hohlhandbogen. Manchmal kommt zwischen den Gefäßen beider Mittelhandknochenseiten am Gelenk ein Anastomosenbogen zustande.

Nerven der Finger-Grundgelenke.

Die Nerven stammen aus den Hautästen der Fingernerven und aus den Muskelzweigen für die Zwischenknochenmuskeln. Am Daumen erhält das Gelenk auch noch Aestchen aus den Nerven für den tiefen Beugerkopf und den Anzieher, also vom Ellennerven.

Prakt. Bem. 1) Von der Lage der Gelenkspalte kann man sich eine Vorstellung machen, wenn man die Finger beugt, denn dann

1) Champ sesamoïdien (POIRIER).
2) Champ phalangien (POIRIER).
3) L. metacarpo-sesamoideum lat. bezw. med. (WEITBR.)

springen ja die Mittelhandköpfchen aufs allerdeutlichste vor, und man findet dann bei aufmerksamer Abtastung, etwa 1 cm distalwärts von diesen Vorsprüngen bezw. dem Scheitel des Winkels zwischen Mittelhand und Fingern deutlich die Spalte, namentlich seitlich, wo einem die Höcker am seitlichen Pfannenrand des Grundgliedes als Wegweiser dienen. Uebrigens kann man bei aufmerksamer Betastung den Pfannenrand auch in der Mitte durch die Strecksehnen hindurchfühlen und genau verfolgen. Am sichersten kann man den Ort der Spalte auch ohne Abtasten auffinden, wenn man bei gestrecktem Finger an diesem distalwärts zieht, denn dann sinken an der Stelle der Gelenkspalte die Weichteile neben der Strecksehne zu flacheren oder tieferen Grübchen ein, die uns die Spalte direkt zeigen. (Merkwürdigerweise macht man oft die Erfahrung, daß selbst Mediziner in höheren Semestern die Spalten proximalwärts von den „Knöcheln“ suchen, weil sie diese für einen zu den Fingern gehörigen Vorsprung halten, oder daß sie zur Eröffnung des Gelenkes [z. B. im Operationskurs] gerade auf die höchste Hervorragung losschneiden.) Auf der Volarseite sieht man meist 2 Hautfalten, von denen die proximale sich in Höhe der „Schwimmhaut“ befindet; von diesen Falten entspricht keine auch nur annähernd der Gelenkspalte, die letztere liegt vielmehr 1—1$^1/_2$ cm proximalwärts von der Falte. Der Gelenkspalte entspricht vielmehr ungefähr die distale der beiden großen schrägen radio-ulnaren Hohlhandfalten, die „Linea mensalis“ der Chiromanten. Am Daumen sind meist 2—3 ähnliche Hautfalten in der betreffenden Gegend, von denen die proximalste dem distalen Ende der Daumenballenmuskulatur und zugleich etwa der Gelenkspalte entspricht. 2) Die oberflächliche Betrachtung der Epiphysenlinie könnte vermuten lassen, daß bei einem Bruch des Metacarpuskopfes längs dieser Linie notwendig ein Kapselriß eintreten müßte. Dem ist aber nicht so, weil der Kapselursprung unter die obere Grenze des Epiphysenknorpels hinabreicht, wie v. Brunn zeigte. 3) Die Dünnheit und Schlaffheit der Dorsalseite der Kapsel und der bedeckenden Haut bewirkt, daß bei Gelenkergüssen die Schwellung fast immer auf der Rückseite auffällig wird. 4) Bei Luxationen bleiben die Sesambeine immer am Daumenglied, niemals am Metacarpalköpfchen, s. S. 281.

II. Eigentliche Fingergelenke.

Grund-Mittel- u. Mittel-Nagelgliedgelenke [Art. interphalangeae N.].

Die 9 Gelenke zwischen den einzelnen Fingergliedern sind alle gleich beschaffen und können deshalb gemeinsam besprochen werden. Sie sind die am einfachsten gebauten und in ihrer Funktion am leichtesten zu verstehenden Gelenke des ganzen Körpers.

Gelenkflächen der eigentlichen Fingergelenke.

Die Gelenkfläche des Grund- und Mittelgliedköpfchens ist fadenrollen- oder sanduhrförmig, ähnlich der Oberarmrolle für die Elle. Sie besteht aus 2 seitlichen Wülsten, die eine Führungsnute zwischen sich fassen. Die Seitenwülste können in der Seitenansicht etwas schräg gestellten „Schnecken“ an ionischen Säulenkapitälen verglichen werden. Die Gelenkfläche wird oft auch einem Cylinder verglichen, der in der Mitte eine Nute besitzt. Die Fläche läuft dorsalwärts ziemlich schmal zungenförmig aus, volarwärts ist sie um über die Hälfte breiter; auf der Volarseite reicht sie auch weiter proximalwärts als auf der Dorsalseite. Im ganzen stellt die Rolle etwas über die Hälfte des betreffenden Rotationskörpers dar.

Die entsprechenden proximalen Gelenkflächen an der Basis des Mittel- und Nagelgliedes sind umgekehrt gekrümmt, es sind sehr flach ausgehöhlte, etwa oval begrenzte Pfannen, die in der Mitte eine abgerundete in radio-ulnarer Richtung konvexe, in dorso-volarer aber konkav gekrümmte Knorpelfirste zeigen, die in die Rollennute hineinpaßt und die Pfanne in 2 gleichgroße Abteilungen trennt. Diese Firste läuft namentlich dorsalwärts in einen deutlichen Höcker aus, an dem sich kräftige Bündel der Strecksehne befestigen. Aehnlich wie bei den Grundgelenken, nur noch auffallender, sind auch hier wieder die Pfannen bezw. die Basen der Fingerglieder breiter, aber in dorso-volarer Richtung weniger ausgedehnt als die Köpfchen. Auch hier sind an den Köpfchenseitenflächen, wenn auch nur kleine Bandgrübchen, und an den Pfannen seitlich vorspringende Höcker. Der Knorpelüberzug ist an den Köpfchenrollen etwa 0,5 mm bis gegen 1 mm dick, an den Pfannen nur 0,2—0,5 mm.

Kapsel der eigentlichen Fingergelenke.

Die Kapselhöhle der eigentlichen Fingergelenke ist weit weniger geräumig als die der Grundgelenke. Der Kapselansatz ist fast überall dicht am Knorpelrand. An der Pfanne setzt sich die Kapsel an einem die Pfanne rings umgebenden Knochenwulst an. An der Köpfchenrolle, namentlich auf der Volarseite, weicht der Kapselansatz etwas proximalwärts vom Knorpelrand zurück, so daß an diesen Stellen die Gelenkintima noch ein knorpelfreies Stückchen des Knochens überzieht. Meist findet sich auf der Rückseite eine Andeutung einer „Synovial"tasche, die sich eine kleine Strecke proximalwärts unter die Strecksehne hinauf erstreckt.

Verstärkungsbänder der eigentlichen Fingergelenke.

Der Bandapparat ist prinzipiell der gleiche wie bei den Grundgelenken (s. Fig. 95); auch hier ist der Volarseite der Kapsel eine derbe, rechteckige Faserknorpelplatte [L. accessoria volaria N.] eingewebt (s. S. 277), die als eine zur Pfanne gehörige Gelenklippe betrachtet werden kann. Die Befestigung ist straffer als bei den Grundgelenken. Die Seitenbänder [L. collateralia N.][1]) sind ganz ähnlich wie bei den Grundgelenken beschaffen, nur etwas straffer (nicht wie SAPPEY sagt, schlaffer!), und ihr Ursprung ist mehr in der Mitte der Seitenflächen der Köpfchenrollen, nicht wie bei den Grundgelenken dorsal von der Krümmungsachse der Rolle. Dadurch ist ihr Verlauf weniger schief wie bei den Grundgelenken. Auch hier entspringen die Seitenbänder aus den seitlichen Grübchen[2]) an der Rolle. Wie JARJAVAY 1849 zeigte, sind den Seitenbändern Fasermassen aufgelagert, die sich von der Rückenaponeurose zur Scheide der Beugesehnen fortsetzen. Auf der Rückseite steht die Kapsel in inniger Verbindung mit den Strecksehnen bezw. der dorsalen Sehnenhaut oder „Rückenaponeurose".

1) L. access. rad. und uln. (aut.).
2) Impressiones laterales digit. (ält. Autor).

Wirkung. Die Seitenbänder hindern in allen Stellungen der Finger Seitenbewegungen der letzteren.

Ziemlich häufig ist am Endgelenk des Daumens, sehr selten auf der Radialseite des Zeigefingers oder der Ulnarseite des Kleinfingers ein „distales" Sesambein in die volare Faserplatte eingewebt. Diese Sesambeine können hier in der Mitte des Gelenkes liegen, liegen nicht immer seitlich wie bei den Grundgelenken. BARKOW fand unter 16 Fällen das Beinchen am Daumen 12mal. Wie an den Grundgelenken, so sind auch hier die Sesambeine fester mit der Gelenkpfanne verbunden wie mit dem Köpfchen, so daß sie bei Ausrenkungen der ersteren folgen. Wie PFITZNER zeigte, artikuliert das Beinchen mit beiden Fingergliedern, hat also 2 Gelenkflächen. Manchmal findet man statt eines Sesambeines an den betreffenden Stellen nur eine vorspringendeFalte in der „Synovial"haut.

Auf der Volarseite springt von der Kapsel eine Intimafalte ins Gelenkinnere vor. Gerade so wie an den Grundgelenken bilden die Faserknorpelplatten auch hier einen Teil der röhrenförmigen Sehnenscheide. Nach den Beugesehnen zu entspringen an der Platte die mit Unrecht sog. „Haltbänder" [Retinacula tendinum N.], die besser „Ernährungsbänder" genannt werden könnten (Mesotenonia). Den Zwischenköpfchenbändern entsprechen derbe Bindegewebsstränge [1]), die von der Seitenwand der Kapsel zur Unterhaut ziehen und zum Teil dorsalwärts umbiegen. Sie ziehen dorsalwärts von der Fingerarterie und dem Fingernerven vorbei. Sie halten die Haut in ihrer Lage bei Beugebewegungen im Gelenk.

Am Endgelenk hat WEITBRECHT zwischen den seitlichen Höckern der Mittelgliedrollen und der Nagelgliedpfanne ausgespannte Bandstreifchen beschrieben.

Gefäße der eigentlichen Fingergelenke.

Die Gelenke werden von einem zierlichen Netzwerk versorgt, das von kleinen Aesten der volaren Fingerarterien gespeist wird, die in Höhe der Gelenke den Stamm verlassen und die Sehnenscheide durchbohren, um zur Gelenkkapsel zu gelangen.

Nerven der eigentlichen Fingergelenke.

Die Nervenästchen für die Gelenke werden in Höhe der Gelenke von den betreffenden Finger-Hautnerven abgegeben.

Prakt. Bem. 1) An der Volarseite der Finger sind an 3 Stellen quere Faltengruppen zu sehen: die proximalste Faltengruppe liegt, wie auf S. 282 angegeben wurde, etwa 1—$1^1/_2$ cm distal vom Grundgelenk. Der proximale Teil der mittleren Faltengruppe entspricht genau dem Gelenk zwischen Grund- und Mittelglied. Bei mageren Händen fühlt man an dieser Stelle sehr deutlich den Beugesehnenstrang. Die distale (meist nur undeutlich in mehrere kleine Fältchen gespaltene) Hautfalte liegt etwa 3 mm proximalwärts von der Gelenkspalte zwischen Mittel- und Endglied. Auf der Rückseite der Finger sind in der Gegend des Gelenkes zwischen Grund- und Mittelglied 5—6 sehr deutlich ausgeprägte Hautfalten, die zusammen ein quergestelltes Oval begrenzen bezw. erfüllen. Die „kurze", der Fingerlängsachse parallel gestellte „Achse" des queren Ovales ist etwa 1 cm lang. Meist entspricht die

1) Ligt. cutanea lateral. (WEITBRECHT), zum Teil L. later. long. (DURSY).

distalste (6.) oder die vorhergehende (5.) Hautfalte gerade der Gelenklinie, das ist einige Millimeter distalwärts vom Scheitel der Konvexität bei der Beugung. Bei aufmerksamer Betastung kann man übrigens ganz deutlich die beiden Gelenkteile, sowohl die Rolle als den Pfannenrand der betreffenden Fingerglieder durch die Strecksehnen hindurch fühlen. In der Gegend des Endgelenkes ist die Faltenbildung meist weit weniger ausgesprochen; es sind da etwa 3—4 quere Fältchen vorhanden. 2) Die Lage der Epiphysenlinie zum Kapselansatz ist die gleiche wie bei den Grundgelenken (s. S. 282, Prakt. Bem. 2). 3) Infolge der Schlaffheit und Dünne der Kapsel-Rückseite im Verein mit der Reichlichkeit, Verschieblichkeit und Dünne der bedeckenden Haut kommt es bei Gelenkergüssen nach P. L. Friedrich (Handbuch der prakt. Chir. 1900) vor, daß die Haut sich hier „blasenartig auftreibt".

II. Untere Extremität.

Beckengürtel [Junctur. cing. extremit. inf.].

Wennschon man die einzelnen Teile des Beckengürtels mit einzelnen Teilen des Schultergürtels vergleichen kann, indem man sagt, dem Schlüsselbein als dem ventralen Stück des Schultergürtels entspräche das Scham- und Sitzbein, dem Schulterblatt als dem dorsalen Stück entspräche das Darmbein, so ist es nicht möglich, alle Gelenke des oberen Extremitätengürtels mit denen des unteren in Parallele zu setzen. Vor allem fehlt beim Beckengürtel die gelenkige Verbindung des dorsalen und ventralen Teiles des Gürtels untereinander beim Erwachsenen vollkommen. Es sind aber auch noch andere tiefgreifende Unterschiede vorhanden. Während nämlich die Schlüsselbeine unter sich nur durch das Zwischen-Schlüsselband verbunden sind, haben die beiden Schambeine eine ausgiebige Verbindung in der Schamfuge, und am Beckengürtel finden wir eine ausgiebige hintere Verbindung des Gürtels mit dem Rumpfskelett in Form der Kreuz-Darmbeingelenke, während die Schulterplatte einer solchen Verbindung entbehrend frei in der Muskulatur schwimmt. Gerade diese Unterschiede weisen von vornherein in nachdrücklichster Weise auf die grundverschiedene Gebrauchsweise der ganzen oberen und unteren Gliedmaßen hin: der Extremitätengürtel, der unser Greiforgan trägt: in sich und gegen den Brustkorb frei beweglich, fast nur durch weitausgebreitete Muskeln am Rumpf befestigt, — der Gürtel der unteren Gliedmaßen, unserer Körperstützen beim Stehen und Gehen: in sich festgefügt, auf beiden Seiten zu einem einzigen Knochen (dem Hüftbein) fest verschmolzen und diese selbst mit dem festesten Teil der Wirbelsäule fast unbeweglich zu einem ringförmigen Knochenkasten vereinigt (vgl. a. II. Bd.). Während daher das Becken noch dem Rumpf zugerechnet werden kann, wird das Schlüsselbein und Schulterblatt wohl von jedem zur Extremität gerechnet. In der Entwickelung ist die Aehnlichkeit beider Gliedmaßengürtel bei weitem größer. Die Entwickelungsgeschichte zeigt hier gewissermaßen nur die Armut der Natur, der zum Aufbau eines Extremitätengürtels sozusagen nur ein Schema zu Gebote steht, nach dem sie immer verfährt. Wenngleich der Mensch den Beckengürtel schon seit der phylogenetischen Erwerbung des aufrechten Ganges in ganz anderer Weise gebraucht wie seine Stammesahnen, bleibt die Ontogenie des Gürtels doch dieselbe, und erst nach erlangter Geschlechtsreife erhält der Beckengürtel den festen Bau, der seiner Funktion entspricht. (Ueber die Wachstumsmechanik des Beckens enthält der Aufsatz von **Merkel** „Bemerkungen zum Beckenwachstum" (Anat. Hefte, 1902) interessante Angaben.)

a) Eigenes Band des Hüftbeines.

Verschlußhaut [Membrana obturatoria N.][1]).

Das Hüftbeinloch bleibt nach Wegnahme aller Muskeln bis auf eine Lücke in seinem oberen äußeren Winkel, wo die Ränder des Loches den „Verstopfungskanal" überdachend bezw. umrahmend an-

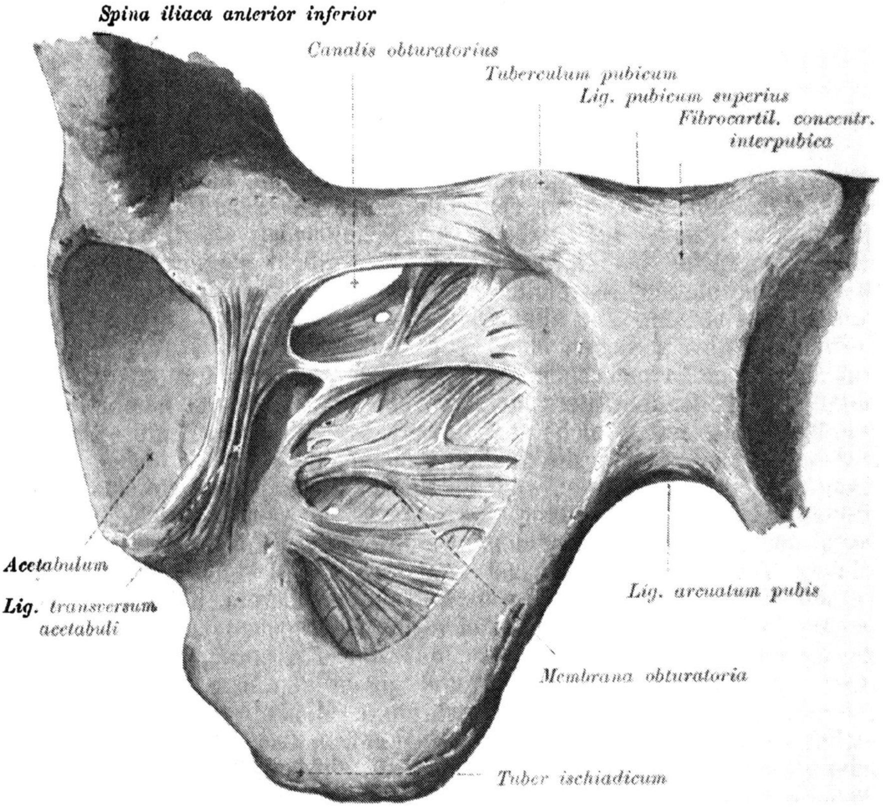

Fig. 96. **Rechte Beckenhälfte und Schamfuge mit Bändern, von vorn unten.**

einander vorbeilaufen, „wie bei einem auseinandergebogenen Schlüsselring" (**Poirier**), vollständig durch eine ziemlich derbe Haut verschlossen. Die Faserbündel der Haut durchkreuzen sich zum Teil mannigfach (s. Fig. 96), zum größeren Teil verlaufen sie aber quer. Zur vollkommenen Freilegung der Haut muß der ganze äußere und der

---

1) M. obturatrix, L. obturatorium (**Henle**). M. obtur. s. foraminis thyreoidei ossis pubis (**Barkow**). The obturator membrane or ligament (engl.). Membrane obturatrice (franz.).

innere Verschlußmuskel vorsichtig abgelöst werden. Stellenweise enthält die Haut kleine fetterfüllte Lücken, die Waldeyer als 4 besondere „Fettkörper I—IV" bezeichnet. An diesen Stellen zerfällt die Haut natürlich in mehrere Blätter, so daß eine saubere Darstellung derselben auf Schwierigkeiten stößt, die noch dadurch vermehrt werden, daß einzelne Bündel [1]) derselben sich aus ihrer Fläche abheben, um zum Teil mit besonderen Höckern am lateralen Rand des Loches, zum Teil mit dem L. transv. acetabuli (s. Fig. 96), zum Teil endlich mit der Hüftkapsel in Verbindung zu treten (s. unten). Oben und vorne setzt sich die Haut am vorderen Rand des Hüftlochrahmens fest, so daß sie hier in der Ebene der äußeren Schambeinfläche liegt; hinten unten aber ist sie am hinteren Rand des Loches befestigt, liegt dort also in einer Ebene mit der Innenfläche des Sitzbeines. Hinten unten ist daher auf der Außenseite zwischen der Membran und dem knöchernen Hüftlochrand eine Rinne; der obere Teil der Rinne enthält Fett, das mit dem Fett der Hüftgelenkkapsel zusammenhängt. Der untere Teil der Rinne dient Bündeln des äußeren Verstopfungsmuskels zum Ursprung.

(Nach meinen Beobachtungen scheint es sogar die Regel oder mindestens ein sehr häufiges Vorkommnis zu sein, daß der äußere Verstopfungsmuskel sich mit seinem Ursprung in das Becken hinein schiebt und fast die ganze Beckenfläche des unteren Sitzbeinastes einnimmt. An dieser Stelle wird die Verschlußhaut nur durch einen ganz dünnen Fascienschleier, der die beiden Verschlußmuskeln voneinander trennt, dargestellt.)

Auf der Beckenseite ist natürlich nur oben vorne eine Rinne zwischen dem knöchernen Rand des Hüftloches und der Verschlußhaut; hier entspringen kräftige Bündel des inneren Verstopfungsmuskels. Im hinteren oberen Winkel, wo die „Verstopfungsrinne" [Sulcus obturatorius N.] in die Schambein-Unterseite eingegraben ist, hat die Verschlußhaut einen freien Rand [2]) (s. Fig. 96), der vom „oberen lateralen" zum „oberen medialen Verstopfungshöcker" überspringt.

(Unter dem „oberen medialen Verstopfungshöcker" [Tub. obturatorium ant. N.] verstehe ich die von Henle, Toldt, Poirier u. A. beschriebene, bald besser, bald schlechter ausgeprägte Knochenzacke, die mit dem „oberen lateralen Verstopfungshöcker" [T. obt. post. N.] [3]) den Becken-Eingang in den Verstopfungskanal begrenzt, wie Toldt sich ausdrückt. Die obere mediale Knochenzacke ist also auf der Beckenseite, medial vom Eingang in den Verstopfungskanal zu suchen. Außer dieser Zacke kommen auch noch weiter ab- und vorwärts von vorne her sichtbare Knochenzäckchen [4]) am unteren Schambeinast vor, von denen auch stärkere Bündel der Verschlußhaut entspringen, die aber nichts mit der Begrenzung des Eingangs in den Verstopfungskanal zu thun haben.)

Durch diesen Rand der Verschlußhaut wird die Rinne im Schambein zu einem eigentlichen Kanal, dem „Verstopfungskanal"

1) Namentlich das Crus tendineum (obturat.) externum (Waldeyer).
2) Crus tendineum internum (Waldeyer). Ligt. Günzii (Rose).
3) Tub. obtur. lat. sup. (Waldeyer).
4) Tub. obtur. med. in Waldeyer's Fig. 186.

[Canal. obturatorius N.] umgewandelt (s. Fig. 96). Der Rand bildet den Boden des Kanales, die Rinne im Schambein das Dach desselben. Im Kanal liegen in Fett eingebettet der Verstopfungsnerv und die gleichnamigen Gefäße. Der Kanal läuft schief, in ähnlicher Richtung wie der Leistenkanal, ist aber viel besser von der Nachbarschaft abgegrenzt, besitzt viel festere Wände als dieser. Er ist etwa für einen mäßig dicken kleinen Finger durchgängig und bis zu 3 cm lang. Seine Mündung liegt dicht unter dem sog. Schenkelkanal, ist aber durch den Kammuskel [M. pectineus N.] vollkommen verdeckt.

Der den Boden des Kanals bildende freie Rand der Verschlußhaut ist verwachsen mit dem derben, nach oben konkaven Sehnenbogen, mit dem der Ursprung des inneren Verschlußmuskels den

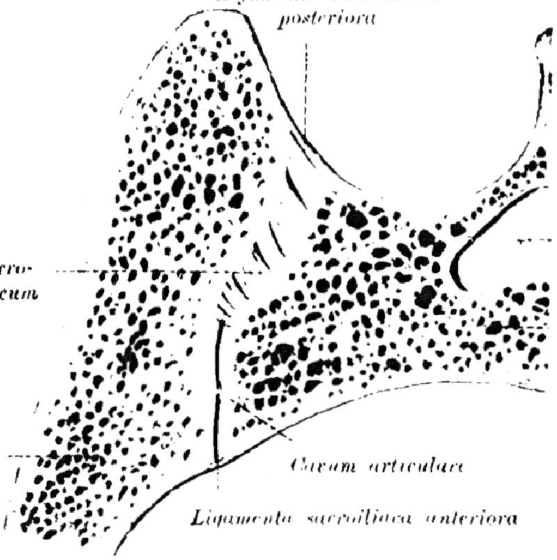

Fig. 97. Frontalschnitt durch das Kreuz-Darmbeingelenk. (Hintere Schnitthälfte, von vorn gesehen.)

Eingang in den Verstopfungskanal über bezw. unterbrückt, denn der Sehnenbogen springt auch gerade vom „oberen lateralen" zum „oberen medialen Verstopfungshöcker" über. Da der Sehnenbogen auch mit der den inneren Muskel deckenden Fascie [F. obturatoria N.] zusammenhängt, so steht auch die Verschlußhaut an dieser Stelle in direkter Verbindung mit ihr. Die Verschlußhaut kann sozusagen als äußere oder vordere Fascie des inneren und als innere oder hintere Fascie des äußeren Verschlußmuskels betrachtet werden, von der beide Muskeln zum Teil entspringen; sie stellt eben eine wahre „Zwischenmuskel-Scheidewand" [Septum intermusculare N.] mit ausgiebigster Anheftung am Knochen dar.

Prakt. Bem. 1) Cruveilhier macht mit Recht darauf aufmerksam, daß das Vorhandensein des ovalen Loches (und des großen Sitzbeinausschnittes) das Becken erleichtere und während der Geburt die Pressung der Beckenweichteile, namentlich im schrägen Durchmesser der „Beckenweite" verringere. 2) Brüche treten viel häufiger beim Weib als beim Mann durch das Hüftloch aus (84 : 12 s. Englisch, 1891). Die verschiedenen Lücken und Verstärkungszüge können leicht Einklemmungen hervorbringen.

b) Verbindung der Hüftbeine mit dem Kreuzbein.

Umgebung und Freilegung: Auf der Beckenseite wird die Verbindung oben vom Psoas, vom Piriformis, unten von den Stämmen der großen „inneren Beckengefäße“ [A. und V. hypogastrica] sowie vom Lenden- und Kreuzbeinnervengeflecht bedeckt; nicht weit davon entfernt verläuft der Harnleiter mit den Samengefäßen und eventuell der Wurmfortsatz. Sie liegt also der Beckenhöhle, namentlich unten, ganz nahe, für die Präparation bezw. Eröffnung leicht zugänglich. Oben zieht auch der untere Rand des 4-eckigen Lendenmuskels [Quadrat. lumb.] über die Verbindung hinweg, hinten wird sie von der dicken Fleischmasse, die den Ursprung des Rumpfstreckers bildet und von dichten Bandmassen bedeckt, ist also sehr schwer zugänglich. Alle diese Gebilde müssen fortgenommen werden, wenn man die Bänder der Verbindung bezw. die Gelenkspalte freilegen will. Am besten lassen sich die Bänder bearbeiten, wenn man das Becken zwischen 5. Lendenwirbel und Kreuzbein von der Wirbelsäule trennt, die vordere Beckenwand durch sagittale Sägeschnitte hart neben dem medialen Rand des verstopften Loches heraussägt, das eine Hüftbein vom Kreuzbein ablöst und nun die Kreuzbein-Hüftbeinverbindung der anderen Seite nach Auslösung des Oberschenkels präpariert. Von Schnitten durch das Gelenk sind die interessantesten: ein Schnitt parallel der Längsachse des oberen Kreuzbeinteiles, sowie „Horizontalschnitte“, den einzelnen Kreuzbeinwirbeln entsprechend, senkrecht zur Kreuzbeinlängsachse und endlich ein Frontalschnitt in der Schwerlinie des aufrechtstehenden Körpers (s. S. 291).

Kreuz-Darmbeingelenk [Art. sacro-iliaca N.].

In früherer Zeit galt die Knochenverbindung zwischen Kreuz- und Darmbein allgemein als Knorpelhaft oder Bandhaft. Freilich gab schon Meckel (1816) ausdrücklich an, daß 2 getrennte Gelenkflächen und sogar eine zähe Flüssigkeit zwischen ihnen vorhanden sei. Barkow (1841) machte genauere Angaben über die Entwickelung der Gelenkspalte (s. S. 293). Vom 7. Jahre an sah B. die Spalte bei fast allen Individuen offen, doch fand er bei Männern immerhin eine gewisse Neigung zur Verschmelzung. So sah er bei einem 40-jährigen und einem über 60 Jahre alten Mann die Spalte stellenweise geschlossen. 1850 fand Kölliker eine synovia-ähnliche Feuchtigkeit in der Höhle, aber erst Luschka lenkte im Jahre 1854 die allgemeine Aufmerksamkeit auf den Umstand, daß beim Erwachsenen thatsächlich immer ein richtiges Gelenk an der Stelle bestehe, während Barkow die Verbindung wegen des Mangels einer Synovialhaut und in der Regel auch der Gelenkschmiere als Halbgelenk („Hemidiarthrose“) bezeichnet hatte. Auffälligerweise bezeichnet Morris noch heutzutage das Gelenk als Knorpelhaft, eine Behauptung, der jeder widersprechen wird, der eine größere Anzahl von Kreuz-Darmbeingelenken untersucht hat.

Gelenkflächen des Kreuz-Darmbeingelenkes.

Die ohrmuschelförmigen Gelenkflächen der rechten und linken Seite konvergieren der keilförmigen Gestalt des Kreuzbeines entsprechend nach unten bezw. beim aufrechtstehenden Menschen wegen der schiefen Stellung der Kreuzbeinlängsachse nach unten-hinten. Das Kreuzbein ist also derart zwischen die Darmbeine eingekeilt, daß diese sich einer Bewegung des Kreuzbeines in der Richtung der Kreuzbeinkanal-Längsachse, d. h. einer Bewegung desselben nach unten-hinten widersetzen, während sie einer Bewegung des Kreuzbeines nach oben-vorne keinen Widerstand entgegensetzen.

Sowohl die Größe der Gelenkfläche als auch die Form der Gelenkfläche sind beim Erwachsenen individuell sehr verschieden, ja sogar oft beim selben Individuum auf der rechten und linken Seite ungleich. Auch die äußere Begrenzung der Ohrfläche ist sehr verschieden, bald ist sie hinten-tief ausgeschnitten, bald nur leicht eingebuchtet u. s. w. Während beim Kind die Ohrflächen meist ziemlich glatt und eben sind, zeigen sie beim Erwachsenen fast immer mehr oder weniger deutliche Krümmungen. Die Kreuzbeinfläche scheint bald vorwiegend konkav, bald mehr konvex, und fast immer, namentlich bei alten Individuen, zeigen die Flächen außer den Hauptkrümmungen noch sekundäre Erhebungen und Vertiefungen, erscheinen „unregelmäßig höckerig". Untersucht man aber eine größere Anzahl frischer Kreuz-Darmbeingelenke, so überzeugt man sich bald davon, daß man von den kleinen Unebenheiten ganz absehen muß, und daß die scheinbare Regellosigkeit doch nur durch relativ unwesentliche Abweichungen von einer bestimmten Grundform vorgetäuscht wird, die man allerdings nicht an macerierten Beckenknochen suchen darf, sondern am besten an jugendlichen frischen Becken erkennt.

Die Ohrmuschelfläche gehört meist (s. u. Tabelle) den Seitenteilen der 3 ersten Kreuzwirbel an. (Dadurch kommt diesem, auf der Vorderseite fast immer ebenen Teil des Kreuzbeines, dem „Beckenteil" H. Meyer's mechanisch eine ganz andere Bedeutung zu als dem unteren, dem „Dammteil", der gegen den oberen auf der Vorderfläche des 3. Wirbels abgeknickt, mit dem Steißbein zusammen einen nach vorn konkaven Bogen von ca. 90° bildet.) Meist liefert der 1. Kreuzbeinwirbel den größten und breitesten, etwa abgestumpft bohnenförmigen Teil der Ohrmuschelfläche. Der 2. Wirbel liefert der Ohrfläche einen etwa quadratisch begrenzten, der 3. Wirbel einen halbmondförmigen, nach unten konvexen, in seiner Größe sehr wechselnden Anteil. Paterson[1]) hat die Beteiligung der einzelnen Wirbel an der Gelenkbildung mit dem Darmbein an 280 Gelenkflächen untersucht. Seine Befunde sind folgende:

Wirbel, die mit dem Darmbein artikulieren	Zahl der Fälle
L. 5, S. 1, 2	1
L. 5, S. 1, 2, 3	4
L. 6, S. 1, 2	2
L. 6, S. 1, 2, 3	1
S. 1, 2	21
S. 1, 2, 3	242
S. 1, 2, 3, 4	3
S. –, 2, 3	3
S. –, 2, 3, 4	3

1) Paterson, M. A. The human sacrum. Trans. R. Dublin Soc., Vol. V, Ser. II, 1893.

Während die dem 2. Wirbel angehörenden Teile der Gelenkfläche beider Seiten meist annähernd einander und der Medianebene parallel verlaufen, konvergieren die Anteile des 1. Wirbels fast immer deutlich nach unten und auch etwas nach vorn. Der Gelenkteil des Kreuzbeines ist in der Gegend des 1. Wirbels demnach in der Regel keilförmig von oben nach unten und von hinten nach vorn verjüngt. Das letztere steht in auffälligem Gegensatz zu der gewöhnlichen, an die frühere Darstellung H. MEYER's sich anlehnende Schulbeschreibung der Kreuzbeingestalt, nach der das Kreuzbein sich von vorne nach hinten verschmälernd zwischen die Darmbeine einklemmen soll. In Wahrheit ist nur die obere Endfläche des ganzen Kreuzbeines „umgekehrt keilförmig", d. h. hinten schmäler, vorne breiter, so daß am Skelet eine Lücke zwischen den hinteren Teilen der Kreuzbein-Oberseite und den Darmbeinschaufeln vorhanden ist, die im Leben durch Bandmassen ausgefüllt ist (s. S. 297). Daß der Gelenkteil im wesentlichen die umgekehrte Gestalt hat, sieht man aus allen naturgetreuen Abbildungen von Frontalschnitten durch das Gelenk in aufrechtstehender Körperhaltung, z. B. auch aus denen LESHAFT's, obwohl es diesem selbst entgangen ist.

Die alte Darstellung MEYER's über diesen Gegenstand hatte sich eben bei allen Autoren zu fest eingewurzelt, obwohl er in seiner letzten Veröffentlichung[1]) über diesen Gegenstand seinen früheren Irrtum selbst widerrief, allerdings in einer so unauffälligen Form, daß es z. B. KRAUSE trotz seiner Berücksichtigung der Arbeit[2]) entgangen ist. Neuerdings hat FARABŒUF-POSTH (Thèse, Paris 1897) auf den wahren Sachverhalt auf Grund von Schnitten durch das Gelenk, hingewiesen.

Bald ist nun in dem zum 2. Kreuzwirbel gehörenden Teil der Oberfläche eine tiefere Grube, in die ein entsprechender Höcker der Darmbein-Ohrfläche eingreift, oder aber wir sehen eine deutliche bogenförmige Rinne ziemlich mitten in der Ohrfläche ihrer ganzen Länge entlang ziehen, die nach vorn von einem ihr konzentrischen Wulst umzogen wird. Der bogenförmigen Rinne entspricht dann ein bogenförmiger Wulst der Darmbeinohrfläche. Der Bogen der Rinne bezw. des Wulstes ist etwa kreisförmig und hat nach meinen Messungen einen Halbmesser von etwa 2 cm. Am Darmbein finden wir dem Kreismittelpunkt des Bogens entsprechend fast immer einen besonderen Vorsprung, gewissermaßen den „höchsten Gipfel der ganzen Hügellandschaft" der Darmbeinrauhigkeit, wie G. KLEIN sich anschaulich ausdrückt. Auch auf den Schnitten, die senkrecht zum Kreuzbeinkanal durch geeignete Präparate geführt sind, erkennt man den Wulst am Darmbein und die Rinne am Kreuzbein. Manchmal scheint übrigens auf solchen Schnitten der Wulst vor der Rinne bedeutender als die Rinne selbst. H. MEYER nennt die bogenförmige Rinne wegen der Abweichungen der Ohrfläche aus der Sagittalebene eine „Schraubenlinie", was geometrisch allerdings nicht ganz einwandfrei ist, weil er nicht die gleichmäßige Krümmung derselben nachweist (s. II. Bd.).

Varietäten. 1) Häufig ist übrigens die hintere obere und die hintere untere Ecke der Ohrfläche gegen die übrige Fläche medialrück-

---

1) G. H. MEYER, Der Mechanismus der Symphysis sacro-iliaca. Arch. v. HIS u. BRAUNE 1878, S. 7, 11 u. 17.

2) W. KRAUSE, Spezielle u. Makroskop. Anat. 1879, S. 119.

wärts abgeknickt, worauf H. MEYER besonderes Gewicht legt, was auch schon HENLE beschrieben und abgebildet (HENLE's Fig. 95) hat. 2) In einzelnen Fällen habe ich beobachtet, daß der Anteil des 2. Wirbels genau die Richtung des zum 1. Wirbel gehörigen Teiles der Ohrfläche fortsetzte, d. h. stark nach abwärts-medialwärts geneigt und gegen den mehr sagittal gestellten Anteil des 3. Wirbels deutlich abgeknickt war. 3) Manchmal ist im Gebiet des 2. Wirbels selbst eine solche Abknickung, die eine auch von vorne her erkennbare Einziehung, einen einspringenden Winkel darstellt. Am Darmbein ist dann ein entsprechender Vorsprung (vgl. PATERSON, l. c., und MERKEL, Top. Anat., 1903).

Der Knorpelüberzug ist immer am Kreuzbein bedeutend dicker wie am Darmbein. An der Kreuzbeinfläche schwankt die Dicke je nach den verschiedenen Stellen von 1,0—4,0 mm; am Darmbein ist sie fast überall nur 0,3—0,6 mm. Wegen der Dünne des Knorpelüberzuges scheint an der Darmbeinfläche meist die Knochensubstanz durch, und es sieht daher so aus, als ob nur eine bindegewebige Haut den Knochen überzöge. Am Kreuzbein gleicht der Knorpelüberzug diejenigen Gruben der Knochenfläche aus, denen keine Hervorragungen des Darmbeines entsprechen. Auf solche Stellen bezieht sich die Dickenangabe von 4 mm. Die Oberfläche ist meist nicht milchglasfarbig und glatt wie die gewöhnlichen Gelenkknorpel, sondern weißlich oder rötlichgrau, wie mit einem pelzigen Ueberzug feinster Zöttchen versehen. Die Zöttchen flottieren in Wasser getaucht wie „Synovial"- oder Darmzotten. Manchmal sieht der Knorpel auch streifig (oder, namentlich am Darmbein, feinkörnig) aus.

Dementsprechend findet man bei der mikroskopischen Untersuchung, daß auch bei jugendlichen Individuen am Darmbein oft der ganze Knorpelüberzug, am Kreuzbein wenigstens die oberflächlichen Lagen nicht aus hyalinem, sondern aus Faserknorpel bestehen. Nach LUSCHKA ist allerdings auch an der Darmbeinfläche meistens in der Tiefe Hyalinknorpel mit langen, auffällig schmalen Zellen, an der Oberfläche eine dünne Faserknorpelschicht. Nach LUSCHKA und SAPPEY, denen wir die genauesten Untersuchungen darüber verdanken, laufen die Fasern des Faserknorpels hauptsächlich senkrecht zur Oberfläche, sind verzweigt und ragen in die Gelenkhöhle hinein. Nach LUSCHKA sind die in die Gelenkspalte hineinragenden „Fasern" entweder homogen oder fibrillär differenziert und enthalten hier und dort spärliche Knorpelzellen. Nach SAPPEY sollen die zottenähnlichen Hervorragungen so gebaut sein, wie die inneren Teile der Zwischenwirbelscheiben.

Die Knorpelkapseln des oberflächlichen Faserknorpels zeichnen sich, je oberflächlicher, desto mehr durch enorme Größe, runde Form und Reichtum an Tochterzellen in ihrem Innern aus; sie können deren bis zu 60 enthalten. Die Knorpelkapseln stehen mit ihrer Längsachse meist senkrecht zur Gelenkfläche. (Das manchmal vorhandene, oben erwähnte „körnige Aussehen" der Oberfläche wird durch vorspringende Knorpelzellennester hervorgerufen.) (Bei alten Leuten treten fast immer, namentlich in den oberflächlichen Schichten, Ablagerungen von Kalk- und Fettkörnchen um die Knorpelkapseln herum und in den Zellen auf. Dadurch erhält der Knorpel im Alter eine fahle Färbung und kann beim Fortschreiten des Prozesses in eine schmutziggelbe Masse umgewandelt werden.)

Varietäten. 1) Selten wird die Gelenkoberfläche überhaupt nicht von Knorpel, sondern von Bindegewebe überzogen, 2) Nicht selten hingegen fand ich in den hinteren Abschnitten der Gelenkfläche bindegewebige Fäden von einer Gelenkfläche zur anderen herüberziehen, was auch HENLE beobachtet hat. 3) Nicht ganz selten fand ich etwa in der Mitte eine schmale Knorpelbrücke zwischen beiden Flächen überspringen.

Beachtenswert als Beweis für die Beweglichkeit des Kreuz-Darmbeingelenkes ist noch der Umstand, daß die zueinander gehörigen Ohrflächen des Darm- und Kreuzbeines fast nie gleich groß sind. Meist ist die Darmbeinfläche in allen Richtungen ein paar Millimeter größer.

Kapsel des Kreuz-Darmbeingelenkes.

Die Kapsel entspringt fast überall dicht an den Knorpelrändern in der sog. „Nebengelenk-" oder „Kapselrinne" [Sulcus paraglenoidalis N.], wie ich in Uebereinstimmung mit P. LÖHR[1]) bei genauer Präparation beobachtet habe (s. S. 26). Fast ringsherum ist sie so straff und faltenlos über die Knochenspalte hinweggespannt, daß sie als eine einfache Fortsetzung der Beinhaut des einen Knochens auf den anderen erscheint. In der Mitte der Beckenseite des Gelenkes und nach meinen Beobachtungen auch am hintersten, untersten Teil (dem „Ohrläppchen") der Ohrfläche entfernt sich jedoch der Kapselansatz etwa 1—2 mm vom Knorpelrand, so daß eine kleine Aussackung der Kapsel entsteht. An diesen Stellen zeigt die Innenseite der Kapsel auch die meisten „Synovial"zotten, die aber auch an anderen Stellen nicht ganz fehlen. Fast gar keine eigentliche Faserkapsel ist an den hinteren, vom „Zwischenknochenband" (s. S. 297 f.) bedeckten Teilen der Gelenkspalte nachzuweisen.

Die Synovialhaut ist meiner Ansicht nach am besten hinten-unten am „Ohrläppchen" der Gelenkspalte zu zeigen.

Entwickelung des Kreuz-Darmbeingelenkes. LUSCHKA hat die Trennung der Gelenkspalte schon bei einem 20-wöchigen Embryo vollständig gefunden, während BARKOW sie bei einem 8-monatlichen Fet noch geschlossen fand und für die Regel hält, daß sie auch bei Neugeborenen noch nicht vorhanden ist. Die Darmbeinohrfläche ist zu dieser Zeit noch nicht überknorpelt, sondern hängt unvollständig durch „Fasergewebe" mit der knorpligen Kreuzbeinohrfläche zusammen. Auch LUSCHKA fand die Gelenkflächen beim Neugeborenen oft noch durch „Faserknorpelbalken" in Zusammenhang. Bei einem 7-jährigen Mädchen hingegen sah BARKOW die Spalte ganz offen und glaubt, daß von diesem Alter an die Spalte regelmäßig offen sei.

I. Direkte Verstärkungsbänder des Kreuz-Darmbeingelenkes[2]).

1. Vorderes Kreuz-Darmbeinband [L. sacro-iliacum anterius m.][3]).

Als vorderes Kreuz-Darmbeinband werden quere, meist nicht be-

1) P. LÖHR, Ueber den Sulcus praeauricularis des Darmbeines. Anat. Anz., 1894.
2) Apparatus ligamentosus iliosacralis (HOFFA).
3) Ligta sacro-iliaca anteriora N. L. sacroiliac. ant. vaga (KRAUSE, MEYER u. A.). L. iliosacralia ant. (D'ALTON u. A.). L. sacro-iliacque antéro-infér. (POIRIER).

sonders mächtige, manchmal aber auch recht kräftige Faserzüge beschrieben, die die Gelenkkapsel auf der Beckenseite verstärken. Sie liegen, wie WALDEYER (Top. Anat.) mit Recht hervorhebt, bei aufrechter Körperstellung nicht „vorn", sondern „unten". Sie ziehen von der Beckenseite des Kreuzbeinflügels mehr oder weniger

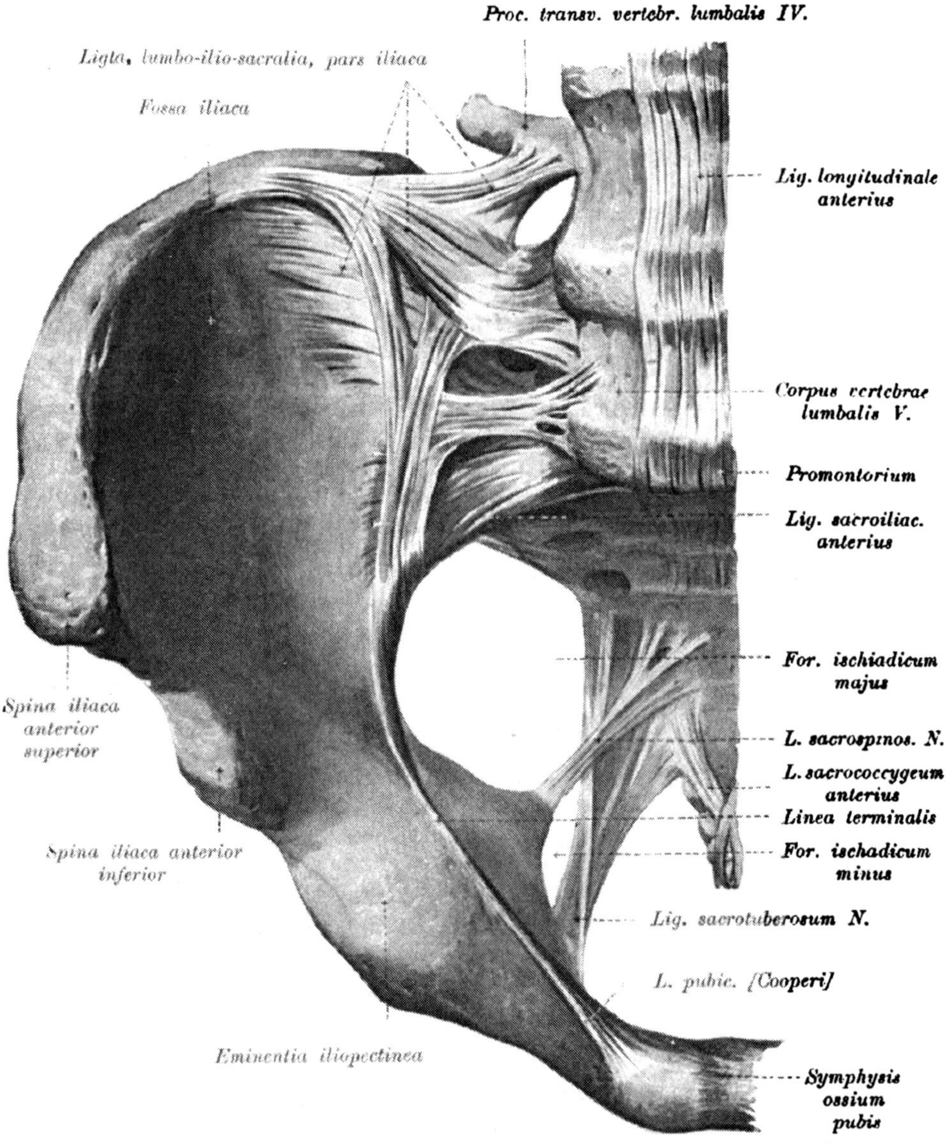

Fig. 98. Bandverbindungen der Wirbelsäule mit dem Becken (von vorn gesehen).

quer hinüber zum Darmbein. Am dichtesten ist das Band gegen die „Grenzlinie" zwischen großem und kleinem Becken. (Nach POIRIER erinnern diese Bandzüge an die Rippenstrahlenbänder, ein Vergleich, der mir wegen des Verlaufes der Rippenbänder vom Wirbelkörper zum Rippenköpfchen nicht ganz einwandfrei scheint.)

Poirier fand, daß bei Trennung und Auseinanderspreizung der Schamfuge auf 3 cm das vordere Kreuz-Darmbeinband sich mit der Beinhaut ablöste, bei einer Erweiterung auf 4 cm zerriß.

Es liegt meiner Meinung nach eigentlich keine Veranlassung dazu vor, nach dem Vorgang von Henle die vordere Bandmasse als eine Mehrheit von Bändern zu bezeichnen, wie es die N. thun. Wohl aber erscheint es mir ganz angebracht, mit Arnold u. A. die von der Oberseite des Kreuzbeines zum Darmbein überspringenden Bündel, die meistens ganz besonders kräftig sind und von der Lenden-Darmbeinbandmasse Zuwachs erhalten, mit einem besonderen Namen „Oberes Kreuz-Darmbeinband“ [L. sacro-iliac. proxim. m.] [1]) zu belegen. Dieses Band liegt, nicht wie das vordere Band, im kleinen, sondern im großen Becken, steht allerdings in direktem Zusammenhang mit jenem.

Ebenso scheint es mir ganz zweckmäßig, die kräftigsten Verstärkungsbündel der Kapsel am untersten Ende des Ohrgelenkes als Unteres Kreuz-Darmbeinband [L. sacro-iliac. distale m.] zu bezeichnen, da der Name „vorderes Band“ auf sie nicht mehr paßt, obwohl sie mit ihm untrennbar verbunden sind. Diese kräftigen Bandzüge sind sowohl von vorne als auch von hinten her lateral neben dem Kreuzbein-Sitzhöckerband zu sehen (s. Fig. 99, S. 299).

2. Hintere Kreuz-Darmbeinbänder [L. sacro-iliaca posteriora m.] [2]).

a) Hinteres, gerades Kreuz-Darmbeinband [L. sacro-iliac. post. long. rectum] [3]).

Wenn man die oberflächlichen hinteren Beckenbänder bloßgelegt hat, fällt einem fast immer ein besonders ausgeprägter Bandzug auf, der von der hinteren Darmbeinecke kommt und in steilem, fast geradem Verlauf zum Kreuzbeinrand zieht. Das Band ist ein etwa 1 cm breiter, rundlicher, glänzender Strang (s. Fig. 99, S. 299). Seine Befestigung hat er oben, wie bemerkt, an der hinteren Darmbeinecke, d. h. dem sog. „hinteren oberen Darmbeinstachel“, unten an einem oder zwei besonders deutlichen Vorsprüngen des Kreuzbeinrandes, den „falschen“ Querfortsatzhöckern des 3. und 4. Kreuzbeinwirbels. Das gerade Kreuz-Darmbeinband steht an seinem medialen Rande mit dem tiefen Blatt der Lenden-Rückensehnenhaut [F. lumbodorsalis N.] und den kurzen oder schiefen Kreuz-Darmbeinbändern in Verbindung. Seitwärts ist es nur künstlich von der Ausstrahlung des Kreuzbein-Sitzknorrenbandes (s. unten) zu trennen, deshalb rechnen Henle, Toldt u. a. das Band überhaupt zu letzterem. Toldt bezeichnet als „langes Band“ nur ein tiefes, etwas kürzeres Bündel, das unter dem hier beschriebenen liegt.

---

1) L. ilio-sacr. sup. (Arnold). The superior lig. (Morris). Lig. supérieur (Sappey).

2) L. vaga s. lateralia ossis sacri poster. (Hildebrand, L. Fick u. A.).

3) L. s.-il. post. long. N., L. ilio-sacr. s. pelvis. post. long. superficiale (Meckel). L. sacro-spinos. (Aut.). Oblique sacro-iliac. ligt. (engl.). L. sacro-iliacque vertical postér. (franz.).

b) Kurze, schiefe Kreuz-Darmbeinbänder [L. sacro-iliaca post. brevia obliqua m.][1]).

Medialwärts von dem im vorigen Abschnitt beschriebenen geraden, langen Bandzug sehen wir kürzere glänzende, platte Bändchen vom Darmbein schräg zum Kreuzbein überspringen (s. Fig. 99, S. 299). Ebensolche platte, schräge Züge, schräg aufwärts rückwärts gerichtet, finden wir auch an der Stelle, wo das Kreuzbein bei der Betrachtung von hinten zwischen die Darmbeinschaufeln versinkt, also einwärts von der hinteren Ecke der Darmbeinschaufel und endlich auch nach Abnahme des geraden langen Kreuz-Darmbeinbandes. Die distalen Bandzüge setzen sich an beiden hinteren Darmbeinstacheln an, die proximalen an der Innenseite der Darmbeinschaufel dicht an ihrem Rand, d. h. also an den obersten Teilen der Darmbeinrauhigkeit. Sie zielen schräg medialwärts abwärts auf die verschmolzenen falschen Quer- und Gelenkfortsätze aller Kreuzbeinwirbel. Die proximalen laufen der Kreuzbeinstellung entsprechend vom Kreuzbein aus mehr rückwärts — die distalen mehr vorwärts aufwärts. Sie entspringen übrigens nicht nur an den beiden Höckerreihen lateral und medial neben den Kreuzbeinlöchern, sondern auch zwischen ihnen. Die Bändchen überbrücken auch die Kreuzbeinlöcher teilweise, unvollständige Deckel bildend, so daß nur schmale Spalten zum Durchtritt der hinteren Kreuzbeinnerven offen bleiben. Meist sind an dieser oder jener Stelle mehrere sich teilweise überkreuzende Schichten solcher kurzen schiefen Bändchen vorhanden, zwischen denen man kleine Gefäßchen, Nervenästchen und Fettgewebe finden kann. Die dicksten „kurzen Bänder" sind immer die unter dem „langen geraden Band" liegenden Bandzüge, die allerdings kaum den Namen „schiefe" mehr verdienen. Sie überbrücken den meist vorhandenen Darmbeinausschnitt zwischen dem oberen und unteren hinteren Darmbeinstachel, durch den arterielle und venöse Gefäße hindurchlaufen, die zum Teil die Bandmasse durchbohren und meist in 2 dicke einzelne Stränge spalten. Diese Züge sind es, die von einer Reihe älterer Autoren (Barkow, d'Alton, H. Meyer u. a.) allein als „kurze, hintere Bänder" bezeichnet wurden, während sie alle übrigen, hier besprochenen kurzen, schiefen Bündel unter dem Namen „hintere unbestimmte Bänder" [2]) zusammenfaßten.

Alle kurzen schiefen Bändchen beteiligen sich an der Auskleidung der tiefen Rinne, aus der die Muskelmasse des großen Rumpfstreckers entspringt, und decken das Zwischenknochenband (s. unten) vollständig.

An dieser Stelle müssen auch jene, oft mächtigen schrägen Bandzüge Erwähnung finden, die von der medianen Kreuzbeinkante zu den falschen Gelenkfortsätzen lateral abwärts ziehen (s. Fig. 99). Diese als Ligta. sacralia spino-articularia zu bezeichnenden Bandzüge sind offenbar keine wirklichen Gelenkbänder, sondern gehören zu den Ursprungssehnen des Rumpfstreckers.

---

1) L. sacro-iliac. post. breve N. L. ilio-sacr. s. pelvis post. (Aut.), L. sacro-il. profundum (Meckel), L. post. laterale (Weitbrecht). Posterior sacro-iliac ligament two horizontal fasciculi (Gray). L. sacro-iliaque post. zum Teil (Poirier), l. postéro-supérieur (Sappey), l. post. inf. couche profonde.

2) L. ilei postica vaga.

c) Kreuz-Darmbein-Zwischenknochenband [L. sacroiliacum interosseum m.][1]).

Die tiefe Schlucht zwischen der Kreuz- und Darmbeinrauhigkeit ist von einer ganz eigenartigen Bandmasse erfüllt, die als Zwischenknochenband bezeichnet wird. Es ist durchaus nicht richtig, daß diese Bandmasse nicht scharf gegen die Nachbarbänder abgegrenzt sei, das Gegenteil ist der Fall, denn die Bandmasse hat einen ganz anderen Charakter als alle anderen Bänder des Körpers. Aus diesem Grunde spreche ich auch bei der Bandmasse ausdrücklich nicht von einer Vielheit von Bändern, wie die N., sondern von einer Bandeinheit. Es handelt sich bei diesem merkwürdigen Bandapparat nämlich nicht um platte, flach ausgebreitete Bandzüge, sondern um eine dicke, scheibenartige Masse, die aus lauter kurzen, rundlichen, zum Teil sich kreuzenden Bandbündeln besteht, zwischen denen sich lockere Fettmassen befinden. Von dem eigentümlichen Bau dieser Bandscheibe kann man am besten eine Vorstellung gewinnen, wenn man an einem vertikalen Durchschnitt durch die Scheibe mit einer Pinzette die Fettmassen zwischen den Bandbündeln herauszupft oder durch Xylol auflöst.

Die Bündel verlaufen hauptsächlich quer oder etwas schräg, rück- und aufwärts vom Kreuz- zum Darmbein und sind im allgemeinen um so kürzer, je weiter sie von der Oberfläche entfernt sind, doch hängt ihre Länge natürlich auch von der Weite der Knochenspalte ab, die nicht nur an den verschiedenen Stellen, sondern auch individuell sehr wechselt. Das Zwischenknochenband ist am dicksten entsprechend der „glatten Stelle" der sog. Darm- bezw. Kreuzbeinrauhigkeit, die vor der S. 291 erwähnten „Hügellandschaft" liegt. Letztere ist nach vorn meist ganz scharf begrenzt durch 2 Leisten, von denen die eine zur Darmbeinkante aufsteigt, die andere nach abwärts zum hinteren oberen Darmbeinstachel hinabzieht. An die rauhen Teile der Rauhigkeit setzen sich nur die oberflächlichsten Lagen an, die ganz schräg nach hinten aufwärts, fast der Darmbeinschaufel angeschmiegt, verlaufen, Diese oberflächlichsten Züge werden direkt von den kurzen, schiefen Kreuz-Darmbeinbändern bedeckt, die sich an der oberen Grenze der Darmbeinrauhigkeit, dicht unter dem Darmbeinkamm ansetzen und gewissermaßen das Dach der hinteren Teile der Bandscheibe bilden. Der vordere obere Teil der Bandscheibe, der die am Skelett zwischen Kreuz- und Darmbein von vorne her sichtbare Lücke ausfüllt, wird von den Lenden-Darmbeinbändern verdeckt (s. S. 110 ff.).

Die Bandscheibe ist es, die die Eröffnung des Kreuz-Darmbeingelenkes von hinten-oben her so sehr erschwert. Während an den konvexen Stellen der Ohrmuschelflächen die Gelenkspalte so oberflächlich liegt, daß man mit Durchschneidung nur einer einzigen oder nur weniger Lagen von Verstärkungsbändern in die Gelenkspalte eindringen kann, zieht sich die Gelenkspalte an den konkaven (bei aufrechter Stellung: hinteren oberen) Teilen des Ohrrandes ganz in die Tiefe zurück. Zwischen den oberflächlichen, platten Bandlagen und der Gelenkspalte liegt hier eben das 1,5—2,0 cm dicke Zwischenknochenband als direkte Verstärkung der Kapselhinterwand.

1) Ligta sacro-iliaca interossea N. L. iliosacral. interossea s. accessoria vaga (Aut.). L. sacroiliacum inteross. m.

Die Bandscheibe wurde von den alten Autoren als „Kreuz-Darmbeinsymphyse" bezeichnet. Es ist die festeste Bandhaft oder Syndesmose des Körpers. Trotzdem soll nach LUSCHKA doch ein geringes seitliches Auseinanderweichen der Gelenkflächen durch Dehnung des Bandes möglich sein; es betrug bei einer kurz nach der Entbindung verstorbenen Frau 2 mm. Ich möchte glauben, daß das Auseinanderweichen nicht durch Dehnung bedingt war, sondern der lockeren Beschaffenheit der Verbindung am Ende der Schwangerschaft entsprach (s. II. Bd.).

Prakt. Bem. 1) Aus der Beschreibung geht hervor, daß das Gelenk von hinten viel besser geschützt ist als vorn. Durchbrüche von Entzündungsprodukten werden daher stets auf der Vorderseite, nach der Beckenhöhle zu erfolgen und Verletzungen des Gelenkes von hinten her, auch durch Stiche äußerst selten sein. 2) Es kommen Ausrenkungen des Gelenkes vor. 3) Vom Knorpelüberzug des Kreuzbeins können Enchondrome ausgehen, die den Beckeneingang verengern können.

II. Kreuzbein-Sitzbeinbänder[1]).

1. Kreuz-Darmbein-Sitzknorrenband [L. s|acro-ilio-tuberale m.][2]).

Vom großen Gesäßmuskel vollkommen verdeckt, unter seinem Rand aber doch auch beim Lebenden von außen her zu fühlen, befestigt sich an der Unterseite und am medialen Rand des Sitzknorrens etwa daumenbreit eine derbe platte, aus sich spitzwinklig kreuzenden Bündeln bestehende Bandmasse, die als „Kreuz-(Darm)bein-Sitzknorrenband" zu bezeichnen ist. Oberhalb ihrer Befestigung am Sitzhöcker verschmälert sie sich auf etwa 1 cm Breite und streicht über (bezw. hinter) dem kleinen Sitzbeinausschnitt hin. An dieser Stelle findet eine Durchkreuzung der Bündel statt, indem die Bündel der medialen Hälfte des Bandes sich über (hinter) denen der lateralen Hälfte hinweg zum lateralen Rand begeben und umgekehrt, d. h. die Bündel vom medialen oder unteren Band setzen sich am weitesten oben an, die Bündel vom oberen Rand am weitesten unten, also ähnlich verschränkt wie die Bündel des großen Brustmuskels (vgl. auch R. FICK. Vergl.-anat. Stud. an einem erwachsenen Orang-Utan, Arch. v. HIS u. BRAUNE, 1897). Das Band breitet sich fächerförmig am Seitenrand des Kreuzbeines aus, überschreitet aber meist beträchtlich die Grenzen des Kreuzbeines, indem es sich vom 2. Steißbeinwirbel bis zum hinteren oberen Darmbeinstachel oder gar noch zum hintersten Teil der äußeren Lefze des Darmbeinkammes erstreckt. Es verschmilzt bei seiner Ausbreitung untrennbar mit dem langen Kreuz-Darmbeinband (s. Fig. 99) und hilft die Hinterwand des Kreuz-Darmbeingelenkes zu bedecken.

Nach HILDEBRAND-WEBER, denen sich TOLDT angeschlossen hat, bedeckt die Ausbreitung des Ligt. sacro-tuberale das lange Ligt. sacroiliacum, eine Angabe, die nach meinen Beobachtungen in der Mehrzahl

---

1) L. ischio-sacralia (GEGENBAUR), L. sacro-ischiadica (RAUBER).

2) Ligt. sacrotuberosum N. Im Anschluß an HYRTL glaube ich den Ausdruck „höckeriges" [tuberosum] Band vermeiden zu sollen. L. sacro-ischiadicum maj. (ält. Aut.). Great or posterior sacro-sciatic ligt. (engl.). Grand ligament sacrosciaticque (franz.).

der Fälle nicht zutrifft. Weitbrecht nennt diese, das lange Band deckende Schicht einen Anhang des Kreuzbein-Knorrenbandes.

Beim Weib ist das Band breiter und stärker als beim Mann und reicht am Seitenrand des Steißbeines weiter herab. An seiner Kreuzbeinbefestigung blättert sich das Band auf. Die sehnigen Blätter er-

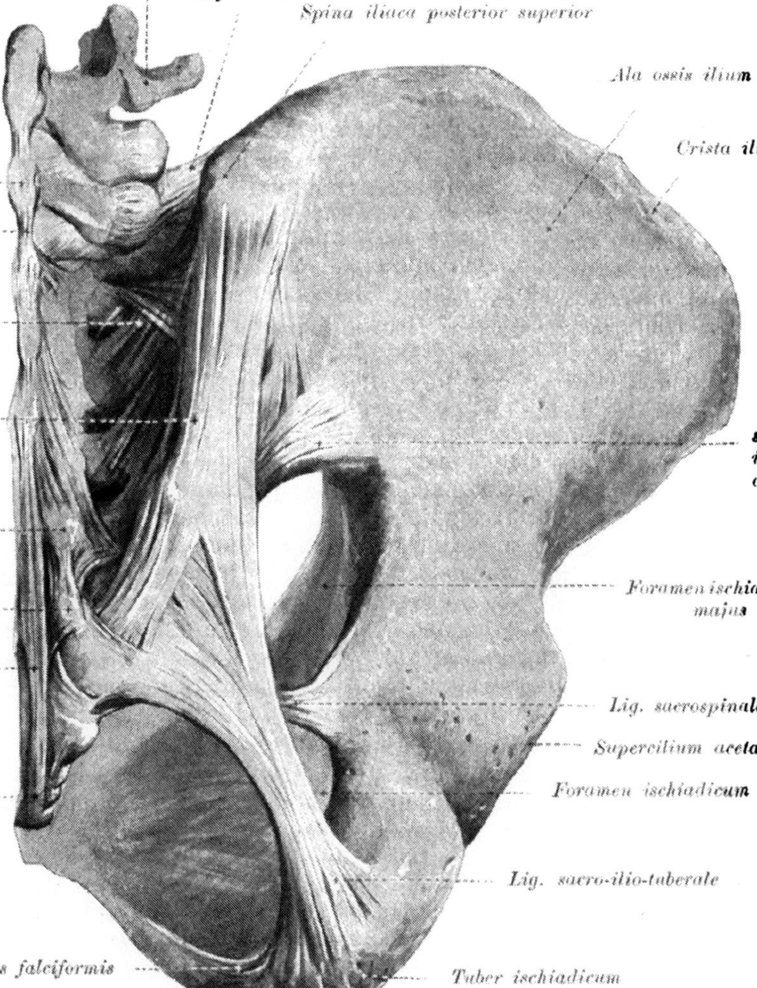

Fig. 99. Bandverbindungen der Wirbelsäule mit dem Becken.

strecken sich zum Teil in den hier entspringenden Großen Gesäßmuskel hinein. Die Zwischenräume zwischen den Blättern sind von Fett und Gefäßzweigen durchsetzt. Oft kann man 2 Hauptplatten unterscheiden, zwischen denen der „Steißbeinast“ [1]) der unteren Gesäßarterie hin-

1) R. coccygeus a. glutaeae inf. (Aut.).

durchläuft. Die fächerförmige Ausbreitung des Bandes bei seiner Kreuzbeinbefestigung hat eine Breite von etwa 10—12 cm. Auch auf der Vorderseite des Kreuzbeines sind einige Bandbündel befestigt.

Man kann das ganze Band einem Dreieck vergleichen: die fächerförmige Ausbreitung vom Darmbein bis zum Steißbein bildet die Basis, der obere oder laterale Rand, der vom Sitzhöcker steil medialwärts zur hinteren Darmbeinecke aufsteigt, ist die 2. Seite, der untere oder mediale, weniger steil zum 2. Steißwirbel aufsteigende Rand die 3. Seite, die Befestigung am Sitzknorren ist die Spitze. (Sappey läßt das Band aus 2 Dreiecken bestehen, deren Spitzen an der schmalsten Stelle des Bandes zusammenstoßen; das obere Dreieck hat als Basis den Kreuzbeinansatz, das untere den Ansatz am Sitzknorren.) Die Basis des Bandes ist mit der Aponeurosis lumbodorsalis verwachsen, der obere laterale Rand verdünnt sich und geht unmerklich in die Fascie der aus dem großen und kleinen Sitzbeinausschnitt austretenden Muskeln, vor allem des birnförmigen Muskels über; der untere mediale Rand hilft mit dem Beckenausgang die sog. „untere Beckenenge" begrenzen; er ist etwas konkav und wulstig. (Beim Geburtsakt wird dieser Rand etwas beiseite und abwärts gedrückt.)

Die Flächen des oberen und unteren Teiles des Bandes liegen übrigens meist, wie Frohse und Waldeyer mit Recht betont haben, nicht genau in einer Ebene. Der obere Teil des Bandes steht mehr frontal, der untere mehr sagittal, d. h. der Ursprungsteil des Bandes am Kreuzbein schaut mehr nach vorn bezw. hinten, der Ansatzteil am Sitzknorren schaut mehr nach lateral und medial.

Die Beckenseite des Bandes steht dicht beim Ursprung des unteren Randes mit der die Innenfläche des inneren Verstopfungsmuskels deckenden Fascie [F. obturatoria N.] in Verbindung. Vom Ansatz des Bandes am Sitzhöcker setzt sich ein schmaler, sichelförmiger Streif [Processus falciformis N.][1]) dem unteren Sitzbeinrand entlang nach vorne fort; wie weit der Streif nach vorne reicht, ist individuell verschieden. Manchmal kann er bis zum Schambogen verfolgt werden. Der Sichelstreif besitzt in Wahrheit keinen „freien" Rand, sondern ist mit der „Verstopfungsfascie" verwachsen. In der Rinne zwischen der Sichel und dem Sitzbeinast liegt der Ursprungsrand des Muskels, und in der Rinne zwischen letzterem und der Bandsichel liegen die Schamgefäße und der Schamnerv. Nach abwärts hängt der Ansatz des Bandes am Sitzhöcker untrennbar und in ausgiebigster Weise mit der Ursprungssehne des M. biceps und des Semitendineus-Muskels[2]) zusammen. Dieser Zusammenhang ist nach Albrecht, Macalister u. a. ein phylogenetischer Rest des Kreuz- und Darmbeinursprunges dieser Muskeln bei Säugetieren. Auch beim Menschen läßt sich durch gewaltsamen Zug an den Unterschenkelbeugern, namentlich am Biceps, durch Vermittelung des Ligt. sacro-tuberale meist wenigstens das Steißbein etwas seitlich bewegen. Unter gewöhnlichen Verhältnissen sind aber beim Menschen gewiß die Unterschenkelbeuger ohne Wirkung auf das Steiß- und Kreuzbein, und es kann daher keine Rede davon sein, daß durch ihre Einstrahlung in das Band und dessen

1) Falx. ligamentosa s. Productio s. Proc. falciformis (Barkow). Falciform ligament (engl.).

2) Es empfiehlt sich, im Anschluß an Hyrtl den Ausdruck „semitendinosus = halb-„sehnenreich" zu vermeiden.

Befestigung am Steiß- und Kreuzbein ihre Wirkung wesentlich gewinne, weil ihr „Hebelarm“ dadurch größer sei, als wenn sie nur am Sitzhöcker befestigt wären. Beim Orang fehlt das Band (vgl. R. FICK, Vergl.-anat. Studien etc., l. c.).

Schon von WINSLOW wurde das Band übrigens nicht zu den eigentlichen Gelenkbändern, sondern zu den „eigenen Beckenbändern“ gezählt, wozu er außer dem folgenden und der „Verschlußhaut“ (s. S. 286 ff.) auch noch die in der nach ihr genannten Gegend vorspringende „Leiste“, d. h. das POUPART'sche Band zählte.

2. Kreuzbein-Sitzbeinstachelband [L. sacro-spinale m.][1]).

Zu den von WINSLOW zu den „eigenen Beckenbändern“ gerechneten Bändern gehört auch das an der Außenfläche des Sitzbeinstachels befestigte, vom Kreuzbein bezw. der Vorderseite des Kreuzbein-Knorrenbandes ausstrahlende Kreuzbein-Sitzstachelband. Während das Sacro-Tuberalband äußerlich gefühlt werden kann, ist das Sacro-Spinalband nur bei der Befühlung von der Scheide oder vom Mastdarm aus beim Lebenden zugänglich. (Uebrigens kann auch das Sacro-Tuberalband von innen her betastet werden.) Der Verlauf dieses Bandes kreuzt das Kreuzbein-Sitzknorrenband fast rechtwinklig. Das Band ist wie letzteres auch abgeplattet und dreieckig mit medialer Basis, lateraler Spitze. Die Beckenseite des Bandes ist fleischig, sie ist der Steißbeinmuskel. Das Band kann daher als äußere Fascie oder besser als Aponeurose des Muskels betrachtet werden, denn die Muskelfasern setzen sich zum Teil in die Bandfasern als Sehne fort. Der Steißbeinmuskel ist meist breiter als das Band, so daß es sowohl an seinem oberen als am unteren Rand vom Muskel überragt wird. Das Band ist beim Kind, wo die unteren Kreuzbeinteile noch beweglich sind, noch nicht so gut ausgebildet. es ist noch „fleischiger“; d. h. erst allmählich wird das Band auf Kosten des Steißbeinmuskels kräftiger. Seine Ausdehnung und namentlich sein Ursprung am Kreuzbein sind am besten vom Becken aus zu übersehen und darzustellen. Das Band entspringt an der Vorderseite des Ligt. sacro-tuberale an und am Kreuzbeinrand, etwa von der Gegend des 4. Kreuzbeinloches aus nach abwärts, sowie am Steißbein, manchmal bis hinunter zur Spitze. In anderen Fällen reicht das Band allerdings nur bis zum 1. Steißwirbel, also nicht einmal so weit hinab wie das Kreuzbein-Knorrenband. Auf alle Fälle reicht, wie bemerkt, sein Ursprung nicht so weit hinauf wie der des letzteren, es besitzt also nicht so lange und so stark divergierende Bündel. An der Stelle, wo sich das Band unter dem oberen Rand des Kreuzbein-Knorrenbandes versteckt, ist eine ziemlich enge Nische zwischen beiden, aus der ein besonderer Abschnitt des birnförmigen Muskels entspringt. Im vorderen Teil der Nische liegen die Schamgefäße und der Schamnerv. Das Band ist meist erheblich dünner als das Kreuzbein-Knorrenband. Es ist übrigens nur nahe bei seinem Ansatz am Sitzbeinstachel etwa auf $^1/_3$ seiner Länge frei (s. Fig. 99), auf der übrigen Strecke ist es schon mit der Beckenseite des Kreuz-

1) L. sacrospinosum N. Mit HYRTL glaube ich den Ausdruck spinosum = „stachliges“ Band vermeiden zu sollen. L. sacro-ischiadic. min. s. pelv. post. min., s. parvum, s. int. (ält. Aut., WEITBRECHT, MECKEL etc.). The little sacro-sciatic. ligt. (engl.). Petit ligam. sacro-sciat. (franz.).

bein-Knorrenbandes verwachsen. Nur in den Fällen, wo es am Steißbein weiter als gewöhnlich herabreicht, wird es auch am unteren Teil seines Ansatzes frei und schaut unter dem medialen Rand des großen Bandes hervor.

Durch das Band wird eine vollkommene Trennung zwischen dem großen und dem kleinen Sitzbeinausschnitt bewirkt, und durch die Ueberlagerung des Kreuzbein-Knorrenbandes werden die beiden Ausschnitte zu allseitig umrahmten Löchern, dem großen und kleinen Hüftloch [Foram. ischiadic. maj. bezw. min. N.] umgewandelt (s. Fig. 99). Am „Bänderbecken“, d. h. einem Skelett mit erhaltenen oder künstlichen Bändern scheinen beide Löcher in das Becken hineinzuführen, in Wirklichkeit führt aber nur das große Hüftloch ins Becken oder aus dem Becken heraus, das kleine Hüftloch ist hingegen durch die Fascie des inneren Verstopfungsmuskels abgeschlossen.

Manche Autoren betonen, daß auch dieser Muskel und die durch das Loch hindurchtretenden Nerven zunächst nicht in die Beckenhöhle gelangen, sondern in die Ischio-Rektalbucht[1]), unterhalb des sog. Beckenbodens [M. levator ani.]. Demgegenüber ist daran festzuhalten, daß die N. den Afterheber nicht „Beckenboden“, sondern „Becken-Scheidewand“ [Diaphragma pelvis N.] nennen und den Raum unter ihm auch noch zum Becken rechnen, wie ihr Ausdruck „Beckenausgang“ [Apertura pelvis inf. N.] für den durch Schambogen, Sitzhöcker und Steißbeinspitze begrenzten Raum beweist.

Wirkung der Kreuz-Hüftbeinbänder. Durch alle unter I. und II. aufgeführten Bänder wird die Beweglichkeit des Kreuz-Darmbeingelenkes aufs Aeußerste eingeschränkt. Ueber die Bedeutung der Bänder für die Tragfähigkeit des Beckens etc. s. II. Bd.

Gefäße des Kreuz-Darmbeingelenkes.

Die Gefäße des Kreuz-Darmbeingelenkes gehören alle zum Gebiet der Vasa iliaca interna. Aus den Gesäßarterien dringen von der Beckenseite und von der Rückseite Zweige in das Gelenk ein. Die ersteren kommen aus der oberen Gesäßarterie bei ihrem Durchtritt durch das große Sitzbeinloch, die letzteren aus den Zweigen der unteren Gesäßarterie, die den Ansatz des L. sacro-tuberale durchbohren. Einen sehr beträchtlichen Gelenkast entsendet auch die Darmbein-Lendenarterie[2]), und zwar deren Lendenast. Der Gelenkast durchbohrt die oberen Verstärkungsbänder und verzweigt sich am hinteren Rande der Ohrfläche im Zwischenknochenband. Der Darmbeinast schickt höchstens kleine Aestchen durch das vordere Kreuz-Darmbeinband in das Gelenk hinein. Auch aus den „seitlichen Kreuzbeinarterien“[3]) erhält das Gelenk Zufluß: kleine Aestchen derselben dringen von vorn und unten in das Gelenk ein. Bedeutender sind die Gelenkzweige, die aus den Rückenmarksästen der seitlichen Kreuzbeinarterien stammen. Sie nehmen ihren Weg unter den Bandbrücken der „kurzen Kreuz-Darmbeinbänder“ hindurch. Meist ist der Ast, der durch das 2. hintere Kreuzbeinloch austritt, der stärkste; er ist es, der durch den Ausschnitt zwischen dem oberen und unteren hinteren Darmbeinstachel unter den Kreuz-Darmbeinbändern hindurchläuft (s. S. 296).

1) Cavum ischiorectale.
2) A. ilio-lumbalis.
3) Aa. sacrales laterales.

Nerven des Kreuz-Darmbeingelenkes.

Die Nervenversorgung des Gelenkes geschieht von allen Nervenstämmen der Gegend. Von vorn gehen in das Gelenk direkte Aestchen aus dem Lenden-Kreuzbeingeflecht. Die unteren Teile des Gelenkes werden durch einen Zweig des oberen Gesäßnerven versorgt, der den Gelenkast der oberen Gesäßarterie begleitet. Von hinten erhält das Gelenk Aestchen von den äußeren Zweigen der beiden ersten hinteren Kreuzbeinnerven. Auch vom Verstopfungsnerv sollen Zweige in das Gelenk hineingehen. (Das Gebiet all dieser weitverbreiteten Nerven der Gelenkgegend kann durch Erkrankung des Gelenkes natürlich in Mitleidenschaft gezogen werden.)

Varietäten. 1) Namentlich bei alten Leuten findet man am Becken fast an allen Band- und Muskelansatzstellen Verknöcherungen. So z. B. sehen wir oft im Gebiet der vorderen Kreuz - Darmbeinbänder am vorderen Rand der Ohrflächen oder auch an den Ansatzstellen des Kreuzbein-Sitzknorren- und des -Sitzstachelbandes Knochenwucherungen. MERKEL hat solche von 3 bezw. 5 cm Länge beobachtet. (Bei Tieren, vor allem beim Faul- und beim Gürteltier, kommen im sacro-spinalen Band normalerweise Knochenstücke oder vollkommene Verknöcherung desselben vor.) 2) In ziemlich seltenen Fällen habe ich vollkommene, manchmal nur einseitige knöcherne Verwachsung des Kreuz-Darmbeingelenkes gefunden. Einseitige Verknöcherung kann eine Verengerung des schrägen Durchmessers, doppelseitige eine Verengerung des queren Durchmessers zur Folge haben. 3) Nicht ganz selten sind beim Durchsägen noch Knorpelreste im Innern des Gelenkes zu finden, ähnlich wie zwischen den Kreuzbeinwirbelkörpern noch längere Zeit nach der oberflächlichen knöchernen Verwachsung derselben. 4) In mehreren Fällen fand ich statt des Sacro-Spinal-Bandes nur den Steißbeinmuskel, d. h. bei sorgfältiger Präparation und nachfolgender allmählicher Abnahme der einzelnen Muskelbündel und zugehörigen Sehnenstränge blieb von dem Band nichts mehr übrig. Das spricht dafür, daß das Band bei den Primaten durch die allmähliche Rückbildung des M. spino-caudalis der niederen Säuger entstanden ist. Eine Abbildung dieses Muskels s. bei E. ZUCKERKANDL (Zur Morphol. des M. ischiocaudalis, Sitzb. Wien Akad., Mai 1901). 5) In seltenen Fällen kommt ein L. sacrospinos. superius var. (SCHWEGEL, KRAUSE) vor, das von einer als Varietätauftretenden, in die Incis. ischiad. maj. hineinragenden Spina accessoria ossis ischii (var.) an der Verschmelzungsstelle des Sitz- und Darmbeines entspringt. Es schließt sich dem Sacrospinalband an und bildet mit ihm ein For. ischiad. medium (var.). 6) Zuweilen kommt ein L. iliacum proprius (var.) (KRAUSE) längs der Linea terminalis des Beckens vor, das bis zu 25 mm breit sein kann.

c) Verbindung der Hüftbeine untereinander
oder
Schamfuge [Synchondrosis oss. pub.][1]).

Umgebung und Freilegung. Vor der Schamfuge erstrecken sich die Ausläufer des dicken Fettpolsters des Venusberges hinab und vor

1) Symphysis ossium pubis N. Articulatio pubis (LUSCHKA).

ihr liegt beim Weibe die Vereinigung der großen Schamlippen, ferner bei beiden Geschlechtern das Aufhängeband des Schwellkörperschaftes sowie die Vereinigung der paarigen Schwellkörper zu diesem Schaft und die starken Blutgefäße in ihrem Vereinigungswinkel. Die Rückseite der Scham- oder Schoßfuge wird von dem lockeren, außerordentlich venenreichen Bindegewebe vor der Blase bedeckt, in dem sich 3 verdichtete Streifen finden, die Schamfugen-Blasen- oder Schamfugen-Prostatabänder. Unmittelbar hinter der Schamfuge sind nur ganz dünne Gefäßanastomosen, und zwar hinter ihrem oberen Rand Anastomosen der Vasa epigastr. inf. beider Seiten, hinter ihrer Mitte Anastomosen der Rami pubici der Vasa obturator., hinter ihrem unteren Rand Anastomosen der Vasa pudenda beider Seiten. Gerade unter ihrem unteren Rand ziehen die Vasa dorsalia penis bezw. Clitoridis und die gleichnamigen Nerven. An ihrem oberen Rand und ihrer Vorderfläche sind die beiden geraden Bauchmuskeln und die Mm. pyramidales befestigt. Sowohl der obere und untere Rand der Schamfuge, als auch ihre Vorder- und Hinterfläche sind beim Lebenden zum Teil von außen, zum Teil von innen von der Scheide oder vom Mastdarm aus zu fühlen. Die Untersuchung der Schamfugenbänder gelingt am leichtesten an einer herausgesägten vorderen Beckenwand. Um sich eine genauere Kenntnis der Verbindung zu verschaffen, sind aber auch Quer- (Horizontal-) und Frontalschnitte nötig. Daß die Schamfuge meist nicht median steht, sondern seitlich davon, hat HASSE nachgewiesen. Während sich hinten zwischen die beiden Hüftbeine das Kreuzbein einschiebt, ist vorne nur ein schmales elastisches Polster [Fibrocartilago interpubica centralis m.][1]) zwischen sie eingeschaltet. Das Polster zeigt vor allem Geschlechtsunterschiede, es ist beim Mann höher (im Mittel etwa 5,4 cm), dünner und faseriger, beim Weib niedriger (4,5 cm), dicker und weicher. Es zeigt aber auch individuelle Unterschiede sowohl in seiner Größe als in seinem Bau. Die von WALDEYER an 4 Individuen gefundenen Maße lassen sich in folgender Tabelle ordnen:

	Längster Durchm. mit Bändern	Längster Durchm. des Knorpels	Größte Dicke von vorn n. hinten m. Bändern	Größte Dicke des Knorpels von vorn n. hinten
20-j. Iungfrau	4,6 cm	3,4 cm	1,9 cm	1,4 cm
25-j. Schwangere (Ipara) 5 Mon.	5,4 „	4 „	2,4 „	2,0 „
38-j. „ (Multipara) 9 Mon.	5,6 „	4,3 „	2,6 „	2,1 „
25-j. Mann	5,0 „	3,9 „	2,4 „	1,8 „

KARL ZULAUF hat unter meiner Leitung den Bau der Schamfuge, namentlich auch das Vorkommen der Höhle in ihr systematisch an 107 Präparaten untersucht (s. K. ZULAUF, HIS' Archiv, 1901 u. R. FICK, Anat. Anz., 19. Bd., 1901). Diese Untersuchung liegt der nachfolgenden Beschreibung im wesentlichen zu Grunde.

Verbindungsflächen der Schamfuge.

Die Endflächen der Schambeine laufen einander meist nicht parallel, sondern divergieren in der Regel nach unten und nach vorne

1) Lamina fibrocartilaginea interpubica N. Cartilago articularis (LUSCHKA). L. interosseum pubis (D'ALTON). Interosseous or interarticular fibrocartilage (engl.). fibrocartilage interosseux (franz.).

(bei aufrechter Haltung), so daß das Zwischenpolster sich nach vorn und abwärts verdickt, auf dem Querschnitt also Λ- oder keilförmig ist.

Varietäten. 1) Manchmal fanden wir die Konvergenz aber nur im vorderen Drittel ausgesprochen, während die Flächen in dem hinteren Drittel parallel liefen. 2) Oefter waren die Flächen in der ganzen Ausdehnung einander fast parallel.

Die Flächen sind meist nicht eben, sondern etwas gewölbt, so daß das zwischen beide Flächen eingeschaltete Polster umgekehrt etwas ausgehöhlt, d. h. in der Mitte seiner Höhe etwas dünner als oben und unten sein muß. Sehr häufig, namentlich in der Jugend, vor vollendeter Verknöcherung sind die Verbindungsflächen außerordentlich rauh. Wood hat diese Wülste als Warzenhöcker[1]) bezeichnet. Die Flächen sind etwa eirund begrenzt. Beim aufrechten Stehen ist die Längsachse der Endfläche nicht vertikal gerichtet, sondern steht der „Beckenneigung" entsprechend schräg von oben-vorn nach unten-hinten (weiteres über die Neigung s. II. Bd.).

Knorpelüberzug. Die Schambeinendflächen sind meist zunächst mit einer gleichmäßig 2—3 mm dicken Schicht von hyalinem Knorpel überzogen, was von manchen Autoren mit Unrecht geleugnet wird. Dieser Knorpelüberzug enthält kleine, rundliche Knorpelzellen regellos eingestreut. Die Dicke des Knorpelüberzuges ist vom Alter abhängig (s. u.).

Centrale Zwischenscheibe [Fibrocartil. centralis symphys. m.]. Medialwärts geht der hyaline Ueberzug der Schambeinendflächen in Faserknorpel mit großen Knorpelzellhaufen über. Die Zwischenscheibe stellt die eigentliche Verbindung zwischen den beiden Verbindungs- oder „Gelenkflächen" her. Die Fasern der Faserknorpelscheibe laufen in der Tiefe hauptsächlich quer. Der meist nach hinten konvergenten Stellung der Schambeinendflächen entsprechend, ist die Faserknorpelmasse in der Regel ausgesprochen keilförmig, mit hinterer Schneide, vorderer Basis.

Varietäten. 1) Konvergieren die Endflächen nur vorne, während sie hinten parallel sind, dann bildet der Faserknorpel natürlich nur vorn einen Keil, während er hinten eine parallelwandige Scheibe darstellt, ist also Λ-förmig. 2) Bei ganz fehlender Konvergenz der Schambeinendflächen ist der Faserknorpel natürlich eine gleichmäßig dicke Scheibe.

Den Uebergang vom hyalinen Knorpel zum Faserknorpel fanden wir immer ganz allmählich, fast unmerklich.

Die Dicke der Zwischenscheibe und die Dicke des hyalinen Knorpelüberganges ist vom Alter abhängig. Bei kindlichen Symphysen ist die Zwischenscheibe fast „mikroskopisch" dünn, der Hyalinknorpelüberzug sehr breit, bei älteren Individuen umgekehrt. Zum Teil beruht die Verdünnung des hyalinen Knorpelüberzuges darauf, daß er von der lateralen Seite her allmählich verknöchert ist, zum Teil aber darauf, daß die mediane Faserknorpelplatte sich auf seine Kosten verdickt hat. Der Vorgang ist dabei der, daß mit zunehmendem Alter sich die Grundsubstanz des hyalinen Knorpelüberzuges allmählich faserig differenziert.

---

1) „Mammillary processes" s. The Cyclopaedia of Anatomy and Physiology, Part 44, p. 125.

Varietäten. 1) Zweimal (bei einem 70-jährigen und bei einem 75-jährigen Individuum) beobachteten wir vollkommenen Schwund des Hyalinknorpels, Faserknorpel war an seine Stelle getreten. 2) In selteneren Fällen kommt es zu teilweiser Verknöcherung des Schamfugenknorpels. Ich fand solche relativ am häufigsten auf der Beckenseite der Fuge. Bei dem oben erwähnten 75-jährigen Individuum fand sich am oberen Rand der Fuge eine ca. 2 mm dicke Knochenbrücke zwischen beiden Schambeinen. 3) Das Vorkommen vollständiger Verknöcherung beim Menschen wird von manchen Autoren geleugnet, obwohl es bei Affen nicht selten sein soll und bei Einhufern und Wiederkäuern die Regel ist. OTTO[1]) hat einen Fall von Verknöcherung beschrieben, der infolge der Schamfugensprengung bei einer Zangengeburt aufgetreten sein soll. Außerdem berichtet er noch über 2 Fälle von, wie es scheint, spontaner Verknöcherung.

Faserring [Fibrocartilag. concentrica symphyseos m.][2]). Der centrale Zwischenknorpel mit seinen vorwiegend quer verlaufenden Fasern stellt eine etwa 3 cm hohe und in der Richtung von vorn nach hinten etwa 1 cm breite Scheibe dar. Diese Scheibe. sowie die hyalinen Knorpelschichten, in die sie gegen die Endfläche des Schambeins jederseits übergeht, sind von einem konzentrisch geschichteten, faserknorpeligen „Ring" umzogen. Dieser „Ring" ist oben-vorne etwa 1 cm breit, hinten aber nur ganz schmal oder ganz fehlend, so daß man eigentlich von einer C-förmigen Sichel, nicht von einem Ring reden müßte. Er gleicht auf dem Sagittalschnitt durchaus dem Faserring der Zwischenwirbelscheiben. Wie bei diesem kreuzen sich die im allgemeinen schräg von einer zur anderen Seite absteigenden Faserbündel in verschiedenen Richtungen. Wie bei den Wirbelscheiben sind auch hier die äußeren Lager des Faserknorpels fester, die inneren weicher. SAPPEY vergleicht die inneren, in den oben beschriebenen centralen Zwischenknorpel übergehenden Schichten direkt dem Gallertkern der Wirbelscheiben. (Nach BARKOW besteht das Schamfugenzwischenpolster weiter vorne aus Faserknorpel und Bindegewebe, hinten-oben aus hyalinem Knorpel, einen Gallertkern habe er nie darin gefunden.)

Am macerierten Schambein kann man übrigens deutlich die rauhe, deutlich abgeschrägte, d. h. von der anderen Seite stark divergierende Ansatzstelle des aufgelagerten Faserringes von der des hyalinen Knorpelüberzuges unterscheiden, wie bereits LUSCHKA zeigte.

Schamfugenwulst [„Eminentia retropubica" WALDEYER's]. Nach innen, gegen die Beckenhöhle hin, ist die Schamfuge meist von oben nach unten leicht konvex. Der Vorsprung oder Wulst ist entweder von dem Zwischenpolster gebildet oder aber von den rückwärts aufgeworfenen, medialen Rändern der beiden Schambeinendflächen. Nach POIRIER vergrößert sich der Wulst während der Schwangerschaft und bildet einen bequemen Wegweiser beider künstlichen Schamfugenspaltung. CRUVEILHIER fand den Vorsprung bei einer Wöchnerin 4—6 mm weit in das Becken hineinragen.

Auch an unserem Material konnten wir das stärkere Vorspringen des Kammes bei Schwangeren und Wöchnerinnen feststellen. Bei der

1) De rariori quodam plenariae ossium pubis ankylosis exemplo, 1855.
2) Annul. ligamentosus (WEITBRECHT). L. annulaire antér., ligt. pubic ant., l. interosseux (franz.).

einen Schwangeren wurde der Kamm deutlich flacher, als durch Druck auf ihn die Flüssigkeit aus der Schamfugenhöhle entleert wurde. Uebrigens war die Beinhaut im Gebiet des Wulstes auf 3 mm verdickt; bei einer Wöchnerin war sie noch 2 mm dick.

Prakt. Bem. Merkel (Top. Anat., 1903) spricht auf Grund eigener Untersuchung die Ueberzeugung aus, daß die Angabe der Gynäkologen, der Schamfugenwulst liege meist links von der Medianlinie, nur eine Täuschung sei, veranlaßt durch die Untersuchung mit der rechten Hand.

Höhlenbildung im Schamfugenknorpel [Cavum symphyseos].

Historisches. Vesal (1543), Bartholinus (1673) und auch Weitbrecht (1742) kannten keine Höhle in der Schamfuge. Der erste, der eine solche beschrieb, war Hunter (1762); er hielt sie für eine Ausnahme, Brun (1777) bringt ihre Bildung mit der Schwangerschaft und Geburt in Zusammenhang. Nach Boyer (1797) kommt die Höhle bei beiden Geschlechtern vor, bei Weibern nennt er sie eine wahre „Arthrodie". Nach Tenon (1806 bezw. 1774) ist die Fuge bei Männern solid, bei Weibern hohl. Meckel (1816) ist der erste, der die Höhle bei beiden Geschlechtern für typisch hält. Nach Barkow (1841) entspricht sie dem weiblichen Typus. Lenoir (1851) nennt die Fuge „Gelenk", aber nur beim Weib. Zaglas (1851) und Aeby (1854) halten sie wie Meckel für die Norm bei beiden Geschlechtern, doch leugnet Aeby ihr Vorkommen bei Kindern unter 7 Jahren; ebenso Henle (1855). Luschka (1858) begründet ausführlich die „Gelenknatur" der Fuge schon von Geburt an. Nach Poirier (1896) ist beim Mann die Fuge meist solid. Nach Waldeyer (1899) ist die Höhle selbst beim Weib nicht konstant.

1) Vorkommen. Unser Material (s. oben) lehrt uns die „Konstanz" der Höhle beim Erwachsenen beider Geschlechter (sie fehlte nur einmal bei einem 35-jährigen Mann), widerlegt also die Angabe derjenigen Autoren (Brun, Tenon, Barkow u. A.), die behaupten, die Höhle sei nur für weibliche Schamfugen typisch.

Unser Material widerlegt ferner die Angabe Aeby's, daß sich die Höhle erst nach dem 6.–7. Lebensjahr entwickelt, wir fanden vielmehr, daß ihre Bildung meist schon bis zum 2. Lebensjahr erfolgt bezw. beginnt. Endlich widerlegt unser Material aber auch die Behauptung Luschka's, daß die Höhlenbildung bereits bei der Geburt vollendet sei, denn von 18 Feten und Neugeborenen war bei 5 noch keine Höhle vorhanden.

2) Größe. Die Höhlengröße wechselt sehr, doch ist sie in der Regel $^1/_8$—$^1/_2$ so hoch und $^1/_8$ bis halb so tief (in der Richtung von vorn nach hinten) wie die ganze Zwischenknorpelplatte selbst. Unser Material zeigte ferner, daß die Höhlen beim Weib nicht nur relativ, sondern auch absolut meist viel größer sind als beim Mann. Die größte Höhle fanden wir bei einer 32-jährigen Wöchnerin. Sie war 4,1 mm hoch, 17 mm tief und 1 mm weit.

Der „Index der Symphysenhöhle" (d. h. das Verhältnis Höhlenwandfläche : Schamfugenfläche) betrug bei diesem Fall etwa 680 : 1224 = 1 : 1,8 (s. R. Fick, Anat. Anz., 1901, S. 308). Meist ist die Höhle außerordentlich eng, nach Luschka sollen allerdings Höhlen von fingerbreiter Weite gefunden worden sein.

Auch an unserem Material bestätigte sich die schon in älterer Zeit, z. B. auch von Paré festgestellte Thatsache, daß die größten Hohlräume sich bei Schwangeren oder Wöchnerinnen finden. Die meisten Geburtshelfer erklären diesen Umstand aus der Blutanschoppung im ganzen Becken zu dieser Zeit u. s. w.; ich selbst habe a. a. O. darauf hingewiesen, daß vielleicht auch die veränderten statischen Verhältnisse dabei im Spiele sein können, insofern durch sie die Beckenverklammerung in der Schamfuge stärker in Anspruch genommen wird (vergl. II. Bd.).

3) Inhalt. Meist fanden wir die Höhle trocken, auch bei einem wohl unmittelbar vor der Menstruation gestorbenen 22-jährigen Mädchen, in anderen Fällen war sie von dünnflüssigem, rötlichen Serum erfüllt, so auch bei einer Schwangeren. Häufig fanden wir schollige Zerfallsreste des Faserknorpels in der Höhle, mehrmals auch Fettmassen (auch die Flüssigkeit enthielt Fetttröpfchen). Einen „Epithelbelag“ oder eine Intima mit Intimazotten etc. fanden wir nie.

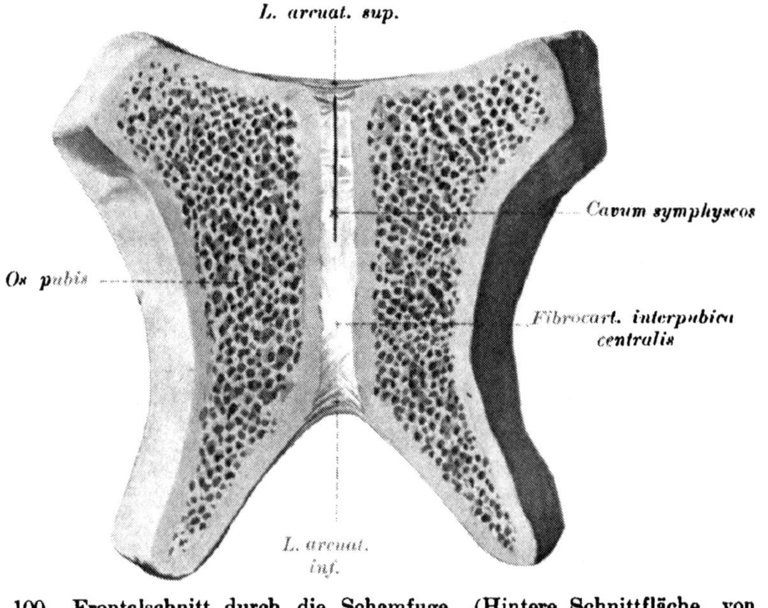

Fig. 100. Frontalschnitt durch die Schamfuge. (Hintere Schnittfläche, von vorn gesehen.)

4) Form der Höhle. Die Höhle ist meist aufrecht oval oder mandelförmig, seltener bohnenförmig. Häufig findet man unvollständige Teilung der Höhle durch eine unvollständige d. h. eine ein- oder mehrfach durchbrochene Scheidewand. Durch Einschmelzung eines größeren Teiles einer solchen Scheidewand kommt es öfters zur Gabelung nach oben oder unten, nach vorn oder nach hinten, was Aeby gegenüber zu betonen ist, der angiebt, daß die Teilung „stets nach vorn geschah“. Oefters ist die Höhlung halbmondförmig gebogen, nach rechts oder links konvex vorgebaucht. Häufig findet man dünnere Faserknorpelstränge oder -platten die Höhle quer oder schräg durchziehen, seltener rundliche Stränge. Eine horizontale Scheide-

wand, wie BARKOW sie beobachtet hat, habe ich bisher noch nicht gefunden.

Varietäten: 1) Bei einem 71-jährigen Mann fanden wir die Höhle 20 mm hoch, aber von vorn nach hinten nur 3 mm tief. 2) Nur einmal fanden wir eine vollkommene, übrigens nicht symmetrische Teilung durch eine etwa sagittale, vertikale, in Verfettung begriffene Wand. 3) Einigemale trafen wir die Höhle vollkommen ⊥-förmig, den frontalen Schenkel entweder vorn oder aber ganz hinten an die sagittale Haupthöhle angesetzt. 4) HENLE sah im unteren Teil der Fuge eine hyaline Knorpelbrücke die Faserknorpelplatte durchbrechen.

5) Lage der Höhle. In der Regel nimmt die Höhle den hinteren oberen Teil des Zwischenknorpels ein (s. Fig. 100), doch fanden wir sie auch öfters zwar im hinteren Teil der Fuge, aber in der Mitte ihres vertikalen Durchmessers. Jedenfalls kommt die Spalte auf Frontalschnitten durch die Schamfuge nur dann zu Gesicht, wenn der Schnitt nahe der Hinterwand, d. h. der Beckenseite der Schamfuge geführt wird. Nicht selten wird die Höhle hinten gegen das Beckeninnere überhaupt nur noch von der die Schamfuge überbrückenden Beinhaut abgeschlossen. Zur sicheren Feststellung des Vorhandenseins oder Fehlens der Höhle muß die Schamfuge unbedingt in mehrere „Horizontal"scheiben zerlegt und sehr genau untersucht werden, da die Höhle fast immer sehr eng ist (s. oben).

Varietäten. Nur einmal fanden wir die Höhle genau central, einmal hinten unten, zweimal in der Mitte des sagittal-horizontalen Durchmessers, aber ganz oben, gegen den oberen Schamfugenrand hin verlagert.

6) Entwickelung. Wie bemerkt, entwickelt sich die Höhle in der Regel schon bis zum 2. Lebensjahr. Zuerst ist nur mikroskopisch ein Erweichungsherd, dann erst eine winzig feine, nur bei genauer Untersuchung nachweisbare Spalte, erst später ein deutlicher Hohlraum mit selten ganz glatten, meist rauhen, unregelmäßig gestalteten, oft zackigen, buchtigen Wänden im Zwischenknorpel der Fuge zu finden.

Hilfsbänder der Schamfuge [Ligamenta accessoria symphyseos m.].

Auf der Vorderseite der Fuge verlieren sich die Faserzüge des auf S. 306 beschriebenen „konzentrischen Faserringes" in das Periost der Schambeine und in eine $^1/_2$ bis fast 1 cm dicke, knorpelzellenfreie Bindegewebsplatte. Diese besteht aus den vor der Fuge sich kreuzenden Sehnenausläufern aller Muskeln der Gegend. Die Ausläufer sind miteinander stellenweise eng verfilzt, hie und da bilden sie aber auch fetterfüllte Maschen. Diese Sehnenbündel bezw. diese Fasermasse wurde von BOURGERY nicht unpassend als „Schamfugenkreuzbänder" bezeichnet; ihrer Abstammung wegen könnte man sie vielleicht Schamfugen-Sehnenplatte [Lamina tendinosa praepubica m.][1]) nennen. Die oberflächlichen Bündel kommen von den beiden Geraden, ferner den Aeußeren Schrägen Bauchmuskeln bezw. den medialen Leistenthorschenkeln und den Pyramidenmuskeln beider

1) Ligt. pubis anter. cruciat. (BOURGERY).

Seiten. Die tieferen, etwas mehr quer verlaufenden Bündel stammen von den Anziehern des Oberschenkels und von den Inneren Schiefen Bauchmuskeln beider Seiten. Hie und da ist die Platte von einer ganzen Anzahl von Gefäßen durchsetzt.

Wirkung. Diese mächtigen gekreuzten Fasermassen sichern den Zusammenhalt der Schoßfuge gegen alle Gewalten, die in irgend einer Richtung die Schambeine auseinander zu drängen streben. Sie verhüten z. B. auch das Bersten der Schamfuge bei Einwirkung starker, das Becken seitlich zusammenpressender Gewalten. Daher bleibt denn meist, selbst bei schweren Beckenbrüchen, die Schamfuge unversehrt, sie fängt den Stoß oft direkt auf, ohne zu zerreißen. SAPPEY nennt diese sehnige Masse geradezu das „Hauptverbindungsmittel“ der beiden Schambeine, eine Auffassung, die ich nicht billigen kann. Das Hauptverbindungsmittel bleibt natürlich doch der Faserknorpel und der Faserring, die Sehnenplatte ist nur ein sekundäres Sicherungsmittel.

Gegen den unteren Rand der Schoßfuge hin wird der Verlauf der Fasermassen in der Lücke zwischen den beiden Schambeinen immer mehr vorwiegend quer. Die dem unteren Rand benachbarten, manchmal etwas gelblich aussehenden Bündel, die nach hinten mit den quer verlaufenden Beinhautbündeln zusammenhängen, werden als ein besonderes Band, als Schambogenband [L. arcuatum pubis N.][1]) bezeichnet. In der That lassen sich die untersten Bündel des Schamfugenzwischenpolsters fast immer ohne große Künstelei als ein nach unten leicht konkaves, scharfkantiges, auf dem Sagittalschnitt etwa dreiseitig prismatisches Bändchen isolieren. Es liegt etwa 1 cm unterhalb des knöchernen Schambogens. Bei Männern mißt seine größte Breite etwas über 2 cm, beim Weib aber 3—$3^1/_2$ cm; die Höhe mißt bei beiden Geschlechtern etwa 1 cm. Das Schambogenband begrenzt von oben her die Lücke zum Durchtritt der Rückenvene des Penis oder der Clitoris in das Becken; seitlich-abwärts hängt es mit dem sog. „queren Beckenband“, d. h. eigentlich auch dem oberen Rand des „Urogenitaldreieckes“ zusammen. Das Bogenband besteht aus anscheinend quer verlaufenden, in Wahrheit aber (namentlich auf der Hinterseite) fast aus lauter sich schräg durchkreuzenden Bündeln, die die Schambeine beider Seiten untereinander verbinden (s. Fig. 96, S. 286 u. Fig. 100).

Prakt. Bem. 1) Das Bogenbändchen ist so scharf, daß daran gedacht worden ist, daß solche Harnröhrenzerreißungen, die durch einen den Damm betreffenden Stoß entstehen, durch Anpressung der Harnröhre an die „scharfe Schneide“ des Bogenbandes hervorgebracht werden. 2) Bei der Geburt stemmt sich der Kindskopf vor dem „Durchschneiden“ durch das Schamthor mit dem Nacken an das Band an.

Oberes Schamfugenband [L. pubicum sup. N.][2]). Dem oberen Rand der Schoßfuge sind auch besonders kräftige, aber weniger leicht als eigenes Bändchen darstellbare, hie und da durch ihre gelbliche Farbe auffallende Beinhautbündel aufgelagert, die von den N. als „oberes Schamband“ bezeichnet werden (s. Fig. 100).

1) L. arc. inf. (Aut.), L. annulare inf. (M. I. WEBER). Inferior s. subpubic ligament (engl.). L. pubis infer., L. pelv. ant. triang. s. souspubien (franz.).

2) L. arcuat. sup. (ält. Aut.). L. annulare sup. (M. I. WEBER). The superior pubic ligt. (engl.). L. supérieur (franz.).

Seitlich hängen sie mit dem COOPER'schen Schamband[1]) am Schambeinkamm zusammen. Das obere Schamfugenband springt von einem Schamhöcker zu dem der anderen Seite über.

Nach HENLE stellen die früher mit diesem Namen belegten Züge die untere Seite des von ihm beschriebenen kleinen Dreieckbandes[2]) der „weißen Linie“ dar. Jedenfalls hängen sie wenigstens mit dessen seitlichen Befestigungen zusammen, während in der Mittellinie zwischen dem Dreieckbändchen und dem oberen Schamfugenband meiner Erfahrung nach fast immer kleine Gefäßchen hindurchgehen.

Von einigen Autoren, z. B. von MORRIS und POIRIER, wird auch noch ein „hinteres oberes Schamfugenband“ beschrieben. In der That ist die Beinhaut (s. S. 307 oben) an dieser Stelle öfters erheblich verstärkt, oft durch schräg laufende Bündel. Zwischen den Bündeln hat POIRIER manchmal 2—3 Lücken gefunden, durch die bei Bewegungen in der Schamfuge kleine Fettläppchen aus- und eintraten.

Gefäße. Der Gefäßreichtum der Schamfuge ist, wie der ihrer Umgebung, ein sehr großer. Die Vorderseite derselben wird von Zweigen der äußeren Scham- und der Verstopfungsgefäße (Arterien und Venen) versorgt, die Hinterseite von Zweigen aus dem Verbindungskranz zwischen den „Schamästen“ der Verstopfungs- und der unteren Bauchwandgefäße beider Seiten. Auch von der Inneren Schamarterie und von der Tiefen Schenkelarterie können Zweige von vorn und unten her die Schoßfuge erreichen (s. a. S. 304).

Prakt. Bem. Diese Verbindungskränze und die sonst in der Umgebung der Schamfuge liegenden Gefäße (s. S. 304) sind namentlich während der Schwangerschaft so groß, daß man bei der Schamfugenspaltung auf sie besondere Rücksicht nehmen muß.

Hüftgelenk [Articul. coxae N.][3]).

Umgebung und Freilegung. Das Hüftgelenk ist noch vollständiger von Muskelmassen bedeckt als das Schultergelenk. Mit den umgebenden Muskeln ist die Kapsel im allgemeinen durch lockeres Bindegewebe verlötet. Obgleich an den meisten Stellen die Verwachsung keine sehr innige ist, genügt sie doch dazu, die Kapsel bei den Bewegungen entsprechend hin und her zu ziehen. Eine Einklemmungsgefahr besteht für die Hüftkapsel nirgends, weil die Gelenklippe (s. unten) den Kopf so innig, so knapp umschließt, daß von einem Eindringen von Kapselfalten zwischen Kopf und Pfanne gar keine Rede sein kann. Auf der Vorderseite zieht der Iliopsoas unmittelbar über die manchmal hier durchlöcherte Kapsel hin. Seine accessorischen, vom vorderen unteren Darmbeinstachel kommenden Muskelbündel sind innig mit der Kapsel verlötet, die übrigen hingegen durch den großen Schleimbeutel [Bursa iliaca N.] von ihr getrennt. Medial vom Iliopsoas bedeckt der Kammmuskel die Kapsel und das Schambein-Schenkelband. In der Rinne zwischen diesen beiden Muskeln liegen die großen Schenkelgefäße; lateral vom Iliopsoas geht der Ursprung des Geraden Schenkelmuskels nahe Beziehungen zur Kapsel ein. Auf der lateralen Seite ist der Kleine Gesäßmuskel mit der Kapsel

1) L. pubicum Cooperi, L. cristae pubis, L. pectinatum (ält. Aut.).
2) L. triangulare s. Adminiculum lineae albae.
3) Coxa = Oberschenkel b. PLINIUS.

verlötet. Auf der Hinterseite stehen die Sehnen des Muskelfächers, der aus dem Birnförmigen und dem Inneren Verstopfungsmuskel mit den Zwillingsmuskeln sowie dem Aeußeren Verstopfungsmuskel und dem Viereckigen Schenkelmuskel besteht, mit der Kapsel in Verbindung. Der hinter den Muskeln liegende große Hüftnerv kommt nur bei äußerster Schenkelbeugung in die Nähe der Kapsel zu liegen und wird bei dieser Bewegung erheblich gedehnt. Die Unterseite der Kapsel wird vom Aeußeren Verstopfungsmuskel „unterstützt". — Zur Herstellung eines handlichen Präparates empfiehlt es sich, das Hüftgelenk einer vom Rumpfe abgetrennten Beckenhälfte bloßzulegen und den betreffenden Oberschenkel etwa in der Mitte abzusägen. Beim Abtragen der Muskeln beachte man die Verbindung der Sehne des Kleinen Gesäßmuskels mit der Kapsel, den Iliopsoasschleimbeutel und seine Beziehung zur Kapsel (s. S. 311), erhalte die Verstopfungsmembran und achte auf ihre Verbindung mit der Hüftkapsel (s. S. 287). Die Ursprungssehne des Geraden Schenkelmuskels trage man zunächst nicht ab. Es ist ganz zweckmäßig, nach dem Studium der Verstärkungsbänder von außen zunächst das Iliofemoralband unterhalb des vorderen, unteren Darmbeinstachels zu durchschneiden, um dessen Dicke zu sehen, sodann den Kapselansatz längs der ganzen Gelenklippe etwa kleinfingerbreit distal vom Rand der Lippe abzuschneiden und endlich die Kapsel auf der Vorderseite der Länge nach zu spalten, um den Schenkelkopf bequem ausrenken zu können. Sehr instruktiv ist auch ein Frontalschnitt durch das Gelenk bei aufrechter Stellung, womöglich durch die Mitte des runden Bandes. Für das Studium der Hemmungswirkung des letzteren ist es unbedingt nötig, sich ein Präparat anzufertigen, an dem man bei Schonung der ganzen Kapsel einen großen Teil des Pfannengrundes entfernt hat, so daß man durch das Pfannenfenster das runde Band in seinen Verschiebungen und Spannungsverhältnissen beobachten kann.

Gelenkflächen des Hüftgelenkes.

Die Gelenkflächen des Hüftgelenkes zeigen unter allen Gelenkflächen des menschlichen Körpers die regelmäßigste Krümmung. Sie entsprechen besser als alle anderen Gelenkflächen den geometrischen Körpern, denen wir sie vergleichen.

a) Hüftpfanne [Acetabulum[1])].

Dem auf S. 285 besprochenen Unterschied in der Gebrauchsweise der oberen und der unteren Extremität entspricht auch ein großer Unterschied in der Form der Schulter und der Hüftpfanne. Während erstere eine ganz flache Mulde darstellt, ist die Hüftpfanne einer hohlen Halbkugel zu vergleichen, denn sie bildet, wie die Durchschnitte durch sie zeigen, einen Hohlkugelabschnitt von 170—175°, in der Richtung von vorn nach hinten sogar von 180°. Der Krümmungshalbmesser der knöchernen Pfanne beträgt meist etwas mehr als 2,5 cm. (Sehr beachtenswert ist der Umstand, daß beim Embryo und auch noch im 1. Lebensjahr, bis das Kind laufen lernt, die Pfanne viel weniger tief ist, den Kopf weit weniger vollständig umfaßt als

1) Acetabulum, eigentlich Essignapf (ISIDORUS, Origines XX, 4 u. APICIUS, de re culinaria VIII, 7), aber auch Eskamotiernäpfchen der Taschenspieler (ALCIPHRON, Epist. III, 20, FORCELL., SENECA), endlich Napf überhaupt und schon bei PLINIUS für Hüftpfanne gebraucht.

beim Erwachsenen.) An der Pfannenbildung sind alle 3 Hüftbeinteile beteiligt, das Darmbein bildet das Dach (etwas weniger als $^2/_5$ der ganzen Pfannenfläche), das Sitzbein den unteren Teil der Pfanne (etwas mehr als $^2/_5$), während das Schambein nur an der Bildung der Vorderwand beteiligt ist (etwa $^1/_5$ der ganzen Pfannenfläche bildend). Die an der Bildung der Gelenkfläche teilnehmenden Stücke der 3 Beckenknochen sind ihre dicksten Stellen (vgl. auch II. Bd. „Becken-Gewölbe“), während ihre dem Pfannenrecessus entsprechenden Teile meist (wenigstens im Alter) bis zur Durchsichtigkeit verdünnt sind. Die Zusammensetzung der Pfanne aus den 3 Beckenknochen läßt sich oft auch noch beim Erwachsenen in dem welligen Verlauf des Pfannenrandes erkennen. Wir sehen nämlich oft an ihm einen „Sitz-, einen Darm- und einen Schambeinbuckel“ [1]) und andererseits Einkerbungen [2]) des Randes, die den Verschmelzungsstellen entsprechen (s. auch S. 319 Kapseldünnheit). Von letzteren ist die hintere, zwischen Sitz- und Darmbein allerdings oft nicht gut oder gar nicht ausgeprägt, die vordere obere zwischen Darm- und Schambein aber fast immer sehr deutlich; sie liegt an der „Muskelrinne“ [3]) des Darmbeines. Die tiefste „Pfannenkerbe“ ist zwischen Scham- und Sitzbein, es ist der sog. Pfannenausschnitt [Incisura acetabuli N.], der nur in ganz seltenen Fällen knöchern überbrückt ist (s. unten b. Querband).

Von der ganzen halbkugelförmigen Pfanne ist aber nur eine Kugelzone, ein hufeisen- oder besser ein C- oder mondsichelförmiger Streifen [Facies lunata N.] (s. Fig. 96, S. 286) von Gelenkknorpel überzogen. Die Enden („Stollen“) des Hufeisens oder die Spitzen der Mondsichel entsprechen ungefähr den Rändern des Pfannenausschnittes, doch reicht der Knorpelüberzug vorne (d. h. das vordere Horn der Mondsichel) nicht ganz bis an den Pfannenausschnitt heran. Die Sichel ist am breitesten (über 2,5 cm) im Darmbeinteil, also am Pfannendach. Von da nach hinten verschmälert sich die Sichel etwas, nimmt aber in der Mitte des Sitzbeinteiles wieder etwas an Breite zu. Am schmalsten ist sie am Schambeinteil, wo sie kaum 1,25 cm breit ist. Die Mondsichel umgreift den Schenkelkopf im wesentlichen nur wie eine Zange von oben, vorn und hinten. (H. Meyer sagt daher, sie stelle fast die Hohlrolle eines Scharniergelenkes dar, in der das Bein für die Pendelbewegung beim Gehen aufgehängt sei; s. prakt. Bem.).

Die Pfanne ist übrigens nicht gerade gestellt, sie schaut weder genau nach vorn, so daß man von einem „medialen“ und einem „lateralen Rand“ derselben reden könnte, wie es öfters von chirurgischer Seite geschieht, noch auch schaut sie genau lateralwärts, sondern sie steht schräg. Ein in ihrer Mitte auf ihre Oberfläche errichtetes Lot ist schräg lateral-vorwärts gerichtet, so zwar, daß es von der sagittalen Richtung mehr abweicht wie von der frontalen. Der Pfannenrand ist also umgekehrt „mehr sagittal“ wie „frontal“ gestellt, wir können also mit größerem Recht von einem hinteren und und vorderen Pfannenrand reden wie von einem lateralen und medialen.

Untersuchen wir den Pfannenrand genauer, so kann es uns nicht entgehen, daß er in den meisten Fällen überhaupt nicht genau in einer

1) Convexitas ischiadica, — iliaca, — pubica supercilii acetabuli (Hyrtl).
2) Concavitas ilio-ischiadica, — pubo-iliaca, — ischiopubica supercilii acetabuli (Hyrtl).
3) Lacuna musculorum.

Ebene liegt. Der knöcherne Pfannenrand und die ihm etwa parallel laufende „Mittellinie der Mondsichelfläche“ beschreiben meinen Beobachtungen zufolge nämlich nicht einen Kreisabschnitt, sondern eine Art Schraubenlinie (auch in Fig. 96, S. 286 zu erkennen). Man sieht das am besten, wenn man es versucht, dem Pfannenrand eine Ebene, etwa einen Pappdeckel etc. rings anzulegen: Der hintere Teil des Pfannenrandes paßt sich der Ebene ganz gut an, der vordere hingegen weicht von ihr auf der rechten Körperseite im Sinne einer rechtsgewundenen Schraubenlinie ab; der linke Pfannenrand ähnelt einer linksgewundenen Schraube.

In der Mitte der Pfanne, von der Knorpelsichel umrahmt, bleibt eine unregelmäßig viereckig gestaltete, um 3—4 mm gegen die Knorpelfläche vertiefte Stelle, die sog. „Pfannengrube“ [Fossa acetabuli N.] vom Knorpel frei, wodurch die Pfanne wie „angefressen“ oder „angenagt“ aussieht. Die Grube ist etwa 4—5 cm hoch und 2—3 cm breit, ihre Mittelpartie ungefähr „2-Markstückgroß“. Die Pfannengrube gehört wegen ihres Knorpelmangels nicht zur eigentlichen Gelenkfläche, doch ist es gekünstelt, sie auch nicht zum Gelenkbinnenraum zu rechnen; sie gehört ebenso gut zu letzterem wie die knorpelfreie quere Rinne an der zangenförmigen Gelenkfläche der Elle (s. S. 194).

Die Knorpeldicke nimmt vom centralen gegen den äußeren Rand der Sichel hin zu. Sie beträgt am inneren Rand etwa 0,5—0,9 mm. am äußeren 0,8—3,0 mm. Die größte Knorpeldicke besitzt die Sichel oben und hinten, die kleinste unten und vorne, was wohl dadurch zu erklären ist, daß die oberen und die hinteren Pfannenteile häufiger dem Schenkeldruck ausgesetzt sind als die unteren und vorderen (vgl. a. S. 15 f.) Die letzteren werden ja nur dann besonders vom Schenkelkopf gedrückt, wenn der Schenkel maximal nach hinten gebeugt („hyperextendiert“) ist. Manchmal sind die Nahtstellen der 3 Pfannenknochen auch am Gelenkknorpel als leichte Verschmälerungen der Knorpelsichel oder auch als etwas anders gefärbte (graue) Linien in der Knorpelfläche zu erkennen. Außer diesen Verschmälerungen kommt es nicht ganz selten zu einer vollkommenen Abschnürung des vorderen Endes der Knorpelsichel durch eine knorpelfreie Furche; das durch die Furche isolierte Knorpelstück ist ungefähr kreisrund. Die Furche erinnert an die bei der Ellbogengelenkfläche besprochene Furche.

Die Pfannengrube ist von dünner Beinhaut, die sich sehr leicht ablöst, überzogen und meist fast ganz von einem sehr lockeren Fettgewebe, einem weichen „Polster“[1]) erfüllt, das die Einsenkung der Pfannengrube unter das Niveau der Knorpelsichel ausgleicht. Das Fettpolster ist (von der Gelenkintima überzogen und) durch feine Gefäße und lockere Bindegewebsstränge verschieblich mit der Unterlage verbunden, ja am Rand liegt es meist ganz frei dem Pfannengrund auf. Die Befestigung des Polsters an der Unterlage ist so wenig fest, daß man es mit einem Skalpellstiel ganz leicht herausschaben kann. Das Polster ist individuell verschieden dick und bald mehr gelblich, bald mehr rötlich, je nach dem verschiedenen Fett- und Blutgefäßreichtum. Hier und da fehlt das Fettgewebe, übrigens namentlich in den oberen Grubenabschnitten gänzlich.

1) Pulvinar acetabuli. Haversian gland (engl.). Coussinet adipeux (franz.)

b) Pfannenlippe [Labrum glenoidale N.][1]).

Die Pfanne wird durch einen ihrem knöchernen Rand aufsitzenden mächtigen Faserknorpelring vertieft. Diese Gelenklippe gleicht nicht nur die leichten Einkerbungen des knöchernen Pfannenrandes aus, sondern überbrückt auch den Pfannenausschnitt und wandelt ihn dadurch

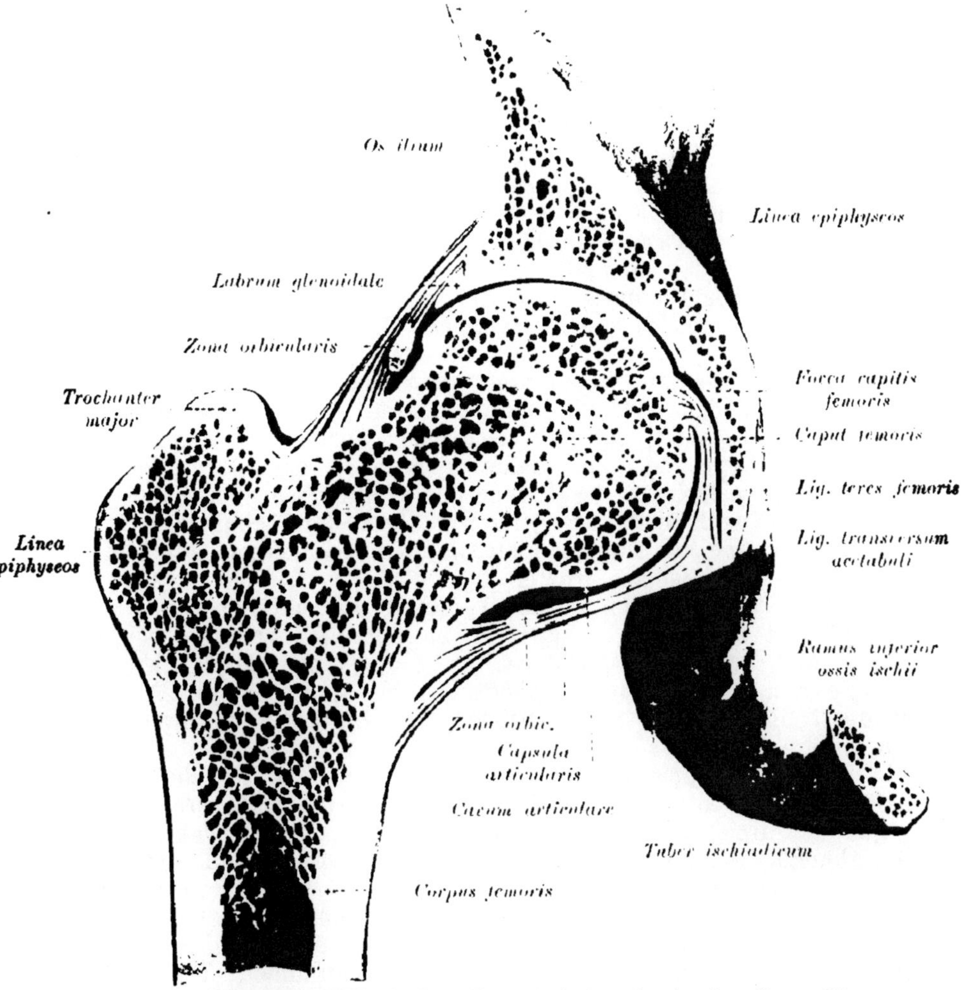

Fig. 101. Rechtes Hüftgelenk. Frontalschnitt durch dasselbe. Hintere Schnittfläche, von vorn.

zu einem Loch bezw. einer engen Spalte um, die etwa gerade noch für einen kleinen Finger durchgängig ist (s. Fig. 96, S. 286). Sehr häufig wird übrigens die eine oder andere Einkerbung des Pfannenrandes (oder alle drei) nicht einfach durch die Pfannenlippe ausgefüllt, sondern es bleibt eine mehr oder weniger deutliche Furche zwischen der Lippe und dem knöchernen Rand bestehen. POIRIER hat eine solche Furche

1) L. cotyloideum, fibro-cartilagineum acetabuli (MECKEL). Cotyloid ligt. (engl.), Bourrelet glenoïdien (franz.).

sich zu einer Spalte erweitern sehen, die den ganzen oberen Teil der Pfannenlippe untergrub (vgl. Schultergelenk, S. 170).

Die Pfannenlippe ist auf dem Durchschnitt dreikantig-prismatisch (s. Fig. 101 a. vor. S.). Man kann an ihr eine Befestigungsfläche, mit der sie dem knöchernen Pfannenrand aufsitzt, eine äußere, meist leicht konvexe, der Gelenkkapsel zugewandte und eine innere, glatte, dem Schenkelkopf anliegende konkave Fläche unterscheiden. Die letztere zeigt genau dieselbe Krümmung wie die Pfanne selbst, und zwar entspricht ihre Basis, d. h. ihr am knöchernen Pfannenrand angewachsener breiter Rand gerade dem Aequator der Pfannen-Hohlkugel, während ihr freier scharfer Rand schon etwas enger ist. Der Halbmesser des äußeren Randes der Pfannenlippe beträgt beim Mann 2,4—3,0 cm, beim Weib 2,0—2,5 cm, das ist etwas weniger als der Krümmungshalbmesser der Pfanne (s. S. 312). Die Tiefe der Pfanne einschließlich der Gelenklippe beträgt etwa 2,6—3,3 cm, sie ist jedenfalls größer als der Krümmungshalbmesser der Pfanne. Die Pfanne stellt daher einschließlich der Pfannenlippe mehr als die Hälfte einer Hohlkugel dar, sie bildet auf fast allen Durchschnitten, die durch den Krümmungsmittelpunkt hindurchgehen, einen Bogen von etwas mehr als 180° (s. II. Bd., Zusammenhalt der Gelenkflächen). Kommt es, wie das allerdings sehr selten geschieht, zur teilweisen oder gänzlichen Verknöcherung der Pfannenlippe, so kann daher auch nach der Maceration der Schenkelkopf nicht aus der Pfanne herausfallen, wie bei einem „geschlossenen Kugelgelenk“ oder einer sog. „Nuß“ der Technik (s. a. S. 13).

Die Breite der inneren glatten, dem Schenkelkopf anliegenden Fläche der Lippe ist am größten in den oberen und hinteren Teilen des Ringes, am kleinsten in den vorderen und unteren Teilen. Sie beträgt dort fast 1 cm, hier z. B. an der Pfannenkerbe zwischen Darm- und Schambein nur etwa $^1/_2$ cm. Auch die Dicke der Lippe, d. h. die Breite ihrer Anheftungsfläche am knöchernen Pfannenrand ist hinten-unten beträchtlicher (etwa 4,5 mm) als vorne (etwa 2,5 mm).

Die Gelenklippe besteht nur an ihrer dem Knochen angehefteten Basis aus Faserknorpel, in ihren peripheren Teilen gegen den freien Rand hin jedoch aus reinem Bindegewebe, dessen Faserbündel hauptsächlich schräg vom knöchernen Pfannenrand in die Lippe einstrahlen, um dann mehr oder weniger ringförmig weiter zu laufen. Auf der inneren, dem Oberschenkelkopf zugewandten Fläche sind aber fast immer auch oberflächliche, selbstständige, ganz ringförmig verlaufende Bündel zu finden. Die gewöhnliche Angabe, daß die Lippe vorwiegend aus cirkulären Faserbündeln besteht, ist aber sicher nicht richtig. Schon HENLE hat übrigens beobachtet, daß die dem Schenkelkopf zugewandte glatte Seite der Gelenklippe immer von einer feinen Schicht radiär laufender Bindegewebsfasern überzogen ist. Diese Bündel gehen auf die Oberfläche des sichelförmigen Knorpels über und lassen sich manchmal fast bis zur Mitte der Knorpelsichel verfolgen. In der Regel schließt sich die Lippe der Knorpelsichel überall unmittelbar an. Manchmal ist aber an dieser oder jener Stelle des Pfannenumfanges zwischen beiden eine seichtere oder tiefere, bis auf den Knochen gehende Furche (s. oben). Nicht selten beobachtet man dann wie beim Schultergelenk (s. S. 170 f.), daß die Furche durch einen platten, scharfrandigen oder aufgefransten Saum der Pfannenlippe, der sich auf den Rand der Knorpelsichel auflegt, überdeckt wird. Meist setzt sich übrigens das Fasergewebe der Gelenklippe an einer Stelle des oberen Sichelabschnittes direkt in den hyalinen Sichelknorpel fort. Diese Stelle ist auch am skeletierten Becken durch einen kleinen Unterschied im Aussehen und im Niveau zu erkennen. Manchmal setzt sich das Fasergewebe sogar bis in den Pfannengrund fort, worauf POIRIER zuerst aufmerksam gemacht hat.

Der den Pfannenausschnitt überbrückende Teil der Pfannenlippe wird mit anderen ihm beigesellten Faserzügen als „Pfannen-Querband“ [Ligt. transvers. acetabuli N.] bezeichnet. Das Band ist in medio-lateraler Richtung, oder vom centralen zum peripheren Rand gemessen, etwa 1 cm breit und etwa $1^1/_2$ Fingerbreiten lang in der Richtung von vorn (medial) nach hinten (lateral). Es besteht aus 3 Hauptsträngen: der eine ist die einfache Fortsetzung der Pfannenlippe, er bildet den freien Rand des Querbandes (s. Fig. 96, S. 286). Die inneren, nach der Pfanne zu liegenden Teile des Bandes gehören aber nicht zur Pfannenlippe, sondern springen nur zwischen dem „Schambein- und dem „Sitzbeinhorn“ der Sichelfläche über[1]). Sie sind rein fibrös, nicht von Knorpelzellen durchsetzt. Manchmal sind diese beiden Stränge durch eine seichte Furche getrennt. Ein 3. Strang gesellt sich von der Außenseite, d. h. der Oberfläche zu den beiden vorigen hinzu; er kommt vom oberen Schambeinast und erhält meist noch Zuwachs[2]) vom oberen hinteren Winkel des verstopften Loches. Dieser Strang kreuzt sich mit den anderen Bündeln in schräger Richtung. Hier und da verknöchert das Querband im höheren Alter mehr oder weniger vollständig.

Varietäten. 1) In der Pfannenlippe beobachtete ich an alten Individuen, namentlich solchen mit arthritischen Veränderungen, Knochenstückchen, wohl als Vorstufe der oben erwähnten Totalverknöcherung. 2) Auch freies Ueberstehen des centralen Randes der Pfannenlippe wie beim Schultergelenk habe ich öfters beobachtet.

c) Schenkelkopf.

Der Schenkelkopf stellt etwa $^2/_3$ einer ganzen Kugeloberfläche dar. Der Krümmungshalbmesser des Kopfes ist in allen Richtungen beim Mann etwa 2,6 cm, bei der Frau etwa 2,4 cm. Der Schenkelkopf hat also, ohne Haarspalterei betrachtet, Kugelgestalt und die gleiche Krümmung wie die Hüftpfanne und auch wie der Schulterkopf, bei dem die gleichen Zahlen 2,7 bezw. 2,2 cm betragen.

Bei genauen Messungen findet man freilich oft kleine Abweichungen von der genauen Kugelgestalt, und manche Forscher, wie SCHMID, AEBY, KRAUSE u. a., betrachteten deshalb den Kopf, namentlich bei alten Individuen, nicht als kugelförmig, sondern als ein Rotationsellipsoid u. s. w. und glaubten aus diesen Abweichungen von der Kugelgestalt weitgehende Schlüsse auf den Bewegungsmechanismus ziehen zu dürfen. Dagegen spricht aber vor allem die eine Thatsache, daß die Abweichungen durchaus nicht

1) Lig. labri cartil. transversale intern. (WEITBRECHT).
2) Ligt. labri cartil. transversale extern. (WEITBRECHT).

konstant sind, denn die einen Untersucher finden den horizontalen Durchmesser in der Regel um 1—1,5 mm (!) kleiner, die anderen im Gegenteil größer wie den vertikalen. H. MEYER glaubte, daß die obere und vordere Seite des Kopfes durch den Druck des Beckens beim Stehen etwas flacher gekrümmt wären als die hintere und mediale Seite. Auch ein Streif der Unterseite soll nach ihm durch den Druck des runden Hüftbandes etwas flacher gedrückt sein.

Andere, so namentlich PALETTA und KÖNIG betonen die Inkongruenz des Kopfes und der Pfanne. KRAUSE giebt an, daß der Kopf einen um 0,1 (!) mm kleineren Halbmesser besitze wie die Pfanne. PALETTA wurde offenbar durch das Herausfallen des Kopfes beim Anbohren der Pfanne von hinten getäuscht, da er den Einfluß des Luftdruckes auf das Gelenk noch nicht kannte. KÖNIG schloß die Inkongruenz aus der Thatsache, daß er in gefrorenen Gelenken Eisscherben (von 0,5—2 mm Dicke) zwischen den Gelenkflächen fand. Mit Recht hat bereits ALBRECHT demgegenüber hervorgehoben, daß schon eine dünne „Synovial"schicht beim Gefrieren die Gelenkspalte erweitere. Es scheint mir übrigens sehr wohl möglich, daß die Flüssigkeit erst nach dem Tode in das Gelenk ausgetreten ist, zumal ich in frischen normalen Hüftgelenken fast immer nur ein ganz verschwindend kleines Quantum von Gelenkschmiere gefunden habe. Ueberdies haben die Brüder WEBER gezeigt, daß die Gipsabgüsse von Pfanne und Kopf genauestens ineinander passen. Selbstverständlich sind aber die Abweichungen von der Kugelgestalt und die minimalen Inkongruenzen zwischen Kopf und Pfanne, falls sie wirklich bestehen, absolut belanglos für die Bewegungsmechanik, da sie durch die Deformierbarkeit der Gelenkknorpel von Kopf und Pfanne, die zusammen fast überall über $^1/_2$ cm dick sind, ausgeglichen werden. (Darin hat jedoch KÖNIG recht, daß die Inkongruenzen auf die Bewegung der Gelenkschmiere im Gelenk einen Einfluß haben, und zwar wird dieselbe offenbar eine lebhaftere.)

Der Knorpelüberzug des Kopfes ist gegen den Hals hin unregelmäßig kreisförmig begrenzt. Entsprechend der Verlängerung des kleinen und der Spitze des großen Rollhügels ist der Knorpelrand leicht konkav eingebuchtet, während er auf der Vorder- und auf der Rückseite, der vorderen und der hinteren L. intertrochanterica entsprechend umgekehrt etwas konvex ausgebuchtet ist. (Der vorderen Vorbuchtung entspricht am macerierten Oberschenkel fast immer eine besondere „beetartige Erhabenheit", die schon von HENLE in der Abbildung angedeutet, von POIRIER aber zuerst näher beschrieben und als „Darmbeineindruck" bezeichnet wurde. Man könnte sie vielleicht weniger präjudizierend „Halsgelenkhöcker" [Eminentia articularis colli femoris m.] nennen. Auch HENKE kannte die Stelle des Halses als einen Fortsatz des Knorpelüberzuges, der nicht kuglig, sondern nur von vorn nach hinten gekrümmt ist. Es ist offenbar derselbe Vorsprung, auf den Dr. P. SUDECK (Hamburg) 1899 die Aufmerksamkeit der Chirurgen lenkte[1]), nachdem ich auf sein Ersuchen an einer größeren Zahl von Oberschenkeln nachgewiesen hatte, daß die Bildung fast immer vorhanden sei. An den von mir bisher untersuchten ca. 80 Oberschenkeln fehlte sie nur 7mal. POIRIER

---

1) Empreinte iliacque (POIRIER). SUDECK, Zur Anat. und Aetiol. der Coxa vara adolesc. etc. Arch. f. klin. Chir., Bd. 59, Heft 2.

meint, der Höcker bilde sich unter dem Einfluß des Anstoßens des Halses am Pfannenrand gerade unter dem vorderen, unteren Darmbeinstachel bei der Beugung, was noch dahingestellt sein mag, abgesehen davon, daß das Anstoßen an dieser Stelle nicht bei reiner Beugung, sondern bei Einwärtsrollung des gebeugten Oberschenkels stattfinden wird. SUDECK hält den Höcker für eine äußere Betonung einer besonders starken Spongiosastelle im Innern.)

Die Dicke des Knorpelüberzuges nimmt im allgemeinen von der Mitte nach dem Rande zu ab, doch ist nach WERNER's Messungen die größte Knorpeldicke nicht oben, sondern etwas unter und vor der Mitte; von da nimmt sie nach unten und nach vorn weniger rasch ab als nach oben und nach hinten. An der dicksten Stelle (1 cm unter der Mitte) ist sie etwa 2,2—3,7 mm, am oberen hinteren Rand etwa 1 mm, am vorderen unteren Rand bis zu 1,9 mm. Daß die vorderen unteren Teile während des Lebens stärkerem Druck ausgesetzt sind als die oberen Teile des Gelenkkopfes, wie WERNER behauptet, ist höchstens für die betreffenden Ränder richtig, da in der That der obere laterale Rand des Schenkelkopfes im Gegensatz zum unteren Rand beim Stehen und Gehen gar nicht von der eigentlichen Pfanne umfaßt wird (s. Fig. 101, S. 315), der obere laterale Rand schiebt sich ja nur beim Seitheben des Beines in die Pfanne hinein (vgl. a. S. 15 ff.).

Die kleine, meist ungefähr dreieckige Grube [Fovea capitis N.] im hinteren, unteren Quadranten des Kopfes ist nicht ganz mit Knorpel ausgekleidet, im oberen vorderen Teil derselben ist das sog. „runde Band" befestigt (s. unten). Daß der untere Teil der Grube durch das Schleifen des Bandes an ihm verbreitert und abgeflacht sei, wie z. B. POIRIER angiebt, trifft nach meinen Beobachtungen nicht immer zu. Die ganze Umgebung der Grube zeigt in einem etwa 3 mm breiten Umkreis einen faserknorpligen oder bindegewebigen Ueberzug, der mit dem Bindegewebe des Grübchens und des „runden" Bandes zusammenhängt. Die Grube ist vom unteren Rand der Knorpelfläche nicht viel mehr als 1,5 cm entfernt, vom oberen Rand mehr als 4 cm (vgl. Fig. 101).

Hüftgelenk-Kapsel.

Die Hüftgelenkkapsel ist nach der des Kniegelenkes die größte Gelenkkapsel. Sie kann einem abgestumpften Kegel oder Trichter mit proximaler, dem Ursprung an der Pfanne entsprechender Basis verglichen werden, umgekehrt wie die Schulterkapsel einem Kegel, dessen Basis dem Ansatz am Oberarm entspricht. Daher fällt der Schulterkopf sofort aus dem Kapselschlauch heraus, wenn dessen distaler Ansatz abgeschnitten wird, während der Schenkelkopf durch das distale Ende des Kapselsackes nicht herausgezogen werden kann, ohne daß der Kapselschlauch zerreißt.

Die Kapsel entspringt mit Ausnahme der Einkerbungsstellen rings vom knöchernen Pfannenrand und läßt, namentlich am hinteren Teil des Pfannenrandes, die ganze Außenfläche der „Pfannenlippe" und ihre Basis frei. An den Einkerbungsstellen des knöchernen Pfannenrandes (s. S. 313), namentlich an der Vorderseite, ist die Kapsel hingegen meist mit der Außenfläche der Gelenklippe, wenigstens an deren Basis, verwachsen. Der periphere scharfe Rand ragt aber meist ringsherum frei in den Gelenkraum hinein. Nur an der Stelle, wo die Gelenklippe als Querband den Pfannenausschnitt überbrückt, entspringt die Kapsel nicht am Knochen, sondern nur von der Aussenfläche (und hier auch vom peripheren Rand) der Lippe. Durch diesen Umstand können die Gefäße, ohne die Kapsel durchbohren zu müssen, „extraartikulär" in den Pfannengrund und das ihn ausfüllende Fettpolster hineingelangen.

Am Oberschenkel befestigt sich die Kapsel vorn an der Linea „intertrochanterica"; ebenso wie diese letztere, so erreicht aber auch die Kapsel den kleinen Rollhügel selbst nicht, sondern erstreckt sich vorne nur bis an die kleine glatte Grube [1]), die sich lateral vom kleinen Rollhügel bezw. auf der Vorderseite von dessen Basis befindet. Von da zieht der Kapselansatz lateral vom kleinen Rollhügel vorbei auf- und rückwärts auf die Halsrückseite. Hier setzt sich die Kapsel etwa in gleicher Entfernung vom Knorpelrand des Kopfes am Hals an wie vorne, d. i. etwa fingerbreit oberhalb der Crista intertrochanterica. Sie zieht sich dann medialwärts von der Rollhügelgrube zum vorderen oberen Winkel des großen Rollhügels selbst hinauf. Gewöhnlich wird angegeben, der Kapselansatz reiche auf der Vorderseite bedeutend weiter herab wie hinten, und deshalb lägen z. B. die Schenkelhalsbrüche meist vorne innerhalb, hinten aber außerhalb der Kapsel. Letztere Angabe stimmt aber in Wahrheit nicht, denn der Kapselansatz ist hinten, mit Ausnahme der untersten Partien, wie bemerkt, fast eben so weit vom Knorpelrand entfernt wie vorn, man wird nur leicht dadurch getäuscht, daß hinten der Hals bedeutend länger ist, weil die Crista intertrochanterica erheblich (fast 1 cm) weiter vom Rand des Schenkelkopfes entfernt ist wie die Linea intertrochanterica (ant.). Meine Messungen stimmen nicht mit denen SAPPEY's überein, der ohne Einschränkung behauptet, der Kapselansatz sei vorn 3,5, hinten nur 2,0 cm vom Kopfrand entfernt. Die Angabe trifft höchstens für die untersten (medialsten) Teile der Vorder- und Hinterseite zu und auch da durchaus nicht immer, namentlich nicht, wenn der wirkliche hintere Kapselansatz in Betracht gezogen wird. Der Kapselansatz auf der Hinterseite des Schenkelhalses ist übrigens meist ganz schwach, fast nur durch die „Synovial"haut vermittelt. Die Befestigung der fibrösen Kapselschicht finde ich hier, abgesehen von einigen wenigen Längsbündeln, hauptsächlich durch bogenförmige, distalwärts konkave konzentrische, am Schenkelhals befestigte Bündel bewerkstelligt. In der Konkavität des untersten Bündels, die etwa in der Mitte zwischen dem oberen und unteren Halsrand liegt, sind es thatsächlich im wesentlichen nur Bündel der Synovialhaut, die den Kapselrand abschließen. Daher reißt denn auch die Befestigung der Kapsel bei nicht besonders vorsichtiger Darstellung der Kapsel hier sehr leicht ab, und es sieht dann so aus, als ob die fibröse Kapsel hier nur aus ringförmig um den Hals herum verlaufenden Fasern bestünde (s. unten, Ringband). Manchmal ist der Kapselansatz allerdings derber, doch habe ich die Angabe von POIRIER, daß er sogar eine leichte Furche am Knochen hervorrufen kann, bisher noch nicht oft bestätigen können.

Im allgemeinen ist die Kapsel dicker und fester als alle übrigen Gelenkkapseln. Der Kapselschlauch ist auch relativ kürzer

1) Fossette prétrochantinienne (POIRIER).

als z. B. die Schulterkapsel. Immerhin läßt sie in Mittelstellung des Gelenkes (s. II. Bd.) eine Entfernung der Gelenkflächen um 1—2 cm voneinander zu. In der aufrechten Stellung ist sie hingegen stark verdreht und daher ziemlich straff gespannt.

Die Kapsel besteht aus oberflächlichen Längsbündeln und in der Tiefe liegenden Schräg- und Quer- oder Ringsbündeln, die mit den Verstärkungsbändern untrennbar verwachsen sind.

Die dünnsten Stellen der Kapsel sind gerade vorne, unter dem Iliopsoas, also nach abwärts von der „Muskelrinne" des Darmbeines und im medialen Teil der Unterseite, d. h. in der Nähe des Pfannenausschnittes und des Verstopften Loches. Auch hinten, etwa dem großen Siztbeinausschnitt gegenüber, ist die Kapsel dünn. Die dünnsten Stellen entsprechen somit genau den Einkerbungen des Pfannenrandes, d. h. den Verwachsungsstellen der 3 Beckenknochen, den früheren Knorpelfugen (s. S. 313). König (Hdb. d. Chir.) macht noch besonders auf eine kleine schwache Kapselstelle unmittelbar über dem kleinen Rollhügel aufmerksam (s. a. unten, S. 339), die übrigens, soviel ich sehe, nicht konstant ist. An den schwachen Stellen wird die Kapsel von den umgebenden Muskeln, also vor allem dem Iliopsoas, dem Aeußeren Verstopfungsmuskel und dem Birnförmigen Muskel geschützt. (Der dem Pfannenausschnitt benachbarte Teil der Kapsel ist fast immer schlaff; er wird nur ausnahmsweise durch den Schenkelkopf ausgebuchtet und gespannt, wenn man das Bein schräg seitlich vorwärts hebt, wie es bei „tiefer Kniebeuge" geschieht oder wie Morris angiebt, wenn man, in einem Lehnstuhl sitzend, das Bein über die Lehne schlägt oder in einem Sitzbad mit gespreizten Beinen sitzt, vgl. II. Bd.).

Auf der Oberseite beim großen Rollhügel und auf der Unterseite zeigt der Kapselschlauch meist deutliche Aussackungen.

Verstärkungsbänder der Hüftkapsel.

Bei der den Beinen in bestimmtester Weise zugewiesenen Aufgabe, dem Rumpf als Stütze beim Stehen und Gehen zu dienen, dürfen wir erwarten, am Hüftgelenk typische, starke Verstärkungsbänder zu finden. Die Hüftkapsel mit den Verstärkungsbändern hat denn thatsächlich eine Tragkraft von etwa 500 kg. In dem Punkte einer gewissen typischen Gleichförmigkeit der Bewegung, die aus der allen Individuen in gleicher Weise vorgezeichneten Aufgabe der Beine folgt, steht das Hüftgelenk in einem gewissen Gegensatz zum Schultergelenk. Das letztere ist in seinen Bewegungen viel ungezwungener und individuellen Unterschieden viel mehr unterworfen. Höchstens die Pendelbewegung kann als eine für alle Menschen „typische" angesehen werden (vgl. II. Bd.). Dementsprechend zeigt denn auch die Schulterkapsel weit weniger große Dickendifferenzen, weit weniger mächtige Verstärkungsbänder als die Hüftkapsel. Von Macalister wird behauptet, die „Verstärkungsbänder" der Hüftkapsel seien nur intermuskuläre Fascienstreifen, die sich mit der Gelenkkapsel verbänden. Diese Ansicht ist entschieden nicht haltbar; die Hüftbänder sind ebensogut wahre Gelenkbänder wie die der anderen Gelenke, z. B. des Ellbogen- und Handgelenkes. Damit soll jedoch nicht in Abrede gestellt werden, daß dieselben mit den betreffenden Fascienwänden zwischen den Muskeln in Verbindung stehen.

Ueber die Verstärkungsbänder des Hüftgelenkes besitzen wir eine vorzügliche, die Angaben der anderen Autoren genauestens berücksichtigende Specialuntersuchung von WELCKER [1]), der außer den gewöhnlichen Präparationsmethoden auch die Hautstichmethode LANGER's zur Feststellung der Faserrichtung der Kapselzüge anwandte.

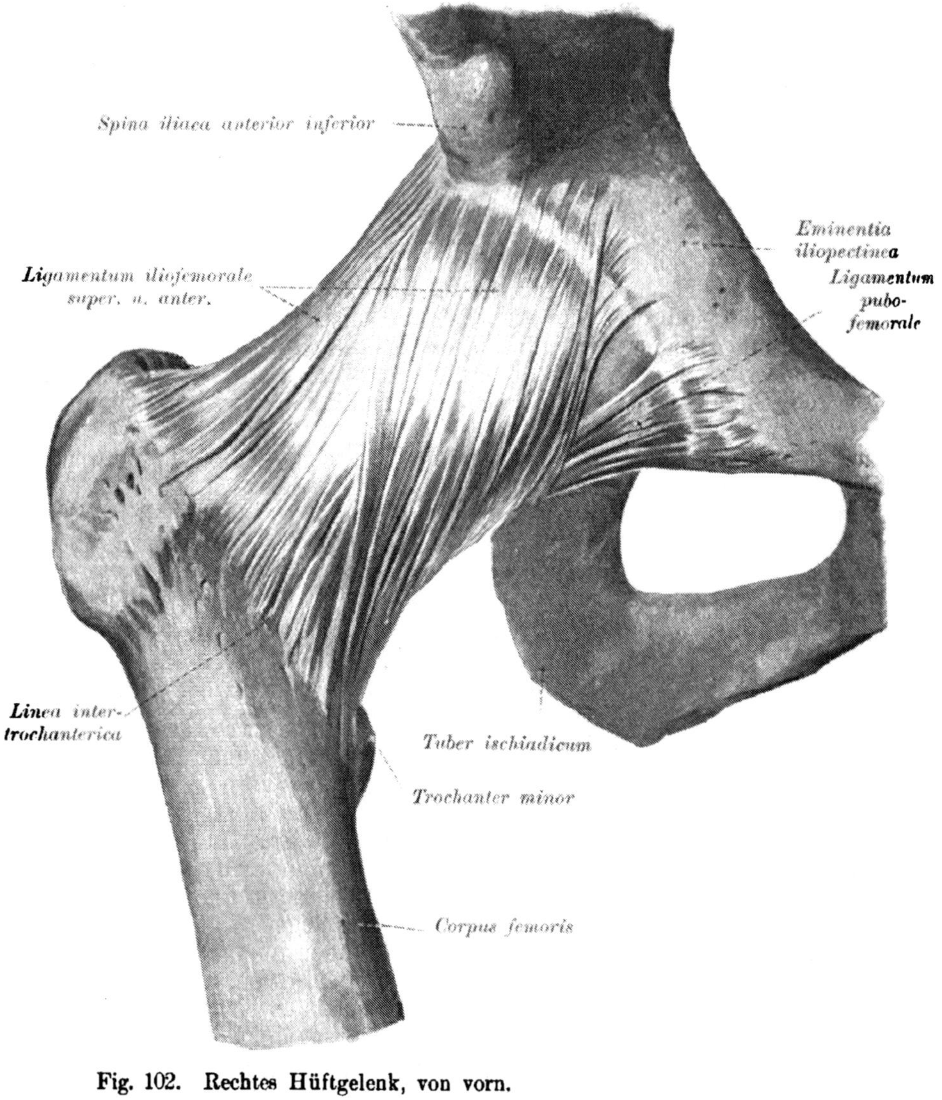

Fig. 102. Rechtes Hüftgelenk, von vorn.

WELCKER fand, daß bei Einstich eines runden Stichels in die Innenseite der Kapsel die Stichöffnung jeweils entsprechend dem betreffenden Faserverlauf eine längliche Spalte darstellt. Meine Beschreibung

1) H. WELCKER, Ueber das Hüftgelenk. Zeitschr. f. Anat. u. Entw. von HIS u. BRAUNE, Bd. 1, 1876, S. 41—79.

der Hüftbänder gründet sich im wesentlichen auf diese Untersuchung WELCKER's, deren Resultate ich durch meine eigenen Präparationen fast durchweg bestätigt fand.

Der Ursprung der Verstärkungsbänder entspricht den drei am Pfannenrand sichtbaren Buckeln (s. S. 313), wie umgekehrt den Randkerben die schwächsten Kapselstellen entsprechen.

1) Oberes Darmbein-Schenkelband [L. iliofem. sup.][1]). Das stärkste Band des menschlichen Körpers, das das Kniescheibenband und die Achillessehne an Dicke wesentlich übertreffen kann, ist ein Verstärkungszug der lateralen, oberen Teile der Hüftkapsel. Es entspringt am Darmbein unterhalb des Vorderen unteren Darmbeinstachels und etwas lateral- und rückwärts davon (s. Fig. 102). Meist umzieht sein Ursprung die dicke untere Ursprungssehne des Geraden Schenkelmuskels und läßt sich 2—3 cm vom Pfannenrand weit nach hinten-oben verfolgen (s. Fig. 103, S. 326). Das Band befestigt sich am Schenkel an einem besonderen, immer stark ausgeprägten Höcker[2]) der Lin. intertroch. ant., gerade medial vom Ansatz des Kleinsten Gesäßmuskels. Der Ansatz ist etwas fächerförmig ausgebreitet. Die Länge des Bandes ist etwa 6 cm, die Dicke 0,7—1,4 cm (Kniescheibenband ca. 0,4 cm, Achillessehne 0,4—0,6 cm); die Breite in der Mitte des Verlaufes ist etwa 1,5 cm. Es ist das kürzeste und stärkste Band der Hüftkapsel, wie ein Vergleich mit den bei den anderen Bändern angegebenen Maßen zeigt. Das Band erhält oft auch von der Ursprungssehne des Rectus femor. und des Kleinsten Glutaeus Zuwachs. Es steht in Verbindung mit der Fascienwand zwischen letzterem und dem Iliopsoas.

Wirkung. Das Band hemmt die Rückwärtsbewegung des Schenkels, ferner die Einwärtsrollung und die Anziehung. Am gespanntesten ist es, wenn der etwas gebeugte Oberschenkel stark auswärts gerollt wird. (Die Hemmung der Anziehung des Beines in der Streckstellung ist sehr wichtig für die Gleichgewichtserhaltung beim Gehen, wie die Brüder WEBER betont haben. Das Schwerlot des Gesamtschwerpunktes fällt ja beim Gehen und Stehen zwischen die beiden Schenkelköpfe, und wenn nun zeitweise nur ein Bein den Körper beim Gehen trägt, so hat der Rumpf die Neigung, nach innen umzufallen, d. h. sich auf dem Schenkelkopf des Standbeines nach innen abwärts zu drehen; dem wird aber durch das Band kräftig entgegengewirkt.)

2) Vorderes Darmbein-Schenkelband [L. iliofem. ant.][3]). Gerade in der Vorderseite der Kapsel ist ein Verstärkungszug eingewebt (s. Fig. 102), der bei aufrechter Stellung fast vertikal und der Oberschenkellängsachse parallel verläuft. Von mehreren Autoren und auch von den N. wird er mit dem vorigen Band und der zwischen beiden liegenden Kapselstrecke zusammen als „Darmbein-Oberschenkel-

1) Oberer lateraler Teil des Iliofemor. der N. u. des L. sup. WEBER's. Superior accessory ligt. (HUMPHRY), Iliotrochanteric band (REEVES). L. supérieur (BERTIN), l. iliofémoral-faisceau ilioprétrochantérien (POIRIER), supér. (SAPPEY).

2) Tubercul. colli sup. (MACALISTER).

3) Medialer Teil des L. iliofemor. der N. und des Iliofem. sup. (WEBER), L. super. (HENKE), Anterior access ligt. (HUMPHRY), L. antérieur (BERTIN), L. iliofem. faisc. ilio-prétrochantinien (POIRIER), L. iliofem. faisc. infér. (SAPPEY).

band“ oder „Oberes Darmbein-Schenkelband“ [1]) bezeichnet. Daß das „obere“ und das „vordere“ Band nicht untrennbar ineinander übergehen, kann man fast an jedem Präparat, namentlich wenn man die Kapsel von hinten eröffnet und gegen das Licht hält, erkennen. Man sieht dann, daß zwischen beiden Bändern eine dünnere, dreiseitige, nach oben zugespitzte Stelle in der Kapsel vorhanden ist, was bereits HENLE angegeben hat. Das vordere Band ist übrigens besser von den übrigen Kapselzügen zu trennen als das vorige, aber nicht so dick. Es entspringt unmittelbar nach vorn von dem vorigen unter dem Vorderen unteren Darmbeinstachel und zieht zu einem zwickelförmigen Höcker [2]) am medialen Ende der Lin. intertrochanterica. Der Höcker ist dort, wo die Lin. intertroch. von der medialen Lippe der Linea aspera getroffen wird, d. i. etwa kleinfingerbreit lateral vom kleinen Rollhügel. Die Länge des Bandes beträgt etwa 8 cm, die Breite etwa 1,0—1,4 cm, die Dicke in der Mitte des Verlaufes etwa $^1/_2$ cm. (Es ist also bei weitem dünner als der obere Strang. Daß es gleichwohl von einer ganzen Reihe von Autoren: HENKE, LUSCHKA, QUAIN-HOFFMANN u. a. für dicker gehalten wurde, erklärt WELCKER durch die bessere Isolierbarkeit gegenüber der des oberen.) Die Unterscheidung des „vorderen“ vom „oberen“ Iliofemoralband wurde bereits vor BERTIN von WINSLOW erkannt und auch von BIGELOW, der beide Bänder als Schenkel eines λ-förmigen Bandes auffaßte, hervorgehoben. Sie ist nicht nur morphologisch, sondern auch physiologisch begründet, denn beide haben ganz verschiedene Wirkung, entsprechend ihrer verschiedenen Verlaufsrichtung. Das obere läuft ja fast parallel der Achse des Schenkelhalses, das vordere hingegen macht mit letzterer einen Winkel von etwa 45°.

Wirkung. Das vordere Band hemmt entsprechend seinem Längsverlauf fast nur die Rückwärtsbewegung um die quere Achse, also die Streckung, nur wenig die Einwärtsrollung, das obere aber außer der Streckung (s. o.) auch die Anziehung und die Auswärtsrollung (s. S. 323). Das „vordere Band“ wird durch Auswärtsrollung sogar erschlafft.

LANGER bezeichnet die beiden Iliofemoralbänder als „Aufhängeband des Schenkels“ und schildert, wie sie den Schenkel in Streckstellung festhalten, wenn die hintere Kapselwand am Präparat entfernt ist. Ganz ähnlich würde natürlich die hintere Kapselwand den Schenkel bei entsprechender Beckenhaltung in Beugelage festhalten und den „Kopf in die Pfanne drücken“, nur mit dem Unterschied, daß sie lange nicht so dick ist, wie die Iliofemoralbänder.

Prakt. Bem. Das obere und vordere Band zusammen zeigen eine ganz enorme Festigkeit. In einem Falle betrug die Tragkraft, also die Zugfestigkeit dieser beiden Bänder, 350 kg. 3 Jahre nachdem BERTIN in seinem Traité d'ostéologie, Paris 1754, auf die große Festigkeit des Bandes hingewiesen hatte, ereignete es sich bei der Vierteilung DAMIEN's, des Attenthäters auf Ludwig XIV., daß die Bänder sogar dem Zug von 4 Pferden Stand hielten und bei der Vierteilung RAVAILLAC's, des Mörders Heinrich IV., soll es ähnlich gewesen sein.

1) HENLE rechnet zum Darmbein-Schenkelband alle Kapselteile, die vom Darmbeinteil der Pfanne entspringen, also auch noch die Kapselpartien nach hinten vom vorigen Band.

2) Tuberc. colli ant. (MACALISTER).

3) Schambein-Schenkelband [L. pubofemorale][1]. Von der vorderen (von Toldt Crista obturatoria genannten) Leiste des Schambeines und dem Vorsprung des Pfannenrandes, in den diese Leiste ausläuft, sowie dem vorderen Teil der Eminentia iliopectinea entspringt ein verstärkter Kapselzug (s. Fig. 102), der bei aufrechter Stellung schräg lateral-abwärts zum unteren medialen Ende der Lin. intertrochanterica bezw. zum medialen Schenkel des S. 324 erwähnten rauhen Zwickels hinunterläuft. Das Band ist etwa 7,5 cm lang,2—3 mm dick und von wechselnder, in der Mitte etwa 1 cm betragender Breite. Am Ansatz ist es mit dem Ansatz des vorderen Iliofemoralbandes verschmolzen. Das Schambein-Schenkelband vervollständigt die vom oberen und vorderen Iliofemoralband gebildete Λ-förmige Figur zu einem N (Welcker). Das Band steht in mehr oder weniger inniger Verbindung mit dem Kammuskel und der fibrösen Scheidewand zwischem diesem und dem Iliopsoas sowie mit dem Aeußeren Verstopfungsmuskel bezw. der Verstopfungsmembran. Namentlich letztere Verbindung wird durch Bündel[2]) gebildet, die in ihrer Stärke individuell sehr verschieden sind und sich an der medialen Kapselwand rückwärts vom Pubofemoralband ansetzen; sie stehen in Verbindung mit dem Crus tendineum ext. membranae obturat. Waldeyer's (s. S. 287).

Wirkung. Das Band beschränkt die Seitwärtshebung des Beines, sowohl bei vorwärts erhobenem als bei gestrecktem Bein. Auch bei Auswärtsrollung des seitwärts gehobenen Beines wird es gespannt. Bei Seitwärtshebung des Beines verläßt ein großer Teil des Schenkelkopfes die Pfanne und wird dann vom Pubofemoralband gewissermaßen getragen, stemmt sich gegen dasselbe an.

4) Sitzbein-Schenkelband [L. ischio-femorale][3]. Auf der Rückseite ist der Kapsel ein kräftiges Hülfsband eingewebt, das ziemlich breit vom Sitzbeinteil des Pfannenrandes aus der Rinne für die Sehne des inneren Verstopfungsmuskels entspringt (s. Fig. 103, a. f. S.). Es zieht bei aufrechter Stellung fast wagrecht (nur wenig aufwärts) sich verschmälernd, ungefähr quer zur Rollhügelgrube hinüber (s. Fig. 103, S. 326), und läßt sich fast bis an den Anfang der Linea intertroch. ant. verfolgen. Dabei schmiegt es sich der Hinter- und Oberseite des Schenkelhalses an, so daß es Poirier mit einem Tragband vergleicht. Es verläuft ziemlich genau zwischen den Endstrecken beider Verstopfungsmuskeln und setzt sich unmittelbar vor dem Inneren Verstopfungsmuskel mit den beiden Zwillingsmuskeln an und ist mit deren Endsehne verlötet. Es ist 3—4 mm dick, also kräftiger als das Schambein-Schenkelband, etwa 7 cm lang und in der Mitte 1,2 cm breit. Aus diesen Maßen geht hervor, daß das Ischiofemoralband erheblich stärker ist als das Pubofemoralband. Die Angabe Weber's, daß das Band nicht am Schenkel, sondern an dem von ihm beschriebenen „Ringband" (s. unten S. 327) sich befestige, die von Henle und anderen Autoren wiederholt wird (daher der Name „L. ischio-

1) L. pubocapsulare N. Inferior access. or pubo-femoral ligt. (engl.). L. pubofemoral s. pubo-prétrochantinien (Poirier).

2) Membrana obtur. ext. (R. Fischer). Fasciculi accessorii (Barkow). Petit ligt. antér. (Vinson, Paris 1844).

3) L. ischiocapsulare N. Ischiocapsular ligt. (engl.). L. ischiofémoral (ischio-sus-cervical) (franz.).

capsulare" der N.), ist nicht richtig. Sie erklärt sich daraus, daß WEBER einen noch genauer horizontalen Verlauf des Bandes annahm. Gerade horizontal gegenüber dem Beckenursprung des Bandes ist aber der Kapselansatz in der That nur sehr schwach, fast nur von der Gelenkintima gebildet (s. S. 320 u. 338). Der Anfang der Ansatzstelle der Bandes in der Rollhügelgrube ist eben gerade die

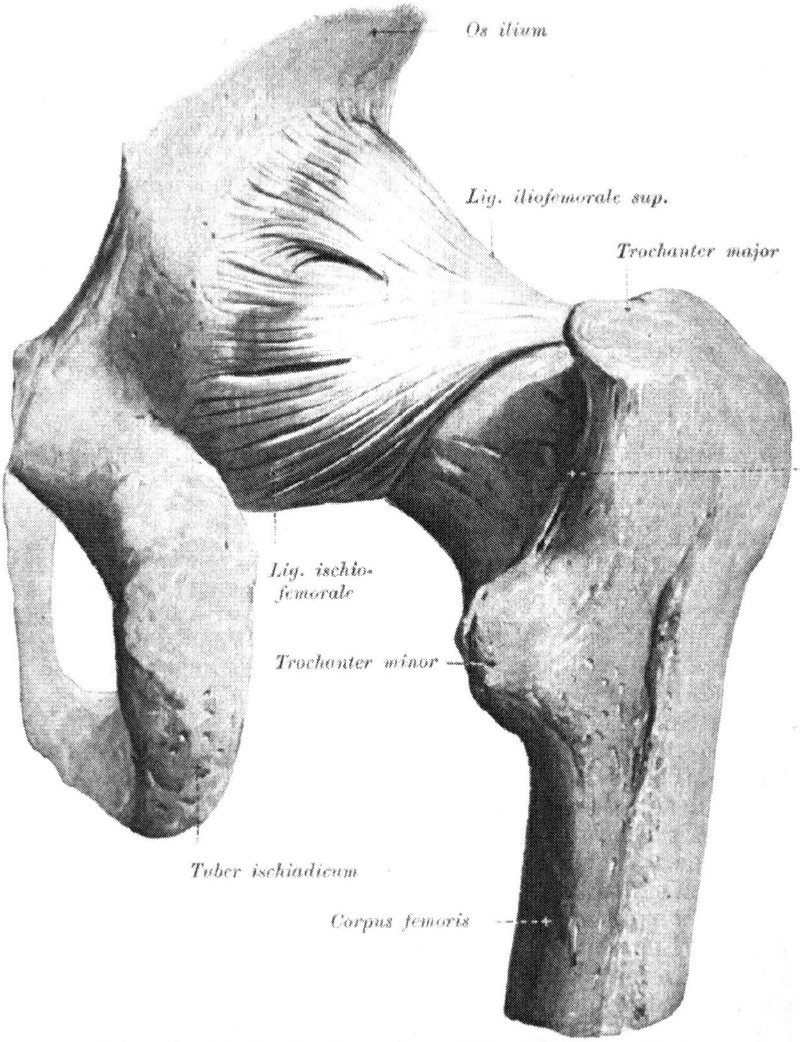

Fig. 103. Die Bänder des rechten Hüftgelenkes, von hinten gesehen.

obere Grenze der schwachen Strecke des Kapselansatzes. Das obere Ende des Ischiofemoralband-Ansatzes hingegen liegt unmittelbar dem Ansatz des oberen Iliofemoralbandes an (s. Fig. 103). Damit soll nicht in Abrede gestellt werden, daß sich einige wenige Bündel des Bandes wirklich auch in das Ringband verlieren (s. unten S. 329). WELCKER hat sich bei seiner eingehenden Untersuchung der Hüftbänder auf das Bestimmteste vom Schenkelansatz des Bandes überzeugt, und ich kann seine Angabe aus eigener Erfahrung in vollem Umfang bestätigen. Der Schenkelansatz ist thatsächlich sogar recht fest. Es bedarf einer recht gewaltsamen Einwärtsdrehung des Schenkels, um das Band zum Abreißen zu bringen; manchmal reißt das Band dabei sogar an seinem Beckenursprung ab, der beste Beweis für die Festigkeit seines Schenkelansatzes.

Wirkung. Wenn man an einem Hüftgelenk nur dieses Band stehen läßt, so sieht man, daß das Band bei gestreckter und bei gebeugter Stellung die Einwärtsrollung des Schenkels und die Anziehung hemmt. Bei vorwärts gehobenem Bein wird es durch Auswärtsrollung und durch Abziehung des Schenkels erschlafft.

Varietäten. 1) In nicht ganz seltenen Fällen (3 : 15 nach POIRIER) findet man eine Spaltung des Ischiofemoralbandes in ein oberes und unteres Bündel. Das obere behält seinen gewöhnlichen Verlauf, das untere verläuft aber mehr horizontal wie gewöhnlich und setzt sich etwa in der Mitte der Schenkelhalsrückseite unterhalb der Rollhügelgrube an. 2) MORRIS führt als Abnormität ein Band an, das vom Sitzbein entsprang und sich am großen Rollhügel befestigte[1]; auch ich habe ein solches Band mehrfach gesehen.

5) Ringband [Zona orbicularis N.][2]. Außer den 4 ungefähr längsverlaufenden Hilfsbändern enthält die Kapsel auch noch ringförmig verlaufende Verstärkungsbündel, über deren Ursprung und Verlauf die Angaben der Autoren sehr verschieden lauten. Nach meiner auf wiederholte besondere Präparation gegründeten Ueberzeugung hat auch hier WELCKER's Untersuchung endgültige Aufklärung geschaffen. Das Ringband stellt in der That einen in sich geschlossenen, durch seine eigenen Fasern nirgends mit dem Knochen in Verbindung stehenden Faserring dar.

Das Ringband umkreist den Schenkelhals etwa in seiner Mitte, wo er am tiefsten eingeschnitten ist. Da es überall der Gelenkintima dicht anliegt, kann man es fast nur auf der Kapselinnenseite und auf dem Durchschnitt der Kapsel erkennen (s. Fig. 101, S. 315), während die Längsbänder der Kapseloberfläche eingelagert sind. Nur auf der Hinterseite der Kapsel, in der Lücke zwischen Darmbein- und Sitzbein-Schenkelband kann man die cirkulären Züge undeutlich durchscheinend auch von außen erkennen (Fig. 103, S. 326), und besonders deutlich auf der Unterseite bezw. dem unteren Teile der Hinterseite, abwärts vom Sitzbein-Schenkelband, da die fibröse Kapsel an dieser Stelle überhaupt fast nur aus den Ringsbündeln besteht und nur eine äußerst schwache Anheftung am Schenkelhals besitzt (s. S. 320). Manchmal sind allerdings auch auf der Vorderseite der Kapsel in der dreieckigen Lücke zwischen dem oberen und dem vorderen Iliofemoralband die Ringsbündel andeutungsweise sichtbar.

Wegen seiner tiefen Lage bringt das Ringband auch meist eine deutliche Furche am Schenkelhals hervor, die man namentlich am frisch aus der Kapsel genommenen Schenkelhals, oft aber auch noch nach der Maceration gut erkennen kann.

1) MORRIS, in Journ. of Anat. and Physiol., Vol. 8, p. 134.
2) Circular ligt. (engl.). Zone orbiculaire (franz.).

Das Ringband ist am stärksten entwickelt am lateralen Teil des Schenkelhalses, da, wo es etwa 3 cm unter dem vorderen unteren Darmbeinstachel den lateralen Rand des oberen Iliofemoralbandes etwa in der Mitte von dessen Verlauf rechtwinklig kreuzt, hier ist es ungefähr 5—7 mm breit, 2—3 mm dick und ragt meist in den Gelenkraum als scharf umschriebener Strang deutlich vor (s. Fig. 101, S. 315). Weiter vorn und weiter hinten sind die Ringfasern

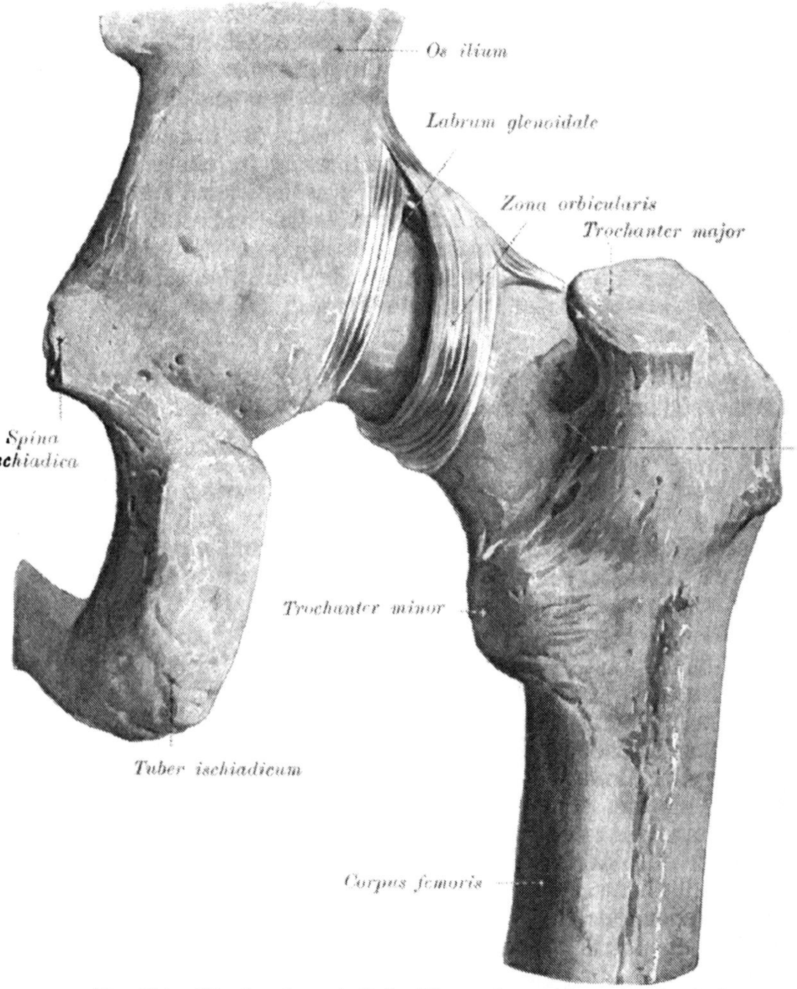

Fig. 104. Ringband und Gelenklippe des rechten Hüftgelenkes, von hinten gesehen.

weniger zusammengedrängt, das Ringband also breiter und dünner. Namentlich auf der Kapselhinterseite an der vorhin bemerkten Stelle in der Lücke zwischen dem Pubo- und Ischiofemoralband ist das Ringband 2—2,5 cm breit, so daß es über einen beträchtlichen Teil der ganzen Oberfläche ausgebreitet, aber doch auch präparatorisch gut darstellbar ist (s. Fig. 104). Die kräftigeren Bündel des Bandes liegen dem peripheren, unteren oder „Schenkelrand" des Bandes näher als seinem „centralen", „oberen" oder „Beckenrand".

Das Ringband kreuzt bei seinem Verlauf um den Schenkelhals natürlich nicht nur das obere Iliofemoralband, sondern alle 4 Längsbänder. Von jedem derselben erhält es Verstärkungsfasern, die sich sowohl an seinem oberen als an seinem unteren Rand ansetzen. Die meisten Verstärkungsbündel bekommt es vom Schambein- und vom Sitzbein-Schenkelband. Von den einen Autoren wurden nun diese, von den anderen jene Verstärkungszüge als „Ursprung des Ringbandes" beschrieben, dieses selbst also nicht als wirklicher Ring, sondern als eine Schlinge betrachtet. WEBER läßt die Schlinge vom Vorderen unteren Darmbeinstachel ausgehen (s. Fig. 104). LANGER vom Ursprung des Schambein- und von dem des Sitzbeinschenkelbandes, HENKE gar betrachtet den Schenkelansatz des vorderen Iliofemoralbandes als Ringbandursprung. HENLE war es, der zuerst auf die selbstständigen Ringfasern hinwies, WELCKER brachte aber die Frage durch seine Untersuchung erst zum Abschluß. Durch die Pfriemeneinstichmethode bewies er in einwandfreier Weise, daß von einem wirklichen „Ursprung" des Bandes am vorderen unteren Darmbeinstachel gar keine Rede sein kann, daß es mit dem oberen Iliofemoralband nur sehr innig verwebt ist, aber nur ganz spärliche Verstärkungsbündel von ihm erhält, im wesentlichen aber dessen Verlauf senkrecht kreuzt. (Mit dem hinteren Rand der Sehne des Geraden Schenkelmuskels hängen nur wenige Bündel der Kapseloberfläche zusammen, wie es HENLE abgebildet hat, nicht aber das Ringband.)

Wirkung. Infolge seiner Verwachsung mit den Längsbändern muß das Ringband bei den Bewegungen des Oberschenkels natürlich den Verschiebungen der Längsbänder folgen; es wird von ihnen bald nach dieser, bald nach jener Seite hin- und hergezerrt. Bei der Streckung des Beines zur aufrechten Stellung wird es infolge der spiraligen Bandverdrehung (siehe II. Bd.) gegen den Pfannenrand „herangeschraubt" und umfaßt so die Kopfbasis ventilartig. Der vom Ringband gebildete Kreis ist, wie aus der Beschreibung seines Verlaufes hervorgeht, wesentlich enger als der Aequator des Schenkelkopfes, so daß man letzteren auch nach Durchschneidung des „runden" Bandes vom Pfannengrund aus und Abtrennung der Kapsel vom Schenkelhals nicht aus dem Kapselschlauch herausziehen kann, ohne das Ringband zu zerreißen. Erzwingt man den Kopfdurchtritt mit Gewalt, so zerreißt das Ringband dort, wo es am breitesten und dünnsten ist, nämlich unten und hinten.

Ein sehr instruktives und anschauliches Präparat erhält man, wenn man alle dünnen Stellen der Kapsel herausschneidet und nur die 4 Längsbänder und das Ringband stehen läßt. An einem derartigen Präparat gewinnt man auch am besten eine Vorstellung von der Beeinflussung des Bewegungsspielraumes durch die verschiedenen Bandzüge. Man sieht, wie die Kapsel und ihre Längsbänder einen relativ weiten Sack bilden würden, der aber durch das Ringband eingeschnürt ist, wodurch die Oberschenkeldrehungen um die Halslängsachse gesicherter erscheinen.

Prakt. Bem. Daß bei jeder Ausrenkung des Schenkelkopfes das Ringband zerreißen müsse, wie WELCKER behauptet hat, ist natürlich insofern nicht richtig, als der Kopf ja durch einen Kapselriß oberhalb des Ringbandes austreten kann. Freilich wird es in den meisten Fällen, wenigstens teilweise, mit eingerissen sein, weil der Kapselriß meist nicht nur unmittelbar am Pfannenrand entsteht und nicht immer diesem parallel läuft.

6) Binnenband, sog. Rundes Hüftband [L. intraarticulare coxae m.][1]). Eine sehr eigentümliche, für das Hüftgelenk charakteristische Einrichtung besitzen wir in dem sog. Runden Hüftband, das als ein zwischen Pfanne und Kopf im Gelenkbinnenraum liegender Bandapparat, der deshalb am passendsten als „Binnenband" zu bezeichnen sein dürfte, auffällt. Das Band, dessen Ansatz im vorderen oberen Teil des Grübchens im Schenkelkopf auf S. 319 erwähnt wurde, entspringt mit 2 Hauptwurzeln und einer diese verbindenden Platte (in Fig. 105 zu erkennen), sowie einer inkonstanten accessorischen Wurzel. Die beiden Hauptwurzeln kommen von den beiden Enden der Mondsichelfläche der Pfanne (s. S. 313), die diese Wurzeln verbindende Platte vom Querband, die Nebenwurzel entspringt äußerlich von der Gelenkkapsel. Die vom vorderen Sichelende bezw. der Grube unter demselben entspringende Wurzel ist kurz, meist etwas rötlich gefärbt, nicht sehr kräftig und von den übrigen Kapselteilen vollkommen verdeckt, sie kann als „vordere", „obere", „Schambein-" oder auch als „rote" Wurzel[2]) bezeichnet werden. Die andere „hintere", „untere", „Sitzbein-" oder „weiße" Wurzel"[3]) entspringt vom hinteren Horn der Sichel, sie ist erheblich länger, stärker, dicker und breiter und reicht in ihrem Ursprung unter dem Querband soweit herab, daß man ihre untersten Ausläufer auch äußerlich ohne Kapseleröffnung als straffe Züge erkennen kann. Die Lücke zwischen diesen beiden Hauptwurzeln wird vom Querband an nach der Pfannenmitte hin ausgefüllt durch eine von diesem entspringende Platte, die allerdings nur aus schmächtigen Bündeln besteht. Manchmal (nach Welcker immer) ist noch eine Nebenwurzel [Radix superfic. capsularis m.][4]) vorhanden, indem das Band Zuwachs erhält durch ein fast vollkommen isoliertes Bündel, das von der Kapselaußenfläche entspringt und die „weiße Wurzel" schräg überkreuzend unter dem Querband in den Pfannenausschnitt hinein verschwindet. Das Bändchen ist ein bis zu 5 mm breiter, 2—3 cm langer, platter, schmächtiger Strang, der am unteren medialen Teil der Kapselwand zwischen Pubo- und Ischiofemoralband entspringt und in das Binnenband übergeht. Auch wenn diese Nebenwurzel nicht als ein deutlich isolierbarer Strang ausgebildet ist, bezieht das Binnenband doch stets wenigstens einige Fasern unter dem Querband hindurch von der Kapseloberfläche (so daß die Anspannung des Binnenbandes auf das Gewebe unter dem Querband und die benachbarte Kapselpartie einen Einfluß hat und umgekehrt; s. II. Bd.).

Vom Pfannengrund selbst gesellen sich nur ganz wenige Fäserchen dem Band bei, die mit der Pincette leicht zu zerreißen sind. Das ganze Band ist von einer Intimafalte bekleidet, die vom ganzen Pfannengrund breit entspringt und sich gegen den Schenkelansatz des Bandes diesem innig anschmiegt. Sie kann daher als „zeltartig" bezeichnet werden.

1) L. teres N. Hängeband s. L. suspensor. (ält. Aut.). L. rotund. (Meckel), L. prismatic. (Weitbrecht). The Round ligament (engl.). L. intraarticulaire (Sappey). L. rond (and. franz. Aut.).

2) Radix pubica (Aut.). Pubic portion (engl.).

3) Radix ischiadica (Aut.). Ischial portion (engl.).

4) Chorda posterior (Meyer).

Der intrakapsuläre Teil des Binnenbandes ist ein dreieckiger oder kegelförmiger, etwa 2—2,5 cm hoher, von Intima überzogener, meist derb fibröser Bandapparat mit unterer flacher Basis und oberer, mehr einen abgeplattet-rundlichen Strang darstellender „Spitze". Bei intaktem Gelenk zieht das Band vom Pfannenausschnitt aufwärts zur Grube im Schenkelkopf (s. Fig. 101, S. 315 u. Fig. 105). WEITBRECHT erwähnt am Ansatz des Bandes in der Grube noch besondere kleine Haltbändchen[1]).

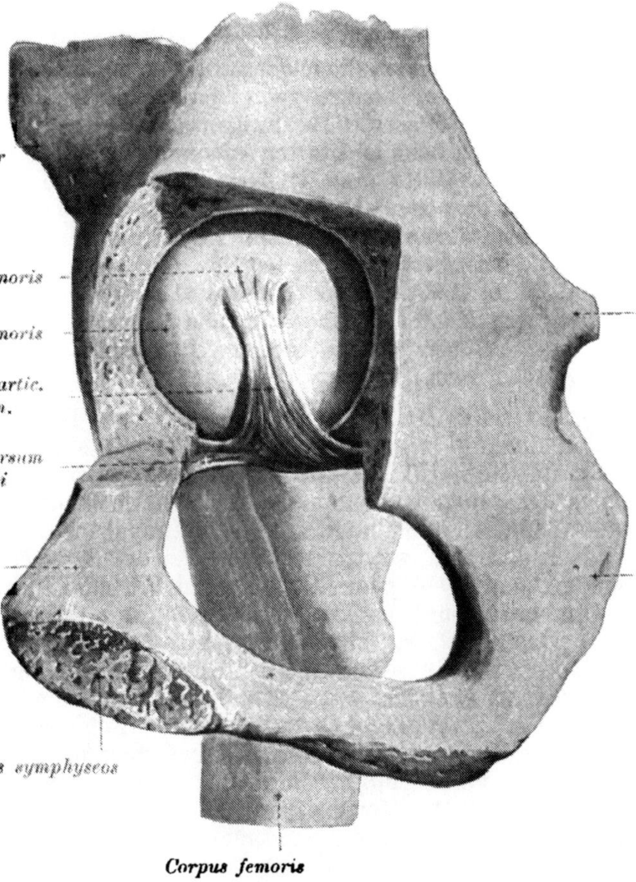

Fig. 105. Binnenband des rechten Hüftgelenkes, durch Wegnahme des Pfannengrundes freigelegt.

Die Stärke des Bandes ist sehr verschieden, in der Regel ist es so stark, daß es 15—57 kg tragen kann, wie BRAUNE[2]) nachgewiesen hat. (POIRIER und GILIS fanden die Tragkraft der Bänder beider Seiten 60—70 kg groß.)

HENLE hat auch den Bau des Bandes näher untersucht. Er findet die Kerne des Intimaüberzuges an der Oberfläche plattrund,

1) Retinacula s. frenula.

2) W. BRAUNE, Ueber die Funktion des L. teres am menschlichen Hüftgelenk. BOSE-Programm Leipzig 1875.

in der Tiefe stäbchenförmig mit der Längsachse senkrecht zur Oberfläche gestellt. Unter der Oberfläche folgen gewöhnlich Bindegewebsschichten, eine äußere, dünnere, ringförmige und eine innere mächtige Längslage. Im Innern des Bandes sind feine netzförmige Bindegewebsbündel mit weiten, zum Teil mit Fett erfüllten Maschen. Die Gefäßstämme laufen in der bindegewebigen Längslage. Die Aeste laufen meist quer nach der Bandoberfläche hin. Die queren Bindegewebsbündel der Basis des Bandes stehen mit dem Querband in Verbindung, die Längsbündel hauptsächlich mit den beiden Wurzeln des Bandes.

Varietäten. 1) Manchmal ist nur eine der S. 330 beschriebenen Wurzeln des Bandes ausgebildet, die anderen fehlen. 2) In seltenen Fällen ist das Band aber, wie CRUVEILHIER zuerst fand, und ich durch eigene Beobachtungen (Winter 1900 u. 1901) bestätigen kann, überhaupt schwach und stellt nur eine dünne, beim leichtesten Zug zerreißende Intimafalte dar. 3) In einem Fall (1901) ging in die Intimafalte, die das Band vertrat, von der Incisura acetabuli aus ein trichterförmiger Hohlraum hinein. Solche immerhin seltene Fälle haben wohl GEGENBAUR dazu geführt, das Band „wesentlich ein Gebilde der Synovialmembran“ zu nennen. 4) Im Jahre 1899 fand ich einmal das runde Band nicht in einem Grübchen des Kopfes ansitzen, sondern in einer größeren Spalte. 5) In nicht sehr seltenen Fällen fehlt das Band vollkommen (s. unten, vergl. anat. Bem.).

Lage des Binnenbandes. Die laterale Fläche des Bandes liegt dem Schenkelkopf an, die mediale dem weichen Polster im Pfannengrund (s. Fig. 101, S. 315). Bei den Bewegungen des Schenkelkopfes gerät das Binnenband niemals zwischen 2 Knorpelflächen, sondern bleibt stets im Gebiet des fettgepolsterten (s. S. 314) Pfannengrundes. Das Fettpolster weicht bei den Bewegungen des Kopfes vermöge seiner Geschmeidigkeit und Verschieblichkeit dem Binnenband immer aus und erfüllt jeweils den Raum, den letzteres verlassen hat. Das Fettpolster ist, wie die ganze Pfannengrube, die es erfüllt, nur durch das Vorhandensein des Binnenbandes bedingt, wenn dies fehlt, fehlt auch das Polster und die Vertiefung mehr oder weniger vollständig. Das Umgekehrte, vollkommenes Fehlen des Polsters und der Vertiefung im Pfannenboden trotz Vorhandensein des Binnenbandes ist natürlich ausgeschlossen, da das Band ja sonst durch den Kopf gequetscht würde. Manchmal erscheint der Pfannengrund allerdings größer als der Verschiebungsspielraum des runden Bandes. Namentlich reicht der Pfannengrund öfters höher in der Pfanne hinauf als es das Band vermag. Selbstverständlich gestattet es der Kapselschlauch in keiner Stellung des Schenkels, daß der Kopf so weit aus der Pfanne nach unten gezogen wird, daß das Band ganz aus der Nische herausgezogen wird.

Wirkung des Binnenbandes: Ueber kein Band des menschlichen Körpers ist soviel gestritten, gesprochen und geschrieben worden, wie über das Binnenband des Hüftgelenkes, das sog. „runde Hüftband“. Der Hauptgrund dafür ist die versteckte Lage des Bandes, die eine genaue Untersuchung desselben bei vollkommener Erhaltung des Gelenkes nicht erlaubt.

1) BARKOW sah den Hauptzweck des Binnenbandes im Festhalten des Schenkelkopfes in der noch sehr flachen Pfanne beim Embryo.

Demgegenüber ist aber zu bemerken, daß durch die gewöhnliche Stellung des Oberschenkels im Uterus das Band nicht gespannt wird, und daß das Band beim Neugeborenen nicht stärker, sondern schwächer ist als später.

2) Eine Reihe von Forschern: HENLE, SAPPEY u. a. m. schrieben dem Band keine mechanische, sondern nur eine ernährende Rolle zu. Sie erklärten dasselbe für ein Gefäßleitband, das dem Schenkelkopf die nötigen Arterien und Venen zuführe. Von vornherein könnte es nicht unzweckmäßig erscheinen, daß gerade der Schenkelkopf einen besonderen, anderen Gelenkköpfen fehlenden Blutzufuhrweg besäße, weil bei ihm der Kapselansatz infolge des großen Kugelabschnittes, den der Kopf darstellt, bedeutend weiter vom Kopfscheitel entfernt ist, als bei irgend einem anderen Gelenkkopf. Die Thatsachen liegen aber anders. WELCKER fand bei 30 Fällen 9mal überhaupt keine Poren im Kopfgrübchen, bei 11 Fällen nur 1—2 feine Löchelchen, stets unter 1 mm Querschnitt, in 8 Fällen 3—6 Löcher, 1mal fand er 10 und 1mal 25 ganz feine Löchelchen. Bei Kindern und jungen Personen sollen die Poren nach WELCKER ganz fehlen, was übrigens unwahrscheinlich ist (s. u.). Ein Teil der Löcher ist offenbar für Arterien, der andere für Venen bestimmt. HYRTL behauptet, an Injektionspräparaten des Binnenbandes gesehen zu haben, daß die Blutgefäße am Schenkelansatz des Binnenbandes schlingenförmig umbiegen, LUSCHKA hingegen hat niemals Zweige der Verstopfungsarterie im Band vermißt, die ihren Weg durch die Poren des Kopfgrübchens in die Substanz des Schenkelkopfes nehmen. LANGER hat wenigstens bei Kindern die Gefäße immer und bei Erwachsenen „öfters“ injizieren können und gezeigt, daß die von HYRTL beschriebenen kapillaren Endschlingen, die in Venen umbiegen, nur dem „Synovial“überzug angehören. Ein größeres Gefäß ist jedoch noch nie im Band gesehen worden, und selbst die ganze Pfannenarterie (s. unten S. 339), die doch auch noch das Fettpolster des Pfannengrundes zu versorgen hat und immer mindestens 2 relativ ansehnliche Aestchen vom Pfannenausschnitt aus in das Schambein schickt, ist ja nur ein kleines Gefäß. Man kann daher geradezu sagen, daß das Binnenband nicht gefäßreicher ist als die übrigen Bänder des Körpers. Soviel ist jedesfalls sicher, daß der Schenkelkopf beim Erwachsenen die Hauptnährungsgefäße nicht durch das sog. runde Band zugeführt erhält, sondern durch (6—12) große (über 1 mm weite) Ernährungslöcher, die sich namentlich oben am Knorpelrand des Kopfes und auch auf der Vorderseite des Halses befinden, was WELCKER mit Recht hervorhebt. Wenn diese Gefäße z. B. bei einem Bruch des Schenkelhalses zerreißen, ist dem Kopf also in etwa $^1/_3$ der Fälle jede Gefäßzufuhr abgeschnitten und in den übrigen $^2/_3$, wo das Binnenband ihm Gefäße zuführt, werden diese zu einer normalen Ernährung desselben nicht genügen. Die Uebergangsgefäße vom sog. „runden Band“ in den Kopf spielen aber nicht einmal während der Entwickelung des Schenkelkopfes und seiner Verknöcherung eine Rolle, denn der Schenkelkopf enthält auch beim Neugeborenen, wenn seine Verknöcherung beginnt, schon viele starke Blutgefäße, die aber nicht aus dem Binnenband, sondern aus dem Schenkelschaft stammen.

3) Die Bewegungen des Binnenbandes und seiner im Pfannenpolster entspringenden Wurzeln bringen beim Lebenden natürlich auch einen

lebhaften Wechsel in der Blutfülle und einen lebhaften Lymphstrom im Pfannengrund mit sich. Es wird aber wohl niemand behaupten wollen, daß dies der „Zweck des Binnenbandes" sei.

4) Daß das Band Gelenkschmiere absondere, wie HENLE behauptet, kann man natürlich nicht sagen, wohl aber die dasselbe überziehende Intimafalte.

5) Durch das Hin- und Herwischen des von der Gelenkintima überzogenen Bandes bei den Bewegungen auf dem Schenkelkopf wird dieser mit Ausnahme des lateralen oberen Drittels seiner Oberfläche, die niemals mit dem Band in Berührung kommt, natürlich in ausgiebigster Weise mit Gelenkschmiere eingesalbt. In dieser wischerartigen Thätigkeit sieht WELCKER geradezu die Hauptfunktion des Bandes. So wenig diese Wirkung des letzteren bestritten werden kann, so wenig wahrscheinlich ist es, daß sie zur Ausbildung des Bandes in ursächlicher Beziehung steht, denn ein solcher Wischer zum Einölen der Flächen ist vollkommen unnötig. Wir sehen bei den künstlichen Kugelgelenken der Technik, daß sich die Gelenkflächen durch ihre Verschiebungen von selber einölen, gleichviel an welcher Stelle sich das Schmierloch befindet.

6) Die „Wischerhypothese" ist daher ebenso gut zu verlassen, wie die „Gefäßleitbandhypothese" und die ursprüngliche, eigentlich selbstverständliche Annahme der mechanischen Funktion des Binnenbandes muß wieder zur Geltung kommen. Isolierte derbe Bandstränge entwickeln sich ja im Körper gewiß immer nur unter dem Einfluß besonderer, bestimmt gerichteter Zug- und Torsionskräfte (vgl. a. S. 44). In allen Fällen, wo wir das Band wirklich ausgebildet, nicht nur eine lockere Intimafalte an seiner Stelle finden, muß es auch bei Lebzeiten zeitweise angespannt worden sein. Ja, wir können aus seiner Stärke uns sogar einen direkten Schluß erlauben auf die Stärke der einstigen Inanspruchnahme. Letztere hängt natürlich wie bei anderen Bändern wesentlich von seiner kleineren oder größeren Länge ab, je kürzer es ceteris paribus ist, um so häufiger muß es angespannt werden, um so stärker muß es sich entwickeln. Damit ist übrigens durchaus nicht gesagt, daß das Band geradezu als Hemmungsband beim Lebenden wirken müßte, ebensowenig wie das die meisten anderen Bänder im gewöhnlichen Leben jemals thun, da für gewöhnlich die Bewegungen schon durch die Muskeldehnung gehemmt werden (s. II. Bd.). Zur Ausbildung fester Bandzüge genügt offenbar schon die immer wiederkehrende mäßige Anspannung bestimmter Bindegewebsbündel. Von manchen Seiten wurde gegen die mechanische Bedeutung des Bandes der Umstand geltend gemacht, daß die Stärke desselben so sehr schwanke (15—57 kg Tragkraft, s. S. 331). Dagegen ist zunächst zu bedenken, daß auch die Stärke der anderen Bänder des Körpers sehr schwankt, aber nicht so beachtet wird, wie bei dem Binnenband, das durch seine merkwürdige Lage von jeher die Aufmerksamkeit der Untersucher auf sich gezogen hat. Allerdings ist nicht zu leugnen, daß die Variabilität in der Stärke des Binnenbandes doch vielleicht eine etwas größere ist als bei den anderen Bändern, und daß es häufiger fehlt als andere, wenngleich das gänzliche Fehlen immerhin zu den Seltenheiten gehört. Die Zweifler an der mechanischen Bedeutung des Bandes weisen nun ferner darauf hin, daß bei angeborenem Fehlen oder bei Verlust des

Bandes infolge einer geheilten Ausrenkung die Beweglichkeit des Hüftgelenkes „vollkommen normal“ sei. Selbstverständlich beweisen diese Fälle nur, daß das Fehlen keine groben, auffälligen Störungen im Gelenkmechanismus hervorbringt, daß das Band also keine einschneidende Bedeutung für den Mechanismus hat. Sie beweisen aber keineswegs, daß das Band für gewöhnlich nicht doch sogar als Hemmungsband für bestimmte Bewegungen funktioniert, denn um den Ausfall einer solchen Hemmung festzustellen, bedürfte es einer sehr genauen Untersuchung des Bewegungsumfanges des betreffenden Hüftgelenkes und überdies einer viel genaueren Kenntnis des „normalen“ Bewegungsumfanges und seiner individuellen Schwankungen, als wir sie bislang besitzen. So zeigen denn auch die Untersuchungen von Braune, wenn er selbst auch nicht zu klaren Schlußfolgerungen gelangte, daß das Binnenband thatsächlich ein Hemmungsband ist, allerdings nur, wie im II. Bd. ausführlicher besprochen ist, für eine einzige kleine Bewegungsstrecke, nämlich für die äußerste Anziehung und Auswärtsrollung des stark nach vorn erhobenen Schenkels.

Vergleichende Anatomie und Entwickelung des Binnenbandes. Bei den Reptilien ist das Hüftgelenk im wesentlichen noch ein Scharniergelenk. Der Oberschenkel steht noch etwa senkrecht zur Körperlängsachse seitlich vom Körper ab, und seine Bewegungen sind vorwiegend Vor- und Rückwärtsbewegungen (Ruderbewegungen) um eine vertikale, durch den Femurkopf hindurchgehende Achse. Der Scharnierbewegung entsprechen Scharnierbänder an den Austrittsstellen der Achse aus dem Gelenkkopf, ein dorso-laterales und ein ventromediales. Jedes dieser Seitenbänder besteht aus 2 Schenkeln, die vom Becken getrennt entspringen und gegen den Femurkopf konvergieren (Sutton, The ligt. teres, Journ. of Anat. and Physiol., Vol. VIII, p. 191.)

Wenn man bei einem Reptilienhüftgelenk den Oberschenkel gewaltsam ventralwärts adduziert, so beobachtet man, wie der Ansatz des ventral-medialen Seitenbandes in die Gelenkpfanne eintritt und die beiden Schenkel des Bandes nach sich zieht. Durch diesen Versuch kann man sich, wie Moser (Anat. Anz., VII. Bd., S. 82) zeigte, den phylogenetischen Vorgang der allmählichen Verwandlung dieses Seitenbandes in das „runde Hüftband“ der Vögel und Säuger klar machen. Beim Schnabeltier, Ameisenigel, Dreizehenfaultier und Zweizehenfaultier liegt das Band noch extrakapsulär, während es bei den Beuteltieren, beim Schuppen- und beim Gürteltier und beim Erdferkel schon in das Gelenk aufgenommen ist. (Beim Aguti ist es sehr schwach.) Die Einwanderung ins Gelenk vollzieht sich offenbar in derselben Weise, wie sie Welcker beim „runden Band des Schultergelenkes“ beschrieben hat, das beim Menschen allerdings nur als Varietät vorkommt (s. S. 178). So findet man beim Seehund, beim Walroß und der Fischotter, die ihre unteren Extremitäten wesentlich zum Rudern nach Art der Reptilien gebrauchen, das Band noch wandständig in eine Synovialfalte eingebettet etwa $^1/_2$ cm ins Gelenk vorspringend. Welcker vergleicht das Aussehen des Bandes bei diesen Tieren treffend dem Frenulum der Vorhaut. Beim Tapirembryo fand Welcker die mesenteriale Synovialhaut, die das Band noch mit der Kapsel verbindet, durchlöchert, beim ausgewachsenen Tapir ist das Band ganz frei umgreifbar wie beim Menschen. Die nach diesen Befunden naheliegende Erwartung, die Einwanderung des Bandes in das Gelenk auch ontogenetisch beim Menschen beweisen zu können, hat sich bis jetzt nicht bestätigt. MOSER fand, daß das Band beim Menschen schon beim ersten Auftreten der Gelenkspalte frei angelegt wird. WELCKER's Befund eines wandständigen „runden Bandes" beim 7-monatlichen menschlichen Embryo ist wohl nicht stichhaltig, da es sich um eine kongenitale Hüftgelenkluxation handelte. MOSER fand hingegen in der Form des embryonalen Schenkelkopfes Erinnerungen an den „ehemaligen" Ginglymuscharakter. Das Größenverhältnis zwischen Kopf und runden Band wechselt nach WELCKER im Laufe der Entwickelung zweimal. Beim Embryo ist die Breite des Bandes (nahe bei seinem Ansatz, wo es rund erscheint) weniger als $1/_3$ des Kopfdurchmessers, beim Neugeborenen ist sie mehr als $1/_3$, beim Erwachsenen wieder weniger als $1/_3$.

Sehr auffällig blieb nach diesen vergleichend-anatomischen Befunden die Thatsache, daß einzelne Tiere, wie der Emu, der Elefant, das Nilpferd, der Igel und der Orang kein „rundes Band" besitzen, während ihre nächsten Verwandten, z. B. der Vogelstrauß, der Tapir, die anderen Anthropoiden u. s. w. das Band in vollster Entwickelung aufweisen. Diese Fälle wurden ihres phylogenetisch auffälligen Charakters entkleidet durch die Entdeckung MOSER's, daß beim Igelembryo das Band vollkommen ausgebildet ist, sich aber später vollständig zurückbildet. So wird es auch beim Orang, überhaupt bei allen höher stehenden Wirbeltieren sein, „denen das Band fehlt", während ihre Verwandten es besitzen. Gelegentlich scheinen sich übrigens beim Orang Reste des Bandes zu erhalten, wie MIRVAERT (Transact. Zool. Soc. VI, p. 200) berichtet. Auch mein eigener Befund am erwachsenen Orang (s. HIS' Archiv, 1895) ist offenbar in dieser Weise als Rückbildungshemmung zu deuten. Umgekehrt kommt es nach MIRVAERT und WELCKER auch beim Gorilla und sogar nicht besonders selten beim Menschen zu einer mehr oder weniger vollständigen Rückbildung des Bandes. Solche Fälle sind von mehreren Autoren [1]) beschrieben worden.

Vergl.-anat. Bem. über die anderen Hüftgelenkbänder. Die anderen Bänder des Hüftgelenkes, namentlich die auf der Vorderseite, sind eigentlich nur bei den Anthropoiden ähnlich ausgebildet wie beim Menschen. Beim Orang fand ich auch das L. iliofemorale deutlich ausgebildet, nicht aber die „Ringzone" WEBER's, bei den Vierfüßern ist im allgemeinen die Kapsel auf der Dorsalseite verdickt.

Innenhaut und Hohlraum des Hüftgelenkes.

Die Intima überzieht nicht nur die Innenseite der fibrösen Kapsel, sondern auch den innerhalb der Kapsel liegenden Teil des Schenkelhalses bis zum Knorpelrand des Kopfes. Auf der Hinterseite sind also etwa die 2 medialen Drittel, auf der Vorderseite der ganze Hals von der Intima überzogen. Dieselbe läßt sich in der Jugend ganz leicht, aber auch beim Erwachsenen ohne Mühe abpräparieren. Eine Epiphysenlösung würde daher unter Umständen ohne Kapseleröffnung vor sich gehen können. (An der Pfanne muß nach v. BRUNN eine Trennung der Nahtstellen jedoch eine Eröffnung der Gelenkhöhle bedingen.) Am Halse finden sich meist mehr oder weniger deutlich

1) PALETTA, MECKEL's Arch., Bd. VI, S. 343 u. Exercitat. pathol. Mediolanae 1820. SANDIFORT, Observation. anatom. pathol. LIII, cap. 16. SALZMANN in HALLER's Diss., Vol. VII, BONN, Thesaurus ossium morbosorum, p. 22, 43, 47. MOSER, Anat. Anz. 1891.

ausgebildete, oft fast gekröseähnliche gefäßführende Falten[1]) im Intimaüberzug, die oft noch lappige Anhänge haben.

Die beständigste und größte liegt an der medialen Kante des Halses in einer Linie, die vom kleinen Rollhügel zum Kopfgrübchen hinzieht. Sie wird von AMANTINI als Plica pectineo-fovealis bezeichnet. Er hält sie, wie SUTTON (Arch. of Anat. and Physiol, Vol. 8) für ein Rudiment eines M. pubo-femoralis gewisser Tiere, dessen Sehne das „runde Band" darstellen soll. MOSER hält diese Auffassung für unwahrscheinlich, weil der Muskel bei den Reptilien in seinem Ursprung vielfach variiere, während das Seitenband, aus dem MOSER das „runde Band" ableitet (s. S. 335) immer denselben Verlauf zeige. Eine der AMANTINI'schen Falte entsprechende Bildung fand ich auch beim erwachsenen Orang (a. a. O. S. 49). Ich erklärte sie als eine Andeutung des runden Bandes, da die Falte dem Pfannenausschnitt entsprechend in den Knorpelrand des Kopfes etwas einschnitt. Auch LANGER scheint bei seinem jungen Orang etwas ähnliches beobachtet zu haben.

Varietät. In einem Fall fand ich am oberen Rand eines sehr gut ausgebildeten, ganz isolierten „Halsgelenkhöckers" (s. S. 318) ganz derbe, faserknorpelig verdickte, kammartige Intimafalten aufsitzen.

Auch in der Mitte der Halsvorderseite und in der Gegend der oberen Kante des Halses sind fast immer Intimafalten zu finden.

Am Becken überzieht die Intima die Außenfläche der Gelenklippe und dringt auch in die Furche zwischen der Innenseite der Lippe und dem knöchernen Pfannenrand ein (s. S. 315 f. unten u. prakt. Bem. 6, S, 340). An den Nahtstellen der Pfanne sind diese Furchen oft zu einer kleinen Nische erweitert, so daß man manchmal, namentlich am oberen Pfannenrand, mehr oder weniger geräumige Recessus des Intimaraumes antrifft. Außerdem ist auch das Fettpolster der Pfannengrube[2]) und das „runde Band" von der Innenhaut überzogen. Der Intimaüberzug des letzteren bildet eine Art von Röhre oder Hohlkegel mit breiter Basis am Polster, verengter „Spitze" am Schenkelgrübchen (vgl. a. Var. 3, S. 332). Der Intimaüberzug des Binnenbandes bildet häufig allerhand Zotten oder kammförmige, wulstige Hervorragungen und verändert dadurch das Aussehen des Bandes oft ganz wesentlich. Dieser Teil der Intimahaut steht nirgends mit dem übrigen Intimaüberzug des Gelenkes im Zusammenhang, sondern grenzt rings an Knorpelflächen. Manche Autoren legen Gewicht auf die Thatsache, daß das Binnenband durch den Intimaüberzug also vom eigentlichen Gelenkraum ausgeschlossen sei, in ähnlicher Weise wie die Lungen vom Pleuraraum oder die Baucheingeweide von der Peritonealhöhle.

Kleine, in ihrer Wand fettinfiltrierte Intimabeutelchen zeigen sich meist auch im Gebiet des Pfannenausschnittes unter dem Querband. Bei Seitwärtsheben des Schenkels treten die Beutelchen mehr heraus, bei Anziehung des Schenkels schlüpfen sie in den Pfannengrund zurück.

Trotz des guten Schlusses zwischen der Pfannenlippe und dem Schenkelkopf wird bei extremen Bewegungen doch auch unter physio-

1) „Plicae, Retinacula, Frenula capsulae".
2) Pulvinar acetabuli (ält. Aut.). Synovial or Haversian gland (engl.). Glande cotyloïdienne (franz.).

logischen Verhältnissen hie und da ein zeitweiliges geringfügiges Klaffen zwischen Lippe und Kopf und eine Vermischung der Pfannengelenkschmiere mit der Kapselschmiere des äußeren (extra-acetabulären) Gelenkraumes vorkommen können. Durch die kleinen Inkongruenzen (s. S. 318) zwischen Pfanne und Kopf muß es überdies zu kleinen Druckschwankungen im Pfannenraum kommen, und dadurch wird bald vom äußeren Kapselraum etwas Flüssigkeit in die Pfanne hereingesaugt, bald etwas aus dem Pfannenraum herausgepreßt werden. In erster Linie ist natürlich das lockere, verschiebliche Fettpolster des Pfannengrundes durch wechselnde Gefäßfüllung imstande, die Druckschwankungen auszugleichen; wir können es direkt einem Schwamm vergleichen, der sich vollsaugen und ausgedrückt werden kann. An der Leiche kann man in der That solche Druckschwankungen bei den Bewegungen mit einem in den Pfannenboden eingesetzten Manometer nachweisen, wie es schon vor Jahren von Guèrin (Compt. Rend. Acad., Paris) geschehen ist. Daß übrigens die Gelenkschmiere des Pfannenraumes und des extraacetabulären Gelenkraumes sich bei den Bewegungen fortwährend mischen, ist eigentlich selbstverständlich, weil ja gewisse Teile des Kopfes bei den Bewegungen aus der Pfanne heraus- und wieder in sie hineinschlüpfen. An der Leiche habe ich mich von diesem Vorgang sehr einfach überzeugen können durch Injektion einer Farblösung in den äußeren Kapselraum; bei ausgiebigen Bewegungen verbreitet sie sich relativ rasch auch in den Pfannenraum.

Nach Barkow enthält die Hüftkapsel beim Neugeborenen mehr Gelenkschmiere als beim Erwachsenen.

Bei Aufblähung des Kapselschlauches nimmt (namentlich bei Ausschaltung der Schwerkraft) der Schenkel eine leicht nach vorne außen erhobene und etwas nach außen um seine Längsachse gedrehte Stellung ein, weil in dieser Stellung die Kapsel am schlaffsten ist, der Gelenkbinnenraum am meisten Platz hat, wie der französische Chirurg Bonnet zuerst nachwies. An der aufgeblähten Kapsel ist immer entsprechend dem Ringband eine ringförmige Einschnürung zu bemerken. Umgekehrt bemerkt man an solchen Präparaten auf der Hinterseite nach abwärts vom Ringband eine Vorbeutelung der Intima, da ja die fibröse Schicht der Kapsel an dieser Stelle nur sehr dünn ist (s. S. 320 unten). An dieser Stelle platzt dann auch sehr häufig der Intimabeutel bei ungeschickten Injektionsversuchen. Dieser halbkreisförmige Beutel erinnert an den des Speichenhalses (s. S. 203), er ist nur noch breiter wie dieser.

In nicht ganz seltenen Fällen (nach Heineke sogar unter 10 Fällen 1mal, nach meinen eigenen Beobachtungen allerdings nicht ganz so oft) steht die Hüftgelenkhöhle durch eine größere oder kleinere rundliche Oeffnung in der dünnen Kapselstelle zwischen dem vorderen Iliofemoral- und dem Pubofemoralband mit dem großen Iliopsoas-Schleimbeutel in Verbindung. Letzterer ist offenbar unter dem Einfluß der Reibung zwischen dem die Kapsel vordrängenden Schenkelkopf und dem darüber hinwegziehenden Iliopsoasmuskel entstanden. Die Häufigkeit der Verbindung des Beutels mit dem Gelenk wächst mit zunehmenden Alter. Vor dem 10. Lebensjahr hat Poirier sie selten angetroffen. Wenn die Oeffnung besteht, kann der Iliopsoasschleimsack natürlich gewissermassen als ein Reservebehälter für die Gelenkschmiere dienen, der sich von der Gelenkhöhle aus füllen und in sie entleeren kann. CRUVEILHIER hat einen Fall beobachtet, wo die Verbindungsöffnung so groß war, daß ein ganz großes Stück der Iliopsoasunterseite den Schenkelkopf direkt berührte. Die am Kopf schleifende Stelle des Muskels war in mehrere sehnige Stränge zerklüftet, von denen einige durch die Reibung usuriert waren. Besteht keine solche Oeffnung, so buchtet die Gelenkschmiere bei reichlicherem Vorhandensein die nachgiebigen Kapselstellen auf der Vorder-, Innen- und Unter- bezw. Hinterseite vor.

Die vielen anderen Schleimbeutel in der Nähe des Hüftgelenkes beim Ansatz der Gesäßmuskeln, an den beiden Rollhügeln und am Schenkelhals stehen normalerweise niemals in offener Verbindung mit dem Hüftgelenk.

KÖNIG schließt auf das Vorkommen einer Verbindung der Kapsel mit einem von ihm vermuteten Schleimbeutel am Kleinen Rollhügel. In der That besteht hier ein kleiner Schleimbeutel zwischen dem Iliopsoasansatz und dem Rollhügel [Bursa iliaca subtendinea N. (TOLDT's Atlas, Muskelband, Fig. 580)].

Gefäße des Hüftgelenkes.

Die Gefäßversorgung des Hüftgelenkes geschieht von den Tiefen Schenkelgefäßen [Aa. und Vv. profund. femor.] und von den „Beckengefäßen“ [A. und Vv. hypogastricae]. Die Tiefe Schenkelarterie giebt durch die laterale und mediale A. circumflexa Zweige ins Gelenk. Die letztere schickt aus ihrem „tiefen Ast“ Zweige ins Gelenk; dieselben durchbohren die Kapsel zum Teil auf der Vorderseite beim Kleinen Rollhügel, zum Teil stammen die Gelenkäste aber von den Zweigen der Circumflexa med., die auf der Hinterseite sichtbar werden und zwischen dem M. quadratus und den Ansätzen der Verstopfungsmuskeln die Kapsel durchbohren. Sie gehen zu den großen Löchern am Knorpelrand des Kopfes und lassen sich im Kopf bis nahe an das Kopfgrübchen verfolgen. Schon ASTLEY COOPER hat diese Aa. colli femor. superiores (WELCKER) abgebildet. Die laterale Circumflexa schickt aus ihrem aufsteigenden Ast Zweige ins Gelenk. Ein solcher Ast durchbohrt die Kapsel regelmäßig etwa in der Mitte ihres vorderen Schenkelansatzes. Ein anderer unbeständiger Ast dringt durch den Schambein-Schenkelbandansatz ein [Aa. colli femor. anteriores (WELCKER)]. Die eigentliche „Pfannenarterie“ [R. acetabuli] stammt aus dem hinteren Ast der Verstopfungsarterie. Sie geht unter dem Querband hindurch in den Pfannengrund und versorgt dort das Fettkissen und das Binnenband (s. a. S. 333). Von der „Oberen Gesäßarterie“ gehen kleine Aestchen durch den Ansatz des Kleinen Gesäßmuskels in das Gelenk. Von der „Unteren Gesäßarterie“ gehen vom Quadratusast, der unter dem Inneren Verstopfungsmuskel und den Zwillingen hindurchläuft, Zweige in die Hüftkapsel.

Nerven des Hüftgelenkes.

Die Gelenknerven kommen:

a) vom Lendengeflecht meist 1) durch den Schenkelnerven, dessen Muskeläste unmittelbar nach seinem Durchtritt unter der „Leiste“ Zweige zur Kapsel abgeben, und zwar aus seinem medialen Hautast; 2) auch durch den Verstopfungsnerven, der durch seinen hinteren Ast nicht nur die vordere und mediale Kapselwand, sondern auch das Binnenband und den Pfannengrund durch Zweige versorgt. Von CHANDELUX (Lyon medical 1886, T. 51) wurde dieser Zweig immer vermißt, von DUZÉA aber (ebenda T. 52) meist gefunden. Aus dieser Nervenversorgung erklären sich wohl die bis zum Knie ausstrahlenden Schmerzen bei Hüftgelenkentzündung (s. unten).

b) Vom Kreuzbeingeflecht kommen meist mehrere Zweige 1) durch denQuadratusnerven, 2) durch direkte Aestchen des großen Hüftnerven.

Lymphgefäße des Hüftgelenkes.

Die Lymphgefäße des Gelenkes führen die Lymphe durch den Verstopfungskanal in das Becken zu den Beckenknötchen (Gl. hypogastricae].

Prakt. Bem. 1) Die tiefe Lage des Hüftgelenkes bringt es mit sich, daß der Hüftkopf nur bei ganz mageren Individuen in der Hüftbeugefalte gefühlt werden kann. 2) Aus demselben Grunde sind entzündliche Ergüsse in demselben schwerer festzustellen als an anderen Gelenken, und dauert ihr Durchbruch an die Oberfläche besonders lange. 3) Die auf S. 338 besprochenen Verhältnisse erklären es, daß „Psoasabscesse“ in das Hüftgelenk durchbrechen können. BARKOW hat einen Fall beobachtet, wo dadurch das Binnenband und der dünne Pfannenboden (s. S. 313 oben) zerstört wurden und der Schenkelkopf ins kleine Becken eindrang. Das letztere Ereignis soll die Anzeichen von Blasensteinen hervorrufen können (!) 4) Die Schwäche des Pfannenbodens gegenüber dem Schenkelkopf wird in drastischer Weise durch die Beobachtung erwiesen, daß bei schweren Beckenverletzungen mit doppelseitigem Pfannenbruch die Schenkelköpfe öfters unversehrt waren. 5) Durch Lösung der Knorpelfugen zwischen den 3 Pfannenteilen wird natürlich die Gelenkspalte eröffnet; ebenso kann es sein bei Trennung der Kopfepiphyse (vgl. Fig. 101, S. 315), wenn die Trennung bis zur Oberfläche durchschneidet. Die Gelenkintima kann dabei aber auch möglicherweise nicht mit zerrissen werden, weil sie nur sehr locker befestigt ist (s. S. 336) und infolgedessen das Auseinanderrücken des Kopfes und Halses zuläßt. 6) Die variablen kleinen Buchten zwischen der Pfannenlippe und dem knöchernen Pfannenrand geben nach POIRIER öfters Veranlassung zur Bildung kleiner gangliöser Cystchen. 7) Viel besprochen ist auch der im Anfang der Hüftgelenkentzündung, namentlich bei Kindern, oft auftretende „Knieschmerz“. Anatomisch am wahrscheinlichsten scheint es, anzunehmen, daß er durch Ausstrahlung im Verstopfungsnerven, der ja in der unmittelbaren Nachbarschaft des Gelenkes verläuft, entsteht. A. E. FICK (Wien. med. Woch., 1875) hat die Vermutung ausgesprochen, daß der Schmerz nur „im Knie“ empfunden werde, weil die Laien so oft meinen, das Gelenk, „mit dem man geht“, sei nur das Kniegelenk. Dafür spricht unter anderem die Angabe von ROSS (Chir. Anat., 1848), daß oft die Patienten auch über Schmerzen unterhalb des Knies oder in den Fußgelenken oder in der Mitte des Oberschenkels klagen. Dagegen spricht die Angabe ROSER's (Anat. Chir., 1854), daß er selbst jahrelang an solchen Schmerzen infolge einer in der Jugend überstandenen Coxitis gelitten habe; bei ihm war doch wohl eine derartige Täuschung ausgeschlossen, vorausgesetzt, daß er die Schmerzen noch während oder nach seiner medicinischen Studienzeit empfand. 8) Ueber die Wirkung der Zerreißung des Lig. teres vgl. auch S. 333 u. 334 unten.

Kniegelenk [Art. genu N.].

Ueber das Kniegelenk liegen eine ganze Anzahl gründlicher Abhandlungen vor, sowohl über seine anatomische Beschaffenheit, wie über seine Mechanik. Die bei weitem hervorragendste ist unbestreitbar die der Brüder Weber in deren klassischer „Anatomie der Gehwerkzeuge" (1839). Diese Abhandlung liegt den meisten deutschen und ausländischen Darstellungen über das Kniegelenk oft wörtlich zu Grunde, meist allerdings ohne daß dieser Umstand erwähnt wird. Eine sehr gründliche Arbeit ist auch die Monographie von Prof. Robert in Koblenz [1]), die mit Unterstützung von Ludwig Fick und Meckel ausgeführt und auf Johannes Müller's Anregung hin veröffentlicht wurde.

Nachbarschaft und Freilegung. Die Kniegelenkhöhle ist vorn in der Mitte von der dicken Sehne des Geraden Schenkelmuskels und der in sie eingewebten Kniescheibe bedeckt. Die seitlichen Teile der Vorderseite sind aber fast nur von der Haut und von der breiten Oberschenkelfascie und ihren Verstärkungszügen (s. unten) umgeben. Das Kniegelenk liegt also sehr oberflächlich. Man kann daher an den Seiten und vorn, soweit es die Kniescheibe und Sehne erlaubt, die Ränder der Gelenkflächen u. s. w. sehr genau abtasten. Auf der medialen Seite, mehr vorn als hinten, zieht der Saphenusnerv und die „Große Rosenvene" [V. saphena magna N.] neben dem Gelenk herab. Auf der Hinterseite ist das Gelenk hingegen unter den Sehnen und Weichteilen der Kniekehle vollkommen verborgen Am medialen Rand der Hinterseite ziehen die oberflächlichen „Gänsefuß"muskeln bezw. Sehnen, d. h. der Schneidermuskel, die Sehne des „Schlanken" und des „Halbsehnigen", in der Tiefe die Hauptsehne des „Halbhäutigen" Muskels am Gelenk vorbei. In der lateralen Gegend der Hinterseite steht das Gelenk unter dem Schutz der mächtigen Bicepssehne, neben der der Wadenbeinnerv mit seinem Hautast herabzieht. In der Mitte der Hinterseite liegt die „Kleine Rosenvene", der Schienbeinnerv mit seinen Hautästen, die große Kniekehlenvene, die Kniekehlenarterie mit begleitenden Lymphknötchen hinter dem Gelenk. Auch die beiden Zwillingsmuskeln und der Fußsohlenmuskel, sowie der Kniekehlenmuskel bedecken auf der Hinterseite die Kniekapsel. Die ganze Kniegegend kann in der Streckstellung als etwa 3-kantig prismatisch bezeichnet werden. Eine hintere Fläche des Prismas wird durch die Kniekehle gebildet, die 2 anderen Flächen liegen vorne seitlich und konvergieren gegen die vordere, abgestumpfte Kante, die Kniescheibe. In der Beugestellung bleibt der untere Teil 3-kantig, der obere wird aber durch das Freiwerden der Femurrolle (s. II. Bd.) kuglig. All die erwähnten Bedeckungen, mit Ausnahme der Kniescheibe, muß man vorsichtig entfernen, wenn man die Kniekapsel mit ihren Verstärkungsbändern rein darstellen will. Es empfiehlt sich übrigens, die Hauptstrecksehne nicht direkt an der Kniescheibe, sondern ein paar Finger breit oberhalb abzuschneiden, weil man da weniger Gefahr läuft, den Schleimbeutel unter der Sehne zu verletzen (s. unten). Unterhalb der Kniescheibe schneidet

1) Robert, Unters. üb. d. Anat. u. Mechanik d. Kniegel. Giessen 1855.

man die Sehne zweckmäßigerweise überhaupt nicht ab. Ebenso ist es günstig, am Ansatz des „Halbhäutigen“ und am Ursprung des lateralen Zwillings- und des Kniekehlenmuskels Sehnenstümpfe zu erhalten. Sehr unterrichtend ist auch ein Kniepräparat, bei dem das Gelenk in der Mitte „sagittal“ durchsägt ist, so daß es in eine mediale und laterale Hälfte zerfällt.

Die im Kniegelenk verbundenen Knochen, der Oberschenkel und das Schienbein, sind die längsten Knochen und haben dementsprechend auch die massigsten Epiphysen des ganzen Skeletes. Der zweite Knochen des Unterschenkels, das Wadenbein, ist durch die mächtigere Entwickelung des Schienbeines von seiner primitiven Verbindung mit dem Oberschenkel abgedrängt worden (vgl. an. Bem.). Dadurch ist es seiner primitiven funktionellen Gleichstellung mit dem Schienbein beraubt und in eine ganz untergeordnete Stellung herabgedrückt worden. Es hat nur noch den Bewegungen des Schienbeines gegen den Oberschenkel zu folgen. Diese Abdrängung des Wadenbeines von der Verbindung mit dem Oberschenkel auf Kosten der sich mächtig verdickenden Schienbeinepiphyse ist aber nicht die Folge einer „Vervollkommnung in der Beweglichkeit“, wie GEGENBAUR angiebt, sondern umgekehrt offenbar in Anpassung an das Bedürfnis größerer Stabilität entstanden. Denn am Ellbogengelenk sehen wir ja gerade durch die doppelte Verbindung des Oberarmes mit dem Unterarm eine ganz besondere Beweglichkeit ermöglicht und gesichert. --

Gelenkflächen des Kniegelenkes.

Entsprechend der Epiphysengröße hat das Kniegelenk die ausgedehntesten Gelenkflächen von allen Gelenken des menschlichen Körpers, dabei diejenigen, die am schlechtesten aufeinander passen. Den konvexen Femurkondylen steht ja nicht etwa eine tief ausgehöhlte Pfanne gegenüber, sondern die fast ebene proximale Schienbeinfläche. Und diese wird auch nicht etwa durch Knochenvorsprünge in der Umgebung zu einer tieferen Pfanne vervollständigt, wie es bei der Schulterpfanne der Fall ist, sondern das Kniegelenk ist in seiner Festigkeit (s. prakt. Bem.) lediglich auf seine Bänder und auf die mächtigen Muskeln, die es umgeben, angewiesen. Doppelt beachtenswert ist daher seine Fähigkeit, die ganze Körperlast nicht nur zu tragen, sondern in gewissen Perioden des Ganges auch sicher und eventuell schnell zu bewegen.

Was die Form der Gelenkflächen betrifft, so handelt es sich im großen und ganzen um folgendes: Im Kniegelenk verbinden sich die beiden konvexen Gelenkknorren des Oberschenkels mit den fast ebenen Gelenkflächen des Schienbeines unter Zwischenschaltung je einer etwa C-förmigen Faserknorpelplatte, wodurch die schroffe Inkongruenz der Gelenkflächen einigermaßen „ausgeglichen“ wird (vgl. aber auch S. 25). Vorne sind die beiden Femurgelenkflächen durch eine etwa sattelförmige Gelenkfläche verbunden, die der Humerusrolle ähnlich ist. In die Hohlkehle greift hier aber nicht etwa ein hakenförmiger Fortsatz des Schien- oder des Wadenbeines ein, sondern sie dient als Gleitbahn für die Kniescheibe. Die Kniescheibe ist außer ihrem günstigen Einfluß, den sie auf die Länge des virtuellen Hebelarmes der Strecksehne hat (s. II. Bd.), auch als Schutzapparat für die Weichteile des Gelenkes, für die C-Knorpel, die Kreuzbänder u. s. w. namentlich beim Knieen von großer Bedeutung.

Diese zur Verbindung mit der Kniescheibe bestimmte Gelenkfläche, man kann sie „Patellalager“ oder „Kniescheiben-Gleitbahn“ nennen, ist gegen die für die Verbindung mit dem Schienbein bestimmten eigentlichen Gelenkknorren jederseits durch eine auch noch am Skelet deutlich erkennbare Furche geschieden, die schon von ROBERT beschrieben, von H. MEYER als „Grenzrinne“, von HENLE als „Hemmungsfacette“ bezeichnet wurde. v. MIKULICZ (HIS' Arch. 1878) hat unter 50 Oberschenkeln 16mal die Furche am medialen, nur 3mal am lateralen deutlicher, 31mal an beiden gleich deutlich gefunden. Meine eigenen Beobachtungen stimmen damit gut überein, nur möchte ich hinzufügen, daß ich die Furchen meist an rechten Oberschenkeln deutlicher fand als an linken. Auch TERILLON's Befund (Journ. Anat., 1879) kann ich bestätigen, der angiebt, daß die Furchen beim Kind noch kaum angedeutet sind, während man sie bei alten Leuten fast immer sehr tief und oft knorpellos findet. Die „Grenzfurche“ beschreibt einen (beim aufrechtstehenden Menschen) nach vorn-konvexen Bogen. Sie liegt am medialen Knorren etwa 1 cm weiter vorn als am lateralen.

Streng genommen sind es 5 Gelenkverbindungen, die das Knie zusammensetzen: 1) das mediale —, 2) das laterale Oberschenkel-Bandscheibengelenk, 3) das mediale —, 4) das laterale Bandscheiben-Schienbeingelenk, 5) das Kniescheiben-Oberschenkelgelenk. Diese 5 Einzelgelenke bilden sowohl eine physiologische, als auch eine anatomische Einheit, da ihre Gelenkspalten alle untereinander in offener Verbindung stehen.

1) Gelenkflächen des Oberschenkels.

a) Kniescheiben-Gleitbahn [Facies patellaris N.]. Die Kniescheiben-Gleitbahn liegt auf der vorderen (oder „ventralen“) Seite der distalen Oberschenkelepiphyse. Es ist eine unpaare sattel- (oder rollen-)förmige, d. h. in der Mitte vertiefte, von medial nach lateral konkave, von proximal nach distal konvexe Fläche, die die ganze Vorderseite der Epiphyse proximal von den beiden Rollenflächen für das Schienbein einnimmt. Sie schließt sich unmittelbar an die beiden Femur-Rollenflächen für das Schienbein an und stellt gewissermaßen deren Fortsetzung proximalwärts und zugleich eine unpaare Verbindung zwischen den beiden Rollenflächen dar. Der laterale Teil der Gleitbahn springt etwas weiter vor und erstreckt sich etwas höher am Femur hinauf (proximalwärts) als der mediale Teil. Die Krümmung der Gleitbahn ist etwas schärfer als die der daran anstoßenden vorderen Teile der Femurrollen. Sie hat ungefähr denselben Krümmungshalbmesser (etwa 2 cm) wie die hinteren Rollenabschnitte.

Die Knorpeldicke der Sattelhohlkehle beträgt unten ($^1/_2$ cm vor der Fossa intercondylea) etwa 2,5 mm, in der Mitte des Sattels aber 3,5 mm, an den seitlichen Sattelteilen ist der Knorpel in der Mitte etwa 1,5 mm, unten 2,5 mm dick, während SAPPEY umgekehrt den Knorpelüberzug der Sattelkehle dünner sein läßt wie den der Sattelränder.

b) Oberschenkelgelenkfläche für das Schienbein. Unterhalb der seitlichen Teile des Kniescheibenlagers sind beide

Oberschenkelkondylen rollenförmig. An jeder Rolle kann man 3 Hauptflächen unterscheiden: eine untere, die eigentliche Gelenkfläche, eine „centrale", gegen die Gelenkmitte gerichtete, d. h. der Zwischenknorrengrube zugewandte Fläche, die den Kreuzbändern zum Ansatz dient und eine periphere, subkutane Fläche, deren Höcker den Seitenbändern zum Ursprung dienen.

Stellung der Oberschenkel-Gelenkknorren.

Beide Knorren können, wie bemerkt, im allgemeinen als „rollenförmig" bezeichnet werden. Von hinten sehen sie 2 nebeneinander stehenden Wagenrädern ähnlich. Die beiden Rollen oder „Räder" stehen übrigens nicht ganz parallel, sondern divergieren etwas nach hinten, wie man am besten bei der Betrachtung von vorne-unten her erkennt. Durch diese Divergenz wird der Breitendurchmesser des Kniegelenkes nach hinten größer. Ferner stehen die beiden Rollen auch etwas geneigt, d. h. ihre „Krümmungsachse" liegt nicht horizontal, sondern schräg, mit dem peripheren Ende abwärts geneigt (s. Fig. 106). Man erkennt das sehr deutlich bei Betrachtung der Rollen von hinten her. Man sieht nämlich, daß die peripheren („subkutanen") Ränder beider Rollen etwa um 1 cm tiefer stehen als die „centralen", die Fossa intercondylea[1] begrenzenden. Die „Räder" stehen also, wie bei vielen Wagen, namentlich älterer Bauart, schräg, mit ihrem oberen Rand nach auswärts geneigt. Die „Krümmungsachsen" der beiden Rollen schneiden sich etwa im oberen Teil der Zwischenknorrengrube oder sogar noch etwas über ihr. Jedenfalls kann keine Rede davon sein, daß die Rollenachse umgekehrt schräg liegt, mit ihrem centralen Ende abwärts geneigt, wie es HENKE seiner Theorie der Kniebewegungen mit zu Grunde legt. HENKE ist offenbar durch den etwas centralwärts umgebogenen Verlauf des obersten Endes der beiden Rollen getäuscht worden. (Ich kann mein Erstaunen nicht unterdrücken, daß diese so einfach festzustellende Thatsache, soviel ich sehe, noch nie HENKE gegenüber geltend gemacht worden ist.)

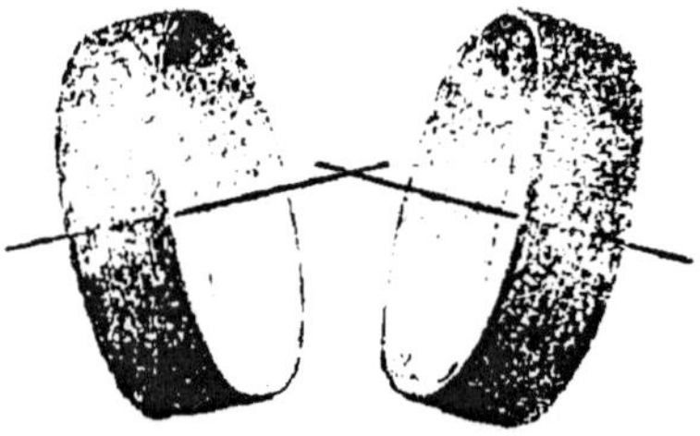

Fig. 106. Schema zur Erläuterung der Schrägstellung der Femurrollen.

Krümmung der Oberschenkel-Knorren.

α) Sagittale Krümmung. Die beiden Rollen sind nicht regelmäßig cylindrisch gekrümmt, sondern schon eine flüchtige Betrachtung der Knorren im Profil (s. Fig. 9 u. 10, S. 18 f.) zeigt, daß die Krümmung der Rollen von vorn nach hinten zunimmt. Die einzelnen Rollenstücke besitzen also nicht alle den gleichen Krümmungsradius, sind nicht alle um dieselbe Krümmungsachse herum gebogen, sondern der Krümmungsradius der vorderen Rollenteile

1) Dieser Ausdruck oder „F. intercondylica" ist wohl sprachlich einfacher und dem Sinn entsprechender als F. intercondyloidea.

ist größer als der der hinteren. Die vorderen Rollenteile haben also Krümmungsachsen, die weiter von der Gelenkoberfläche entfernt liegen als die Krümmungsachsen für die hinteren Rollenteile (s. Fig. 107 a. f. S.

Zur genaueren Bestimmung der Krümmung eignen sich natürlich besser Sägeschnitte durch die Rollen als die intakten Gelenkknorren. Es fragt sich, in welcher Richtung man die Schnitte durch die Rollen legen soll. Die meisten Autoren haben „Sagittalschnitte" gemacht im Sinne der Bewegung bei der Beugung und Streckung, so auch die Brüder WEBER. Andere meinen, für den Gelenkmechanismus käme hauptsächlich die „Mittellinie", d. h. die „am meisten vorspringende" Partie der Rolle in Betracht, die in direkter Berührung mit der betr. Schienbeinpfanne steht, nicht etwa die peripheren Rollenteile, die nur mit den C-Knorpeln artikulieren. Ungefähr dieser „Mittellinie" oder „größten Konvexität" der Rolle entspricht meiner Erfahrung zufolge, namentlich an der lateralen Rolle, oft eine kammartig vorspringende Leiste. Diese Firste, die bei manchen Tieren nach H. ALBRECHT (Diss. Bern 1876) typisch ist, teilt die Rolle in einen peripheren, mit dem C-Knorpel artikulierenden und einen centralen, der Schienbeinpfanne direkt anliegenden Streifen ab. Die Firste bezw. „größte Konvexität" der Rolle entspricht übrigens, wie bemerkt, nicht genau, sondern nur ungefähr der „Mittellinie" der Rolle. Am hinteren Teil der medialen Rolle liegt sie etwas näher dem „centralen", im vorderen Teil der lateralen Rolle näher dem peripheren („subkutanen") Knorpelrand. Ferner läuft die Firste weder am medialen noch am lateralen Femurkondyl in einer „Sagittalebene", sondern in einem „centralwärts" konkaven Bogen. Am deutlichsten ist dieser Sachverhalt für die mediale Rolle bei Betrachtung von unten (distal) her, für die laterale Rolle von hinten her zu erkennen. Es wäre nun nichts falscher, als diese Rollenmittellinie oder Rollenfirste gewissermaßen für die „Spurlinie" zu halten, längs der sich ein Punkt der Schienbeinpfanne verschiebt, wenn der Unterschenkel gebeugt oder gestreckt wird, wie das manche Autoren direkt aussprechen oder wie es vielen mehr oder weniger unbewußt vorschwebt (s. II. Bd.). Sie steht vielmehr offenbar nur in Beziehung zu den Verschiebungen und dem Druck der C-Knorpel. Deshalb ist es nicht richtig, zu meinen, man müsse den Sägeschnitt durch die beiden Rollen längs dieser doppelt gebogenen Firsten machen, um aus ihrer Krümmung in der Richtung von vorn nach hinten Schlüsse auf den Bewegungsmechanismus des Schienbeines gegen den Oberschenkel bei der Beugung und Streckung machen zu können. Soweit solche Schlüsse überhaupt zulässig sind (s. II. Bd.), genügen dazu ebene Sagittalschnitte oder Schnitte senkrecht auf die S. 344 erwähnte schräg liegende „Rollenachse".

An allen solchen Sagittalschnitten durch die beiden Rollen, gleichviel ob sie in der Nähe der Ränder oder in der Mitte gemacht sind, zeigt sich dasselbe, was schon die oberflächlichste Betrachtung der beiden Rollen von der Seite ergab (s. S. 344 unten), daß nämlich die Krümmung von vorn nach hinten allmählich zunimmt. Eine solche, in bestimmter Richtung gesetzmäßig wachsende Krümmung besitzt die „Spirale" der Geometrie. Schon die Brüder WEBER verglichen daher die Krümmung der Knieknorren mit der einer Spirale, deren hinteres Stück mit einem Kreisbogen fast zusammenfalle. LANGER ging noch weiter und behauptete, die Knorrenkrümmung entspräche immer mehr oder weniger genau einer logarithmischen Spirale[1]), doch kann davon gar nicht die Rede sein, da nicht unbeträchtliche individuelle Abweichungen vorkommen, wie schon AEBY und ALBRECHT erkannten. Letztere Autoren sehen übrigens die für den Mechanismus maßgebende Kurve in der Berührungskurve, längs der sich die Abwickelung der Femurkondylen auf einer Tischplatte (!) vollzieht; sie betrachten diese Kurve als aus zwei verschieden gekrümmten Kreisen zusammengesetzt, einem weiteren, vorderen und einem engeren, hinteren, ähnlich wie H. MEYER schon lange Zeit vor ihnen.

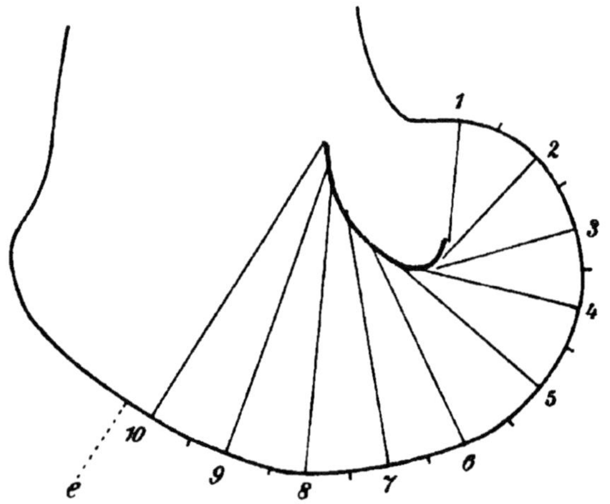

Fig. 107. Schematisierter Sagittalschnitt durch den medialen Oberschenkelknorren. Natürliche Größe. (Die Randkurve (Evolvente) ist durch kurze Striche in 10 cm eingeteilt, die geraden Linien sind die jeweiligen Krümmungsradien der Centimeterstrecken. Die rote Kurve (Evolute) verbindet die Krümmungsmittelpunkte; e = Stelle der Grenzfurche s. S. 343.)

Die Oeffnung der Spirale der Oberschenkelrollen ist nach der Vorderseite des Oberschenkels gerichtet. Wenn ein Punkt des Schienbeines der Spirale entlang von vorn nach hinten gleitet, also eine Beugebewegung ausführt, wird er gewissermaßen „auf die Spirale aufgewickelt", kommt ihrem Endpunkt oder „Pol" immer näher. Bei der Bewegung des Schienbeines von hinten nach vorn, also bei einer Streckbewegung, wickelt der Punkt sich von der Spirale gewissermaßen ab, entfernt sich immer mehr vom Pol der Spirale (vgl. Fig. 107 nach BUGNION). Die Randkurve wird als „Evolvente", die Verbindungslinie der Krümmungsmittelpunkte als Evolute bezeichnet.

Sehr genaue Krümmungsmessungen hat u. a. BUGNION an 5 Kniegelenken vorgenommen, die ich nicht versäumen will, hier anzuführen, weil die „spiralige Krümmung" der Kniegelenkflächen eine so große

1) Bei einer solchen wachsen die von den betreffenden Krümmungsmittelpunkten auf die Spirale gezogenen Radien in geometrischer Progression, während die zugehörigen Winkel zwischen je 2 Nachbarradien in arithmetischer Progression wachsen. Die logarithmische Spirale ist daher eine „sehr locker gewickelte", sich rasch weit öffnende Spirale.

Rolle in der Litteratur spielt, und weil uns die Messungen in der That eine gute Vorstellung von den Krümmungsverhältnissen und ihren individuellen Unterschieden geben.

Bugnion's Messungen geschahen an etwa durch die Rollenmitte hindurchgeführten „Sagittalschnitten".

Die von den Brüdern Weber für die vorderen Rollenteile gefundenen enormen Krümmungshalbmesser (54 mm) sind, wie ich glaube, nicht durch individuelle Abweichungen, sondern durch den weniger guten Erhaltungszustand des Knorpels an den Präparaten Weber's zu erklären. Darauf deutet meiner Meinung nach auch der Umstand, daß auch Aeby-Albrecht ähnliche Halbmesser für die vorderen Rollenteile gefunden haben wie Bugnion.

Rollen-Oberfläche von hinten her in Centimeter geteilt	Mediale Rolle Krümmungsradius an 5 Knieen A, B[1], C, D, E in Millimetern					Laterale Rolle Krümmungsradius an 5 Knieen A, B, C, D, E in Millimetern				
	A	B	C	D	E	A	B	C	D	E
1. cm	16,5	15,5	17	17	17	19	16	17	17	17
2. „	17,5	17	18	19	18,5	20	18	18,5	20	18,5
3. „	18,5	18,5	19	20,5	20,5	21,5	20,5	20	22	20,5
4. „	21	21	20,5	22,5	22,5	23,5	23	22	24	23
5. „	24	23	22,5	24,5	24,5	26	25,5	24	26,5	25
6. „	26,5	25,5	25,5	26,5	26,5	28	29,5	26,5	29	28
7. „	30	30	28,5	28,5	28	32	33,5	29,5	35,5	31
8. „	33	34	32	30	30	36,5	37	33	41	35
9. „	36,5	36	36,5	32,5	34,5					
10. „	40	38		33,5	40					

Varietät. Beim Neanderthal-Menschen soll nach Bumüller keine solche Krümmungsdifferenz vorhanden sein (vgl. Klaatsch Anat. Anz., Erg. 1901, Vers. Bonn, S. 140). (Aus dieser Thatsache könnte man bei gleicher Beschaffenheit der Weichteile schließen, daß bei den primitiven Menschen das Kniegelenk in Streckstellung wackliger gewesen sei als beim recenten Menschen; vgl. II. Bd.). Ich selbst fand aber an den von Peter Wilbers in Bonn hergestellten Abgüssen die Krümmungsunterschiede gerade so groß, wie Bugnion bei den recenten Oberschenkeln, die Kurven decken sich sozusagen. Ja, ich fand beim Neanderthaler sogar auch dieselbe Eigentümlichkeit, daß der Krümmungsunterschied am lateralen Knorren größer ist, als am medialen (s. Tabelle u. S. 350).

β) Frontale Krümmung. Die Femurrollen sind nun aber durchaus nicht etwa längs einer Spirale ausgebreitete Cylinderflächen mit gerader „Erzeugungslinie" (s. II. Bd.), sondern die Rollen sind auch in querer Richtung gekrümmt. „Frontalschnitte" durch das Gelenk (s. Fig. 108 a. f. S. nach Weber, Bugnion u. Poirier) zeigen die quere Krümmung sehr deutlich, zeigen aber zugleich auch, daß die quere Krümmung ebenfalls keine ganz regelmäßige, kreisförmige ist. Ueberdies erkennt man, wie schon der Augenschein am ganzen Präparat lehrt, daß die quere Krümmung der medialen Rolle eine schärfere ist als die der lateralen. Meinen Messungen zufolge besitzt die regelmäßig gedachte Krümmung der medialen einen Halbmesser von etwa 1,7 cm, die der lateralen einen solchen von 2,3 cm. Die

1) Knie B liegt unserer Fig. 107 zu Grunde.

beiden „centralen“ Rollenflächen entsprechen eben ganz genau dem Abhang der Eminentia intercondylea des Schienbeines, denen sie anliegen (s. Fig. 108). Lateralwärts fällt der Zwischenhöcker nämlich ganz allmählich ab (s. S. 350), medialwärts ganz steil. Dies ist die einzige Stelle des Kniegelenkes, an der die sich berührenden Knorpel-

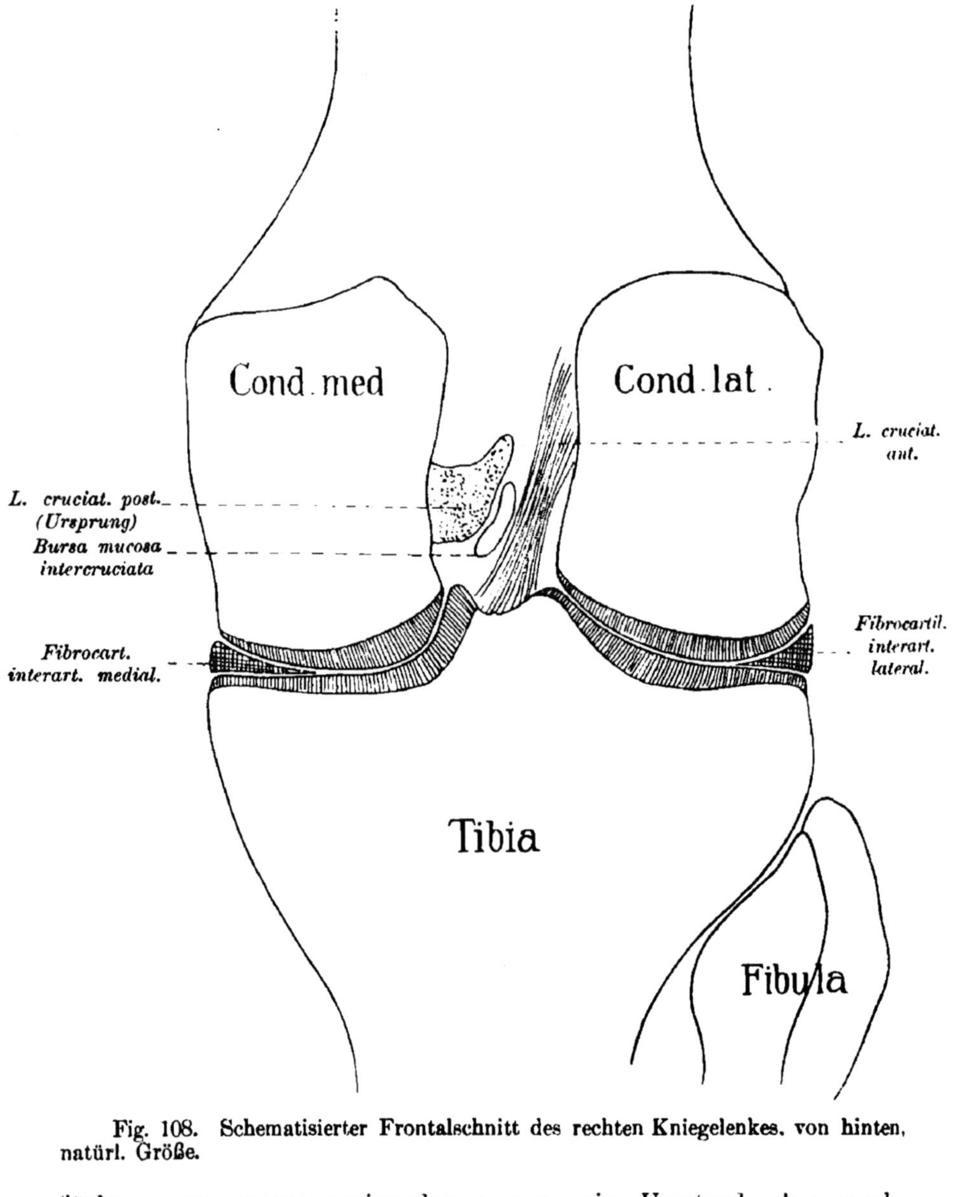

Fig. 108. Schematisierter Frontalschnitt des rechten Kniegelenkes, von hinten, natürl. Größe.

flächen ganz genau aneinander passen, ein Umstand, der merkwürdigerweise, soviel ich sehe, noch nie gewürdigt worden ist. Ferner zeigt es sich, daß auch die quere Krümmung sich von hinten nach vorne abflacht. Freilich sieht man auch hier große individuelle Unterschiede.

Der Knorpelüberzug ist an beiden mit dem Schienbein artikulierenden Femurrollen ungefähr gleich dick. Auf dem Sagittalschnitt ist er am dicksten, etwa senkrecht unter dem hinteren Ende der Gelenkflächen bei aufrechter Haltung, also etwa an der Grenze zwischen mittlerem und hinterem Drittel der ganzen Gelenkfläche (s. Fig. 9, S. 18). Er mißt an dieser dicksten Stelle etwa 2,6—3,2 mm. Auf dem Frontalschnitt ist er an beiden Rollen etwas „centralwärts" (s. S. 344 oben) von der Mitte der queren Rollenkrümmung am dicksten. Ein Frontalschnitt durch die Stelle der größten Dicke auf dem Sagittalschnitt, also gerade unter dem hinteren Ende der Gelenkfläche, zeigt natürlich auch eine Dicke von 2,5—3,2 mm. Am dünnsten ist der Knorpelüberzug in der Trennungsfurche zwischen dem Kniescheibenlager und den Gelenkrollen für das Schienbein (s. a. S. 343).

Besondere Unterschiede der medialen und der lateralen Femurrolle.

α) Mediale Rolle. Hält man das Oberschenkelbein mit seinem Schaft vertikal, das Knieende nach unten, so reicht die mediale Rolle weiter hinab wie die laterale. Beim Aufrechtstehen steht aber die Oberschenkellängsachse nicht vertikal, sondern so schräg geneigt, daß die Kuppen beider Knie-Rollen fast in einer Horizontalebene stehen, denn die mit ihnen verbundenen proximalen Schienbeinflächen stehen fast gleich hoch, die mediale nur sehr wenig tiefer wie die laterale (s. Fig. 108 u. S. 352).

Auch die Länge der für die Verbindung mit dem Schienbein in Betracht kommenden Gelenkflächen von vorn nach hinten ist bei beiden Knorren nicht gleich, sondern beim medialen Knorren etwa um 2 cm größer (nämlich 10 cm lang, s. Tabelle S. 347) als beim lateralen Knorren (wo sie nur 8 cm lang ist). Die Gelenkfläche der medialen Rolle zeigt nämlich vorne gegen das Kniescheibenlager hin eine Verlängerung, deren Mittellinie nicht die Richtung der Mittellinie der übrigen Rolle fortsetzt, d. h. nicht mit ihr in derselben Sagittalebene liegt, sondern etwas lateralwärts abgebogen ist. Dieser vorderste Teil der medialen Rolle ist etwa so gerichtet, daß seine Mittellinie auf das obere Ende der Kniescheiben-Gleitfläche am lateralen Knorren zielt. Wie schon Hüter (Arch. f. Chirurg., Bd. 2) zeigte, ist die Abknickung dieses vordersten Stückes gegen das Hauptstück der medialen Rolle individuell sehr verschieden; bald ist sie fast rechtwinklig, bald ist der Uebergang ein ganz allmählicher. Dieser eigentümlichen Umbiegung des vorderen Teiles der medialen Femurrolle entsprechend bilden die beiden Ränder derselben einen lateralwärts konkaven Bogen, dessen Bogenwert nach H. Meyer etwa 60° beträgt.

Fast immer hört die Gelenkfläche der medialen Rolle hinten nicht mit einem fast geraden, quer herüberlaufenden Rand auf, wie die der lateralen Rolle, sondern ihre laterale Hälfte läuft noch in einen kleinen, mehr oder weniger spitz ausgezogenen Fortsatz aus (s. a. Fig. 108). Dieser Fortsatz kann gegen die übrige Rolle durch eine leicht vorspringende Kante abgegrenzt sein, wie auch H. Virchow (Berl. Anthr. Ges., 1900) es bemerkt hat. Mit Recht weist er auch darauf hin, daß diese Zuwachsfläche an der medialen Rolle nicht als ein charakteristisches Merkmal des „Hockerknies“ bezeichnet werden darf, wie HAVELOCK CHARLES (Journ. Anat. Phys., 28. Bd.) es gethan hat.

Auch die Krümmung der medialen Rolle ist eine andere wie die der lateralen, was man am besten auf Längs- („Sagittal“)schnitten durch die Rollen erkennt. Die Durchschnitte der einen passen nicht auf die der anderen. AEBY-ALBRECHT teilen die Kniee in 2 Gruppen ein. Bei der einen häufigeren Form hat der vorderste Teil der lateralen Rolle einen kleineren Krümmungshalbmesser als der vorderste der medialen Rolle, bei der anderen, selteneren, umgekehrt.

β) Laterale Rolle. Die laterale Rolle reicht (s. v. S.) bei vertikaler Haltung des Femurschaftes nicht soweit herab wie die mediale, und ihre Gelenkfläche ist etwa 1—2 cm kürzer wie die der medialen (s. v. S.). Der obere Teil des lateralen Knorren springt weiter nach vorn vor als der mediale, was man am besten erkennt, wenn man das Femur mit der Rückseite (Dorsalseite) auf eine ebene Unterlage legt und von distalwärts auf die Kondylen schaut. Im Gegensatz zur gleichmäßigen Breite der medialen Rolle ist die laterale hinten schmal und verbreitert sich nach vorn. Ihr medialer oder „centraler“ Rand ist ziemlich gerade, steht aber nicht ganz „sagittal“, sondern ist etwas nach vorn medialwärts gerichtet. Hinten oben ist die laterale Rolle im Gegensatz zur medialen fast gerade abgeschnitten (s. v. S.). Die Krümmung des lateralen Knorren ist ähnlich wie die des medialen, indem sie auch von vorn nach hinten zunimmt (s. S. 347, Tabelle), doch ist sie nicht identisch mit ihr. Nach AEBY-ALBRECHT hat meist der vorderste Teil der lateralen Rolle einen etwas kleineren Krümmungshalbmesser als der vorderste der medialen. Nach ROBERT hat umgekehrt die laterale Rolle einen größeren Krümmungshalbmesser. Die von BUGNION gemessenen 5 Gelenke zeigen, wie man aus der Tabelle (S. 347) sieht, außer dem Fall D alle am vorderen Ende der lateralen Rolle einen kleineren Krümmungsradius als am vordersten Ende der medialen Rollenfläche, aber alle einen größeren als das entsprechende Stück (der 8. cm) der medialen Rolle. Daß die Krümmungsradien an der lateralen Rolle von vorn nach hinten rascher abnehmen, ist oft, aber nicht allgemein zutreffend. Am lateralen Rollenrand finde ich in der Regel, namentlich auf der rechten Körperseite, gerade distal vom Popliteusursprung eine vertikale Furche, in die sich bei gestrecktem Knie die Popliteussehne einbettet, die man daher als Impressio poplitea verticalis bezeichnen kann.

Varietät. HULTKRANTZ (Wiss. Erg. Schwed. Exped. Nordenskjöld, 1900) fand bei den hockenden Feuerländern eine geringe Verlängerung der Gelenkfläche der medialen Rolle nach oben (s. S. 349) und eine kleine Abflachung dieses Teiles der Gelenkfläche.

2) Schienbeingelenkfläche.

Die zur Verbindung mit den beiden Oberschenkelrollen dienende Schienbeinfläche hat auch keinen ununterbrochenen Knorpelüberzug, sondern besteht ebenfalls aus 2, durch eine knorpelfreie Stelle getrennten Abteilungen. Die beiden Schienbeinflächen passen, wie S. 342 bemerkt, schlecht auf die Femurrollen. Sie sind für die stark konvexen Femurrollen zu wenig konkav ausgehöhlt. Beide Flächen sind etwa eirund begrenzt und so gestellt, daß die längere Eiachse ungefähr „sagittal", d. h. von vorn nach hinten gerichtet ist (s. a. f. S. oben). Beide Flächen erheben sich gegen die Mitte (der ganzen proximalen Schienbeinepiphyse) und bilden dort die beiden Zwischenknorrenhöcker [Eminentiae intercondyleae]. Durch diese Erhebung werden sie von lateral nach medial deutlich konkav, wie man am besten auf „Frontal"-schnitten erkennt (Fig. 108). Der Zwischenhöcker fällt übrigens zur medialen Fläche hin steiler ab als zur lateralen. Der Zwischenhöcker liegt nicht genau „central" (auf der proximalen Schienbeinfläche), sondern dem hinteren Rand (derselben) erheblich (um fast 2 cm) näher als dem vorderen. Er stellt einen etwa 1 cm hohen Zapfen dar, der in die Hohlkehle zwischen die beiden Femurrollen hineinragt, dieselbe aber nicht ganz ausfüllt. Vor und hinter dem Zwischenhöcker liegen knorpelfreie, rauhe, etwa dreieckige Felder, die zusammen eine sanduhrähnliche Figur bilden.

Die proximale Schienbeinfläche steht übrigens nicht senkrecht auf der Längsachse des Schienbeines, sondern ist etwas (um etwa 8—10°) schräg nach hinten abwärts geneigt. Dieser nach hinten abwärts offene Winkel kann als „Rückneigung" der Tibiapfanne bezeichnet werden („Reclination" von H. VIRCHOW, „Incurvation" von COLLIGNON, „Retroversion" von MANOUVRIER). Beim recenten Europäer ist er nach den Bestimmungen MANOUVRIER's im allgemeinen weniger ausgeprägt, d. h. weniger spitz als bei früheren (z. B. beim Spy-Menschen) und bei außereuropäischen Menschenrassen und bei den Anthropoiden. vgl. a. KLAATSCH (Variat. am Skelett d. jetzigen Menschheit etc., Corr.-Bl. D. Anthrop. Ges., 1902). Die individuellen Unterschiede in der Ausprägung der Winkel sind aber wohl gerade so groß wie die Rassenunterschiede. G. RETZIUS hat gezeigt, daß der Rückneigungswinkel beim Embryo spitzer ist und sich gewöhnlich bis zum 6. Monat nach der Geburt mehr oder weniger verliert. HÜTER glaubte, das Verschwinden des Winkels hänge mit der Erlernung des Gehens zusammen. Meiner Meinung nach kann kaum ein Zweifel darüber sein, daß die Rückneigung mit der starken Beugestellung der Kniee im Mutterleib zusammenhängt und durch die Geradestreckung der Kniee beim Liegen, namentlich bei „Wickelkindern" in den ersten Lebensmonaten mehr oder weniger vollkommen beseitigt wird, aber sich auch zeitlebens erhalten kann. Vielleicht tritt das letztere etwas häufiger bei solchen Rassen und Familien ein, bei denen die Säuglinge nicht „gewickelt" werden.

Die „Seelenachse" des Schienbeines zielt überdies nicht auf die Mitte der proximalen Schienbeinfläche, sondern auf einen Punkt vor dieser. Die obere Schienbeinfläche ist also nicht nur nach hinten abwärts geneigt, sondern auch gewissermaßen nach hinten gegen die Längsachse des Schienbeines verschoben. —

Ferner steht der größte Querdurchmesser der proximalen Schienbeinfläche nicht parallel dem der distalen, sondern ist gegen letztere in verschieden hohem Grade (um 0 bis fast 50°) einwärts rotiert. Dieser Winkel wird „Verdrehungs"- oder „Torsionswinkel" genannt. Wenn die Füße mit ihren medialen Rändern aneinander gesetzt werden, stehen die Oberschenhel daher einwärts gerollt, die Querdurchmesser beider Kniegelenke konvergieren nach hinten (weiteres s. b. Sprunggelenk und II. Bd.).

Hier möchte ich übrigens auf einen Umstand aufmerksam machen. der den Forschern bisher entgangen zu sein scheint, daß nämlich die Längsdurchmesser der beiden Abteilungen der proximalen Schienbein-Gelenkfläche (s. o.) durchaus nicht senkrecht auf dem größten Querdurchmesser der proximalen Tibiafläche stehen. Ebensowenig stehen die beiden ovalen Pfannen senkrecht auf dem Querdurchmesser der distalen Epiphyse. Sie sind nämlich gegenüber der Querlinie der unteren Tibiaepiphyse weniger „einwärts rotiert“ (vgl. II. Bd.) als der größte Querdurchmesser der proximalen Epiphyse. Stellt man letzteren gerade frontal, so stehen daher die ovalen Pfannen mit ihrem Längsdurchmesser nicht sagittal, sondern mit ihrem Vorderende schräg lateral vorwärts. Stellt man die ovalen Pfannen genau sagittal. so erkennt man sehr deutlich noch einen anderen. bisher von den Autoren nicht gewürdigten Umstand, daß nämlich die laterale Pfanne um etwa 1 cm parallel mit sich selbst nach vorn an der medialen vorbei verschoben ist. —

Neben den oben angeführten Uebereinstimmungen zeigen beide Schienbeinpfannen aber auch Verschiedenheiten sowohl in der Größe als in der Form. Die mediale Fläche ist etwas länger als die laterale und auch von vorn nach hinten deutlich konkav, während die laterale in diesem Sinne am Skelett, oder, wie SAPPEY angiebt, wenigstens mit dem Knorpelüberzug oft deutlich konvex ist. Das letztere hängt damit zusammen, daß der Zwischenhöcker nach der lateralen Fläche hin ganz allmählich abfällt. Von mehreren Autoren wird die konvexe Wölbung der lateralen Schienbeinfläche für ein Rassenmerkmal gehalten. THOMSON (Journ. Anat. Phys., 23. Bd.) fand sie besonders ausgeprägt bei den nordamerikanischen Indianern, Peruanern, Andamanern, Indiern, Neukaledoniern, Neu-Hebridenleuten und Australiern, während sie bei den Negern noch flacher sein soll wie bei den Europäern, bei denen die Fläche in sagittaler Richtung übrigens sowohl konvex als plan und sogar auch konkav sein kann.

Die laterale Fläche ist hinten nicht durch einen scharfen Rand begrenzt wie die mediale, sondern greift noch fast 1 cm weit auf die Hinterseite des Schienbeines, auf den Untergelenkrand [Margo infraglenoidalis] über. Es ist das eine manchmal fast rinnenförmige vertiefte Stelle, an der das obere Ende des Kniekehlenmuskels schleift. HÜTER (VIRCH. Arch., Bd. 26) zeigte, daß diese „abschüssige“ Gelenkfläche beim Neugeborenen viel auffallender ist als beim Erwachsenen, was, wie er wohl mit Recht annimmt, aus der gebeugten Stellung die Knies beim Embryo folgt.

Die laterale Gelenkfläche steht bei vertikaler Haltung der Schienbeinlängsachse meist etwas höher als die mediale (s. S. 349 u. Fig. 108).

Der Knorpelüberzug ist an der lateralen Schienbeinpfanne etwas dicker als an der medialen. Auf dem Sagittalschnitt ist er in der Mitte am dicksten, auf dem Frontalschnitt etwas näher der Gelenkmitte, etwa an der Grenze zwischen dem mittleren und dem der Emin. intercondylea zugekehrten Drittel der Pfanne. An dieser Stelle ist der Knorpel etwa 4—5 mm dick, an den Rändern nur 1—2 mm. In der Regel findet man am frischen Präparat einen deutlichen „Abdruck“ der C-Knorpel auf beiden Schienbeinpfannen. In einzelnen Fällen vermißte ich ihn aber.

3) Kniescheibengelenkfläche.

Die Kniescheibe zeigt auf den ersten Blick zwei leicht ausgehöhlte Gelenkflächen zur Anlagerung an die seitlichen Teile der sattelförmigen „Kniescheibengleitfläche" (s. S. 343) des Oberschenkels und zwischen beiden eine der eingesunkenen Mitte der „sattelförmigen" Gleitfläche entsprechende abgerundete Kante, die die beiden leicht konkaven Flächen voneinander trennt.

Wegen der mittleren Leiste wird von manchen Autoren angegeben, daß die Kniescheibe in querer Richtung konvex, in sagittaler Richtung leicht konkav, im ganzen also sattelförmig gekrümmt sei, doch zeigt eine Betrachtung von Quer- und Längsschnitten, daß unsere obige Darstellung den Thatsachen besser entspricht.

Die laterale Gelenkfläche ist etwas größer und deutlicher konkav und paßt besser auf den Oberschenkel wie die mediale. Bei genauerer Betrachtung erkennt man oft noch besondere Unterabteilungen an den beiden Hauptflächen der Kniescheibe, die namentlich von Henle, Henke und Morris genauer beschrieben wurden. Meinen Wahrnehmungen zufolge ist eine der von den verschiedenen Autoren beschriebenen Unterabteilungen fast immer zu erkennen: es ist das eine streifenförmige Facette am Rand der medialen Hauptabteilung. Diesen Längsstreif finde ich oft auch am Skelett durch eine Längsleiste gegen die mediale Hauptabteilung abgetrennt und überdies gegen dieselbe vorwärts scharf abgeknickt. Manchmal fand ich ihn allerdings durchaus nicht gegen die Hauptfläche abgebogen, sondern die Fläche nur durch stärkere Konkavität vor der Hauptfläche ausgezeichnet. Dieser „mediale Randstreif" kommt nur bei äußerster Beugung und bei Verschiebung der Kniescheibe nach der lateralen Seite mit dem Oberschenkel, und zwar den lateralen Teilen der medialen Rolle in Berührung. Zuweilen fand ich auch eine von Henke beschriebene untere (distale) Facette an jeder der beiden Hauptflächen ganz deutlich durch eine quere Leiste von der Hauptfläche getrennt. Diesen beiden distalen („Streck-")Facetten kommen nur bei äußerster Streckung mit dem Oberschenkel in Berührung. Bei äußerster Beugung kommen diese kleinen Flächen nur in Berührung mit den Fettfalten. Auch am proximalen Teil der beiden Hauptflächen kommen 2 besondere kleine Facetten vor, die ich aber nur in seltenen Ausnahmefällen auch am Skelett durch Andeutungen von queren Leisten von den beiden Hauptflächen getrennt fand. Diese proximalen Facetten liegen bei starker Beugung den Oberschenkelkondylen an. Die Kniescheibe läßt also bei genauerer Betrachtung statt der gewöhnlich angegebenen 2 nicht weniger als 7 Flächen erkennen: die unpaare, mediale, längsgestellte Randfacette, die 2 (mediale und laterale) distalen Streck-, die 2 (mediale und laterale) proximalen Beugungs- und die 2 (mediale und laterale) mittleren Hauptfacetten. Alle 3 lateralen Facetten sind breiter als die entsprechenden medialen.

Die mittlere, die beiden Hauptflächen trennende Leiste ist meinen Beobachtungen zufolge in proximo-distaler Richtung individuell verschieden gestaltet. Meist ist sie am frischen Präparat in dieser Richtung kaum gekrümmt, häufig aber, wenigstens im distalen Teil, deutlich konvex; am Skelett ist sie fast immer gerade, selten hingegen leicht konkav. Wenn die Leiste in sagittaler Richtung konvex ist, kann zwischen dem in proximo-distaler Richtung ebenfalls konvexen „Kniescheibenlager“ der Femurepiphyse und der Kniescheibenleiste natürlich nur bei Einwirkung stärkeren Druckes flächenhafte Berührung stattfinden. Dieser Inkongruenz der Flächen entspricht die auffällige Dicke des Knorpelüberzuges, indem wir gerade an dieser Leiste den dicksten Hyalinknorpel-Ueberzug von allen Knochen des menschlichen Körpers finden. Die Dicke beträgt 5,4—6,4 mm. Sonst ist der Knorpelüberzug der Kniescheibe nur dünn.

4) C-Knorpel [Menisci artic. genu N.][1]).

Die Inkongruenz zwischen den stark konvexen Oberschenkelrollen und den flachen Schienbeinflächen wird zum großen Teil durch Zwischenknorpelscheiben ausgeglichen, die in ihrer Form veränderlich sind und bei den Bewegungen thatsächlich ihre Form erheblich verändern (s. II. Bd.). Die Zwischenscheiben haben beide sichel- oder

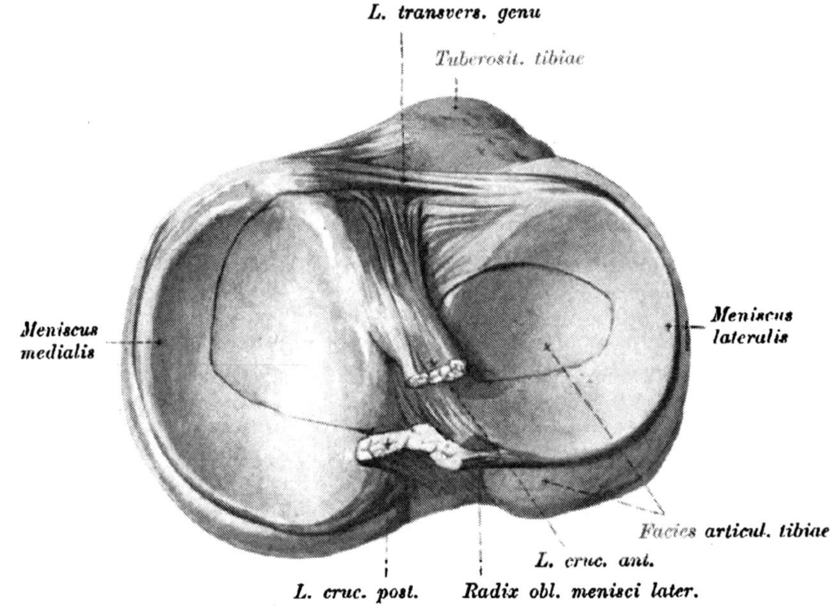

Fig. 109. Schienbeingelenkfläche mit C-Knorpeln, von oben gesehen.

C-förmige Gestalt, und ich möchte sie daher kurz „C-Knorpel“ zu nennen vorschlagen, ein Name, der, wie mir scheint, nicht mißzuverstehen ist. Die Breite der Knorpel ist nicht nur an den verschiedenen Stellen, sondern auch an den gleichen Stellen individuell verschieden. Im allgemeinen kann man wohl sagen, daß beide dort am breitesten sind, wo die beiden Seitenbänder des Kniegelenkes (s. unten) an ihnen vorbeiziehen, und daß die mittlere Breite etwa 0,8—1,0 cm beträgt. Die Längsachse des „C“ ist bei beiden Knorpeln ungefähr

1) Fibrocart. falcatae, cartil. falcatae s. falciformes s. semilunares s. lunatae (ält. Aut.). Cart. semilunar. intermediae (L. Fick). The interartic. fibrocartilages or semilunar fibrocartilag. (engl.). Fibrocartilag. interartic., semilun., falcif. (franz.).

„sagittal“gestellt. Jeder C-Knorpel ist mit seinen beiden spitzen Enden („Hörnern“) durch weiche, aber feste Bandzüge (ohne Knorpelzelleneinlagerung) am Schienbein befestigt.

Beide C-Knorpel sind auf ihrem Querschnitt 3-kantig prismatisch oder keilförmig: die 5—7 mm hohe Basis des Keiles ist dem Gelenkrand und der Haut, die Schneide der Gelenkmitte zugekehrt (s. Fig. 108, S. 348). Dadurch wird also die Pfanne zur Aufnahme der Femurrollen wesentlich vertieft. Die Basis oder subkutane Fläche der C-Knorpelprismen ist übrigens nicht ganz gerade, sondern meist etwas konvex. An den hinteren Teilen der C-Knorpel ist die Basis dicker, d. h. sind die Scheiben höher als vorne, was auch der vorne etwas flacheren Krümmung der Kondylen in querer und in sagittaler Richtung entspricht. Bei beiden C-Knorpeln ist der dicke Rand fast überall (mit Ausnahme der S. 358 erwähnten Stelle) in mehr oder weniger inniger Verbindung mit der Gelenkkapsel und den Seitenbändern, während der scharfe, oft unregelmäßig zackige, meist durchsichtig dünne Rand frei in die Gelenkspalte hineinragt. Dieser centrale Rand ist so scharf, daß die Oberseite des C-Knorpels ohne jeden merklichen Absatz in die obere Schienbeinfläche ausläuft. Letztere bietet so, zusammen mit dem betreffenden C-Knorpel der Femurrolle, eine sozusagen ununterbrochene Pfanne dar.

Die Oberfläche der Knorpel ist konkav, paßt sich der Konvexität der Oberschenkelrollen an. Sie erscheint durch Umkrempelung des Randes etwas breiter als die Unterseite. Diese ist ziemlich eben, leicht konvex oder konkav, je nach der Beschaffenheit des Randstückes der Schienbeinfläche, dem sie unmittelbar aufliegt (s. Fig. 108, S. 348).

Bau. Beide C-Knorpel bestehen hauptsächlich aus Bindegewebe und elastischen Fasern mit einem sehr dünnen (etwa 0,1 mm dicken) Ueberzug von Faserknorpel. Die Fasern verlaufen hauptsächlich horizontal bogenförmig, den Rändern parallel; die einzelnen Bogenfasern werden durch vertikale und radiäre horizontale Zwischenbündel zu gröberen konzentrischen Bündeln vereinigt. Immer findet man in den Scheiben auch Gefäß- und Nervenästchen, die vom peripheren Rand in die Scheiben eintreten und dieselben oft förmlich in 2 Lamellen spalten.

Entwickelung. Vor der Mitte des 3. Monats sind die beiden C-Knorpel nach VALENTIN noch nicht zu erkennen, im 4. Monat sieht man ihre Anlage in Gestalt einer schwachen, in die Gelenkhöhle vorspringenden Intimafalte.

Ebensowenig wie die Gelenkflächen der am Gelenk beteiligten Knochen sind die beiderseitigen C-Knorpel weder in ihrer Größe noch in ihrer Form identisch.

Unterschiede beider C-Knorpel.

α) Medialer C-Knorpel.

Der mediale C-Knorpel stellt ein etwas größeres und offeneres C dar als der laterale. Er ist eher einer $^1/_2$ (manchmal einer $^2/_3$ oder $^3/_4$) Ellipse, der laterale einem fast geschlossenen Kreis zu vergleichen. Die beiden Spitzen oder Hörner stehen beim medialen Knorpel eben weiter auseinander als die des lateralen (s. Fig. 109). Ja, man kann sagen, der laterale C-Knorpel ist ein Stück weit in den medialen hineingeschoben, denn die Enden des medialen umfassen die des lateralen C, wie aus Fig. 110 (nach POIRIER) hervorgeht. Die vordere Spitze befestigt sich[1]) an der dreieckigen rauhen Fläche vor dem medialen Zwischenhöcker und breitet sich noch über den vorderen Rand der Schienbeinendfläche hinaus fächerförmig auf die Vorderfläche des Knochens an den Untergelenkrand hin aus (s. Fig. 116 u. 118). Andererseits ist die Vorderspitze des medialen C-Knorpels nach rück- und aufwärts meist mit dem vorderen Kreuzband und mit dem Scheidewandrest [Plica synovial. patellaris N.] durch einige Bündel verbunden. Von der vorderen Spitze des lateralen C-Knorpels ist sie durch den Ansatz des vorderen Kreuzbandes getrennt (s. Fig. 110).

Varietät. Mehrmals fand ich die vordere Spitze nur durch ein ganz dünnes, plattes Bündel, das fast wie ein Intimastrang aussah, befestigt.

Die hintere Spitze des medialen C-Knorpels setzt sich[2]) als deutlich quergebänderte Haut an der dreieckigen abschüssigen Fläche hinter dem medialen Zwischenhöcker an. Sie liegt, wie Fig. 110 zeigt, zwischen dem Ansatz des hinteren Hornes des lateralen Knorpels und dem des hinteren Kreuzbandes. Hinten berühren sich demnach

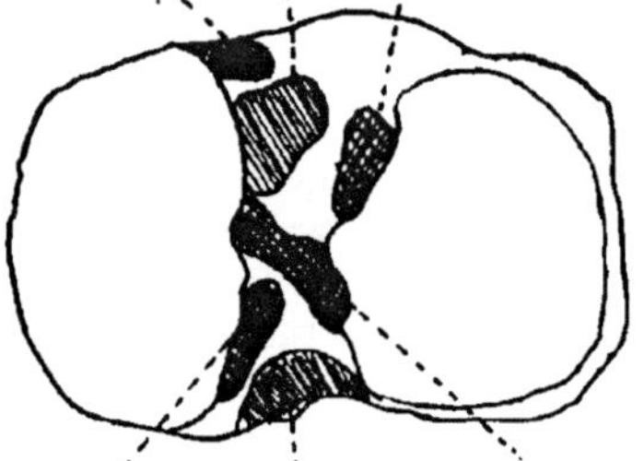

Fig. 110. C-Knorpel- und Kreuzbänderansätze an der Schienbeinfläche. (Kreuzbänder einfach — C-Knorpel doppelt schraffiert.)

die beiden C-Knorpel, weil sich dort der Kreuzbandansatz nicht wie vorn zwischen sie schiebt. Der mediale C-Knorpel ist meist hinten etwas breiter (bis 17 mm breit) und verschmälert sich nach vorn gleichmäßig bis auf etwa $^1/_2$ cm, so daß er vorne meist schmäler ist als der laterale.

Auf dem Querschnitt ist er, namentlich hinten, etwas höher als der laterale. Vorn ist er 1,5—3,5 mm, in der Mitte 5,0—6,5 mm. hinten 6,0—7,5 mm dick.

Der mediale C-Knorpel ist zwar absolut größer als der laterale. im Verhältnis zur Größe der medialen Schienbeinpfanne ist er aber kleiner. Er bedeckt letztere nicht so vollständig wie der laterale die laterale Pfanne. Der vom C-Knorpel umschlossene eirunde freie

1) Ligt. ant. cartil. semilun. int. (BARKOW).
2) Ligt. post. cartil. semilun. int. (BARKOW).

Raum liegt mit seinem längeren, über 3 cm großen Durchmesser etwa sagittal, der quere Durchmesser beträgt höchstens 2,5 cm. Der sagittale Durchmesser der medialen Schienbeinpfanne ist etwa 5 cm lang, der sagittale Durchmesser des medialen C von seinem Vorderrand bis zum Hinterrand ist etwa 4,7 cm, so daß nur noch ein ca. 3 mm breiter Streif der medialen Schienbeinpfanne hinter dem hinteren C-Knorpelrand zum Vorschein kommt, wenn der Vorderrand des C-Knorpels dem Vorderrand der Schienbeinpfanne anliegt (s. Fig. 111).

β) Lateraler C-Knorpel.

Die beiden Spitzen des lateralen C-Knorpels befestigen sich[1]) dicht beieinander unmittelbar vor und hinter dem lateralen Zwischenknorrenhöcker. Die hintere Spitze heftet sich sogar noch am Höcker selbst an, liegt also höher wie der Körper des C-Knorpels, und ein Teil der Bündel läuft sogar noch weiter nach vorn, überschreitet die

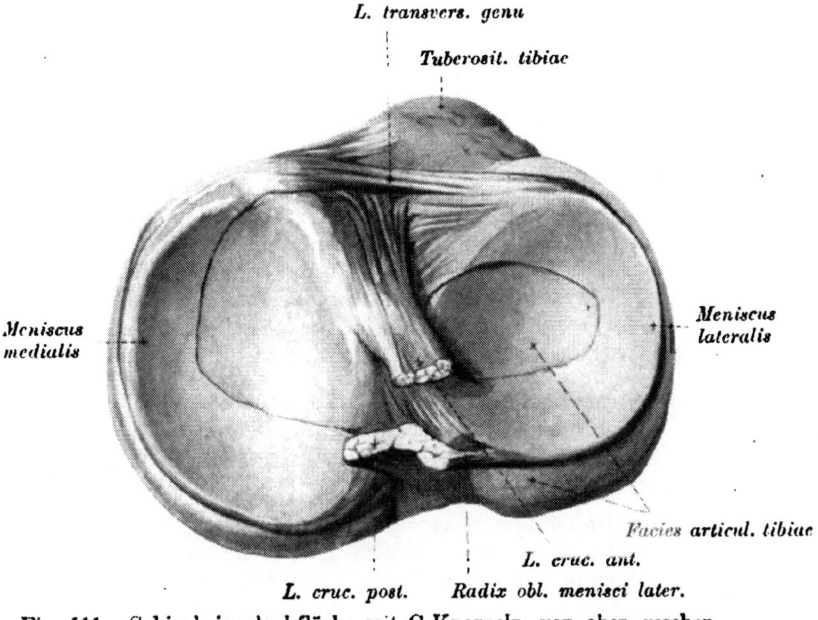

Fig. 111. Schienbeingelenkfläche mit C-Knorpeln, von oben gesehen.

Mittellinie und reicht bis vor den medialen Zwischenhöcker (siehe Fig. 110). Dadurch daß die beiden Spitzen so nahe beieinander liegen, wird der laterale C-Knorpel einem sehr engen C, ja fast einem O oder einem geschlossenen Kreis von etwa 16 mm Halbmesser ähnlich.

Die von dem C oder O umschlossene eirunde Fläche liegt quer, d. h. hat ihren großen, etwa 2,5 cm langen Durchmesser von medial nach lateral (s. Fig. 111), den kleinen (etwa 1,5 cm großen) Durchmesser von vorn nach hinten. Der laterale C-Knorpel ist zwar absolut kleiner als der mediale, im Verhältnis zur Größe der lateralen

1) Von BARKOW als Ligt. cartilag. semilun. externae ad adclivitatem tibiae ant. und post. bezeichnet.

Schienbeinpfanne ist er aber größer als der mediale, d. h. er bedeckt sie vollständiger. Der vom lateralen C umschlossene, freie Raum ist daher bei weitem kleiner als das vom medialen C-Knorpel umschlossene Oval, wie die angegebenen Maße zeigen; es ist eigentlich nur die vom Zwischenhöcker lateralwärts abfallende abschüssige Fläche.

Cruveilhier meint, daß der laterale C-Knorpel deshalb seine Schienbeinpfanne vollständig bedecken müsse, weil der Druck der Körperschwere den lateralen Femurknorren mehr belaste als den medialen. Der laterale C-Knorpel umsäumt aber nicht die ganze laterale Knorpelfläche der lateralen Schienbeinpfanne, sondern erreicht den Rand derselben nur an der lateralen Seite. Vorn und hinten bleibt ein Stück der Schienbeinfläche frei (s. Fig. 111). Der „sagittale" Durchmesser des C-Knorpels ist etwa um 1 cm kleiner als der der Schienbeinpfanne (3,7 : 4,7 cm). Ein so großes Stück bleibt also für die Verschiebung des lateralen Knorpels auf dem Schienbein zur Verfügung.

Der laterale C-Knorpel ist meist überall ziemlich gleich breit (13 mm), also etwas breiter als die vorderen Teile des medialen und etwas schmäler als dessen hintere Teile. Manchmal sind die Breitenverhältnisse übrigens umgekehrt, sie sind eben sehr wechselnde. Bald ist z. B. die Mitte des C am breitesten, bald am schmalsten (vgl. auch S. 354 unten).

Varietäten. 1) Hie und da findet man einen abnorm breiten lateralen C-Knorpel, in einem Fall fand ich ihn so breit, daß nur noch ein ganz kleines, etwa erbsengroßes Stück der lateralen Schienbeinpfanne herausschaute. 2) Poirier hat 2mal einen lateralen Zwischenknorpel gefunden, der nicht C-förmig, sondern eine vollständige, in der Mitte allerdings sehr dünne Scheibe war (s. a. Vergl.-anat. Bem. 4).

Der Querschnitt des lateralen C-Knorpels ist etwas niedriger als der des medialen; er ist vorne etwa 4,5—5,5 mm hoch, in der Mitte 5—5,5 mm, hinten 5,0—6,0 mm. Meist ist er oben deutlicher konkav als der mediale.

An einer Stelle ist der stumpfe, d. h. der periphere Rand der lateralen C-Scheibe meist nicht mit der Kapsel verwachsen, sondern rinnenförmig vertieft und glatt überknorpelt. Es ist das die Stelle, wo die Sehne des Kniekehlenmuskels, die gewöhnlich in die Gelenkkapsel eingebettet ist, am C-Knorpelrand vorbeiläuft. Die obere Kante des C-Knorpels ist an dieser Stelle fast immer scharf, die untere hingegen hat meinen Beobachtungen zufolge sehr oft einen ca. 3 mm breiten Saum, der klappenförmig über den Schienbeinrand herunterhängt. Nur in seltenen Fällen fand ich auch den lateralen C-Knorpel ringsherum mit der Kapsel verwachsen. Zuweilen sieht man als Zwischenstufe zwischen beiden Grenzfällen, daß man da, wo die Popliteussehne in die Kapsel eingebettet ist, von oben ein Stück weit zwischen Kapsel bezw. Sehne und dem C-Knorpel in eine Tasche eindringen kann und nur noch der untere C-Knorpelrand mit der Kapsel verwachsen ist. In seltenen Fällen geht die Taschenbildung von unten her vor sich. Meiner Erfahrung zufolge untersucht man das Verhalten des C-Knorpels zur Kapsel bezw. zur Popliteussehne am besten so, daß man die letztere der Länge nach spaltet.

Schiefe Wurzeln des lateralen C-Knorpels. Wie schon Weitbrecht (1742) (nicht erst Wrisberg [1780], wie von manchen Autoren angegeben wird) wohl zuerst beschrieb, zweigt (fast) immer vom lateralen C-Knorpel hinten ein derber (etwa 5 mm breiter, 4 mm dicker) Bandstrang ab, der selbständig oder mit dem hinteren Kreuzband zusammen (s. Fig. 119) zur lateralen Seite der medialen Femurrolle zieht. Er kann als „schiefe Wurzel des lateralen C-Knorpels" [Radix obliqua menisci lateralis Weitbrechti m.][1]) bezeichnet werden. „Die schiefe Wurzel" entspringt nicht ganz 1 cm hinter der Befestigungsstelle des Hinterhornes des lateralen Knorpels. (Daraus schloß Robert, daß sie nicht als Haltband für den C-Knorpel dienen könne. Bei ihrer Durchschneidung erlitte seine Befestigung in der That keine Einbuße). Die schiefe Wurzel legt sich ganz dicht dem hinteren Kreuzband an, doch findet man öfters zwischen beiden einen schmalen Schleimbeutel. Der Ursprung der schiefen Wurzel an der Femurrolle ist dicht hinter dem Ursprung des hinteren Kreuzbandes. Der Strang ist meist platt, hat eine obere und untere Fläche, einen vorderen und einen hinteren Rand. Meiner Erfahrung nach zieht die „schiefe Wurzel" meist auf der Hinterseite des hinteren Kreuzbandes zur Femurrolle (Barkow fand dies Verhalten unter 9 Fällen nur 2mal); seltener (anders Barkow, der es unter 9 Fällen 3mal fand) läuft es auf der Vorderseite des hinteren Kreuzbandes vorbei. Endlich kommt es auch vor, daß sich die „schiefe Wurzel" in 2 Stränge [2]) spaltet, von denen der eine auf der Hinter-, der andere auf der Vorderseite des hinteren Kreuzbandes, dasselbe gewissermaßen einschienend zur medialen Oberschenkelrolle zieht. Nach meinen Beobachtungen kann man die Verhältnisse dieser schiefen Wurzeln oft erst gut übersehen, wenn man die lateralen Gelenkbänder zerschnitten hat (s. a. Vergl.-anat. Bem.). 1mal fand Barkow einen dicken Strang, der vom hinteren Ende des lateralen C-Knorpels zum vorderen Ende des medialen C-Knorpels ging (s. unten). Robert beschreibt ein 1 cm breites, 1,5 cm langes Band vom lateralen C-Knorpel direkt hinauf zur Innenseite der lateralen Rolle. Es soll sich nach vorn mit dem vorderen Kreuzband, nach hinten mit der Hinterwand der Kapsel verbinden. Ich habe dies Band nur in Gestalt einer Intimafalte gesehen.

Meist findet man eine der hinteren ähnliche schiefe Wurzel des lateralen C-Knorpels an seinem Vorderhorn in Gestalt eines kleinen Bandstranges, der von ihm zum vorderen Kreuzband zieht; allerdings ist derselbe sehr oft nur in Gestalt einiger weniger Bündel nachzuweisen. (Eine Verbindung des medialen C-Knorpels mit dem vorderen Kreuzband, die Barkow 1mal gesehen, habe ich bisher noch nie beobachtet.)

C-Knorpel-Querband [L. transvers. genu N.][3]). Beide C-Knorpel werden meist (nach Barkow immer) vorn durch einen schon von Winslow beschriebenen, etwa 1,25—4 oder 5 cm langen, aber nur 2—3 mm (höchstens 5 mm) breiten, mehr oder minder straff gespannten, cylindrischen oder abgeplatteten Bandstrang

1) Cornu postici adhaesio prima (Weitbrecht), L. cruciat. tert. s. post. (Robert), Habena menisci lat. (H. Meyer), L. menisci lateralis Roberti (Toldt).

2) Ligt. accessoria ant. u. post. cartilaginis semilun. externi ad ligt. cruc. post. (Barkow).

3) L. transversum (cartil. semilun.) (Weitbrecht), L. transversum commune (L. Fick, Weber), L. jugale (Arnold). The transverse ligament (engl.). Ligt. jugal ou transverse (franz.).

verbunden, den man „Querband“ nennt. Das Band liegt der Innenseite der vorderen Kapselwand unmittelbar bei ihrem Ansatz am Schienbein auf. Das Band ist daher, wenn es vorhanden ist, leicht zu sehen, wenn die Kniekapsel oben und an den Seiten, sowie der Scheidewandrest, von dessen Ursprung es bedeckt wird, durchschnitten und die Kniescheibe nach vorn heruntergeklappt wird. Es kommt von der oberen Fläche des medialen C-Knorpels bei dessen vorderem Ansatz und legt sich dem vorderen Rand des lateralen C-Knorpels an (s. Fig. 111). Das Band sorgt dafür, daß die vorderen Teile der beiden C-Knorpel sich nicht wesentlich voneinander entfernen können. Manchmal kommt es nicht zu einer wirklichen Verbindung zwischen beiden C-Knorpeln, sondern man findet nur von einem oder von beiden C-Knorpeln ausgehende Bandstreifen, die sich in einer Intima-Fettfalte verlieren. Meiner Erfahrung nach fehlt das Band sogar ziemlich häufig vollständig.

Varietät. Hie und da fand ich das Band als einen sehnigen Bogen tief in das Fettpolster (s. Flügelfalten) eingelassen, das vor und hinter dem Band emporquoll.

Knie-Gelenkkapsel.

Die Kniekapsel bildet einen ziemlich dünnen, überall durch bedeckende Sehnen, Sehnenausstrahlungen oder dichte Fascien verstärkten Schlauch, der die 3 miteinander artikulierenden Knochen und die C-Knorpel untereinander verbindet. Der Schlauch ist entsprechend der Mächtigkeit der Gelenkenden und der ausgiebigen Beweglichkeit ein sehr schlaffer und geräumiger. Trotz seiner Dünnheit halte ich es aber doch nicht für berechtigt, ihn nur als „Synovialhaut“ zu betrachten und dem Kniegelenk eine „fibröse Kapsel“ ganz abzusprechen, wie es manche Autoren thun. Die Kniekapsel ist vielmehr nicht anders beschaffen wie viele Teile anderer Gelenkkapseln, z. B. der Schulter-, Ellbogen- oder Handkapsel. Um sich vom Vorhandensein einer echten fibrösen Kapsel am Knie zu überzeugen, braucht man meiner Meinung nach nur einmal an einem guten Gelenkpräparat von oben her über der Kniescheibe die Kapsel zu öffnen und mit einem Finger in die Kapselhöhle hineinzufassen. Läßt man dann die einzelnen Teile auch der Kapselvorderwand über den Finger gleiten, dann sieht und fühlt man, daß es sich nicht nur um eine zarte „Synovialhaut“, sondern um eine richtige, fibröse Kapsel handelt, die auf der lateralen Seite etwas dünner ist als auf der medialen.

Cruveilhier's Deduktion, daß an der Vorderseite des Knies keine gewöhnliche Gelenkkapsel, sondern ein verkürzungsfähiger Strang, eine Sehne vorhanden sein müßte, paßt ebenso gut auf jedes andere Gelenk mit großem Bewegungsumfang, es folgt aus letzterem nur die Notwendigkeit eines kapselspannenden bezw. kapselreffenden (s. S. 27) Muskels.

Der Kapselansatz überschreitet nach v. Brunn fast nirgends die Epiphysengrenze (s. Fig. 113, S. 367).

Kapselansatz am Oberschenkel. Auf der Vorderseite des Oberschenkels hält sich der Kapselansatz in der Mitte 1—2 cm vom Knorpelrand entfernt, während er an den oberen Winkeln der vorderen Gelenkfläche bis an den Knorpel herankommt. An den Seitenflächen zieht sich der Kapselansatz am lateralen Knorren etwas steiler als am medialen unter die Epikondylen, die extrakapsulär bleiben, hinab. Er hält sich an den Seitenflächen etwa $^1/_2$—$1^1/_2$ cm vom Knorpelrand entfernt. Auf der Hinterseite, wo die Kapsel mit den Gastrocnemiusursprüngen verwachsen ist, entfernt sich der Kapselansatz wieder bis über 1 cm vom Knorpelrand. In der Mitte der Hinterseite springt die Kapsel nicht etwa über die Kehle zwischen den beiden Femurrollen von einer Rolle zur anderen über, wie so oft angegeben wird, sondern senkt sich tief in die Bucht zwischen beide Rollen hinein bis zu den Ursprungsstellen der beiden Kreuzbänder und verbindet diese beiden.

Kapselansatz am Schienbein. Am Schienbein ist der Kapselansatz im allgemeinen näher dem Knorpelrand als am Oberschenkel. An den Seiten und vorn hält er sich ringsherum knapp $^1/_2$ cm vom Knorpelrand entfernt, dringt also vorn auch eine kleine Strecke weit zwischen die beiden „Schienbeinpfannen", den Zwischenhöckern entgegen, hinein. An der medialen hinteren Ecke der Schienbeinpfanne liegt der Kapselansatz gerade oberhalb der Ansatzgrube oder -Rinne für den Hauptstrang der Semimembranosussehne. Auf der Hinterseite folgt sie dem Knorpelrand unmittelbar vor dem Kreuzbandansatz. Der glatte Ausschnitt des Schienbeinrandes, in den sich das hintere Kreuzband einbettet, liegt demnach außerhalb der Kapselhöhle. An der lateralen Ecke des Schienbeinpfannenrandes geht der Kapselansatz weiter herab wie an der medialen, indem er sich fast bis zur Kapsel des oberen Schien-Wadenbeingelenkes vorschiebt (s. Var.).

Varietät. Nicht selten stehen das Knie- und das Wadenbeinköpfchengelenk in offener Verbindung miteinander.

Kapselansatz an der Kniescheibe. An der Kniescheibe setzt sich die Kapsel oben ein paar Millimeter vom Knorpelrand entfernt fest, an den übrigen Stellen unmittelbar am Knorpelrand. Die Spitze der Kniescheibe liegt daher vollständig außerhalb des Gelenkes. Am unteren Knorpelrand der Kniescheibe zieht sich die Kapselwand gleich von der Strecksehne zurück und zieht zum vorderen Schienbeinrand. Sie bildet zugleich die Scheidewand zwischen der hier lagernden präartikulären Fettmasse und der Gelenkhöhle.

Kapselansatz an den C-Knorpeln. An den Seiten bezw. auch „vorn" und „hinten", soweit die C-Knorpel nicht mit dem Schienbein verwachsen sind, springt die Kapsel nicht frei vom Oberschenkel zum Schienbein, sondern wird durch den peripheren Rand der C-Knorpel auf beiden Seiten unterbrochen (s. Fig. 113, S. 367). Nur eine Stelle macht eine Ausnahme, nämlich die Stelle, wo die Popliteussehne und ihr Schleimbeutel (mit der Kapsel verwachsen) am lateralen C-Knorpel vorbeilaufen (s. unten). Uebrigens ist die untere Abteilung der Kapsel, d. h. der zwischen C-Knorpel und Schienbein überspringende Teil derselben [1]), namentlich auf der medialen Seite straffer wie die obere Abteilung (s. II. Bd.).

Der Faserverlauf in der Kapsel ist im allgemeinen längsgerichtet (s. Fig. 113, S. 367).

Vorne ist die Kapsel sehr dünn, da die Kapselvorderwand oberhalb und unterhalb der Kniescheibe von der mächtigen Strecksehne bedeckt wird. Trotzdem ist die Kapselwand leicht als eine

1) Coronary ligt. (engl.).

allerdings ziemlich zarte Haut von der Rückseite der Strecksehne abzupräparieren. Oberhalb des Kniescheibenlagers schlägt sie sich von der Sehne zum Oberschenkel über. Mit diesem Teil der Gelenkkapsel sind einige Bündel des Vastus intermedius als Kapselspanner verbunden (s. Fig. 113, S. 367).

An den Seiten ist die Längsrichtung der Kapselfasern sehr deutlich ausgesprochen, weil die Kapselwand hier dicker ist, trotzdem auch hier Verstärkungsbänder (Seitenbänder und Kniescheibenhaltbänder) die Kapsel schützen.

Die Hinterwand des Kapselschlauches ist an den beiden Seiten, wo die Kapsel die beiden Oberschenkelrollen in Gestalt einer oft 2 mm dicken Kappe bedeckt, leicht zu präparieren. Man braucht zu dem Zweck nur die mit ihr verwachsenen Gastrocnemii mit einiger Vorsicht wegzunehmen. Ziemlich häufig sind allerdings die „Rollen-

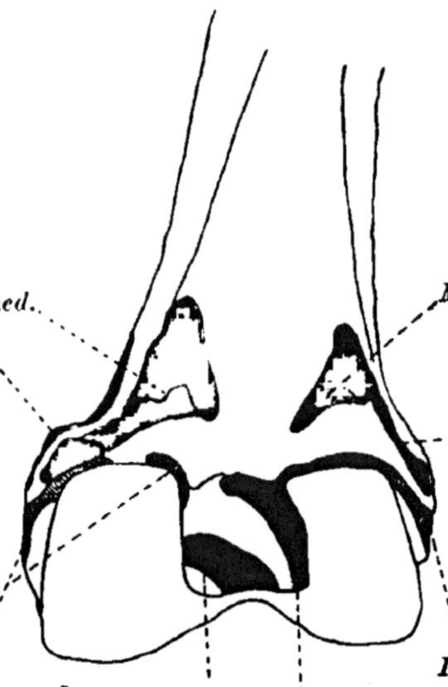

Fig. 112. Knieende des Oberschenkels von hinten mit Muskel-, Kapsel- und Kreuzbandansätzen (schematisch).

kappen“ [1]), wenn wir so sagen wollen, namentlich die der medialen Rolle, untrennbar mit dem Gastrocnemius verwachsen (s. Fig. 112 nach POIRIER); dann entsteht bei dessen Abpräparierung ein rundliches Loch in der Kapsel. In diesen Fällen liegt also ein Stück der Ursprungssehne des Gastrocnemius innerhalb der Gelenkhöhle „frei“, d. h. nur mit Intima bekleidet, zu Tage. Ein ähnliches Bild zeigen die nicht häufigen Fälle, wo unter der Ursprungssehne des Gastrocnemius ein Schleimbeutel ist, der mit der Kniegelenkhöhle in offener Verbindung steht. Auch da schaut ein Stück der Ursprungssehne des Muskels nur von der Gelenkintima bekleidet in die Gelenkhöhle hinein. Die Fasern der „Rollenkappen“ laufen aber nicht rein längs, sondern durch die einstrahlenden Verstärkungszüge zum Teil auch

1) Capsules fibreuses des condyles (CRUV.).

schräg. Die Rollenkappe der medialen Rolle steht mit dem medialen, die der lateralen mit dem lateralen Seitenband in Verbindung.

In der Kappe der lateralen Schenkelrolle ist fast immer ein erbsen- bis bohnengroßes, faserknorpeliges oder knöchernes „Gelenkbein“ [„VESAL'sches Sesambein“ oder „Fabella“] [1]). Dieses Sesambein kann mehr zum Plantaris als zum Gastrocnemius gehören und durch einen besonderen Bandstrang mit dem Wadenbeinköpfchen verbunden sein, wie H. VIRCHOW es an dem Knie einer japanischen „Hockerin“ fand.

Varietät. Auch im medialen Gastrocnemiusursprung kommt, allerdings nur sehr selten, ein Sesambein vor, wie STIEDA (Anat. Vers. Halle, 1902) bewiesen hat.

Die Mitte der Kapselhinterwand ist weit schwerer zu präparieren, denn sie senkt sich gewissermaßen als Scheidewand zwischen die beiden seitlichen Rollengelenke, d. h. zwischen die beiden Oberschenkelrollen hinein und verdickt sich an der entsprechenden Stelle zu den beiden Kreuzbändern, die demnach als besonders feste, wulstig in den Gelenkraum hinein vorspringende Stränge der Kapselwand selbst aufzufassen sind. In der Kehle zwischen den beiden Knorren ist sie neben den Kreuzbändern nur sehr dünn und wird von Bindegewebsmassen bedeckt, die den Raum zwischen den beiden Rollen ausfüllen und durch Fetteinlagerung [2]) in unregelmäßige Blätter zerlegt werden, die durch viele Gefäßeintritte mannigfach durchlöchert sind. Diese zwischen den beiden Rollenkappen oberflächlich überspringenden Bindegewebslagen werden von manchen Autoren als „Hinterwand“ oder „hinteres Band“ [3]) der Kniekapsel beschrieben. Entschieden richtiger ist es aber, wenn man es nur als fetthaltige Ausfüllungsmasse zwischen den beiden, hinten in der Regel vollkommen getrennten Rollengelenken betrachtet. (Will man die Ausfüllungsmasse zur Kapsel rechnen, so erhält die Kapsel hier eine Dicke von über 1 cm und besitzt ein sonst an den Gelenkkapseln in der Regel nicht vorkommendes fettdurchwachsenes, ganz lockeres, blättriges Gefüge.)

An verschiedenen Stellen ist der Kapselschlauch übrigens unterbrochen, dadurch, daß die Gelenkhöhle in früheren oder späteren Entwickelungsstadien mit einer ganzen Anzahl von Schleimbeuteln in Verbindung tritt (s. unten).

Varietät. Nur in ziemlich seltenen Fällen fand ich die beiden Rollengelenke hinter den beiden Kreuzbändern her miteinander in offener Verbindung stehen.

Verstärkungsbänder der Kniekapsel.

Die nötige Festigkeit erhält das Kniegelenk nicht wie manche andere Gelenke (z. B. das Hüft- und Ellenbogengelenk) durch ein inniges Ineinandergreifen der beteiligten Knochen, sondern wesentlich durch den Bandapparat.

Schon LUDWIG FICK (1847) wies auf diesen Umstand hin und sah darin mit Recht eine zweckmäßige Einrichtung, weil gerade an dieser Stelle

1) Os sesamoideum m. gastrocnemii lateralis N.
2) Pacquet adipeux postérieur (TESTUT).
3) Ligt. postérieur median (CRUV.).

ein stark verschränkter knöcherner Gelenkapparat in hohem Grade der Gefahr eines Knochenbruches ausgesetzt wäre.

Kniescheibensehne [L. patellae N.][1]). Unter den Verstärkungsbändern wird meist, allerdings mit Unrecht, das die Kniescheibe mit dem Schienbein verbindende Stück der Strecksehne [Tendo m. quadricipitis femoris N.] aufgeführt, obwohl es auch seinem Bau nach eine wahre Sehne darstellt. Durch diesen unelastischen und nicht kontraktilen Strang wird die Kniescheibe an das Schienbein in bestimmtem Abstand vom vorderen Rand des letzteren befestigt. Ihren Abstand von den oberen Teilen des Oberschenkels kann die Kniescheibe hingegen sehr beträchtlich verändern, weil sie mit dem Oberschenkel durch den kontraktilen Streckmuskel verbunden ist. Die Sehne ist bei ihrem Ursprung an der Kniescheibe etwa 3 cm breit. Sie läuft als ein derber, platter Strang proximo-distalwärts, aber weder genau vertikal (beim Aufrechtstehenden), sondern etwas von vorn nach hinten, noch auch genau „sagittal", sondern etwas von medial-oben nach lateral-abwärts. Nach dem Verlauf von etwa 4,5 cm setzt sie sich auf etwa 2,0—2,5 cm verschmälert an der Schienbeinrauhigkeit an. In der Mitte ihrer Breite ist die Sehne 3—8 mm dick, an den Rändern etwas zugeschärft. Die Sehne liegt direkt unter der Haut bezw. unter der breiten Schenkelbinde und kann daher bei nicht zu fetten Individuen sehr deutlich am Lebenden gefühlt werden. Die Rückseite der Sehne stößt oben (der Fossa intercondylea gegenüber und) vor den C-Knorpeln an lockere Fettmassen, die der Vorderwand der Kapsel auf- bezw. vorgelagert sind. Die untere Hälfte der Sehne liegt dem abgeschrägten Schienbeinrand auf, von dem sie durch einen Schleimbeutel (der niemals mit dem Kniegelenk in Verbindung steht) getrennt ist (s. Fig. 113, S. 367). Die Seitenränder sind mit der breiten Schenkelbinde verwachsen. Oben setzt sich die Sehne an die Spitze der Kniescheibe an, deren unteren Teil sie vollkommen einhüllt. Einzelne Bündel der Sehne lassen sich aber direkt auf der Vorderseite und an den Rändern der Kniescheibe bis zur Quadricepssehne verfolgen. (Diesen Bündeln verdankt wohl die Kniescheibe die eigentümliche parallele Streifung auf ihrer Vorderseite.) Das untere Ende ist am unteren Teil des vorderen Schienbeinhöckers und den benachbarten Teilen der vorderen Schienbeinkante befestigt. Der Ansatz zieht sich schräg lateralabwärts fast um 2 cm tiefer hinunter als auf der medialen Seite.

Seitlicher Band- oder Haftapparat der Kniescheibe [Apparat. (fibros.) juxtapatellaris m.][2]). Gerade so wenig wie das „Kniescheibenband" ist dieser „Bandapparat" eigentlich unter die Gelenkbänder zu zählen, denn er stellt der Hauptsache nach eine Ausstrahlung der oberflächlichen Fascie der breiten Schenkelbinde, der Sehnen des medialen und lateralen Vastus und des Rectus dar.

---

1) L. patellae proprium (ält. Aut.). Ligt. patellae or infrapatellar tendon (engl.). Tendon rotulien, Ligt. rotulien, Ligt. antérieur (franz.).

2) v. MICULICZ bezeichnet ihn (GG. SCHMIDT, HIS' Arch. 1903) mit der graecolateinischen Bezeichnung: „Ligta parapatellaria". Retinacul. patellae mediale laterale und Teile der F. lata u. superfic. der N. Prolongement de l'aponévrose femorale, Lame aponévrotique émanée du vaste int., Lamelle provenant du tendon du triceps, Lamelles naissant des bords de la rotule (SAPPEY).

Schon in älteren Werken ist dem Bandapparat Aufmerksamkeit geschenkt worden, in neuerer Zeit besonders von POIRIER und in neuester Zeit von GG. SCHMIDT (HIS' Arch. 1903) auf v. MIKULICZ's Veranlassung wegen der praktischen Bedeutung desselben.

Ich glaube die Darstellung wird am klarsten und zugleich am richtigsten, wenn wir 3 verschiedene Haltbänder der Kniescheibe [Retinacula patellae] unterscheiden.

1) Bogenförmige, fasciäre Haltbänder [Retin. patellae arciformia superfic. (fasciarum m.)][1]. Die oberflächliche Fascie und die breite Schenkelbinde lassen mehr oder weniger deutliche bogenförmige, ab- und seitwärts konvexe, gegen die Mitte der Kniescheibe oder gegen den Schienbeinhöcker abwärts konvergierende Züge erkennen. Diese Züge stehen natürlich, wie die Untersuchung der Beinfascien zeigt, in Verbindung mit den beiden Septa intermuscularia und mit dem MAISSIAT'schen Streif, aber auch mit dem seitlichen Kniescheibenrand, dem Schien- und Wadenbein und andererseits indirekt mit dem Beckenknochen. Da auch die Muskeln, vor allem der Große Gesäßmuskel und der Fascienspanner, aber auch die den Septa intermuscularia anliegenden Muskeln direkt mit der Fascie verwachsen sind, können diese Muskeln also durch die Fascienbefestigung an der Kniescheibe und dem Unterschenkel auch auf diese Knochen wirken. Manche Fascienbündel befestigen sich aber nicht am Kniescheibenrand, sondern vereinigen sich vor der Kniescheibe mit denen der anderen Seite. Zwischen diesen und der Kniescheibe liegt der „subfasciäre" Kniescheibenbeutel. Vor ihnen liegt der „Subkutane" Kniescheibenbeutel. Die der oberflächlichen Fascie entstammenden Bündel sind auf der medialen Seite stärker, die der Fascia lata entstammenden sind auf der lateralen Seite stärker, namentlich das Bündel, das vom MAISSIAT'schen Streif kommt[2].

2) Vertikale, sehnige Haltbänder der Kniescheibe [Retinacula patellae verticalia tendinea lat. u. med. m.][3]. Von der Fascie bedeckt und von ihr trennbar verlaufen von der Basis der Kniescheibe und ihren Seitenrändern sehnige Züge fast senkrecht zur Seite der Strecksehne, zum Teil nur wenig lateral-abwärts von ihr divergierende Züge an das Schienbein hinab. Sie lassen sich zum Teil in die Rectussehne, zum Teil aber in den Vastus der anderen Seite verfolgen. Das mediale Längshalteband (s. Fig. 113, S. 367) enthält also zum Teil Fasern aus dem lateralen Vastus, die sich vor der Kniescheibe mit analogen der anderen Seite aus dem medialen Vastus gekreuzt haben. Bei den sehnigen Haltbändern ist das mediale stärker als das laterale. Beide setzen sich am unteren Rand des Margo infraglenoidalis des Schienbeines an. Hinter dem sehnigen Filz, der durch die Kreuzung der Fasern vor der Kniescheibe entsteht, liegt der „subtendine" Kniescheibenschleimbeutel (s. unten).

---

1) Wohl H. MEYER's L. flabelliforme pat. ext. u. int.
2) L. patellae lat. (H. MEYER).
3) Teile der Retinacula pat. der N. L. patellae int. u. ext. (NUHN, RAUBER, JÖSSEL), Retinac. patellae ext. u. int. (H. MEYER). Expansion des Vastes (POIRIER).

3) Horizontale tiefe Kniescheibenhaltbänder [Retinac. pat. horizontalia (prof.) lat. u. med. m.][1]). In einer noch tieferen Schicht, direkt der Kapsel aufliegend und mit ihr im vorderen Teil untrennbar verwachsen, sind noch Bandzüge vorhanden, die von den Seitenrändern der Kniescheibe fast horizontal rückwärts (beim Stehenden) zu den Epikondylen des Femur verlaufen. An der Kniescheibe setzen sich die Bündel fächerförmig ausgebreitet an, an den Knorren ziemlich eng zusammengedrängt (s. Fig. 113). Das laterale ist schwächer und weniger scharf begrenzt, das mediale ist stärker und hat einen scharfen nach oben konkaven Rand, der sich unmittelbar an den unteren Rand des medialen Vastus anlegt. Bei genauerer Präparation fand ich öfters einen Zusammenhang dieser Züge mit den Ursprüngen des medialen oder lateralen Gastrocnemius oder des Plantaris, ein Vorkommnis, das auch von Toldt (Atlas, Fig. 466) abgebildet ist.

Varietät. Henle hat zuweilen zwischen den queren Haltbändern der Kniescheibe und der Kapsel ein- oder mehrfache fächerige Schleimbeutel gefunden; ich habe bisher solche nur zwischen der Kapsel und den „vertikal“ abwärts an die Tibia laufenden sehnigen „Längshaltbändern“ bezw. den Vastussehnen beobachtet, nicht an den queren Haltbändern.

Prakt. Bem. Diese dreierlei Haltbänder oder der „Haftapparat der Kniescheibe“ besitzt große praktische Bedeutung für die Erhaltung der Streckfähigkeit beim Kniescheibenbruch, sowie für den Zusammenhalt der Bruchstücke bei letzterem u. s. w.

Mediales Seitenband [L. collaterale tibiale N.][2]). Das mediale Seitenband ist ein derber, platter Bandzug. Er besteht aus einem vorderen langen, vom Oberschenkelknorren entspringenden Teil und hinteren kürzeren Bündeln, die sich am oberen und unteren Rand des medialen C-Knorpels ansetzen (s. Fig. 113).

Das vordere lange Bündel entspringt vom Höcker des medialen Femurknorren und einem hinter ihm liegenden Grübchen etwa 1 cm unterhalb der Hauptansatzsehne des Adductor magnus. Der Bandursprung ist etwa gleich weit vom vorderen wie vom hinteren Rollenrand entfernt; er liegt etwa in gleicher Höhe wie die „Krümmungsachse“ des hinteren Rollenabschnittes, so daß er bei Beugung des Oberschenkels seine Spannung nicht viel verändern kann. Er wird an seinem Ursprung gedeckt vom queren Haltband der Kniescheibe (s. Fig. 113) und zieht dann distal und etwas schräg vorwärts zur medialen Schienbeinkante hinab.

An dieser und dem ihr benachbarten Teil der medialen Schienbeinfläche setzt es sich in einer proximo-distalwärts lang ausgedehnten Strecke fest. Meist wird angegeben, der Ansatz sei „fächerförmig ausgebreitet“. Nach meinen Beobachtungen ist das nicht der Fall, sondern die vorne-oben am Femur entspringenden Bündel bleiben bei ihrem Ansatz fast ganz parallel untereinander, die weiter hintenunten entspringenden konvergieren oft etwas nach vorne abwärts mit den vorderen Bündeln. Oben ist das Band mit der Kapsel ver-

1) Teil der Retinacula patellae der N. L. pat. lat. ext. u. int. (Henle). Ailerons rotuliens, ail. ext. u. int. (Poirier), Ligt. propria pat. (Cruv.).

2) L. access. mediale long. (Henle), L. later. int. (Weitbrecht), L. lat. int. anter. (H. Meyer). L. later. int. (franz.).

wachsen, gegen seinen Ansatz am Schienbein hin liegt es aber hohl, so daß man z. B. den Skalpellgriff unter dasselbe einschieben kann.

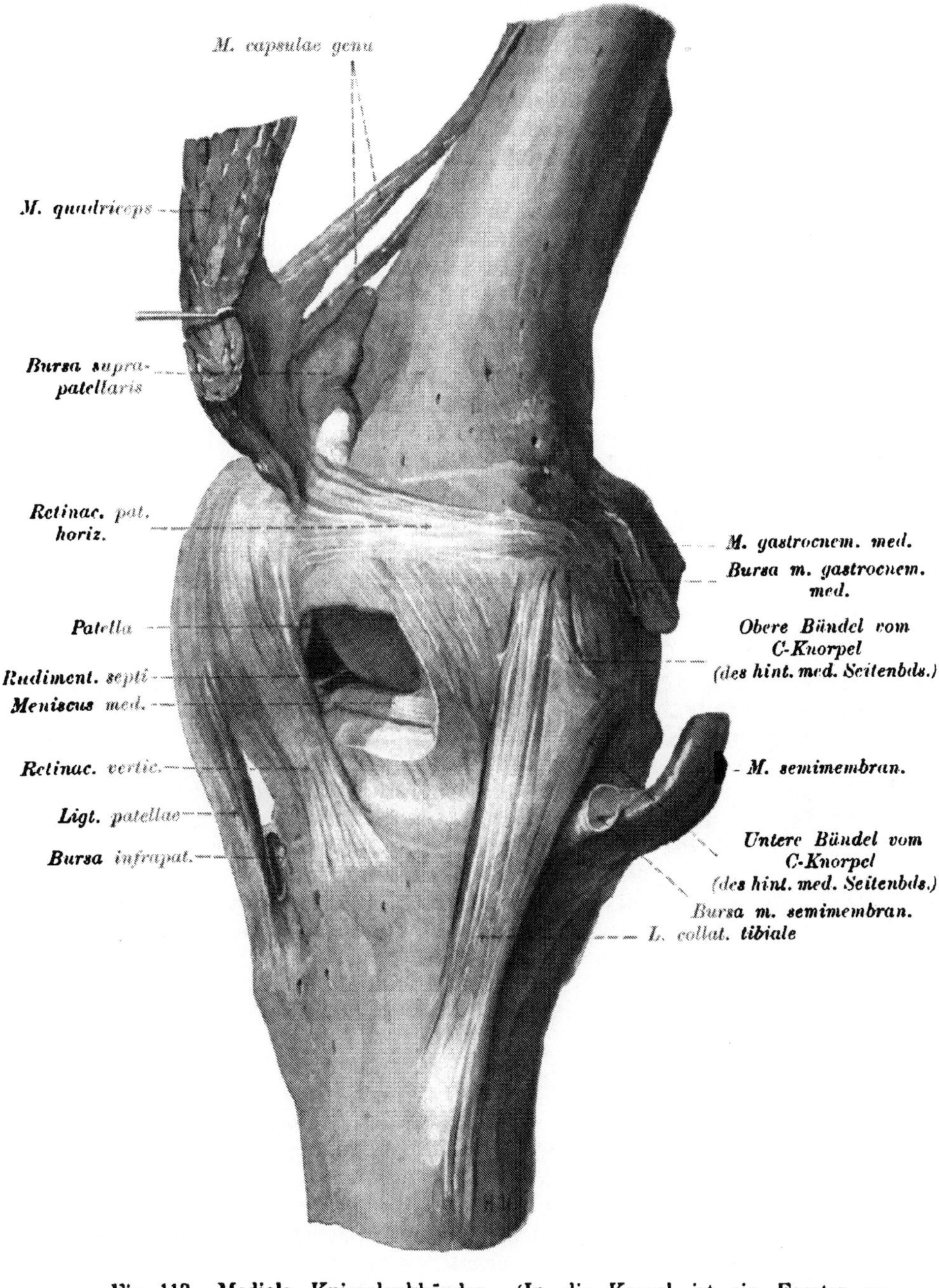

Fig. 113. Mediale Kniegelenkbänder. (In die Kapsel ist ein Fenster geschnitten.)

Einzelne Bündel des Bandes verlieren sich in die Aponeurose des Popliteusansatzes, andere gesellen sich zu denen des absteigenden

Semimembranosus-Ansatzes. Das untere Ende des Bandes wird gedeckt von den Sehnen des „Gänsefußes“.

Zwischen diese und das Seitenband schiebt sich ein großer Schleimbeutel. Oben ist das Band sehr dünn, unten hingegen von ganz beträchtlicher Dicke. Die Länge des Bandes beträgt 10—12 cm, die Breite ist nicht genau anzugeben, da nur sein vorderer Rand scharf begrenzt ist, während es nach hinten oft ganz allmählich in die Kapsel bezw. das „hintere mediale Seitenband“ (s. dieses) übergeht. Rechnet man nur diejenigen Züge zum Band, die am Schienbein als derber Strang ansetzen, so kann man ihm in der Mitte eine Breite von etwa $1^1/_2$—2 cm zuerkennen. ROBERT nennt übrigens mit Unrecht auch den vorderen Rand des Bandes ein Kunstprodukt.

POIRIER hat 2 kleine Schleimbeutelchen zwischen dem Band und den beiden Knochen, die es verbindet, beschrieben, deren Vorkommen auch ich öfters beobachtet habe. Zwischen das Band und das Schienbein schiebt sich immer auch die Hauptansatzsehne des Halbhäutigen Muskels ein (s. Fig. 113) und die Untere Mediale Gelenkarterie, die beide vom Seitenband durch schlüpfriges, verschiebliches Bindegewebe getrennt werden, in dem es auch zur Entwickelung eines richtigen Schleimbeutels kommen kann.

Als „kurzes oder hinteres mediales Seitenband“ [1]) werden von manchen Autoren Bandzüge beschrieben, die unmittelbar hinter dem hinteren Rand des langen Seitenbandes in der Kapsel auf- und abwärts zum medialen C-Knorpel verlaufen (s. Fig. 113). Nach SUTTON gehört das Band phylogenetisch zur Ausstrahlung der Sehne des großen Adduktors.

Laterales Seitenband [L. collaterale fibulare N.] [2]). Das laterale Seitenband ist eines der selbständigsten Gelenkbänder des menschlichen Körpers, denn es läßt sich ohne jegliche Künstelei vollkommen von der Gelenkkapsel trennen, da sich zwischen beide meist eine beträchtliche Lage von lockerem, fetthaltigem Bindegewebe einschiebt, die das Band oben etwa $^1/_2$ cm, unten fast einen ganzen Centimeter weit von der Kapsel entfernt hält. Bei gestrecktem Knie kann man es ganz deutlich als gespannten Strang beim Lebenden fühlen. Der obere Teil des Bandes zieht (außer in extremer Beugestellung) über die Ursprungssehne des Popliteus hinweg, seine Mitte über den lateralen C-Knorpel, das untere Drittel des Bandes ist von der Bicepssehne eingehüllt; zwischen beiden ist ein Schleimbeutel. Zwischen dem Band und Knochen verläuft auch die Untere Laterale Gelenkarterie.

Das Band ist ein rundlicher oder von den Seiten her abgeplatteter Strang von etwa 5—6 oder 7 cm Länge und bis zu 7 mm Breite, 3—6 mm Dicke, der vom lateralen Epicondylus des Femur distal- und etwas schräg rückwärts (umgekehrt wie das mediale Seitenband) zum Wadenbeinköpfchen zieht. Der Ursprung des Bandes am Femur ist bei vertikaler Haltung gerade unter dem Ansatz des Septum intermusculare und des Lateralen Gastrocnemius (siehe Fig. 114). Von ersterem erhält es meist einige Zuzugsbündel. Andererseits liegt der Ursprung über der Grube für den Popliteus-

1) L. access. med. breve (HENLE), L. lat. int. post. (H. MEYER).

2) L. lat. ext. long. (WEITBR.), L. lat. ext. ant. (MECKEL), L. access. lat. (HENLE). Ext. lat. ligt. ant. portion (engl.). L. lateral ext. (franz.).

ursprung. Er liegt etwa in derselben „Frontalebene“, aber etwas tiefer wie der des medialen Seitenbandes. Vom unteren Rollenrand ist der Bandursprung etwa 3 cm, vom hinteren Rollenrand nur 2,5 cm entfernt; daraus folgt, daß das Band bei Beugung des Oberschenkels erschlaffen muß (s. II. Bd.).

Der Ansatz am Wadenbein (s. Fig. 114 a. f. S.) befindet sich am lateralen Rand des Köpfchens, meist mehr als 1 cm vor dem Griffelfortsatz. Dieser Ansatz liegt, wie ein Blick auf ein Präparat (s. Fig. 116, S. 374) lehrt, erheblich höher wie der Ansatz des medialen Seitenbandes. Da andererseits der Ursprung des lateralen Bandes nicht ganz so hoch hinaufreicht wie der des medialen, so ist das laterale Band wesentlich (um mehr als 2 cm) kürzer als das mediale Band. Der Ansatz läßt sich übrigens manchmal deutlich bis zum Hals des Wadenbeines hinunter verfolgen.

Das Band besteht vorwiegend aus parallelen Fasern, die vom Ursprung bis zum Ansatz verlaufen. Nur von der vorderen Kante des Bandes lösen sich meist einzelne Bündel ab und verbinden sich mit dem lateralen C-Knorpel und mit der Unterschenkelfascie.

Nach SUTTON entspricht das laterale Band einem Femoralursprung des Langen Peronaeusmuskels.

Varietäten. 1) Manchmal lassen sich etwas hinter dem langen lateralen Seitenband noch besondere Züge präparieren, die mit dem langen Band parallel verlaufen und von einigen Autoren, z. B. von W. KRAUSE als „kurzes, laterales Seitenband“ [1]) bezeichnet werden. 2) Schon öfters beobachtete ich diese Verdoppelung des lateralen Seitenbandes, andererseits aber auch mehrmals das vollständige Fehlen eines eigentlichen lateralen „Seitenbandes“.

Wirkung der Knie-Seitenbänder. Die Seitenbänder hindern vor allem seitliche Knickbewegungen, ferner die Auswärtsrollung des gebeugten und gestreckten Unterschenkels (weiteres s. II. Bd.).

Schräges Knieband [L. poplit. obliquum N.] [2]). Zieht man an der Semimembranosussehne eines Gelenkpräparates mit Sehnenstümpfen, so erhebt sich aus der S. 363 erwähnten „Ausfüllungsmasse“ oder dem „Kniekehlenpolster“ eine dicke, schräge Falte. Diese Falte ist ein mächtiger, etwa 0,8—1,5 cm breiter, von Gefäßlöchern meist mehrfach durchbohrter Bandzug. Er läuft von dem mit der Kniekapsel verwachsenen Tibialansatz des Semimembranosus schräg lateral-aufwärts zu dem mit der Kapsel ebenfalls verwachsenen Ursprung des lateralen Gastrocnemius und des Plantaris hinüber. Der Bandzug setzt so die Hinterwand der medialen Rollenkappe (s. S. 362) mit der Hinterwand der lateralen Rollenkappe in Verbindung, indem er die Kehle zwischen beiden Rollengelenken überspringt. Zieht man am Schrägband in der Richtung der Semimembranosussehne, so bewegt sich der Ursprung des lateralen Gastrocnemius und umgekehrt. Nur selten fehlt das Band. Fast immer lassen sich übrigens einzelne Züge der Semimembranosussehne, wie ich SAPPEY bestätigen kann, direkt nach oben in die mediale „Rollenkappe“ verfolgen (vgl. a. Var.).

1) L. collaterale later. breve, s. lat. ext. breve s. post. = lateraler Teil des Ligt. arcuatum und des Retinac. ligti arcuati (KRAUSE).

2) L. postic. Winslowi (WEITBRECHT), L. poplit. Monroi (aut.) l. popl. super. s. int. (KRAUSE). L. post. superficiale (BOURGERY), L. poplité oblique (BEAUNIS).

Varietät. Einmal fand ich ein kräftiges schräges Muskelbündel vom Plantaris ausgehen; es zog zum Teil zum Schrägband, zum Teil aber unter ihm (d. h. von ihm bedeckt) weiter in die Kapsel des medialen Rollengelenkes bis zum Femurcondylus.

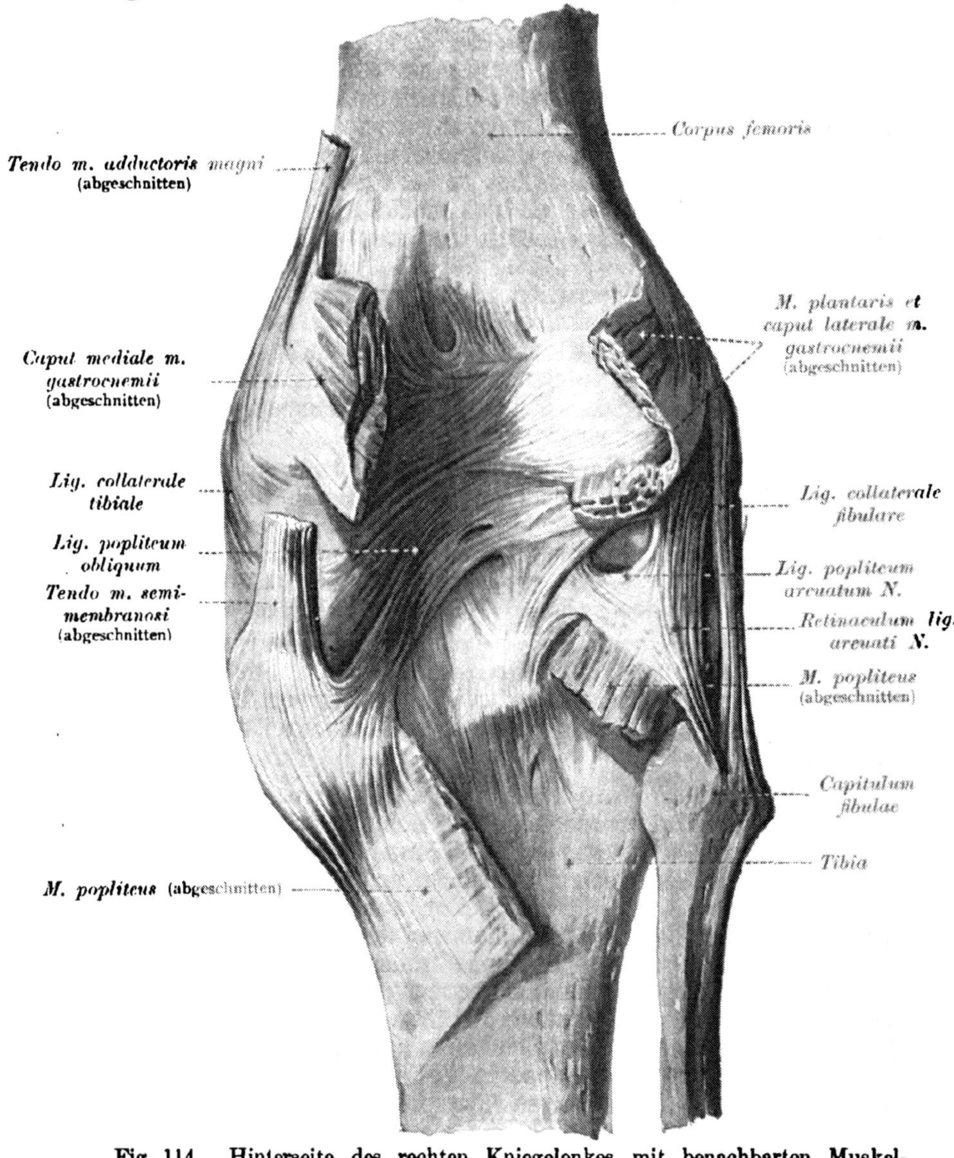

Fig. 114. Hinterseite des rechten Kniegelenkes mit benachbarten Muskelansätzen.

Wirkung. Das Band spannt sich bei der Streckung und bei Auswärtsrollung des Unterschenkels.

Sog. „Bogen-Knieband" [L. popl. arcuatum N.][1]). Auf der lateralen Seite der Knierückseite finden sich in den unteren Teilen

1) Arc. popl. (H. MEYER), Ligt. arcif. (CRUV.).

der Rollenkapsel Verstärkungszüge, die meinen Beobachtungen zufolge individuell sehr wechselnde Stärke und Richtung besitzen. Bald markieren sich mehr „nach unten konkave" Züge, bald mehr „nach oben konkave". Beständig ist, nach meiner Erfahrung, nur ein Bündel[1]), das ziemlich schmal von der Rückseite des Wadenbeingriffels zwischen Bicepsansatz und Soleusursprung entspringt und schräg medial-aufwärts in die Hinterwand der Kniekapsel fächerförmig ausstrahlt. Die Ausstrahlung bedeckt den Ursprung des Popliteus und ist mit ihm, namentlich seinem medialen Teil, verwachsen, wie bereits ROBERT angab. (Nach manchen Autoren ist allerdings auch dieser Zug inkonstant.) Fast immer schwenken kräftige Züge dieser Ausstrahlung in nach abwärts konkavem Bogen (Fig. 114) zur hinteren Schienbeinfläche um. Seltener bildet der Fächer auch noch einen zweiten, nach oben konkaven Randbogen (s. Fig. 114). In diesem Fall kann das Band Y-förmig genannt werden. Der laterale Schenkel des oberen Bogens setzt sich am Höcker des lateralen Femurcondylus an, der mediale Schenkel verliert sich unter dem schrägen Knieband. In manchen Fällen ist weder der eine, noch der andere Bogen deutlich ausgesprochen. Diese Fälle sind es, die von den älteren Autoren, die noch kein „Bogenband", sondern nur das „jetzige Retinaculum" als ein „kurzes, äußeres Seitenband"[2]) kannten, typisch betrachtet wurden. Ich trage nach dem oben angeführten Thatbestand kein Bedenken, vorzuschlagen, hier einen Rückschrittzu thun, den neuen Namen fallen zu lassen und zum alten zurückzukehren.

Varietät. Im Winter 1900 fand ich ein „gut ausgebildetes", nach oben konkaves Bogenband, das sog. Retinaculum desselben lief aber zum Teil über das Band hinweg weiter hinauf in die Kapselrückseite.

Wirkung. Die Bandzüge spannen sich bei der Streckung.

Kreuzbänder. Sägt man ein Kniegelenk „sagittal", d. h. von vorn nach hinten in der Mitte zwischen beiden Femurrollen entzwei, so sieht man, daß die beiden seitlichen Rollengelenke nicht nur äußere, d. h. der Beinoberfläche zugewendete, periphere „Seitenbänder" besitzen, sondern auch innere, „centrale", d. h. der Gelenkmitte zugewendete, die bei weitem stärker sind als die peripheren. Daraus geht hervor, daß man berechtigt ist, zu sagen, das Kniegelenk besteht aus 2 Scharniergelenken, die hinten und auch vorne-unten vollkommen getrennt sind, vorne-oben aber durch Anfügung eines auf beiden Rollen schleifenden Sesambeines verbunden sind.

Freilich laufen die beiden „centralen" oder „Binnenseitenbänder", wie man sie nennen kann, bei intaktem Gelenk nicht ganz gerade, sondern schräg, sogar in doppelter Beziehung schräg. Sie verlaufen nämlich weder in einer „Sagittal-" noch auch in einer „Frontalebene", sondern deutlich schräg von vorn nach hinten (s. Fig. 115 a. f. S.) und zugleich auch etwas schräg von medial nach lateral, und zwar das eine umgekehrt

1) Retinac. ligti arcuati d. N. L. lat. ext. breve (WEITBRECHT u. Brüder WEBER), Ligt. lat. ext. post. (MECKEL), Lig. popl. inf. (KRAUSE). Post. external ligt. (MACALISTER), Ext. lat. ligt. posterior portion (MORRIS), Short. extern. later. ligt. (REEVES). Ligt. rattachant le tendon poplité au peroné (BEAUNIS).

2) L. lat. ext. breve (BARKOW). „L. popl. inf. s. popl. ext. = medialer Teil des Ligt. arcuat. und des Retinac. ligti arcuati" in KRAUSE's Fig. 60.

wie das andere. Beide Bänder kreuzen sich also bei intaktem Gelenk sowohl von hinten nach vorn, als von der medialen nach der lateralen Seite, wie die Schenkel eines X und können daher mit Recht als „Kreuzbänder [L. cruciata N.][1]) bezeichnet werden.

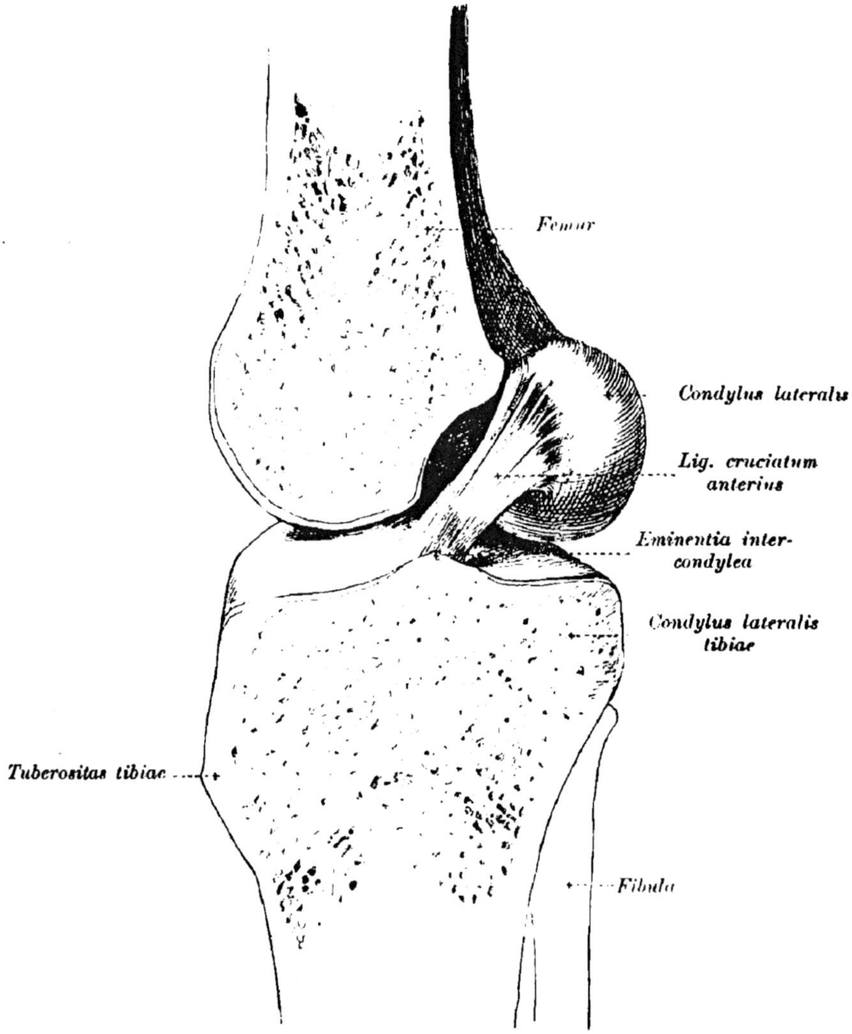

Fig. 115. Rechtes Kniegelenk, etwa in der Mitte „sagittal" durchschnitten, lateraler C-Knorpel entfernt. (Laterale Hälfte, von der medialen Seite gesehen, schematisiert.)

Nach Durchschneidung der übrigen Kniebänder kann man die Kreuzbänder übrigens voneinander gewissermaßen „abwickeln", indem man das Schienbein um seine Längsächse nach außen dreht. Dadurch wird in erster Linie der schräg seitwärts gerichtete Verlauf der Bänder in einen fast „sagittalen" verwandelt.

1) L. cruciata suspensoria genu (L. FICK), Ligt. cruciata s. obliqua (ält. Aut.), L. auxiliaria interna (LUSCHKA). Ligts. croisés ou interosseux (franz.).

Aber auch die schräge Richtung derselben von vorn nach hinten wird dadurch etwas vermindert. Dies geschieht aber natürlich besonders dann, wenn man das Schienbein nicht nur nach auswärts um seine Längsachse dreht, sondern zugleich auch eine Parallelverschiebung desselben nach hinten ausführt. Durch diese Manipulationen gelingt es, die Kreuzbänder thatsächlich ganz voneinander abzuwickeln, so daß sie fast parallel neben und vor einander herunterlaufen. Das eine Band zieht bei dieser Stellung nämlich fast in seiner ganzen Länge lateral und etwas vor dem anderen vom Femur zum Schienbein herab. In dieser Stellung kann niemand darüber im Zweifel sein, daß die gewöhnliche Bezeichnung der Bänder als „vorderes laterales“ und „hinteres mediales“ berechtigt ist. Bei der umgekehrten Drehung, einer Einwärtsdrehung des Schienbeines, werden die Bänder natürlich nicht voneinander abgewickelt, sondern stärker gegeneinander verdreht.

Daß beide Bänder nicht, wie meist angegeben wird, wirkliche „Gelenkbinnenraumbänder“ in engerem Sinne sind, die rings von „Synovial“haut überzogen, frei, d. h. ohne mit der Kapsel verwachsen zu sein, durch die Gelenkhöhle hindurchziehen, wie z. B. das Runde Hüftband, geht aus der Beschreibung des Kapselverlaufes auf S. 363 hervor. Die Bänder stellen vielmehr gewissermaßen nur Verstärkungszüge der Kapselhinterwand vor, deren vorderer Rand oder deren Vorderfläche allerdings in die Gelenkhöhle hinein stark vorspringt und daher von der Gelenkintima überzogen wird. Durch den Intimaüberzug sind beide Bänder auf der Vorderseite, durch den Zusammenhang mit der fibrösen Kapsel auch auf der Rückseite untereinander locker verbunden.

In dem Zwischenraum zwischen beiden Bändern, der vorn durch die Intimahaut, hinten durch die fibröse Kapselwand abgeschlossen wird, ist fast immer etwas Fettgewebe oder auch ein kleiner Schleimbeutel (s. Fig. 108, S. 348) eingelagert.

Varietät. 1) Oefters ist auch auf der Rückseite des hinteren Kreuzbandes zwischen ihm und der schiefen Wurzel des lateralen C-Knorpels (s. S. 359) ein Schleimbeutel. 2) Ich fand aber auch öfters schon einen solchen zwischen der schiefen Wurzel und der Hinterseite des Vorderen Kreuzbandes. Dadurch haben also öfters das vordere und das hintere Kreuzband auf ihrer Hinterseite glatte Flächen. 3) Diese Schleimbeutel stehen oft oder meist in Verbindung mit der Gelenkhöhle. So wird nicht selten wenigstens das hintere Kreuzband fast ganz zu einem wahren „Binnenband“. 4) Mehrmals fand ich zwischen beiden Kreuzbändern nicht einen kleinen, sondern einen stark bohnengroßen, prall gefüllten Schleimsack. 5) H. Virchow fand bei einer alten japanischen Hockerin statt eines Schleimbeutels zwischen beiden Kreuzbändern eine „synoviale“ Ausstülpung der unteren Gelenkabteilung, die unter der hinteren Befestigung des lateralen C-Knorpels zum Vorschein kam und sich am hinteren Kreuzband $^1/_2$ cm in die Höhe erstreckte. 6) Einmal fand ich einen Beutel zwischen dem Hinteren Kreuzband und dem hinteren Ursprung des medialen C-Knorpels.

In beiden Bändern findet man bei mikroskopischer Untersuchung immer reichliche Gefäß- und Nervenzweige und fast immer auch viele Knorpelzellen.

Vorderes (laterales) Kreuzband [L. cruc. ant. N.][1]). Das am Schienbein vorne, d. h. vor dem medialen Zwischenhöcker [Eminentia intercondylea tibiae] (s. Fig. 110, S. 356) ansetzende und deshalb als „vorderes", von den B. N. A. bezeichnete Kreuzband entspringt an der lateralen Wand der Zwischenrollengrube [Foss. intercond. femoris, facies lateralis], also an der lateralen Femurrolle. Die Ursprungsstelle ist etwa 2 cm hoch und nimmt den hin-

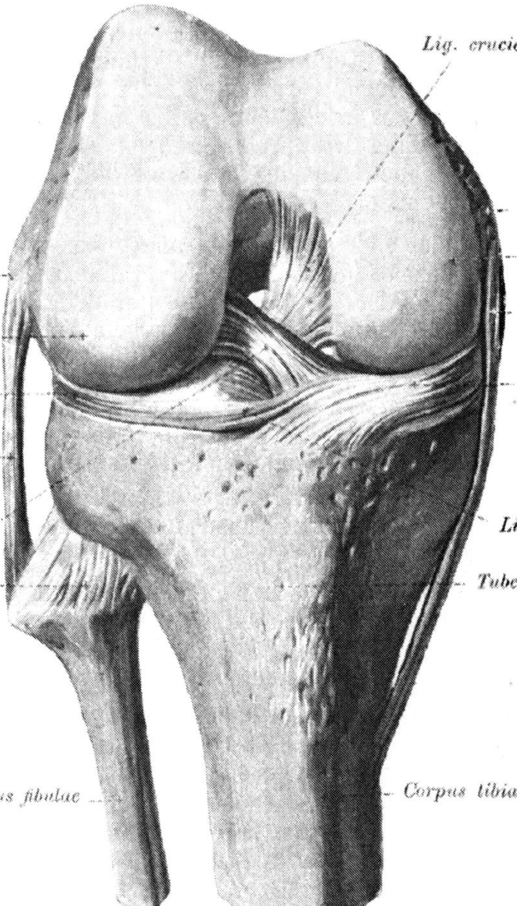

Fig. 116. Rechtes Kniegelenk, gebeugt, Kniescheibe und Gelenkkapsel entfernt (von vorn gesehen).

tersten Teil der Rolleninnenseite ein, entlang dem medialen Knorpelrand der lateralen Rolle (s. Fig. 115, S. 372 u. Fig. 119, S. 377). Das Band verläuft von da als platt-rundlicher Strang nach ab-, vor- und etwas medialwärts zu dem dreieckigen Feld an der oberen Schienbeinfläche vor dem Zwickenhöcker (s. Fig. 117 a. f. S.). Bei gestrecktem Knie ist die in den Gelenkraum hineinragende Fläche unten nach vorn und zugleich etwas aufwärts gewendet, die oberen

1) L. suspens. genu ant. (L. Fick), L. cruc. ant. ext. (Luschka). Anterior crucial ligt. (engl.). L. inteross. ant. (Cruv.), L. croisé ant. (and. franz. Aut.).

Teile des Bandes stehen aber mehr sagittal, so daß die Vorderseite mehr lateralwärts schaut. Die vordersten Fasern des Bandes sind die stärksten; sie sind überdies auch die längsten (etwa 3 cm lang) und laufen am steilsten, weil sie sich am höchsten oben am Femur ansetzen. Die hintersten Fasern sind am kürzesten (etwa 2 cm lang) und schrägsten, weil sie am tiefsten am Femur inserieren (s. Fig. 115). Der Ansatz des Bandes am Schienbein (s. Fig. 110, S. 356 und Fig. 117) liegt zwischen dem vordersten Ausläufer des Hinterhornes des lateralen C-Knorpels und dem Ansatz des Vorderhornes des medialen C-Knorpels und kann direkt in den Knorpelüberzug des medialen Schienbeintellers verfolgt werden. Sein Ansatz liegt gerade in der Längsachse des Schienbeinschaftes (s. S. 351). Meist verbinden sich einige Bündel des vorderen Kreuzbandansatzes mit dem Vorderende des lateralen C-Knorpels (s. diesen S. 359).

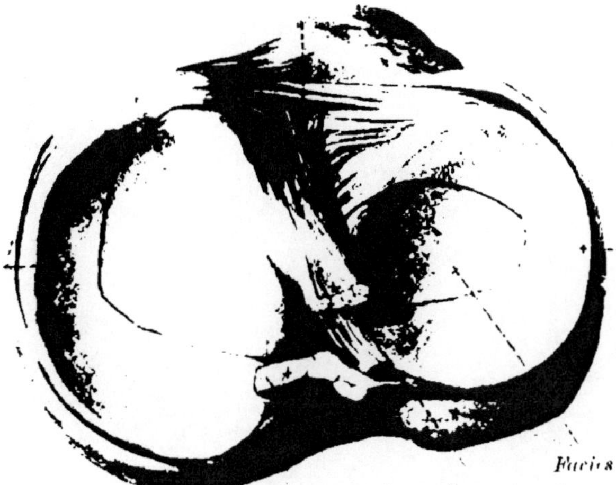

Fig. 117. Schienbeingelenkfläche mit C-Knorpeln, von oben gesehen.

Als Merkwort für die Thatsache, daß das **v**ordere Kreuzband vom **la**teralen Oberschenkelknorren kommt, empfehle ich das Wort „Vo-la". LUSCHKA und nach ihm POIRIER geben die aus **a**nterius-**e**xternum, **p**osterius-**i**nternum gebildete mnemotechnische Formel AEPI an.

Varietät. In der Nähe des Schienbein-Zwischenhöckers giebt das Band zuweilen einen Strang zum hinteren Kreuzband ab.

Hinteres (mediales) Kreuzband [L. cruc. post. N.][1]). Das am Schienbein hinten ansetzende Kreuzband ist etwas stärker als das vordere. Es entspringt auch in der Zwischenrollengrube [F. intercondylea fem.], aber von der medialen Wand derselben, also von der lateralen Fläche der medialen Rolle und angrenzenden Teilen

1) L. suspensor. genu post. (L. FICK), L. cruc. medium (ROBERT). Posterior crucial ligt. (engl.). L. croisé postér. (franz.).

des vorderen und unteren Randes der Fossa intercondylea. Der Ursprungsrand des Bandes besitzt zwar auch etwa eine Ausdehnung von 2 cm, läuft aber nicht vertikal, wie der des vorderen Kreuzbandes, sondern etwa horizontal. Aus dieser Beschreibung und der Fig. 116, S. 374 u. Fig. 119 a. f. S. geht deutlich hervor, daß der Femoralursprung des sog. „hinteren“ Kreuzbandes beträchtlich vor dem des sog. „vorderen“ Kreuzbandes liegt, daß also in der Normalstellung des Knies (s. II. Bd.) der Name „vorderes“ bezw. „hinteres“ Kreuzband nur für ihre unteren Teile, namentlich ihren Tibialansatz berechtigt ist, nicht für die ganzen Bänder, wie bei der auf S. 372 erwähnten künstlichen Abwickelung am Präparat.

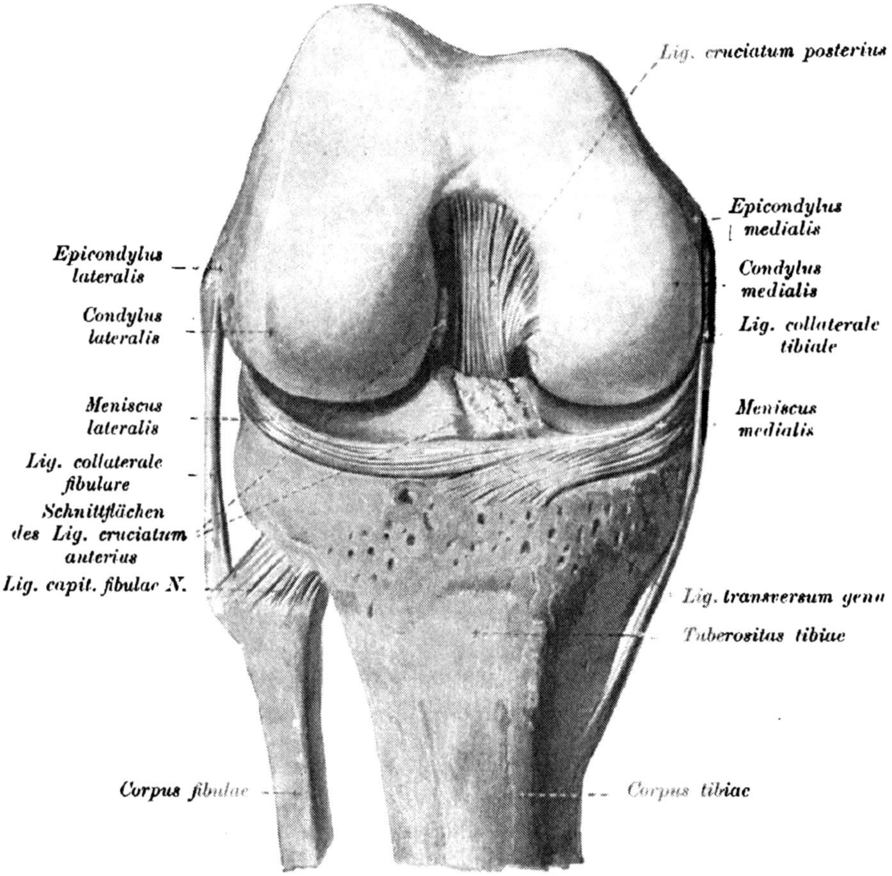

Fig. 118. Rechtes Kniegelenk, gebeugt, Kniescheibe, Gelenkkapsel und vorderes Kreuzband weggenommen (von vorn gesehen).

Vom Ursprung aus verläuft das Band nach ab-, rück- und etwas lateralwärts zum Ausschnitt des hinteren Schienbeinrandes. Das hintere Kreuzband verläuft steiler, weniger schräg als das vordere. Der Bandansatz liegt etwa 2 cm hinter der Mitte der oberen Schienbeinfläche, hinter den Ansatzstellen des Hinterhornes beider C-Knorpel (s. Fig. 117 a. v. S. u. Fig. 110, S. 356), mit denen es durch ziemlich derbe Bündel verbunden ist. Der Bandansatz greift etwa $^1/_2$ cm auf den hinteren Schienbeinrand über. Auch dieses Band läuft beim Aufrechtstehenden nicht in „einer Ebene", sondern so, daß man an den unteren Teilen des Bandes von einer Vorder- und einer Hinterseite (wenn die Kapsel abpräpariert ist) sprechen kann (s. Fig. 119), an den oberen Teilen aber besser von einer lateralen und einer medialen; und zwar wird die oben „laterale" Seite unten zur „Hinterseite". Eine Kreuzung der verschiedenen Bündel, wie sie MORRIS

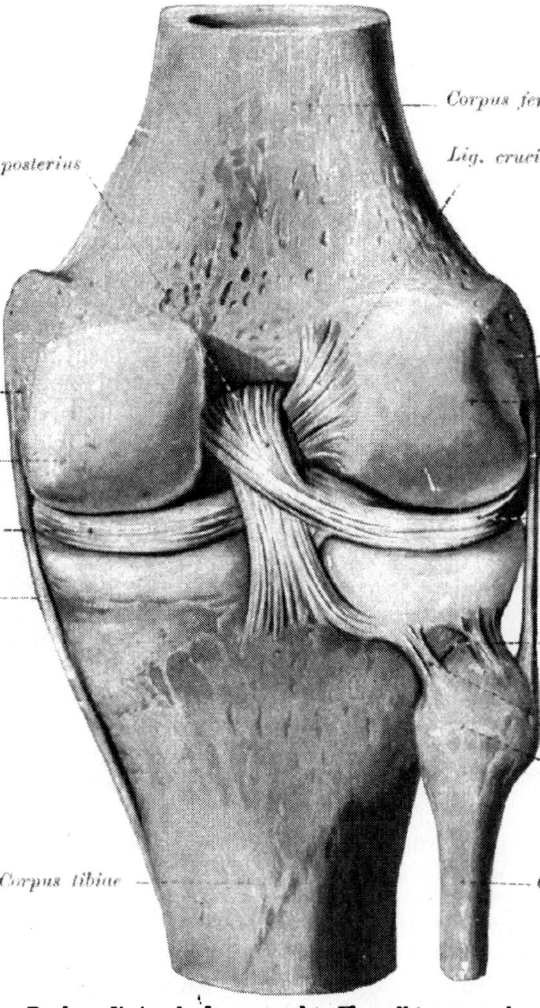

Fig. 119. Rechtes Kniegelenk, gestreckt, Kapselhinterwand entfernt (von hinten gesehen).

beschreibt, habe ich durchaus nicht immer gefunden. Manchmal ist allerdings auf der Vorderseite des hinteren Kreuzbandes ein oberflächlicher, schräg von unten lateral nach oben medial verlaufender Zug nachzuweisen. Meist laufen aber die Bündel des Bandes fast parallel. Der mediale Rand des Bandes ist scharf, der laterale ca. 3 mm dick.

Ueber die von manchen Autoren als „3. Kreuzband" bezeichnete „schiefe Wurzel des lateralen C-Knorpels" s. S. 359. Mit der schiefen Wurzel laufen eine Strecke weit Bündel des hinteren Kreuzbandes, die zum „schrägen Knieband" ziehen.

Varietät. Hie und da findet man horizontale, sagittal verlaufende Bündel, die vom Schienbeinansatz des vorderen über den Zwischenhöcker des Schienbeines hinweg zum Schienbeinansatz des hinteren Kreuzbandes ziehen; meiner Erfahrung nach stellen sie meist kein selbständiges Bändchen, sondern eigentlich nur eine Intimafalte dar.

Wirkung. Die Kreuzbänder festigen das Kniegelenk in allen Stellungen und beschränken die Einwärtsrollung des gebeugten und gestreckten Unterschenkels (weiteres s. II. Bd.).

Knie-Gelenkhöhle.

Die Innenseite der fibrösen Kapsel ist allenthalben von der Intima überzogen, letztere hat daher im wesentlichen denselben Verlauf wie die fibröse Kapsel (s. diese S. 360 ff.). Während aber letztere an einigen Stellen (s. ebenda), namentlich oben in der Mitte über der Kniescheiben-Gleitbahn, in einiger Entfernung vom Knorpel Halt macht, überzieht die Intima, wie bei allen Gelenken, auch diese nicht überknorpelten, in der Gelenkhöhle liegenden Knochenabschnitte bis zum Knorpelrand. Fast an allen diesen Stellen ist zwischen Intima und Knochen ein beträchtliches Fettpolster eingeschaltet (s. Fig. 123), namentlich vorn über der Mitte der Gelenkfläche für die Kniescheibe (s. S. 380). Infolge der lockeren Verbindung der Intima mit der Beinhaut ist die Intima ziemlich verschieblich und leicht abtrennbar. Auch die Vorderseite der Kreuzbänder ist von der Intima überzogen (s. S. 33 ff. u. 373). Wechselnd ist nach meinen Beobachtungen das Verhalten der Innenhaut zu den Spitzen des „Zwischenhöckers". Manchmal geht die Innenhaut nämlich direkt von den Spitzen auf die Kreuzbänder über. Meist stehen hingegen die Spitzen „frei" in den Gelenkraum hinein vor, indem die Innenhaut sich noch an ihrem centralen Abhang etwas einsenkt (s. Fig. 120).

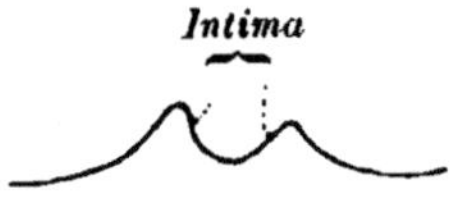

Fig. 120. Schema des Verhaltens der „Innenhaut" zu den Zwischenhöckern.

Ebenso wie die fibröse Kapsel, ist die Innenhaut natürlich auch durch die Kapselanheftung der C-Knorpel unterbrochen. Sie setzt sich übrigens auf der Oberseite der C-Knorpel meist nicht genau am Rand, sondern etwa 2 mm weit einwärts von ihm an. Infolge der Unterbrechung durch die C-Knorpel kann man an der Gelenkhöhle zwei Intima- oder „Synovial"räume, einen oberen, sehr großen, oberhalb der C-Knorpel gelegenen und einen unteren, kleineren, unter den C-Knorpeln unterscheiden. Beide Räume stehen aber, von Ausnahmen (s. unten) abgesehen, in weit offener Verbindung miteinander, entsprechend dem von den knorpeligen C-Spangen umschlossenen Hohlraum.

Immerhin ist es meines Erachtens sehr beachtenswert, daß die mediale und laterale untere Abteilung der Gelenkhöhle (zwischen den C-Knorpeln und dem Schienbein) nicht in direkter Verbindung miteinander stehen, was man am besten an einem Gelenkausguß des unteren Kapselraumes erkennt, der in seinem „ringförmigen Verlauf" vorne eine „große Lücke" zwischen dem medialen und lateralen Teil zeigt. Die laterale Abteilung des unteren Kapselraumes reicht übrigens bis beinahe zur Mittellinie des Gelenkes (s. Fig. 121), die mediale aber bleibt etwa fingerbreit von der Mitte entfernt. Es

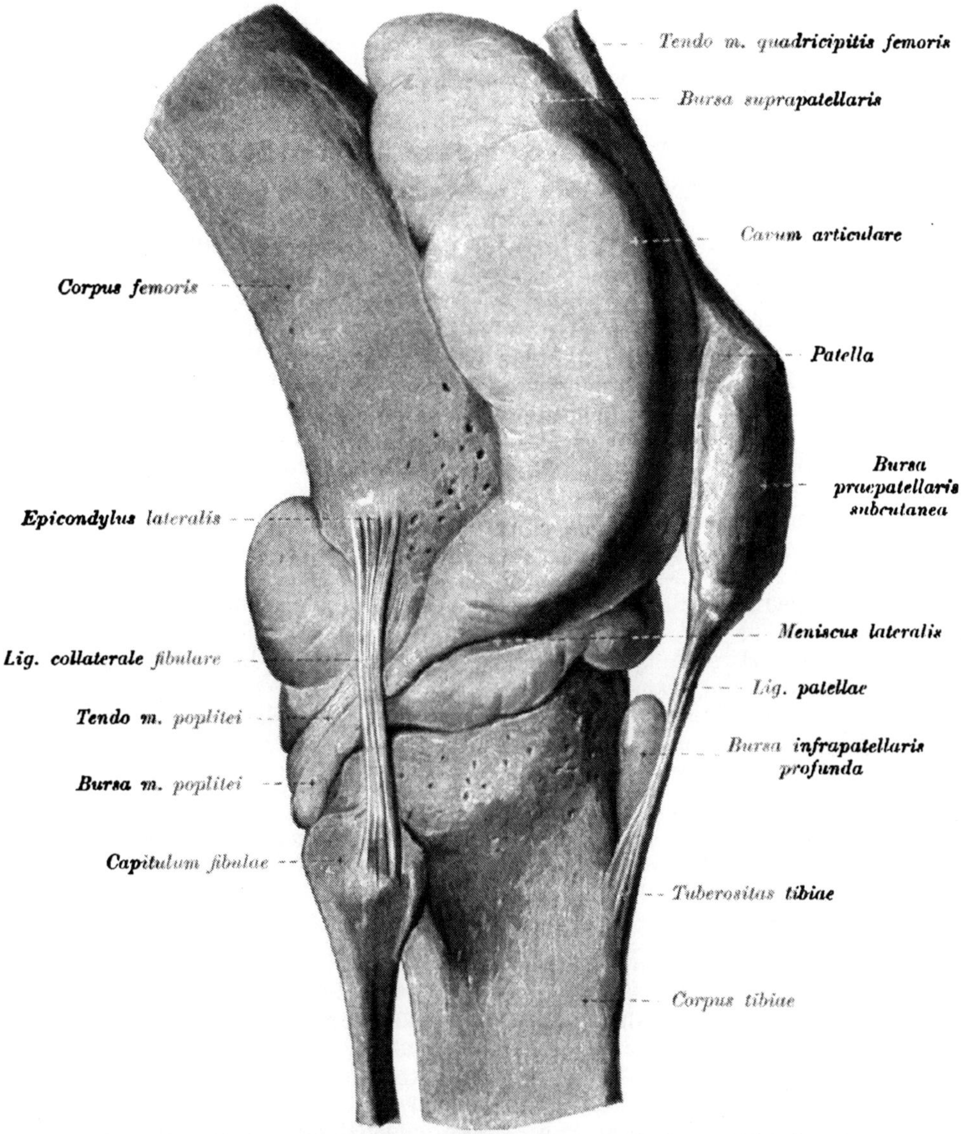

Fig. 121. Rechtes Kniegelenk, Gelenkhöhle und Nachbar-Schleimbeutel mit Wachs gefüllt (von der lateralen Seite gesehen).

ist das ein Umstand, der bisher noch von keinem Autor beachtet zu sein scheint.

An Geräumigkeit wird die Gelenkhöhle des Kniegelenkes von keiner anderen des menschlichen Körpers übertroffen, wie Ausgüsse des Kapselraumes am deutlichsten zeigen. Am geräumigsten ist der Kapselsack auf der Vorderseite neben und oberhalb der Kniescheibe. Hier schiebt sich der Kapselsack noch eine Strecke weit (ca. 3 cm) unter die Strecksehne hinauf. Dieser oberste Kapselraum [1]) oder die „Kuppel" der Kapsel ist meist zwerchsackförmig gestaltet, indem er sich seitlich unter die Vastusbäuche, namentlich unter den medialen hinunter etwas aussackt, während er in der Mitte unter der Sehne etwas enger ist. Mit seiner oberen Wand ist die Ausstrahlung des sog. Kapselspanners [M. articularis genu N.] [2]) innig verklebt.

Nebenräume der Knie-Gelenkhöhle und Schleimbeutel.

1) Meist steht der obere Kapselsack mit dem proximal von ihm liegenden großen Schleimbeutel unter der Strecksehne [Bursa suprapatellaris N.] [3]) in weit offener Verbindung. Dieser Schleimbeutel reicht meist etwa 2-fingerbreit, manchmal aber bis 8 cm weit über den oberen Kniescheibenrand hinauf. Uebrigens ist auch bei vorhandener Verbindung fast stets die Abgrenzung des Schleimbeutels von der eigentlichen Gelenkhöhle bei der Betrachtung von innen, d. h. der Gelenkhöhle her, durch eine mehr oder weniger vollkommene, etwa an den Pyloruswulst erinnernde ringförmige Falte aufs deutlichste zu erkennen. Oft ist die Ringfalte allerdings nur auf einer, und zwar namentlich auf der medialen Seite gut ausgebildet. An den mit Wachs gefüllten Gelenken macht sich die ursprüngliche Trennungsstelle noch durch eine Furche, eine Einschnürung deutlich bemerkbar, so auch in unserem in Fig. 121 abgebildeten Präparat. Bei aufmerksamer Präparation findet man übrigens doch gar nicht selten beide Säcke vollständig voneinander getrennt; beim Embryo sind sie immer getrennt, bei jüngeren Kindern in der Regel, bei größeren Kindern etwa in $^1/_3$, beim Erwachsenen etwa in $^1/_5$—$^1/_7$ der Fälle. In solchen Fällen liegt die Spitze des obersten Kapselraumes hinter (dorsalwärts von) dem untersten Ende des Schleimbeutels. Freilich ist die Scheidewand zwischen beiden Säcken immer nur dünn und fällt unvorsichtiger Behandlung leicht zum Opfer.

Dieser Umstand erklärt wohl die Angabe mancher Autoren, daß eine vollständige Trennung beider Säcke nur äußerst selten oder gar niemals vorkomme. In Wahrheit äußerst selten sind die Fälle, wo die Kniegelenkhöhle den oberen Kniescheibenrand nur wenig überragt und nicht bis zum unteren Ende des Schleimbeutels hinaufreicht.

Bemerkenswert ist das kräftige Fettpolster, das diesen Schleimbeutel und den obersten Kapselraum vom Knochen trennt (s. Fig. 123, s. auch S. 378). Manchmal schiebt sich übrigens der „Spannmuskel der Kapsel" zwischen das Fettpolster und die Hinterwand der Kapsel ein, d. h. setzt sich hier, statt (wie gewöhnlich) auf der Vorderseite der Kapsel an. Manchmal spaltet sich der Muskel in einen mittleren Teil zum oberen Schleimbeutel und 2 seitliche Bündel, die, am Schleimbeutel seitlich vorbeistreichend, zum Kapselsack ziehen. H. Virchow fand dieses Verhalten auch bei 2 japanischen Hockerinnen.

1) „Oberer Recessus des Kniegelenkes" der Chirurgen. Cul de sac (Poirier).
2) M. subcruralis, besser supra- oder praefemoralis oder subrectalis. M. releveur, sous-crural, tenseur (franz.).
3) Bourse séreuse sous-quadricipital (Poirier).

2) Kleinere Aussackungen[1]) des Kapselsackes findet man fast stets auf der Rückseite des Gelenkes am oberen Ende der beiden Rollenkappen, wo letztere mit dem Ursprung der Gastrocnemiusmuskeln verwachsen sind.

Prakt. Bem. 1) H. VIRCHOW fand bei einer japanischen Hockerin ein solches Säckchen über der medialen Rolle fast ganz isoliert. 2) Ganz kleine Synovialsäckchen[2]) findet man fast überall, namentlich auch im unteren Gelenkraum, ja bei Injektion unter starkem Druck können zwischen den Bündeln der C-Knorpel solche herausgedrängt werden. Beide Thatsachen kommen für die Schwellungen bei Kniegelenk-Entzündung eventuell in Betracht.

3) Nach meiner Erfahrung, wie auch nach KRAUSE, ist beim Erwachsenen der nicht ganz häufige Schleimbeutel über der medialen Rolle zwischen dem Ursprung des medialen Gastrocnemius und der Kapsel[3]) in etwa der Hälfte der Fälle (nach MACALISTER nur in 17 Proz.) mit der Kapselhöhle in Verbindung (s. auch oben b. d. Kapsel selbst S. 362).

4) Semimembranosusbeutel [Bursa semimembranosa N.]. a) Oberer Beutel des Halbhäutigen [B. gastrocnemio-semimembranosa retrocondylica m.]. Zwischen dem medialen Gastrocnemiuskopf und der an seiner Hinterseite vorbeiziehenden Semimembranosussehne (vgl. Fig. 114, S. 370) ist ein meist recht bedeutender, bohnen- bis kastaniengroßer Schleimbeutel. Ueber dessen Verbindung mit dem Kniegelenk schwanken die Angaben sehr.

Nach MORRIS findet sich die Verbindung in der Regel, nach KRAUSE in 67 Proz., nach HENLE in 50 Proz., nach POIRIER beim Erwachsenen nur in $^1/_{10}$, bei alten Leuten aber in $^1/_5$ der Fälle. Nach meiner Erfahrung, die mit der GRUBER's ziemlich gut übereinstimmt, läßt sich keine sichere allgemein gültige Regel aufstellen, doch kann man erwarten, den Beutel bei muskelkräftigen, älteren Individuen auf der rechten Seite mit der Gelenkhöhle in Verbindung zu finden; bei Neugeborenen trifft man die Verbindung fast nie, bei jüngeren und bei älteren schwächeren Individuen ist sie seltener. Ich fand fast immer, daß die Verbindung nur dadurch zu stande kommt, daß der Beutel mit dem kleinen Schleimbeutel am medialen Gastrocnemiusursprung (s. u. 3) verschmilzt[4]). Ist diese Verbindung eingetreten, dann ist die Verbindung mit der Gelenkhöhle sehr begreiflich, weil der letztere Beutel etwa in der Hälfte der Fälle mit ihr kommuniziert (s. o.). Die Verbindungsöffnung zwischen Kapsel und Schleimbeutel ist am weitesten bei gestrecktem, am engsten bei möglichst gebeugtem Knie.

b) Unterer oder Schienbeinbeutel des Halbhäutigen [B. tibio-semimembranosa m.]. Ein zweiter, kleinerer Schleimbeutel findet sich fast immer am Schienbeinansatz des Halbhäutigen, nämlich zwischen der Semimembranosussehne und der Gelenkkapsel

---

1) Recess. supracondyloides (H. VIRCHOW). Procès synoviaux suscondyliens (POIRIER).
2) Folliculi synoviales (WEBER).
3) Bursa m. gastrocnemii medial. der N., B. supracondyl. medial. (GRUBER).
4) Also B. gastrocnemia medialis + B. gastrocnemio-semimembranosa.

bezw. dem Schienbeinrand. Meist fand ich das Verhältnis zwischen Beutel und Sehne so, daß der Beutel gewissermaßen auf der oberen Kante der Sehne reitet. Die obere Kante der Sehne liegt also dann „offen“ im Beutel (s. Fig. 113, S. 367). Manchmal verbindet sich auch dieser mit der Gelenkhöhle, und zwar der „unteren Abteilung“ der Gelenkhöhle (s. S. 378). Auch eine Verbindung dieses Beutels mit dem oberen Semimembranosus-Beutel kommt zuweilen vor.

5) Immer steht die Kapselhöhle in offener Verbindung mit dem „Popliteusschleimbeutel“, genauer mit dem „vorderen“ Popliteusbeutel [Bursa m. poplitei ant. m.] [1]). Die Beschreibung dieser Verbindung ist bei den Autoren recht unklar. Die Verhältnisse sind aber auch etwas verwickelt und überdies individuell wechselnd. Der einzig richtige Weg, sich über die Gegend volle Klarheit zu verschaffen, ist meiner Meinung nach der, daß man an einem Präparat das mit der Kapsel verwachsene Ursprungsstück des M. popliteus samt der Kapsel der Länge nach halbiert und sich so in die Kapselhöhle und ihr Verhältnis zur Popliteussehne einen Einblick verschafft. Man sieht dann, daß in dem Gebiet, wo die Popliteus-Ursprungssehne mit der Gelenkkapsel verwachsen, am lateralen C-Knorpelrand vorbeistreicht, die Verbindung zwischen der Kapsel und dem C-Knorpel unterbrochen ist und die Vorderseite der Popliteussehne direkt in die Gelenkhöhle vorspringt. Die Sehne ist also von Gelenkinnenhaut überzogen und schleift direkt in einer Furche des lateralen C-Knorpelrandes. Diese Furche läuft schräg wie die Sehne und ist von Hyalinknorpel überzogen. An dieser Stelle steht also der „obere Kapselraum“ des Kniegelenkes am peripheren C-Knorpelrand vorbei in offener Verbindung mit dem „unteren Kapselraum“. Die Breite dieser Verbindung wechselt individuell. Sehr häufig finde ich den lateralen C-Knorpelrand (s. S. 358) an dieser Stelle noch verbreitert zu einer dünnen Platte ausgezogen, die über den hinteren Schienbeinrand klappenförmig herunterhängt.

Im Gebiet dieser C-Knorpelklappe finden sich meist nach den Seiten hin Ausbuchtungen der Kapsel, so daß hier gewissermaßen eine dritte oder „mittlere“, etwa 2—3 cm breite Abteilung des Kapselraumes zwischen dem verbreiterten C-Knorpelrand und der Popliteussehne bezw. ihrer Nachbarschaft entsteht. Diese „mittlere Gelenkabteilung“ [Cavum artic. genu intermedium menisco-popliteum m.] steht nach der bisherigen Schilderung in ihrer Mitte natürlich in breiter Verbindung mit dem „oberen“ und mit dem „unteren“ Gelenkraum, nur nach den Seiten hin kann sie mehr oder weniger selbständige, d. h. vom oberen und unteren Kapselraum unabhängige Ausbuchtungen haben. In diesen Ausbuchtungen sind öfters gut ausgebildete Intimafalten und derbe Stränge an der Verbindungsöffnung zum oberen oder unteren Gelenkraum [2]). Je nach der Breite dieser kleinen „Mittelkammer“ des Kniegelenkes kann der Injektionstumor am Kapselausguß medial oder lateral (s. Fig. 121, S. 379) oder auf beiden Seiten von der Popliteussehne einen Wulst hervorbringen. Wie weit nach abwärts die Sehne in die Gelenkhöhle vorspringt, wechselt. Meist zieht sich aber die Sehne

1) B. m. poplitei N.

2) Habena cartil. semilun. ext. u. Retinac. cartil. semilun. ext. (H. Meyer). L. post. prof. (Bourgery).

sehr bald aus der Gelenkhöhle zurück, so daß der Schienbeinrand meistens kaum mehr von der Sehne berührt wird. Ja, manchmal ist die in der Kapselwand eingebettete Sehne schon mit dem unteren Rand des lateralen C-Knorpels verwachsen; dann kommuniziert die „mittlere Kammer" natürlich nur mit dem oberen Kapselraum. Dieser ganze, als „mittleres Stockwerk" oder „Entresol" der Kapselhöhle imponierende Raum ist aber erst sekundär mit der Gelenkhöhle in Verbindung getreten. Es ist ursprünglich ein Schleimbeutel gewesen zwischen der Popliteussehne und der Kniekapsel. So fand Barkow das Verhältnis noch beim 8-monatlichen Embryo. Beim Neugeborenen ist jedoch oft schon die Kapselwand im Gebiet der Mitte des Popliteusbeutels verschwunden und die Popliteussehne schleift daher bereits direkt am C-Knorpelrand.

In etwa $^1/_7$ der Fälle (nach Poirier in $^1/_6$, nach Lenoir in $^1/_{10}$) steht der Popliteusschleimbeutel auch mit dem Wadenbeinköpfchengelenk in offener Verbindung. So kann das Kniegelenk, und zwar sowohl der obere als der untere Kapselraum durch Vermittelung des Popliteusschleimbeutels mit dem Gelenk des Wadenbeinköpfchens in offener Verbindung stehen. In diesen Fällen geht auch die Knorpelfläche des Margo infraglenoidal. direkt in die Gelenkfläche für das Wadenbeinköpfchen über. Manchmal reicht der Popliteusschleimbeutel aber über das Wadenbeingelenk sogar herab, ohne sich mit ihm zu verbinden.

6) Sehr oft ist außer dem größeren Schleimbeutel auf der Vorderseite (Ventralseite) des Popliteus auch noch ein kleinerer Schleimsack [Bursa m. poplitei post. m.] auf der Rückseite desselben, der sich zwischen die Popliteussehne und das laterale Seitenband einschiebt. Dieses Säckchen steht fast immer in ziemlich weiter Verbindung mit dem Gelenkraum, der die laterale Rolle umgiebt (so bei Weber's Gehwerkzeuge). Medialwärts ist es meist mit dem großen Popliteusbeutel verklebt, ohne mit ihm in offener Verbindung zu treten.

Auch weiter unten, hinter der bereits extraartikulär verlaufenden Popliteussehne, nahe dem Beginn des Fleisches, ist ein Schleimsack, der aber nichts mit dem Gelenk zu thun hat.

7) Zu den Seltenheiten (nach Gruber in 1 : 160 Fällen, nach Macalister in 8 Proz.) gehört eine Verbindung des infrapatellaren Schleimbeutels [B. infrapatellaris prof. N.] unter dem „Kniescheibenband", d. h. der letzten Strecke der Quadricepssehne mit der dahinterliegenden Kniegelenkhöhle durch einen Kanal, der das hier vorhandene (s. S. 364) präartikulare Fettpolster durchsetzt.

8) Die praktisch so wichtigen präpatellaren Schleimbeutel, der subkutane (s. Fig. 379), subfasciäre und der supraponeurotische [B. praepatell. subcut., subfasc. u. subtendin. N.], sowie der „infrapatellare" vor dem Kniescheibenband stehen niemals mit der Kniegelenkhöhle in Verbindung.

9) Morris erwähnt einen inkonstanten Schleimsack zwischen dem schrägen Knieband und den Gefäßen der Kniekehle, der zuweilen mit dem Kniegelenk verbunden sein soll, ich selbst habe einen solchen noch nicht beobachtet.

10) Auch zwischen dem Ursprung des lateralen Gastrocnemius und der Gelenkkapsel kommt ein Schleimsack vor[1]). Er kann mit

1) B. supracondyloidea lateral. (Gruber).

dem Beutel zwischen dem Popliteus und dem lateralen Seitenband in Verbindung stehen.

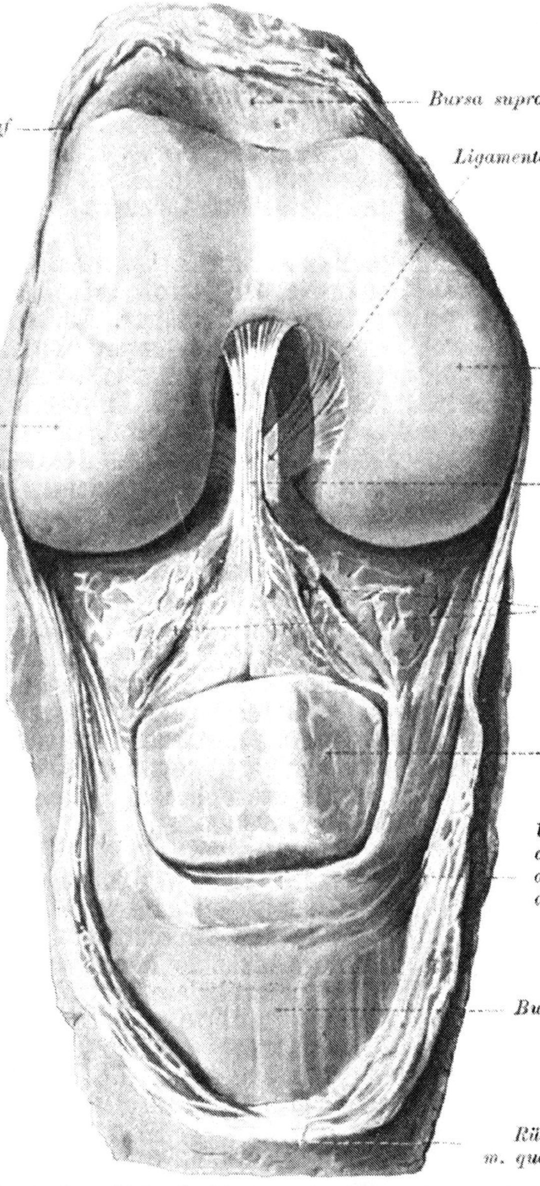

Fig. 122. Rechtes Kniegelenk, stumpfwinklig gebeugt, die Vorderwand der Kapsel mit Kniescheibe und Quadricepssehne nach vorn heruntergeklappt (von vorn gesehen).

11) Hans Virchow fand bei einer japanischen Hockerin zwischen der Vorderseite des lateralen Gastrocnemiusbauches und dem Wadenbein-

köpfchen einen Schleimsack [„Bursa gastrocnemio-fibularis"], der nicht mit dem Kniegelenk kommunizierte.

12) Meist vom Kniegelenk unabhängig sind auch der Schleimsack des Schneidermuskels[1]) am medialen Oberschenkelknorren, 13) der

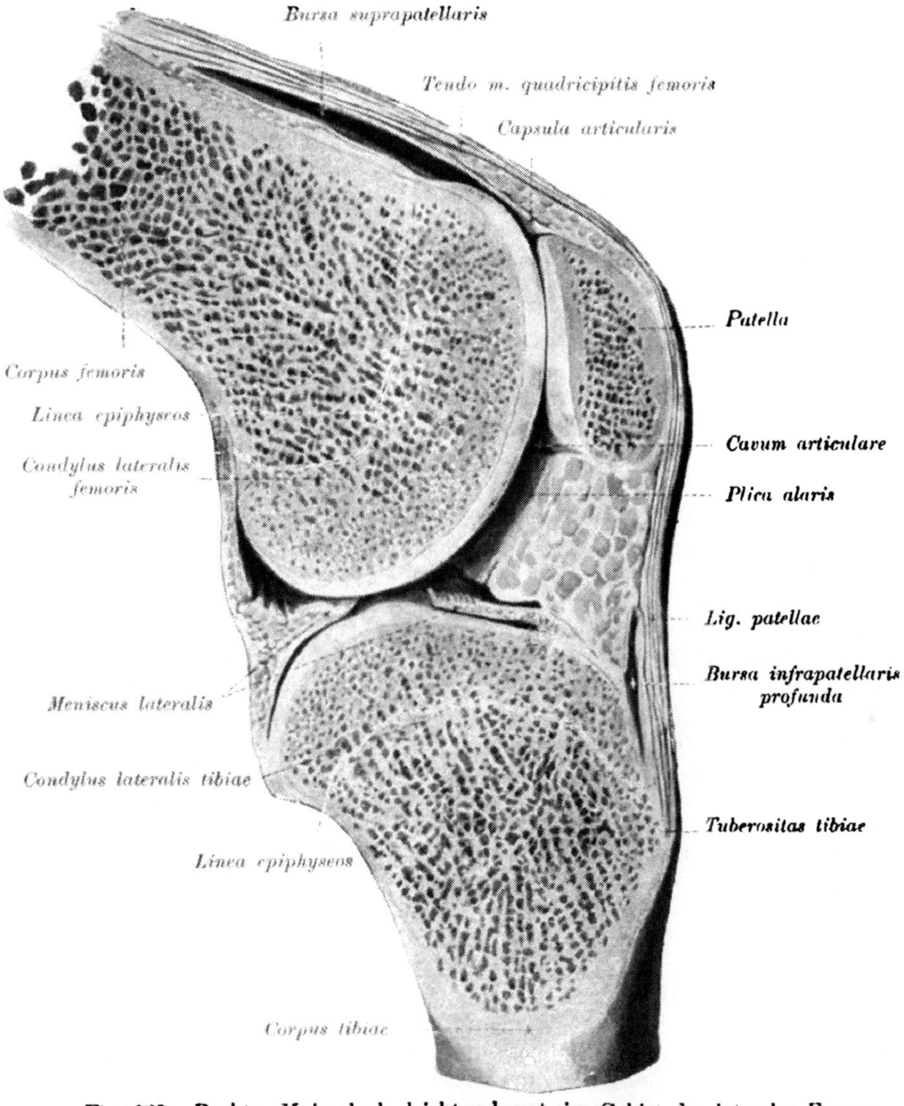

Fig. 123. Rechtes Kniegelenk, leicht gebeugt, im Gebiet der lateralen Femurrolle „sagittal" durchschnitten, Gelenkflächen etwas auseinander gezogen (von der lateralen Seite).

Schleimsack unter der „Gänsefuß"ausbreitung [B. anserina], 14) der obere und 15) der untere, oft recht ansehnliche Schleimbeutel zwischen dem medialen Seitenband und dem Oberschenkelknorren. Der obere

1) B. m. sartorii propria (Toldt).

ist eigentlich nicht zwischen Knochen und Band, sondern zwischen dem Kapselursprung und dem Band. Einmal fand ich übrigens den unteren Beutel durch ein erbsengroßes Fenster mit der Gelenkhöhle in Verbindung.

Intimafalten des Kniegelenkes.

Kein anderes Gelenk zeigt so viele fetterfüllte Intimafalten wie das Kniegelenk, entsprechend der Thatsache, daß bei keinem anderen Gelenk die Gelenkflächen so schlecht aufeinanderpassen und daher bei den verschiedenen Bewegungen so viele „leere Räume" zwischen den Gelenkflächen entstehen, die eine Ausfüllung durch Intimafalten erheischen, wie im Kniegelenk. Die größeren Fettanhäufungen im subintimalen Gewebe sind folgende:

1) Flügelfalten [Plicae alares N.][1]). Zu beiden Seiten des sog. Kniescheibenbandes unterhalb der Kniescheibe springen mächtige, von der Innenhaut überzogene Fettpolster in den Gelenkraum hinein vor (s. Fig. 122, S. 384). Die beiden Polster berühren sich oft in der Mittellinie beinahe oder sind nur durch einen schmalen, seichten oder tieferen „medianen" Einschnitt in der Fortsetzung der „medianen" Patellafirste voneinander getrennt.

Varietät. Ich fand aber auch schon eine breite tiefe Lücke zwischen beiden Polstern.

Die Polster sind abgerundet-dreieckige, ungleich-dicke, meist unregelmäßig gelappte, aus derbem Fettgewebe bestehende Kissen, die den keilförmigen Spaltraum, der auch in der Streckstellung, namentlich aber in der Beugestellung, zwischen den vorspringenden Femurrollen und dem vorderen Schienbein- bezw. C-Knorpelrand besteht, wenigstens teilweise ausfüllen (s. Fig. 124). Das mediale Kissen ist meist etwas größer als das laterale. Beide Kissen erstrecken sich aufwärts bis zum unteren Kniescheibenrand; an dessen Rauhigkeit oberhalb der vom „Kniescheibenband" umhüllten eigentlichen Spitze setzen sich die Polster fest. Oft findet man, daß die Polster, dünner werdend, als 1 cm breite, seitlich zugeschärfte sichelförmige Fettwülste sogar noch eine Strecke weit am Seitenrand der Kniescheibe hinaufziehen, so daß der obere „Kissenrand" konkav wird. Die Kniescheibe wird also seitlich von Fettwülsten umrahmt (Fig. 122, mediale Seite). Ja, auch über derselben habe ich oft ein besonderes, dreieckiges Fettkissen in der Vorderwand der Gelenkkapsel gefunden, das sich aber nicht mehr als Ausläufer der Flügelfalten betrachten läßt. Nach unten stützen sich die „Flügelfalten" auf den dreieckigen Raum zwischen beiden Schienbeinpfannen bis zu den Vorderenden der C-Knorpel. In der Beugestellung (s. Fig. 124) ruht die Kniescheibe auf diesen Polstern, die dann eine Art von „Tasche" („Marsupium" BARKOW's) für sie bilden. Auch sollen in dieser Stellung die Kreuzbänder durch die Fettpolster vor Druck durch die Kniescheibe beschützt werden. HYRTL giebt an, bewiesen zu haben, daß die beiden Fettkissen selbst bei seitlicher Eröffnung der Kapsel den vorderen Gelenkraum, das Kniescheibengelenk als luftdichte Ventile gegen den übrigen Gelenkraum, d. h. also die Rollengelenke abschließen.

---

1) Proc. aliformes (WEITBR.), L. alar. ext. s. min. u. int. s. maj. (BARKOW), Marsupium patell. (BARKOW), Plic. synov. patell. (HENLE). The alar ligts or infrapatellar fatty mass (engl.). Pacquet cellulo-adipeux antér. (franz).

Wirkung. Die Kissen sind nötig zur Gelenkraumausfüllung, s. oben.

Prakt. Bem. Praktisch wichtig ist der Umstand, daß man die Fettpolster beim Lebenden von außen her neben dem Kniescheibenband fühlen kann. Sie geben ein eigentümliches fluktuationsähnliches Gefühl.

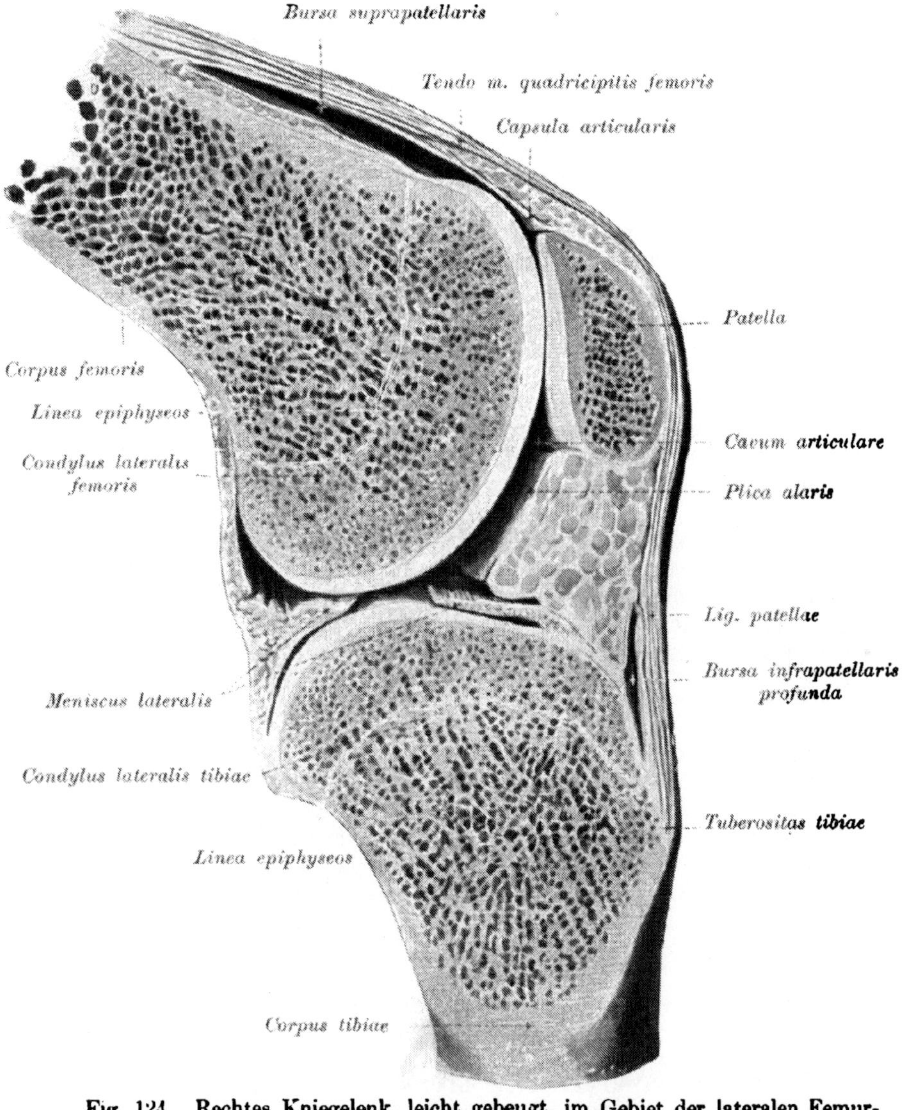

Fig. 124. Rechtes Kniegelenk, leicht gebeugt, im Gebiet der lateralen Femurrolle „sagittal" durchschnitten, Gelenkflächen etwas auseinander gezogen (von der lateralen Seite).

2) Scheidewandrest [Rudimentum septi genu m.]. Mit den Flügelbändern hängt ein individuell sehr verschieden gestalteter

Bandstrang [Plica synovialis patellaris N.][1]) zusammen, der von ihnen zum vorderen Ende der Grube zwischen beiden Femurrollen zieht (vgl. a. Fig. 113, S. 367). Er entspringt an der Stelle, wo die beiden dreieckigen Flügelpolster mit ihrer „centralen" unteren Spitze „zusammenstoßen" oder sich wenigstens unmittelbar nahe kommen, oder man kann auch sagen, das Band entspringe vom Querband zwischen den beiden C-Knorpeln. Sein Femoralansatz verbindet sich mit der Vorderseite beider oder des lateralen Kreuzbandes. Der Strang erstreckt sich aber oft auch ziemlich tief zwischen die beiden Kreuzbandursprünge in den Grund der Zwischenrollengrube hinein; meist zieht er in der Tiefe mehr gegen die laterale Femurrolle hin. Manchmal reicht die Befestigung an den Kreuzbändern auch herab bis zum Zwischenhöcker des Schienbeines. Es ist, wie Gegenbaur zuerst nachgewiesen hat, der Rest einer embryonalen „sagittalen" Scheidewand, die die beiden Rollengelenke von der Kniescheibe bis zu den Kreuzbändern trennt. Bei vielen Säugetieren (s. a. Vergl.-anat. Bem.) erhält sich die Scheidewand auch beim erwachsenen Tier zeitlebens vollständiger als beim Menschen. Sehr häufig ist übrigens auch beim Menschen nach meinen besonders darauf gerichteten Beobachtungen die Scheidewand vollkommen erhalten, doch ist auch der umgekehrte Fall, daß sie sich bis auf ein paar Gefäßchen oder auch vollständig zurückgebildet hat, nicht selten. In der Regel wird der Scheidewandrest durch einige dünne Bandzüge dargestellt, die von Intima überzogen sind und im subintimalen Bindegewebe hier und da Fettanhäufungen zeigen, die als lappige Anhänge im Gelenkraum flottieren oder knotige Verdickungen in dem Strang darstellen. In Fällen, wo die Scheidewand sich noch gut erhalten hatte, fand ich manchmal sehr deutlich eine parallele, horizontal verlaufende Streifung ausgebildet. Die Rückbildung scheint in den vorderen unteren Teilen der Haut zu beginnen, wenigstens fand ich öfters gerade hier Löcher in ihr. Später bildet sich meinen Beobachtungen zufolge auch der hintere, tiefste Teil zurück, zuletzt, wie bemerkt, nicht selten auch der mittlere Strang.

Wirkung. Das Bändchen soll die Bewegungen der Flügelbänder regeln.

3) Außer den genannten größeren Intimafalten sieht man fast ringsherum um den klaffenden Spalt zwischen den so schlecht aufeinander passenden Gelenkflächen kleinere, meist leistenförmige Fettfalten. Auf eine besondere rundliche Füllfalte an der Stelle, wo die Popliteussehne ins Gelenk hineinragt, hat Poirier mit Recht besonders aufmerksam gemacht, denn sie ist in der That konstant. Auch an den Rändern und namentlich den Ansätzen der Kreuzbänder sind fast immer kleine Fettfältchen vorhanden. Kleine Stränge, zwischen denen die Kapsel kleine Ausbuchtungen bildet, sieht man auch im „unteren Kapselraum" beim Schienbeinansatz der Kapsel.

4) Intimazotten finden sich überall; am zahlreichsten sind sie in der Vorderwand und im „oberen Recessus" der Kapsel. Auch auf den scharfen Rändern der C-Knorpel sind Zöttchen zu finden.

1) Ligt. mucosum (ält. Aut.), L. suspensor. marsupii (Barkow), Membr. mucosa (Hildebrand-Weber). L. plicae synov. patell. (Henle). Mucous ligt. (engl.). L. adipeux ou muqueux (franz.).

Trotz aller der vielen Intimafalten findet aber doch keine vollkommene Ausgleichung der Inkongruenz der Gelenkflächen statt, es bleiben noch „leere Winkel“, die bei Lebzeiten von Gelenkschmiere

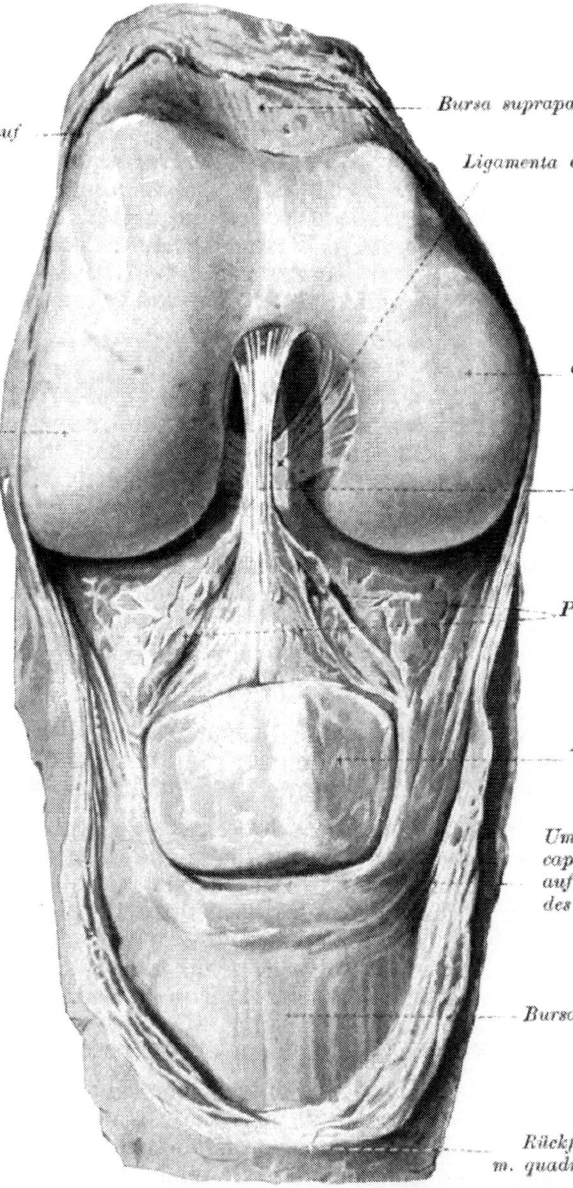

Fig. 122. Rechtes Kniegelenk, stumpfwinklig gebeugt, die Vorderwand der Kapsel mit Kniescheibe und Quadricepssehne nach vorn heruntergeklappt (von vorn gesehen).

erfüllt werden. HENLE meint wohl mit Recht, daß die Zahl und Größe der mit dem Gelenk verbundenen Schleimbeutel zu den individuellen Unterschieden in der Inkongruenz in Beziehung stehe.

Jedenfalls wird bei stärkerer Inkongruenz ein stärkerer Verbrauch und Wiederersatz von Gelenkschmiere eintreten. Die verschiedenen Fettpolster und -Falten bewirken eine ausgiebige Verteilung der Gelenkschmiere, sie salben die Gelenkflächen gewissermaßen ein (vgl. a. S. 25).

5) Das subintimale Fettgewebe überzieht auch noch das dreieckige, am Skelett von vielen Gefäßlöchern durchbohrte rauhe Feld oberhalb der „Schienbeinrauhigkeit“.

6) Auch über der Kniescheibengleitbahn sind dicke, subintimale Fettmassen, die der Kniescheibe bei voller Streckung zur Unterlage dienen (s. a. S. 378 u. 380). Sie sind oft durch eine schmale Furche, die der sagittalen Leiste der Kniescheibe entspricht, in ein größeres laterales und kleineres mediales Polster getrennt. Durch einen 1 cm tiefen Graben sind sie vom Knorpelrand der Gleitbahn geschieden. In den Graben legt sich bei voller Streckung die Querleiste der Kniescheibe.

Verhalten der Gelenkhöhle zum Epiphysenknorpel.

Nach den Untersuchungen von v. Brunn liegen nur der oberste Kapselraum und der suprapatellare Schleimbeutel so, daß sie bei einer Epiphysenlösung eingerissen werden könnten (s. a. Fig. 113, S. 367 u. Fig. 124, S. 387); aber gegen ein solches Vorkommnis. d. h. gegen das Eindringen des Epiphysenfugenrisses scheinen sie durch das ziemlich dicke Fettpolster, das zwischen der Höhlenwand und der Epiphysenfuge liegt, ziemlich geschützt zu sein. Auch der Semimembranosus- und der Popliteusschleimbeutel liegen unterhalb der Femur-, oberhalb der Schienbeinepiphysenfuge.

Arterien des Kniegelenkes.

Das Kniegelenknetz kommt entsprechend der bedeutenden Größe des Gelenkes durch Vereinigung ganz ansehnlicher Zweige der Schenkel-, Kniekehlen- und Vorderen Schienbeinarterie zu stande.

1) Die Schenkelarterie schickt zum Gelenk vor ihrem Eintritt in den Hunter'schen Adductorenkanal oder in diesem selbst einen langen Ast als „oberste Gelenkarterie“ [Art. articul. genu suprema]. Ein Zweig von dieser Arterie versorgt die mediale Kapselwand und verbindet sich mit Zweigen der medialen, oberen Gelenkarterie aus der Poplitea und mit Zweigen aus dem R. recurrens der Vorderen Schienbeinarterie. Ein anderer Zweig [R. musculo-articul. N.] läuft in der Substanz des medialen Vastus, versorgt die oberen Kapselteile und verbindet sich mit der Oberen lateralen Gelenkarterie aus der Poplitea.

2) Auch auf der lateralen Seite gehen, allerdings nur feine, Zweiglein durch den lateralen Vastus zum Gelenk, die einem Ast[1] der lateralen A. circumflexa femoris entstammen.

3) Kommt aus der Kniekehlenarterie eine Obere mediale [A. genu super. medialis N.] und

4) eine Obere laterale Gelenkarterie [A. genu super. lateralis N.]. Beide teilen sich auf der Vorderseite des Oberschenkels in einen oberflächlichen Muskelast und einen tiefen eigentlichen Gelenkast. Die Gefäße beider Seiten verbinden sich untereinander mit der

1) R. musculo-artic. (Hyrtl).

„Obersten Gelenkarterie“ [A. art. g. suprema N.] aus der A. femoralis und mit der gleichseitigen „Unteren Gelenkarterie“ aus der Poplitea.

5) Aus der Kniekehlenarterie kommt auch noch selbständig oder als Ast der „Oberen“, unter 3) und 4) aufgeführten Gelenkarterien eine Mittlere [Art. genu media N.]. Nach meiner Erfahrung ist sie häufig in 2 oder 3 Aestchen gespalten; sie durchsetzt das Schräge Kniekehlenband (s. S. 396) und dringt bis zu den Kreuzbändern in die Zwischenrollengrube vor.

6) Entsendet die Kniekehlenarterie eine Laterale [A. gen. inf. lat. N.] und

7) eine Mediale, Untere Gelenkarterie [A. genu inf. medial. N.] welch letztere etwas tiefer unten als die laterale entspringt. Beide laufen unter allen in Betracht kommenden Sehnen und Muskeln, sowie unter den Seitenbändern hindurch direkt auf der Kapselwand. Sie verbinden sich untereinander und mit den oberen Gelenkarterien ihrer Seite. Die Laterale tritt auch in Verbindung mit Aestchen der Rückläufigen vorderen Schienbeinarterie.

8) Aus der Hinteren oder der Vorderen Schienbeinarterie an ihrem Anfangsteil läuft auch ein kleines Gefäß[1]) unter dem Popliteus zur Kniekapsel.

9) Endlich entsendet die Vordere Schienbeinarterie nach oben einen rückläufigen Ast [A. recurrens tibialis ant. N.], der unter dem Vorderen Schienbeinmuskel auf den Knochen hin zu unteren Teilen der Kapsel läuft.

Die Venen entsprechen im allgemeinen den Arterien.

Die Lymphgefäße gehen in die Kniekehlenknötchen [Lymphoglandulae popliteae N.] und von da in die tiefen Leistenknoten [Lymphoglandulae inguinales prof.].

Gelenknerven des Kniegelenkes.

Die Nerven der Gelenkkapsel entsprechen genau den Gefäßästen und verlaufen auch mit ihnen. Die hinteren stammen aus den beiden Teilen des Ischiadicus. Die medialen Aestchen und der mittlere Gelenkast kommen aus dem Schienbeinnerven, die lateralen aus dem Wadenbeinnerven.

Ein accessorischer mittlerer Nerv, der auch das schräge Knieband durchbohrt, kommt vom hinteren Ast des Verstopfungsnerven längs des Adductor magnus herunter. Die vorderen Gelenknerven stammen aus den Aesten des Schenkelnerven zum medialen und lateralen Vastus und aus dem tiefen Wadenbeinnerven.

Vergl.-anatomische Bemerkungen über das Kniegelenk.

1) Bei den meisten Säugetieren, soweit sie überhaupt ein oberes Schien-Wadenbeingelenk haben, steht dies in offener Verbindung mit dem Kniegelenk. Auch beim menschlichen Embryo artikuliert anfänglich das Wadenbeinköpfchen noch mit dem Oberschenkel (Henke).

2) Bei den Fledermäusen fehlt jede Spur einer Kniescheibe, offenbar deshalb, weil sie nicht gehen. Bei ihnen ist übrigens die Beugeseite des Knies vorwärts gewendet. Bei allen Beuteltieren (mit Ausnahme von Perameles) ist die Patella knorplig. Bei manchen scheint der da-

1) A. recurrens tibialis post. N.

durch für die Streckwirkung entstehende Nachteil nach PARSONS durch eine besondere, die Kniestreckung unterstützende Beweglichkeit des oberen Schien-Wadenbeingelenkes ausgeglichen zu werden. Bei den Schnabeltieren ist die Kniescheibe durch ein breites Band mit dem Wadenbein verbunden.

3) Die C-Knorpel stehen offenbar in besonderer Beziehung zu den Rotations-(Pro-Supinations-)bewegungen im Kniegelenk, denn die Fledermäuse, denen diese Bewegung im allgemeinen vollständig abgeht, haben keine Spur von C-Knorpeln. Eine Ausnahme bildet die Langohrfledermaus (Plecotus), deren Knie besitzt etwas Rotationsmöglichkeit, und dementsprechend finden wir bei ihm Andeutung von C-Knorpeln. Auch die Konvexität der lateralen Gelenkfläche des Schienbeines, die sich bei vielen Tieren, namentlich auch bei den Affen zeigt, steht vielleicht in Beziehung zum größeren Rollungsumfang. Die niederen Affen können den Unterschenkel viel besser um die Längsachse drehen als der Mensch; sie können es auch bei gestrecktem Knie.

4) Der primitive Zustand der C-Knorpelanheftung scheint die Befestigung der Hinterhörner beider Knorpel am Oberschenkel zu sein, wie es die Schnabeltiere zeigen. Bei allen anderen Säugetieren ist das Hinterhorn des medialen C-Knorpels am Schienbein, das des lateralen am Oberschenkel befestigt. Nur beim Menschen ist das letztere außer am Oberschenkel (s. WEITBRECHT's schiefe Wurzel, S. 359) auch am Schienbein angewachsen. Bei einigen Affenarten (Pavian, Ateles u. a.) ist der laterale C-Knorpel ein geschlossener Ring, der aber hinten durch die WEITBRECHT'sche schiefe Wurzel an der medialen Femurrolle befestigt ist. Bei Ateles ist auch das vordere Zwischenband zwischen beiden C-Knorpeln ausgebildet.

5) Die beiden Kreuzbänder sind bei den meisten Säugetieren nicht untereinander verwachsen.

6) Der Scheidewandrest oder das sog. „Schleimband" ist keineswegs, je tiefer wir in der Säugetierreihe hinabgehen, um so vollständiger, sondern bei den Lemuren ist es sogar weniger vollkommen ausgebildet als beim Menschen, indem es nicht bis zum Oberschenkel reicht. Auch beim Bär und bei der Hyäne erreicht es ihn kaum. Bei den meisten Affen und der Fischotter bildet es eine Scheidewand zwischen beiden Rollengelenken, jedoch ohne das Kniescheibengelenk von diesen abzutrennen. Letzteres ist hingegen der Fall bei den Schnabeltieren, beim dreizehigen Faultier (Bradypus) und beim Maulwurf (?) und ähnlich beim Rind. Auch beim Pferd ist ein Anlauf dazu genommen, indem bei ihm von den Grenzfurchen (s. S. 343) der Femurrollen (zwischen Kniescheibengelenk und Schienbeingelenk) eine quere Intimafalte ins Gelenk hineinzieht.

7) Das laterale Seitenband ist bei allen Säugetieren mit Einschluß des Menschen etwas verdreht, so daß die hintersten vom Femur entspringenden Bündel sich zu vorderst am Schienbein ansetzen, wenn sie dies überhaupt erreichen. Bei einigen Säugern (Huftieren) zeigen die Bündel des medialen Seitenbandes dasselbe Verhalten, d. h. es setzen sich auch die hinten am Femur entspringenden Bündel vorn am Schienbein an. Bei den Paarzehern, denen das Wadenbein ganz fehlt (wie Ziege, Hirsch u. s. w.), setzt sich das laterale Seitenband am lateralen Schienbeinknorren an und zieht noch eine Strecke weit, das

Wadenbein vertretend, zwischen den Muskeln hinunter. Bei Ateles und auch bei den Fledermäusen ist ein zweites tieferliegendes laterales Seitenband vorhanden, das offenbar von einem sehnig gewordenen Strang des Kniekehlenmuskels abzuleiten ist (vgl. die Beziehung des Bogenbandes zu diesem Muskel S. 371).

8) Bei den niederen Affen fehlt die Ausstrahlung der Sehne des „Halbhäutigen" als „Schräges Knieband" auf der Kapselrückseite.

Praktische Bemerkungen über das Kniegelenk.

1) Fast kein Gelenk des menschlichen Körpers zeigt so häufige und schwere Erkrankungen wie das Knie. Die Häufigkeit der Erkrankungen wird erklärt durch die besonders starke Inanspruchnahme des Gelenkes beim Stehen und Gehen, Laufen u. s. w. Dazu kommt, daß die Anforderungen an die Festigkeit des Kniegelenkes größer sind als bei irgend einem anderen Gelenk des Körpers, weil es die beiden längsten Knochen untereinander verbindet und deshalb die verletzenden Gewalten an einem größeren Hebelarm auf das Gelenk wirken können als bei anderen Gelenken. Dabei sind die Bänder und Muskeln des Knies weniger kräftig als z. B. beim Hüftgelenk. Auch die Kompliziertheit des Bandapparates und des ganzen Mechanismus macht es begreiflich, daß am Knie allerlei Störungen auftreten können, die bei anderen Gelenken nicht so leicht vorkommen. Ueberdies ist das Gelenk auf der Vorderseite an einigen Stellen nur durch sehr wenig Weichteile geschützt (s. S. 341).

2) Daß alle Knieerkrankungen sehr ernst zu nehmende, gefährliche Ereignisse sind, folgt aus der Größe des Kapselraumes und seiner „synovialen" Nebenhöhlen, sowie aus der Größe der Gelenkflächen und der Wichtigkeit der Kniefunktion für den „täglichen Gebrauch" des Menschen jeder Berufsart.

3) Von wesentlicher Bedeutung für die Verbreitung von Entzündungen und Eiterungen in dem großen Kniegelenksack ist der Umstand, daß die 5 verschiedenen Einzelgelenke, in die man anatomisch das Kniegelenk zerlegen kann, (s. S. 343), alle miteinander in weit offener Verbindung stehen.

4) Wenn ein Gelenkerguß nicht rasch wieder aufgesaugt wird, sollen durch Eindickung der Sekretmassen feste Körper, eventuell Reiskörnern ähnlich, entstehen können. Solche „Fremdkörper" im Gelenkraum, die unter Umständen auch als „Gelenkmäuse" bezeichnet werden, können auch abgesprengte Knorpelstückchen, Intimafältchen u. s. w., die sich eventuell durch Apposition anderer Substanzen vergrößern können, zur Grundlage haben. Die Gelenkmäuse sind oft sehr schwer durch das Gefühl nachzuweisen, weil sie bei der Untersuchung in der schlüpfrigen Gelenkfeuchtigkeit dem Palpierenden mit Vorliebe in die seitlichen und oberen Ausbuchtungen der Gelenkkapsel (s. S. 380 ff.) entschlüpfen. Bei Einklemmung einer solchen Gelenkmaus zwischen die Gelenkflächen kommt es zu einer momentanen Hemmung der Bewegung, die zum Teil wohl rein mechanisch ist, zum Teil aber wohl darauf beruht, daß durch den Schmerz eine reflektorische Hemmung der Muskelkontraktionen erfolgt.

5) Die enorme Größe der Gelenkflächen, die diejenige aller übrigen Gelenke übertrifft, hat neben den oben erwähnten Nachteilen auch einen großen Vorteil. Nur durch sie ist es zu erklären, daß trotz der vielen ungünstigen, vorstehend erwähnten Umstände Verrenkungen des

Kniegelenkes doch nur äußerst seltene Verletzungen sind. Sie machen nur einen verschwindenden Bruchteil aller Verrenkungen aus und ereignen sich nur bei sehr schwerer Gewalteinwirkung.

6) Durch Epiphysenlösung scheint das Kniegelenk und die Hauptschleimbeutel nach v. BRUNN nicht wesentlich gefährdet zu sein (s. S. 390).

7) Die Sesambeine in den Gastrocnemiusursprüngen (s. S. 363) darf man im Röntgenbild nicht etwa für Gelenkmäuse halten, wie es schon vorkam.

8) Für die Erscheinungen beim Kniescheibenbruch hat der „seitliche Haftapparat der Kniescheibe“ (s. S. 364 ff.) große Bedeutung, wie schon DUCHENNE erkannte (s. II. Bd.) und in jüngster Zeit GG. SCHMIDT (HIS' Arch. 1903) auf v. MIKULICZ's Veranlassung ausführlicher besprochen hat. Durch diesen Apparat bleibt nämlich der untere Teil der Kniescheibe noch mit den Streckmuskeln verbunden, wenn auch die Kniescheibe einen Querbruch erlitten hat und das obere Bruchstück sich durch elastische Zurückziehung der Rectussehne weit vom unteren Bruchstück nach oben entfernt hat. Schon HENKE gab an, daß die Kniescheibe fehlen kann ohne Funktionsstörung, CHAPUT (Thèse, Paris 1890) hat es experimentell an Hunden, GG. SCHMIDT an der Leiche bewiesen, daß die Haltbänder und der M. articularis genu den Ausfall der mittleren Strecksehne ersetzen können. (SCHMIDT ist aber im Irrtum, wenn er meint, daß der Sartorius das Knie strecken könne.) Der Kniescheibenbruch hat auch auf die Form der Gelenkflächen eine eigentümliche Einwirkung. Wenn die Kniescheibe bei den Kniebewegungen nicht mehr auf dem Sattel hin- und herschleift, so verliert letzterer seinen Knorpelüberzug, so daß die beiden Femurrollen durch eine knorpelfreie Rinne auch vorne ganz voneinander getrennt sind. Ein solches Gelenk haben ROSER und HENKE beschrieben und abgebildet. Auch die Trennungsfurche zwischen der Gleitfläche für die Kniescheibe und der Gelenkfläche für das Schienbein zeigt in solchen Fällen und überhaupt bei Gebrauchsbeschränkung keinen Knorpelüberzug mehr. Der Knorpelüberzug ist in diesen Fällen bedeckt oder ersetzt von Bindegewebe. Erwähnenswert ist der schon S. 387 angeführte Umstand, daß die als „Flügelbänder der Kniescheibe“ bezeichneten Fettpolster des Gelenkes von außen her neben dem Kniescheibenband das Gefühl der „Pseudofluktuation“ erzeugen.

Verbindungen des Schien- und Wadenbeines [Juncturae tibiofibulares].

Die beiden Unterschenkelknochen sind oben durch ein Gelenk, unten hauptsächlich durch eine Bandhaft, in der Mitte aber, ähnlich wie Speiche und Elle, durch eine Zwischenknochenhaut miteinander verbunden.

Freilegung. Um diese Verbindungen studieren zu können, müssen alle Muskeln des Unterschenkels vorsichtig abgelöst werden. Sehr unterrichtend ist es auch, „Frontalschnitte“ durch die obere und untere Schien-Wadenbeinverbindung anzulegen. An solchen erkennt man z. B. sofort die große Verschiedenheit beider Verbindungen.

1) Wadenbeinköpfchen-Gelenk [Art. tibiofibularis N.].

Umgebung. Das Wadenbeinköpfchengelenk liegt etwa $^1/_2$ cm ab- und lateralwärts vom Kniegelenk. Auf der Vorderseite wird es durch die Ursprünge des vorderen Schienbein- und des langen Wadenbeinmuskels, außen vom Ansatz des Biceps bedeckt. Auf der Unterseite des Gelenkes liegt zwischen ihm und dem oberen Ende der Zwischenknochenhaut fettdurchsetztes Bindegewebe [1]).

Gelenkflächen des Wadenbeinköpfchen-Gelenkes.

a) Schienbein. Die für das Wadenbeinköpfchen bestimmte Schienbeingelenkfläche liegt an der hinteren, lateralen Ecke des proximalen Schienbeinrandes, d. h. an der Stelle, wo die laterale Wand desselben in die Hinterwand übergeht. Sie gehört ganz der Epiphyse an, was Morris mit Recht betont hat. Sie ist schräg nach lateral, rück- und abwärts gerichtet. Sie liegt eben auf der „Unterseite" der überhängenden Schienbein„bekrönung", wenn wir die obere Epiphyse so nennen wollen. Meist ist sie etwa so groß wie ein 1-Pfennigstück, aber nicht kreisrund, sondern oval (mit horizontal [„sagittalem"] Längsdurchmesser) oder dreiseitig. Sie ist eben oder, wenigstens in ihrem oberen Teil, konvex. Ihre Mitte liegt etwa $1^1/_2$ cm unterhalb des Schienbeintellers. Ihr hinteres oberes Ende stößt fast direkt an die schräge, rinnenförmige Schliffläche des hinteren Schienbeinrandes für die Popliteussehne. Die Knorpeldicke beträgt am proximalen Rand etwa 1,5 mm, am distalen nur $^1/_2$ mm.

b) Wadenbein. Die Gelenkfläche am Wadenbein entspricht in ihrer Form der Fläche des Schienbeines, ist also auch oval oder dreieckig und meist etwas konkav. Meist ist sie übrigens etwas größer als die Schienbeinfläche. Sie ist nach medial, vor- und etwas proximalwärts gerichtet. Sie nimmt nicht die ganze obere Fläche des Wadenbeinköpfchens, sondern nur deren medialen Teil ein. Sie zieht sich noch etwas am Griffelfortsatz des Wadenbeinköpfchens in die Höhe, so daß dieser oft das Gelenk nur wenig überragt. Vor ihr ist die Bandgrube zum Ansatz des lateralen Knie-Seitenbandes. Die Knorpeldicke beträgt am proximalen Rand etwa 1,0 mm, am distalen Rand nur $^1/_2$ mm.

Gelenkkapsel [Capsula articularis articul. tibiofibul. N.] [2]).

Die Kapsel setzt sich nicht immer überall dicht am Rand der Gelenkflächen an, sondern entfernt sich oft nicht unbeträchtlich vom Knorpelrand. Nach meinen Beobachtungen ist das am Schienbein am häufigsten oben-vorne der Fall, am Wadenbein hingegen unten-hinten. Auf der Vorderseite ist die Kapsel stärker als hinten.

Verstärkungsbänder des Wadenbeinköpfchengelenkes.

1) Vorderes (laterales) Wadenköpfchenband [Ligt. capit. fib. ant.] [3]). Auf der vorderen lateralen Seite der Gelenk-

1) Superior interosseous ligt. (Morris).
2) Ligt. capit. fibulae (ält. Aut.).
3) Teil des Ligt. capit. fib. N. The superior anterior tibio-fibular ligt. (engl.). Ligt. peron. tibial. ext. (Poirier), — antér. (and. franz. Aut.).

kapsel laufen in etwa horizontaler Richtung grobe, sehr feste Bandbündel (s. Fig. 126). Namentlich die oberen ziehen fast genau horizontal, die unteren mehr schräg lateralabwärts. Alle ziehen fast in einer „Sagittal"- (d. h. dorso-ventralen) Ebene von dem vorn liegenden Schienbeinrand der Gelenkspalte zu dem hinter ihm liegenden Wadenbeinrand desselben.

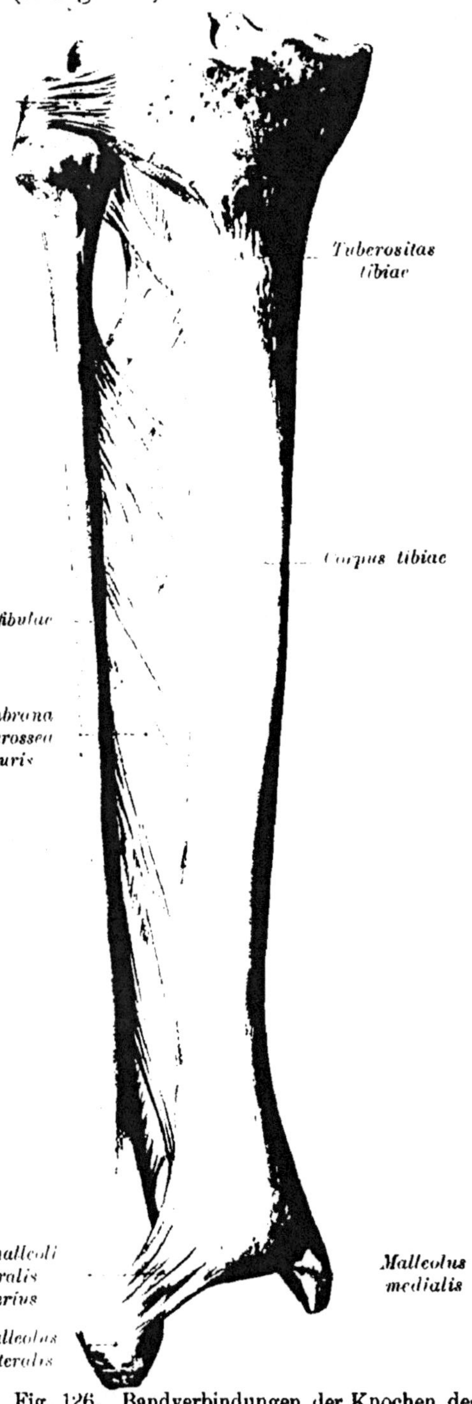

Fig. 126. Bandverbindungen der Knochen des rechten Unterschenkels (von vorn gesehen).

Poirier nennt das „vordere Köpfchenband" daher eigentlich mit Recht „laterales", das „hintere Köpfchenband" (s. unten 2) aber „mediales" Band; dennoch glaube ich, ist es leichter verständlich, wenn man die alten Namen „vorderes" und „hinteres" beibehält, da eben das eine Band von vorne her zu präparieren ist, das andere von hinten her.

Die Bandzüge werden vom Ansatz des Biceps und vom Ursprung des Gemeinsamen Zehenstreckers bedeckt. Letzterer und der Lange Wadenbeinmuskel beziehen sogar einzelne Ursprungsbündel aus dem Band. Poirier macht mit Recht auf die überraschende Stärke des Bandes aufmerksam.

Er erklärt sie durch den Widerstand, den das Band dem Zug des Biceps, der das Waden- und Schienbein voneinander zu reißen drohe, entgegensetzen müsse. Ich glaube, daß auch durch die passive Auseinanderdrängung der Knöchelgabel bei der Fußbeugung (s. II. Bd.) ziemlich bedeutende Zerrung an dem Band hervorgebracht wird.

Zwischen den Bandzügen sind oft einige Lücken, durch die sich kleine Intimafältchen oder -Säckchen vorbauchen können.

Wirkung. Es beschränkt die Bewegung des Wadenbeinköpfchens vom Schienbein weg und die Bewegung desselben nach hinten.

2) Hinteres (mediales) Wadenköpfchenband [Ligt. cap. fibulae post.][1]. Auf der hinteren medialen Seite wird die Gelenkkapsel auch meist durch besondere Bandzüge verstärkt, die allerdings schwächer sind als die auf der Vorderseite. Auch diese Bandzüge laufen etwa „sagittal", d. h. fast in einer dorso-ventralen Ebene, aber nicht so horizontal wie die vorderen, sondern mehr vom Schienbein nach hinten abwärts zum Wadenbein. Einzelne Bündel haben ihren Schienbeinansatz gerade am unteren Rand der Schliffstelle für die Popliteussehne, werden also verdeckt und unsichtbar gemacht von der glatten Wand des Popliteusbeutels. Oft gelingt es nur, ihren Verlauf zu erkennen, wenn man mit dem Wadenbeinköpfchen Bewegungen im Gelenk ausführt. Auch die Ursprungsbündel des Schollenmuskels drängen sich bis auf die Hinterwand der Kapsel bezw. auf das hintere Band.

Wirkung. Es beschränkt die Bewegung des Wadenbeinköpfchens nach vorn und vom Schienbein weg.

3) Auch das laterale Knieseitenband und

4) die Sehne des Biceps (durch ihre Ausstrahlung vom Wadenbein an das Schienbein) tragen zur Befestigung des Wadenbeinköpfchengelenkes bei.

Gelenkhöhle des Wadenbeinköpfchengelenkes.

Die Innenseite der Kapsel und die intraartikulären Knochenränder bezw. Flächen (s. S. 395, Kapsel) sind mit Intima überzogen. Oft ist ein besonderes kleines Intimasäckchen zwischen dem vorderen Verstärkungsband und dem oberen Ende der Zwischenknochenhaut vorhanden.

Vorn ist das Gelenk immer vollständig selbständig und ohne jede nähere Beziehung zum Kniegelenk. Hinten steht die Gelenkhöhle aber ziemlich oft in offener Verbindung mit dem Popliteusbeutel und durch diesen mit dem Kniegelenk. Ueber die Häufigkeit dieses Vorkommnisses gehen die Meinungen sehr auseinander: nach Gerlach ist die Verbindung nicht einmal in $^1/_{10}$ der Fälle vorhanden, nach Lenoir in $^1/_7$, nach Morris $^1/_4$, nach Hyrtl gar in allen Fällen, und meinen Beobachtungen nach etwa in $^1/_5$. Die Verbindung ist jedenfalls häufiger bei alten als bei jungen Individuen, doch kommt sie auch schon beim Neugeborenen vor, wie Barkow beobachtet hat. Wenn die Verbindung nicht offen ist, so ist doch die Scheidewand zwischen beiden Höhlen fast immer nur sehr dünn. (Eine direkte Verbindung der Höhle mit dem Kniegelenk, die Gegenbaur sogar als das häufigere Vorkommnis bezeichnet, habe ich noch nie beobachtet.)

---

1) Teil des Ligt. capit. fibulae N. The superior posterior tibio-fibular ligt. (engl.). L. peronéo-tibiale interne (Poirier, s. a. S. 396), — post. (franz. Aut.).

Gefäße des Wadenbeinköpfchen-Gelenkes.

Die unbedeutenden Gelenkgefäßchen stammen aus der Unteren lateralen Kniegelenkarterie und der Rückläufigen Schienbeinarterie bezw. den entsprechenden Venen. MORRIS giebt auch noch ein kleines Aestchen an, daß aus der Kniekehlenarterie direkt unter dem Popliteus zum Gelenk läuft: an gut injizierten Präparaten ist in der That das Aestchen manchmal zu sehen.

Die Lymphgefäße gesellen sich denen des Kniegelenkes bei und ziehen zu den Kniekehlenknötchen.

Nerven des Wadenbeinköpfchen-Gelenkes.

Die Nerven kommen auf der Hinterseite von dem Zweig des Schienbeinnerven, der den Kniekehlenmuskel versieht, auf der Vorderseite vom Wadenbeinnerven, und zwar von seinem unteren Gelenkast und seinem rückläufigen Ast.

2) Zwischenknochenhaut des Unterschenkels [Membrana interossea cruris N.][1]).

In ähnlicher Weise wie die Lücke zwischen Speiche und Elle wird auch die zwischen Schien- und Wadenbein durch eine ziemlich derbe fibröse Haut überbrückt (s. Fig. 127). Entsprechend der Form der Lücke ist die Haut in ihren oberen $^2/_3$ breiter (bis zu 2 cm) wie in ihrem unteren $^1/_3$. Nach unten gegen die besondere Wadenbein-Schienbein-Bandhaft hin läuft die Haut schmal, fast spitz aus. Bei Geradeausstellung der medialen Fußränder steht die Haut um nicht ganz 45° nach hinten außen gedreht; bei Auswärtsstellung der Füße nähert sich die Lage der Haut daher beträchtlich der „sagittalen" Richtung des ganzen Körpers.

Die Haut ist unten fester als oben, da ihre Züge unten derber sind als oben. Auch ist die Haut unten „straffer", schon deshalb. weil die Haut unten schmaler ist. Manchmal findet man, wie MACALISTER mit Recht angiebt, im unteren Teil der Zwischenknochenlücke mehrere fibröse Platten.

Die Haut ist prinzipiell gerade so gebaut wie am Unterarm, nur nicht so derb und daher nicht so sehnig glänzend, auch bei sauberster Darstellung.

Ihre Bandbündel laufen meist hauptsächlich schräg vom Schienbein zum Wadenbein abwärts. Dieser Verlauf entspricht also dem beim Unterarm, wenn man das Schienbein der Speiche, das Wadenbein der Elle gleichsetzt. Am besten erkennt man das, wenn man den pronierten Unterarm mit dem Unterschenkel vergleicht, wie es z. B. HENLE gethan hat. Am Ansatz sind die Bandbündel meist verdickt.

Uebrigens kommen hier wie beim Unterarm auch umgekehrt verlaufende Bündel vor. Diese tibial-abwärts ziehenden Bündel habe ich sowohl auf der Vorderseite als auch auf der Rückseite entweder zierlich, dünn, oder aber dick und meist leicht abhebbar angetroffen (in Fig. 127 sind sie sehr deutlich). Die Ansatzstelle der Haut ist bei beiden Knochen die rauhe, in der Knochenlehre als „Zwischenknochenleiste" [Crista interossea N.] beschriebene Kante.

1) The interosseous membrane or ligt. (engl.). Ligt. ou aponévrose interosseux de la jambe (franz.).

Oben ist die Haut nach Angabe der meisten Autoren von einem ovalen Loch (mit vertikaler Längsachse) „durchbohrt“, durch das die Vorderen Schienbeingefäße hindurchziehen. Im Loch steckt meist außerdem ein Fettpfropf. Nach oben (nicht nach unten und nicht identisch mit dem L. mall. ext. sup. Arnoldi, wie POIRIER sagt.) ist das Loch manchmal von einem derberen Bandstreifen verstärkt, der von manchen Autoren als besonderes Band [1]) beschrieben wird. HENLE vergleicht diesen Zug mit der „Schrägsaite“ am Unterarm (s. S. 216 f.), weil er auch umgekehrt schräg, wie die Hauptmasse der Haut, nämlich tibial-abwärts verläuft. Auch darin gleicht der Zug meiner Erfahrung nach der „Schrägsaite“, daß er, wie diese, meist von dem Präparanten abgeschnitten, nicht erhalten wird.

Lateralwärts wird das Loch direkt vom Wadenbein begrenzt, und kann daher in Wahrheit überhaupt nicht als „ein Loch in der Zwischenknochenhaut“ betrachtet werden, sondern nur als ein lateralwärts gerichteter tiefer Ausschnitt derselben, wie MORRIS richtig

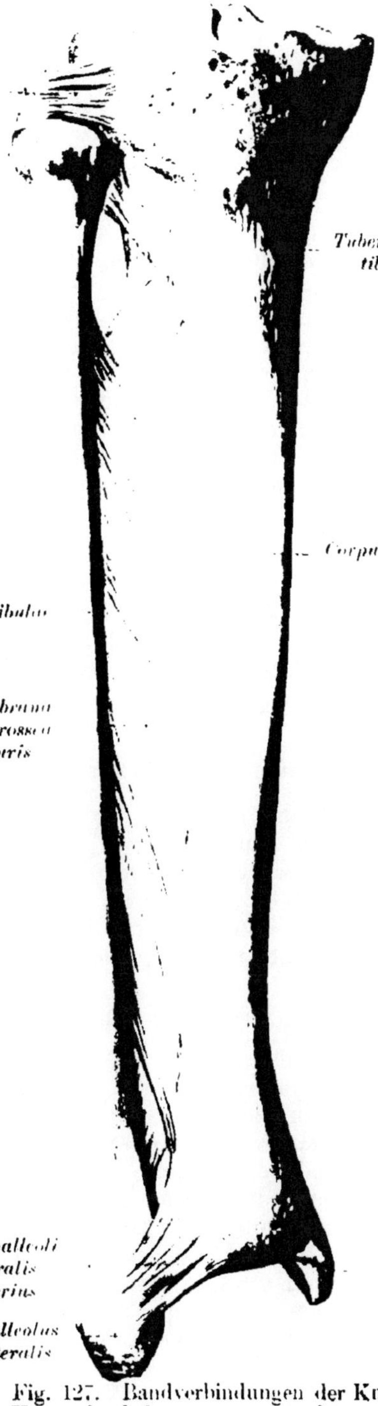

Fig. 127. Bandverbindungen der Knochen des rechten Unterschenkels (von vorn gesehen).

1) Ligt. capituli fibulae inf. (BARKOW). Oblique peroneo-tibial band (MACALISTER). L. peronéo-tibiale oblique (franz.).

hervorgehoben hat. (Nur sehr selten habe ich auch lateralwärts vom Loch einen schmalen, dem Wadenbein anheftenden Bandstreif, also ein wirkliches Loch in der Zwischenknochenhaut gefunden.) Unten, über der unteren Tibio-Fibularverbindung hat die Haut nur eine kleine Lücke zum Durchtritt der vorderen Wadenbeingefäße. Außer von diesen beiden Oeffnungen wird die Haut nur noch von kleinen Gefäßlöchern durchbohrt.

Wirkung. Die Haut dient außer als Knochenverbindungsband, das einer Entfernung der beiden Knochen voneinander entgegenwirkt, auch als Muskelursprungsfeld. Sie stellt eine Scheidewand zwischen den Beugern und Streckern dar. Auf der Vorderseite entspringen: Der Vordere Schienbeinmuskel von den oberen $^2/_3$ ihres tibialen Ansatzes, der Großzehenstrecker von der mittleren Hälfte ihres fibularen Ansastzes, der Ext. dig. com. an den oberen Teilen ihres Wadenbeinansatzes, der Peron. tert. vom unteren $^1/_4$ oder $^1/_3$ desselben. Auf der Hinterseite entspringt der Hintere Schienbeinmuskel fast von ihrer ganzen Hinterseite; nur die unterste Strecke benutzt der Großzehenbeuger zum Ursprung.

Nerven der Zwischenknochenhaut.

Auf der Vorder- und Hinterseite der M. interossea laufen Nervenzweige des Waden- bezw. Schienbeinnerven herunter, die mit zahlreichen VATER'schen Körperchen besetzt sind und an die Membran feinste Aestchen abgeben.

3) Distale (untere) Schien-Wadenbeinverbindung [Junctura tibiofibularis distalis m.].

Die distale Tibio-Fibularverbindung wird vorn vom M. peron. III, hinten vom Großzehenbeuger verdeckt. Die Verbindung ist im wesentlichen eine Bandhaft [Syndesmosis tibio-fibularis N.], nur ganz unten ist zwischen beiden Knochen eine niedrige Spalte, die mit der Höhle des oberen Sprunggelenkes in offener Verbindung steht.

Verbindungsflächen.

Die Verbindungsfläche der Tibia „für die Fibula" ist die sog. Incis. fibular. tibiae. Diese Fläche ist leicht vertieft und nicht mit Knorpel (wie in manchen anatomischen Werken zu lesen ist), sondern mit dünner Beinhaut überzogen. Nur im Bereich des mit dem Sprunggelenk verbundenen Spaltes findet man namentlich im vorderen Teil manchmal (nach PFITZNER in $^1/_5$ der Fälle) einen ganz schmalen Knorpelüberzug von dreieckiger Gestalt oder sichelförmig mit oberer Konvexität. Die Dicke dieses Knorpelstreifchens kann am proximalen Rand der Sichel etwa $^1/_2$, am distalen 1,2 mm betragen.

Die Anlagerungsfläche des Wadenbeines ist durchaus nicht immer konvex, der Tibiakonkavität entsprechend, sondern, wie bereits HENLE betonte, oft sogar konkav oder eben, so daß sich die gegenüberliegenden Flächen des Waden- und Schienbeines nur an den Rändern berühren können. Meinen Beobachtungen zufolge läßt sich kaum eine allgemeine Regel für die Gestalt der fibularen Verbindungsfläche aufstellen, sie ist individuell gar zu verschieden: bald findet man ein erhabenes, etwas konvexes, rauhes Dreieck, bald nur eine schräge, erhabene, rauhe Leiste, oft, wie gesagt, eine ebene oder konkave rauhe Stelle. Auch diese Fläche ist knorpelfrei, von fettdurchwachsener Beinhaut bedeckt. Nur selten findet man im Gebiet der erwähnten, mit dem Sprunggelenk verbundenen Spalte (s. Fig. 129, S. 404) einen beschränkten Knorpelüberzug, dessen Dicke WERNER am proximalen Rand 0,7, am distalen 0,6 mm fand. Im hinteren Teil der Spalte sind die einander gegenüberliegenden Waden- und Schienbeinflächen aber niemals überknorpelt, sondern von fettdurchwachsener Gelenkintima überzogen.

Bänder der distalen Schien-Wadenbeinverbindung.

1) Zwischenband [L. malleoli lat. intermed. m.][1]). Zwischen den beiden dreieckigen Anlagerungsflächen des Waden- und Schienbeines springen direkte kurze Bandmassen über. Die Bündel dieser Bandmasse verlaufen zum größten Teil vom Schienbein schrägabwärts zum Wadenbein (s. Fig. 129, S. 404); zum Teil auch umgekehrt von der Fibula schräg tibial-abwärts oder rein quer. Zwischen den Bandbündeln ist reichlich vaskularisiertes Fett eingelagert, wodurch die Bandmasse etwas rötlich-gelblich gefärbt erscheint. Zugleich wird die Bandmasse durch die Gefäßeinlagerung lockerer, die Knochenverbindung weniger starr, etwas nachgiebiger. Anders lautet die Angabe KRAUSE's, der das Band faserknorplig sein läßt, doch habe ich bisher noch keine deutlichen Knorpelzellen darin gefunden.

Wirkung. Das Band verhindert jede ausgiebigere Verschiebung des lateralen Knöchels am Schienbein oder eine weitere Entfernung desselben von ihm.

Nach oben stößt die Bandmasse an die M. interossea an, doch darf man sie nicht einfach als deren Fortsetzung betrachten. Jene Haut ist ein dünnes Blatt, das Zwischenband aber ein dickes Polster. Nach vorn reicht das Zwischenpolster bis an das „Vordere", nach hinten bis an das „Hintere Knöchelband".

2) Vorderes Wadenbeinknöchel-Band [L. malleoli lateral. ant. N.][2]). Auf der Vorderseite der Bandhaft zwischen dem Fibulaknöchel und dem Schienbein, direkt unter der Sehne des M. peron. III, ist ein starkes, glänzendes, plattes Band (s. Fig. 126, S. 396), das aus oberen kürzeren und unteren längeren Bündeln besteht. Es entspringt auf der Vorderseite des Schienbeines nahe am Rande seiner Incisura fibularis und zieht schräg lateralwärts zu dem Höcker auf der Vorderseite des Fibulaknöchels. Manchmal ist das Band durch schmale Fettstreifen in mehrere Züge geteilt. Der unterste, meist schmalere und rundlichere Teil[3]) des Bandes entspringt vom Winkel, den der vordere Rand der Incisura fibul. tibiae mit dem vorderen Rand der unteren Tibiagelenkfläche bildet (vgl. a. Fig. 126). Meist ist er von den oberen Teilen des Bandes durch einen der erwähnten Fettstreifen getrennt. Dieser Teil des Bandes überbrückt den Winkel zwischen

1) Zur Membr. inteross. gerechnet, oder Ligt. inteross. inf. (and. Aut.), L. tibio-fib. sup. (MECKEL), L. mall. ext. sup. (ARNOLD). The inferior interosseous ligament (engl.). Zum Ligament interosseux (franz.).

2) L. mall. ext. ant. sup. u. inf. (WEITBR.), L. tib. fibul. ant. (H. MEYER). Anterior inferior peroneo-tibial ligt. (engl.). Ligt. antérieur (POIRIER).

3) L. mall. ext. antic. inf. (WEITBR.).

Unterem Schienbeinrand und lateralen Knöchel, so daß er den lateralen Sprungbeinrand berührt und sich an der Pfannenbildung des Talocruralgelenkes beteiligt.

Wirkung. Beschränkung der Verschiebung des einen Knochens am anderen vor- oder rückwärts und der Auseinanderdrängung der Knöchelgabel.

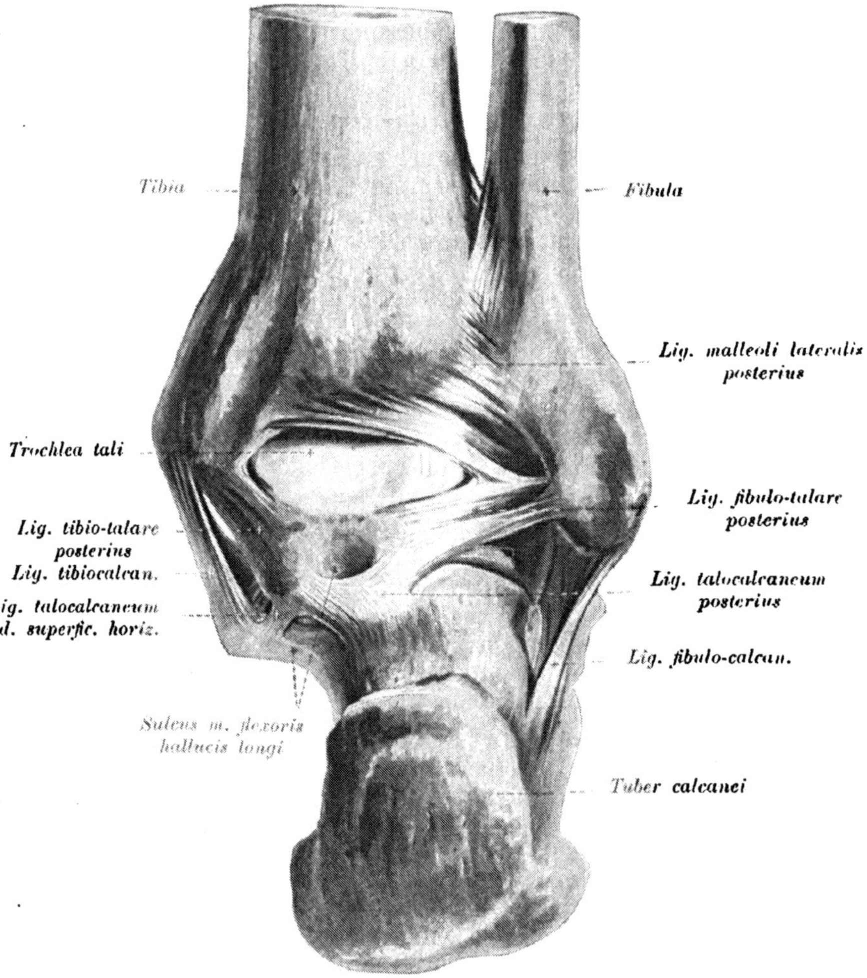

Fig. 128. Knöchelbänder des rechten Fußes, die dünnen Stellen der Gelenkkapseln entfernt (von hinten gesehen).

3) Hinteres Wadenbeinknöchelband [Ligt. mall. lat. post. N.][1]). Auf der Hinterseite der Bandhaft ist ein noch stärkeres und breiteres Band wie auf der Vorderseite. Es entspringt nicht nur vom hinteren Rand der Incis. fib. tibiae am Schienbein, sondern auch vom hinteren Rand der unteren Schienbeingelenkfläche (für den Talus)

1) L. mall. ext. post. sup. u. inf. (Weitbrecht), L. mall. ext. p. superfic. (Barkow). Poster. peron. tibial ligt. (engl.). Ligt. post. (franz.).

oft bis gegen den medialen Knöchel hin (s. Fig. 128). Das Band zieht (wie das vordere) auch schräg lateral-abwärts zum Höcker des Fibulaknöchels und auf des letzteren ganze Hinterseite. Die tieferen, weniger steilen Züge setzen sich abwärts vom Höcker gegen die tiefe Grube auf der medialen Seite des Fibulaknöchels hin an.

Wirkung. Beschränkung der Verschiebung der beiden Knochen aneinander vor- oder rückwärts, sowie der Auseinanderdrängung der Knöchelgabel.

Nach innen und abwärts stößt es, höchstens durch einige Fettstreifen getrennt, an ein faserknorpliges Bogenband, das den Winkel zwischen Schien- und Wadenbein abrundet. Diese Bandmasse liegt ganz im Sprunggelenk und wird meiner Ansicht nach am besten als „Bogenknorpel" [Arcus fibrocartilagineus articuli cruro-talaris m.][1]) bezeichnet; sie ist am besten von unten vom Sprunggelenk her zu sehen. Die Fasern kommen vom unteren Schienbeinende und gehen tief hinunter, oft vor die Bandgrube des Wadenbeinknöchels, manchmal allerdings nicht, sondern nur vor den obersten Teil der Grube, d. h. direkt hinter das obere Ende der Gelenkfläche des lateralen Knöchels für das Sprungbein. Der Bogenknorpel hat eine ganz glatte Gelenkfläche für eine Facette des Talus. Oft ist diese Bandmasse mit dem hinteren Fibulo-Talarband verbunden; Testut rechnet sie daher zu diesem. Dieses Bogenband steht daher in noch innigerer Beziehung zum Sprunggelenk, wie der unterste Teil des vorderen Knöchelbandes. Schon L. Fick gab an, daß die unteren Teile des vorderen und hinteren Knöchelbandes als „Labrum articulare" für das Sprunggelenk dienen.

Untere Gelenkspalte zwischen Schien- und Wadenbein [Art. tibio-fibul. dist. m.]. Wie bereits auf S. 400 bemerkt wurde, schiebt sich von der Sprunggelenkhöhle aus eine kleine Gelenkspalte noch 1,0—1,2 cm hoch in die Tibio-Fibular-Bandhaft hinein (s. Fig. 129 a. f. S.). v. Brunn fand die Spalte bei 2 Neugeborenen und einem $1^3/_4$-jährigen Kind nur eben angedeutet, sonst aber auch schon beim Säugling relativ gerade so groß wie beim Erwachsenen.

Die Wände der Spalte sind nur in ihrem vorderen Teil manchmal überknorpelt, die hinteren Teile sind immer nur mit Gelenkintima ausgekleidet.

Fast immer ist in der Spalte eine Intimafalte [Plica interarticul. tibio-fibularis m.][2]) vorhanden (s. Fig. 129 a. f. S. n. Poirier). Manchmal entspringt die gefäß- und zottenreiche Falte, wie es Henle angab, am unteren Rand der Spalte am Wadenbein (nämlich am oberen Rand der für den Talus bestimmten Fibulagelenkfläche) und legt sich bei Aneinanderpressung der Knöchel klappenförmig, den Eingang der Spalte überbrückend, der unteren Schienbeinfläche auf. Bei Auseinanderdrängung der Knöchelgabel hingegen wird die Falte in die Tibio-Fibularspalte hinaufgezogen oder hinaufgesaugt. Meist entspringt die Falte aber am oberen Rand der Spalte, und zwar gewöhnlich

---

1) L. mall. ext. post. inf. (Weitbr.), L. post. prof. (Barkow), L. tibio-fibulare transvers. (Rauber). Transverse tibio-fibular l. (engl.). Faisceau tibiale du ligt. peronéo-astragalien (Testut).

2) Meniscus interarticul. tibio-fib. (Krause), L. mucos. malleoli ext. ant. u. post. (Barkow).

vom Wadenbein, doch habe ich sie auch schon an beiden Knochen, dem Waden- und dem Schienbein, befestigt gefunden. So hängt die Falte denn in der Regel als eine mehr oder weniger vollständige, sagittale Scheidewand von oben her in die Tibio-Fibularspalte herunter und teilt sie in 2 Kammern (s. Fig. 129). Meist ist die Kammer zwischen dem Schienbein und der Falte bedeutend größer, stellt die Hauptkammer dar. Ich habe aber schon öfters das umgekehrte Verhalten beobachtet, daß die Hauptkammer lateral von der Falte, also zwischen Wadenbein und der Falte lag.

Im hinteren Teil der Spalte ist die Falte immer dicker wie vorn. Sehr oft trennt sie Waden- und Schienbein vollständig von-

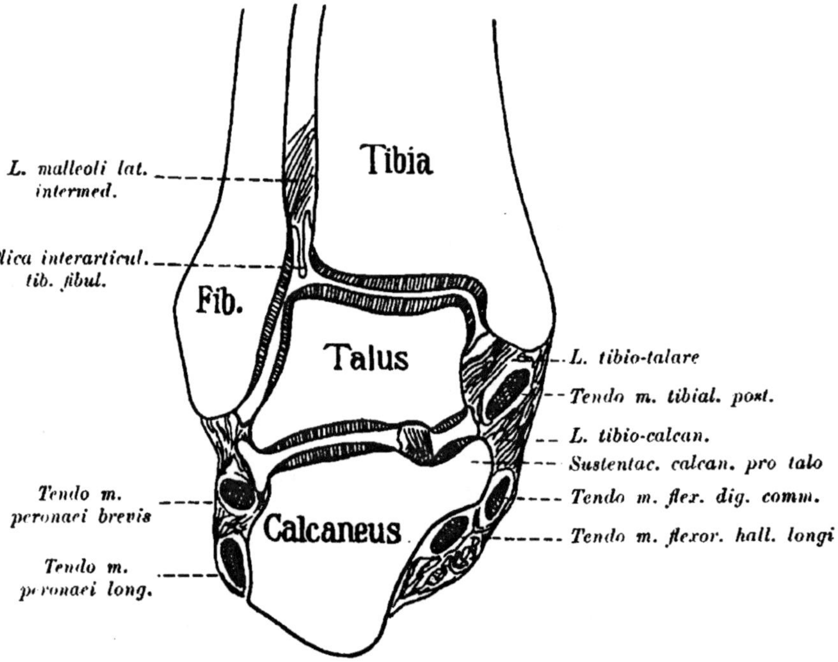

Fig. 129. **Schematisierter Frontalschnitt durch das obere und untere Sprunggelenk.**

einander, so daß das Wadenbein gar nicht am Schienbein direkt schleift, sondern an der Falte. Nur vorne kommt es oft zu einem direkten Kontakt zwischen Waden- und Schienbein (vgl. Knorpelflächen).

Varietät. Ziemlich selten fehlt übrigens die Intimafalte vollständig.

Gefäße und Nerven der distalen Schien-Wadenbeinverbindung.

Die Arterien und Venen entstammen vorn den „Vorderen Schienbeingefäßen“ und den „Vorderen Wadenbeingefäßen“, hinten den „Wadenbeingefäßen“. — Die Lymphgefäße ziehen längs der zugehörigen Blutgefäße zu den Kniekehlendrüsen oder direkt zu den Leistendrüsen.

Nerven. Die Nerven der Verbindung stammen vorne aus dem Tiefen Wadenbeinnerven, hinten aus dem Hinteren Schienbeinnerven.

Oberes Sprunggelenk [Art. cruro-talaris N.][1]).

Umgebung und Freilegung. Vor dem oberen Sprunggelenk ziehen die Sehnen der vorderen Unterschenkelmuskeln in ihren Sehnenscheiden vorbei, also die Sehne des Vorderen Schienbeinmuskels, des Ext. digit. comm. und hallucis, sowie des M. peron. III. Zwischen dem Ext. halluc. und digit. laufen auch die „Vorderen Schienbeingefäße" und der sie begleitende N. peron. prof. vorbei; lateral von den Sehnen zieht die kleine A. peron. ant. Auf der medialen Seite des Gelenkes läuft die Sehne des Hinteren Schienbeinmuskels, auf der lateralen Seite die der beiden Wadenbeinmuskeln. Auf der Hinterseite des Gelenkes liegen die Sehnen des M. flex. digit. und hallucis und die zwischen beiden befindlichen „Hinteren Schienbeingefäße" und der zugehörige Nerv. Seitlich wird das Sprunggelenk von beiden Knöcheln eingefaßt, die man beim Lebenden meist gut sehen und abtasten kann. Der laterale steht normalerweise ca. fingerbreit tiefer als der mediale (s. Fig. 126—129). Bei „sagittal" stehendem medialen Fußrand liegt die Spitze des lateralen Knöchels mit der des medialen in einer „Frontalebene" oder ganz wenig dahinter. (Bei „frontal" gestellter oberer Tibiaepiphyse (s. S. 351, Torsion), also „Auswärtsstellung" des Fußes, steht der laterale Knöchel natürlich hinter dem medialen.) Bei Freilegung des Gelenkes sind natürlich all die genannten Weichteile mitsamt den Sehnenscheiden wegzunehmen, was namentlich vorn mit sehr großer Vorsicht geschehen muß, da die vorne zarte fibröse Kapsel außerordentlich leicht verletzt wird, so daß man im Präpariersaal geradezu selten ein Präparat mit vollkommen erhaltener Sprunggelenkkapsel zu sehen bekommt. Auch bei diesem Gelenk sind sagittale und frontale Sägeschnitte durch das Gelenk sehr unterrichtend, da sie die näheren Beziehungen der Bänder und der Kapselfalten zur Gelenkhöhle deutlich machen.

Gelenkflächen des Oberen Sprunggelenkes.

Das Sprunggelenk hat eine am Skelett sonst nicht vorkommende charakteristische Form. Es besteht aus einer Rolle (Sprungbein), die von oben her durch eine Art „Klammer" oder „Gabel" (das distale Unterschenkelende mit den beiden Knöcheln) umfaßt wird (s. Fig. 129).

a) Knöchelgabel.

α) Schienbein. Das untere Ende des Schienbeinschaftes bildet das „Dach" oder Mittelstück der Gabel, der Tibiaknöchel die mediale Wand derselben oder die mediale „Zinke" der ziemlich breiten und tiefen „Knöchelgabel" oder „Knöchelklammer". Das Dach ist vorne breiter (etwa 3,2—4 cm) als hinten (etwa 2,8—3,5 cm) und sein vorderer Rand steht höher als der hintere. Das Dach ist nicht eben, sondern in „sagittaler" Richtung, d. h. von vorn nach hinten leicht konkav. „Sagittale" Durchschnitte lehren, daß die Krümmung etwa kreisförmig ist, mit einem Krümmungsradius von etwa 2—2.2 cm. Der „Bogenwert" der Fläche beträgt kaum mehr als 70—80° (um $^1/_3$ weniger als der der Sprungbeinrolle). Die Bogensehne ist knapp 3 cm groß. Das Dach ist also namentlich vorn erheblich breiter als „tief". In querer („frontaler") Richtung ist die Fläche leicht konvex (s. Fig. 129).

---

1) A. talo-cruralis N. „l. Fußgelenk", Knöchelgelenk, oberes Fußgelenk. Ankle joint (engl.). Art. pedis prima, Art. tibio tarsienne, Art. de cou de pied (franz.).

bezw. hat in der Mitte eine leichte Erhebung, einen „sagittalen" Wulst (s. Fig. 129). Diese Krümmungen stimmen überein mit entsprechenden Krümmungen des Sprungbeines. In der Mitte des vorderen Randes, d. h. am vorderen Ende des sagittalen Wulstes, ist nicht selten ein besonderer Vorsprung, dem eine kleine Facette am Beginn des Talushalses entspricht.

Die mediale Gabelwand ist nur etwa 1,0—1,2 cm hoch, reicht also an der medialen Sprungbeinfläche nicht weit herab. Sie ist etwa dreieckig mit vorderer Basis oder pistolenförmig mit plumpem vorderen Griff und hinterem Lauf. Sie ist eben oder leicht konkav und entspricht der mit ihr artikulierenden medialen Sprungbeinfläche. Die mediale Wand der Knöchelgabel bildet mit dem Dach einen stumpfen, etwas abgerundeten Winkel, d. h. sie steht nicht vertikal, sondern etwas schräg medial-abwärts geneigt.

Der Knorpelüberzug ist in der Mitte des Daches etwa 2 mm dick. Im allgemeinen ist er gegen den vorderen Rand etwas dicker als gegen den hinteren (1,5 : 1,1 mm) und am lateralen Rand etwas dicker als am medialen (1,4 : 1,1 mm).

β) Wadenbein. Die laterale Wand der Knöchelgabel wird durch die mediale überknorpelte Fläche des Fibulaknöchels gebildet. Diese Fläche ist deutlicher dreieckig, aber mit unterer Spitze und vertikal stehender „Höhe" des Dreieckes, die etwa 2,0—2,5 cm beträgt. Die Knorpelfläche nimmt, wie aus der Knochenlehre bekannt ist, nicht die ganze Innenseite des Fibula-Knöchels bis zu seiner hinten liegenden Spitze hinunter ein, sondern nur den vorderen Teil der Innenseite, während der hintere untere Teil von der tiefen Bandgrube eingenommen wird. Die Knorpelfläche des lateralen Knöchels ist von oben nach unten leicht konvex, in der Richtung von vorn nach hinten oft etwas konkav und stützt sich auf eine entsprechende Konkavität der lateralen Sprungbeinfläche (s. Fig. 129).

Die laterale Wand der Knöchelgabel stößt in einem etwa rechten oder leicht stumpfen Winkel an das Dach derselben an. Zwischen beiden ist der bei der tibiofibularen Bandhaft beschriebene Schlitz (s. S. 400 u. 403). Die Knorpelfläche der lateralen Gabelzinke setzt sich also nicht in die Knorpelfläche des Gabeldaches fort, sondern ist selbständig. Meinen Beobachtungen zufolge reicht der Knorpelüberzug sehr oft nicht einmal bis zur Schienbeinanlagerungsstelle hinauf, sondern hört schon 2—3 mm weiter unten auf. In diesen Fällen schiebt sich die Intimafalte der Tibio-Fibularspalte hier zwischen Sprungbein und den Wadenbeinknöchel hinein. Paßt man an solchen Präparaten nach Trennung beider Unterschenkelknochen das obere Wadenbeinende dem Schienbein an, dann scheint das untere Ende „zu lang" zu sein. Der Knorpel ist an der Basis der dreieckigen Gelenkfläche etwas über $^1/_2$ mm, an der Spitze nicht ganz 1 mm. Vorn und hinten wird die Gabel oder die „Pfanne" zur Aufnahme des Sprungbeines noch vervollständigt durch die tiefsten und untersten Teile der sog. lateralen Knöchelbänder (s. S. 401 f.). Sie bilden, indem sie den Winkel zwischen der Tibia und dem Fibulaknöchel überbrücken, förmliche Gelenklippen. Die hintere „Tibio-Fibularlippe" ist stärker entwickelt als die vordere.

b) Sprungbein.

Der von der Knöchelgabel umfaßte Teil des Sprungbeines besitzt ausgeprägte Rollen- oder Sattelform. Die Rolle läßt 3 besondere Gelenkflächen erkennen, eine große obere zur Verbindung mit dem Dach der Knöchelgabel und 2 seitliche zur Verbindung mit den beiden Knöcheln.

α) Obere Gelenkfläche. Die obere Gelenkfläche ist von vorn nach hinten (also in „sagittaler" Richtung) deutlich konvex. Auf dem Sagittalschnitt erscheint die Krümmung etwa kreisförmig mit einem Radius von etwa 2 cm (17—27 mm). Die vorderen Teile sind etwas schärfer gekrümmt (r = 17—19 mm) als die hinteren (r = 24 bis 27 mm); oft ist aber auch das hinterste Rollenende etwas schärfer gekrümmt als die Mitte. Der Bogenwert der Gelenkfläche beträgt beinahe $1/_3$ eines Kreises (120°), ist also um 40—50° größer als der Bogenwert der zugehörigen Pfanne, d. h. des Daches der Knöchelgabel, weshalb in allen Stellungen des Fußes immer ein Teil der Rollenfläche ohne knöchernes Gegenüber ist und der Kapsel direkt anliegt. Gerade so wie die Knöchelgabel, so ist auch die Sprungbeinrolle vorne etwas breiter (etwa 3,2—4 cm), hinten etwas schmäler (2,7—3,5 cm). Man sieht daraus, der vordere Schienbeinrand ist wohl immer genau so breit wie der vordere Sprungbeinrand. Aus der verschiedenen Breite der Rolle geht hervor, daß die beiden Seitenränder der Rollenoberfläche nicht parallel laufen, sondern nach vorn divergieren, was man bei Betrachtung der Rolle von oben her deutlich erkennt. Eine genauere Untersuchung ergiebt, daß der mediale Rand meist ziemlich genau senkrecht zur frontalen Krümmungsachse der cylindrischen Rolle verläuft, der laterale Rand läuft aber nicht senkrecht zur Krümmungsachse, d. h. genau von hinten nach vorn, sondern schräg, etwas vorwärts-lateralwärts (s. Fig. Fußgel. v. oben ges.). Ob diese schräg gerichtete Kurve des lateralen Rollenrandes den Teil einer auf einem Kreiscylinder schräg verlaufenden Ellipse oder aber einer Schraubenlinie (s. II. Bd.) darstellt, welch letzteres LANGER zuerst (für den Menschen) angegeben hat, ist praktisch ganz gleichgültig. Praktisch nicht ganz belanglos ist nur die Thatsache, daß der laterale Rollenrand vom medialen nach vorne divergiert, d. h., daß eben die Rolle nach vorne breiter wird (s. oben), weil daraus gefolgert wird, daß bei Einstellung der vorderen Rollenteile in die Knöchelgabel die beiden Unterschenkelknochen auseinandergedrängt werden, ob mit Recht? vgl. II. Bd.

Der laterale Rand der Rolle steht auch etwas höher als der mediale, so daß die Rolle medialwärts schief abfällt, d. h. medialwärts abschüssig ist, was man namentlich bei Betrachtung von vorn oder hinten deutlich bemerkt. (Das Gabeldach ist auch dementsprechend schief gestellt, doch ist das nur auf Frontalschnitten, z. B. Fig. 129, S. 404 zu erkennen.) Der laterale Rand ragt ferner meist etwas weiter nach vorn vor als der mediale. Dieser reicht umgekehrt immer beträchtlich (nach meinen Messungen oft mehr wie $1/_2$ cm) weiter nach hinten wie der laterale. Der laterale Rand ist in der Mitte ziemlich scharf. Vorne und namentlich hinten ist er aber durch das auf ihm schleifende vordere bezw. hintere Tibio-Fibularband (s. S. 402 f.) abgeschrägt, ja manchmal zu einer besonderen

Facette, der sog. FAWCET'schen Facette umgestaltet, die man als „Schrägecke“ [1]) der Rolle bezeichnen kann.

PFITZNER meint, diese hintere Facette sei nicht durch das Schleifen des hinteren „lateralen Knöchelbandes“ entstanden, sie entspreche vielmehr dem hinteren fetterfüllten Teil der Tibio-Fibularspalte. Die Facette stellt nach ihm vielmehr eigentlich die Gelenkfläche des Sprungbeines für das Os trigonum dar, das beim menschlichen Embryo vorübergehend, bei den Beutlern dauernd sich hinten zwischen Schien- und Wadenbein einschiebt. Die Einschiebung des Dreieckbeines verhindere auch das Zustandekommen einer wirklichen Gelenkverbindung im hinteren Teil der Tibio-Fibularspalte, daher sei dort niemals ein wahres Gelenk, sondern immer nur Fettgewebe. PFITZNER's Angabe beruht aber auf einem Irrtum; er hat den bei den Bewegungen auf den Gelenkflächen lastenden Druck außer Acht gelassen. Beim Stehen und Gehen schleift die „Tibio-Fibularlippe“, s. S. 403 u. 406, wie ich mich durch besondere Versuche überzeugt habe, sicher auf der Schrägkante. Daß die vordere Schrägkante meist nicht so deutlich ausgesprochen ist, beruht offenbar darauf, daß die vordere „Lippe“ nicht so fest und derb ist wie die hintere.

Der mediale Rollenrand ist in seiner ganzen Ausdehnung nicht so scharf, sondern etwas abgestumpft. Der vordere Rollenrand ist individuell verschieden gestaltet. Bald ist der Knorpelrand nach vorn konkav, bald konvex. Häufig sieht man eine deutliche kleine Knorpelzunge sich auf den lateralen Rand des Talushalses fortsetzen. Ihr entspricht dann eine kleine, nach vorn konvex aufgeworfene Knorpellippe am vorderen Schienbeinrand (s. oben). Beide Facetten stoßen bei äußerster Aufwärtshebung des Fußes aneinander (s. II. Bd.. Der hintere Rollenrand ist meist leicht konvex nach hinten und schief medialwärts ausgezogen (s. Fig. 128, S. 402 u. vgl. S. 407 unten. „medialer Rand reicht weiter nach hinten“).

Die Konkavität der Rolle in querer Richtung ist nur im vorderen Teil deutlich ausgesprochen. Bei aufmerksamer Betrachtung kann man meiner Erfahrung nach fast immer feststellen, daß durch sie eine fast „sagittal“ verlaufende Rinne zu stande kommt; sie läuft also nicht überall in der Mitte der Rollenbreite, sondern dem medialen Rollenrand parallel. Sie ist sehr flach, und nach meinen Messungen hat sie einen Krümmungsradius von mindestens 4 cm oder mehr. Beim Erwachsenen fällt die „Richtung der Rollennute“ manchmal fast mit der größten Längsausdehnung des Sprungbeines zusammen; meist schließen beide allerdings einen nach vorn offenen Winkel miteinander ein. Beim Kind ist der Hals und Kopf hingegen sehr stark medialwärts von der Rolle abgeknickt. Auch ELISABET CLARK (Diss. Bern, 1877) bestimmte den Knickungswinkel zwischen der „sagittalen“ Talusachse und der Achse seines Halses beim Fetus auf 21°, doch fällt CLARK's „sagittale Achse“ nicht mit der Richtung des medialen Rollenrandes zusammen, sondern divergiert von ihr vorwärts, so daß CLARK's Winkel kleiner sind als die von mir gemessenen.

Varietät. Manchmal zielt die Rollennute schräg vorwärts auf die 3.—4. Zehe.

1) Biseau astragalien (POIRIER).

β) Mediale Talusrollenwand. Die Gelenkfläche der medialen Rollenwand steht wie der mediale Knöchel nicht ganz vertikal, sondern etwas schräg medial-abwärts geneigt. Sie hat etwa die Form eines fast horizontal liegenden, ziemlich schmalen sphärischen Dreieckes oder einer Sichel (zum Grasmähen) mit hinterer Spitze und oberer Konvexität. Das vordere stumpfe Ende der Sichel ragt etwas weiter nach vorn als die Oberfläche der Rolle. Die Fläche ist meist eben. Manche Autoren behaupten, sie sei medialwärts leicht konkav, andere, sie sei medialwärts konvex. Die erstere Angabe beruht offenbar darauf, daß recht häufig, aber durchaus nicht immer das vordere Ende der Fläche deutlich medialwärts umgebogen ist. Wenn diese löffelförmige Umbiegung des vorderen Endes nicht vorhanden ist, kann die Fläche im ganzen manchmal, wie die letzteren Autoren behaupten, medialwärts leicht konvex gebogen erscheinen.

γ) Laterale Talusrollenwand. Die Gelenkfläche der lateralen Rollenwand ist bedeutend größer. Sie ist mit ihrem unteren Ende etwas schräg, und zwar lateralwärts gestellt. Sie ist dreieckig mit unterer Spitze (s. Fig. Fußgel. v. oben ges.) und deutlich in der Richtung von oben nach unten konkav, weniger deutlich von vorn nach hinten konvex gebogen. Zuweilen sieht man deutlich an ihr 2 durch eine vertikale Leiste getrennte Facetten, wie HUMPHRY mit Recht angegeben hat, eine schmälere vordere und eine breitere hintere. Die Knorpeldicke ist an den Seitenflächen etwa 1 mm.

Gelenkkapsel des Oberen Sprunggelenkes.

Die Gelenkkapsel des oberen Sprunggelenkes ist ein in der Mitte, vorn und hinten schlaffer, an beiden Seiten aber straffer Schlauch. Sie setzt sich mit Ausnahme der Vorderseite überall ziemlich dicht am Knorpelrand an. Auf der Vorderseite entfernt sich der Ansatz am Sprungbein allerdings oft bis zu 1 cm vom Knorpelrand, am Schienbein nur gegen $^1/_2$ cm. Auf der Rückseite zwischen Tibia und Fibula benutzt die Kapsel das hintere Fibulo-Talarband (s. unten) als Ansatz.

Die Faserrichtung der Kapsel ist unregelmäßig, doch kann man mit HENLE wohl sagen, daß auf der Vorderseite[1]) schräg lateral absteigende, auf der Rückseite[2]) aber schräg medial absteigende Fasern vorherrschen. Die Kapselbündel, die sich an den medialen Höcker des hinteren Talusfortsatzes ansetzen, wurden von WEITBRECHT als besonderes „Schrägband"[3]) bezeichnet. Auf der Vorderseite ist die Kapsel sehr schwer gut zu präparieren (siehe Freilegung), weil sie aus mehreren sehr dünnen fibrösen Platten mit zwischengeschaltetem Fettlager besteht. Gar zu leicht wird bei der Präparation das durchschimmernde Fett der Kapselwand noch herauspräpariert und damit da oder dort die Kapselhöhle eröffnet. Ob im allgemeinen die Vorder- oder die Rückwand der Kapsel dünner ist, läßt sich schwer sagen. Eher ist vielleicht das letztere der Fall; wenigstens sind auf der Vorderseite der Kapsel im lateralen Teil breitere feste Stellen als auf der Hinterseite. Manchmal bleibt

1) Anterior ligament (engl.). Ligament antérieur (franz.).
2) Posterior ligament (engl.). Ligament postérieur (franz.).
3) L. obliquum Waltheri (WEITBRECHT).

freilich von der Kapselrückwand nur eine kleine Stelle unverstärkt. Hinten lateral greift das „Hintere laterale Knöchelband" (s. S. 402 f.), hinten medial die hinteren Teile des „medialen Seitenbandes" (s. unten) ziemlich weit auf die Rückseite über (vgl. a. S. 419).

Verstärkungsbänder des Oberen Sprunggelenkes.

Dem Charakter eines Scharniergelenkes entsprechend (s. II. Bd.) besitzt das Obere Sprunggelenk vorn und hinten keine besonderen Hilfsbänder, dafür aber einen um so kräftigeren seitlichen Bandapparat. Vorn und hinten bedarf die Kapsel auch kaum eines besonderen Bandschutzes, da sie hier von den zahlreichen vorbeilaufenden Sehnen gedeckt wird.

Seitenbänder. Der Seitenbandapparat des Oberen Sprunggelenkes läßt jederseits 3 Hauptstränge unterscheiden, die auf der medialen Seite untereinander zu einer anatomisch fast einheitlichen Bandmasse vereinigt sind, auf der lateralen Seite aber fast ganz voneinander getrennt sind. Die einander entsprechenden Stränge kann man nach POIRIER in eine übersichtliche Tabelle zusammenstellen:

1) Vorderstrang = L.	bezw.	tibio / fibulo	talare anter.
2) Mittelstrang = L.	bezw.	tibio / fibulo	calcaneum
3) Hinterstrang = L.	bezw.	tibio / fibulo	talare poster.

Die entsprechenden 3 Stränge beider Seiten konvergieren gegeneinander, wie eine Ansicht von vorn oder von hinten (s. Fig. 128) deutlich zeigt. Die vorderen Stränge konvergieren nach vorn, die mittleren nach unten, die hinteren nach hinten. Infolge der größeren Breite des vorderen Sprungbeinrandes gegenüber dem hinteren kommen sich die Ansätze der Vorderstränge trotz ihrer Konvergenz nicht so nahe wie die der Hinterstränge (s. Fig. 128). Die Vorder- und die Hinterstränge stehen in inniger Verbindung mit der Gelenkkapsel, die Mittelstränge, namentlich der mediale, sind fast ganz oder ganz von der Kapsel unabhängig.

1) Medialer Seitenbandapparat (Apparat. ligamentosus collater. tibial. m.][1]).

Die 3 Hauptstränge des medialen Seitenbandes bilden eine ungefähr dreieckige, mehr oder weniger kompakte, etwa $^1/_2$ cm dicke Bandmasse, die von der Sehnenscheide des hinteren Schienbeinmuskels und dem Ligt. laciniatum bedeckt wird. Die Bandmasse entspringt etwas zusammengedrängt am medialen Knöchel und breitet sich nach unten fächerförmig auf einer abwärts konvexen Linie von etwa 5 cm Länge aus. Die Bandmasse setzt sich am Sprung-, Fersen- und auch am Kahnbein fest. Sie besteht aus oberflächlichen, längeren und tieferen, kürzeren Bündeln, die namentlich vorne leicht voneinander trennbar sind, weil zwischen beiden Lagen meist etwas Fettgewebe eingelagert ist. Die 3 Hauptstränge desselben sind in der Tabelle s. oben angegeben.

1) L. deltoideum N. L. trapezium s. laterale int. articuli pedis (MECKEL). Internal lateral ligt. (engl.). L. latéral int. tibio tarsien (franz.).

a) Der Vorderstrang oder das Schien-Sprung-Kahnbeinband [L. tibio-talo-naviculare m.][1]). Dieser Strang hat die längsten Fasern; er ist nicht sehr dick, aber doch fest und an seinem Ursprung etwa $^1/_2$ cm breit. Er ist der Kapsel unmittelbar eingewebt, liegt also der Intima direkt auf. Das Band entspringt vom vorderen Rand und der Spitze des medialen Knöchels. Die oberflächlichsten Bündel ziehen als ein etwa $^1/_2$—1 cm breiter

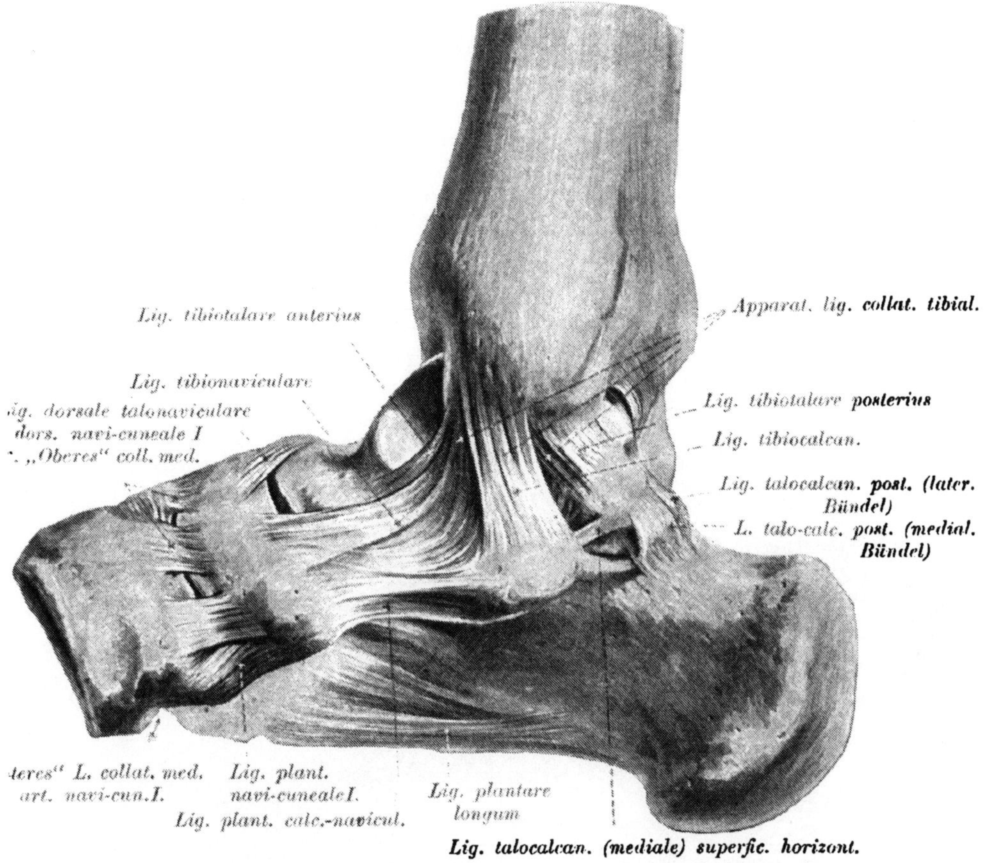

Fig. 130. Bänderpräparat des rechten Fußes (die dünnen Stellen entfernt), von der medialen Seite gesehen.

Strang, Schien-Kahnbeinband [L. tibio-naviculare N.][2]) genannt, in nach oben-vorne leicht konkavem Bogen schräg-vorwärts abwärts. Sie setzen sich auf dem Rücken und der medialen Fläche des Kahnbeines an. Bei ihrem Ansatz werden sie von der lateralen Seite her oft von der Ausstrahlung des dorsalen Sprung-Kahnbeinbandes [L. talo-navicul. dors. N.] überlagert, auf der medialen Seite hingegen überlagern sie selbst oft die Ausstrahlung des dorsalen

1) L. tibio-naviculare + L. talo-tibiale ant. N. Tibio calcaneo-navicular slip, Anterior astragalo tibial slip (engl.). Faisceau antérieur du L. lat. int., Tibio astragalien ant. (franz.).

2) L. anterius internum (MECKEL).

Fersenbein-Kahnbeinbandes [L. calcaneo-naviculare dors. N.][1]). Freilich kann es auch umgekehrt sein, daß dieses Band von der medialen Seite her das Tibio-naviculare überdeckt, wie es Toldt abbildet. Am häufigsten aber laufen sie meiner Erfahrung nach beide nebeneinander „in gleicher Ebene“ aus. Die tieferen Bündel des vorderen Stranges sind von den oberflächlichen, wie bemerkt, meist durch etwas Fett getrennt. Sie laufen steiler vor- und abwärts, zum

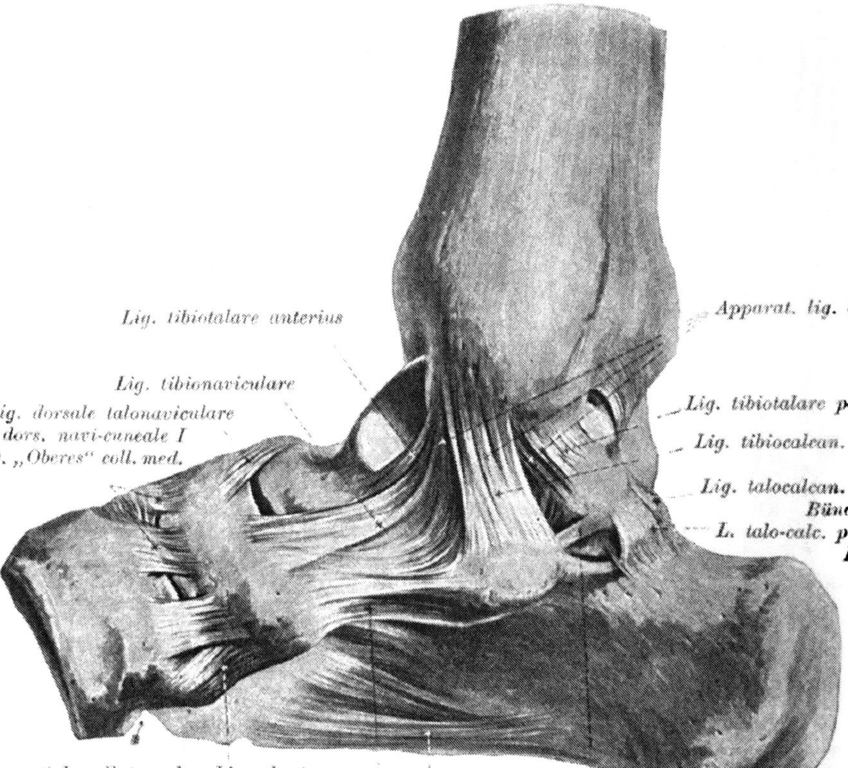

Fig. 131. Bänderpräparat des rechten Fußes (die dünnen Stellen entfernt), von der medialen Seite gesehen.

Teil auch gerade abwärts zur Seitenwand der Sprungbeinrolle. Sie setzen sich unmittelbar unter dem vorderen Ende der seitlichen Gelenkfläche an. Sie bilden so ein kurzes, etwa $1/2$—1 cm breites, teilweise versteckt liegendes besonderes Bändchen, „Vorderes Schien-Sprungbeinband“ [L. tibio-talare ant. m.][2]) genannt.

Wirkung. Das Band beschränkt die Senkung des Fußes und verhindert die Drehung des Sprungbeines nach der lateralen Seite.

1) L. tibio-calcan. navic. (Henle).
2) L. talo-tibiale ant. N.

b) Der Mittelstrang oder Schien-Fersenbeinband [L. tibio-calcaneum m.][1]). Der mittlere Strang des medialen Seitenbandes ist ca. 1 cm breit und sehr kräftig; er entspringt an der Oberfläche des Tibiaknöchels, nahe dessen unterem Ende. Von da zieht er zum Teil gerade, zum Teil etwas rückwärts nach abwärts zum Sustentaculum des Fersenbeines, also auch noch über das Hintere Talo-Calcaneusgelenk hinüber. Das Band liegt übrigens nicht in einer „Sagittal"ebene, sondern ist etwas schräg medial-abwärts gestellt, weil der Ansatz am Sustentaculum nicht genau vertikal unter dem medialen Knöchel, sondern etwas lateralwärts von ihm liegt (s. Konvergenz der Mittelstränge nach unten S. 410 u. Fig. 128, S. 402). Die vordersten Bündel gehen in die vom Sustentaculum zum Kahnbein überspringende, teilweise faserknorplige Bandmasse [L. acetabuliforme calcaneo-naviculare m.][2]) über, die hintersten laufen noch hinter dem Sustentaculum vorbei in die große Fersenbeinrinne aus. Das Band ist von der Gelenkkapsel gänzlich getrennt, es bedeckt die hinteren Teile des Vorderen Tibio-Talarbandes und die vorderen Teile des Hinteren Tibio-Talarbandes. — Nach HENLE soll es vom „Vorderen Strang", d. h. dem Schien-Kahnbeinband bedeckt werden, nach meiner Erfahrung ist viel häufiger das Umgekehrte der Fall (s. Fig. 131), oder sie liegen nebeneinander, wie es auch die meisten Autoren angeben.

Wirkung. Das Band verhütet eine Neigung des Unterschenkels gegen den Talus nach der lateralen Seite. Ferner beschränkt es die Hebung des lateralen Fußrandes im Unteren Sprunggelenk.

c) Der Hinterstrang oder das „hintere Schien-Sprungbeinband" [L. tibio-talare post. m.][3]) ist der festeste und kürzeste Teil des Medialen Seiten- oder „Deltabandes". Es ist ein etwas abgeplattet-cylindrischer Strang mit einer medialen-unteren und einer lateralen-oberen, der Gelenkmitte zugewandten Fläche (s. Fig. 128, S. 402). Seine Breite ist etwa 1,5 cm, seine Dicke $^1/_2$ cm nach meinen Messungen, die entschieden kleinere Werte ergaben wie die Messungen POIRIERS (2,0 bezw. 1,5 cm). Um deutlich verfolgt werden zu können, muß es sorgfältig von der ihm sehr innig anhängenden Sehnenscheide des Hinteren Schienbeinmuskels befreit werden. Das Band entspringt, teilweise noch gedeckt vom Mittelstrang des Deltabandes, von den hinteren Teilen der Oberfläche des Tibiaknöchels und aus der Einsenkung hinter der Spitze des Knöchels bezw. zwischen beiden Spitzen desselben. Es zieht etwas schräg nach hinten ab- und lateralwärts zum Sprungbein (s. Fig. 131).

Sein Ansatz ist abwärts vom hinteren schmalen Teil der Gelenksichel der Talusseitenwand (s. S. 409). Er erreicht nicht ganz den medialen Höcker[4]) des hinteren Talusfortsatzes. Wie die Beschreibung des Verlaufes und namentlich auch Fig. 128, S. 402 (von hinten) zeigt, liegt das Band nicht in der „gleichen Ebene" wie die beiden anderen Stränge des Deltabandes, sondern etwas „tiefer", d. h. lateralwärts

1) L. calcaneo-tibiale N. Calcaneo-tibial slip (engl.). Faisceau moyen, Tibio calcanéen, Fibres postérieures du faisceau antéro superficiel du ligt. laterale interne (franz.).

2) Fibrocartil. navicularis N.

3) L. talo-tibiale post. N. Posterior astragalo tibial slip (engl.). L. tibio-astragalien post., F. postéro-superficiel et profond du ligt. lateral int. (franz.).

4) Tubercul. mediale proc. post. tali (TOLDT).

gegen die Gelenkmitte hin. Freilich hat **Poirier** recht, wenn er **Sappey** gegenüber in Abrede stellt, daß man das Band nur vom Gelenk aus studieren könne, doch geht er meiner Meinung nach zu weit, wenn er behauptet, daß es überhaupt gar nicht von der Gelenkinnenhaut überzogen sei. Fast stets fand ich die Faserrichtung des Bandes durch die Innenhaut der hinteren Teile der medialen Gelenkwand hindurch erkennbar. Nach vorn finde ich es meist durch eine

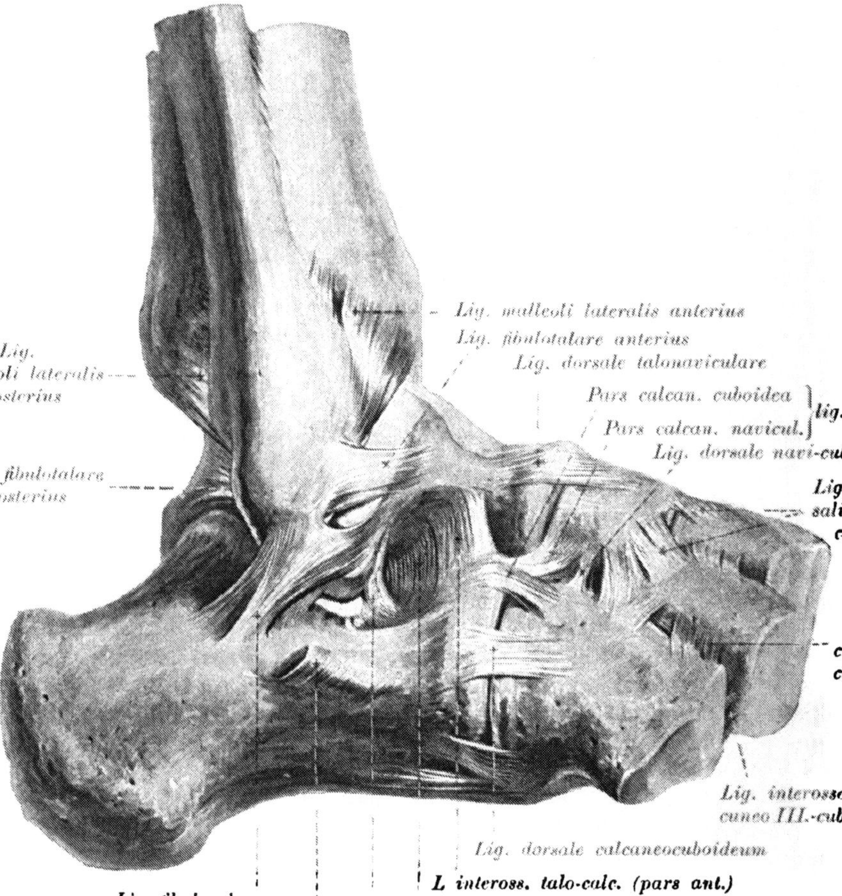

Fig. 132. Bänderpräparat des rechten Fußes (die dünnen Stellen der Gelenkkapseln sind weggenommen), von der lateralen Seite gesehen.

tiefe Schlucht vom vorderen Tibio-Talarband getrennt. (Der Schlucht entspricht offenbar die Lage der Drehungsachse des Gelenkes s. II. Bd.)

Wirkung. Die Aufgabe des Bandes ist Beschränkung der Beugung des Unterschenkels nach vorn und Verhinderung der Neigung desselben nach der lateralen Seite.

2) Lateraler Seitenbandapparat [Apparatus (ligament.) collateralis fibularis m.][1]).

Auf der lateralen Seite sind die 3 Hauptstränge, wie bemerkt, nicht wie beim medialen zu einer einzigen Bandmasse verschmolzen, sondern verlaufen fast ganz unabhängig voneinander. Alle 3 strahlen vom Fibulaknöchel aus, der vordere und der hintere laufen zum Sprungbein (s. Tabelle S. 410), der mittlere zum Fersenbein.

a) Vorderstrang oder Vorderes Waden-Sprungbeinband [L. fibulo-talare ant. m.][2]). Der vordere Strang ist auf seiner lateralen, vorderen Seite fast direkt von der Haut, auf der medialen hinteren hingegen von der Gelenkinnenhaut überzogen. Er entspringt in der Mitte des vorderen Randes des Fibulaknöchels. Es ist ein etwa 1 cm breiter, platter, meist rechteckiger oder dreieckiger, nicht besonders dicker Bandstrang, der zur Mitte des Vorderrandes der lateralen Talus-Gelenkfläche am Eingang in die Tarsusbucht zieht (s. Fig. 132). Der Bandansatz ist gerade am Uebergang des Sprungbeinkörpers in den Hals. Das Band verläuft vom Knöchel aus vorwärts-medialwärts und meinen Beobachtungen zufolge fast immer etwas aufwärts, nicht abwärts, wie von einzelnen Autoren angegeben wird. Das Band ist oft in 2 annähernd gleiche oder aber auch sehr verschieden große Abteilungen zerfallen.

Wirkung. Das Band beschränkt die Rückwärtsbewegung des Unterschenkels, die Neigung desselben nach der lateralen Seite, sowie die Drehung der Fußspitze nach der medialen Seite.

b) Mittelstrang oder Waden-Fersenbeinband [L. fibulo-calcaneum m.][3]). Der mittlere Strang ist unter der Sehnenscheide der beiden M. peronei, die ihn unter spitzem Winkel kreuzt, verborgen (s. Fig. 129, S. 404). Präpariert man die Sehnenscheide ab, so sieht man, daß das Band an der Bildung der „Sehnenrolle“ beteiligt ist, daß es eine nach hinten-lateral offene Rinne für die Sehnen bildet, d. h. durch sie eingebogen wird. Das Band ist zwar nicht so platt wie der Vorderstrang, aber doch nicht ganz rund, sondern „abgeplattet-cylindrisch“ und besteht aus im wesentlichen parallelen Bündeln. Meist ist es etwa $^3/_4$ cm breit, $^1/_2$ cm dick und etwa 2 cm lang (Fig. 133). Es entspringt nicht an der Knöchelspitze, sondern unmittelbar vor ihr, am unteren Teil des vorderen Knöchelrandes bis zum Ursprung des L. tib. tal. ant. (s. vergl.-anat. Bem.) und von der Außenfläche des Knöchels bis in die Nähe der Spitze, manchmal auch noch von der Innenseite der Spitze. Von der Spitze selbst wird es, wie man sich leicht überzeugen kann, durch die direkt hinter der Spitze sich hervordrängenden Peronaeussehnen abgedrängt. (POIRIER's Angabe, daß zwischen Band und Spitze immer ein Schleimbeutel eingeschaltet sei,

1) L. articuli pedis laterale ext. (ält. Aut.). The external lateral ligament (engl.). L. latérale ext. ou péronéo-tarsien (franz.).

2) L. talo-fibulare ant. N., L. fib. tali extern. (MECKEL), L. fibulare tali antic. (BARKOW). The anterior fascicul. or band of the external lateral ligt., Anterior astragalo fibular ligt. (engl.). Ligt. peronéo-astragalien ant. (franz.).

3) L. calcaneo-fibulare N., L. fib. medium perpendiculare (WEITBRECHT), L. triquetr. (MECKEL), L. later. ext. articuli pedis s. fib. ext. s. later. ext. fib. rectum s. perpendiculare s. medium s. triquetrum (BARKOW), L. ext. medium s. fibulare calcanei (D'ALTON). The middle fascicul or band of the external lateral ligt. (engl.). L. peroné ou calcanéen (franz.).

kann ich nicht bestätigen; ich finde einen solchen meist unter dem Bandursprung versteckt, also vor der Spitze und etwas höher unter dem vorderen Rande des Knöchels hinauf.) Vom Ursprung zieht das Band sehr schräg rückwärts und etwas einwärts zur Außenfläche des Fersenbeines (s. Fig. 132). Nie habe ich das Band vertikal laufen sehen, wie es Weitbrecht angiebt, sondern meist macht es nach meinen Messungen mit der Horizontalen einen Winkel von weniger

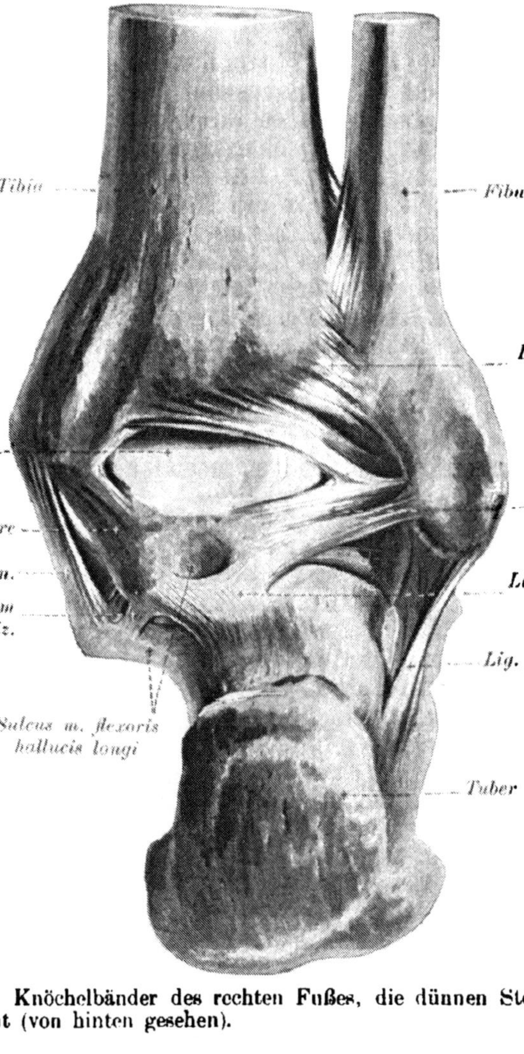

Fig. 133. Knöchelbänder des rechten Fußes, die dünnen Stellen der Gelenkkapseln entfernt (von hinten gesehen).

als 45°. Der (öfters gespaltene) Bandansatz ist etwa in der Mitte der Fersenbeinhöhe oder etwas über der Mitte, in einer Verbindungslinie zwischen dem hinteren Rand der oberen Calcaneusgelenkfläche und dem lateralen Wulst des Tuber calcanei, etwa an der Grenze zwischen mittlerem und hinterem Drittel des Fersenbeines. Nach vorn steht das Band in Verbindung mit dem „Lateralen Sprung-Fersenbeinband" (s. unten). Nach innen zu ist es meist durch eine Fettlage von der Intima des Oberen Sprunggelenkes getrennt, doch kann sich ein Kapselsäckchen bis zum Bandursprung hin erstrecken, wie man auch an Injektionspräparaten deutlich erkennt. Fast stets reicht die Intima des Unteren Sprunggelenkes bis an das Band.

Varietät. Arnold sah das Band verdoppelt, indem „ein fast paralleler“ Strang[1]) rückwärts vom gewöhnlichen Band vom hinteren Rand des Fibulaknöchels zum Fersenbein herabzog. Ich sah in einem Fall dasselbe, doch fiel mir dabei gerade die Kreuzung der beiden Stränge auf; das accessorische Bändchen war dünner und entsprang am hinteren Knöchelrand bis zur Spitze herab und lief nach vorwärts; es erinnerte mich an das Kreuzband der Huftiere (s. vergl.-anat. Bem.).

Wirkung. Das Band beschränkt die Rückbewegung des Unterschenkels und seine Seitenneigung nach der medialen Seite, sowie die Erhebung des medialen Fußrandes durch Drehung des Fußes im unteren Sprunggelenk.

c) Hinterstrang, Hinteres Waden-Sprungbeinband [L. fibulo-talare post. m.][2]). Das hintere Fibulo-Talarband ist der versteckteste der 3 Bandzüge und zugleich der stärkste. Es entspringt aus der tiefen Bandgrube hinter und unter der medialen Gelenkfläche des Fibulaknöchels, und zwar aus ihrem unteren Teil unmittelbar hinter dem Knorpelrand. Es liegt, wie angedeutet, ganz verborgen, zum größten Teil in der Gelenkhöhle der Sprunggelenke, jedenfalls ist es bei erhaltener Kapsel an der Kapselaußenseite kaum zu sehen, sondern nur gut zu überschauen, wenn die Peronaeusscheiden und die Kapsel abpräpariert sind (s. Fig. 133). Die Innenhaut des oberen Sprunggelenkes schlägt sich nämlich am oberen Rand des Bandes um. Die hintere Fläche desselben liegt daher außerhalb des Injektionstumors bei gefüllter Kapsel (vgl. Fig. 134 a. f. S.). Sie wird aber von dünnem Bindegewebe bedeckt, das die Kapsel des Oberen Sprunggelenkes mit der am unteren Rand des Bandes entspringenden Kapsel des Unteren verbindet. Das Band zieht fast horizontal, bald etwas medial-ab-, bald medial-aufwärts nach hinten. Es setzt sich auf der Hinterseite des Talus vom hinteren unteren Rand seiner lateralen Gelenkfläche an, unmittelbar hinter dem hinteren Rollenrand her bis zum lateralen Höcker des Hinteren Talusfortsatzes, d. h. dem Dreieckbein [Os trigonum (v. Bardeleben) N.], lateral neben der Rinne für die Sehne des Großzehenbeugers fest (s. Fig. 133) auch wenn dieses einen selbständigen Knochen darstellt. Das Band hat eine individuell wechselnde Form, es kann konisch oder dreieckig prismatisch sein, meist stellt es ein plattes, schmales Rechteck oder besser „Trapez“ dar, denn sein Ursprung am Wadenbein ist zusammengedrängt, sein Ansatz am Sprungbein verbreitert. Es besitzt einen oberen hinteren und einen unteren vorderen Rand, eine vordere obere und eine hintere untere Fläche. Sehr häufig ist es in mehrere Bündel oder Schichten getrennt, so daß ältere Autoren (Meckel, L. Fick u. a.) ein „Ligt. superficiale“ und ein „Profundum“ unterschieden haben. Sehr oft ist es nur künstlich vom Hinteren Knöchelband (s. S. 402 u. a. Fig. 133) zu trennen. Manchmal strahlen von ihm aus Bündel in die hintere Kapselwand des Oberen Sprunggelenkes als

1) L. fibulare calcanei post. (Arnold).

2) L. talo-fibulare post. N. Posterior (engl.). L. post. s. fibul. tali post. (d'Alton), L. péronéo-astragalien post. (franz.).

besonderes Band[1]) aus oder in die Sehnenscheide des Großzehenbeugers. Bündel der letzteren Art konnte BARKOW einmal bis zum medialen Knöchel verfolgen. Andere Male giebt das Band Bündel in die Kapsel des Unteren Sprunggelenkes ab.

W i r k u n g. Das Band beschränkt die Beugung des Unterschenkels nach vorn und nach den Seiten, weil dabei die Gelenkflächen zum Klaffen kommen, vor allem hindert es auch Einwärtsrollung des Unterschenkels im oberen Sprunggelenk.

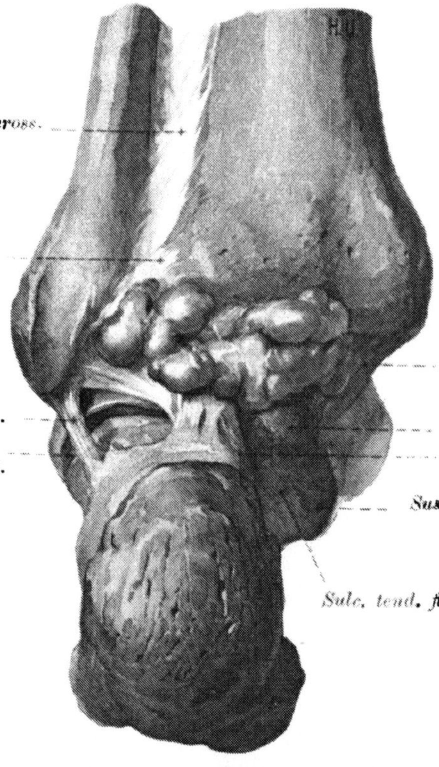

Fig. 134. Linkes Oberes Sprunggelenk (mit Wachs gefüllt, von hinten gesehen).

G e l e n k h ö h l e u n d I n n e n h a u t d e s O b e r e n S p r u n g g e l e n k e s.

Die Gelenkhöhle des Oberen Sprunggelenkes ist vollkommen selbständig, obwohl sie am hinteren Rand des Gelenkes zwischen Fibulaknöchel und der Seitenwand der Talusrolle dem Unteren Sprunggelenk unmittelbar nahe kommt. Die Innenhaut überzieht, dem Kapselansatz (s. S. 409) entsprechend, außer schmalen Knochenstreifen neben dem Knorpelrand auch noch einen kleineren oder größeren Teil des Sprungbeinhalses. An diesen Stellen sind im subintimalen Bindegewebe reichliche Fetteinlagerungen vorhanden. Nach HENLE sind in dieser vorderen Kapselausbuchtung mehrere vertikale

---

1) L. malleoli lateralis post. infimum (BARKOW).

„synoviale“ Scheidewände vorhanden, die den Raum in einzelne Fächer abteilen; die einzelnen Fächer sollen oft nur in ziemlich enger Verbindung mit dem Hauptraum stehen. Ich betrachte diese Fächerbildung als die Ausnahme, meistens sind nur minimale Andeutungen einer solchen vorhanden. Bei künstlicher oder pathologischer Füllung des Gelenkraumes kommt es aber durch Ausdehnung der dünnnen Kapselstellen zwischen den festeren Zügen doch fast immer zu mehrfachen sich verstülpenden Ausbeutelungen, und zwar sowohl in der Vorder- (2—3 „Beutel“) als in der Hinterwand der Kapsel (3—6 Beutel) (s. Fig. 134). Solange noch die über das Gelenk hinweglaufenden Sehnen am Präparat erhalten sind, kann die Injektionsgeschwulst sich auf der Vorderseite natürlich nur seitlich von den Sehnen an den vorderen Knöchelrändern und auf der Hinterseite zwischen den Sehnen vordrängen. Durch die Geräumigkeit des Kapselsackes auf der Vorder- und Hinterseite des Gelenkes erklärt es sich, daß das Sprunggelenk in der Regel auffallend viel Gelenkschmiere enthält, wovon man sich bei Untersuchung des frischen Gelenkes überzeugen kann. Es wird angegeben, daß das obere Sprunggelenk von allen Gelenken des menschlichen Körpers am meisten Gelenkschmiere enthalte, obwohl es an Größe doch hinter so manchen anderen zurücksteht. Da meine quantitativen Bestimmungen des Rauminhaltes aller Gelenke noch nicht abgeschlossen sind, kann ich die Richtigkeit der Angabe weder verbürgen, noch bestreiten. Die Ausstülpung der Innenhaut nach oben in die Bandhaft zwischen Waden- und Schienbein ist auf S. 403 genauer besprochen (s. Fig. 129, S. 404).

Varietäten. 1) Poirier hat auf der Rückseite oft eine Verbindung der Kapselaussackungen mit den Schleimscheiden der Sehnen beobachtet. 2) Selten ist die Gelenkhöhle mit dem Schleimbeutel des Sinus tarsi in Verbindung. 3) Ueber die Verbindung mit dem Hinteren Sprung-Fersenbeingelenk s. S. 426.

Intima-Fettfalten finden sich namentlich in der Mitte der Vorder- und Rückwand der Kapsel. Es sind gewöhnlich größere quere Fettlappen, die sich nicht etwa zwischen Schien- und Sprungbein als Polster bei den extremen Bewegungen zwischen „die sonst aufeinanderstoßenden“ Gelenkflächen schieben, sondern dazu dienen, die bei extremer Entfernung der Gelenkflächenränder entstehenden klaffenden Spalten zu erfüllen, denn eine Einklemmung der Falten zwischen die Gelenkflächen ist ja durch die Verlötung der bewegenden Sehnen mit der Gelenkkapsel verhindert. Die Fettpolster sind gleichmäßiger dick als an anderen Gelenken, so daß die Kapselwand oft im wesentlichen eine breite, geschichtete Fettmauer zwischen Intima und Fibrosa darstellt (s. oben S. 409). Ueberdies ist der Kapsel vorn und hinten auch noch lockeres fettdurchsetztes Bindegewebe aufgelagert, in das auf der Vorderseite die Gefäße, die zum Fußrücken ziehen, eingelagert sind. Auf der Rückseite reichen diese aufgelagerten Fettmassen bis zwischen die Sehnen der tiefen Wadenmuskeln und werden von einer Fascie überzogen, an die sich die Sehne des M. plantaris ansetzt. Dieser Muskel fungiert daher für die Hinterwand der Kapsel als Kapselspanner.

Gefäße des Oberen Sprunggelenkes.

Die Vorderseite des Gelenkes wird von den „Vorderen Schienbein- und Vorderen Wadenbeingefäßen“ versorgt, zum Teil durch direkte

Aeste, zum Teil durch Zweige der beiden Vorderen Knöchelgefäße[1]). Die Hinterseite des Gelenkes wird von den „Hinteren Schienbein- und Wadenbeingefäßen" gespeist, auch wieder zum Teil durch direkte Aeste aus dem Hauptstamm, zum Teil durch Aeste aus den „Hinteren Knöchelgefäßen" [2]). Von der „Hinteren Schienbeinarterie" zieht meist ein Ast unter der Sehne des gleichnamigen Muskels in das Gelenk hinein und von der Wadenbeinarterie einer beim Fibularansatz des Hinteren Knöchelbandes durch eine Lücke dieses Bandes.

Nerven. Das Gelenk bekommt Nervenäste vom Peronaeus und Saphenus, also aus dem Lenden- und aus dem Kreuzbeingeflecht.

Verhalten der Epiphysenfugen zum Oberen Sprunggelenk. Die Epiphysenfuge des Wadenbeines liegt fast 1 cm unterhalb der des Schienbeines. Von der Höhle des Sprunggelenkes ist sie durch eine relativ (ca. 1 mm) dicke Bindegewebslage getrennt, die bei starker Gewalteinwirkung wohl zerrissen werden kann. Die Epiphysenscheibe des Schienbeines liegt vollkommen außer dem Bereich des Sprunggelenkes und der unteren Tibio-Fibularspalte.

Vergleichend-anatomische Bemerkungen über das Obere Sprunggelenk.

Nach Putz steht auch bei den meisten Säugetieren die Fußlängsachse etwa senkrecht zur Sprunggelenkachse. Bei den Schnabeltieren bildet nach Parsons der mediale Knöchel einen runden Knopf, der in eine konkave Pfanne auf der Innenseite des Sprungbeines eingreift. Sie haben nur ein laterales Seitenband, das aber nicht vom Wadenbein, sondern vom vorderen Schienbeinrand kommt und zum Fersenbein geht, also in der Lage dem menschlichen Ligt. talo-calcan. lat. beinahe entspricht. Viele Beutler haben entsprechend der ausgiebigen und verschiedenartigen Beweglichkeit des Wadenbeines gegen das Schienbein und das Sprungbein einen C-förmigen Zwischenknorpel zwischen Waden- und Sprungbein. Meiner Meinung nach könnte man die bei den höheren Säugern vorhandene Intimafalte der unteren Tibio-Fibularspalte vielleicht als ein Rudiment dieses Meniskus betrachten. Das hintere Horn des C-Knorpels ist am Wadenbein hinter dem Ursprung des L. fibulo-calcan., das vordere Horn am Fersenbein vor dem Ansatz dieses Bandes befestigt. Beim Känguruh ist nur das Vorderhorn dieses C-Knorpels ausgebildet. Bei ihm ist außer dem gewöhnlichen, vom vorderen Rand des lateralen Knöchels entspringenden L. fibulo-calcan. noch ein von der Spitze des lateralen Knöchels entspringender und schräg vorwärts-abwärts an das Fersen- und Würfelbein ziehender Bandstrang vorhanden; der laterale Bandapparat ist also kreuzförmig (vergl. die Varietät beim Menschen S. 417). Das L. fibulo-talare ant. fehlt den Beutlern, wie allen Säugern abwärts von den Primaten. Bei den meisten Faultierarten sind die beiden Unterschenkelknochen miteinander verwachsen, und der laterale Knöchel artikuliert bei Fußhebung mit dem Fersenbein, wie so oft beim menschlichen Plattfuß. Bei Bradypus verbindet sich der laterale Knöchel kugelförmig mit einem pfannenartigen Fortsatz des Sprungbeines. Bei den Nagern

1) A. u. V. malleolar. ant. medial bezw. lat.
2) A. u. V. malleol. post. medial bezw. lat.

ist die Rinne in der Sprungbeinrolle sehr tief, die Beugung findet durch Anstoßen am Sprungbein eine absolute Hemmung. Das mediale Seitenband besteht aus einer oberflächlichen und einer tiefen Lage. Der laterale Bandapparat ist kreuzförmig, der laterale Knöchel artikuliert nicht mit dem Calcaneus. Die Huftiere, namentlich die Paarzeher, haben auch eine tiefgekehlte Rolle, ein laterales Kreuzband und absolute Beugungshemmung des oberen Sprunggelenkes, aber im Talo-Naviculargelenk kann der Fuß noch weiter gebeugt werden, bis die Metatarsen dem Unterschenkel parallel stehen (vgl. II. Bd.). Der laterale Knöchel ist von vorn nach hinten konkav und artikuliert mit einer entsprechenden Konvexität des Fersenbeines. Beim Klippdachs artikuliert der mediale Knöchel durch einer kugligen Kopf mit einer seitlichen Pfanne des Talus. Die Huftiere haben auch auf der medialen Seite ein Kreuzband. Bei den Raubtieren stößt der laterale Knöchel nicht auf das Fersenbein. Bei den Insektenfressern sind Schien- und Wadenbein untereinander verwachsen. Die Spitze des lateralen Knöchels stößt bei der Beugung an das Fersenbein. Auch ihnen fehlt noch das L. fibulotalare ant. Bei den Fledermäusen endigt der laterale Knöchel in einer flachen Endfläche, die auf eine ebensolche des Fersenbeines stößt. Das Sprunggelenk der Lemuren und Affen ist dem menschlichen schon sehr ähnlich, nur fehlt bei den niedriger stehenden Affen das vordere Fibulo-Talarband noch fast ganz. Bei allen Affen sind vorne deutliche Anstoßfacetten am Schien- und Sprungbein. Beim Sprungbein des Spymenschen (s. R. Fick, Diskuss. z. Leboucq Anat. Anz., Erg. 1902, S. 143) ist kaum eine Divergenz der Talus-Rollenränder vorhanden. Die Rollennute verläuft senkrecht zur queren Rollenachse.

Praktische Bemerkungen über das Obere Sprunggelenk.

1) In erster Linie ist darauf aufmerksam zu machen, daß auf der Vorderseite lateral und medial von den Sehnen die Gelenkkapsel direkt unter der Fascie liegt. An diesen Stellen buchtet sich die Kapsel daher bei entzündlichen Ergüssen im Gelenk vor. Hier kann man auch operativ (für Punktion oder Eröffnung des Gelenkes) am leichtesten ohne Verletzung wichtiger Teile zum Gelenk gelangen. 2) Ferner ist klar, daß man von den Seiten her leichter auf der medialen Seite zur Hauptgelenkspalte gelangen kann, wie von der lateralen Seite her, weil der mediale Knöchel viel weniger weit herabreicht. Umgekehrt ist die seitliche Eröffnung des Gelenkes überhaupt von der lateralen Seite her leichter wie von der medialen, weil weniger Sehnen, Gefäße und Nerven, sowie weniger dicke Bandmassen den Zugang verlagern, wie auf der medialen Seite. 3) Ueber die Verbindungen des Gelenkes s. a. Var. S. 419.

Fussgelenke.

Freilegung. Um den komplizierten Bandapparat der Fußwurzelgelenke freizulegen, ist es nötig, alle Sehnen und Muskeln des Fußrückens und der Sohle zu entfernen, mit Ausnahme der Sehnen des Vorderen und Hinteren Schienbeinmuskels und des Langen Peronaeus. An manchen Präparaten gelingt es sehr gut nach Cruveilhiers Vorschlag, das lockere Binde- und Fettgewebe mit Hilfe eines groben Tuches von den eigentlichen Bändern abzureiben; an anderen Präparaten läßt die Methode aber im Stich.

Fußgelenke im engeren Sinne [Articuli pedis sensu strict. m.].

Unter dem Namen Fußgelenke im engeren Sinne verstehe ich alle Gelenke des Fußes, mit Ausnahme des oberen Sprunggelenkes, das den Fuß mit dem Unterschenkel verbindet und der Zehengelenke. Die Fußgelenke im engeren Sinne zerfallen in 2 große Gruppen: 1) die Fußwurzelgelenke [Artic. intertarseae N.], 2) die Fußwurzel-Mittelfußgelenke [Artic. tarso-metatarseae N.] und die Zwischen-Mittelfußgelenke [Artic. intermetatarseae N.].

Alle einander benachbarten Knochen der Fußwurzel und des Mittelfußes stehen in beweglicher Verbindung untereinander. Die Verbindung zwischen Fersen- und Kahnbein und die zwischen dem 1. und 2. Mittelfußknochen ist in der Regel, die Verbindung zwischen Kahn- und Würfelbein sehr häufig eine reine Bandhaft. Alle anderen Verbindungen sind hingegen wirkliche Gelenke mit überknorpelten Gelenkflächen.

Vom anatomischen Standpunkt aus unterscheiden wir bei den Fußwurzelgelenken am besten: 1) das hintere Sprung-Fersenbeingelenk, 2) das Sprung-Fersen-Kahnbeingelenk[1]), 3) das Fersen-Würfelbeingelenk, 4) a) die Kahn-Keilbeingelenke, b) das Kahn-Würfelbeingelenk, 5) a) die Zwischen-Keilbeingelenke, b) das 3. Keil-Würfelbeingelenk.

Diese 5 Haupt-Fußwurzelgelenke besitzen freilich durchaus nicht alle eine besondere, allseitig abgeschlossene Gelenkkapsel, sondern die Kahn-Keilbeingelenke münden immer nach vorn in die Zwischen-Keilbeingelenke und die letzteren wieder nach vorn in die mittleren Tarso-Metatarsalgelenke (s. Fig. des Raspelpräparates). Manchmal, namentlich in höherem Alter, kommt es zu sehr weitgehender Einschmelzung der Scheidewände benachbarter Gelenkhöhlen, so daß z. B. das Kahn-Würfelbeingelenk sowohl nach vorn in das 3. Keil-Würfelbeingelenk und die lateralen Tarso-Metatarsalgelenke als auch medialwärts in die Kahn-Keilbeingelenke mündet, die ihrerseits wieder mit den mittleren und lateralen Tarso-Metatarsalgelenken verbunden sind. Kämen alle bisher beobachteten Verbindungen benachbarter Gelenkhöhlen an ein und demselben Fuße vor, so zeigte dieser Fuß überhaupt nur 2 getrennte Kapselhöhlen: 1) eine gemeinsame Kapsel für das Obere Sprunggelenk und das Hintere Sprung-Fersenbeingelenk, 2) eine gemeinsame Kapsel für alle anderen Fußwurzel- und Mittelfußgelenke.

Andererseits kommen auch Trennungen gewöhnlich vereinigter Kapselhöhlen vor. Fänden die bisher beobachteten Trennungen alle an ein und demselben Fuß statt, so besäße derselbe nicht weniger als 12 anatomisch vollkommen getrennte Gelenke: nämlich 1) Artic. talo-calcan. post., 2) A. talo-calcaneo-navic., 3) A. calcaneo-cuboid., 4) A. naviculari-cunealis et intercunealis, 5) A. naviculari-cuboid., 6) A. cubo-cunealis III., 7) A. cuneo I. — metatarsalis I., 8) A. cuneo I. et II. — metatars. II., 9) A. cuneo III. — metatars. II. et III., 10) A. cubo-metatars. IV. et V., 11) A. intermetatars. III. et IV., 12) A. intermetatars. I. et II.

---

1) Für die Bewegungen werden 1) und 2) zweckmäßigerweise unter einem gemeinsamen Namen als „Unteres Sprunggelenk" (2. oder Unteres Fußgelenk oder „Talo-Tarsalgelenk") zusammengefaßt.

Bisher ist freilich weder die Verschmelzung aller Kapselhöhlen bis auf die 2 genannten noch auch die Trennung in 12 Kapselhöhlen an einem einzigen Fuß beobachtet worden.

1) Hinteres Sprung-Fersenbeingelenk [Artic. talo-calcan. post. N.][1]).

Umgebung. Das Gelenk liegt etwa in der Höhe der Spitze des Wadenbeinknöchels. Die Sehne des Langen Großzehenbeugers und ihre Schleimscheide laufen unmittelbar über die Hinterwand der Kapsel hinweg (vgl. Fig. 133 u. 134).

Gelenkflächen des Hinteren Sprung-Fersenbeingelenkes.

α) Sprungbein. Die Untere Gelenkfläche des Sprungbeinkörpers ist durch die tiefe Sprungbeinrinne [Sulc. tali] von der Gelenkfläche auf der Unterseite des Sprungbeinhalses geschieden. Sie ist im wesentlichen konkav. Ihre Begrenzung ist individuell ziemlich verschieden. Meist kann sie „abgerundet rechteckig" genannt werden. Manchmal ist sie aber deutlich oval oder aber bohnenförmig oder fast dreieckig mit lateral hinten liegender Basis, medial-vorwärts verschobener abgerundeter Spitze. Die größte Ausdehnung der Fläche oder die Längsachse des Ovals steht weder „sagittal" noch „frontal",

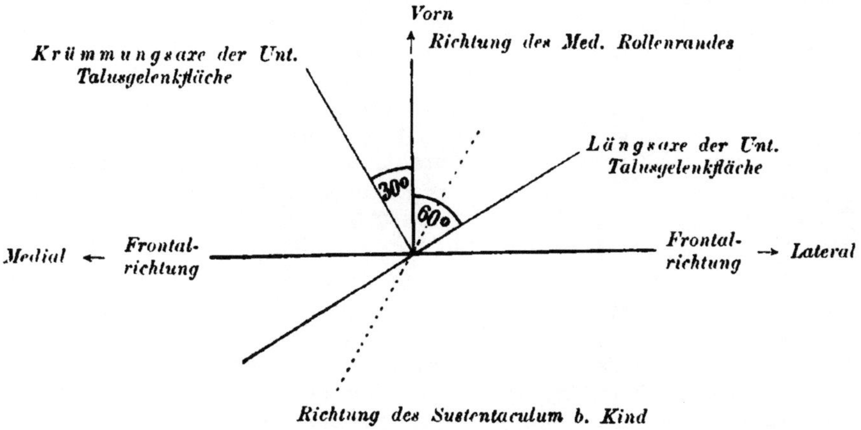

Fig. 135. Schema für die Richtung der Gelenkfläche des Hinteren Sprung-Fersenbeingelenkes.

sondern schräg. Das vordere Ende der Fläche ist meinen Messungen zufolge um fast 60° von der Richtung des Medialen Rollenrandes oder der Kehle der Sprungbeinrolle lateralwärts abgewendet (s. Fig. 135). Bei der gewöhnlichen „Auswärtsstellung" des Fußes (s. II. Bd.) steht daher die Längsachse der unteren Sprungbeinfläche fast „frontal", d. h. quer von rechts nach links.

Varietät. Nicht ganz selten ist die Abweichung der Fußlängsachse nicht so bedeutend wie oben angegeben, dann steht die Ge-

1) Hinteres Sprungbeingelenk, 3. Fußgelenk (Krause), A. astragalo-calcanea propria (Meckel). Posterior calcaneo-astragaloid joint (engl.). A. Astragalo-calcanéen postéro ext. (franz.).

lenkfläche natürlich nicht nahezu frontal, sondern deutlich schräg lateral vorwärts.

In derselben Richtung verläuft die Hauptkrümmung der Fläche. d. h. die Unterseite des Sprungbeinkörpers ist von medial-hinten nach lateral-vorn konkav ausgehöhlt. Die Durchschnitte in der Längsrichtung der Gelenkfläche sind etwa kreisförmig, man kann die Fläche daher als Stück eines Hohlcylinders betrachten. Die Krümmung ist individuell verschieden. Bei großen Individuen ist der Krümmungsradius größer, bei kleineren kleiner, wie wir es ja bei allen anderen Gelenkflächen auch finden. Meine Messungen gaben Werte von etwa 1,8—2,5 cm.

Die auf der Krümmungsrichtung senkrecht stehende Krümmungsachse des Hohlcylinders liegt natürlich umgekehrt schräg wie die Längsachse der Gelenkfläche, d. h. von lateral-hinten nach medial-vorn. Sie weicht um etwa 30° medial-vorwärts von der Richtung des medialen Rollenrandes oder der Rollenkehle (s. vor. S.) des Sprungbeines ab, steht also bei der gewöhnlichen Auswärtsstellung der Füße etwa „sagittal". Die Cylinderachse liegt übrigens bei aufgesetztem Fuß nicht ganz horizontal, sondern mit ihrem vorderen medialen Ende abwärts geneigt (s. u. S. bei Fersenbein).

Freilich zeigt die Fläche beinahe immer mehr oder minder beträchtliche Abweichungen von der cylindrischen Krümmung, und zwar namentlich in der Nähe der hinteren medialen Ecke. An dieser Stelle, gerade unter der Rinne für die Sehne des Großzehenbeugers, erkennt man nämlich fast stets bald mehr, bald weniger ausgeprägt einen nach unten konvexen Vorsprung oder Wulst, der besonders am hinteren Rand sehr deutlich hervortritt. Dadurch wird dieser Teil der Gelenkfläche „sattelförmig" gekrümmt: in der Längsrichtung der Gelenkfläche konkav, in der Querrichtung konvex. Diese Abweichung von der Cylinderform ist mit die Veranlassung dafür, daß verschiedene Autoren die ganze Gelenkfläche als Kegelmantelfläche ansehen (siehe S. 426 bei Fersenbein). Der Knorpelüberzug ist vorn und hinten etwa 1 mm, in der Mitte aber bis 1,7 mm dick.

Varietäten. 1) Fast immer finde ich am frischen Präparat an der lateralen vorderen Ecke der unteren Talusgelenkfläche den Knorpel auf die Vorderseite des Knochens (im Gebiet der Tarsusbucht) übergreifend, oft ist an dieser Stelle ein besonderer überknorpelter Wulst am Sprungbein; dieser artikuliert übrigens nie mit dem Fersenbein, sondern nur mit der Kapsel bezw. dem vorderen und lateralen Sprung-Fersenbeinband, welch letzteres sich zuweilen eine Rinne in den Wulst gräbt.

2) Selten ist am hinteren Sprungbeinrand ein Forsatz vorhanden, der nach unten umbiegt und die Verschiebung des Sprungbeines nach hinten behindert bezw. unmöglich macht.

β) Fersenbein. Die mit der Unterseite des Sprungbeinkörpers artikulierende Fersenbeinfläche [Facies artic. post. calcanei N.] liegt hinter der rauhen Fersenbeinbucht [Sulcus calcanei]. Der hintere Teil ihres medialen Randes ist von der Sustentaculum-Gelenkfläche nur durch das hinterste kanalartige Ende der Tarsusbucht getrennt. Im wesentlichen ist die Fläche gerade so gekrümmt, wie die mit ihr artikulierende Sprungbeinfläche. Freilich kommen auch ziemlich häufig Fälle vor, wo die beiden Gelenkflächen nicht gut aufeinander passen. In der Regel ist sie übrigens nicht nur ebenso gekrümmt, sondern besitzt auch fast denselben Bogenwert, d. h. die gleiche Ausdehnung wie jene. Nur um wenige Bogengrade ist die Fersenbeinfläche größer als die Sprungbeinfläche. Die Begrenzung kann daher auch ungefähr oval genannt werden, meist ist jedoch medialwärts gegen das Sustentaculum hin eine besondere, oft fast spitz auslaufende Zunge der Gelenkfläche ausgebildet. Dadurch wird die ganze Gelenkfläche häufiger als die des Sprungbeines einem Dreieck mit abgerundeten Ecken ähnlich. Schon Henle machte darauf aufmerksam, daß die Fläche manchmal dreieckig sei oder Palmblatt-, Kleeblatt- oder Kreisform zeige, oder umgekehrt, wie gewöhnlich, oval mit etwa frontal gestellter Längsachse. Im wesentlichen ist die Fläche also konvex-cylindrisch gekrümmt mit einem Krümmungsradius von 2,0—3 cm (s. vor. S., Talus). Die Krümmungsachse des Cylinders steht wie beim Talus schräg medialvorwärts, mit ihrem vorderen Ende etwa 30° oder mehr von der Rollenrinne des Sprungbeines (oder auch der Fuß- oder der Fersenbeinlängsachse, die alle einander parallel laufen oder nur sehr wenig voneinander vorwärts divergieren) medialwärts abgewendet (s. Fig. 136). Mit der Längsrichtung des Sustentaculum macht die Cylinderachse beim Erwachsenen ungefähr einen rechten Winkel; beim Kind ist der Winkel (nach vorne offen) spitz (s. Fig. 136). Setzt man das Fersenbein mit 3 Stellen (den beiden hinteren Höckern und dem unteren Rand der

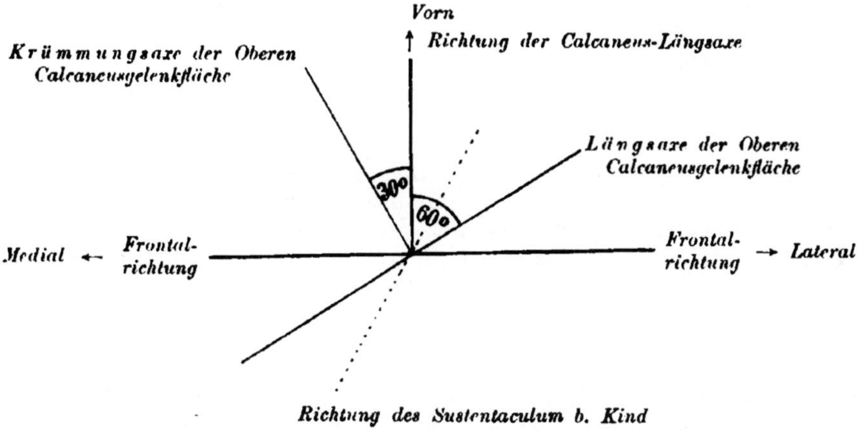

Fig. 136. Schema für die Richtung der Gelenkfläche des Hinteren Sprung-Fersenbeingelenkes.

vorderen, für das Würfelbein bestimmten Gelenkfläche) auf eine horizontale Unterlage, dann läuft die Krümmungsachse der Gelenkfläche schräg medial-vor- und -abwärts. Der Winkel, den sie gegen die Horizontale macht, schwankt individuell nicht unbeträchtlich und beträgt nach meinen Messungen etwa 15—30°. Beim stehenden Menschen ist der Winkel entsprechend der Schrägstellung des Fersenbeines (s. II. Bd.) etwas größer.

Wie die untere Sprungbeingelenkfläche, so zeigt auch die obere Fersenbeingelenkfläche häufige individuelle Verschiedenheiten. Dem häufig auftretenden sattelförmigen Wulst in der Nähe der hinteren medialen Ecke der unteren Talusfläche (s. vor. S.) entspricht eine umgekehrt sattelförmige Rinne an der gleichen Stelle des Fersenbeines. Die Rinne ist in der Längsrichtung der Gelenkfläche konvex, in der Querrichtung konkav. Durch die Ausprägung dieser Rinne sind die medialen Teile der Gelenkfläche schärfer gekrümmt als die lateralen Teile. Wegen dieser Krümmungsdifferenz betrachten eine Anzahl von Autoren die Fläche als das Stück eines Kegelmantels mit lateral-rückwärts gewandter Basis, medial-vorwärts gerichteter Spitze oder gar als Doppelkegelmantel. A. ELISABET CLARK hat unter AEBYS Leitung die Gestalt dieser Kegelfläche genauer untersucht, doch sind die Abweichungen der wirklichen Gelenkfläche von der in jener Abhandlung angenommenen Kegelform kaum weniger weit entfernt wie von der oben zu Grunde gelegten einfachen Cylinderform. Die Fläche besitzt eben keine stereometrisch einfache Gestalt, und es ist daher entschieden am rationellsten, uns bei der oben gegebenen Beschreibung zu bescheiden, d. h. die Fläche als im wesentlichen cylindrisch mit sattelförmiger Rinne im hinteren medialen Teil zu beschreiben.

Uebrigens kommen auch noch andere Krümmungsabweichungen der Gelenkfläche namentlich an ihren Rändern vor.

Der Knorpelüberzug ist vorn und hinten gegen 1 mm, in der Mitte gegen 1,5 mm dick.

Gelenkkapsel des Hinteren Sprung-Fersenbeingelenkes.

Die Kapsel ist dünn und ziemlich schlaff und überdies auf der Vorderseite in der Tarsusbucht und auch auf der Hinterseite in Fettmassen vergraben, so daß sie schwer zu präparieren ist. Die Kapsel setzt sich im allgemeinen ziemlich dicht an den Knorpelrändern an; nur hinten-lateral entfernt sie sich am Fersenbein und vorne am Talus oft bis zu fast 1 cm weit von der Gelenkfläche. Uebrigens zeigen sich auch in diesen Ansatzverhältnissen beträchtliche individuelle Verschiedenheiten, die mit den gerade an diesem Gelenk so bedeutenden Verschiedenheiten in der Beweglichkeit (s. II. Bd.) zusammenhängen. Am festesten ist die Kapsel auf der medialen Seite. Hinten enthält die Kapsel an ihrem Talusursprung meist derbe, dem Talusrand parallel verlaufende Bündel, die eine Art Gelenklippe bilden. (Je weiter nach vorn, um so dünner wird die Kapsel.)

Gelenkintima des Hint. Sprung-Fersenbeingelenkes.

Die Intima überzieht, wie überall die Innenseite der Kapsel. Größere Ausstülpungen derselben fehlen. An der hinteren lateralen Ecke des Gelenkes ist aber fast immer ein kleiner Intimabeutel, der namentlich bei älteren Individuen nicht ganz selten mit dem Oberen Sprunggelenk in Verbindung steht. Fast stets kommt die Kapsel in unmittelbare Berührung mit dem L. fibulo-calcan. (s. S. 416). Sie besteht hier überhaupt nur aus der „Intima", die das Band an seiner medialen Seite überzieht, sich aber mit stumpfer Gewalt ohne einzureißen von ihm ablösen läßt, wie ich mehrfach beobachtet habe.

Varietäten. 1) BARKOW fand einmal eine Verbindung mit dem lateralen Teil des Oberen Sprunggelenkes vor dem lateralen Knöchel. 2) Einmal fand ich einen Schleimbeutel unmittelbar vor der lateralen vorderen Ecke des Gelenkes (vor dem lateralen Talo-Calcaneusband, s. unten), der mit der Scheide des kleinen Peronaeus verbunden war und nur durch ein ganz dünnes Intimahäutchen vom Hinteren Talo-Calcaneusgelenk getrennt war.

Verstärkungsbänder des Hinteren Sprung-Fersenbeingelenkes.

1) Vorderes Sprung-Fersenbeinband [Ligt. talo-calc. ant. N.][1]). Auf der Vorderseite der Gelenkkapsel, also an der Rückwand der Tarsusbucht, vom Ursprung des kurzen Zehenstreckers bedeckt, laufen kräftige Verstärkungsbündel, die von den älteren Autoren zum „Zwischenknochenband der Tarsusbucht" gerechnet wurden. Sie befestigen sich ziemlich knapp an den Rändern der Gelenkfläche (s. Fig. 132, S. 414). Sie sind durch Fett und manchmal auch durch einen Schleimbeutel vom Zwischenknochenband (s. unten) getrennt. Indirekt kommt natürlich auch letzteres Band als vorderes Verstärkungsband des Hinteren Gelenkes in Betracht.

Wirkung. Beschränkt das Vor- und Rückwärtsgleiten des Sprungbeines, hemmt namentlich die „Supination" (s. II. Bd.).

2) Laterales Sprung-Fersenbeinband [L. talo-calc. lat. N.][2]). Auf der lateralen Seite sind meist sehr deutlich isolierbare Bandbündel als „laterales Seitenband des hinteren Talo-Calcaneusgelenkes" vorhanden. Sie entspringen mit dem vorderen Fibulo-Talarband oder von ihm gedeckt vor der lateralen Knöchelgelenkfläche des Sprungbeines und von da bis herab zur vorderen unteren Ecke des Sprungbeinkörpers. Die vorderen oberen Bündel schließen sich bei ihrem Ansatz dem L. fibulo-calcan. an (s. S. 415 u. Fig. 132), so daß sie oft geradezu als eine „vordere Wurzel" dieses Bandes imponieren und letzteres „gabelförmig" erscheint. Die untersten Bündel aber sind ganz kurz und setzen sich knapp am Rand der oberen Gelenkfläche des Fersenbeines an (in Fig. 132 auch zu erkennen). Manchmal laufen sie mehr gerade nach abwärts, manchmal schräg von obenvorn nach unten-hinten. Ihre Stärke steht, wie Barkow richtig erkannte, in kompensatorischem Verhältnis zur Stärke des L. fibulocalcan. Ich finde auch eine Abhängigkeit des Bandes von der Stärke des L. fibulo-talare ant. Ist dieses breit, so daß unser (laterales Talo-Calcaneus-)Band nicht weit am Talus hinaufreichen kann, dann ist oft nur ein schmales, rundliches Bündel vorhanden, das ganz unten, dicht vor der Spitze der fibularen Talusgelenkfläche entspringt. Ja, ich habe öfters schon Präparate gesehen, bei denen an dieser Stelle die Kapsel ganz dünn war, an denen also das Laterale Seitenband des Hinteren Talo-Calcaneusgelenkes vollkommen fehlte.

Wirkung. Das Band hemmt die Seitenneigung nach der medialen Seite und seitliches Verrutschen der beiden Knochen; ebenso das Vorwärtsgleiten des Sprungbeines auf dem Fersenbein.

Indirekt wirkt natürlich auch das L. fibulo-calaneum, d. h. der „mittlere Strang des lateralen Seitenbandes des Oberen Sprunggelenkes" als laterales Verstärkungsband des Hinteren Talo-Calcaneusgelenkes, denn es zieht ja vom lateralen Knöchel zum Fersenbein (s. S. 415).

1) Lateraler Teil des L. talo-calc. int. in Henle's Fig. 142/3, lateraler Teil des L. talo-calc. lat. in Henle's Fig. 145, im Text Henle's nicht besonders erwähnt, L. astragalo-calcan. ext. inteross. post. (Meckel, Barkow). Posterior interosseous ligt. (engl.). L. interosseux faiseau antér. (Sappey).

2) Verstärkungszug des L. calcaneo-fib. (Henle). External calcaneo-astragaloid. ligt. (Morris), external lateral ligt. (Humphry). Lig. astragalo-calcan. ext. (franz.).

3) Hinteres Sprung-Fersenbeinband [L. talo-calc. post. N.][1]). Ueber das Hintere Band bestehen bei den Autoren recht verschiedene Angaben. Nach meiner Erfahrung dürfte folgende Beschreibung auf die meisten Fälle passen. Das Band ist am Ursprung gablig geteilt; es besteht aus 2 Bündeln, die von den beiden Höckern des „Hinteren Sprungbeinfortsatzes" entspringen und sich gegen den Ansatz am Fersenbein hin zu einem stärkeren Strang ver-

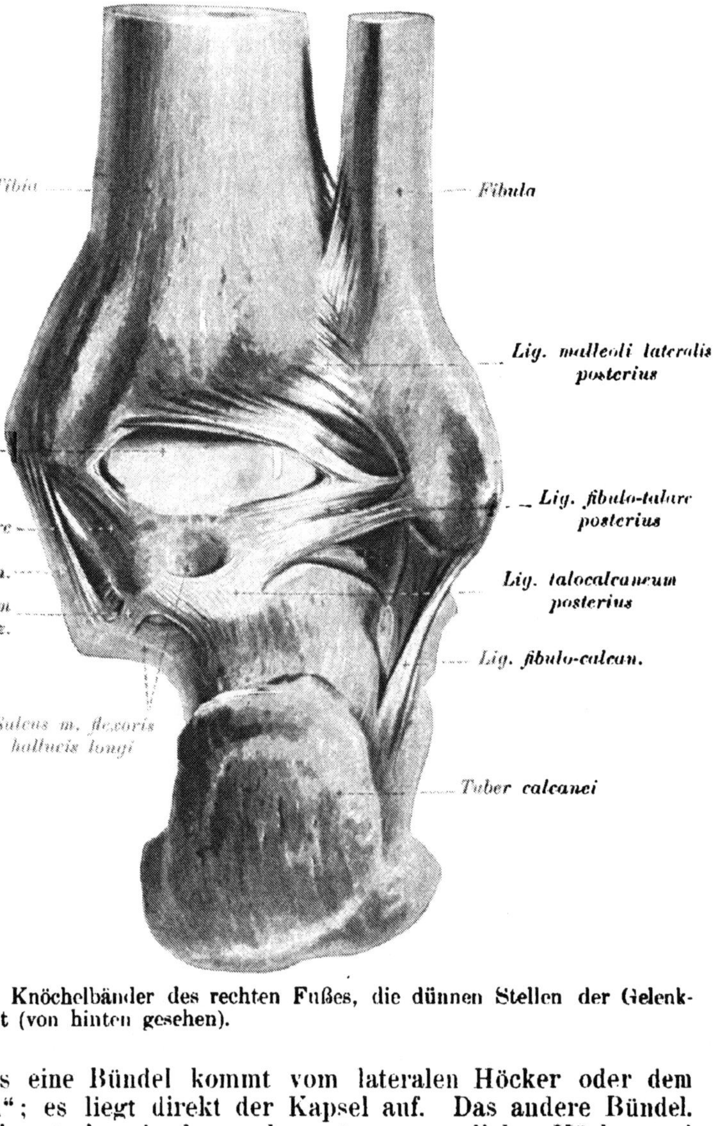

Fig. 137. Knöchelbänder des rechten Fußes, die dünnen Stellen der Gelenkkapseln entfernt (von hinten gesehen).

einigen. Das eine Bündel kommt vom lateralen Höcker oder dem „Dreieckbein"; es liegt direkt der Kapsel auf. Das andere Bündel, das auch sehr stark sein kann, kommt vom medialen Höcker und zieht über, d. h. hinter der Sehne des Großzehenbeugers, deren Scheide bildend, hinweg (s. Fig. 137). Der Ansatz des Bandes ist oft

1) L. astragalo-calc. int. (Meckel). Post. astrag.-calcan. ligts (engl.). L. talocalc. post. (franz.).

auch gablig geteilt; er findet zum Teil an der Oberseite, zum Teil auch noch an der medialen Seite des Fersenbeines, etwa $^1/_2$ cm vom Knorpelrand entfernt, statt (s. Fig. 134, S. 418). Das Band ist unten meist (wenn es nicht gespalten ist) fächerförmig ausgebreitet.

Varietät. Wenn ein selbständiges Dreieckbein vorhanden war, fand ich in der Regel ein kräftiges, schräg nach unten-vorne-medial ziehendes Band, das ich als L. trigono-calcan. obliqu. mediale bezeichnen möchte.

Wirkung. Das Band hemmt die Verschiebung des Sprungbeines nach vorn und nach der lateralen Seite, also die „Pronation".

4) (Hinteres) Mediales Sprung-Fersenbeinband [L. talo-calc. mediale (interosseum post.) m.][1]. Unter dem Namen „Mediales Sprung-Fersenbeinband" werden von den verschiedenen Autoren ganz verschiedene Bandzüge beschrieben. Meiner Meinung nach ist es einzig rationell, diejenigen Bandzüge darunter zu verstehen, die wirklich gerade auf der medialen Seite der Gelenkspalte, also in der Tarsusbucht liegen. Das Band kann gewissermaßen als Fortsetzung des „vorderen" Bandes (s. S. 427) bezeichnet werden. Um es ganz übersehen zu können, säge ich den Talus längs der „Tarsusbucht" (besser „Tarsuskanales") durch. Man sieht dann sehr deutlich, daß das Mediale Talo-Calcaneusband auf der hinteren lateralen Seite des Kanales, also vorne-medial vom Hinteren Talo-Calcaneusgelenk liegt. Seine Bündel ziehen vom Talus schräg vorwärts-abwärts zum Calcaneus. Vom eigentlichen „Zwischenknochenband" (s. unten) ist es durch Fett und meist auch durch einen Schleimbeutel [Bursa mucosa sin. tarsi N.] getrennt. Es ist etwa 1 cm breit und reicht hinten noch an die Oberfläche des Fußes. Am medialen Fußrand schließen sich ihm noch fast horizontal verlaufende, manchmal sehr dicke Bündel [L. talo-calc. med. superficiale horizontale m.] an, die vom medialen Höcker des hinteren Talusfortsatzes kommen und zum hinteren Rand des Sustentaculum ziehen (s. Fig. 131, S. 412), die von Henle als L. talo-calc. mediale bezeichnet sind. Mein „L. talo-calc. med." sind diejenigen Bündel bei der Fig. 131, S. 412, die vor und über dem horizontalen Band liegen. Ueber dem horizontalen Band gelangt man gerade in die Lücke zwischen den Ll. tibio-talaria (s. S. 413) und dem L. tibio-calcaneum und kann auch am nicht zersägten Präparat ganz leicht mit einer Sonde oder sogar mit einer geschlossenen kleinen Pincette den Weg durch den Tarsuskanal finden.

Der Sondenknopf kommt dann vor dem Vorderen Talo-Calcaneusband, hinter dem Zwischenknochenband heraus. Diese Thatsache finde ich bisher weder in der anatomischen, noch in der chirurgischen Litteratur berücksichtigt. Das von Toldt in seiner Fig. 479 als Lig. talo-calc. med. bezeichnete Band ist der hinterste Teil des Zwischenknochenbandes, das laterale Seitenband des mittleren Talo-Calcaneusgelenkes (s. unten).

Das „(Vordere) Mediale" Talo-Calcaneusband gehört zum „mittleren" Talo-Calcaneusgelenk (s. unten).

Wirkung. Die Bänder auf der medialen Seite des Hinteren Sprung-Fersenbeingelenkes hemmen die Verschiebung des Sprung-

1) L. talo-calc. med. N., hinterster Teil des L. talo-calc. inteross. (Henles). Internal ligt. (Humphry).

beines nach lateral- und rückwärts, also auch die „Supination“ des Fußes. Natürlich wirken auch das ganze „Deltaband“ des Oberen Sprunggelenkes und die hinteren Teile des Zwischenknochenbandes als mediale Verstärkung des hinteren Sprung-Fersenbeingelenkes.

Gefäße und Nerven des hinteren Sprung-Fersenbeingelenkes.

Die Blutgefäße stammen aus den Hinteren Schienbeingefäßen, die von der medialen Seite her durch die Tarsusbucht Gelenkzweige abgeben. Außerdem dringen auch aus den Fußrückengefäßen und den

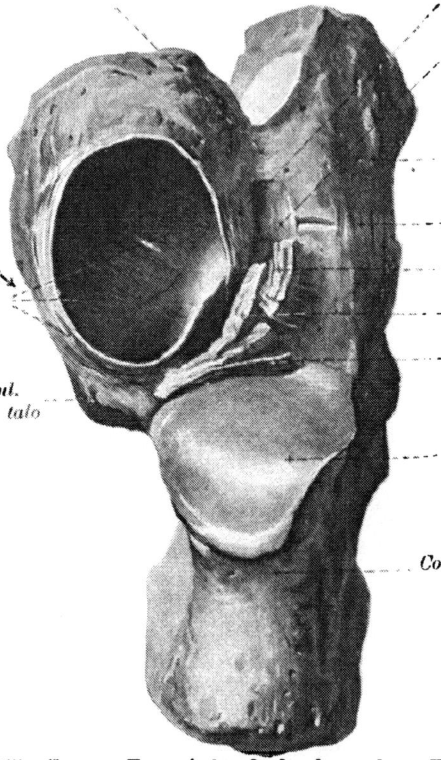

Fig. 138. Sprung-Fersenbeingelenke des rechten Fußes, von der Fußrückenseite. (Die „Vordere“ und „Mittlere“ Calcaneusgelenkfläche sind in diesem Präparat vereinigt, die Bänder des Sinus tarsi kurz abgeschnitten.)

Lateralen Knöchelgefäßen von der lateralen Seite durch die Tarsusbucht Gefäßzweige ins Gelenk. Endlich senden auch die Wadenbeingefäße von hinten her Aestchen in die Gelenkkapsel. Die Lymphgefäße gehen in die Unterschenkellymphgefäße und von da direkt zu den Leistenknoten. Die Nervenzweige des Gelenkes stammen aus dem Hinteren Schienbeinnerven oder einem seiner Aeste.

2) Sprung-Fersen-Kahnbeingelenk [Art. talo-calcaneo-navicularis N.] [1]).

Durch die sog. Fußwurzelbucht und die in ihr lagernde Band-

1) Vorderes Sprungbeingelenk (Henle), vorderes Sprunggelenk (Rauber), Artic. communis s. astragalo-calcaneo-scaphoidea (Meckel).

masse ist das Hintere Sprung-Fersenbeingelenk getrennt von der Gelenkverbindung der vorderen Teile des Sprungbeines und Fersenbeines. Die letztere ist kein selbständiges Gelenk, sondern mit dem Gelenk zwischen dem Sprungbeinkopf und der Kahnbeinpfanne anatomisch und funktionell zu einem gemeinsamen „Sprung-Fersen-Kahnbeingelenk“ verbunden. Dieses Gelenk besteht aber aus 3 oder 4 Unterabteilungen, je nachdem die sog. „mittlere“ und die „vordere“ Gelenkfläche auf der Unterseite des Sprungbeines bezw. der Oberseite des Fersenbeines zu einer einzigen Gelenkfläche vereinigt sind oder nicht (s. unten). Alle Abteilungen des Gelenkes sind aber fast immer (vgl. aber a. f. S. bei „Kapsel des Vorderen und Mittleren Fersenbeingelenkes“) zu einer gemeinsamen Kapselhöhle vereinigt. Die zur Aufnahme des Sprungbeinkopfes dienende, aus verschiedenen Knochen und Bändern zusammengesetzte Pfanne übersieht man am besten, wenn man das Sprungbein vollständig exartikuliert (s. Fig. 138).

Die Unterabteilungen sind;

a) das Mittlere und Vordere Sprung-Fersenbeingelenk [Articulus talo-calc. medius et ant. m.],

b) das Sprungbein-Pfannenbandgelenk [Art. tali cum lig.to-acetabuliformi (calcaneo-naviculari) m.],

c) das Sprung-Kahnbeingelenk [Art. talo-navicularis N.].

a) Mittleres und Vorderes Sprung-Fersenbeingelenk [Articulus talo-calc. medius et ant. m.].

Es scheint mir zweckmäßig, das mittlere und das vordere Gelenk zwischen der Sprungbeinunterseite und der Fersenbeinoberseite in der Besprechung nicht zu trennen, da beide so sehr häufig auch anatomisch eine vollkommene Einheit bilden, indem die sog. „mittlere“ und „vordere“ Gelenkfläche miteinander verschmelzen und eine gemeinsame Krümmung zeigen. „Gar nicht selten“ nach Angabe der Autoren, recht selten an unserem Material fehlt übrigens das vordere Gelenk ganz.

Gelenkflächen des Mittleren- und Vorderen Sprung-Fersenbeingelenkes.

α) Sprungbein. Auf der Unterseite des Sprungbeinkopfes, gerade vor dem Eingang in den Sulcus tali, findet sich, falls überhaupt ein „Vorderes“ Gelenk vorhanden ist, fast immer mehr oder weniger deutlich eine besondere, längliche Facette an der Stelle, wo der Sprungbeinkopf auf dem vordersten Teil des Fersenbeines aufliegt. Mit der übrigen Gelenkfläche des Kopfes ist die Facette durch kontinuierlichen Knorpelüberzug verbunden. Sie ist meist fast eben und geht winklig geknickt in eine ebenso große, schmale zungenförmige Fläche über, die auf der Unterseite des Halses, medialwärts vom Sulcus tali liegt. Auch diese Facette ist meist fast eben, höchstens leicht konvex nach unten gebogen. Dadurch, daß die beiden Facetten aber in einem nach unten geschlossenen Winkel gegeneinander geknickt sind, bilden die beiden Abteilungen, als eine einzige Fläche betrachtet, doch eine deutliche, nach unten gerichtete Konvexität. Die Längsachse dieser zusammengesetzten Gelenkfläche hat ungefähr die gleiche schiefe Richtung wie die der hinteren Sprungbeinfläche. Nicht selten sind die Vordere und Mittlere Gelenkfläche durch eine vom

Sulcus tali aus sich zwischen sie hineinschiebende rauhe Furche getrennt oder wenigstens an ihrer Vereinigungsstelle eingeschnürt. Ziemlich selten ist die „Mittlere" Gelenkfläche von den anderen Gelenkfacetten des Sprungbeines ganz isoliert.

Nicht ganz selten ist übrigens die hintere Abteilung nicht eben, sondern ganz hinten leicht konkav nach unten ausgeschweift, so daß sie fast als eine Fortsetzung der konkaven hinteren Fläche auf der Unterseite des Sprungbeinkörpers erscheint. Sie ist jedoch stets durch den hintersten Teil des Sulcus tali von ihr getrennt. Der Knorpelüberzug ist vorn und hinten gegen 1 mm, in der Mitte etwas über 1 mm dick.

β) Fersenbein. Die Oberseite des (wenn der mir anschaulich erscheinende Ausdruck gestattet ist) „balkonartig" vorspringenden Sustentaculum pro talo trägt eine schmale Knorpelfläche [Fac. artic. calcanei media], die sich wohl in der Mehrzahl der Fälle auf den „Vorderen Fortsatz" des Fersenbeines direkt fortsetzt. Sehr oft schiebt sich aber doch vom Sulcus calcanei her eine rauhe Grube oder tiefe Rinne zwischen die „Vordere" [Facies artic. ant. calcanei] und die „Mittlere" obere Fersenbeingelenkfläche ein, oder ist der Uebergang beider Flächen ineinander etwas eingeschnürt. Die Längsachse der Gelenkfläche hat ungefähr dieselbe schräge Richtung, wie die hintere Fersenbeingelenkfläche von medial-hinten nach lateral-vorn. Diese beiden, wie bemerkt, meist zu einer einzigen schmalen Gelenkfläche vereinigten Verbindungsstellen des Fersenbeines mit dem Sprungbein sind meist deutlicher gekrümmt wie die entsprechenden Stellen des Sprungbeines. Sie stellen einen schmalen, nach oben konkaven Gelenkstreifen dar. Es ist das hinterste äußerste Stück der großen Pfanne, in der der Sprungbeinkopf ruht, die vorn vom Kahnbein (s. unten), an der medialen Seite von der Bandscheibe (s. unten) gebildet wird (s. Fig. 138). Nicht ganz selten ist das hinterste Ende der Fläche aber konvex nach oben gewulstet, entsprechend der dann am Sprungbein vorhandenen konkaven Ausschweifung. Dieser Wulst erscheintdann fast als eine Fortsetzung der großen Hinteren Gelenkfläche des Fersenbeines. Er ist aber von ihr durch den Sulcus calcanei getrennt. Von der vorderen, für das Würfelbein bestimmten Gelenkfläche des Fersenbeines ist das vordere Ende des Gelenkstreifens oft nur durch einen ganz dünnen rauhen Knochenstreifen, an den sich die Kapsel ansetzt, getrennt. Die Knorpeldicke beträgt nur etwa $^3/_4$—1 mm.

Varietät. In manchen Fällen (s. S. 431) fehlt die „Vordere" Gelenkfläche auf der Oberseite des Fersenbeines ganz.

Kapsel des Vorderen und Mittleren Sprung-Fersenbeingelenkes.

Je nachdem eine Trennung der beiden Facetten vorhanden ist oder nicht, sind auch getrennte Gelenkspalten für das „Mittlere" und „Vordere" Gelenk vorhanden oder nicht. Das vordere Gelenk ist nach vorn und medial mit dem Sprung-Kahnbeingelenk in weit offener Verbindung, d. h. es hat hier gar keinen eigenen Kapselabschluß. Einen solchen besitzt es nur nach hinten-lateralwärts. Das „Mittlere" Gelenk kann bei vollkommener Trennung seiner Gelenkflächen von denen des „vorderen“ Talo-Calcaneusgelenkes und des Talo-Naviculargelenkes ringsum eine geschlossene Kapsel besitzen. Meist ist das aber nur lateralwärts und im hinteren Teil der Gelenkspalte der Fall, während das Gelenk nach vorn eines Kapselabschlusses entbehrt. Hier geht es meist direkt in das vordere Talo-Calcaneusgelenk und auf

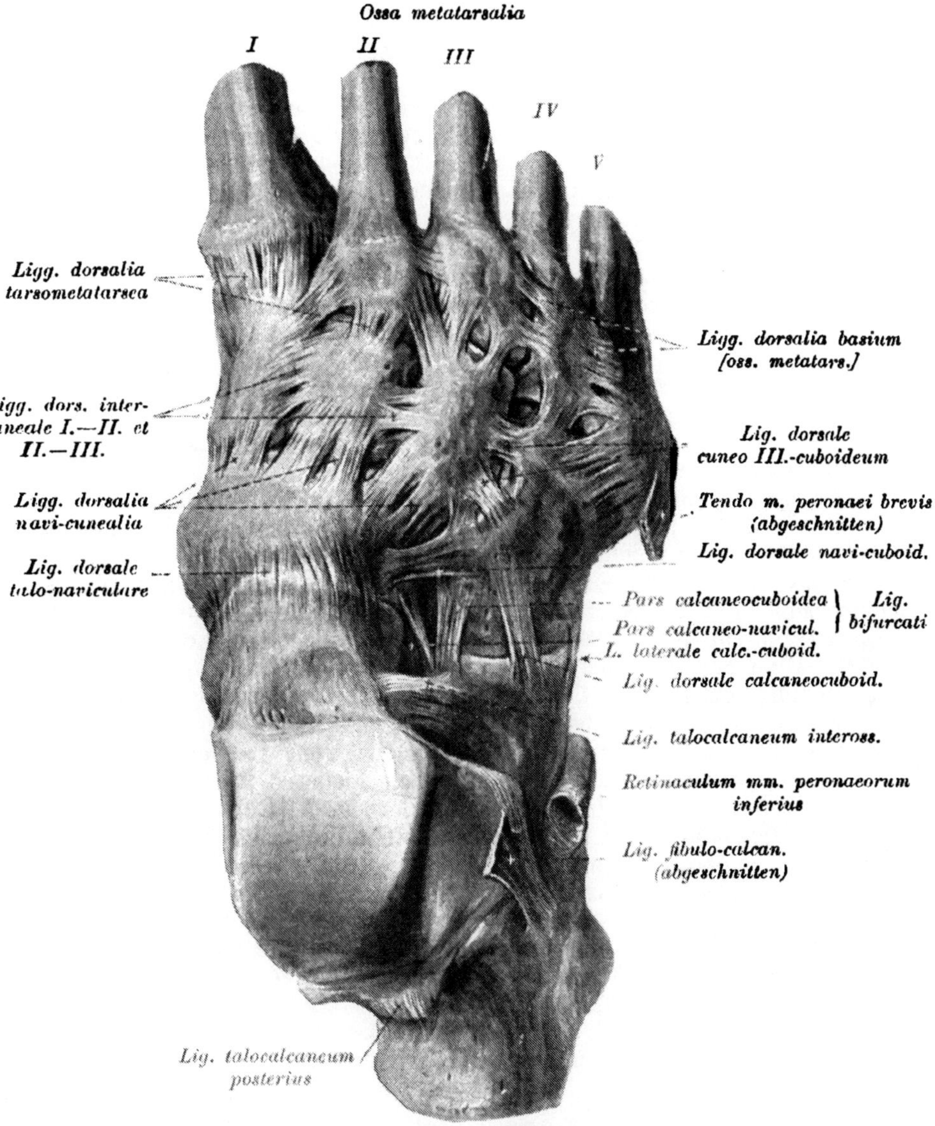

Fig. 139. Bänder des rechten Fußes, von der Fußrückenseite.

der medialen Seite in das Talo-Naviculargelenk über. Auch bei vollkommenem Fehlen des „vorderen“ Talo-Calcaneusgelenkes steht es nach vorn meist mit dem Talo-Naviculargelenk in offener Verbindung. Die Kapsel setzt sich am Sprungbein an den gegen den Sinus tali hin gerichteten Rändern meist nicht ganz dicht am Knorpelrand an, am Fersenbein hingegen meist überall unmittelbar am Rand.

Verstärkungsbänder des Vorderen und Mittleren Sprung-Fersenbeingelenkes.

α) Die laterale (und hintere) Kapselwand wird durch einen in der Tarsushöhle liegenden mächtigen Bandapparat gesichert, der als Zwischenknochenband [L. talo-calc. interos. N.][1]) bezeichnet (s. Fig. 139) und von den Autoren sehr verschieden beschrieben wird. Wenn gleich das Band individuelle Verschiedenheiten zeigt, so glaube ich doch, daß folgende Beschreibung, die sich auf mein ziemlich großes Untersuchungsmaterial stützt, in den meisten Fällen zutreffend gefunden werden wird. Nach meiner Meinung unterscheidet man nämlich zweckmäßigerweise 2 Hauptabteilungen an dem Band, eine vordere und eine hintere.

Die vordere ist die mächtigere und relativ leicht von der lateralen Seite her zu präparieren. Sie entspringt (vor und medial vom tiefen Kreuzbandschenkel) auf der Rückseite des Fersenbeines als eine etwa $^1/_2$ cm dicke Bandmasse (s. Fig. 140). Ihr Ursprung hält sich fast 1 cm weit vom Knorpelrand des „vorderen“ und „mittleren“ Talo-Calcaneusgelenkes entfernt, nimmt also den mittleren bis lateralen Teil der Rückseite des Processus ant. calcanei ein. Das Band zieht etwa rechtwinklig über den Ursprung des Gabelbandes [L. bifurcatum, s. S. 443 u. 447] hinweg, schräg aufwärts-medialwärts zum Sprungbein. Es setzt sich dort am unteren Teil der lateralen Seite des Sprungbeinhalses, d. h. also am Dach bezw. an der medialen Wand der Tarsusbucht an. In dem ziemlich geräumigen, „dreieckigen“ oder besser „prismatischen“ Zwischenraum zwischen dem Gabelband und der Kapsel des Vorderen und Mittleren Sprung-Fersenbeingelenkes ist ganz lockeres, meist stark fettdurchsetztes Bindegewebe. Wie Fig. 139 u. 140 zeigen, wird zum mindesten der mediale Schenkel des Gabelbandes bei seinem Ursprung immer vom Zwischenknochenband lateralwärts gedeckt. Nach hinten ist dieser vordere Teil des Zwischenknochenbandes vom Lateralen und vom Vorderen Sprung-Fersenbeinband durch lockeres Binde- bezw. Fettgewebe und meist auch einen Schleimbeutel [Bursa mucosa sinus tarsi N.] getrennt. Die vordere Hauptabteilung ist aber keineswegs immer eine parallelfaserige, homogene, dicke Bandplatte, sondern besteht fast immer aus einer ganzen Anzahl von Platten und Bündeln, die durch fetthaltiges Bindegewebe voneinander getrennt werden und verschiedene Faserrichtung zeigen. Der Hauptsache nach laufen alle Bündel von lateral-unten nach medial-oben. Meist laufen aber die lateralsten Bündel mehr vorwärts-aufwärts, die medialen mehr rein „frontal“. Oft habe ich freilich auch fast gleichmäßig parallelen, schräg aufwärts gerichteten Verlauf der Bündel in „Frontalebenen“ beobachtet.

Die hintere Hauptabteilung ist nur sehr schwer ohne Zersägung des Sprungbeines zu präparieren. Sie entspringt meist in der direkten Fortsetzung des Ursprunges der vorderen Abteilung, im Ge-

1) Apparat. lig.tosus pedis s. sin. tarsi inteross. (ält. Autor.), L. talo-calcan. lat. (HENLE), L. intertarseum (HYRTL). Interosseous ligt. (engl.). L. calc. astragal. interosseux (franz.).

biet des Tarsalkanales, und zwar nahe am medialen Rand des Sulcus calcanei, ziemlich dicht am lateralen Rand der „Mittleren" Gelenkfläche des Fersenbeines. (In Fig. 140 ist die hintere Abteilung in eine längere mediale und eine kürzere laterale Platte gespalten). Dieser hintere Teil des Zwischenknochenbandes ist meist erheblich schräger gerichtet. Er zieht von unten-lateral nicht nur medialaufwärts, sondern auch ausgesprochen rückwärts. Das Band setzt sich am lateralen Rand der „Mittleren Fersenbeingelenkfläche des Talus an. Seine hintersten, zugleich medialsten Bündel liegen ganz versteckt im medialen Ende des Tarsalkanales. Sie sind mit dem

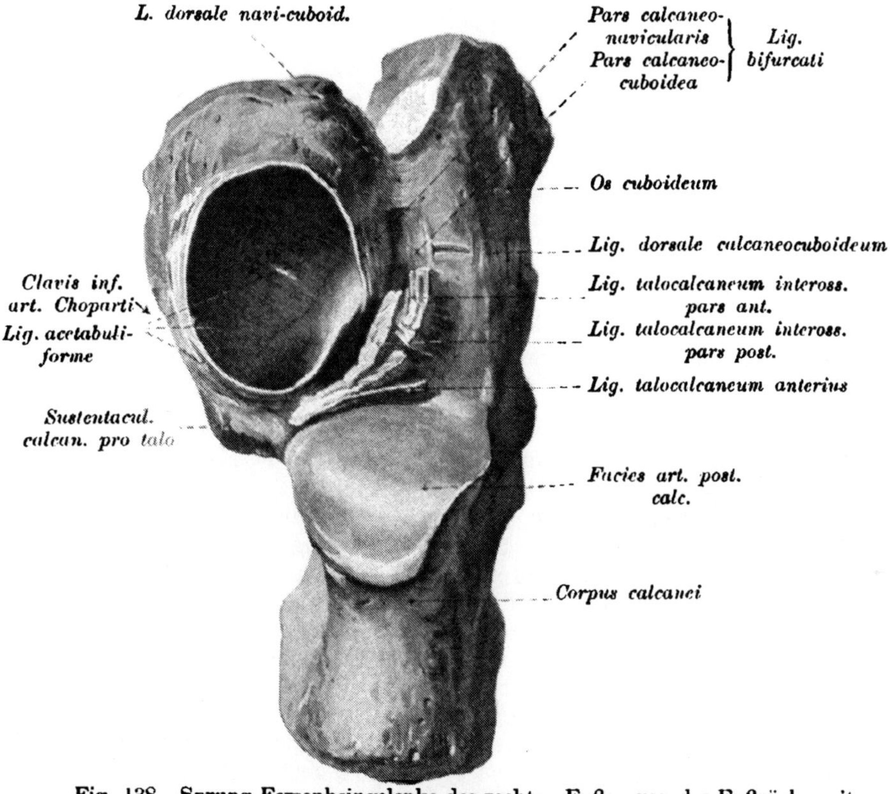

Fig. 138. Sprung-Fersenbeingelenke des rechten Fußes, von der Fußrückenseite. (Die „Vordere" und „Mittlere" Calcaneusgelenkfläche sind in diesem Präparat vereinigt, die Bänder des Sinus tarsi kurz abgeschnitten.)

Hinteren Medialen Talo-Calcaneusband (s. S. 429) durch lockeres Bindegewebe verlötet und ebenso wie dieses vom medialen Fußrand her freizulegen, wenn man das Deltaband fortnimmt. Toldt hat sie in Fig. 479 als L. talo-calc. med. bezeichnet.

Ganz vorne kann man auf der lateralen Seite des Gelenkes auch noch den medialen Teil des sog. Gabelbandes (s. unten u. Fig. 140) bei den Schutzbändern des Gelenkes anführen.

Natürlich kommen indirekt als „laterale Verstärkungsbänder" des „Vorderen" und „Mittleren" Sprung-Fersenbeingelenkes auch alle lateralen Bandapparate des Oberen Sprunggelenkes und des Hinteren Sprung-Fersenbeingelenkes in Betracht (s. diese).

β) Mediales Verstärkungsband. Auf der medialen Seite ist die Gelenkkapsel zwischen Sprungbeinhals und Sustentaculum durch die tiefen Züge des Deltabandes verstärkt, die nicht vom Knöchel, sondern nur vom Sprungbein zum Sustentaculum ziehen und so ein Vorderes mediales Sprung-Fersenbeinband [L. talocalcan. med. ant. m.] [1]) darstellen, im Gegensatz zum Hinteren medialen Band (s. S. 429), das zum hinteren Gelenk gehört und indirekt als ein laterales Verstärkungsband des mittleren Talo-Calcaneusgelenkes funktioniert.

Auch die oberflächlichen Züge des Deltabandes bezw. des medialen Seitenbandapparates (s. Fig. 130 u. S. 410 f.) kommen natürlich als Verstärkungsband der medialen Seite des „Mittleren" Talo-Calcaneusgelenkes in Betracht.

Gefäße des Vorderen und Mittleren Sprung-Fersenbeingelenkes.

Die Gefäße stammen aus den medialen Plantargefäßen und zwar von den Gelenkästchen, die neben dem langen Plantarband den Weg in die Tiefe nehmen und von den Fußrückengefäßen, die durch die Tarsalbucht Zweige zu diesen Gelenken abgeben.

Nerven des Vorderen und Mittleren Sprung-Fersenbeingelenkes.

Die Nerven kommen vom lateralen Ast des tiefen Wadenbeinnerven.

b) Sprungbein-Pfannenbandgelenk [Artic. tali cum ligamento acetabuliformi (calcaneo-naviculari) m.].

Auffälligerweise steht eine Gelenkfläche des Sprungbeinkopfes weder mit dem Fersen- noch mit dem Kahnbein, sondern nur mit einer meist teilweise faserknorpligen Bandmasse in schleifender Berührung, die vom Sustentaculum zum Kahnbein zieht [L. acetabuliforme (calc.-navic.) m.] [2]). Da dieser Teil des sog. Unteren Sprunggelenkes auch für die Chirurgie besonderes Interesse besitzt, halte ich es für geboten, ihn als ein besonderes Gelenk zu beschreiben. Es handelt sich hier nicht etwa nur um eine Stelle des Sprungbeinkopfes, die nur vorübergehend der Berührung mit einem gegenüberliegenden Knochen entbehrt, wie wir es namentlich bei allen Kugelgelenken an den peripheren Teilen des Kopfes bei wenig ausgedehnten Bewegungen des betreffenden Gelenkes sehen, denn bei extremen Bewegungen kommen bei den Kugelgelenken auch die Randpartien des Gelenkkopfes mit der betreffenden Pfanne in schleifende Berührung. Das ist aber hier anders. Hier kommt die betreffende Gelenkfacette des Sprungbeinkopfes mit Ausnahme ihrer Ränder auch bei äußerster Bewegung des Fußes niemals mit dem Kahn- oder dem Fersenbein in Berührung.

Gelenkflächen des Sprungbein-Pfannenbandgelenkes.

α) Sprungbein. Die für die Verbindung mit der Bandpfanne bestimmte Gelenkfläche des Sprungbeinkopfes ist zwischen die konvexe vordere Fläche desselben, die sich mit dem Kahnbein verbindet

1) Internal lateral calcaneo-astragaloid ligament (MORRIS).
2) L. calcaneo-naviculare plant. u. fibrocartilago navicularis N.

und die Fläche auf der Unterseite des Sprungbeinkopfes, die sich mit dem Sustentaculum verbindet (s. S. 431), eingeschoben. Sie ist individuell verschieden deutlich durch leicht erhabene, überknorpelte Leisten gegen die genannten anderen Facetten des Sprungbeinkopfes abgesetzt. (Zwischen dem hinteren Teil der Facies artic. calc. media des Talus und die in Rede stehende Facette schiebt sich überdies meist ein nach unten spitzer, rauher Zwickel ein, der nur selten fehlt.) Die Facette ist meist mehr oder weniger abgerundet-dreieckig mit oberer Basis und unterer Spitze. Seltener ist die Fläche oben und unten fast gleich breit. Die Krümmung schließt sich im allgemeinen der Konvexität der für das Kahnbein bestimmten Vorderfläche des Sprungbeinkopfes an, ist aber sehr häufig etwas flacher.

Der Knorpelüberzug ist ½—1 mm dick.

β) Pfannenband [L. acetabuliforme (calc.-navic. pars medialis et pars plantaris) m.] [1]). Die Lücke, die am montierten Skelettfuß auf der medialen Seite zwischen dem Sustentaculum und dem Kahnbein zu sehen ist, in der die eben besprochene Facette des Taluskopfes zum Vorschein kommt, ist am Bänderpräparat von einer dicken Bandmasse ausgefüllt (s. Fig. 140, S. 435). Sie entspringt von der medialen vorderen Ecke des Fersenbeinkörpers, sodann aus dem Winkel zwischen dem Processus anter. und dem Sustentaculum, endlich von den Rändern und der medialen Fläche des Sustentaculum selbst. Ihr Ansatz ist am Kahnbein, an dessen medialer und Unterseite, nahe an seinem hinteren Rand. Das Band ist oft über ½ cm dick und dem Taluskopf entsprechend pfannenartig gekrümmt. Auf der Gelenkseite besitzt es einen Intima-Ueberzug. Fast immer enthält es an der Stelle, wo der Sprungbeinkopf auf ihm schleift, eine, wie jene Facette etwa dreieckige, faserknorplige, nicht selten teilweise verkalkte, seltener verknöcherte Einlagerung [Fibrocartilago navicularis N.]. Wegen dieser Knorpeleinlagerung wird es von manchen Autoren, wie Weber, Gegenbaur u. a. auch „Knorpelband" [2]) genannt. Von manchen Autoren werden statt meines Pfannenbandes 2 besondere Bänder beschrieben. Mit diesen verschiedenen Abteilungen hat es nach meinen Untersuchungen folgende Bewandtnis: Das Pfannenband besteht aus einer am medialen Fußrand geradeaus laufenden Bandmasse [3]), die vom medialen Rand und der medialen Fläche des Sustentaculum kommt und aus einem plantaren Bandfächer [4]) (s. unten), der vom vorderen Rand des Sustentaculum bis zu dem meist vorhandenen Einschnitt zwischen der „mittleren" und „vorderen" für den Talus bestimmten Calcaneusgelenkfläche entspringt. Die Bündel dieses Bandfächers strahlen von lateral-hinten nach medial-vorne aus. Sie sind aber so innig mit dem medialen Strang verfilzt, und der Faserknorpelüberzug ist weder auf den einen noch den anderen Strang beschränkt, daß es mir nicht richtig scheint, die beiden voneinander zu trennen. Sie

1) L. calc.-navic. plant. N., Teil des L. tibio-calc. nav. (Henle), L. planum cum. trochl. cartil. (Weitbrecht), L. calc. scaph. inf. (Meckel), L. cartilagin. calc. nav. (Weber), L. calc. scaph. int. mediale + medium (Barkow). Inf. cal. scaphoid. ligt. (engl.). L. calc. scaphoidien inférieur (franz.).

2) Ligt. cartilagineum calcaneo-navicul. (Weber-Hildebrand).

3) L. calcaneo-scaphoid. int. (Barkow), L. calc.-navic. mediale s. plantare (C. Krause).

4) L. calc.-scaphoid. med. (Barkow), L. plant. calc.-navic. planum (Weber).

helfen beide gemeinsam die Pfanne für den Taluskopf mit zu bilden (vgl. Fig. 141), weshalb ich für beide zusammen den Namen „Pfannenband" vorschlagen möchte. Wohl aber muß von der Bandpfanne ein kaum mehr mit dem Kopf artikulierender Strang getrennt werden, der die Bandpfanne lateralwärts fortsetzt (s. S. 440).

An der medialen, von der Gelenkspalte abgewandten, am medialen Fußrand liegenden, freien Fläche ist das Band rinnenartig ausgehöhlt, manchmal auch faserknorplig überzogen für die Einlagerung der Sehne des hinteren Schienbeinmuskels, weshalb das Band von WEITBRECHT u. a. auch „Knorpelrolle"[1]) genannt wurde.

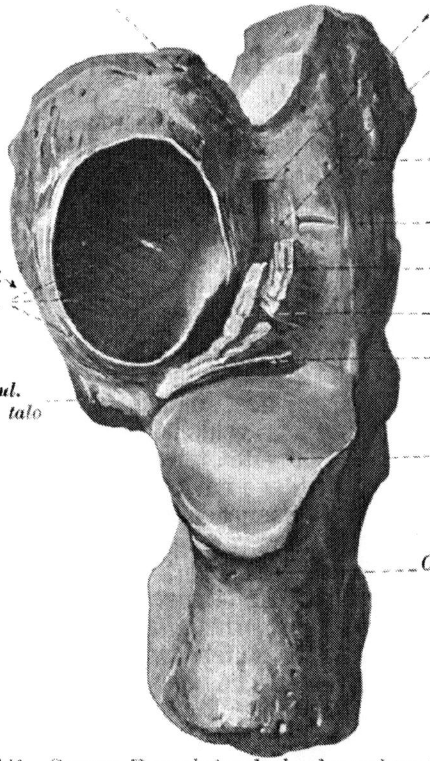

Fig. 141. Sprung-Fersenbeingelenke des rechten Fußes, von der Fußrückenseite. (Die „Vordere" und „Mittlere" Calcaneusgelenkfläche sind in diesem Präparat vereinigt, die Bänder des Sinus tarsi kurz abgeschnitten.)

Die Bandpfanne setzt sich nach vorne in die knöcherne vom Kahnbein, nach hinten und lateralwärts in die von den beiden Fersenbeinfacetten gebildete knöcherne Pfanne zur Aufnahme des Taluskopfes fort (s. Fig. 141).

Wirkung. Das Pfannenband verhindert mit ein Heruntergleiten des Sprungbeinkopfes in die Lücke zwischen Sustentaculum und Kahnbein.

1) Trochlea cartilaginea.

Gelenkkapsel des Sprungbein-Pfannenbandgelenkes.

Das Pfannenband stellt mit seinem Knorpelüberzug einerseits eine Gelenkfläche dieser Abteilung des „unteren Sprunggelenkes“ dar, andererseits kann es in seinem bindegewebigen Teil zugleich auch als Stück der Kapsel des Gelenkes betrachtet werden. Eine eigentliche dünne Kapsel, die die Ränder der beiden Gelenkflächen, d. h. der Talusfacette und des Pfannenbandknorpels in Verbindung setzt, besitzt das Gelenk nur oben und manchmal auch hinten. Oben entspringt die Kapsel meist ziemlich weit vom Rand der dreieckigen Talusfacette entfernt, so daß sie nahe an das Knöchelgelenk hinaufreicht (s. z. B. HENLE Fig. 139); von dort zieht sie, vom Dreieckband überzogen (s. S. 413), zum oberen Rand des Pfannenbandes. Hinten besitzt das Gelenk nur dann einen Kapselabschluß, wenn die dreieckige Talusfacette von der Fac. art. tali media auf der Unterseite des Talus**halses** in der auf S. 437 besprochenen Weise durch einen knorpelfreien Zwickel getrennt ist. Dann ist wenigstens im oberen Teil des Gelenkes eine Rückwand der Gelenkkapsel vorhanden, die manchmal recht tief hinunterreicht. **Andeutungen** einer Scheidewand zwischen Pfannenbandgelenk und „Mittlerem Talo-Calcaneusgelenk“ sind meiner Erfahrung nach fast immer oder wenigstens in der Regel vorhanden. Vollkommenen Abschluß beider Gelenke voneinander fand ich nur selten, in der Regel hat die Scheidewand doch irgendwo ein größeres oder kleineres Fenster. Nach vorne geht das Gelenk aber stets ganz frei ohne Kapselabschluß in das Sprung-Kahnbeingelenk, hinten-unten, wie bemerkt, in das Mittlere Talo-Calcaneusgelenk über. Lateralwärts geht das Gelenk hinten offen in das Vordere Talo-Calcaneusgelenk über, vorne erstreckt sich aber seine Kapsel vom plantaren lateralen Rand des Pfannenbandes aus noch in die Lücke zwischen dem Talo-Vorderen Calcaneusgelenk und das Kahnbein bis gegen das Fersen-Würfelbeingelenk hinein (s. Fig. 141). Diese Stelle der Kapsel ist durch ein besonderes Band (s. S. 440) verstärkt (vgl. auch ebenda beim Talonavic.-Gelenk).

Intima des Sprungbein-Pfannenbandgelenkes.

In den Zwischenräumen zwischen dem glatten Pfannenband und den an der Pfannenbildung für den Sprungbeinkopf beteiligten Knochenflächen, sowie lateral neben dem Pfannenband, zwischen letzterem und dem „Unteren CHOPART-Schlüssel“ (s. S. 440) besitzt die Kapsel dicke **intimale Fettfalten**, die die Unregelmäßigkeiten der so kompliziert zusammengesetzten Pfanne ausgleichen.

Auch am Sprungbeinkopf habe ich oft zwischen den einzelnen Facetten beträchtliche Fettfalten als rudimentäre Scheidewände zwischen den verschiedenen Abteilungen des Sprung-Fersen-Kahnbeingelenkes gefunden. In der Kapselhöhle kommt es dadurch zu einer mehr oder weniger deutlichen Ausbildung verschiedener, unvollständig getrennter Fächer.

Verstärkungsbänder des Sprungbein-Pfannenbandgelenkes.

Eigentlich läßt sich nur auf der **medialen** Seite von direkten, die Verbindung zwischen Taluskopf und Pfannenband überspringenden

Verstärkungszügen der Kapsel reden. Es sind die auf S. 413 erwähnten, zum Dreieckband gehörigen Züge, die vom Schien- und Sprungbein kommen und sich mit dem Pfannenband verbinden.

Plantares, rundes (laterales) Fersen-Kahnbeinband oder Unterer Schlüssel des CHOPART-Gelenkes [L. plant. calc.-navicul. laterale teres s. clavis plantaris artic. tarsi transversa Choparti m.][1]). Wie oben angedeutet, ist die Fortsetzung der Kapsel lateralwärts vom plantaren lateralen Rand des Pfannenbandes in die Lücke zwischen Kahnbein und vorderem Talo-Calcaneusgelenk hinein von einem besonderen Band verstärkt (s. a. Fig. 141). Das Band läuft vom plantaren vorderen Rand der Facies artic. talaris ant. calcanei geradeaus zur lateralen-unteren Ecke des Kahnbeines. Es ist meist rundlich (in Fig. 141 ist es etwas medialwärts verbreitert dargestellt) und sehr fest; es läuft unmittelbar an die (bezw. mit seinem lateralen Rand in der) Kapselwand des Fersen-Würfelbeingelenkes (an der Grenze zwischen deren medialem und plantarem Teil). Der Bandstrang liegt gerade nach unten vom Gabelband (s. Fig. 141 u. S. 447). Von diesem ist er aber immer durch lockere Bandzüge, nämlich eine unverstärkt bleibende, verdünnte oder gar durchbrochene Stelle der Calcaneo-Cuboidkapsel getrennt. Von oben her (nach Wegnahme des Sprungbeinkopfes) erscheint das Band sehr kurz (s. Fig. 141), von unten aber erheblich länger. Wie auf S. 438 angedeutet, ist es vom Pfannenband in der Regel durch eine nachgiebige, nicht verstärkte (in Fig. 141 weggenommen, als schmale Lücke erscheinend) Kapselpartie sehr deutlich getrennt. Man kann die Ränder beider Bänder leicht über den Fingernagel „springen“ lassen und überzeugt sich dadurch am besten von ihrem Getrenntsein.

Wirkung. Das Band hält Fersen- und Kahnbein zusammen; es wirkt gewissermaßen als „Unterer Schlüssel“ für das CHOPART'sche Gelenk, denn wenn auch alle übrigen plantaren Bänder des CHOPART-gelenkes durchschnitten sind, hält es noch die Knochen fest zusammen; erst nach seiner Durchschneidung kann man das Gelenk nach oben auseinander klappen (vgl. S. 447).

c) Sprung-Kahnbeingelenk [Artic. talo-navicular. N.].

Den Ort der Gelenkspalte zwischen Sprung- und Kahnbein kann man beim Lebenden gut feststellen. Man kann nämlich beim Betasten des medialen Fußrandes etwa daumen- (2—3 cm) breit vor dem vorderen Rand des medialen Knöchels deutlich den Kahnbeinhöcker fühlen. Gerade hinter ihm ist die Gelenkspalte, etwa 1 cm vor ihm ist die Spalte des Gelenkes vom Kahn- und 1. Keilbein. Bei Einwärtswendung der Fußsohle kann man meist sogar den „kugligen“ Sprungbeinkopf direkt fühlen. Er bezw. der hintere Rand des Kahnbeines bilden die höchste Erhebung des Fußrückens, den sog. Rist oder Spann, nicht die Ränder des Gelenkes zwischen Kahn- und 2. Keilbein, wie HENLE angiebt.

Gelenkflächen des Sprung-Kahnbeingelenkes.

α) Sprungbein. Zur Verbindung mit dem Kahnbein dient die Vorderfläche des Sprungbeinkopfes. Sie stellt ein etwa rechteckig

1) L. cal. nav. plant. teres (WEBER, KRAUSE).

(mit stark abgerundeten Ecken) begrenztes Stück einer Kugeloberfläche dar. Das Rechteck ist etwa 2,5 cm hoch und etwa 3,5 cm breit. Die Kugelfläche hat etwa einen Krümmungshalbmesser von 2,5—3 cm, also etwa denselben wie die Cylinderfläche des Hinteren Sprung-Fersenbeingelenkes. Der Bogenwert in der Längsrichtung der rechteckigen Kugelzone beträgt etwa 120°, der in der queren Richtung der Zone nur etwa 110°. Nach medial- und nach abwärts geht die Fläche in die Facetten für das Pfannenband bezw. für die Facies artic. talaris ant. des Fersenbeines über, die auch am frischen Präparat nur durch leicht vorragende überknorpelte Leisten von der Hauptfläche getrennt werden. HENLEs Angabe, daß der Knorpelüberzug sehr oft einige Millimeter über den Rand der eigentlichen Gelenkfläche hinaus dorsalwärts reiche, und daß diese Knorpelstrecke in allen Stellungen des Fußes über den Kahnbeinrand herausrage, kann ich nicht bestätigen. Ich finde, daß die ganze Knorpelfläche mit dem Kahnbein in Berührung kommt, der höchste Teil allerdings nur bei Belastung (z. B. mit der halben Körperlast). Höchstens ist der Knorpelrand etwas „umgekrempelt", und diese Knorpellippe wird dann natürlich nur vom Kapselursprung gepreßt, nicht von der Pfanne selbst.

Die „Längsachse" der rechteckigen Kugelzone steht schräg zur „Längsachse" der Sprungbeinrolle. Ihr laterales Ende ist zugleich auf- und distalwärts gerichtet, doch wechselt diese Schrägstellung individuell bedeutend. Die Schrägstellung in vertikaler Richtung, d. h. die Erhebung des lateralen Endes der Längsachse über die „quere Rollenachse" (s. S. 407) des Talus beträgt etwa 40—60°. Die Schrägstellung in proximo-distaler Richtung, d. h. die Abweichung der Längsachse von der frontalen Richtung mit ihrem lateralen Ende distalwärts ist geringer; sie schwankt von etwa 0—20°. Der Knorpelüberzug ist oben gegen 2, unten etwa 1 mm dick.

β) Kahnbein. Die Kahnbeinpfanne entspricht in ihrer Form, Krümmung und Stellung im wesentlichen dem Teil des Sprungbeinkopfes, zu dessen Aufnahme sie dient. Sie ist also regelmäßig konkav, etwa rechteckig mit abgerundeten Ecken und steht mit ihrer Längsachse schräg lateral-, auf- und distalwärts. Die vom Kahnbein für den Taluskopf gebildete Pfanne wird nach hinten medialwärts vom Pfannenband, und dahinter von der Facies articul. talaris ant. und „media" des Fersenbeines vervollständigt. Der Knorpelüberzug ist $^3/_4$—1,5 mm dick, und zwar ist die größte Dicke desselben manchmal am oberen Rand, nicht in der Mitte, zu finden.

Varietät. Ich fand hier und da Kahnbeine, deren Gelenkflächen ganz ausgesprochen pilzförmig begrenzt, d. h. nach unten zu einem Stiel ausgezogen waren.

Kapsel des Sprung-Kahnbeingelenkes.

Nur an der lateralen und an der Dorsalseite ist die Spalte zwischen Kahn- und Sprungbein durch eine zwischen beiden Knochen direkt überspringende Kapsel geschlossen, auf allen anderen Seiten geht die Spalte in das Vordere Sprung-Fersenbein- bezw. in das Pfannenband-Gelenk über. Lateralwärts steht es öfters mit dem Fersen-Würfelbeingelenk in offener Verbindung (s. S. 445, Var. 2). An der lateralen Seite des Taluskopfes setzt sich die Kapsel etwas über 2 mm vom Knorpelrand entfernt an; an der gegenüberliegenden lateral-dorsalen Kahnbeinfläche bleibt sie hingegen oft fast $^1/_2$ cm vom Knorpelrand entfernt. Umgekehrt ist das Verhältnis auf der medial-dorsalen Seite des Gelenkes; dort entfernt sich der Kapselansatz am Sprungbein fast 1 cm weit vom Knorpelrand, so daß sie nur ein paar Millimeter vom oberen Sprunggelenk entfernt bleibt (s. Var. 1), während sie sich am gegenüberliegenden Kahnbeinteil nur höchstens 2—3 mm vom Knorpelrand entfernt. Diese Stelle der Kapsel enthält häufig stärkere Bündel, die vom Sustentaculum zum Kahnbeinrücken gehen und deshalb von TOLDT als besonderes dorsales L. calcaneo-navicul. angeführt sind. Ich finde aber, daß die Bündel oft nur vom oberen Rand des Pfannenbandes kommen oder ganz fehlen, so daß ich es vorziehen möchte, ihnen einen besonderen Namen vorzuenthalten.

Varietäten. 1) Manchmal ist an der Oberseite des Sprungbeinhalses zwischen dem oberen und unteren Sprunggelenk sogar nur eine Intima-Scheidewand. 2) Hier und da kommuniziert das Vordere Sprungbeingelenk an der lateralen unteren Seite durch eine Lücke zwischen dem Gabelband und dem runden lateralen Fersen-Kahnbeinband (s. S. 440) hindurch mit dem Fersen-Würfelbeingelenk. 3) An der lateralen Ecke des Sprungbeinkopfes fand ich einen bohnengroßen, von der Kapsel getrennten Schleimbeutel.

Verstärkungsbänder des Sprung-Kahnbeingelenkes.

Da die Gelenkspalte nur auf der Dorsalseite einen direkten Kapselabschluß besitzt, sind auch nur hier direkte, zwischen Kahn- und Sprungbein überspringende Verstärkungszüge zu finden.

Dorsales Sprung-Kahnbeinband [L. dorsale talo-navicul.][1]. Vom Rücken des Sprungbeinhalses, unmittelbar vor dem Kapselansatz des oberen Sprunggelenkes zieht zur Dorsalseite des Kahnbeines eine Bandmasse, die manchmal mehr parallelfaserige, manchmal deutlich konvergente Bündel erkennen läßt. Ich finde die Hauptmasse der Bandbündel fast stets von der lateralen Seite, vom Sprungbeinhals herkommen (s. Fig. 130 u. 131, S. 411 ff.)[2]. Freilich sind fast immer auch umgekehrt gerichtete, von der medialen Seite unter dem Deltaband herkommende Bündel[3]) vorhanden, die mit den anderen nach vorne konvergieren. (Dadurch kann „das ganze dorsale Sprung-Kahnbeinband" deutlich „dreieckig" werden mit vorderer Spitze. Manchmal werden die medialen Bündel bei ihrem Ansatz von den Hauptbündeln bedeckt. (Ich habe auch Fälle beobachtet, wo auch der laterale Teil des Bandes selbst aus 2 miteinander konvergenten sich deckenden Lagen bestand, so daß das Band ca. $^1/_2$ cm dick war.) Die mehr gerade auslaufenden Bündel (in Fig. 142, S. 446 bezeichnet) zwischen dem lateralen und medialen Teil des Bandes hat BARKOW als drittes selbständiges Band[4]) beschrieben.

---

1) Die N. setzen: „L. talo-naviculare dorsale"; ich halte es im Interesse der leichteren Aufsuchung der Bänder für zweckmäßiger, das „dorsale" oder „plantare" den anderen Bezeichnungen immer voran zu stellen. L. dorsale talo-navic. latum s. supremum (H. WEBER).

2) L. astragalo-scaphoid. ext. s. oblique descendens (BARKOW).

3) L. astragalo-scaphoid. int. s. oblique ascendens (BARKOW).

4) L. astragalo-scaphoid. med. s. rectum (BARKOW).

Varietät. Sehr oft laufen Züge des Bandes gleich weiter zum 2. Keilbein (s. unten).

Wirkung. Das Band schränkt namentlich die Abwärtssenkung der vorderen Fußabschnitte gegen das Sprungbein, aber auch die Seitenbewegungen derselben ein.

Indirekt kommen für den Zusammenhalt der Gelenkspalte auch noch folgende Bänder in Betracht:

die Kahnbeinausstrahlung des Dreieckbandes, d. h. das Schien-Kahnbeinband (s. S. 411),

das Pfannenband (s. S. 437),

das Gabelband oder Oberer CHOPART-Schlüssel, Fersen-Kahnbeinteil [L. dorsale bifurcatum s. clavis dorsal. articul. tarsi transv. (Choparti), pars calcaneo-navicul. m.][1]).

Dicht am Vorderrand der Fersenbeinrückfläche, an dem Winkel oder an der scharfen Leiste zwischen der Facies artic. talaris ant. calcanei und der Facies art. cuboidea calcanei, nach vorn vom Zwischenknochenband entspringt kleinfingerbreit eine Bandplatte, die sich gabelt. Die eine, kräftigere und breitere Zinke der Gabel wendet sich medial-vorwärts zur hinteren lateralen Ecke des Kahnbeines, die andere mehr geradeaus vorwärts zum Rücken des Würfelbeines. Der zum Kahnbein ziehende Teil des Gabelbandes ist eine auf der Kante stehende, ziemlich dicke Platte, die an der lateralen Ecke des Taluskopfes vorbeistreicht und durch ihn meist etwas über die Fläche gebogen ist (s. Fig. 142, S. 446). Die untere Kante des Bandes liegt bei intakter Fußwurzel tief versteckt; sie reicht fast bis zum Runden, plantaren Fersen-Kahnbeinband, dem „Unteren Chopart-Schlüssel" hinunter (s. S. 440). Die unteren Teile des Bandes sind erst nach Wegnahme des Taluskopfes gut zu übersehen. Man sieht oft, daß das Band die Pfanne für den Taluskopf vervollständigen hilft und dementsprechend auf der Gelenkseite einen intimalen Ueberzug trägt.

Das Band gehört auch zu dem inkonstanten Fersen-Kahnbeingelenk als Verstärkungsband (s. unten).

Varietäten. Nicht selten fand ich das Gabelband ziemlich versteckt durch 2 Bandzüge: 1) vom vordersten Strang des Talo-calcan. interosseum. Dieser Strang war aber vom übrigen Interosseum getrennt und verläuft schräg zur vorderen, oberen Ecke des Fersenbeines. 2) Durch einen besonders starken Zug der lateralen Kapselwand des Talo-Naviculargelenkes, also ein L. dorsale talo-naviculare lat. Beide Bandzüge entspringen aus der tiefen Höhlung des Sprungbeinhalses. — Manchmal fand ich die Stränge des Gabelbandes nicht platt, sondern deutlich rund und dick.

Wirkung. Das Band verhindert eine Entfernung des Kahnbeines vom Fersenbein und hilft auch das Kahnbein an den Sprungbeinkopf anpressen (s. a. S. 447).

1) L. bifurcatum pars calcaneo-navicularis N., L. calc.-scaph. dorsale superfic. u. prof. s. prismatic. (WEITBR.), L. calc.-scaph. super. (MECKEL), L. calc.-scaph. dors. s. ext. (BARKOW), L. calc.-navic. laterale (KRAUSE), L. calc.-nav. dors. (HENLE, LUSCHKA), L. calc.-scaph. super. (SAPPEY). Superior calcaneo-scaphoid. ligt. (engl.). L. calc.-scaph. ext. (POIRIER), Faisceau int. du ligt. en Y (and. franz. Aut.).

(Das Zwischenknochenband, das POIRIER bei den Verstärkungsbändern des Gelenkes aufzählt, hat mit dem Sprung-Kahnbeingelenk direkt nichts zu thun.)

Gefäße des Sprung-Kahnbeingelenkes.

Das Gelenk wird von der Dorsal- und Plantarseite her durch Gefäße aus den medialen Zweigen der Fußrückengefäße und den medialen Aesten der medialen Plantargefäßen versorgt.

Nerven des Sprung-Kahnbeingelenkes.

Die Nerven des Gelenkes stammen vom medialen Plantarnerven.

3) Fersen-Würfelbeingelenk [Artic. calcaneo-cuboid. N.][1])
und
Chopart's Gelenk [Art. tarsi transversa (Choparti) N.].

Das Sprung-Kahnbeingelenk und das Fersen-Würfelgelenk zusammen werden namentlich von den Chirurgen als CHOPART'sches Gelenk bezeichnet. Ich selbst schlug 1892 den Namen „Queres Tarsalgelenk" dafür vor, der auch von der neuen Nomenklatur (B. N. A. 1895) gebraucht wird. Die beiden Gelenke sind zwar in der Regel anatomisch vollständig voneinander getrennt, gehören aber funktionell zusammen (s. II. Bd.).

Die Gelenkspalte des queren Tarsalgelenkes CHOPARTS besitzt eine „doppelte Krümmung", indem ihr medialer Teil nach vorn konvex, der laterale Teil aber nach vorn konkav ist. Die Spalte kann daher am linken Fuß bei Betrachtung von oben her einem ∽ verglichen werden, am rechten einem umgekehrten, d. h. einem „von hinten" oder einem im Spiegel gesehenen ∽. Der mediale Rand der Gelenkspalte liegt etwa 2—3 cm, d. i. um Daumenbreite, vor der Spitze des medialen Knöchels, die Mitte der Spalte etwa 2 cm vor dem oberen Sprunggelenk, der laterale Rand der Spalte etwa $2^1/_2$ cm vor der Spitze des fibularen Knöchels und $1^1/_2$—2 cm hinter der Tuberositas metatarsi V. Die Spalte kann bei Einwärtsdrehung (Supination und Adduktion, s. II. Bd.) des vorderen Fußabschnittes deutlich auf dem Fußrücken gefühlt werden. Das Quere Tarsalgelenk teilt den Fuß in einen hinteren und einen vorderen Abschnitt, die auch als „Vorder-" und „Hinterfuß" bezeichnet werden.

Gelenkflächen des Fersen-Würfelbeingelenkes.

a) Fersenbein. Die Gelenkfläche auf der Vorderseite des Fersenbeinkörpers oder des sog. „Proc. anterior calcanei" der Chirurgen ist individuell recht verschieden gestaltet. Meinen Beobachtungen zufolge scheint es mir am richtigsten, zu sagen, daß die Fläche meist etwa abgerundet dreieckig ist mit oberer Basis, unterer Spitze. Das Dreieck steht meist schief mit seiner größten Ausdehnung (oder „Längsachse") schräg von medial-oben nach lateral-unten. Der größte, namentlich der untere Teil der Fläche, ist fast eben zu nennen, nur in der medialen oberen Ecke, gegen das Sustentaculum hin, ist die Fläche regelmäßig

1) Würfelbeingelenk (HENLE), Tarsal-Fersenbeingelenk (KRAUSE), 3. Fußgelenk (C. LUDWIG).

deutlich vertieft. Sie ist hier fast immer deutlich sattelförmig, von oben nach unten konkav, von medial nach lateral konvex. Freilich ist häufig doch auch der untere Teil der Fläche sichtlich konvex von medial nach lateral. Der Knorpelüberzug ist etwa 1 mm dick, und zwar in der Mitte etwas dicker wie an den Rändern.

b) Würfelbein. Die proximale Fläche des Würfelbeines ist ganz entsprechend gestaltet. Es trägt an seiner medial-proximalen Ecke einen zapfenförmigen Fortsatz (Griffelfortsatz von älteren Autoren genannt), der in die Vertiefung der Fersenbeinfläche hineinpaßt, also umgekehrt sattelförmig gekrümmt ist, nämlich von oben nach unten konvex, von medial nach lateral konkav. Am isolierten Würfelbein könnte diese Angabe falsch erscheinen, wenn man nicht die schiefe Stellung desselben beim Fuß des Aufrechtstehenden berücksichtigt. Die sog. Dorsalseite des Würfelbeines ist bei stehendem Fuß ja mehr lateralwärts als nach oben gewandt u. s. f. Durch diesen Umstand erklären sich, wie ich glaube, auch die abweichenden Angaben anderer Autoren. Der Griffelfortsatz schiebt sich unter die Facies art. talar. anter. calcanei hinunter, dem Sustentaculum entgegen. Der Knorpelüberzug nimmt vom dorsalen zum plantaren Rand an Dicke zu, er ist nämlich oben etwa $^1/_2$, unten 1 mm dick.

Kapsel des Fersen-Würfelbeingelenkes.

Das Gelenk ist in der Regel ringsherum durch eine besondere Kapsel von allen anderen Gelenken getrennt. Die Kapsel ist an der lateralen Seite schlaff und erst in einiger Entfernung (bis fast $^1/_2$ cm) von den Knorpelrändern angewachsen. Auf der medialen Seite ist sie hingegen straff und ganz knapp an der Gelenkspalte befestigt.

Varietäten. 1) Hie und da habe ich eine offene Verbindung des Gelenkes mit der vorderen Abteilung des unteren Sprunggelenkes beobachtet (s. a. S. 432). Die Möglichkeit dieser Verbindung ist leicht zu verstehen, wenn man am Skelett beobachtet, wie nahe oft der oberste Teil der Gelenkfläche des Calcan. für das Kuboid seiner Facies art. ant. pro talo kommt. 2) Sehr oft finde ich in der Lücke zwischen dem Kahnbeinteil des „Gabelbandes" und dem rundlichen, lateralen Calcaneo-Navicularband (s. S. 440) ein größeres oder kleineres Synovialsäckchen sich vom Talo-Naviculargelenk her gegen das Fersen-Würfelbeingelenk vorstülpen, und manchmal fand ich das Säckchen durchbrochen.

Verstärkungsbänder des Fersen-Würfelbeingelenkes.

1) Dorsales Fersen-Würfelbeinband [L. dorsale calcaneo-cuboid. (N.)] [1]. Auf der Dorsalseite, oder besser auf der „dorsal-lateralen" Seite sind der Kapsel bald breitere, bald schmälere Verstärkungszüge eingelagert. Sie stellen ein plattes, meist parallelfaseriges Band dar, dessen Bündel meiner Erfahrung nach zwar oft ganz horizontal, parallel der Längsachse, meist aber etwas schräg medial-vorwärts dorsalwärts laufen (s. Fig. a. f. S.). Die längsten Bündel, die sich am weitesten von der Gelenkspalte entfernt ansetzen, sind die medialen, die stärksten, aber auch die kürzesten sind diejenigen Bündel, die dem lateralen Fußrand am nächsten laufen. Fast

1) L. calc.-cub. dors. superficiaria ext. u. int. (Weitbrecht), L. calc.-cub. superior. s. dors. u. ext. s. fibulare (Meckel).

immer treten bei den Bewegungen zwischen den einzelnen Bündeln des Bandes Intimasäckchen hervor.

Varietäten. 1) Nicht selten fand ich das dorsale Fersen-Würfelband 1,5—2 cm breit und schräg vorwärts noch fast über das ganze

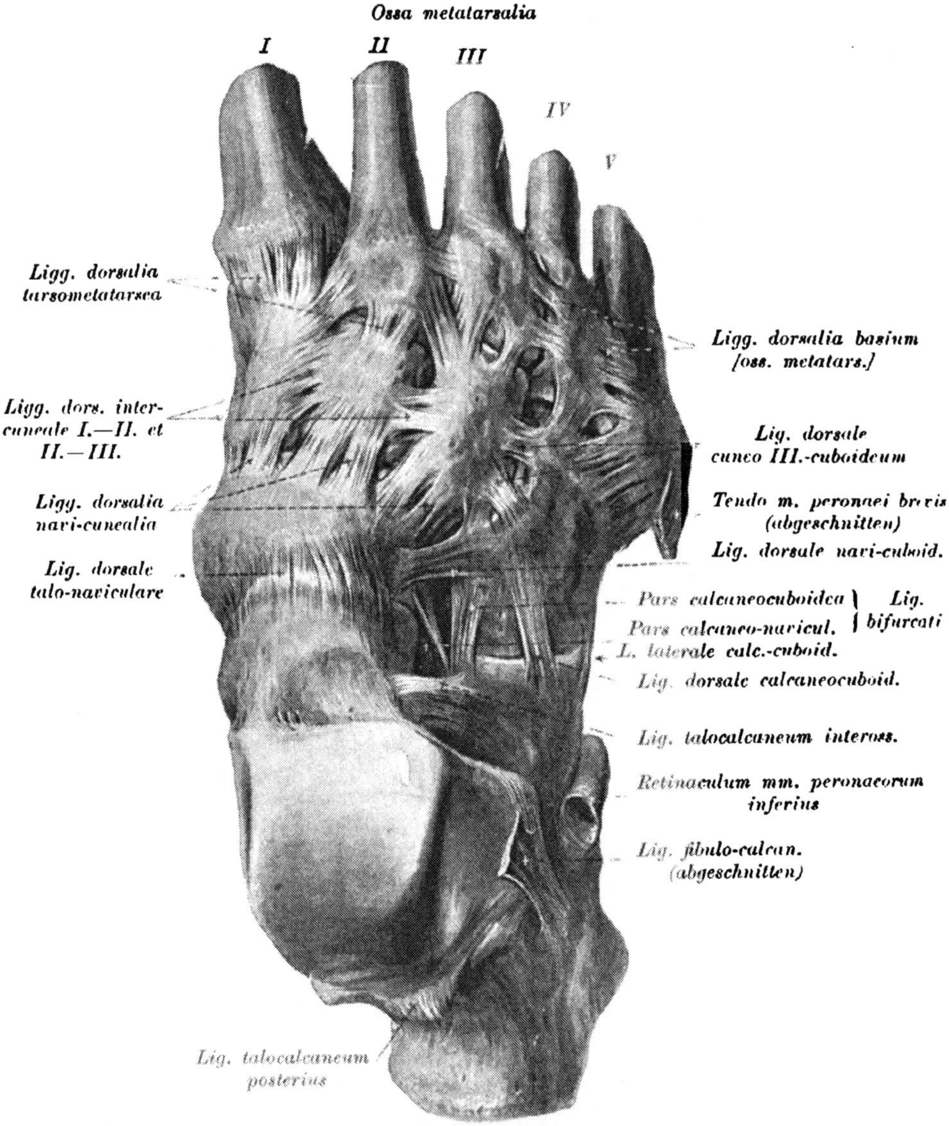

Fig. 142. Bänder des rechten Fußes, von der Fußrückenseite.

3. Keilbein hinweglaufen (s. S. 463). 2) Ich fand hie und da unmittelbar verbunden mit dem dorsalen Calcaneo-Cuboidband ein Band vom Fersenbein zum 3. Keilbein, das sich unter dem L. dorsale navi-cuneale III verbirgt.

Wirkung. Das Band beschränkt namentlich die Auf- und Abwärtsbewegung des Würfelbeines am Fersenbein, in geringem Grade auch die seitlichen und die rotatorischen Verschiebungen (um die Längsachse des Fußes).

2) Laterales Fersen-Würfelbeinband [L. laterale calcaneo-cuboideum m.][1]). Nicht immer, aber meist finde ich am lateralen Fußrand ein deutliches Band von wechselnder, bis zu 1 cm betragender Breite, das schräg vor- und abwärts über die Gelenkspalte hinwegläuft (auch in Fig. 142 zu erkennen). Schon Barkow hat das Band beschrieben. Die vorderen Teile des Bandes tragen einen Faserknorpelüberzug, weil auf ihnen die Sehne des Langen Peronaeus gleitet. (In der Peronaeussehne kann ein Sesambein vorhanden sein.)

Wirkung. Das Band beschränkt seitliche und plantar-dorsale Verschiebungen des Würfel- und Fersenbeines aneinander.

3) Gabelband oder Oberer Chopart-Schlüssel, Fersen-Würfelbeinteil [L. bifurcat. s. clavis dorsalis artic. tarsi transv. (Choparti). pars calcaneo-cuboidea m.][2]). Der laterale schwächere Schenkel des auf S. 443 erwähnten Gabelbandes verstärkt meist nur den höchstgelegenen Teil der Gelenkkapsel an der Grenze zwischen dorsaler und medialer Seite des Gelenkes. (Ich fand das Band hie und da ganz versteckt unter der Ausstrahlung des dorsalen Fersen-Würfelbeinbandes.) Im Gegensatz zu den Angaben von Morris finde ich, daß das Band meist nicht tief hinunterreicht, nie so tief wie der mediale Gabelteil, sondern finde die Gelenkkapsel, auf der medialen Seite des Bandes mit der Pinzette untersucht, meist ganz dünn.

Wirkung. Das Band beschränkt fast nur die Auf- und Abwärtsverschiebung der beiden Knochen aneinander. Beide Teile des Gabelbandes zusammen werden als „Schlüssel des Chopart-Gelenkes" bezeichnet. In der That hält das Gabelband die Knochen des Queren Tarsalgelenkes zusammen, auch wenn alle übrigen dorsalen Bänder (das dorsale Sprung-Kahnbeinband und das Fersen-Würfelbeinband) schon zerschnitten sind. Sowie man dann aber das Gabelband zertrennt, klafft das Gelenk auf der Dorsalseite auseinander. Auf S. 440 berichtete ich, daß auch auf der Plantarseite ein ähnlicher „Chopart-Schlüssel" zu finden ist, das „Rundliche plantare Fersen-Kahnbeinband".

4) Langes Fußsohlenband [L. plantare long. calc.-cubo-metatars. m.][3]). Als Verstärkungsband der plantaren Seite der Kapsel dient das längste aller Fußbänder, eines der stärksten Bänder des menschlichen Körpers, das sog. „Lange Fußsohlenband". Es entspringt auf der Unterseite des Fersenbeines vom vorderen Rand der Grube, die sich zwischen die beiden Fersenhöckerfortsätze hinein erstreckt angefangen, auf dem ganzen Längswulst der plantaren Fersenbeinfläche bis zu dem stumpfen Höcker in der Nähe

1) L. calc.-cub. ext. s. fib. (Barkow).

2) L. bifurc. pars calc.-cub. N. L. calc.-cub. dors. prof. (anter). Internal or interosseous calc.-cub. ligt. (engl.). L. calc.-cub. int. (Poirier).

3) L. plant. long. N., L. calc.-cub. long. (Weitbrecht). L. calc.-cub. inf. (Poirier).

ihres vorderen Randes. Es ist ein in der Mitte verschmälerter, etwa fingerbreiter, 2—3 mm dicker, im wesentlichen parallelfaseriger Strang, der sich in mehrere Schichten zerlegen läßt. Die oberflächliche

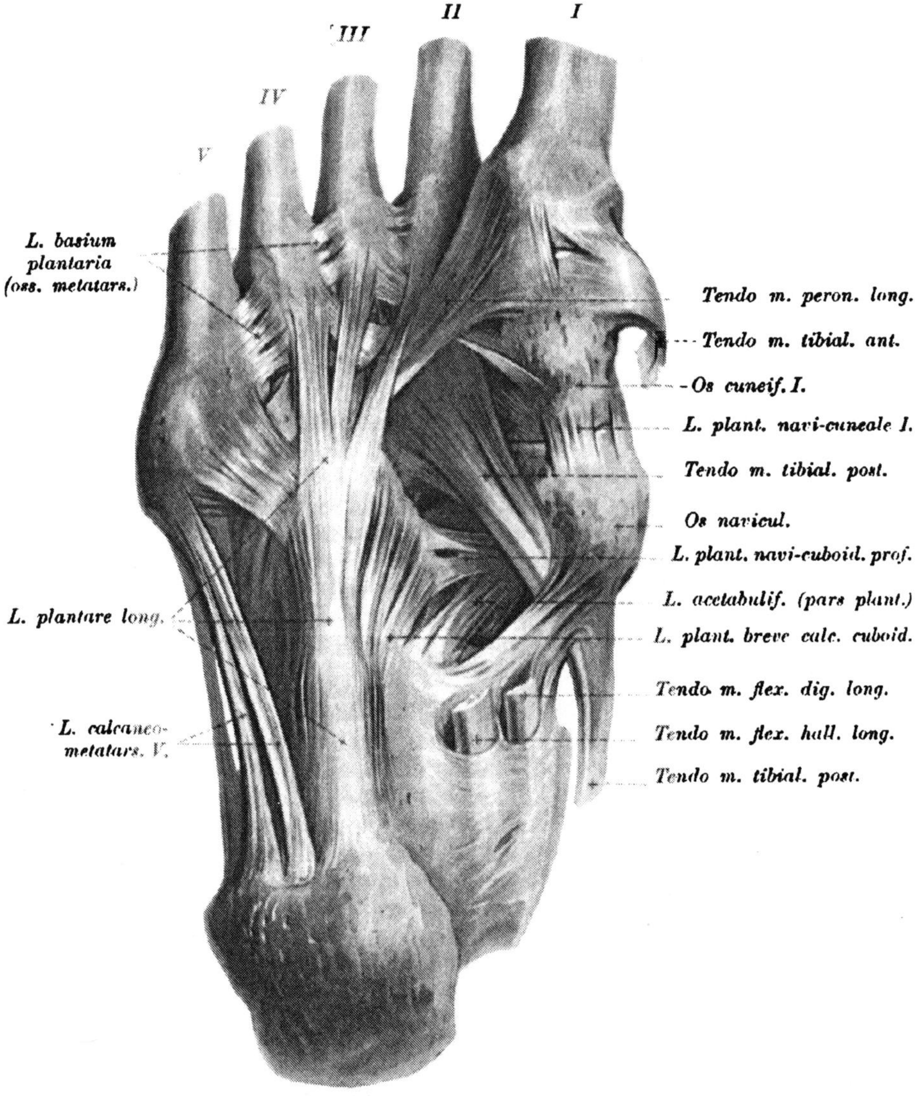

Fig. 143. Bänder der Fußsohle (oberflächliche Schicht).

Schicht [L. plantare long. stratum calcaneo-cubo-metatars. m.][2]) hat die längsten Fasern; sie entspringt am weitesten hinten und reicht am weitesten nach vorn, nämlich noch über das

2) Oberflächlichste Schicht des L. cal.-cub. long. (WEITBRECHT, zum Teil; dessen Band reicht nicht bis zum Metatarsus, sondern nur bis zur Fascie des M. adduct. hallucis. L. cuboideo-metatars. long. „mit Verstärkung vom L. calc.-cub. long. superficiale“ (BARKOW), Lig. laciniatum (ARNOLD).

Würfelbein hinweg bis zu den Basen der Metatarsalknochen (s. Fig. 143). Die tiefere Schicht[1]) [L. plant. long. strat. calc. cub. m.] entspringt nicht so weit hinten und reicht nicht so weit nach vorn, sie setzt sich nämlich an dem schrägen, plantaren Wulst, d. h. an der sog. „Tuberositas" des Würfelbeines an (s. Fig. 144).

Die oberflächlichsten Bündel des Langen Bandes machen, wie bemerkt, nicht an dem Wulst, also hinter der Langen Peronaeussehne Halt, sondern überbrücken diese noch, die plantare Wand ihrer Scheide bildend und erstrecken sich in der Regel noch bis zu den Basen des 2.—5. Mittelfußknochens (s. Fig. 143). Diese fächerförmige Ausstrahlung des Langen Sohlenbandes, die auch mit der Ursprungssehne der tiefen Muskeln der Fußsohle (dem schrägen Kopf des Adductor hallucis und

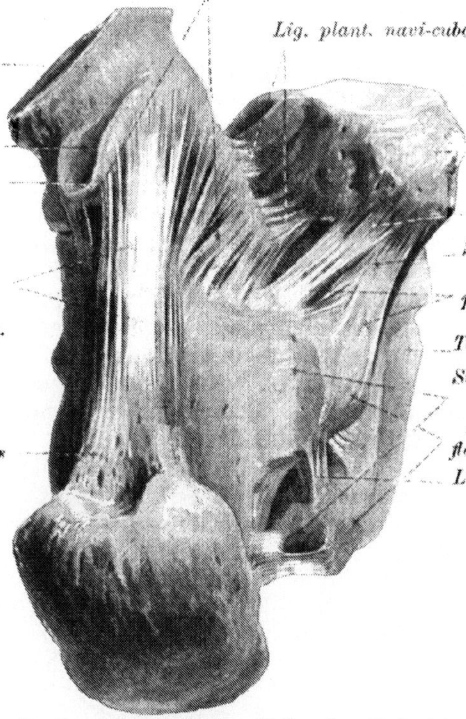

Fig. 144. Bänder des proximalen Teiles der Fußsohle (rechte Körperseite).

den Interossei) verwächst, ist individuell recht verschieden entwickelt. Bald erstreckt sich der Fächer an alle 5, bald nur an die 4 oder gar nur die 3 lateralen Mittelfußbasen. Bald sind die einzelnen Fächerstrahlen breit (namentlich der zum 5. Metatarsus), bald schmal (s. auch S. 474 ff.). Die Ausstrahlung besteht übrigens nur zum Teil aus den längsten oberflächlichsten Bündeln des Sohlenbandes, die schon ganz hinten in der Nähe des Fersenhöckers entspringen, zum andern

1) „Mittlere Schicht" des L. calc.-cub. plant. (HENLE), „tiefere Lage des L. calc.-cub. long." (WEITBR.), L. calc.-cub. rect. s. long. superficiale (BARKOW), L. plant. calc-cub. long. s. infim. (WEBER-HILDEBR.).

Teil entspringt sie weiter vorn, von der Würfelbeinrauhigkeit selbst (s. Fig. 143), wie schon BARKOW richtig erkannte.

Nach ihm besteht manchmal gar kein Zusammenhang zwischen dem Langen Sohlenband und diesem „Würfelbein-Metatarsusband". Namentlich die zum 5. Metatarsus laufende „Ausstrahlung" habe auch ich öfters nur vom Würfelbein kommen sehen (s. auch Fig. 143). Sehr oft tritt auch ein Sehnenzipfel des hinteren Schienbeinmuskels mit der Ausstrahlung des Langen Sohlenbandes in Verbindung. Manche Autoren führen auch noch die Bandzüge vom Würfelbein zum 3. Keilbein beim Langen Sohlenband an.

Wirkung. Das Band beschränkt vor allem die Dorsalwärtsverschiebung des Würfelbeines am Fersenbein und die Dorsalverschiebung der Mittelfußknochen am Würfel- und den Keilbeinen und hält dadurch das „Fußgewölbe" zusammen (s. II. Bd.).

5) Kurzes plantares Fersen-Würfelbeinband [L. plantare breve calc.-cub. m.] [1]. Außer dem langen Plantarband gehen auch noch kürzere Bandzüge vom Fersen- zum Würfelbein (s. Fig. 144, a. v. S.). Sie stellen ein breites Band dar, das die ganze Plantarseite der Gelenkkapsel bedeckt und nahe den Rändern der Gelenkspalte befestigt ist. In der Mitte ist das Band vom Langen Sohlenband bedeckt und mit ihm durch lockeres, fetthaltiges Bindegewebe verwachsen; medial und lateral von ihm ist es aber leicht sichtbar zu machen (s. Fig. 144). Die Fasern des Bandes laufen nicht alle parallel der Fußlängsachse, wie die Hauptmasse des Langen Sohlenbandes, sondern nach vorne divergierend, die lateralen schräg lateral-vorwärts, die medialen aber (fast quer) sehr schräg medial-vorwärts. Auch an diesem Band unterscheiden einige Autoren noch 2 Schichten; die oberflächlichere [2] wurde „schiefes oder mittleres Sohlenband" genannt. Das Band entspringt von dem rundlichen Höcker des vorderen Teiles der Fersenbein-Unterseite, zum Teil auch noch aus der Grube davor und setzt sich in der Grube proximalwärts von der Tuberositas cuboidea an. Die tiefere, kürzeste Bandmasse liegt unmittelbar auf der Gelenkkapsel und hat fast queren Verlauf. Sie entspringt aus der Grube vor dem rundlichen Höcker des vorderen Teiles der Fersenbein-Unterseite und zieht an den hinteren Rand bis zur hinteren medialen Ecke des Würfelbeines, sie wurde „rhombisches" [3] oder „höchstes" Band genannt.

Medialwärts setzt sich das Band unmittelbar in das Runde plantare Fersen-Kahnbeinband und das L. plantare calcaneo-naviculare oder „Pfannenband" fort (s. S. 437 u. Fig. 144).

Wirkung. Das Band beschränkt, wie das vorige, namentlich die Dorsalverschiebung des Würfelbeines, aber die medialen Bündel auch die Medialverschiebung, die lateralen die Lateralverschiebung desselben.

1) L. calcan.-cub. plant. N., „tiefste Schicht des L. calc.-cub. plant." (HENLE), L. calc.-obliquum rhomboid. (WEITBR.), L calc.-cub. obl. s. medium u. rhomboid. s. summum (WEBER-HILDEBR.), L. calc.-cub. transv. prof. (BARKOW), L. calc.-cub. breve s. prof. (L. FICK).

2) L. plantare calc.-cub. obliquum s. medium (WEITBR., WEBER, BARKOW).

3) L. plant. calc.-cub. rhomb. s. summum (WEBER).

Gefäße des Fersen-Würfelbeingelenkes.

Die Gefäße des Gelenkes stammen aus den tarso-metatarsalen Gefäßbögen des Fußrückens und den lateralen Plantargefäßen.

Nerven des Fersen-Würfelbeingelenkes.

Die Nerven kommen aus dem lateralen Ast des tiefen Wadenbeinnerven.

4) **Kahn-Würfelbeingelenk** [Articul. naviculari-cuboid. N.].

Nicht ganz konstant, so doch wohl meist (etwa in 70 Proz. der Fälle) sind Kahn- und Würfelbein gelenkig miteinander verbunden. (WEITBRECHT hat diese Verbindung merkwürdigerweise geleugnet.) Die Artikulation geschieht zwischen dem lateralen Rand des Kahnbeines und der medialen, vorderen Kante des Würfelbeines. An diesen Stellen bilden sich manchmal sehr schmale, oft aber ganz ansehnliche Gelenkflächen, die etwa Bohnengröße erreichen können. Die Flächen sind meist rundlich oder oval mit dorso-plantar gerichteter Längsachse ohne ausgesprochene Krümmung. Die Knorpeldicke ist etwa $^1/_2$ mm. Beachtenswert ist der Umstand, daß beim normalen stehenden Fuß die Gelenkflächen beider Knochen nicht genau nebeneinander liegen, sondern auch etwas übereinander. Die Kahnbeingelenkfläche verdeckt also in der Ansicht von oben her mehr oder weniger vollständig die ganze zugehörige Würfelbeingelenkfläche. Nach vorne ist das Gelenk meiner Schätzung nach etwa in der Hälfte der Fälle mit beiden Nachbargelenken, d. h. dem Kahn-3.Keilbeingelenk und dem Würfel-3.Keilbeingelenk in offener Verbindung; in etwa 40 Proz. mag es nur mit dem Kahn-3.Keilbeingelenk, in etwa 10 Proz. nur mit dem Würfel-3.Keilbeingelenk verbunden sein. Sehr selten ist es nach vorne und hinten ganz geschlossen, also ein gänzlich selbständiges Gelenk. Selten steht es nach hinten mit dem Fersen-Würfelbeingelenk in offener Verbindung.

Verstärkungsbänder des Kahn-Würfelbeingelenkes.

Auch wenn Kahn- und Würfelbein nicht gelenkig miteinander verbunden sind, finden wir doch sowohl auf dem Fußrücken als auch auf der Sohle deutliche Bandzüge, die zwischen beiden überspringen.

1) Dorsales Kahn-Würfelbeinband [L. dorsale navi-cuboideum m.][1]. Unmittelbar dorsalwärts oder in gleicher Höhe, etwas distalwärts vom Ansatz des medialen Gabelbandteiles entspringt auf der Rückseite des Kahnbeines ein kräftiger, schmälerer oder aber manchmal recht breiter Bandzug, der schräg (s. Fig. 146, S. 455) lateral-vorwärts abwärts dicht am hinteren Winkel des 3. Keilbeines vorbei oder über ihn hinweg zum Würfelbein hinüberzieht und dort sich oft etwas aufblätternd und verbreiternd den Ansatz des lateralen Gabelbandteiles bedeckt. (Außer diesem oberflächlichen Band giebt es auch noch tiefe Züge, s. unten 2.)

---

1) L. cuboideo-naviculare dors. N., L. scaphoideo-cub. dors. (MECKEL), L. dorsale naviculari-cuboid. (WEBER-HILDEBR.), L. scapho-cuboid. dors. (LAUTH), L. tarsonaviculare quartum dors. (KRAUSE).

Wirkung. Das Band verhindert hauptsächlich eine Entfernung des Würfelbeines lateralwärts vom Kahnbein weg, beschränkt aber auch eine Abwärtsverschiebung des Würfelbeines am Kahnbein oder umgekehrt.

2) Tiefes plantares Kahn-Würfelbeinband [L. plantare navi-cuboid. prof. m.][1]). Auf der Plantarseite der Verbindung zieht plantarwärts, bedeckt von der Ausstrahlung der Sehne des Hinteren Schienbeinmuskels (letztere s. Fig. 143) in der Tiefe der Fußsohle ein kräftiger breiter Strang von der Basis des Kahnbeinhöckers schräg lateralwärts (die hintersten Bündel etwas proximalwärts) zu dem

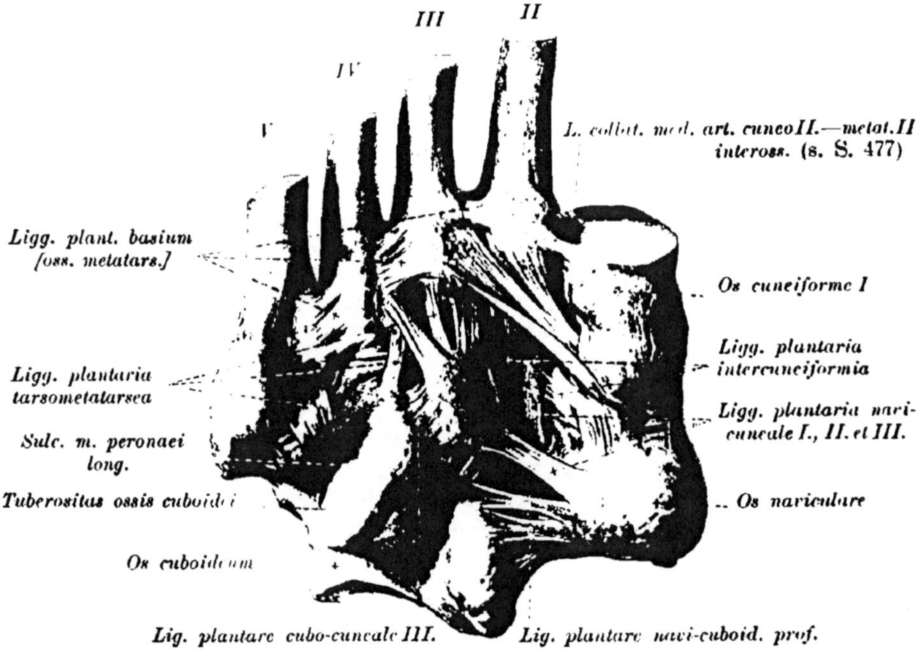

Fig. 145. Gelenkbänder des rechten Fußes, von der Fußsohlenfläche.

zapfen- oder griffelförmigen Fortsatz des Würfelbeines hinüber (s. Fig. 144 u. 145). Es setzt sich an dessen medialem Rand von seiner Basis bis zur Spitze an. Das Band kann mit dem „kurzen Fußsohlenband" zusammenhängen (s. Fig. 144).

Außerdem kommt oft auch ein oberflächlicherer, aber doch auch noch von der Sehne des Tibialis post. bedeckter Bandstrang zwischen beiden Knochen vor, der sich mit der tiefen Bandplatte kreuzt, s. unten: 3).

3) Oberflächliches plantares Kahn-Würfelbeinband [L. plantare navic.-cuboideum obliq. superfic. m.][2]). Das Band entspringt mit dem Band, das vom Kahnbein zum 3. Keil-

1) L. cuboideo-naviculare plantare N., L. naviculari-cuboid. transversale (WEITBR.), Massa ligamentosa navicul. cub. (WEBER), L. scapho-cub. plant. [Variet.: prof.] (BARKOW), L. tarso-navicul. quartum plant. (KRAUSE). L. scapho-cuboidien (franz.).

2) L. cuboideo-naviculare plantare obl. (GEGENBAUR), L. scapho-cuboid. plant. (Variet.: L. superficiale, BARKOW).

bein zieht (s. unten), von der Kahnbeinrauhigkeit. Der Strang läuft auch noch eine Strecke weit mit diesem Keilbeinband zusammen schräg lateral-vorwärts (s. Fig. 148, S. 457). Er zielt auf die mediale Ecke der Würfelbeinrauhigkeit, wenn er sich auch schon etwas vorher festsetzt. Von dem „tiefen“ Band finde ich ihn durch Fett getrennt.

Wirkung. Beide Bänder beschränken vor allem die Aufwärts- und Vorwärtsverschiebung des Würfelbeines am Kahnbein.

4) Kahn-Würfelbein-Zwischenknochenband [L. inteross. navi-cuboid. m.][1]. Außer den die eventuelle Gelenkspalte zwischen beiden Knochen dorsal und plantar umgebenden Bandzügen giebt es auch noch in der Tiefe zwischen den einander zugewandten Stellen der beiden Knochen überspringende Bündel. Sie sind in den Fällen am zahlreichsten und mächtigsten, wo Kahn- und Würfelbein nicht gelenkig miteinander verbunden sind. An solchen Füßen füllen sie die ganze Spalte zwischen beiden Knochen aus. Sind die beiden Knochen gelenkig miteinander verbunden, so liegt die Bandmasse hinter der Kapsel (s. Fig. 150, S. 459) und wird um so schwächer, je weiter sich die Gelenkflächen nach hinten erstrecken. In den nicht ganz seltenen Fällen, wo das Gelenk mit dem Fersen-Würfelbeingelenk verbunden ist oder nur durch eine Intima-Scheidewand getrennt ist, fehlt das Zwischenknochenband ganz.

Wirkung. Diese kurzen Bandzüge beschränken natürlich die Verschiebung der beiden Knochen aneinander in jeder Richtung.

Varietäten. Statt gelenkiger oder der häufigen syndesmotischen Verbindung zwischen dem Kahn- und Würfelbein kommt auch hyalin-synchondrotische oder „Koalescenz“ (s. Pfitzner, Anat. Anz., 20. Bd., Erg., S. 182) beider Knochen vor.

Kahn-Fersenbeingelenk [Art. calcaneo-navicularis Var.].

Manchmal findet sich auch ein kleines oder größeres Gelenk zwischen der lateralen Kahnbeinkante und der oberen Kante des Proc. anter. des Fersenbeines. Dann zeigt das Kahnbein so recht seinen primitiven Charakter als „Os centrale tarsi“, indem es mit allen Tarsalknochen artikuliert. Dieses Gelenk kann mit dem Fersen-Würfelbeingelenk oder aber mit dem Sprung-Kahnbeingelenk durch das vordere Talo-Calcaneusgelenk in offener Verbindung stehen. Statt gelenkiger Verbindung kommt auch hyaline Synchondrose oder gar „Koalescenz“ (s. oben) (sogar eventuell von bedeutendem Umfang) zwischen Fersen- und Kahnbein vor.

Als „dorsales Verstärkungsband“ dieses Gelenkes ist der Fersen-Kahnbeinteil des Gabelbandes zu betrachten (s. S. 443). Als plantares Verstärkungsband kann man das „Rundliche, laterale Fersen-Kahnbeinband“, d. i. den „Unteren Chopart-Schlüssel“ ansehen (s. S. 440).

5) Kahn-Keilbeingelenke [Articul. navi-cuneales m.][2].

Die Lage der Kahn-Keilbeingelenkspalte läßt sich beim Lebenden meist ziemlich sicher ermitteln, wenn man von der Hervorragung aus-

1) L. naviculari-cuboid. inteross. N., Massa ligtosa navicul.-cub. (Weber), L. tarso-navicul. quart. inteross. (Krause).

2) A. cuneo-navicularis N., Schiffbeingelenk (Henle), Art. tarso-navicularis (Krause).

geht, die von der Basis des 1. Metatarsusknochens gebildet wird. Unmittelbar hinter dieser ist ein seichter Einschnitt, der der Spalte des 1. Tarso-Metatarsalgelenkes entspricht, etwa 2 cm dahinter fühlt man eine meist allerdings weniger deutliche Einsenkung, die der Spalte zwischen Kahn- und 1. Keilbein entspricht; die Spalte ist etwa 1 cm vor dem Kahnbeinhöcker.

Gelenkflächen der Kahn-Keilbeingelenke.

a) Kahnbein. Die Vorderseite des Kahnbeines läßt für die 3 Keilbeine 3 besondere Gelenkflächen erkennen, die aber nur durch überknorpelte, gerade oder medialwärts leicht konvexe Leisten voneinander getrennt sind. Alle 3 Flächen können dreieckig genannt werden und sind ähnlich wie die Steine eines Gewölbes angeordnet, da alle Dreiecke mit ihren (abgerundeten) Spitzen nach unten konvergieren.

Die Fläche für das 1. Keilbein kann einem ungefähr gleichschenkligen Dreieck verglichen werden. Sie hat eine breite, medial-dorsal liegende, konvexe „Basis“ und eine lateral nach unten gerichtete, abgerundete „Spitze“. Die Fläche ist fast immer im wesentlichen flach konvex. Die Fläche kann ein klein wenig medialwärts gerichtet sein.

Varietät. Es kommt vor, daß die Gelenkfläche in 2 Facetten zerfallen ist.

Die Fläche für das 2. Keilbein ist fast immer sehr deutlich dreieckig begrenzt. Das Dreieck hat eine dem dorsalen Kahnbeinrand entsprechende konvexe Basis, während seine gegenüberliegende plantar gerichtete Spitze stumpf abgeschnitten ist. Die Fläche ist leicht konvex oder eben und genau distalwärts gerichtet.

Die Fläche für das 3. Keilbein kann auch deutlich dreieckig, mit dorsal-lateral liegender Basis, plantar liegender Spitze, genannt werden. Sehr oft sind aber alle Winkel des Dreieckes stark abgerundet und auch alle Seiten können gebogen sein. Dann ist die Fläche eher als ein „Oval“ zu bezeichnen, dessen Längsachse schräg von dorsal-lateral nach plantar-medial gerichtet ist. Diese Fläche ist nach meinen Beobachtungen fast immer deutlich konkav. Sie ist lateral-vorwärts gewendet.

Der Knorpelüberzug ist 0,5—1,5 mm dick; am dicksten ist er an den Leisten zwischen den einzelnen Facetten.

b) Keilbeine. Die Gelenkflächen an den Keilbeinen entsprechen in Gestalt, Krümmung und Richtung genau denen des Kahnbeines. Der Knorpelüberzug ist 0,5—1 mm dick.

Aus den Angaben über die Richtung der Gelenkflächen geht hervor, daß die ganze Kahn-Keilbeingelenkspalte etwa konzentrisch mit der proximalen Kahnbeinpfanne, d. i. der Gelenkspalte zwischen Sprungbeinkopf und Kahnbeinpfanne verläuft (s. Fig. 150, S. 459).

Kapsel der Kahn-Keilbeingelenke.

Die 3 Gelenke haben niemals eine ringsum geschlossene Gelenkkapsel, sondern stehen immer nach vorne mit dem medialen und lateralen Zwischen-Keilbeingelenk und durch ersteres auch mit den Tarso-Metatarsalgelenken, meist auch noch mit dem 3. Keil-Würfelbeingelenk[1]) in offener Verbindung. Letztere Verbindung fand ich konstant, wenn ein Kahn-Würfelbeingelenk vorhanden war. Die

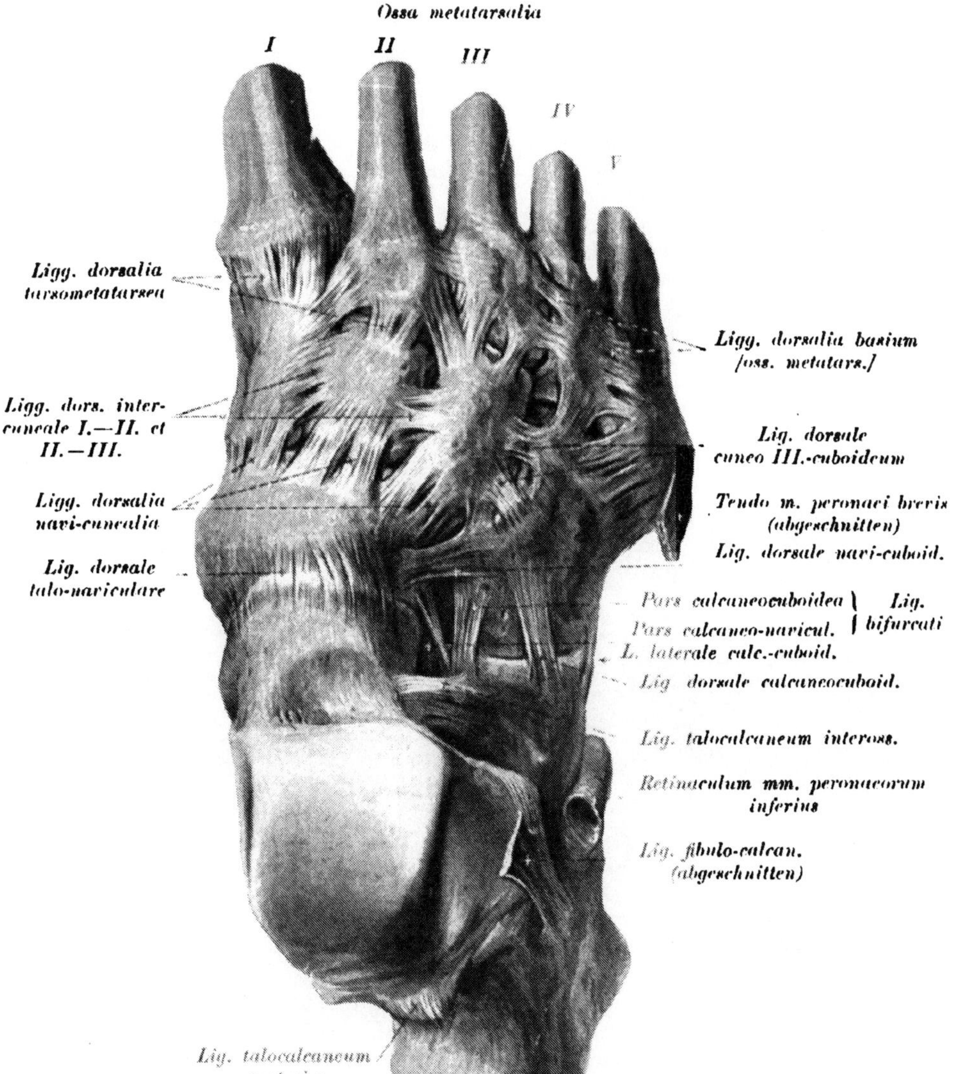

Fig. 146. Bänder des rechten Fußes, von der Fußrückenseite.

Verbindung ist übrigens meist auch dann vorhanden, wenn kein Kahn-Würfelbeingelenk da ist. Die Kapsel setzt sich überall dicht an den Rändern der Gelenkflächen an. Auf dem Boden der Kapsel

1) Deshalb von LUSCHKA und von RAUBER Artic. cuneo-cuboideo-navicularis genannt.

finde ich fast immer den Spalten zwischen den Keilbeinen entsprechende Intimafettfalten.

Verstärkungsbänder der Kahn-Keilbeingelenke.

1) Dorsale Kahn-Keilbeinbänder [L. dorsalia navicunealia m.][1]). Die Rückseite der Kapsel wird in der Regel durch 3—6 recht gut isoliert darstellbare, gerade oder schräg lateral-vorwärts gerichtete Bandzüge verstärkt (s. Fig. 146). Dieselben sind platt und je etwa 0,5 cm breit. Sie springen vom Kahnbeinrücken zu den 3 Keilbeinen über. Nicht ganz konstant sind nach meiner Erfahrung die dorsalen Züge zum 1. Keilbein [L. dorsale navi-cuneale I. m.][2]). Sie ziehen von der höchsten Höhe des Kahnbeines ziemlich geradeaus zum 1. Keilbeinrücken. Sie werden manchmal von der medialen Seite her bedeckt von Bandzügen, die als „mediales

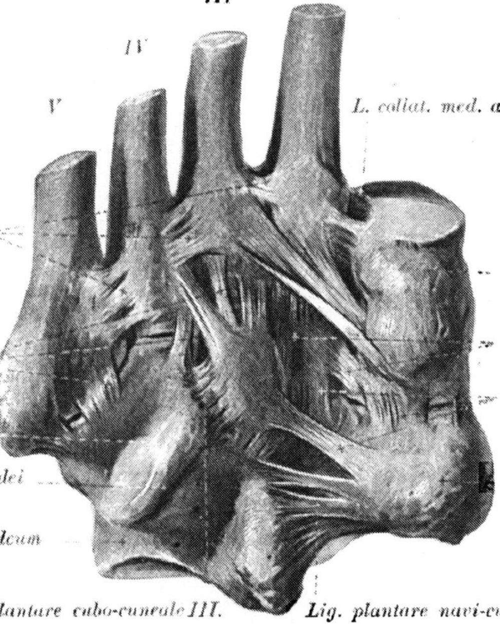

Fig. 147. Gelenkbänder des rechten Fußes, von der Fußsohlenfläche.

Seitenband“ [3]) des Gelenkes zu bezeichnen sind, s. unten 2). Hier und da sah ich das umgekehrte Verhalten, daß die medialen Bandzüge von den dorsalen bedeckt wurden. Der dorsale Bandzug macht oft nicht ganz Halt am 1., sondern geht teilweise weiter zum 2. Keilbein.

Die Züge zum 2. und 3. Keilbein bilden oft deutlich je 2 einander fast parallele Bändchen, ein mediales [L. dorsale navicuneale II. m.] und ein laterales [L. dorsale navicul.-cuneale III. m.]. Das Bändchen zum 2. Keilbein läßt sich häufig (oder meist) proximal-

1) L. naviculari-cuneiformia dorsalia N., L. scapho-cuneif. dors. (LAUTH.), L. cuneo-navicul. dors. (KRAUSE), L. dors. oss. nav. et cuneiforme I. int. et supremum, L. — cuneif. II et L. — cuneif. III (WEBER-HILDEBR.), L. scapho-sphenoid. dorsale int. med. u. ext. (BARKOW).

2) L. — dorsale supremum (WEBER-HILDEBR.).

wärts in das dorsale Sprung-Kahnbeinband verfolgen (s. S. 442). Der lateralste Bandzug steht häufig in direkter Verbindung mit dem dorsalen Kahn-Würfelbeinband.

2) Mediales Seitenband des Kahn-1. Keilbeingelenkes [L. collat. mediale articul. navi-cunealis I. m.][1]) An der medialen Seite des Gelenkes sind fast immer derbe Bandzüge vorhanden, die sich schräg aufwärts fächerförmig nach vorn (s. Fig. 130, S. 411) und oben eventuell, wie oben bemerkt, bis zur dorsalen Kante des 1. Keilbeines hin ausbreiten, ja gar nicht selten bis zum 2. Keilbein ausstrahlen. Sie könnten auch als ein „medial-dorsales" oder als „oberes mediales Seitenband" bezeichnet werden, s. unten bei 3).

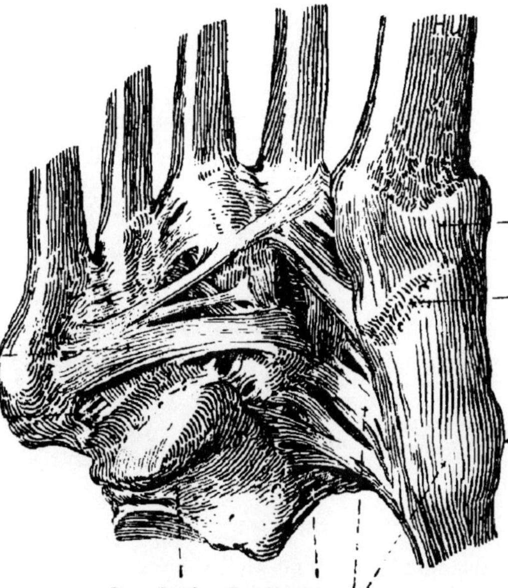

Fig. 148. Distaler Fußwurzelabschnitt von der Plantarseite. (Ausstrahlung des langen Fußsohlenbandes und des Langen Peronaeus entfernt.)

3) Plantare Kahn-Keilbeinbänder [L. plantare navicuneale I., II. et III. m.][2]). Von der Sehnenausbreitung des M. tibialis post. (s. Fig. 148) plantarwärts bedeckt und manchmal mit ihr verwachsen, entspringen vom Höcker und der Unterseite des Kahnbeines für alle 3 Keilbeine Bandzüge (s. Fig. 147). Die zum 1. und 2. Keilbein laufen ziemlich gerade vorwärts, die zum 3. aber sehr schräg lateralwärts. Das 1. plantare Kahn-Keilbeinband ist sehr stark. Meist sind mit ihm Bandzüge unmittelbar verbunden, die man als „unteres mediales" Seitenband dem eben besprochenen dorsal-medialen Seitenband des Gelenkes gegenüberstellen könnte. In sel-

1) L. dorsale ossis navicul. et cuneif. I internum (WEBER-HILDEBR.), L. naviculari-cuneif. dorsale (TOLDT).

2) L. naviculari-cuneiformia plantaria N., L. scapho-sphenoid. int., med., ext. (BARKOW). L. scapho-plantaire int. et ext. (POIRIER).

teneren Fällen sind beide unteren Bündel durch eine kleine Lücke getrennt (wie in Fig. 131, S. 412). Die beiden „medialen“ Seitenbänder (das „obere“ und das „untere“) finde ich hingegen meist getrennt, im Gegensatz zu BARKOW und zu MORRIS, die Beide sogar das plantare L. navi-cuneale I. mit dem Dorsalen Band verbunden sein lassen. Nach vorne geht das plantare Band meist direkt in das plantare Verstärkungsband des 1. Tarso-Metatarsalgelenkes über.

Das 2. und 3. Band sind manchmal auch ganz kräftige, leicht isolierbare Züge, in anderen Fällen sind sie ganz schwach oder fehlen ganz als selbständige Bänder. Sie werden dann durch Sehnenbündel des M. tibialis post. ersetzt (s. Fig. 148, S. 457).

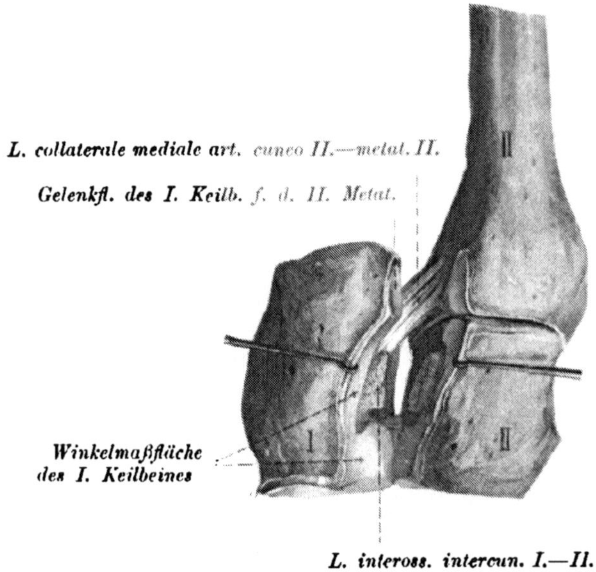

Fig. 149. Verbindung des I. und II. Keilbeines untereinander und mit dem II. Mittelfußknochen, von der Dorsalseite (die Kapsel und das Zwischenknochenband zerschnitten, die Knochen auseinandergezogen).

6) Zwischen-Keilbeingelenke [Art. intercuneales m.] und **7) Würfel-Keilbeingelenk** [Art. cubo-cunealis m.].

Die Mittelpunkte der beiden Zwischen-Keilbeingelenke und des Würfel-Keilbeingelenkes liegen alle etwa in einer queren (oder „frontalen“) Ebene, aber durchaus nicht in gleicher Höhe etwa auf einer horizontalen Linie, sondern in einer dem „queren Fußgewölbe“ (siehe II. Bd.) entsprechenden Kurve. Die beiden Keilbeingelenkspalten stehen bei stehendem Fuß annähernd vertikal, die Würfel-Keilbeinspalte aber fast horizontal (s. a. S. 451).

Gelenkflächen der Zwischen-Keilbeingelenke.

Das 1. und 2. Keilbein berühren sich mit einer einem „Winkelmaß“ der Tischler ähnlichen Fläche, die am oberen und am hinteren Rand der einander zugekehrten Flächen beider Knochen hinläuft (s. Fig. 149). Das Winkelmaß ist am 1. Keilbein fast immer etwas konkav über die Fläche gebogen (s. Fig. 149), am 2. Keilbein entsprechend konvex. Der obere Schenkel der Winkelmaßfläche, d. i. der dorsale, vom Fußrücken aus sichtbare Teil der Gelenkfläche

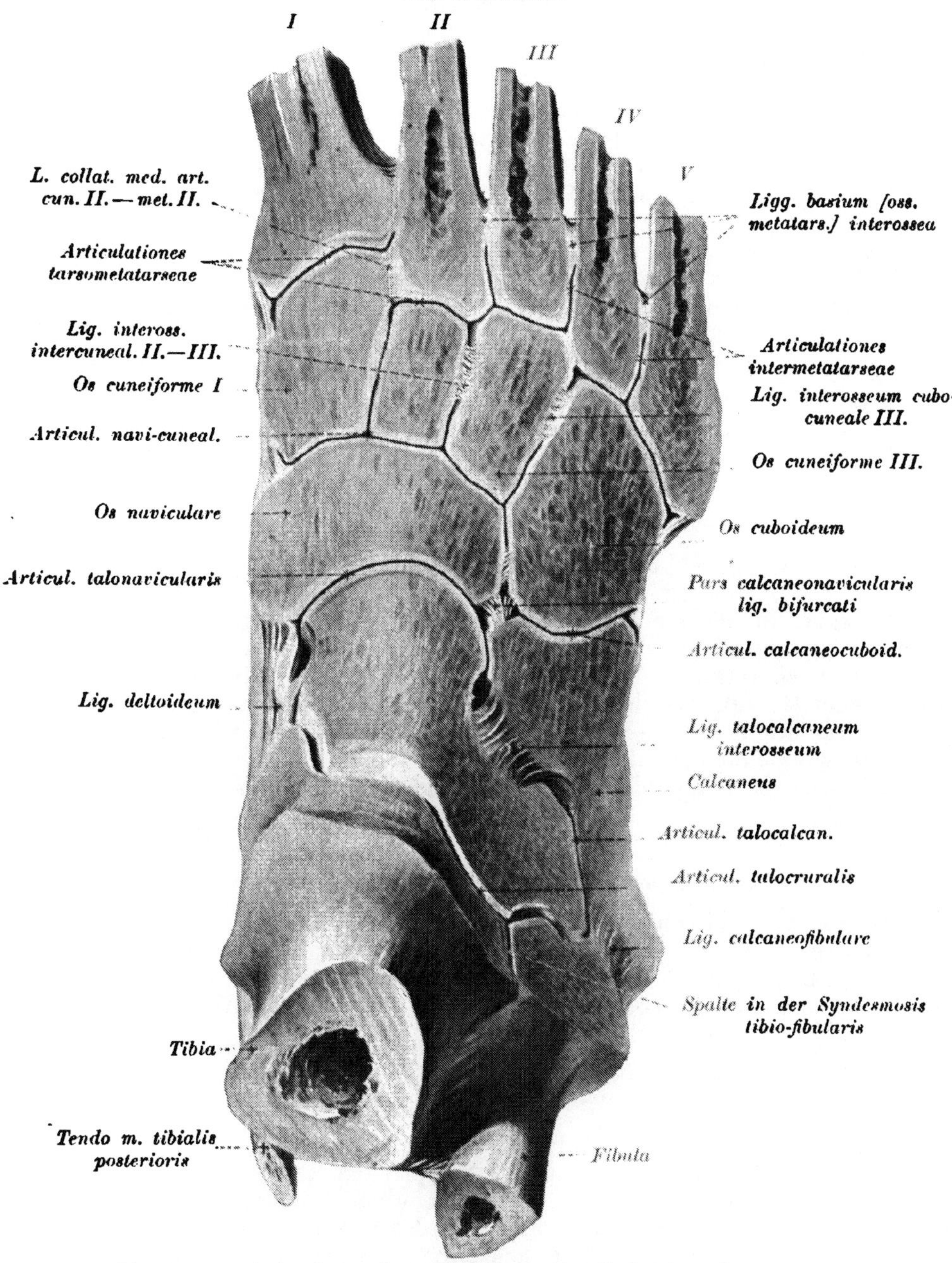

Fig. 150. Gelenke des rechten Fußes, von der Fußrückenseite.

läuft nicht ganz parallel der Fußlängsachse, sondern etwas schräg lateral-vorwärts (s. Fig. 150). Nach vorn und unten von der winkligen Gelenkverbindung berühren sich die beiden Knochen nicht, sondern sind, wie am Skelett gut zu sehen ist, durch eine tiefe, plantarwärts etwas erweiterte Spalte voneinander getrennt. Ziemlich selten habe ich beide Schenkel der Winkelmaßfläche voneinander getrennt gesehen, oft hingegen fand ich den hinteren Schenkel der Fläche sehr wenig gut entwickelt.

Das 2. und 3. Keilbein berühren sich meist nur längs dem hinteren Rand der einander zugewandten Flächen, und zwar mit einem schmalen (etwa $^1/_2$ cm breiten) Knorpelstreif. Manchmal ist der Knorpelstreif oben etwas breiter als unten, manchmal in der Mitte etwas eingeschnürt. In der Regel ist die laterale Gelenkfläche des 2. Keilbeines deutlich konkav, die entsprechende des 3. dazu passend konvex. Nach vorn von diesem Gelenkstreif sind auch diese beiden Keilbeine durch eine, allerdings sehr enge Spalte, voneinander getrennt. Die Weite dieser Spalte beträgt selten mehr als 2 mm.

Varietäten. POIRIER hat angegeben, daß das 2. und 3. Keilbein manchmal auch noch an der vorderen unteren Ecke der einander zugewandten Flächen durch kleine Gelenkflächen miteinander artikulieren sollen. An unserem Material habe ich diese Verbindung bisher noch nicht beobachtet.

Kapsel der Zwischen-Keilbeingelenke.

Die beiden Gelenke besitzen keine eigene ringsherum abgeschlossene Kapsel, sondern stehen nach hinten mit den 3 Kahn-Keilbeingelenken in offener Verbindung (s. Fig. 150 a. vor. S.). Das Gelenk zwischen dem 1. und 2. Keilbein ist nur in seltenen Fällen (23 : 1 nach BARKOW) vorn abgeschlossen, in der Regel hingegen mit dem Gelenk zwischen 1. Keilbein und 2. Metatarsus und dem Gelenk zwischen letzterem und dem 2. Keilbein, also mit den Tarso-Metatarsalgelenken in offener Verbindung (s. Fig. 149, S. 458). Die Kapsel setzt sich überall nahe dem Rand der Knorpelstreifen an (s. Fig. 149).

Verstärkungsbänder der Zwischen-Keilbeingelenke.

1) Dorsale Zwischen-Keilbeinbänder [L. dorsale intercuneale I.—II. et II.—III. m.][1]. Beide Gelenkspalten werden auf der Dorsalseite von derben, annähernd quer die Spalte überbrückenden Bandzügen überlagert, die meistens in mehrere Bündel zerfallen (s. Fig. 146, S. 455).

Wirkung. Die Bänder beschränken das Auf- und Ab- und das nach vorn und nach hinten Gleiten der Keilbeine aneinander.

2) Plantare Zwischen-Keilbeinbänder [L. plant. intercuneal. m.][2] Auch auf der Plantarseite springen zwischen den 3 Keilbeinen Bandzüge über, die aber oft einen weniger selbständigen Eindruck machen, wie auf der Dorsalseite. Offenbar sind sie aus dem Grunde weniger ausgeprägt, weil die Gelenk-

---

1) L. intercuneiformia dorsalia N., L. cunei-cuneiformia (LAUTH), L. oss. cuneiformium (KRAUSE), L. sphenoid. dors. int. u. ext. (BARKOW).

2) L. intercuneiformia plant. N.

spalten zwischen den Keilbeinen gegen die Plantarfläche hin meist schmäler werden und das 2. Keilbein überdies fast ganz von der Plantarfläche des 1. und 3. Keilbeines überlagert wird. Barkow führt zwischen dem 1. und 2. Keilbein kein Plantarband an, ich fand dasselbe [L. plantare intercuneal I.—II. m.] aber sogar besonders stark. Es läuft schräg lateral-vorwärts, während das zwischen 2. und 3. Keilbein überspringende Band [L. plantare intercuneale II.—III. m.] meist quer verläuft und oft schwach ist oder ganz fehlt. Als plantares Verstärkungsband dieser Gelenke muß übrigens auch die Ausstrahlung der Sehne des M. tibialis post. betrachtet werden. Vom Kahnbeinhöcker aus entsendet sie nämlich eine Ausstrahlung, die sich zum Teil am 3. Keilbein, zum Teil allerdings erst am 3. Metatarsus befestigt (s. a. S. 457, Fig. 143 u. 148).

Wirkung. Diese kleinen Bandzüge wirken hauptsächlich einer plantaren Auseinanderspreizung der Keilbeine entgegen.

3) Keilbein-Zwischenknochenbänder [L. interosseum intercuneale I.—II. et II.—III. m.][1]). Soweit die einander zugekehrten Flächen der Keilbeine nicht von Gelenkflächen eingenommen werden, sind sie rauh. Ein beträchtlicher Teil dieser rauhen Flächen dient einer dicken, festen, queren Bandmasse zum Ursprung bezw. Ansatz, die als 1. und 2. Keilbein-Zwischenknochenband bezeichnet wird. Das Band zwischen dem 1. und 2. Keilbein nimmt fast die ganze rauhe Fläche der lateralen Wand des 1. Keilbeines ein, nur der vorderste Teil wird vom Ursprung eines anderen Bandes (dem „medialen Seitenband des 2. Keil-Mittelfußgelenkes", s. unten) eingenommen. Das Band ist fast 1 cm dick und zieht direkt quer zur rauhen Fläche der medialen Wand des 2. Keilbeines hinüber, die es ganz besetzt. Nach oben und nach hinten grenzt das Band an die Kapsel des 1. Zwischen-Keilbeingelenkes (vgl. Fig. 149, S. 458). In seltenen Fällen kommt es vor, daß das Zwischenknochenband hinten bis auf die Dorsalseite hinaufwuchert und so das winkelmaßförmige Zwischen-Keilbeingelenk in 2 Teile, einen hinteren vertikalen und einen oberen horizontalen trennt. Nach unten grenzt das Band an die plantaren Zwischen-Keilbeinbänder (vgl. Fig. 149). Nach vorne grenzt es, wie bemerkt, an das „Seitenband" bezw. direkt an die Kapsel des 2. Tarso-Metatarsalgelenkes (vgl. Fig. 149).

Das 2. Zwischenknochenband [L. inteross. intercuneale II.—III. m.], d. h. das Band zwischen 2. und 3. Keilbein ist meist nur etwa halb so dick wie das erste. Es nimmt nur den hinteren Teil der rauhen Lateralfläche des 2. Keilbeines zum Ursprung und läuft ein klein wenig auf- und vorwärts zum größten Teil noch über den Ursprung des medialen Seitenbandes des 3. Tarso-Metatarsalgelenkes (s. unten) hinweg zur Medialfläche des 3. Keilbeines. Nach Barkow soll es auch in ein unteres und ein oberes zerfallen können.

Wirkung der beiden Zwischenknochenbänder. Diese Bandmassen wirken natürlich auch hauptsächlich einer direkten Entfernung der Keilbeine voneinander, aber auch ausgiebigeren Gleitbewegungen derselben aneinander entgegen.

---

1) L. intercuneif. inteross. N., L. sphenoid. ext. interosseum (Barkow), L. lateralia ossium cuneiformium (Weber-Hildebr.), L. sphenoid. inteross. inf. s. post. u. ant. s. sup. (Barkow).

7) Würfel-3Keilbeingelenk [Art. cubo-cunealis m.][1]).

In „einer Querebene“ mit den Zwischen-Keilbeingelenken liegt, wie auf S. 458) bemerkt, das Gelenk zwischen dem 3. Keil- und dem Würfelbein. Eben dort wurde auch bereits angegeben, daß die Gelenkspalte, etwas drastisch ausgedrückt, „fast in einer horizontalen Ebene liegt“. Bei Betrachtung des stehenden Fußes von oben verdeckt daher die Keilbeingelenkfläche fast ganz die entsprechende Würfelbeingelenkfläche.

Varietät. Gar nicht sehr selten fehlt übrigens das Gelenk zwischen Würfel- und Keilbein vollkommen.

Gelenkflächen des Würfel-Keilbeingelenkes.

Beide Knochen haben im hinteren oberen Teil der einander zugewandten Flächen eine abgerundet dreieckige Gelenkfläche, an der man eine (lateral) „dorsale“ Basis und eine (medial) „plantarwärts“ gerichtete abgerundete Spitze unterscheiden kann, wie man leicht an jedem montierten Fußskelett erkennt. Die „Basis“, d. h. der vom Fußrücken aus sichtbare Teil der Gelenkspalte steht ziemlich schräg lateral-vorwärts (s. Fig. 150, S. 459). Das 3. Keilbein wird durch die Gelenkfläche dermaßen schräg abgeschnitten, daß es auch nach hinten „keilförmig“ zugeschärft wird und den Namen „Keilbein“ daher doppelt verdient (s. Fig. 150). Nach vorn und unten von dieser Anlagerungsstelle berühren sich die beiden Knochen nicht, sondern sind am Skelett durch eine unregelmäßig gestaltete Spalte getrennt (s. S. 463 Zwischenknochenband).

Kapsel des Würfel-Keilbeingelenkes.

Ziemlich oft hat das Gelenk eine eigene, ringsum abgeschlossene Kapsel. In der Mehrzahl der Fälle steht es aber mit den Kahn-Keilbeingelenken und bei Vorhandensein eines Kahn-Würfelbeingelenkes auch mit diesem in offener Verbindung (s. Fig. 150). Ziemlich selten, etwa in 10—13 Proz., verbindet es sich nur mit dem Kahn-Würfelbeingelenk.

Verstärkungsbänder des Würfel-Keilbeingelenkes.

1) Dorsales Würfel-Keilbeinband [L. dorsale cubo-cuneale m.][2]). Von der Rückseite des Würfelbeines laufen bald mehr quere, bald mehr schräg medial- oder lateral-vorwärts starke Bandzüge, die die Rückseite der Kapsel wesentlich verstärken. Häufig sind 2 oder 3 gesonderte, medial konvergierende Bündel bemerkbar, nämlich ein oder 2 hintere, die schräg medial-vorwärts laufen und ein vorderes, das quer oder schräg medial-rückwärts zum 3. Keilbein verläuft (s. Fig. 142, S. 446). Sie können vom Kahn-Würfelbeinband mehr oder weniger verdeckt werden.

Wirkung. Das Band beschränkt vor allem das nach vorn Gleiten, aber auch das nach oben Gleiten des 3. Keilbeines am Würfelbein.

1) Art. cubo-cuneiformis N.

2) L. cuneo-cuboideum dorsale N., L. cubo-cuneif. dors. (Lauth), L. spheno-cub. dors. transvers. (Barkow), L. cuneo-cuboid. (Krause), L. dorsale ossis cuneiform. et cuboidei tertii (Weber-Hildebr.). Dorsal cuneo-cuboid. ligt. (engl.). L. cubo-3ᵉcunéen (franz.).

Varietäten. 1) Nicht selten ist das Band die direkte Fortsetzung des dorsalen Fersen-Würfelbeinbandes (s. S. 446). 2) WEBER-HILDEBRANDT beschreibt auch zum 2. und 1. Keilbein überspringende Bandzüge[1]) vom Rücken des Würfelbeines, die ich durchaus nicht regelmäßig gefunden habe.

2) Plantares Würfel-Keilbeinband [L. plant. cubocuneale III. m.][2]). Auf der Plantarseite geht ein kurzer, breiter Bandstreif vom medialen Rand des Würfelbeines schräg medial-vorwärts zur Schneide des 3. Keilbeines (s. Fig, 147), der oft mit dem langen Sohlenband in Verbindung steht und deshalb von manchen Autoren als Ausstrahlung des letzteren betrachtet wird. Dieses Band liegt übrigens der Kapsel nicht direkt an wie das dorsale, da ja die Gelenkspalte nicht den plantaren Teil der einander zugewandten Flächen der beiden Knochen erreicht. Die Bandmasse ist eigentlich meistens zerklüftet und manche Autoren, wie ARNOLD, BARKOW u. a. haben daher 3 verschiedene plantare Würfel-Keilbeinbänder beschrieben: ein hinteres, ein mittleres und ein vorderes. Das mittlere geht vom medialen Ende der Tuberositas des Würfelbeines aus, das vordere vor ihm, das hintere hinter ihm.

Varietät. Manchmal gehen außerdem noch lange Bündel von der lateralen vorderen Ecke des Würfelbeines zusammen mit Zügen vom 5. Metatarsus zur Schneide des 3. Keilbeines (s. Fig. 148), doch sind sie keineswegs immer gut nachzuweisen (vgl. a. S. 476 oben).

Wirkung. Das Band beschränkt das „Vergleiten" beider Knochen aneinander in jeder Richtung.

3) Würfel-Keilbein-Zwischenknochenband [L. interosseum cubo-cuneale m.][3]). Die Gelenkflächen an den einander zugekehrten Seiten beider Knochen sind verhältnismäßig klein gegen die großen übrigbleibenden rauhen Flächen derselben, die einem mächtigen, über 1 cm dicken Zwischenknochenband (s. Fig. 150) zur Befestigung dienen, das zwischen dem Würfelbein und den Tarso-Metatarsalgelenken liegt.

Varietät. Wenn das Würfel-Keilbeingelenk ausnahmsweise nach hinten nicht mit den Nachbar-Gelenkspalten verbunden ist oder fehlt, sind auch im hinteren Teil der Würfel-Keilbeinspalte Bandmassen vorhanden[4]).

Wirkung. Das Zwischenknochenband beschränkt nicht nur die direkte Entfernung beider Knochen voneinander, sondern auch die Gleitbewegungen derselben aneinander in jeder Richtung.

4) In der Regel ist die Verbindung zwischen Würfel- und 3. Keilbein auf der Plantarseite auch noch von einem bereits oben (s. 2) Var.) erwähnten Bandstreif gekreuzt, der von der Basis des 5. Metatarsus zum 3. Keilbein zieht. Auch dieser Streif, der zu den plantaren Tarso-Metatarsalbändern gehört (s. unten), kommt als Verstärkungsband des Würfel-3. Keilbeingelenkes in Betracht.

---

1) L. primum u. secundum (WEBER-HILDEBR.).

2) L. cuneo-cuboid. plant. N., L. cuboideo-sphenoidea inferiora post., med. et ant. (BARKOW), L. plantare ossis cuneiform. III. et cuboidei inf. (WEBER).

3) L. cuneo-cuboid. inteross. N., L. cuboideo-sphenoid. prof. s. inteross. (BARKOW), L. plantare ossis cuneif. III. et cuboid. super. (WEBER).

4) Ligt. laterale ossis cuneif. III. et cuboidei (WEBER).

Gefäße des Würfel-Keilbeingelenkes.

Die Gefäße zu den Fußwurzelgelenken kommen aus fast allen Gefäßstämmen des Fußrückens und der Sohle.

Nerven des Würfel-Keilbeingelenkes.

Die Nerven dieser Gelenke kommen auf der Rückseite aus dem Tiefen Peronaeus, auf der Sohle aus dem Medialen und Lateralen Plantarnerven.

8) Fußwurzel-Mittelfußgelenke [Articul. tarso-metatars. N.].

Die Gelenke zwischen der Fußwurzel und den Mittelfußknochen werden auch, namentlich von den Chirurgen, unter dem Namen: „LISFRANC'sches Gelenk" zusammengefaßt.

Verlauf der Gelenkspalte. Der Verlauf der Gelenkspalte zwischen Tarsus und Metatarsus ist ein ziemlich komplizierter, weil er weder ganz gerade ist, noch einer einfachen Kurve entspricht, sondern eine mehrfach geknickte Linie darstellt (s. Fig. 151). Der Kleinheit des 2. Keilbeines entsprechend schiebt sich nämlich die Basis des 2. Mittelfußknochens etwa 1 cm weiter nach rückwärts in die Fußwurzel hinein als die des 1. Metatarsus. Das 3. Metatarsalbein überragt sie um fast $^1/_2$ cm. Umgekehrt dringt das 3. Keilbein etwas nach vorn zwischen die Basen des 2. und des 4. Metatarsus hinein vor, allerdings nur unbedeutend, etwa $^1/_3$ cm. Dadurch erhält die Gelenklinie im Bereich des 3. Keilbeines, von hinten her betrachtet, eine etwa einem flachen, ungleich hohen Hut vergleichbare Gestalt. Man kann daher sagen: Die Metatarsen und Keilbeine seien miteinander „verzapft". Im Gebiet des Würfelbeines beschreibt die Gelenkspalte einen flachen, nach hinten und medialwärts konkaven Bogen. Infolge dieses eigentümlichen, treppen- und bogenförmigen Verlaufes der Gelenkspalte liegt das mediale Ende der Spalte um mehr als 2 cm (bis zu 3—4 cm) weiter vorn als das laterale. Die Spalte zwischen Würfel- und 5. Mittelfußbein liegt etwa in gleicher Linie wie die zwischen Kahn- und 1. Keilbein (s. Fig. 150). Die Lage des medialen und des lateralen Endes der Gelenkspalte sind beim Lebenden leicht zu finden, weil sowohl die Basis des 1. als namentlich die des 5. Mittelfußbeines deutliche Vorsprünge am medialen bezw. lateralen Fußrand bilden.

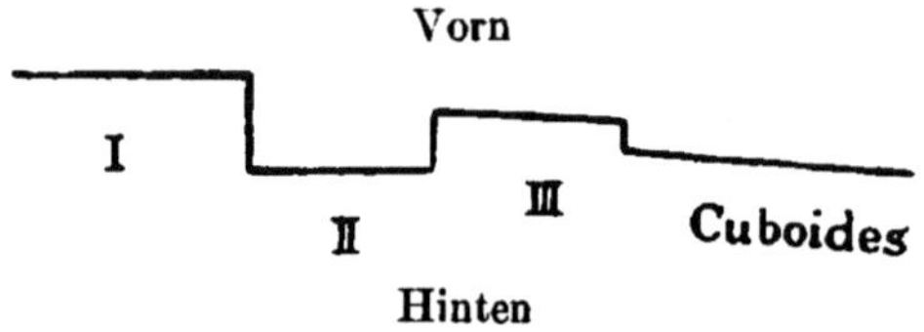

Fig. 151. Schema des Verlaufes der Tarsometatarsalen Gelenkspalte. (Die Zahlen I, II, III entsprechen den drei Keilbeinen.)

Gelenkflächen der Tarso-Metatarsalgelenke.

Die Gelenkflächen der Keilbeine und des Würfelbeines passen genau auf die ihnen entsprechenden Gelenkflächen der Metatarsen. Die Mittelfußbasen besitzen durchweg nur einen dünnen $^1/_3$—$^3/_4$ mm dicken Knorpelüberzug. Der Knorpelüberzug der Keilbeine ist bis über 1 mm dick; die plantaren Teile sind dünner als die dorsalen.

a) Die Vorderfläche des 1. Keilbeines und die Hinterseite des 1. Mittelfußbeines ist etwa bohnenförmig gestaltet. Die Längsachse

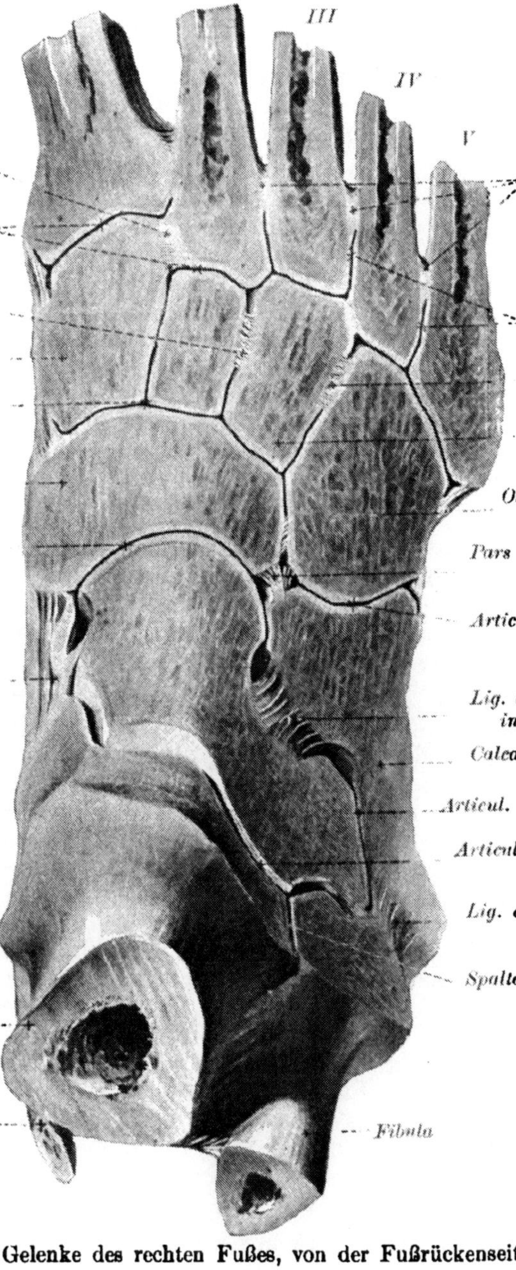

Fig. 152. Gelenke des rechten Fußes, von der Fußrückenseite.

der Bohne steht etwa vertikal, der Ausschnitt (hilus) der Bohne ist lateralwärts gerichtet. Manchmal geht der Bohnenausschnitt quer über die ganze Gelenkfläche, so daß diese in 2 Hälften, eine obere und eine untere getrennt wird. In diesen Fällen fand ich eine quere Intimafalte am Keilbein, der am Mittelfußbein eine quere Knorpelleiste entsprach. Fast immer fand ich die Bohne übrigens über die Fläche verdreht, indem am Keilbein der obere Teil der Bohnenfläche mehr nach vorn und medialwärts, der untere Teil aber mehr nach vorn und lateralwärts gewandt ist. Ueberdies ist die Fläche nicht eben, sondern am Keilbein in querer Richtung immer (seltener auch in dorso-plantarer) deutlich konvex, am Mittelfußbein konkav. Die Knorpeldicke beträgt 0,5 bis fast 1 mm.

Varietät. Nach Ludwig Fick soll das Gelenk auch beim Menschen ursprünglich sattelförmige Flächen besitzen, wie bei den Affen. Die Sattelform geht nach diesem Autor nur durch die Einzwängung in die Schuhe verloren, soll aber bei manchen Leuten noch ganz deutlich zu erkennen sein. In diesen Fällen ist das Keilbein in querer (mediolateraler) Richtung konvex, von oben nach unten (dorso-plantar) namentlich gegen den lateralen Rand hin, deutlich konkav. Die Krümmung des Hallux-Metatarsus ist umgekehrt, er ist in querer Richtung konkav, dorso-plantarwärts leicht konvex. Diese Krümmungsverhältnisse entsprechen den von mir am Orangfuß beschriebenen Verhältnissen (s. R. Fick, His' Archiv, 1895), während die Krümmung am Handdaumen umgekehrte Richtung hat, denn das Trapezbein ist in querer (radio-ulnarer) Richtung konkav u. s. w. (s. S. 266 f.).

b) Die Basis des 2. Mittelfußknochens schiebt sich, wie auf S. 464 bemerkt, proximalwärts in eine von den 3 Keilbeinen gebildete Klammer oder Gabel hinein. Die hintere Wand der Klammer wird vom 2. Keilbein, die mediale vom 1. und die laterale vom 3. Keilbein gebildet (s. Fig. 152).

Die mediale Klammerwand steht aber durchaus nicht in ihrer ganzen Ausdehnung in gelenkiger Verbindung mit der 2. Metatarsbasis, sondern berührt die Basis nur an der dorsalen Ecke ihrer medialen Seitenfläche. Dieses kleine Gelenk zwischen der medialen dorsalen Ecke der 2. Metatarsbasis und der lateralen vorderen oberen Ecke des 1. Keilbeines kann sogar fehlen. Wenn es vorhanden ist, steht es fast immer (s. Var.) nach hinten in Verbindung mit dem Gelenk zwischen 1. und 2. Keilbein (s. Fig. 149, S. 458). Die kleine, etwa halbkreisförmige oder abgerundet viereckige, kaum linsengroße Gelenkfläche ist die direkte Fortsetzung des dorsalen Schenkels der winkelmaßähnlichen (s. S. 458) Gelenkspalte zwischen 1. und 2. Keilbein. Die kleine Facette ist aber gegen diese Gelenkspalte abgeknickt, indem sie fast genau der Fußlängsachse parallel verläuft, die Spalte zwischen 1. und 2. Keilbein aber schräg lateral-vorwärts läuft (s. Fig. 152). Die Gelenkflächen dieses kleinen Gelenkchens sind eben oder am Keilbein leicht konkav, am Mittelfußbein leicht konvex (s. Fig. 149) mit einem etwa 0,2—0,3 mm dicken Knorpel bedeckt.

Varietät. Selten habe ich das Eckgelenk von der Winkelmaßfläche ganz isoliert und mit schönen großen ovalen Gelenkflächen versehen gefunden.

Die Hauptgelenkfläche der 2. Metatarsbasis, ihre proximale Fläche, ist abgerundet dreieckig mit oberer Basis, unterer

„abgeschnittener" Spitze. Die Fläche ist eben oder leicht konkav. Die entsprechende Fläche des 2. Keilbeines ist ebenso gestaltet und manchmal leicht konvex. Die Flächen haben einen Knorpelüberzug von 0,5—1 mm Dicke.

Die laterale Verbindung des 2. Mittelfußbeines mit der vorderen Kante des 3. Keilbeines (s. Fig. 152) besteht nicht aus einem vom Fußrücken zur Sohle durchlaufenden Gelenkstreifen, sondern ist durch eine tiefe, rauhe Furche in einen größeren dorsalen und einen kleineren plantaren Teil getrennt. Die das Gelenk bildenden Gelenkflächen sind ganz unbedeutende, etwa einer halben Linse vergleichbare kleine Knorpelflächen. Am 3. Keilbein schließen sie sich direkt an die große vordere Gelenkfläche des 3. Keilbeines für den 3. Metatars an, am 2. Metatars gehen die betreffenden kleinen Flächen meist nach vorn direkt in die kleinen Gelenkflächen für die „intermetatarsale" Verbindung mit der Seitenfläche des 3. Metatars über. Meist bilden die beiden kleinen Facetten am lateralen Teil der 2. Metatarsbasis (d. h. die für das 3. Keilbein und die für den 3. Metatars bestimmte) übrigens einen medialwärts offenen Winkel miteinander, so daß man sie gut voneinander unterscheiden kann, wenigstens die des dorsalen Gelenkteiles.

Varietät. Mehrfach habe ich beobachtet, daß diese laterale Gelenkverbindung des 2. Metatars mit dem 3. Keilbein fehlte, obwohl die Basis des 2. Metatars sich proximalwärts von der distalen Fläche des 3. Keilbeines in die Fußwurzel hineinschob.

c) Das 3. Keilbein schiebt sich, wie auf S. 464 bemerkt, etwas zwischen die Mittelfußbasen hinein, so daß es nicht nur mit dem 3., sondern auch mit dem 2. (s. vorstehend) und oft auch noch mit dem 4. Metatars in gelenkige Verbindung tritt.

Das 3. tarso-metatarsale Hauptgelenk zwischen der proximalen Fläche der Basis des 3. Metatars und der distalen des 3. Keilbeines hat ganz ähnlich geformte Gelenkflächen wie die des 2. Sie sind auch etwa „abgerundet dreieckig mit oberer Basis, unterer abgeschnittener Spitze", nur sind die Flächen entsprechend der Größe des 3. Keilbeines etwas breiter und höher als die des 2. Gelenkes. Meist sind die beiden Flächen fast ganz eben und von 0,5—1,0 mm dickem Knorpel überzogen.

Varietät. Nach Pfitzner (Anat. Anz., 20. Bd., Erg., S. 184 u. 187) kommt es öfters im plantaren Abschnitt des Gelenkes zur Ausbildung besonderer Gelenkfacetten, „Koalescenz" oder Synostose. (Bei Raubtieren hat das 3. Keilbein einen besonderen plantaren „Hakenfortsatz".)

An unserem Material etwa in der Hälfte der Fälle, ist, wie bemerkt, noch eine gelenkige Verbindung zwischen der vorderen Kante des 3. Keilbeines und der ihr benachbarten hinteren Kante oder dem hintersten Streif der Medialfläche der 4. Metatarsbasis vorhanden. Die entsprechenden Gelenkflächen sind aber nur sehr schmale, 0,4—1,2 mm dicke Knorpelstreifen. Oft ist übrigens trotz des Vorragens des 3. Keilbeines über den vorderen Rand des Würfelbeines und der mit diesem verbundenen proximalen Fläche der Basis des 4. Metatars doch keine gelenkige Verbindung zwischen 3. Keil- und 4. Mittelfußbein vorhanden, sondern beide sind dann sogar durch eine Lücke (in Fig. 152 überbrückt gezeichnet) voneinander getrennt.

d) Die Gelenkspalte zwischen dem 4. und 5. Mittelfuß- und dem Würfelbein bildet, wie auf S. 464 bemerkt, eine fortlaufende, proximalwärts leicht konkave Linie (s. Fig. 152). Nicht selten finde ich statt der Kurve einen proximalwärts offenen stumpfen Winkel. Am Würfelbein sind die für den 4. und 5. Metatars bestimmten Gelenkflächen nur durch eine leicht vorragende überknorpelte Leiste voneinander getrennt.

α) Das Gelenk zwischen 4. Metatars und Würfelbein hat ungefähr rechteckige Gelenkflächen, die mit ihrer Längsachse dorsoplantarwärts gestellt sind. Manchmal sind die Flächen leicht gekrümmt, am Würfelbein dorso-plantarwärts etwas konkav, am 4. Metatars etwas konvex. Die Knorpeldicke beträgt nur $^1/_8$ bis $^3/_4$ mm.

Varietät. Nach HENLE sind die Gelenkflächen des 4. Tarso-Metatarsalgelenkes sattelförmig. Die Würfelbeinfläche soll nach ihm nämlich nicht einfach dorso-plantarwärts konkav, sondern in querer Richtung leicht konvex sein. Ich betrachte diese Form nur als eine nicht häufige Varietät.

Immer geht die Endfläche der 4. Metatarsbasis direkt in die Gelenkfläche an der Lateralfläche für die intermetatarsale Verbindung mit der Medialfläche des 5. Mittelfußbeines über (s. Fig. 152). Ueber die unbeständige Verbindung des 4. Mittelfußbeines mit dem 3. Keilbein s. S. 467 unten.

β) Das Gelenk zwischen Würfelbein und 5. Mittelfußbein hat quergestellte, etwa abgerundet dreieckig zu nennende Gelenkflächen. Die Basis des Dreieckes ist nach medialwärts, die stark abgerundete Spitze lateralwärts gewendet. Auch hier sind die Gelenkflächen manchmal leicht gekrümmt, am Würfelbein dorso-plantarwärts konkav, am 5. Mittelfußbein in dieser Richtung konvex. Manchmal fand ich aber auch eine ausgesprochene distal-(lateral)wärts konvexe Krümmung der Würfelbeinfläche in querer Richtung und dementsprechend den 5. Metatars quer herüber konkav. Die distalen Gelenkflächen des Würfelbeines haben also eine umgekehrte Krümmung wie die der drei Keilbeine.

Die Gelenkfläche des 5. Mittelfußbeines für das Würfelbein steht in direkter Verbindung mit der seitlichen Gelenkfläche der Metatarsbasis für die intermetatarsale Verbindung mit der Lateralfläche des 4. Mittelfußbeines. Die Medialfläche der 5. Metatarsbasis bildet mit ihrer proximalen Gelenkfläche einen lateralwärts offenen, stumpfen Winkel (s. Fig. 152).

Gelenkkapsel der Tarso-Metatarsalgelenke.

In der Regel sind 3 voneinander getrennte Gelenkkapseln vorhanden.

1) Die Mediale oder 1. Tarso-Metatarsalkapsel [Caps. art. cuneoI.—metat.I. m.] ist meist vollkommen abgeschlossen, sie umschließt nur die Gelenkspalte zwischen 1. Keilbein und 1. Mittelfußbein. Sie liegt außerdem, wie bemerkt, mit den anderen Tarso-Metatarsalgelenken nicht in einer Reihe, sondern 0,5—1 cm weiter

vorn (s. Fig. 152). Die Kapsel setzt sich nicht ganz knapp an den Gelenkflächen an, sondern läßt noch einen schmalen Saum der Seitenfläche der 1. Metatarsbasis frei. Sie ist etwas schlaffer als die 2. Kapsel. Manchmal verbindet sich die Gelenkhöhle mit einem fast konstanten Schleimbeutel, der zwischen der 1. und 2. Mittelfußbasis liegt oder mit einem nicht ganz selten vorkommenden Intermetatarsalgelenk zwischen 1. und 2. Basis (s. unten).

2) Die Mittlere oder 2. Tarso-Metatarsalkapsel [Capsula artic. cuneo-metatarsalis II. et III. m.] umschließt, knapp an die Ränder der Gelenkflächen angewachsen, die Gelenkverbindung zwischen 2. und 3. Keilbein mit dem 2. und 3. Mittelfußbein. Diese Kapsel ist aber nicht ringsherum abgeschlossen, d. h. der Kapselraum steht in offener Verbindung mit benachbarten Gelenkspalten. Nach hinten steht er sozusagen immer in offener Verbindung mit dem Gelenk zwischen 1. und 2. Keilbein (s. S. 460) und durch dieses mit den drei Kahn-Keilbeingelenken. Meiner Erfahrung nach fehlt diese Verbindung höchstens in etwa 4 Proz. Nach vorn steht die „2. Kapsel“ in der Regel in offener Verbindung mit dem Intermetatarsalgelenk zwischen 2. und 3. Metatarsbasis (s. Fig. 152). Die laterale Abteilung der „2. Kapsel“ verbindet sich meist auch mit dem Intermetatarsalgelenk zwischen 3. und 4. Metatarsbasis (s. Fig. 152), doch kann die Verbindung nach dorthin auch fehlen.

Recht häufig habe ich übrigens auch die erstere Verbindung, d. h. die nach dem Intermetatarsalgelenk II—III fehlen sehen. In diesen Fällen fehlt eben das die Verbindung vermittelnde Gelenk zwischen der 2. Metatarsseitenfläche oder -Kante und der vorderen Ecke des 3. Keilbeines (s. S. 467 oben). Hier ist dann natürlich auch das 2. Tarso-Metatarsalgelenk vom 3. vollkommen getrennt, und es bestehen in diesem Falle also 4 getrennte Tarso-Metatarsalkapseln. Jedes Keilbein ist mit seinem Metatars durch eine eigene Kapsel verbunden, nur das Würfelbein hat für seine 2 Metatarsen eine gemeinsame Kapsel. Ich fand das 2. Gelenk vom 3. Gelenk übrigens auch schon in solchen Fällen vollkommen voneinander getrennt, in denen ein Gelenk zwischen der vorderen Ecke des 3. Keilbeines und der lateralen Ecke des 2. Metatars vorhanden war. Letzteres verband sich in diesen Fällen nur mit dem 3. Tarso-Metatarsalgelenk. (An unserem Material fand ich diese Verbindung oder Scheidung des 2. und 3. Tarso-Metatarsalgelenkes sehr wechselnd. In der einen Serie von Präparaten sind beide fast ebenso oft getrennt, wie miteinander vereinigt, in einer anderen Serie ist die Trennung geradezu die Regel.)

Recht selten kommt es durch Vermittelung des Gelenkes zwischen der vorderen Ecke des 3. Keilbeines und dem 4. Metatars zur Verbindung der 2. oder mittleren Tarso-Metatarsalkapsel mit der 3. oder lateralen Tarso-Metatarsalkapsel, die das Cubo-Metatarsalgelenk umschließt. Zwischen dem 2. und 3. Keilbein fand ich öfters eine plantare Intimaausstülpung der „2. oder Mittleren“ Kapsel“.

3) Die Laterale oder 3. Gelenkkapsel [Capsula artic. cubo-metatarsalis IV. et V. m.] der Tarso-Metatarsalverbindung ist meist nach der Seite und nach hinten ebenso selbständig, d. h. vollkommen abgeschlossen, wie die erste und besitzt auch etwa die gleiche Ausdehnung, nur ist sie mit ihrem Längsdurchmesser quer,

die erstere hingegen dorso-plantar gestellt. Nach vorn steht sie aber immer in offener Verbindung mit dem Intermetatarsalgelenk zwischen den Basen des 4. und 5. Mittelfußbeines. Sie gleicht auch darin der 1. Kapsel, daß sie sich nicht ganz knapp an den Rändern der Gelenkfläche ansetzt, sondern einen schmalen Saum an der Rückseite und an der Plantarseite des Würfelbeines freiläßt, und darin, daß sie wie die erste auch etwas schlaffer ist als die „Mittlere oder 2. Kapsel".

Recht selten setzt sich (s. a. bei 2) die „laterale" oder „3. Kapsel" durch das Gelenk zwischen der vorderen Ecke des 3. Keilbeines und der Seitenfläche der 4. Metatarsbasis in Verbindung mit der „Mittleren oder 2. Tarso-Metatarsalkapsel" und mit dem Intermetatarsalgelenk III.—IV.

Verstärkungsbänder der Tarso-Metatarsalgelenke.

Alle 3 Kapseln besitzen dorsale und plantare, zum Teil auch besondere „Seitenbänder".

1) Dorsale Tarso-Metatarsalbänder [L. dorsalia tarso-metatarsalia]. Auf der Dorsalseite sind die Tarso-Metatarsalgelenke von kurzen, platten, nicht unbedeutenden, isolierbaren Bandbündeln verstärkt, die aber ziemlich dicht an den Rändern der betreffenden Gelenkspalte befestigt sind. Jede Gelenkspalte hat meist ihr besonderes Verstärkungsband (s. Fig. 153).

a) Die Kapsel des 1. Tarso-Metatarsalgelenkes wird auf der Dorsalseite durch eine ziemlich breite Bandmasse [L. dorsale cuneo I. — metatarsale I. m.] gefestigt, die oft in mehrere Stränge zerfällt, zwischen denen bei den Bewegungen sich Intimasäckchen vordrängen. Von der Dorsalseite her erstrecken sich auch auf die mediale Wand der Kapsel Verstärkungszüge, die als „Mediales Seitenband" [L. collaterale mediale artic. cuneo-metatars. I. m.][1]) bezeichnet werden können. Dieses Band grenzt direkt an den Schleimbeutel der Sehne des Tibialis ant. (vgl. auch unten „laterales Seitenband" des 1. Gelenkes).

b) Das 2. Tarso-Metatarsalgelenk hat entsprechend seinen 3 Spalten auch 3 dorsale, nach vorn divergierende Bänder[2]) (s. Fig. 153). Für das Hauptgelenk (2. Keilbein-2. Metatarsus) laufen die Bandzüge [L. dorsale cuneo II. — metatars. II. (rectum) m.][3]) ziemlich gerade aus. Sie bedecken die Kapsel meist in mehrere Bündel geteilt in ihrer ganzen Breite. Die Züge für die mediale Abteilung des 2. Gelenkes, d. h. für die Spalte zwischen der Seitenfläche des 2. Metatars und dem 1. Keilbein laufen als kräftiger Bandstrang [L. dorsale cuneo I. — metatars. II. (obl.) m.][4]) von der vorderen Ecke des 1. Keilbeines schräg lateral-vorwärts zur medialen Ecke der 2. Metatarsbasis hinüber (sie laufen zum Teil noch weiter bis zur 3. Metatarsbasis, s. unten). Umgekehrt schräg laufen die Züge [L. dorsale cuneo III. — metatars. II. (obl.) m.][5]) für die laterale Abteilung des 2. Ge-

1) L. tarseum dorsale ossis metat. I. laterale int. (BARKOW).
2) L. int. med. u. ext. (WEBER-HILDEBR.), L. trigemina (ARNOLD).
3) L. dorsale medium juncturae tarsi cum osse metatarsi-secundo (BARKOW).
4) L. dorsale internum juncturae tarsi cum osse metatarsi II.
5) L. dors. ext. junct. tarsi c. osse metat. II. (BARKOW).

lenkes. Sie entspringen an der vorderen Ecke des 3. Keilbeines und ziehen schräg medial-vorwärts zur lateralen Ecke der 2. Metatarsbasis.

c) Das 3. Metatarsusbein ist entsprechend seiner einfachen tarsalen Gelenkverbindung auf der Dorsalseite in der Regel nur mit

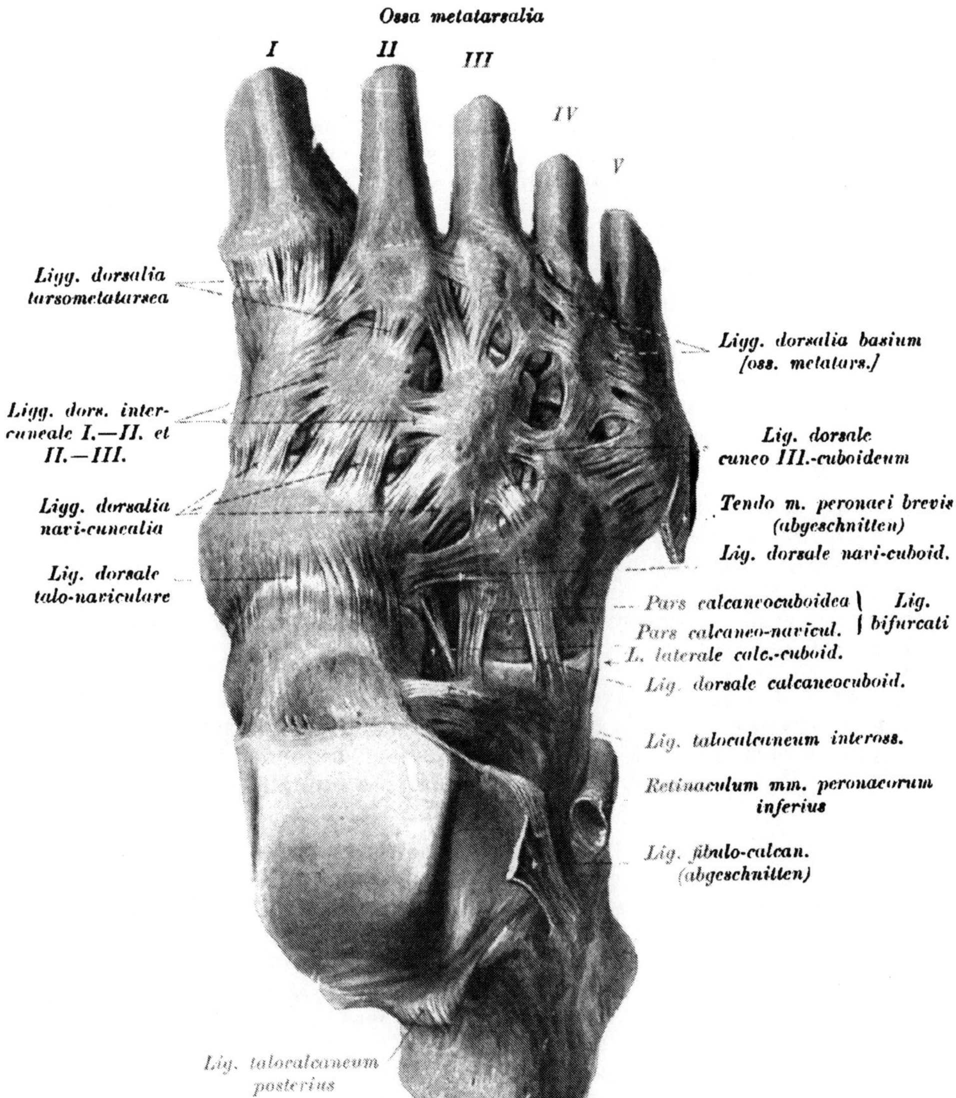

Fig. 153. Bänder des rechten Fußes, von der Fußrückenseite.

einem einzigen Tarsalknochen, dem 3. Keilbein durch ein längsgerichtetes Verstärkungsband [L. dorsale cuneo III. — metatars. III. m.] 1) verbunden, das aber in mehrere Bündel geteilt sein kann (s.

1) L. tarsi dors. oss. metat. III med. (WEBER-HILDEBR.), medialer Teil der L. bigemina (ARNOLD).

Fig. 153). Hier und da geht allerdings auch noch zur vorderen Würfelbeinecke ein schmaler Bandzug[1]), der aber nicht ein Verstärkungsband des 3., sondern des 4. Tarso-Metatarsalgelenkes darstellt. Es kommen auch Züge vom 2. Keilbein zum 3. Metatarsus vor[2]).

d) Das 4. und 5. Tarso-Metatarsalgelenk haben in der Regel nur je 1 kräftiges Dorsalband [L. dors. cubo-metat. IV. et L. dors. cubo-metat. V. m.][3]), das vom Würfelbein zur gegenüberstehenden Mittelfußbasis hinüberzieht. Das Band zum 4. Mittelfußbein zieht noch ziemlich längs, manchmal in 2 Bündel geteilt, das zum 5. aber sehr schräg, fast quer, lateral- (nur wenig vor-)wärts gerichtet (s. Fig. 153). Es ist meist das kräftigste aller dorsalen Tarso-Metatarsalbänder.

Bei guter Ausbildung eines Gelenkes zwischen der vorderen Ecke des 3. Keilbeines und der hinteren Ecke der 4. Metatarsusbasis hat auch dieses Gelenk ein deutliches Dorsalband, das schräg lateral-vorwärts gerichtet, zwischen beiden Ecken [L. dorsale cuneo III. — metat. IV. (obl.) m.][4]) überspringt. Häufig setzt es sich auch auf die Basis des 5. Mittelfußbeines fort als ein ganz quer verlaufender Bandzug, der oberflächlicher als die geraden und schrägen vom Würfelbein kommenden Bänder der beiden Gelenke liegt, dieselben also bedeckt.

Wirkung. Alle dorsalen Tarso-Metatarsalbänder beschränken vor allem eine Plantarbeugung der Mittelfußbeine gegen die Fußwurzel, aber auch dorso-plantare und medio-laterale Vergleitungen der betreffenden Knochen aneinander. Das dorsale Band zum Würfelbein und 5. Metatars verhindert noch die Proximalwärtsverschiebung des letzteren am ersteren.

2) Plantare Tarso-Metatarsalbänder [Ll. plant. tarsometatarsea][5]). Auch auf der Plantarseite entsprechen allen Abteilungen der Tarso-Metatarsalverbindung besondere Verstärkungsbänder. Vom medialen gegen den lateralen Fußrand hin werden diese Bänder immer schwächer und unscheinbarer.

a) Die Kapsel des 1. Tarso-Metatarsalgelenkes wird auf der Sohlenseite durch ein sehr starkes längsverlaufendes Band [L. plantare cuneo I. — metatars. I. m.][6]) verstärkt. Es setzt sich am hinteren Rand des 1. Metatars fest zwischen der vom medialen Fußrand herkommenden Sehne des M. tibialis ant. und der von der lateralen Seite kommenden Sehne des Langen Peronaeus (s. Fig. 156, S. 476). Die oberflächlichsten Bündel des Bandes lassen sich in der Regel proximalwärts über die Unterseite des 1. Keilbeines hinweg bis in das plantare Kahn-Keilbeinband (s. S. 457) verfolgen. Außerdem wird die Sohlenseite der Gelenkkapsel auch noch durch eine Ausstrahlung

1) L. tarsi dors. oss. metat. III ext. (WEBER).
2) L. tarsi dors. oss. metat. III int. (WEBER).
3) Das letztere = L. tarsi dors. oss. met. V (WEBER), L. dors. junct. c. oss. met. IV bezw. V, beide zusammen = L. bigemina (ARNOLD).
4) Lateraler Teil der L. bigemina int. (ARNOLD).
5) L. tars. met. plant. N.
6) L. tars. plant. oss. met. halluc. (WEBER), L. sphenoid. met. plant. int., tarsi c. ossis metat. I laterale int. u. ext. (BARKOW).

der genannten beiden Sehnen verstärkt, auf der medialen Seite vom Vorderen Tibialis, auf der lateralen Seite vom Langen Peronaeus.

b) Das 2. Tarso-Metatarsalgelenk besitzt in der Tiefe kurze Verstärkungszüge [L. plantare cuneo II. — metatars. II. m., L. plant. cuneo I. — metat. II. (obl.) m. et L. plant. cuneo III. — metat. II. (obl.) m.][1], die den 3 Abteilungen des Gelenkes, d. h. der Verbindung mit den 3 Keilbeinen entsprechen. Der Bandzug für das Hauptgelenk zwischen dem 2. Keilbein und dem 2. Mittelfußbein ist kräftig, ziemlich schmal und läuft gerade aus (auf Fig. 154 sind die Züge zu erkennen). Die Bandzüge von der vorderen Ecke des 1. Keilbeines und der des 3. Keilbeines laufen hingegen schräg, sie konvergieren nach vorn zur Unterseite der 2. Mittelfußbasis.

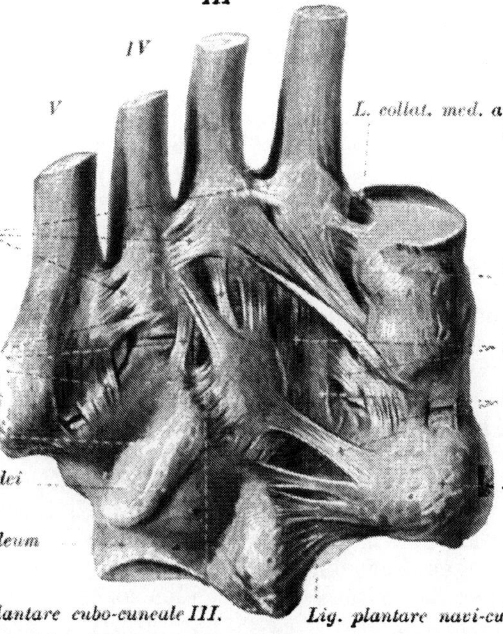

Fig. 154. Gelenkbänder des rechten Fußes, von der Fußsohlenfläche.

Außerdem sind auch noch lange, oberflächliche Züge vorhanden, die die kurzen tiefen bedecken. Diese leicht zu präparierenden Bandbündel kommen nicht nur von der vorderen Ecke des 1. Keilbeines, sondern entspringen weiter proximalwärts an der Unterseite bezw. der lateralen Seite desselben, fast bis zum proximalen Rand der Unterseite des 1. Keilbeines [L. plant. cuneo I. — metatars. II. et III. (obl.) m.][2]. Sie laufen schräg lateral-vorwärts und

1) L. rect. longitud. (Weitbr.), L. tars. lateral. oss. metat. II (Weber), L. tars. later. met. II ext., rect. u. obl. (Barkow), L. tars. transv. mediale (Henle), L. oss. met. II plant. u. oss. metat. III obl. et rhomboid. (Weitbr.), L. tars. plant. oss. met. II et III (Weber), L. bifurcat. prof. u. l. rect. met. II. (Arnold).

2) L. tars. transv. mediale (Henle, Krause), L. tarso-metat. plant. mediale s. bifurcat. sublime s. furcillat. superf. (Arnold, Barkow), L. cuneo-metatars. obl. (Gegenbaur).

breiten sich fächerartig an der Basis des 2. und auch des 3. Metatars aus. (In Fig. 154 deutlich gezeichnet, der laterale Rand des Bandes ist umgeschlagen; auch in Fig. 155 sind, namentlich die medialen, zum 2. Keilbein ziehenden Züge sehr kräftig gezeichnet.) Sie werden nicht ganz mit Unrecht von SAPPEY als „Schlüssel" der Tarso-Metatarsalverbindung bezeichnet. Sie bedecken die letzte Ausstrahlung des Hinteren Schienbeinmuskels, die natürlich auch für die Verstärkung der Gelenkkapsel in Betracht kommt. Fast immer finde ich ein besonders kräftiges Bündel der Tibial. post.-Sehne, das 2. Tarso-Metatarsalgelenk überspringend sich an der Unterseite des 2. Mittelfußbeines ansetzen. Sie werden aber selbst bedeckt, und zwar etwa rechtwinklig gekreuzt von der letzten Ausbreitung des langen Peronaeus, der zum 1. Tarso-Metatarsalgelenk zieht. Noch oberflächlicher wie die Peronaeusausbreitung liegt die Ausstrahlung des langen Fußsohlenbandes, das in der Regel auch zur Basis des 2. Mittelfußbeines ein Bündel entsendet (s. S. 449) und deshalb auch bei den Verstärkungsbändern des 2. Tarso-Metatarsalgelenkes zu nennen ist (s. Fig. 156, S. 476).

c) Der 3. Metatars ist nicht nur, wie auf der Dorsalseite, mit dem ihm zugehörigen 3. Keilbein [L. plant. cuneo III. — metat. III. m.][1]), sondern in der Regel auch mit dem Würfelbein[2]) durch kräftige Bandbündel verbunden. Der Bandzug zwischen der Schneide des 3. Keilbeines und des 3. Metatars ist breiter als der des 2. Keil-Mittelfußgelenkes, aber dünner, oft gespalten (s. Fig. 154 a. vor. S.) und fehlt öfters vollständig.

Manche Autoren führen auch Bandzüge[3]) vom 2. Keilbein zum 3. Metatars auf, die an unserem Material aber nur sehr inkonstant sind.

Außerdem wird die Unterseite der Kapsel des 3. Tarso-Metatarsalgelenkes noch durch die letzte Ausbreitung des hinteren Schienbeinmuskels verstärkt (s. Fig. 156, S. 476), die sich den Zügen, die vom 3. Keilbein zum 3. Mittelfußbein ziehen, beigesellen. Plantarwärts von diesen liegen die Bündel des auf S. 473 unten beschriebenen Bandes vom 1. Keilbein zum 2. und 3. Metatars [L. plantare cuneo I. — metat. II. et III. obl. m.], und endlich kommt auch noch die Ausstrahlung des langen Fußsohlenbandes (s. S. 449 u. Fig. 156) als Verstärkungsband des 3. Tarso-Metatarsalgelenkes in Betracht.

Die verschiedenen, vom 3. Keilbein divergierenden Bandbündel will GEGENBAUR unter dem Namen L. radiatum zusammenfassen.

d) Die Unterseite der Kapsel des 4. Tarso-Metatarsalgelenkes wird auch durch mehrere Bandzüge [L. plant. cubo-met. IV.] verstärkt. Vor allem ziehen starke Bandbündel[4]) von der Unterseite des Würfelbeines ziemlich gerade zur 4. Mittelfußbasis. Sodann läuft noch ein Bandzug, entsprechend der oft vorhandenen dorsalen Artikulation des 4. Metatars mit dem 3. Keilbein (s. S. 467 unten), von der Unterseite (der „Schneide") des 3. Keilbeines schräg lateral-vorwärts zur hinteren Ecke des 3. Metatars[5]) (s. Fig. 154 156). Außerdem trägt zur Ver-

---

1) Lateraler Teil des L. bifurcat. prof. (ARNOLD), L. int. lat. u. ext. rect. (WEITBRECHT), L. int. rect. (WEBER-HILDEBR.), L. sphenoideo-met. ext. (BARKOW).
2) L. ext. incurvat. (WEITBRECHT), — s. obl. (BARKOW).
3) L. int. longitud. prof., L. incurv. int. M. I. (WEBER).
4) L. cuboideo-metatars. plant. breve (BARKOW) (vgl. Long. S. 448).
5) Inkonstanter Zug des L. bifurcat. prof. (ARNOLD).

stärkung des Gelenkes noch der entsprechende lange Ausläufer des langen Fußsohlenbandes bei (s. S. 449).

e) Das 5. Tarso-Metatarsalgelenk hat unmittelbar auf der Kapsel liegende tiefe, kurze Verstärkungsbündel [L. plant. cubo-met.V.], die ziemlich schräg lateral-vorwärts vom Würfelbein zur Basis des 5. Mittelfußbeines ziehen. Freilich habe ich dieselben schon recht schwach gefunden, viel schwächer als die dorsalen Verstärkungszüge (vgl. Fig. 154 u. 155).

Sodann ist meiner Erfahrung nach in der Regel noch ein von den älteren Autoren beschriebenes Bündel [L. plant. cuneo III. — metatars.V. (transvers.) m.][1]) vorhanden, das von der Basis des 5. Mittelfußbeines vollkommen quer oder in leichtem Bogen medialwärts zur Unterseite des 3. oder 2. Keilbeines verläuft (s. Fig. 155). In den

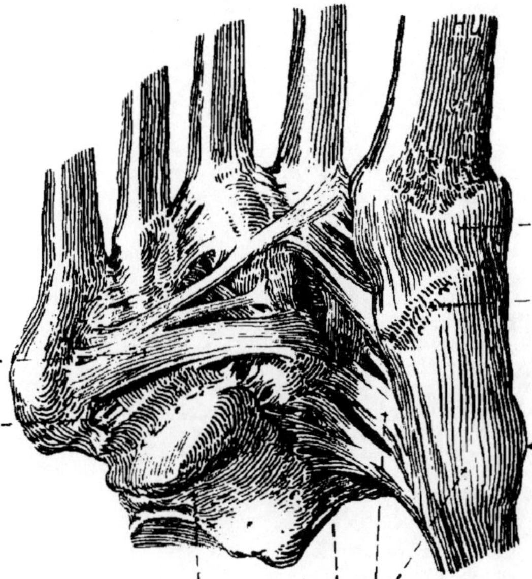

Fig. 155. Distaler Fußwurzelabschnitt von der Plantarseite. (Ausstrahlung des langen Fußsohlenbandes und des Langen Peronaeus entfernt.)

hinteren Rand des Bandes strahlen Bündel der Sehne des Hinteren Schienbeinmuskels aus. Plantarwärts wird es von der Peronaeussehne bedeckt, die sich übrigens auch mit ihm durch einige Bündel verbinden kann. Das Bündel zeigt allerdings sehr große individuelle Verschiedenheiten, es kann sehr dünn sein oder vollständig fehlen oder aber sehr stark sein. Es kann ferner vollständig unabhängig oder aber zum Teil einfach eine Ausstrahlung der Sehne des Hinteren Schienbeinmuskels sein. Auch dieses Band trägt zur Verstärkung des 5. Tarso-Metatarsal-

---

1) L. tars. transv. lat. (Henle), L. transv. oss. met.V. (Weitbr.)., L. tars. plant. transv. u. L. transversale oss. met.V. (Weber), L. spheno-metat. transv. (Barkow), L. tarso-metatars. plant. lat. s. tars. transv. laterale (Krause) („laterale" genannt im Gegensatz zu dem Tarso-metatars. trans. mediale vom 1. Keilbein zum 3. Mittelfußbein, s. S. 473 unten).

gelenkes bei, freilich ebenso gut zur Verstärkung des Intertarsalgelenkes zwischen dem Würfelbein und 3. Keilbein (s. S. 463).

Ferner ist fast immer eine recht kräftige, breite Ausstrahlung des langen Fußsohlenbandes nach der 5. Mittelfußbasis hin vorhanden (s. Fig. 156).

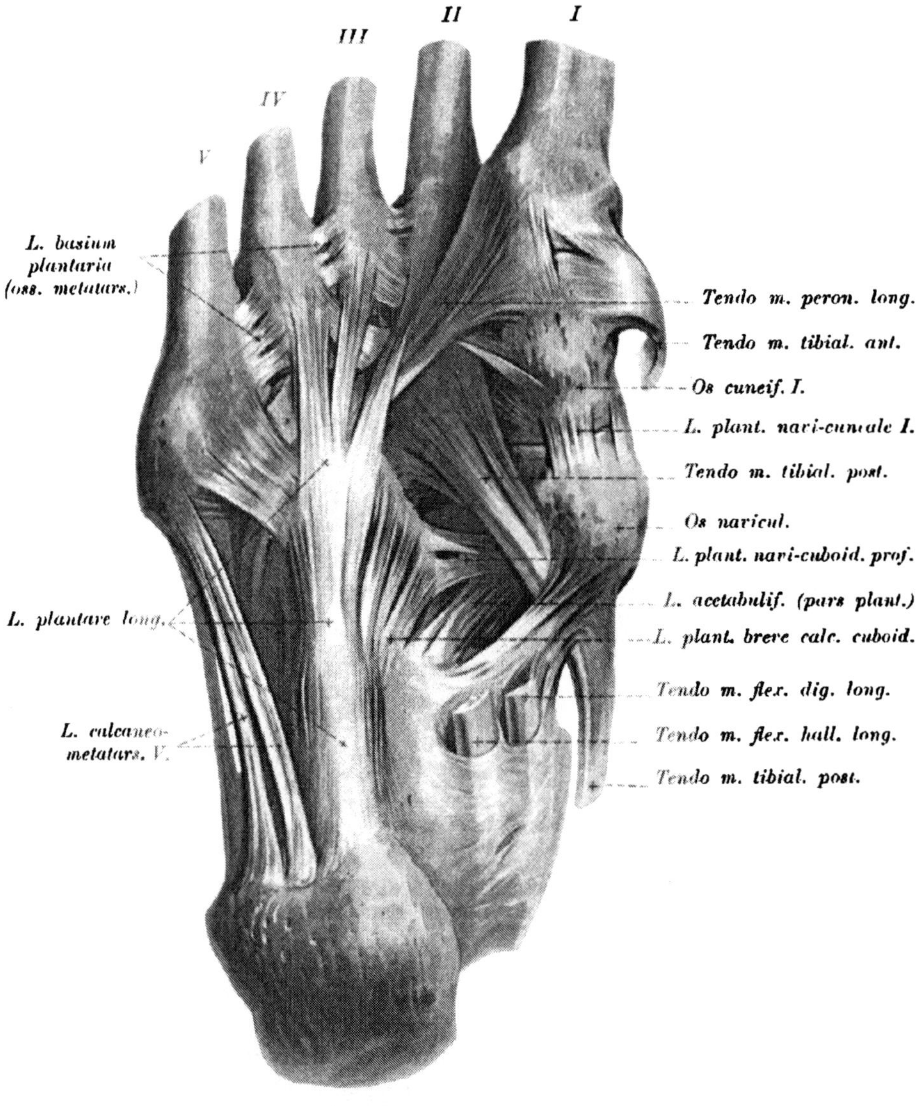

Fig. 156. Bänder der Fußsohle (oberflächliche Schicht).

Endlich muß ich noch einen starken, ganz konstanten Bandstrang hier erwähnen, der meist nicht bei den Bändern, sondern bei Beschreibung der Fußsohlen-Aponeurose angeführt wird. Es ist das ein derber, mehrere Millimeter dicker, in mehrere Bündel zerlegbarer Strang, der vom lateralen Ausläufer des Fersenhöckers zum Höcker des 5. Mittelfußbeines zieht. Meiner Meinung nach verdient er entschieden unter den Verstärkungsbändern der Fußsohle aufgezählt und mit einem besonderen Namen belegt zu werden. Ich fand ihn auch beim Orang (s. R. FICK, HIS' Archiv 1895, S. 43) und nannte ihn Fersen-Mittelfußband [L. calcaneo-metatars.V. m.][1]).

Wirkung der plantaren Tarso-Metatarsalbänder. Die plantaren Tarso-Metatarsalbänder beschränken alle in erster Linie eine Dorsalbeugung der Mittelfußknochen gegen die Fußwurzel. Sie beschränken aber auch das dorso-plantare Auf- und Abgleiten derselben aneinander. Die schräg gerichteten verhindern auch das Hin- und Hergleiten in medio-lateraler Richtung. Die schrägen und queren Züge wirken endlich auch einer Abflachung des Fußgewölbes entgegen (s. dieses, Bd. II).

MORRIS führt noch besondere seitliche Verstärkungsbündel[2]) auf, die in der Furche an der 5. Basis vom plantaren zum dorsalen Band hinziehen sollen. (In der That sind in der lateralen Kapselwand stärkere Züge, die manchmal schräg laufen, die ich aber bisher nicht vom plantaren bis zum dorsalen Band verfolgen konnte.) Als laterales Verstärkungsband kann auch die Sehne des kurzen Peronaeus gelten, die sich am Höcker des 5. Mittelfußbeines ansetzt.

3) (Versteckte) Seitenbänder der Fußwurzel-Mittelfußgelenke [L. collateralia artic. tarso-metatars. (interossea) m.][3]).

In den Spalten zwischen den einzelnen Tarso-Metatarsalstrahlen sind längsverlaufende Bandstränge, die von den Autoren als „Zwischenknochenbänder“ bezeichnet werden. Im mechanischen Sinne sind sie als typische „Seitenbänder“ der betreffenden Tarso-Metatarsalgelenke zu bezeichnen. Die Ausbildung der Bänder ist individuell verschieden, sie sind aber meist stark und zeichnen sich geradezu durch besonders gute Isolierbarkeit vor der Mehrzahl der übrigen „Bänder“ der Körpers aus; manchmal sind allerdings einzelne von ihnen nur ganz dünne Bandbündel oder können auch ganz fehlen. POIRIER hat das Verdienst, die verschiedene Entwickelung der Bändchen an einem größeren Material in neuerer Zeit genauer verfolgt zu haben. Er ist dabei übrigens zu demselben Resultat gelangt wie WEBER-HILDEBRAND im Anfang des 19. Jahrhunderts und ARNOLD.

a) Mediales Seitenband des 2. Keil-Mittelfußbeingelenkes [L. collaterale mediale (inteross.) artic. cuneo II. — metatars. II. m.][4]). Plantarwärts vom Gelenk zwischen der vorderen Ecke des 1. Keilbeines und der medialen Seitenfläche des 2. Mittelfußbeines, gerade nach vorn vom queren Zwischenknochen-

1) Wie ich sehe, wird der Strang auch von den Brüdern WEBER in ihrem Buch über die Gehwerkzeuge als ein wichtiges Band für die Erhaltung des Fußgewölbes betont.

2) External cubo-metatars. ligt. (MORRIS), L. tars. ossis metat.V. laterale ext. (BARKOW).

3) Zum Teil „Zwischenknochenbänder“ der Autoren. L. tarso-metatars. inteross. N., L. metatarsi media (MECKEL), L. metartarsi propria lateralia (WEBER-HILDEBRAND), L. metatars. lat. (WEITBR.).

4) L. cun.-metat. inteross. N., L. tars. oss. metat. II. lat. intern. s. obl. s. rhomboid. (WEITBRECHT, BARKOW). L. inteross. ext. (TESTUT), Internal interosseous ligt. (engl.). Ligt. de LISFRANC (POIRIER).

band zwischen 1. und 2. Keilbein (s. S. 460 oben) ist ein starkes, fast 1 cm hohes, $^1/_2$ cm dickes „Zwischenknochenband". Es füllt die rauhe Spalte, die auf der Plantarseite zwischen beiden Knochen am Skelett zu sehen ist, aus. Das Band entspringt an der lateralen Fläche des 1. Keilbeines (s. Fig. 157), zieht fast gerade (nur ein wenig lateral-) vorwärts und setzt sich an der unteren Hälfte der medialen Seitenfläche des 2. Metatars an. Zuweilen ist es in ein oberes und ein unteres Bündel geteilt. (Es weicht demnach von der Anordnung der sonstigen typischen „Seitenbänder" nur insofern ab, als es nicht vom 2. Keilbein, das eigentlich mit dem 2. Metatars das vom Seitenband übersprungene Gelenk bildet, herkommt, sondern vom 1. Keilbein.)

Varietät. Manchmal gehen, wie Tillaux beschrieben, nicht alle Bündel zum 2. Mittelfußbein, sondern einige auch zur lateralen Seite des ersten. Diese Bündel[1]) bilden dann ein „laterales Seitenband" für das 1. Gelenk.

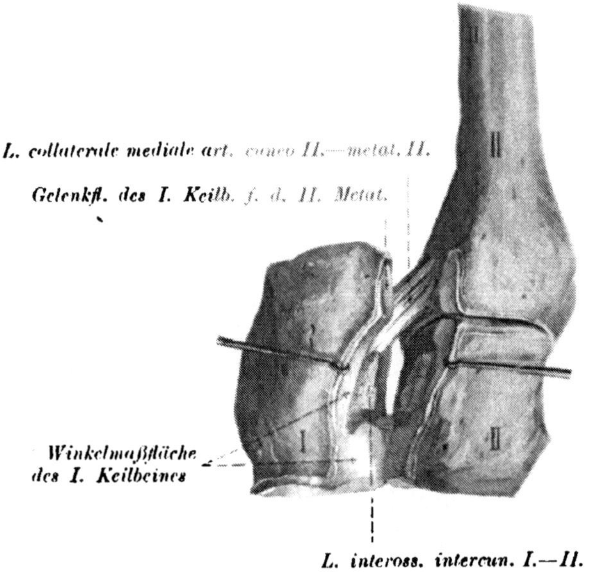

Fig. 157. Verbindung des I. und II. Keilbeines untereinander und mit dem II. Mittelfußknochen, von der Dorsalseite (die Kapsel und das Zwischenknochenband zerschnitten, die Knochen auseinandergezogen).

Dorsalwärts grenzt das Band an die Gelenkkapsel der medialen Abteilung des „klammerartigen" [s. S. 466 b)] 2. Tarso-Metatarsalgelenkes, d. h. das Gelenk zwischen der vorderen Ecke des 1. Keilbeines und der Medialseite des 2. Metatars (s. Fig. 157). Plantarwärts reicht es bis zum schrägen 1. Keil-2. Metatarsband und zur Ausstrahlung der langen Peronaeussehne an die Gelenkkapsel des 1. Tarso-Metatarsalgelenkes hinunter. Man kann es von unten her ganz gut als glänzenden Strang präparieren, ohne die 2. Tarso-Metatarsalkapsel zu verletzen (s. Fig. 154, S. 473). Diese Thatsache benütze ich mit Vorliebe, um zu beweisen, daß das Band eigentlich extrakapsulär liegt und nicht allseitig von „Synovialhaut" überzogen ist, wie Poirier behauptet.

---

1) L. tarseum oss. metat. I laterale ext. (Barkow).

Auch von oben her ist es nur unter Wegnahme von „synovialem“ Fettgewebe als glänzender Bandzug zu erkennen (s. Fig. 157), ist also hier auch von außen bezw. von unten her in die Kapselwand eingelassen. Nach Barkow geht ein starkes Bündel des Bandes unter der 2. Mittelfußbasis, nur zum Teil sich an ihr ansetzend, hinweg bis zur 3. Metatarsbasis.

Wirkung. Das Band beschränkt als mediales Seitenband die Bewegungen des 2. Mittelfußbeines nach der lateralen Seite.

b) Laterales Seitenband des 2. Keil-Mittelfußbeingelenkes [L. collaterale laterale (inteross.) artic. cuneo II.-metat. II. m.][1]). Beim Auseinanderdrängen des 2. und 3. Tarso-Metatarsalstrahles, was nach Durchschneidung der entsprechenden dorsalen Bänder und des Zwischenknochenbandes zwischen 2. und 3. Keilbein sich gut ausführen läßt, sieht man an der lateralen Fläche des 2. Keilbeines ein manchmal schwaches, meist aber kräftiges Bandbündel entspringen. Es liegt unmittelbar vor (s. Fig. 158) dem Ursprung des queren Zwischenknochenbandes, zieht geradeaus über das 2. Keil-Mittelfußgelenk hinweg und setzt sich in der tiefen

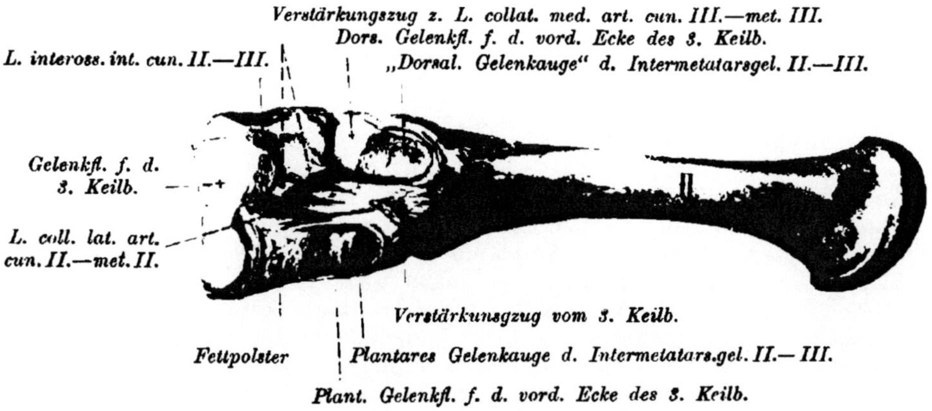

Fig. 158. Laterales Seitenband des 2. Keilbein-Mittelfußgelenkes.

Rinne an der lateralen Seitenfläche der 2. Metatarsbasis, zwischen dem dorsalen und plantaren Gelenkauge derselben (s. S. 482) an. Selten fehlt das Band; andererseits habe ich es auch schon öfters verdoppelt, aus einem oberen und einem sehr derben unteren Bündel bestehend gefunden (z B. im Präparat der Fig. 158). Auch dieses Band liegt eigentlich extrakapsulär. Auf seiner medialen Seite ist es richtig von der Kapsel und „synovialem“ Fett bedeckt, so daß man seine Züge von der Gelenkspalte aus nicht erkennen kann. Auf der lateralen Seite liegt allerdings das obere Bündel „frei im Gelenk“, weil ja hier durch die Verbindung der vorderen Ecke des 3. Keilbeines mit dem 2. Metatars noch eine offene Spalte direkt oberhalb des oberen Randes des Bandes ist. In der Regel findet man noch ein kräftiges Verstärkungsbündel[2]) dieses Seitenbandes, das nicht vom 2., sondern

1) L. tars. lat. oss. met. II (Weber), L. tars. oss. met. II lat.-ext. rect. (Barkow). Medialer Teil des L. interosseux étendus entre le 2. et le 3. cunéiforme et le 2. et 3. métatarsien (Poirier).

2) L. tars. ossis metat. II lat. ext. obl. (Barkow). Middle interosseous ligament (Gray).

von der benachbarten Fläche des 3. Keilbeines entspringt, sich aber beim Ansatz mit dem Hauptstrang vereinigt (s. Fig. 158).

Wirkung. Als echtes Seitenband beschränkt bezw. verhindert es die Bewegungen des 2. Metatars nach der medialen Seite.

c) Mediales Seitenband des 3. Keilbein-Mittelfußgelenkes [L. collat. mediale art. cuneoIII.-metatars. III. (interosseum) m.][1]). An der medialen Seite des 3. Keilbeines, unter dem Ansatz des queren Zwischenknochenbandes zwischen 2. und 3. Keilbein entspringt ein meist nur schwacher Bandstrang[2]). Er zieht geradeaus über die Gelenkspalte des 3. Cuneo-Metatarsalgelenkes hinweg und setzt sich in der tiefen Rinne (s. S. 482) der medialen Seitenfläche des 3. Metatars fest. Auch dieses Band liegt eigentlich extrakapsulär, von einer Fetthülle umgeben. Sehr häufig, man kann sagen, fast regelmäßig, erhält das Band auch noch Zuzugsbündel[3]) von der benachbarten, lateralen Seite des 2. Keilbeines (s. Fig. 158), die sich gegen den Ansatz hin dem Hauptband anschließen. Manchmal fand ich die letzteren Züge sehr kräftig, während vom 3. Keilbein nur „Synovialstränge" herkamen.

Wirkung. Das Band beschränkt bezw. verhindert als mediales Seitenband die Bewegungen des 3. Metatars auf dem 3. Keilbein nach der lateralen Seite.

d) Laterales Seitenband des 3. Keilbein-Mittelfußgelenkes [L. collat. lat. (inteross.) art. cuneoIII.-metat. III. m.][4]). An der lateralen Seitenfläche des 3. Keilbeines, nach vorn und etwas plantarwärts von der Gelenkfläche für die Anlagerung des Würfelbeines entspringt ein in dorso-plantarer Richtung etwa 1 cm hoher, platter Bandzug[5]). Er läuft geradeaus über das 3. Tarso-Metatarsalgelenk hinweg und setzt sich an der lateralen Seitenfläche der 3. Metatarsbasis plantarwärts von ihrer Gelenkfläche für die Anlagerung des 4. Metatars an. Manchmal ist auch dieses Band in 2 nach vorn konvergierende Bündel, ein oberes und ein unteres (s. Fig. 159), geteilt. Schon Weber-Hildebrand fand Verstärkungsbündel dieses Bandes auch von der benachbarten (medialen) Seitenfläche des Würfelbeines (bezw. vom unteren Teil der Kante zwischen medialer und distaler Fläche des Würfelbeines) entspringen, deren Vorhandensein ich, wie z. B. das Präparat der Fig. 159 beweist, bestätigen kann[6]). Ich möchte diesen Zug als L. collat. (inteross.) cubo-metatars. III. plant. bezeichnen (s. Fig. 159). Ich finde nämlich, wie Arnold, auch ein oberes solches, das mit dem ersten am Würfelbein entspringt, aber oberhalb der intermetatarsalen Gelenkfläche des 3. Metatars (und am Rücken des 3. Keilbeines) sich ansetzt (s. Fig. 159).

1) Lateraler Teil der L. interosseux étendus entre le 2. et le 3. cunéiforme et le 2. et le 3. métatars. (Poirier).

2) L ossis metat. int. rect. (Weber).

3) L. oss. metat. III intern. longitud. prof. (Weber-Hildebr.).

4) Medialer Teil der Ligt. interosseux entre le III. cunéif., le cuboid., le III. et le IV. metat. (Poirier), Ligt. interosseux ext. (Testut).

5) L. ext. rectum (Weber-Hildebr.), L. tars. oss. met. III. laterale ext. rect. (Barkow). External interosseous ligt. (engl.).

6) L. externum curvum (Weber-Hildebr.), L. tars. oss. met. III ext. obl. s. curv. (Barkow).

Es kann daher als L. collat. (inteross). cubo-metatars. III. dorsale bezeichnet werden. Arnold nannte es „Kreuzband" (s. Var.).

Varietät. Arnold fand außer dem eben erwähnten Kreuzband öfters noch ein zweites Kreuzband, das vom Rücken des 3. Keilbeines schräg vorwärts-abwärts zum 3. Metatars zieht.

Wirkung. Das laterale Seitenband und seine Verstärkungszüge verhindern Bewegungen des 3. Metatars nach der medialen Seite und, weil sie plantarwärts von der Mitte der Gelenkspalte liegen, auch die Dorsalwärtsbeugung desselben.

e) Mediales Seitenband des 4. Tarso-Metatarsalgelenkes [L. collaterale mediale (inteross.) art. cubo-metatars. IV. m.][1]. Oft findet man Bandzüge, die von der medialen Seitenfläche des Würfelbeines, und regelmäßig solche, die von der lateralen bezw. plantaren Seite des 3. Keilbeines ausgehen, die, das 4. Tarso-Metatarsalgelenk überspringend, sich an der medialen Seiten-

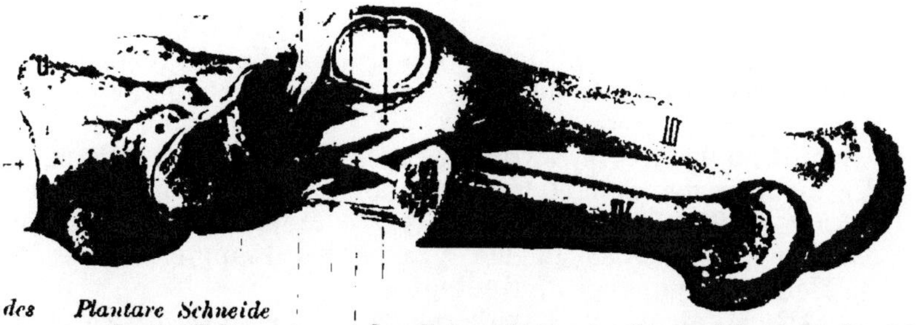

Fig. 159. Laterale Seitenbänder des 3. und mediale Seitenbänder des 4. Tarsometatarsalgelenkes. (Die Basis des 4. Mittelfußknochens abgesägt und der Mittelfußknochen etwas plantarwärts gezogen.)

fläche der 4. Metatarsbasis plantar- und etwas distalwärts von ihrer intermetatarsalen Gelenkfläche zur Anlagerung des 3. Metatars ansetzen. Oefters fand ich sogar 2 solche Bänder, ein dickes, das von der Schneide, d. h. der plantaren Kante des 3. Keilbeines entsprang, und ein zweites dünneres, das von der lateralen Seite des 3. Keilbeines kam (s. Fig. 159). (In diesen Fällen gehen von der lateralen Seite des 3. Keilbeines 3 Bänder aus, 2 für das 4. Tarso-Metatarsalgelenk, eines für das 3., siehe L. collat. lat. art. cuneo III.-metat. III., S. 480.)

Wirkung. Diese Seitenbänder verhindern die Bewegungen des 4. Metatars nach der lateralen Seite und nach der Rückseite.

1) L. tars. lat. int. ossis metat. IV (Barkow). Lateraler Teil des L. inteross. entre le 3. cunéif., cuboide, le 3. et le 4. métatarsien (Poirier).

Gefäße der Tarso-Metatarsalgelenke.

Das 1. Tarso-Metatarsalgelenk erhält auf der Dorsalseite einen oder 2 direkte Zweige aus der medialen Seite der Fußrückengefäße. Die übrigen Gelenke werden von rückläufigen Aestchen aus der proximalen Seite der „Bogengefäße" [A. u. V. arcuata N.] gespeist. Auf der Plantarseite schicken die Gefäße des „Plantarbogens" Zweige zu den Gelenken.

Nerven der Tarso-Metatarsalgelenke.

Die Nervenzweige kommen sowohl vom Medialen als vom Lateralen Plantarnerven und vom Tiefen Wadenbeinnerven.

9) **Zwischen-Mittelfußgelenke** [Artic. intermetatarseae N.].

Die 4 lateralen Mittelfußbeine stoßen mit ihren Basen aneinander und stehen an diesen Stellen in gelenkiger Verbindung miteinander, so daß 3 Intermetatarsalgelenke, ein mediales zwischen 2. und 3., ein mittleres zwischen 3. und 4. und ein laterales zwischen 4. und 5. Mittelfußbein unterschieden werden können.

Gelenkflächen der Zwischen-Mittelfußgelenke.

Die Seitenflächen der Basen des 2. und 3. Mittelfußbeines berühren sich mit je 2 etwa linsengroßen Gelenkflächen, einer etwas größeren dorsalen und einer etwas kleineren, mehr plantaren. Am 2. Metatars gehen die beiden Flächen proximalwärts in stumpfwinkligem Knick direkt über in die 2 Gelenkaugen für die Verbindung der 2. Metatarsbasis mit der vorderen Ecke des 3. Keilbeines (s. S. 467 u. Fig. 158). Am 3. Metatars gehen sie in rechtem Winkel direkt über in die proximale Hauptverbindungsfläche des 3. Metatars und dem 3. Keilbein.

Die miteinander artikulierenden Gelenkflächen der 3. und 4., sowie der 4. und 5. Mittelfußbasis sind erheblich größer und haben längsovale (s. Fig. 159), die letzteren beiden manchmal etwa halbkreisförmige oder halbelliptische Gestalt. Sie sind nicht in 2 Teile (einen dorsalen und einen plantaren, wie die vorigen) zerfallen. Die miteinander artikulierenden Gelenkflächen des 4. und 5. Metatars sind proximalwärts meist geradlinig begrenzt und gehen hier fast immer am 4. Metatars spitz-, am 5. stumpfwinklig in die proximale Hauptgelenkfläche für die Anlagerung an das Würfelbein über.

Varietät. In nicht sehr seltenen Fällen verbindet sich auch an normalen Füßen der 1. Metatars mit dem 2. gelenkig. Am 1. Mittelfußbein tritt die Gelenkfläche, die meiner Erfahrung zufolge nicht selten die Größe einer großen Kaffeebohne erreicht, in der Mitte der Seitenfläche auf, also gerade nach vorn von dem „Hilus" seiner „nierenförmigen" proximalen Gelenkfläche für das 1. Keilbein. Am 2. Mittelfußbein liegt die Gelenkfläche am Uebergang der Basis zum Schaft an einem sonst rauhen Höcker plantarwärts von der Mitte. Ich fand die Verbindung bisher fast nur bei alten Leuten.

Bei Exostosenbildungen an den Fußknochen alter Individuen, also unter halb pathologischen Verhältnissen, fand ich oft an der Lateralfläche der 1. Mittelfußbasis einen überknorpelten Höcker, der mit einem ihm entgegenkommenden Höcker der 2. Metatarsbasis artikulierte.

Nicht selten ist jedoch nur noch am 1. Metatars eine seitliche Gelenkfläche, die sich aber nicht mit dem 2. Metatars, sondern mit einem Zwischenknochenband oder dem Schleimbeutel (s. unten) zwischen beiden Knochen oder dem medialen Seitenband des 2. Tarso-Metatarsalgelenkes (s. S. 477 f.) verbindet.

Ist ein Gelenk zwischen den beiden ersten Basen vorhanden, so hat es meist eine eigene, ringsherum geschlossene Gelenkkapsel. Nach dem 1. Tarso-Metatarsalgelenk hin fand ich den Kapselabschluß allerdings meist nur dünn, nach dem 1. Keil-2. Metatarsgelenk hin dagegen durch ein kräftiges Band, das „mediale Seitenband des 2. Tarso-Metatarsalgelenkes" (s. S. 477 f.) gebildet. Jedoch kommt es etwa in $^1/_{20}$ der Fälle vor, daß die Kapsel nach hinten in die Kapsel des 1. Tarso-Metatarsalgelenkes einmündet und sich dann auch mit der Kapsel zwischen der vorderen Ecke des 1. Keilbeines und der Seitenfläche des 2. Mittelfußbeines verbindet. In der Regel finde ich aber zwischen den beiden ersten Mittelfußbeinen weder ein Gelenk noch einen Schleimbeutel, sondern nur schwache Bandbündel, die kaum den Namen eines Zwischenknochenbandes verdienen.

Gelenkkapsel der Intermetatarsalgelenke.

Die Intermetatarsalgelenke haben meist alle 3 keine selbstständige abgeschlossene Kapsel, sondern stehen proximalwärts mit den betreffenden Tarso-Metatarsalgelenken in offener Verbindung. Die Kapsel zwischen dem 2. und 3. Mittelfußbein habe ich bisher sogar immer proximalwärts in das 3. und fast immer auch in das 2. Tarso-Metatarsalgelenk einmünden sehen. Das Gelenk zwischen 4. und 5. Metatars wird wohl überhaupt noch von niemand ganz isoliert, ohne Verbindung nach dem 5. Tarso-Metatarsalgelenk hin gefunden worden sein. Beim mittleren Gelenk zwischen 3. und 4. Metatars finde ich allerdings nicht ganz selten eine vollkommen isolierte Kapsel, wenn das Gelenk zwischen der vorderen Ecke des 3. Keil- und der hinteren Ecke des 4. Mittelfußbeines fehlt. Manchmal fand ich das Gelenk proximalwärts in Verbindung mit dem 4., nicht aber mit dem 3. Tarso-Metatarsalgelenk. Zwischen den beiden Gelenkabschnitten des Intermetatarsalgelenkes II.—III., d. h. der oberen und der unteren Abteilung und dem Gelenk zwischen der vorderen Kante des 3. Keilbeines mit dem 2. Metatars fand ich öfters eine mehr oder weniger vollständige Intimascheidewand.

Verstärkungsbänder der Intermetatarsalgelenke.

1) Dorsale Basalbänder [Ll. dorsalia basium metatars.][1]. Die 3 Intermetatarsalgelenke werden auf der Dorsalseite durch deutliche, aber nicht besonders starke, etwa rechteckige Bänder verstärkt. Die Bänder springen, schräg lateral- und etwas proximalwärts laufend, zwischen den Basen der benachbarten Mittelfußbeine 2.—5. über (s. Fig. 142, S. 446).

Hyrtl beschreibt auch zwischen dem 1. und 2. Mittelfußbein ein dorsales Band. Ich habe nur sehr selten an dieser Stelle ein richtiges Bändchen gefunden.

1) L. basium (ossium metatarsi) dorsalia N., L. intermetatarsalia dors. (Henle), L. propria dorsalia tarsi (Weber-Hildebr.), L. propria baseos metatarsi (L. Fick), L. transversa s. interbasica dors. (Hyrtl).

Es kommt vor, daß das eine oder andere Band mehr quer oder gar schräg lateral-distalwärts verläuft oder in 2 oder mehrere Bündel abgeteilt ist, die dann meist nicht ganz parallel untereinander verlaufen, sondern medial oder lateralwärts divergieren. Die hintersten Bündel der Bänder reichen fast bis an die Tarso-Metatarsalgelenkspalte. Das stärkste und breiteste ist das zwischen 4. und 5. Mittelfußbein (s. Fig. 142, S. 446).

Wirkung. Die Bändchen verhindern vor allem eine Entfernung der Mittelfußbasen voneinander und beschränken auch dorso-plantare Verschiebungen derselben aneinander. Sie beschränken auch eine Verstärkung der Krümmung des „queren Fußgewölbes".

2) Plantare Basalbänder [Ll. plantaria basium metatars.][1]). Auf der Plantarseite springen zwischen den Basen der 4 late-

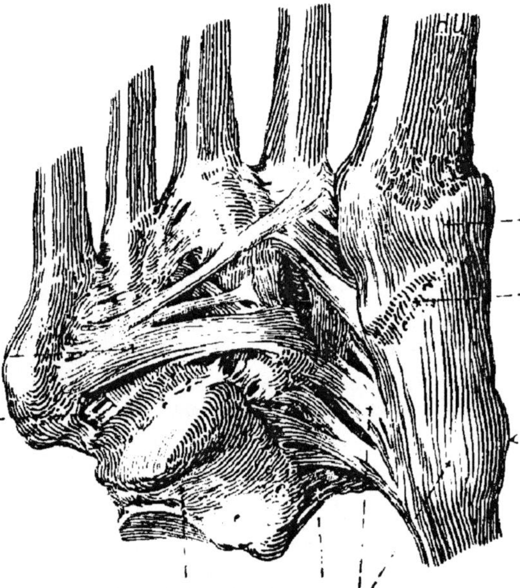

Fig. 160. Distaler Fußwurzelabschnitt von der Plantarseite. (Ausstrahlung des langen Fußsohlenbandes und des Langen Peronaeus entfernt.)

ralen Metatarsen 3 recht kräftige, platte, öfters in mehrere Bündel aufgelöste Bänder über (s. Fig 154, S. 473 u. Fig. 160). Die Bändchen liegen meist etwas weiter distalwärts wie die dorsalen, nämlich fast $^1/_2$ cm distalwärts von der Tarso-Metatarsalgelenkspalte. Das kräftigste und breiteste ist auch hier (s. o.) das zwischen dem 4. und 5. Metatars. Das zwischen dem 5. und 4. und das zwischen 4. und 3. Metatars laufen wie die dorsalen schräg lateral-proximalwärts. Das letztere Band bekommt nach Barkow (s. „Seitenbänder" der Tarso-Metatarsalgelenke) ein Verstärkungsbündel vom medialen Seitenband des 2. Keil-Mittelfußbeingelenkes (s. S. 479 oben).

1) Ll. basium ossium metatarsi plant. N.

Meist ist auch noch ein besonderer querer Bandzug [L. plant. basium commune long. m.][1]) vorhanden, der von der 1., 2. oder 3. Metatarsalbasis schräg lateral-proximalwärts zur Basis des 5. Metatars zieht (s. Fig. 160), aber auch an den zwischenliegenden Basen befestigt ist. Am 5. Mittelfußbein verwächst das Band mit dem langen queren Bandzug zum 3. Keilbein (s. S. 475), mit dem langen Sohlenband und der Sehne des langen Peronaeus.

Wirkung. Die Bänder verhindern eine Entfernung der Metatarsalbasen voneinander und beschränken somit auch die Abflachung des „queren Fußgewölbes".

Zwischen der 1. und 2. Metatarsbasis ist kein eigenes plantares Querband, es wird durch Bandzüge ersetzt, die vom 1. Keilbein zum 2. Metatars ziehen (s. S. 473) (d. h. durch das Verstärkungsband des Gelenkes zwischen der Ecke des 1. Keilbeines und der 2. Metatarsbasis.)

3) Basal-Zwischenknochenbänder [Ll. basium metatars. interossea][2]). Außer den oberflächlichen dorsalen und plantaren Basalbändern finden sich auch noch in der Tiefe der engen Spalten zwischen 2. und 3., 3. und 4. und 4. und 5. Metatarsalbasis ziemlich kräftige, aber ganz kurze Bandmassen, die die 4 lateralen Metatarsen miteinander verketten. Sie reichen nach vorn bis zur Grenze zwischen Basis und Schaft der Mittelfußbeine. Die Bündel sind übrigens meist in Fett eingebettet.

Wirkung. Die Zwischenknochenbänder verhindern wegen der ausgedehnten Befestigung, d. h. ihrer großen Dicke in wirksamster Weise die Entfernung der Metatarsbasen voneinander und beschränken auch in hohem Grade alle Gleitbewegungen zwischen ihnen (vgl. auch oben S. 483, Var.).

4) Plantare Quere Köpfchenbänder des Fußes [Ll. plant. capitulorum metatars. transv.][3]). Nicht nur zwischen den 4 lateralen (wie an der Hand), sondern zwischen allen Metatarsalköpfchen, auch dem 1. und 2., springen etwa bis 1 cm breite quere Bandzüge über (s. Fig. 161), die man auch als ein vom 1. bis zum 5. Köpfchen ausgespanntes einziges Band betrachten kann. Wie schon L. Fick bemerkte, kann man als den Ursprung des Bandes das laterale Sesambein der Großzehe betrachten. Als Ansatz kann das Sesambein des Grundgelenkes der 5. Zehe gelten. Sie sind etwas weniger breit und stark wie an der Hand. Im Gebiet der Köpfchen ist das Band dorsalwärts mit der Gelenkkapsel zwischen Mittelfuß und Zehe, plantarwärts mit der Sehnenscheide für die Beugesehnen verwachsen. Die Köpfchenbänder liegen dorsalwärts von der Plantaraponeurose. Ihre Verbindungen mit den plantaren und dorsalen Aponeurosen sind analog wie an der Hand (s. S. 272 ff). Bereits Weber-Hildebrand zeigte, daß die Köpfchenbänder zwischen den Sehnen der Mm. interossei und der Lumbricales hindurchlaufen, die Sehnen der Interossei liegen dorsal, die der Lumbricales plantar von den Köpfchenbändern (vgl. Fig. 94, S. 272). Webers Angabe wurde neuerdings durch Poirier bestätigt.

---

1) L. basium commune long. (Barkow), L. transversale long. s. jugale (Arnold).
2) Ll. propria lateralia metatarsi (Weber-Hildebr.).
3) Ll. cap. oss. metat. trsv. N. Ligament transverse du métatarse (franz.).

Wirkung. Die queren Köpfchenbänder verhindern die Entfernung der Mittelfußköpfchen voneinander.

5) Dorsale Quere Köpfchenbänder des Fußes [Ll. dorsalia capitulor. metatars. transv. m.]. Die Dorsalseite der benachbarten Mittelfußzehengelenke wird durch Bandzüge in querer Richtung verbunden, die aber namentlich an den lateralen Zehen erheblich schwächer sind wie auf der Sohlenseite. Zwischen der 1. und der 2. Zehe ist das dorsale Köpfchenband aber sehr kräftig und konvergiert mit dem plantaren Köpfchenband gegen die Gelenkkapsel des 2. Mittelfuß-Zehengelenkes.

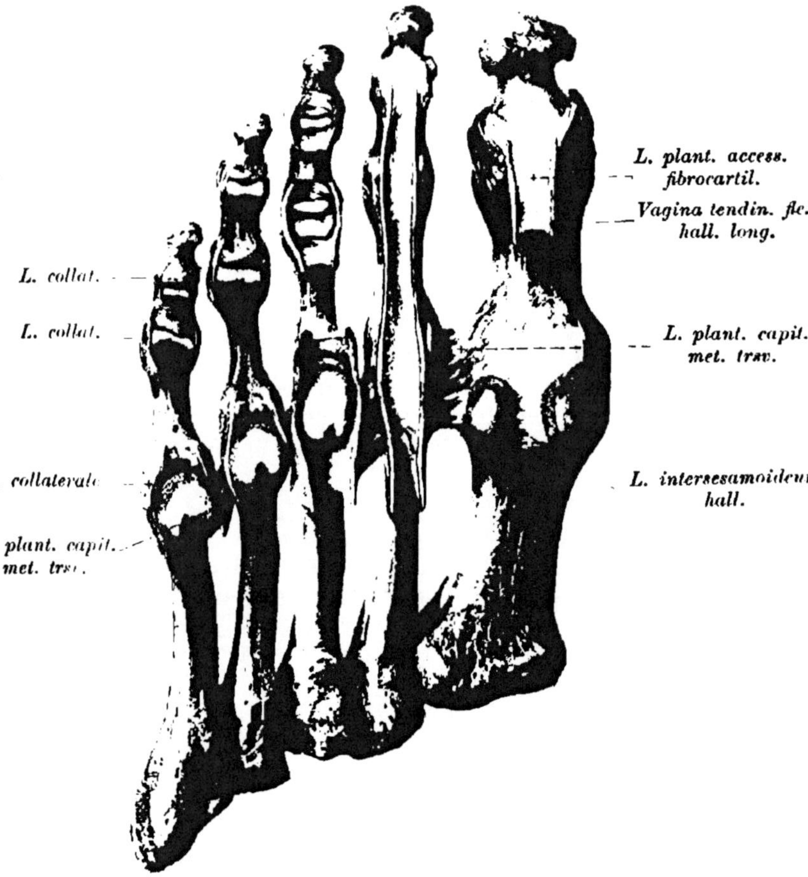

Fig. 161. Zehengelenke (teils eröffnet, teils noch in Verbindung mit der Sehnenscheide) und Köpfchenbänder.

In dem dreieckigen Raum zwischen dem plantaren und dorsalen Köpfchenband liegt meist ein kleiner Schleimbeutel [1]), der sich nach Gruber manchmal mit der benachbarten Gelenkhöhle verbindet. Zwischen der 1. und 2. Zehe finde ich den Schleimbeutel meist zu einer förmlichen kleinen Gelenkkammer mit deutlichen Schliff- oder

1) Bursa mucosa intermetatarso-phalangea (Gruber).

Gleitflächen der beiden benachbarten Gelenkkapseln entwickelt. Die Kapsel der Großzehe ist an dieser Stelle durch den Ansatz des Adductors verdickt. KRAUSE beschreibt in dem Zwischenraum noch besondere Zwischenknochenbänder[1]).

Gefäße und Nerven der Intermetatarsalgelenke.

Die Gefäß- und Nervenversorgung der Intermetatarsalgelenke geschieht analog wie die der Tarso-Metatarsalgelenke.

10) Zehen-Grundgelenke (Mittelfuß-Zehengelenke) [Artic. metatarso-phalang. N.][2]).

Umgebung. Die Grundgelenke der Zehen werden auf der Dorsalseite von den Strecksehnen, auf der Sohlenseite von den Beugesehnen und den Ursprüngen des queren Kopfes vom M. adduct. hallucis, seitlich von den Sehnen der Zwischenknochenmuskeln bedeckt. Die Lumbricalmuskeln liegen plantarwärts vom queren Köpfchenband zwischen je 2 Grundgelenken (s. S. 485). Die Gelenkspalten liegen etwa 1,5—2 cm hinter der „Schwimmhaut" zwischen den Zehen.

a) Grundgelenke der 4 lateralen Zehen.

Gelenkflächen der Zehen-Grundgelenke.

α) Mittelfußköpfchen. Die Köpfchen der Mittelfußbeine tragen „ungefähr kuglig gestaltete" Gelenkflächen (s. Fig. 161). Die nähere Betrachtung der Flächen zeigt aber, daß sie keineswegs auch nur annähernd einer geometrischen Kugelfläche verglichen werden können, sondern daß der plantare Teil der Köpfchen in der Längsrichtung weit weniger stark gekrümmt ist als der dorsale Teil der Köpfchen; der plantare Teil hat nach meinen Messungen, die mit den von H. MEYER gefundenen Werten gut übereinstimmen, einen Krümmungsradius von etwa 10 mm, der dorsale einen solchen von gegen 5 mm. Der Bogenwert beträgt für den schwächer gekrümmten Teil etwa 60°, für den stärker gekrümmten etwa 120°. Die Krümmung in querer Richtung ist meinen Messungen nach überall annähernd gleichmäßig und hat etwa denselben Krümmungsradius wie die dorso-plantare Krümmung der dorsalen Köpfchenteile, d. h. also etwa 0,5 cm. Mit Ausnahme der der Großzehe (s. unten) sind die Gelenkflächen in querer Richtung schmal, und zwar sowohl in ihrem dorsalen, wie in ihrem plantaren Teil; den Bogenwert bestimmte ich auf ungefähr 150—130°. Daß die Gelenkflächen besonders weit auf die Dorsalseite übergreifen, wie z. B. GEGENBAUR angiebt, ist nicht richtig. Die Metakarpen sind wenigstens fast gerade so weit dorsalwärts überknorpelt. Auf der Sohlenseite haben alle Köpfchengelenkflächen 2 zungenförmige Ausläufer (s. Fig. 161), so daß die Ränder der Gelenkflächen einen größeren Bogenwert besitzen als der mittlere Teil.

Der Knorpelüberzug ist im dorsalen Teil dicker als im plantaren (etwa 1,0 : 0,5 mm).

Seitlich zeigen alle Köpfchen deutliche Bandgrübchen. Der Metatars der kleinen Zehe hat dorsalwärts von der lateralen Bandgrube immer

---

1) Ll. capit. oss. metat. interossea (KRAUSE).

2) „Erste Zehengelenke". Art. metatarse phalangienne (franz.).

einen glatten Höcker, der größer ist als die retroarticularen dorsalen Höcker der übrigen Zehen. Ich finde aber, daß die Glätte nicht etwa vom Schleifen eines Bandes oder Knorpels an der Stelle herrührt, sondern daß vom Höcker selbst noch Seitenbandbündel entspringen.

β) Grundglieder der Zehen. Die Gelenkflächen der ersten Zehenglieder entsprechen in ihrer Krümmung ziemlich genau der Krümmung des dorsalen Teiles der Köpfchen, indem sie pfannenartig vertieft sind und einen Krümmungshalbmesser von etwa 0,5 cm haben (s. II. Bd., Normalstellung der Zehen). Die Ausdehnung und Begrenzung der Pfannen ist sehr verschieden von der der Köpfchen, denn die Pfannen sind in querer Richtung ausgedehnter oder mindestens ebenso breit als in dorso-plantarer Richtung. Die Pfannen sind entweder queroval oder herzförmig (mit dorsaler Spitze, plantarer Basis) begrenzt. Ihrer Gestalt entsprechend, kommen sie bei den Bewegungen nur mit den dorsalen Teilen der Köpfchen in schleifende Berührung, nicht mit den flacher gekrümmten plantaren Teilen.

Kapsel der Zehen-Grundgelenke.

Die Kapsel der Zehengrundgelenke entspricht in ihrer Einrichtung ganz der der Fingergelenke (s. S. 276). Sie ist nur noch schlaffer, namentlich an der Sohlenseite, wo ihr Ansatz oft über 0,5 cm vom Knorpelrand entfernt ist. An den Seiten und auf dem Fußrücken setzt sich die Kapsel hingegen ziemlich knapp an den Knorpelrand an. Auf der Dorsalseite ist sie sehr zart und nur schwer unverletzt von der Unterseite der Strecksehnen abzupräparieren. Bei Injektion der Kapsel bildet sich infolge dieser Verhältnisse eine stärkere sackförmige Anschwellung auf der Sohlenseite des Gelenkes am Hals des Metatarsusköpfchens. Auf der Sohlenseite enthält die Kapsel wie an der Hand eine faserknorplige Platte [L. plantare accessorium fibrocartilagin. m.][1]) eingewebt, die gewissermaßen als pfannenvergrößernde Gelenklippe dient und bei den Bewegungen auf dem flachen plantaren Teil des Mittelfußköpfchens schleift. In dieser Platte liegen (immer bei der großen, s. unten) manchmal auch bei der 2. und 5. Zehe Sesambeine eingewebt (s. Var.). Zwischen den beiden „Knorpelzungen" der Köpfchengelenkflächen finde ich meist eine längsgestellte Intimafettfalte in der Kapsel.

Varietäten. 1) In 1,8 Proz. fand PFITZNER am Grundgelenk der 2. Zehe ein mediales Sesambein. 2) In 6,2 Proz. fand derselbe Forscher ein laterales, in 5,5 Proz. ein mediales Sesambein am Grundgelenk der 5. Zehe.

Seitenbänder [Ll. collateralia artic. metatarsophalang. N.].

Wie an der Hand sind auch hier starke Seitenbänder vorhanden, die von den dorsalen Seitenhöckern und der darunterliegenden Bandgrube an der Seite der Köpfchen entspringen. Sie setzen sich, etwas schräg distal-plantarwärts ziehend, an den Höckerchen zur Seite des Pfannenrandes der Grundphalanx der Zehen und an den Seitenrändern

1) Sesamoidal plantar fibrocartilaginous plate or glenoid ligament (engl.) Bourrelet. s. ligt. glénoïdien (franz.).

der Faserknorpelplatte an (s. Fig. 161). Das laterale ist oft kräftiger als das mediale. Die an den Rand der Faserknorpelplatte ausstrahlenden Bündel des Seitenbandes hat BARKOW mit einem besonderen Namen [1]) benannt.

Die von POIRIER mit einem besonderen Namen [2]) belegten Bündel, die mit dem Seitenband entspringen und hinter der Faserknorpelplatte vorbeiziehen, um sich mit ebensolchen der anderen Gelenkseite zu verbinden, finde ich zwar auch an unserem Material, wenn auch nur als dünne Bündel ausgebildet, möchte sie aber lieber nicht zu den Seitenbändern, sondern einfach zur Kapsel rechnen.

Wirkung. Die Seitenbänder verhindern, wie an der Hand, nur bei gebeugter Stellung der Zehen Bewegungen derselben nach der Seite. Bei gestreckten Zehen sind die Seitenbänder schlaff.

Außer den Seitenbändern kommen hier auch die „queren Köpfchenbänder" (s. S. 485 f.) in Betracht. Die dorsalen Kapselteile (s. vor. S.) werden von MORRIS als eigenes Band [3]) beschrieben.

b) Grundgelenk der Großzehe.

Das Metatarso-Phalangealgelenk der großen Zehe zeigt einige Besonderheiten, die eine eigene Besprechung desselben erheischen.

Gelenkflächen des Großzehen-Grundgelenkes.

Der Gelenkkopf des 1. Mittelfußbeines erscheint gegenüber den anderen Mittelfußköpfchen etwas abgeplattet in dorso-plantarer Richtung. Seine Gelenkfläche ist nicht nur relativ, sondern auch absolut breiter als bei den anderen Mittelfußköpfchen. Sie zeigt gegen die Sohlenseite hin zwei deutliche Rinnen, in denen die beiden Sesambeine schleifen. Die mediale oder „tibiale" Rinne ist breiter und meist auch etwas tiefer als die laterale oder „fibulare".

Die beiden Sesambeine haben etwa die Größe von Kaffeebohnen und sind entsprechend der Form der für sie bestimmten Rinne im Metatarsuskopf der Länge nach konkav gebogen, so daß sie sich der Konvexität des Kopfes anschmiegen können. In querer Richtung sind sie aber konvex, der Konkavität der Rinne angepaßt. Das mediale ist meist etwas länger (bis zu 1,5 cm lang, 1 cm breit), das laterale rundlicher (nur gegen 1 cm lang und weniger als 1 cm breit, s. Fig. 161). Das laterale ragt meist etwas mehr nach hinten vor. Die Sesambeine sind, wie auf S. 488 erwähnt, in die Faserknorpelplatte auf der Sohlenseite der Kapsel eingewebt; sie sind daher straffer mit der Zehe als mit dem Mittelfußbein verbunden. Seitlich setzen sich einige Bündel der Seitenbänder an die Sesambeine fest [4]). Das zwischen beiden Sesambeinen befindliche Stück [5]) der Faserknorpelplatte [L. intersesamoideum hallucis m.] ist auf der Sohlenseite rinnenförmig ausgehöhlt, da in ihm die Sehne des Großzehenbeugers gleitet.

Varietäten. 1) Das mediale Sesambein ist nicht immer länger als das laterale. 2) Das laterale Sesambein ist ziemlich oft abortiv,

1) L. tarseo-sesamoideum (BARKOW).
2) Faisceau glénoïdien (POIRIER).
3) Dorsal or superior ligament (MORRIS).
4) L. tarseo-sesamoidea (BARKOW).
5) L. transv. plantare s. jugale, l. oss. sesamoid. (BARKOW), L. subcartilagin. ossium sesamoid. (L. FICK).

aber auch das mediale kann fehlen. 3) Das mediale Sesambein ist nach PFITZNER nicht selten der Quere nach geteilt, doch handelt es sich in diesen Fällen, meiner Meinung nach, vielleicht um geheilte Brüche. 4) Selten ist zwischen beiden Sesambeinen noch ein drittes kleineres, sog. „mittleres".

Häufig, namentlich wenn die große Zehe durch schlechtes Schuhwerk seitlich abgebogen ist, ist an der Medialseite des Gelenkes ein Schleimbeutel, der sich oft mit der Gelenkhöhle verbindet.

Gefäße der Zehen-Grundgelenke.

Die Gefäße kommen auf der Dorsal- und Plantarseite aus den vorderen Enden der entsprechenden Mittelfußgefäße [Aa. u. Vv. metatarseae dors. bezw. plant. N.], ehe diese sich in die Zehengefäße teilen.

Nerven der Zehen-Grundgelenke.

Die Nervenzweige stammen auf der Rücken- und Sohlenseite aus den Hautästen der betreffenden Zehennerven, also dorsal aus dem Oberflächlichen und Tiefen Wadenbeinnerven und dem Saphenus, auf der Sohlenseite aus dem Lateralen und Medialen Sohlennerven, doch sollen auch die Zwischenknochennerven Zweige in die Gelenkkapsel abgeben.

11) **Eigentliche Zehengelenke** [Artic. interphalang. pedis N.].

Die Zehen zeigen prinzipiell ganz denselben Bau wie die Fingergelenke, nur sind ihre Gelenkflächen kleiner und weniger scharf modelliert.

Das Gelenk zwischen Grund- und Mittelglied hat auch, wie bei den Fingern, namentlich an der Großzehe (zwischen Grund- und Nagelglied) ausgesprochen rollenförmige, mit einer mittleren Rinne versehene Gelenkköpfchen und entsprechend gestaltete, mit einer mittleren Leiste versehene Pfannen.

Beim Gelenk zwischen Mittel- und Endglied ist die Rinne in der Rolle meist kaum mehr angedeutet, und dementsprechend fehlt die Leiste an der Pfanne des Endgliedes. Die Knorpelfläche des Mittelgliedköpfchens greift, der habituellen Stellung der Zehen (s. II. Bd.) entsprechend, meist kaum mehr auf die Dorsalseite über, sondern nimmt nur den distal-plantaren Teil der Köpfchenwalze ein. Die Knorpeldicke beträgt nur etwa 0,1–0,6 mm.

Kapsel und Bänder der eigentlichen Zehengelenke.

Der Kapsel- und Bandapparat entspricht auch dem an den Fingern. Auf der Dorsalseite ist die Kapsel immer sehr schwach [1]), aber durch die Strecksehnen verstärkt. Auf der Sohlenseite ist dagegen eine, ähnlich der Faserknorpelplatte, als eine Art Pfannenlippe dienende Bandplatte [2]) vorhanden, die auf ihrer Sohlenseite rinnenförmig ausgehöhlt ist zur Aufnahme der Beugesehnen (s. Fig. 162). Sehr selten ist im Gelenk zwischen Grund- und Nagelglied der Großzehe oder

1) Dorsal ligament (MORRIS).
2) Glenoid ligament (engl.).

im 1. Interphalangealgelenk der 2. Zehe ein schmales „distales“ Sesambein in die Sohlenseite der Gelenkkapsel eingelagert.

Seitenbänder. Seitlich sind an der Gelenkkapsel starke Seitenbänder ausgebreitet, die in ihrer Anordnung genau denen der Fingerglieder entsprechen (s. Fig. 162).

Wirkung. Die Seitenbänder verhindern die Bewegungen der Zehenglieder nach der Seite.

Morris beschreibt auch an den Zehen kleine Bandzüge[1]), die von den Zehengelenken in die bedeckende Haut des Fußrückens und der Sohle einstrahlen. Ich kann Bandzüge, die einen derartigen Namen rechtfertigen, nicht auffinden.

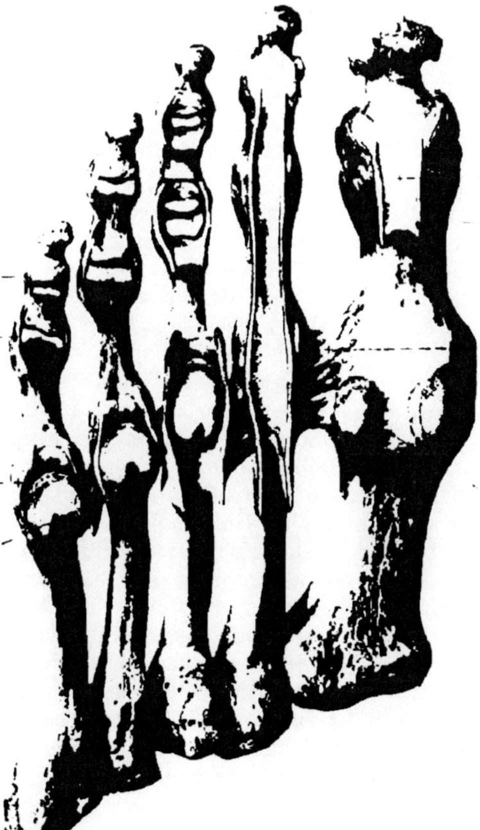

Fig. 162. Zehengelenke (teils eröffnet, teils noch in Verbindung mit der Sehnenscheide) und Köpfchenbänder.

d'Alton beschreibt noch besondere Bändchen[2]) an der Seite der Nagelglieder, die den Nägeln zur Befestigung dienen sollen. Ich finde in der That derbe Streifen zwischen den seitlichen Spitzen der „Tuberositas unguicularis“ und dem Nagelbett entwickelt, ihre Ab-

1) Cutaneo-phalangeal ligaments (Morris).
2) Ll. subtensa (d'Alton).

grenzung gegen die Cutis aber so wenig scharf, daß ich die Streifchen nicht als besondere Bänder zu benennen empfehlen kann.

Varietäten. Sehr oft, nach PFITZNER in 41 Proz., also fast der Hälfte der Fälle, ist bei der 5. Zehe statt des Zehenendgelenkes nur eine Knorpelhaft vorhanden, oder das Gelenk ist ganz verödet, Mittel- und Nagelglied miteinander knöchern verwachsen. Selten kommt dies an der 4., 3. und der 2. Zehe vor. Etwa in der Hälfte der Fälle sollen beim Neugeborenen beide Glieder knorplig miteinander verschmolzen oder nicht voneinander abgegliedert sein. Oft tritt aber später noch eine Gelenkbildung zwischen beiden Gliedern ein.

Gefäße und Nerven der eigentlichen Zehengelenke.

Die Gefäße und Nervenzweige stammen von den entsprechenden „Zehenästen“. Jedes Gelenk hat daher meist von jeder Seite her dorsale und plantare Gefäß- und Nervenzweige.

Praktische Bemerkungen zu den Fußgelenken.

1) Bei Entzündung und Eiterung der Fußgelenke ist die Schwellung der mächtigen Plantarbänder wegen fast immer nur auf dem Fußrücken, nicht auf der Sohle nachzuweisen. Auch die Durchbrüche entzündlicher Herde etc. finden meist der Schwerkraft entgegen nach dem Fußrücken hin statt, weil dort die Bänder weniger mächtig sind. 2) Die Kapselschwellungen im Hinteren Sprung-Fersenbeingelenk machen eine Vorwölbung dicht unter der lateralen Knöchelspitze (vgl. S. 426). 3) Entsprechend den vielfachen Verbindungen der benachbarten Gelenkspalten (vgl. S. 422) ist die Verbreitung von Entzündungsprozessen in den Fußgelenken leider meist eine rasche. Die zahlreichen Verbindungen der verschiedenen Fußgelenke sind auch für manche Operationen nicht vorteilhaft. Die Verzweigung der tarso-metatarsalen Gelenkspalte nach hinten zwischen die Keilbeine hinein bis zum Kahnbein ist z. B. für eine Exartikulation nach LISFRANC ungünstig. Vom anatomischen Standpunkt aus würde daher gegebenen Falles eine Amputation durch den Metatarsus selbst empfehlenswerter erscheinen. 4) Auch der komplizierte, treppenförmige Verlauf der Tarso-Metatarsalspalte und die verborgenen „Seitenbänder“ in derselben stellen anatomische Hindernisse für die Exartikulation nach LISFRANC dar. 5) Das Kahn-Keilbeingelenk ist vom anatomischen Standpunkt aus zur Exartikulation des Vorderfußes nur dann empfehlenswert, wenn man die quere Durchsägung des Würfelbeines damit verbindet.

Register.

Frommannsche Buchdruckerei (Hermann Pohle) in Jena. — 2607

LaVergne, TN USA
04 January 2011
210968LV00008B/8/P

9 781149 004487